Illustrierte Geschichte der Medizin

Prof. Dr. med. Richard Toellner

Illustrierte Geschichte der Medizin

Deutsche Bearbeitung unter
der fachlichen Beratung
des Instituts für Theorie und Geschichte der Medizin
an der Universität Münster,
Fachwissenschaftliche Beratung:
Priv.-Doz. Dr. Nelly Tsouyopoulos, Dr. Wolfgang Eckart
Prof. Dr. med. Axel Hinrich Murken, Dr. Peter Hucklenbroich

1

Genehmigte Sonderauflage

Titel der Originalausgabe: Histoire de la Médicine, de la Pharmacie, de l'Art Dentaire et de l'Art Vé térinaire
Raymond Villey, Felix Brunet, Guillaume Valette, Jaques Rouot, Emmanuel Leclainche, Jean-Charles Sournia, Guy Mazars, Alain Briot, Henri-Roger Plénot, Gastone Lambertini, Jean Turchini, J. Theodorides

Genehmigte Sonderausgabe für Karl Müller Verlag, Erlangen, 1992

Redaktionelle Bearbeitung der deutschen Ausgabe: Rabe Verlagsgesellschaft mbH, Stuttgart
Redaktion: Rüdiger Werle / Ruth Werle, Peter Dirnberger

Übersetzung: Inge Fristel, Heidy Ganady, Michael Hesse, Marie-Pierre Hazera / Dieter Volgnandt, Hildegard Krug-Riehl, Monika Lell, Johannes Zwanzger

Fachliche Beratung: Institut für Theorie und Geschichte der Medizin der Universität Münster, Direktor: Prof. Dr. Richard Toellner
Fachwissenschaftliche Beratung: Priv.-Doz. Dr. Nelly Tsouyopoulos unter Mitarbeit von Bernhard Krabbe, Ulrich Scherzler, Horst Seithe und Judith Wilcox, Dr. Wolfgang Eckart unter Mithilfe von Isabell Magnus, Dr. Peter Hucklenbroich, Prof. Dr. med. Axel Hinrich Murken
Aktuelle Bearbeitung: Prof. Dr. Renè Hitz, Dr. Hans Ruedi Jäger

Printed in Spain

ISBN 3-86070-204-1

DEP.LEG. B-31.911-90

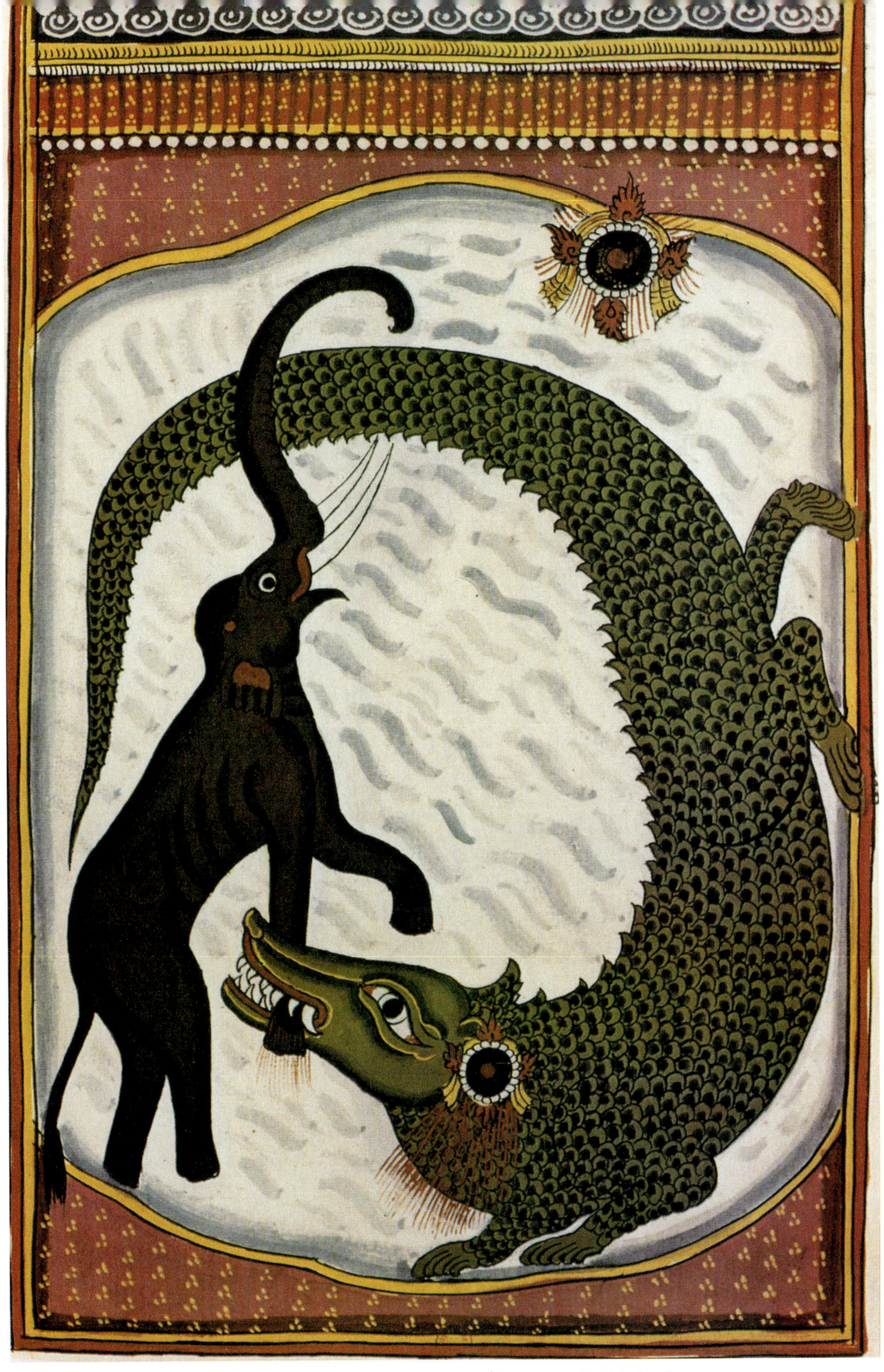

Der Elefant des Wischnu. Indisches Aquarell aus dem 18. Jahrhundert.

Geschichte der Medizin, der Pharmazie, der Zahnheilkunde und der Tierheilkunde

Band 1

Die Paläopathologie
Die altchinesische Medizin
Die Medizin in Mesopotamien
Die Medizin im Alten Ägypten
Die Medizin in den Weden
Die altiranische Medizin
Die Medizin bei den Griechen
Hippokrates — Mutmaßungen über seinen Lebenslauf
Hippokrates und die griechische Medizin des klassischen Zeitalters
Die griechische Medizin nach Hippokrates
Die Medizin in Rom: Galen
Die Spätantike und die byzantinische Medizin
Die Pharmazeutik in der Antike
Die Zahnheilkunde in der Antike
Die Tierheilkunde in der Antike

Band 2

Die arabische Medizin
Die klassische indische Medizin
Die japanische Medizin
Die präkolumbische Medizin
Die Schule von Salerno und die Universitäten von Bologna und Padua
Die französische Medizin im Mittelalter
Die französischen Schulen im Mittelalter
Die hebräische Medizin bis zum Mittelalter
Geschichte der Anatomie
Die Chirurgie bis Ende des 18. Jahrhunderts
Gynäkologie und Geburtshilfe vom Altertum bis zum Beginn des 18. Jahrhunderts
Die Kardiologie bis Ende des 18. Jahrhunderts
Geschichte der Neurologie

Band 3

Geschichte der Augenheilkunde
Geschichte der Kardiologie vom 19. Jahrhundert bis zur Gegenwart
Geschichte der Gynäkologie vom 18. Jahrhundert bis zur Gegenwart
Geschichte der Geburtshilfe vom 18. Jahrhundert bis zur Gegenwart
Geschichte der Urologie
Geschichte der Geschlechtskrankheiten
Geschichte der Hautkrankheiten
Stationäre Behandlung in Frankreich
Geschichte der Orthopädie und der Traumatologie
Die Pharmazeutik vom 3. Jahrhundert bis zur Gegenwart
Tierheilkunde vom Mittelalter bis Ende des 18. Jahrhunderts

Band 4

Geschichte der Magen-Darm-Heilkunde
Geschichte der Histologie
Geschichte der Embryologie
Geschichte der Psychiatrie
Zahnheilkunde vom Mittelalter bis zum 18. Jahrhundert
Geschichte der Altenpflege
Die pathologische Anatomie
Die Sozialmedizin
Geschichte der Radiodiagnostik
Geschichte der Radiotherapie
Die ansteckenden Krankheiten
Geschichte der Homöopathie
Gicht und Rheumatismus
Die traditionelle Medizin in Schwarzafrika
Geschichte der Psychoanalyse

Band 5

Geschichte der Arbeitsmedizin
Geschichte der Mikrobiologie
Allgemeine Geschichte der Kinderheilkunde von ihren Anfängen bis zum Ende des 18. Jahrhunderts
Geschichte der Kinderheilkunde im 19. und 20. Jahrhundert
Geschichte der Chirurgie vom Ende des 18. Jahrhunderts bis zur Gegenwart
Geschichte der Tropenkrankheiten
Geschichte der physikalischen Therapie und der Rehabilitation
Geschichte der Tiermedizin von der Mitte des 19. Jahrhunderts bis zur Gegenwart
Geschichte der Hals-, Nasen- und Ohrenheilkunde
Geschichte der Endokrinologie
Geschichte der Lungenheilkunde
Geschichte der Tuberkulose
Geschichte des Krebses
Geschichte der großen physiologischen Konzepte
Geschichte der plastischen und wiederherstellenden Chirurgie
Geschichte der Parasitologie
Geschichte der Militärmedizin

Band 6

Geschichte der Schiffahrtsmedizin am Beispiel der Schiffschirurgen
Geschichte der Luftfahrtmedizin
Die Zahnmedizin vom 18. Jahrhundert bis zur Gegenwart
Geschichte der Akupunktur
Geschichte der medizinischen Fachsprache
Geschichte der internationalen Gesundheitsbehörden
Geschichte der Endokrinologie nach dem Zweiten Weltkrieg
Lexikon
Register

Inhalt

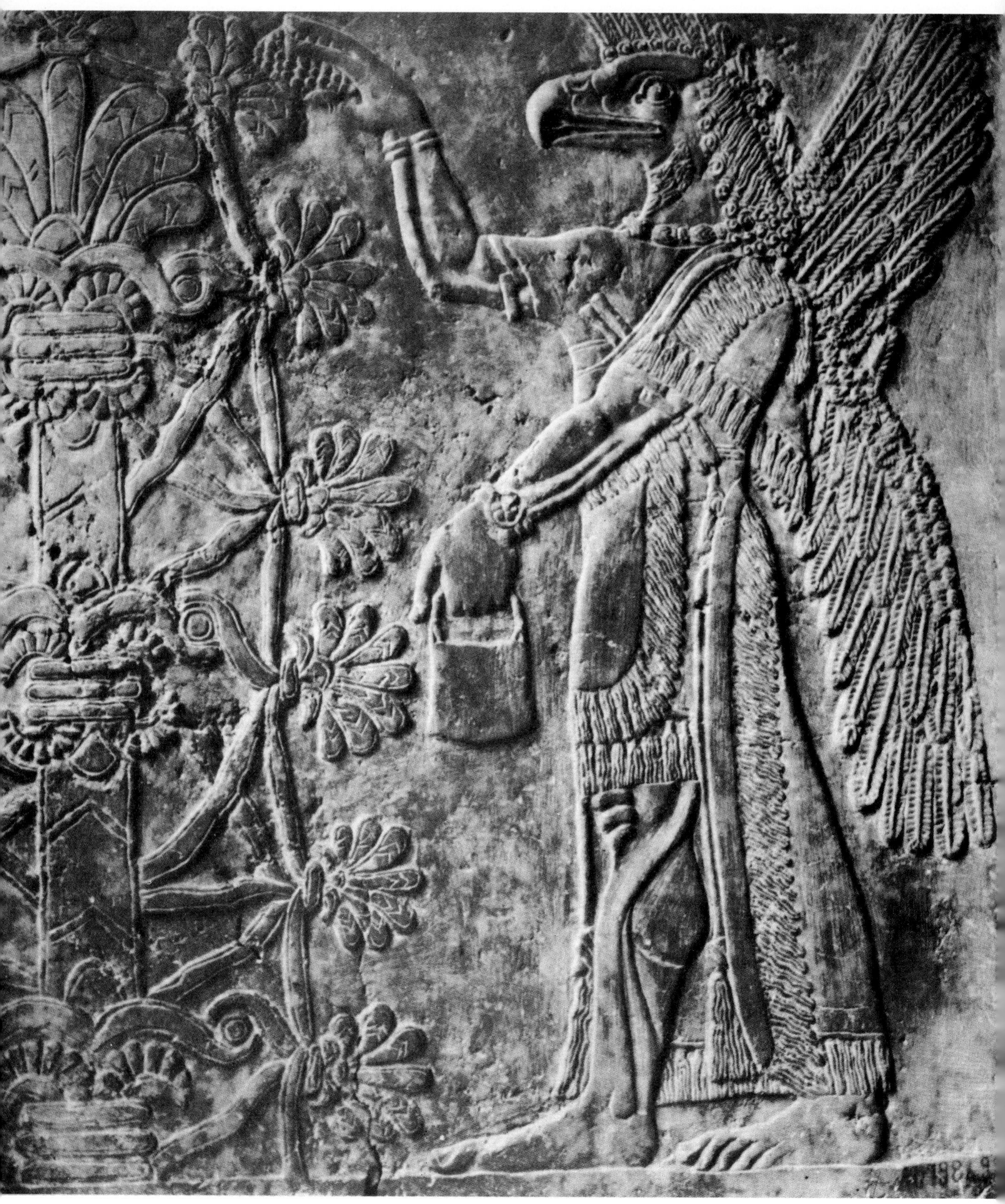

Genius mit Greifenkopf. Assyrisch.

Einführung

Die Medizin zählt gewiß zu den ältesten Errungenschaften der menschlichen Kultur und Wissenschaft. Durch Jahrtausende hat sie dem Menschen gedient, seinen Weg durch die Geschichte begleitet, sich dabei gewandelt, verändert und stets erneuert. Die schon so alte Medizin wird immer jung sein, solange der Mensch sie braucht. Solange es Menschen gibt, wird es Medizin geben. Denn die vom Menschen für den Menschen geschaffene Medizin ist die Antwort auf eine elementare Seinsweise des Menschen, mit der er immer schon konfrontiert war und es auch in Zukunft sein wird: wir nennen sie Kranksein.

In der römischen Kaiserzeit hat Seneca, der große Weise des Augusteischen Zeitalters, diese elementare Seinsweise des Menschen in die klassische Trias gefaßt: Intermissio voluptatum, Dolor corporis und Metus mortis. Die unverhoffte Unterbrechung des Wohlbefindens, die Störung der alltäglichen und gewohnten Lebensvollzüge, die Alarmierung und Peinigung durch den Schmerz und die drohend aufkeimende Furcht vor dem Tode sind es, die den Menschen vom ersten Tage seines Bewußtseins an immer wieder anfechten. In dieser urmenschlichen, auch allzu menschlichen Situation der Not bleibt der Mensch nicht stumm. Der demonstrative und appellative Charakter der Schmerzäußerung, der Schmerzensschrei, der die Not signalisiert und nach Beistand ruft, hat den Helfer, hat seine Heilpraxis, hat die ärztliche Kunst und schließlich die medizinische Wissenschaft ins Leben gerufen: der Arzt ist eine Figur der Menschheitsgeschichte; die Medizin als Heilpraxis, als ärztliche Kunst, als medizinische Wissenschaft ist ein fundamentaler, integraler Bestandteil aller menschlichen Gesellschaften zu allen Zeiten, in allen Kulturen, bei allen Völkern.

Unter den Kulturleistungen der Menschheit, wie Religion, Recht, Kunst, Wissenschaft und Technik, mag es erhabenere, mächtigere, schönere, großartigere, weltbewegendere Errungenschaften geben als die Medizin, aber gewiß keine unmittelbar menschlichere. Die Medizin hat daher in ihrer Geschichte und für ihre Geschichte nie um das Interesse der Menschen werben oder ihren Rang oder gar Vorrang unter den Kulturleistungen rechtfertigen müssen. Das gar nicht geheimnisvolle Geheimnis dieses Phänomens hat Immanuel Kant, der Vollender der deutschen Aufklärung aus Königsberg, in der ihm eigenen verschlungenen Diktion mit dem ihm eigenen sarkastischen Humor offengelegt. In seiner Schrift über den »Streit der Fakultäten« zur Rangordnung von Theologie, Jurisprudenz und Medizin sagt er: »Nach dem Naturinstinkt wird dem Menschen der Arzt der wichtigste Mann sein, weil dieser ihm sein Leben fristet, darauf allererst der Rechtserfahrene, der ihm das zufällige Seine zu erhalten verspricht, und nur zuletzt (fast nur wenn es zum Sterben kommt), ob es zwar um die Seligkeit zu tun ist, der Geistliche gesucht werden; weil auch dieser selbst, so sehr er auch die Glückseligkeit der künftigen Welt preiset, doch, da er nichts von ihr vor sich sieht, sehnlich wünscht, von dem Arzt in diesem Jammertal immer noch einige Zeit erhalten zu werden.« Weil der Mensch am Leben hängt und ihm an seiner Gesundheit liegt, richtet er seine Aufmerksamkeit auf den Arzt und die ärztliche Kunst. Es interessiert ihn mehr als vieles andere zu erfahren und zu wissen, wie, unter welchen Bedingungen und mit welchen Verfahren die Medizin ihre Aufgabe wahrnimmt, die da heißt: das Leben schützen, die Gesundheit bewahren, die Krankheit erkennen, den Kranken helfen, das Leiden lindern und das Wohlbefinden wiederherstellen.

Unter diesem Auftrag hat die Medizin schon bei den Naturvölkern, in den Urformen menschlicher Kultur gestanden, unter demselben Auftrag steht sie noch heute in unserer wissenschaftlich-technischen Zivilisation. Über die Zeiten hinweg, durch die Jahrtausende hin verbindet in allen Kulturen der immerwährende Auftrag, der aus der immer neuen Anfechtung des Menschen durch Schmerz, Krankheit und Todesfurcht, aus seiner fortwährenden Hilfsbedürftigkeit resultiert, die Medizin zur Einheit. In der gegenwärtigen Medizin kann das hochdifferenzierte Geflecht medizinischer Disziplinen von völlig verschiedenem Wissenschaftscharakter, verbunden mit dem hocharbeitsteiligen System ärztlicher Tätigkeiten in höchst unterschiedlichen Anwendungsbereichen nur von den Aufgaben der Heilkunde her als Einheit begriffen und zusammengehalten werden. Was den Medizinmann im Urwald mit dem Herzchirurgen im Operationssaal verbindet, ist ebensoviel oder ebensowenig wie das, was den Biochemiker in seinem Labor mit dem Psychotherapeuten in seinem Sprechzimmer verbindet: sie alle nehmen auf ihre Weise, an ihrem Ort und mit ihrem Wissen und Können teil an der einen ärztlichen Aufgabe. Wenn das, was in der Medizin gedacht, erforscht, gewußt und getan wird, nicht mehr direkt oder indirekt dem Schutz und Erhalt der Lebensfähigkeit des Einzelnen oder der Gemeinschaft dient, gehört es nicht mehr zur Medizin. Nichts zeigt die Medizingeschichte eindringlicher als dies, daß die Medizin sich selbst aufgibt, wenn sie sich dem Imperativ ihres Auftrages entzieht.

Eine Weltgeschichte der Medizin zeigt aber auch das andere: Gerade vor den drei Grundkonstanten ihrer Geschichte, der Krankheitsnot, der Hilfsbedürftigkeit und dem Versuch des Menschen zu helfen, wird die ungeheure Verschiedenheit der historischen Bedingungen unübersehbar deutlich, in denen der Arzt und sein Patient jeweils stehen. Was als Krankheit gewertet wird, was als hilfsbedürftig gilt, das wird ebenso von den sozial- und kulturgeschichtlichen Verhältnissen determiniert, wie es von den geistes- und wissenschaftsgeschichtlichen Umständen abhängt, welches Medizinkonzept, welche Krankheitslehre, welche Formen und Mittel der Therapie der Arzt jeweils zur Verfügung hat und anwendet. Vor den Augen des Medizinhistorikers tut sich das ganze Spektrum menschlicher Denk- und Handlungsmöglichkeiten auf. Die bunte Vielfalt der Erscheinungen, der Reichtum an Ereignissen und Personen, die Fülle der Ansichten und Einsichten, die ihm beim Gang durch die Vergangenheit der Heilkunde begegnen, machen die Geschichte der Medizin für den, der sie erforscht und beschreibt, so ungemein faszinierend. Es steht zu hoffen, daß auch der, der sich lesend und studierend in sie vertieft, von dieser Faszination gefangen wird. Die Fülle und Vielfalt der historischen Bedingungen, unter denen die Medizin steht, machen die historiographische Aufgabe aber auch so ungemein schwierig. Bei der unlösbaren Verklammerung der

Medizin in das jeweilige Welt-, Natur- und Selbstverständnis des Menschen heißt eine Geschichte der Medizin schreiben im eigentlichen Sinn eine Geschichte der Menschheit schreiben: eine unerfüllbare Aufgabe.

Das monumentale Werk zur Geschichte der Medizin, Zahnmedizin, Pharmazie und Tiermedizin, das hier vorgelegt wird, erhebt trotz seiner umfassenden Anlage keinen illusionären Anspruch. Über den Gesamtplan des Werkes, das schon in seiner ersten Ausgabe — nicht zuletzt wegen seiner hervorragenden Gestaltung und Illustrierung — berühmt wurde, unterrichtet die Inhaltsübersicht am Eingang dieses Bandes. Über die Vorstellungen und Prinzipien, die die Herausgeber und Autoren bei der völligen Neubearbeitung, Verbesserung und Vermehrung geleitet haben, gibt uns der folgende Auszug aus der Einleitung zur französischen Originalausgabe, auf die hier ausdrücklich hingewiesen wird, Aufschluß.

Die fachwissenschaftliche Beratung für die vorliegende Ausgabe haben Mitglieder des Instituts für Theorie und Geschichte der Medizin der Universität Münster übernommen. Für den Leser und Benutzer ist vorweg folgendes anzumerken.

Eine Universalgeschichte der Medizin muß eine gewaltige Stoffülle bewältigen. Das hohe Alter der Heilkunde und ihre weltweite Verbreitung sind ein Grund dafür, ein anderer liegt im Umfang der Medizin selbst und ihrer breiten Verflechtung mit fast allen Kulturleistungen und Wissensgebieten des Menschen. Zur Geschichte der Medizin gehört die Geschichte der Patienten und Ärzte, die Geschichte der Pflege- und Heilhilfsberufe, die Geschichte der Krankheiten und Krankheitslehren, die Geschichte der ärztlichen Kunst und Wissenschaft, die Geschichte der wissenschaftlichen Fachgebiete der Medizin und der nicht wissenschaftlichen Heilpraktiken, die Geschichte des Krankenhauses und des öffentlichen Gesundheitswesens, die Sozialgeschichte der Heilberufe und die Geschichte der ärztlichen Ausbildung und der medizinischen Schulen, die Geschichte der Medizintechnik und der Therapie mit ihren Hilfsmitteln und Hilfswissenschaften usw. Wenn von der Medizin eines Volkes oder einer Epoche oder eines Kulturkreises die Rede ist, muß auch immer zugleich von den religiösen, philosophischen und sittlichen Vorstellungen und Normen der Menschen, von ihren kulturellen und sozialen Verhältnissen und vom Stande ihrer Wissenschaft und Technik die Rede sein.

Diese Stoffülle, diese Vielzahl der historischen Gegenstände zwingt den Historiographen zur Auswahl, zur Festlegung von Schwerpunkten und zu einer möglichst rationellen und zugleich dem Gegenstand und Ziel seiner Darstellung angemessenen Anordnung des Materials.

Das Hauptdilemma des Medizinhistorikers besteht jedoch in einer Grundsatzentscheidung. Soll er versuchen, die Medizin von ihren Anfängen, gleichsam ex ovo von den Urzeiten bis in die Gegenwart zu verfolgen und ihren Gang durch die Geschichte chronologisch beschreiben in allen Verzweigungen, Verästelungen oder auch Sackgassen? Oder soll er vom gegenwärtigen Zustand der Medizin ausgehen und von der Vielzahl ihrer Fächer und Fachgebiete, der Vielfalt ärztlicher Berufsbilder und Tätigkeitsfelder her in die Vergangenheit zurückfragen, nach den Wurzeln und Wegen forschen, die zum gegenwärtigen Bild geführt haben? Mit anderen Worten: Soll er für seine Darstellung ein genetisches oder ein systematisches Prinzip wählen und danach vorgehen? Beide Verfahren haben Vor- und Nachteile.

Die Herausgeber des vorliegenden Werkes haben eine gemischte, jedoch vorwiegend systematische Anordnung gewählt. In den ersten beiden Bänden überwiegt die historisch-genetische Darstellung. In ihnen wird die Geschichte der Medizin von den Naturvölkern bis zu den alten Kulturvölkern des Vorderen Orients, Asiens, der europäischen Antike, Arabiens und des präkolumbischen Amerika jeweils geschlossen behandelt. In den folgenden vier Bänden herrscht die systematische Ordnung der modernen Medizin. Die Entwicklung der Fächer und medizinischen Institutionen wird gesondert dargestellt. So tritt neben die Geschichte alter Disziplinen, wie Anatomie, Chirurgie, Geburtshilfe, die Geschichte jüngerer klinischer Spezialfächer, wie Urologie, Neurologie, Kardiologie oder die Geschichte ganz junger Disziplinen, wie Gerontologie und Radiotherapie.

Diese Aufteilung der Medizingeschichte hat unbestreitbare Vorzüge. Sie gliedert den Stoff nach Prinzipien und Kategorien, die jedem Arzt aufs höchste vertraut und jedem gebildeten Laien geläufig sind. Schnelle Orientierung und Übersicht werden so leicht gemacht. Jeder kann den Teil der Medizingeschichte, der ihn besonders interessiert, leicht finden, etwa die Augenheilkunde, deren Geschichte er dann geschlossen abgehandelt findet. Der Nachteil, daß auf diese Weise das historisch Zusammengehörige um der systematischen Ordnung willen manchmal auseinandergerissen werden muß, ist unvermeidbar. Die eigentlichen Gefahren, die in der Projektion unserer modernen Systematik und Begrifflichkeit auf die Geschichte liegen können, sollte sich der Leser jedoch bewußt machen. Wir erliegen ihnen zum einen, wenn wir Geschichte nur noch als Vorgeschichte unserer Gegenwart, als Pappelallee, die auf uns zuläuft, begreifen, zum anderen, wenn wir uns durch unsere modernen Kategorien und Vorstellungen den Blick auf das Andersartige, Fremde in der Vergangenheit verstellen und der Geschichte so nicht gerecht werden, ihre Eigentümlichkeiten gar nicht wahrnehmen können.

Der Respekt vor der großen Leistung der Autoren, ihrem abgewogenen Urteil und ihrer alleinigen Verantwortlichkeit für den Text verboten jeden Eingriff in denselben, jede inhaltliche Veränderung. Aufgabe der Berater war es allein, die sachliche Korrektheit und terminologische Richtigkeit der Übersetzung zu prüfen. Obwohl die medizinische Fachsprache mit ihrem hohen Anteil an griechisch-lateinischen Wortformen in allen Nationen fast die gleiche zu sein scheint, lagen doch in der Erstellung einer der Sache, dem Inhalt und der Terminologie angemessenen Übersetzung manche Schwierigkeiten. Dieser Aufgabe und der der wissenschaftlichen Beratung hat sich für den vorliegenden ersten Band Frau Priv.-Doz. Dr. Nelly Tsouyopoulos unterzogen, wobei sie Bernhard Krabbe, Ulrich Scherzler, Horst Seithe und Judith Wilcox unterstützten. Ihnen sei dafür an dieser Stelle gedankt.

Richard Toellner
Institut für Theorie und Geschichte der Medizin

Aus der Einleitung zur französischen Originalausgabe

Die Ärzte und Historiker können sich angesichts der Initiative des Verlegers Claude Tchou, die »Histoire de la Médecine« in einer vollkommen revidierten Fassung neu herauszugeben, glücklich schätzen. Es sind jetzt gerade vierzig Jahre verflossen, seit Professor Laignet-Lavastine seinen Namen unter die Einleitung zum ersten der drei Bände setzte. Wegen des bemerkenswert großen Erfolges und der hohen Qualität der Beiträge hätte man sich damit begnügen können, gewisse Teile des Werkes auf den heutigen Stand zu bringen, was ein einfaches Verfahren gewesen wäre. In der Tat aber erwies sich eine gründliche, umfassende Neugestaltung aus folgenden hier kurz zusammengefaßten Gründen als notwendig: Die Medizin von heute ist nicht mehr die, die sie 1936 war. Neue Erkenntnisse, neue Methoden und Verfahren haben zu Erfolgen der praktischen Medizin geführt, die damals noch ganz undenkbar waren. Ebenso hat sich in den letzten vierzig Jahren die Geschichtswissenschaft fortentwickelt. Die Horizonte der Geschichte selbst wie die Fragen und Methoden der Historiographie sind andere geworden. Auch die Historiker der Medizin sind nicht mehr dieselben wie ehemals; neue Quellen wurden erschlossen, neue Probleme erfordern neue Interpretations- und Darstellungsmethoden. Eine gerechte Urteilsfindung war nötig:

Die Medizinhistoriker sind zweifellos weit mehr als die Chronisten anderer Fachgebiete dazu angehalten, sich jeder Wertung und vor allem jedes herabsetzenden Urteils zu enthalten. Das Vorkommen von Spinnenfüßen oder Schlangenhaut in einem mittelalterlichen Arzneimittel darf uns nicht zu einem ironischen Schmunzeln verleiten; für unsere Vorgänger hatte das einen bestimmten Sinn und entsprach einer Notwendigkeit, deren Ursache wir ergründen müssen. Unseren Vorfahren »Irrtümer« vorzuwerfen ist ein Anachronismus, denn damit messen wir sie mit den Maßstäben unserer Epoche. Sie konnten einfach nicht anders denken und schreiben oder auch eine ärztliche Behandlung vornehmen, als sie es getan haben. Sie hatten weder die Kenntnisse noch das geistige und technische Rüstzeug, um so vorzugehen, wie wir heute. Die Geschichte des medizinischen Denkens und der medizinischen Erkenntnisse zeigt viele Entwicklungsstufen; sie bilden ein packendes Kapitel in der Geschichte der Wissenschaften und des geistigen Lebens der Menschheit.

Die vorliegende neue Universalgeschichte der Medizin ist bestrebt, alle Tendenzen, Ergebnisse und neuen Konzeptionen des letzten Vierteljahrhunderts aufzunehmen, ob sich diese nun geräuschvoll bemerkbar gemacht haben oder in aller Stille vollzogen haben in einem Zeitalter, das die geistige und soziale Welt des Menschen so gründlich verändert hat.

Wie unsere Vorgänger waren die Herausgeber der Ansicht, daß die Zahnheilkunde in einer Geschichte der Heilkunde des Menschen nicht fehlen darf. Wir haben ebenso der Veterinärmedizin wieder Raum gegeben, denn sie und die Humanmedizin befruchten sich gegenseitig. Gewisse Teile des alten Werkes sind, wie aus dem Vorstehenden erklärlich, als veraltet verschwunden. Die Konzeption wurde geändert, Umgruppierungen des Stoffes waren notwendig. Wir haben versucht, Wiederholungen und Überschneidungen zu vermeiden. Die Einführung neuer Abschnitte war unumgänglich und notwendig, um dem heutigen Stand der Medizin Rechnung zu tragen. Unsere Nachfolger werden uns ohne Zweifel nach einigen Dezennien bei einer neuen Edition Auslassungen vorwerfen, aber wir mußten auswählen, und die richtige Wahl, die richtige Entscheidung in Hinsicht auf das Kommende, die Prognose, gehört gewiß zu den schwierigsten Tätigkeiten des Arztes.

Die Aufteilung eines so umfangreichen, weit auseinanderliegende Gebiete einschließenden Geschichtswerkes mit gut hundert Artikeln war nicht leicht. Die Kapitaleinteilung einer Universalgeschichte kann nach sehr unterschiedlichen Kriterien erfolgen, etwa nach chronologischen Gesichtspunkten (was geschah in der Welt während des fünften Jahrhunderts?) oder nach topographischen Kriterien (Geschichte der Iberischen Halbinsel). Da wir es in der Medizin mit einer hochkomplexen Wissenschaft zu tun haben, die notwendig in viele Zweige aufgeteilt ist, wie in Physiologie oder Biochemie, ist die historische Darstellung nach ihren Disziplinen und deren Gebieten unvermeidbar. Und schließlich, da wir vom Menschen sprechen, in der Praxis aber eine unterschiedliche Entwicklung etwa von Neurologie und Gynäkologie stattgefunden hat, muß an der Einteilung nach anatomischen Kriterien festgehalten werden. Selbstverständlich wären diese Prinzipien ohne Abstriche nur zu verwirklichen gewesen, wenn wir, zum Beispiel, ein Kapitel der Krankheitslehre eines bestimmten Organapparates, in einem bestimmten Land, zu einer bestimmten Zeit gewidmet hätten.

Auswahl und Kompromiß waren nötig, damit jedem Band eine Gestalt gegeben werden konnte, die möglichst verschiedene Aspekte und Interessen vereinigte. Allein die beiden ersten Bände behandeln streng historisch-chronologisch die ältesten Epochen der Menschheitsgeschichte.

Die typographische Gestaltung entspricht dem Geschmack unserer Zeit; so haben wir das Bildmaterial unter Einsatz modernster Reproduktionstechniken in Schwarzweiß und Farbe auf den neuesten Stand gebracht. Großer Wert wurde auf die Abbildung der Handschriften, der Wiegendrucke, der Gemälde, der Skulpturen und der unveröffentlichten Schriften gelegt. Immer dann, wenn es uns zum besseren Verständnis des Textes notwendig erschien, haben wir Karten und Schautafeln hinzugefügt.

Zuletzt möchten die Herausgeber dieses Werkes noch ein Wort über die Autoren sagen. Zunächst, um sie vorzustellen: Wir haben uns bemüht, Repräsentanten aller Tendenzen und Richtungen der Medizingeschichte zu Wort kommen zu lassen, ob sie nun mehr traditionell oder fortschrittlich eingestellt sind. Man wird Autoren verschiedener Altersklassen, Mediziner und Nichtmediziner, nicht nur Universtitätslehrer, sondern auch Forscher und Gelehrte unterschiedlichster Herkunft und Fachrichtung nebeneinander finden. Unsere Aufgabe als Leiter dieses Unternehmens bestand darin, für eine gewisse Übereinstimmung von Inhalt und Form zu sorgen. Wir haben uns aber bemüht, die unterschiedlichen Betrachtungsweisen nach Möglichkeit beizubehalten, die da und dort auch Divergenzen im Konzept von dem, was Geschichte, und vielleicht auch von dem, was Medizin ist, verraten können.

Wir möchten an dieser Stelle den Autoren danken. Wir mußten sie überzeugen, zur Mitarbeit drängen und manchmal auch ermutigen. Wir mußten sie bitten, Änderungen in ihren Manuskripten vorzunehmen, das eine hinzuzufügen, das andere hingegen wegzulassen. Für ihre unermüdliche Geduld und ihre Zuverlässigkeit sind wir ihnen zu Dank und Anerkennung verpflichtet.

Das Ergebnis dieser Arbeit ist das Werk aller. Wir hoffen, daß der unter den verschiedensten Aspekten an der Geschichte des kranken Menschen interessierte Leser in dem vorliegenden Werk die gewünschte Information und auch etwas Vergnügen bei der Lektüre finden wird.

Jean-Charles Sournia, Jacques Poulet und Marcel Martiny

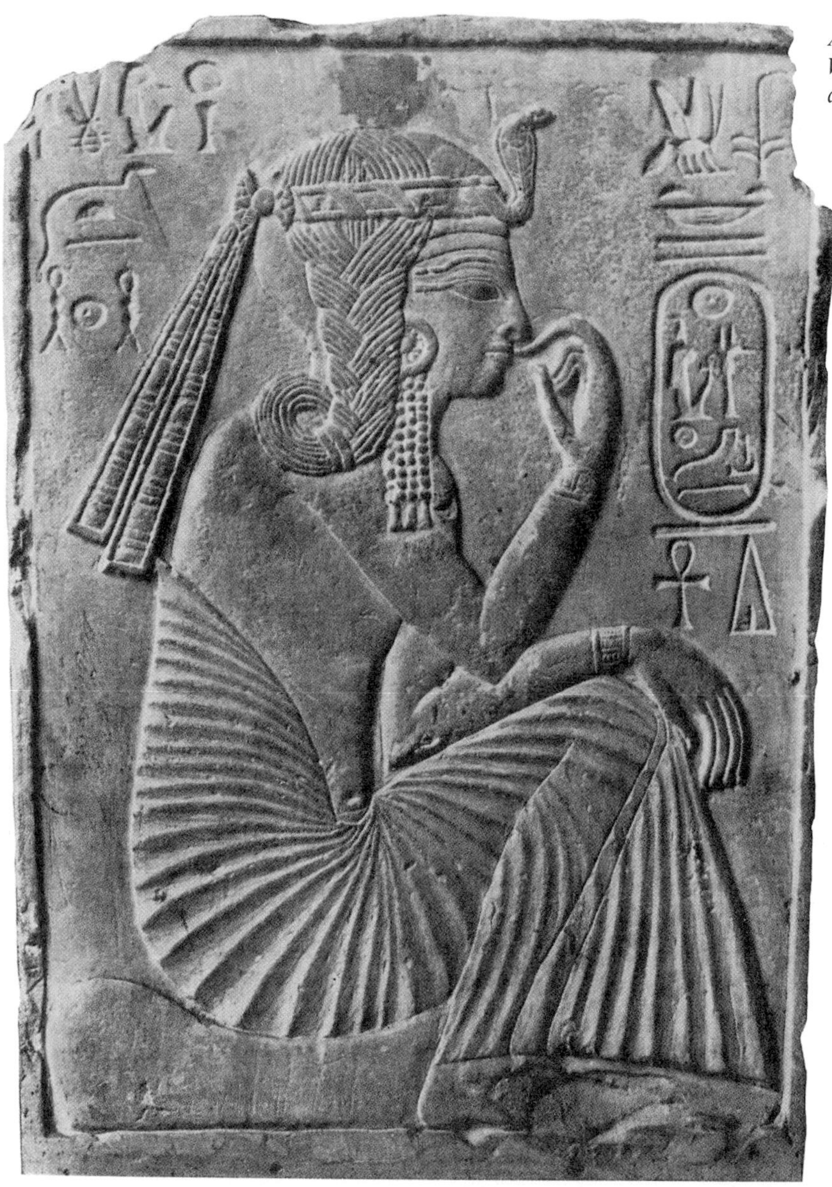

Abbildung 3
Votivtafel, die Ramses II. als Kind darstellt.

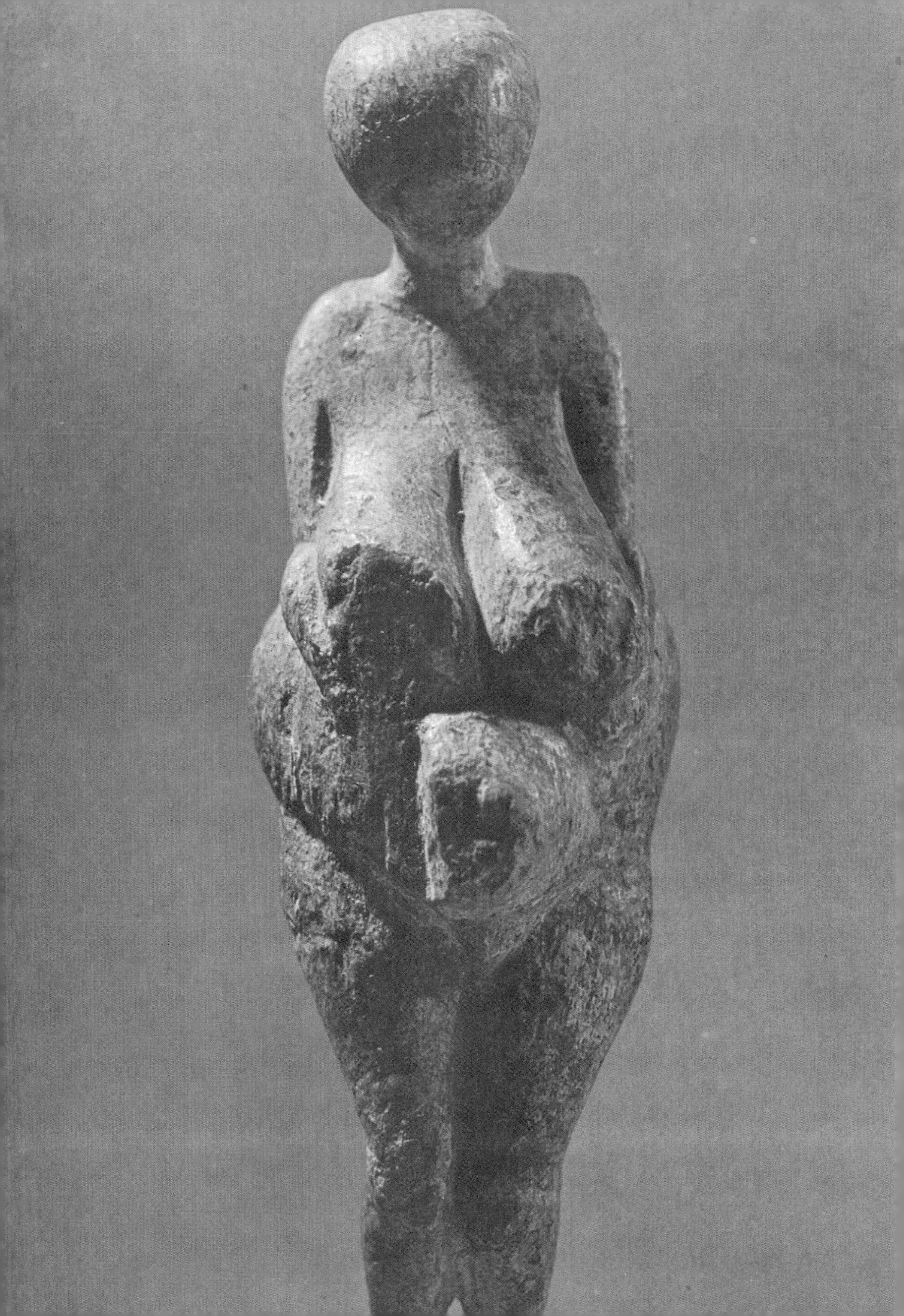

Die Paläopathologie

von Jean Dastugue

Der Leser, der dieses Buch zur Hand nimmt, wird vielleicht zunächst einmal die Frage stellen, warum ein Kapitel der Paläopathologie gewidmet ist. Gehört diese eigentümliche Disziplin tatsächlich zur Geschichte der Medizin, der Heilkunst also? Zunächst einmal, was versteht man denn genau unter dem Begriff »Paläopathologie«? Was beinhaltet dieses so wissenschaftlich klingende Wort, dessen Urheberschaft lange Max-Armand Ruffer (um 1914) zugesprochen wurde, das aber bereits 1892 samt Definition in einer amerikanischen Zeitschrift, dem *Popular Monthly,* erschienen ist?

Abbildung 4 (gegenüber) Paläolithische Venus (Fettleibigkeit), ein typisches Beispiel einer irreführenden Interpretation durch die Paläopathologie.

Für den, der sich streng an die Etymologie hält, scheint die Bedeutung in der Tat klar zu sein: die Paläopathologie ist das Studium der *Krankheiten vergangener Zeiten.* Dennoch ist diese Klarheit nur oberflächlich. Was heißt denn nun wirklich »Krankheiten vergangener Zeiten«? Mit gutem Grund könnte sich der Leser vorstellen, daß es sich dabei um Krankheiten handle, die weit zurückliegenden Epochen eigentümlich waren und die — heute verschwunden — uns nur durch ihre »archäologischen« Spuren bekannt sind. Halten wir gleich fest, daß dem nicht so ist, daß man vielmehr mit diesem Ausdruck die *Krankheiten der Menschen vergangener Zeiten* meint — allerdings im vollen Bewußtsein der Tatsache, daß diese Krankheiten nicht zeitlich beschränkt sind, sondern vielmehr eine wirkliche Kontinuität zwischen der Pathologie weit zurückliegender Epochen und unserer gegenwärtigen besteht. Deshalb kann man mit Recht die Paläopathologie der Geschichte der Medizin zurechnen, und zwar insoweit, als diese, wie die allgemeine Geschichte, das lange Band des menschlichen Lebens von den Anfängen bis in unsere Zeit zum Thema hat.

Man wird jedoch nicht leugnen können, daß die Paläopathologie ein etwas abgesondertes Kapitel, eine Wissenschaft am Rande darstellt. Der Grund dafür ist leicht zu verstehen. Die Geschichte der Medizin, die wie die allgemeine Geschichte wesentlich auf schriftliche Dokumente gegründet ist, muß ihre Forschungstätigkeit angesichts jener unüberwindbaren Grenze, die die Einführung der Schrift darstellt, einschränken. Wie nun das Verlangen, die gewaltige vorschriftliche Periode der Menschheitsgeschichte zu ergründen, den Prähistoriker samt seinen Methoden vorangebracht hat, so treibt auch die Erforschung jener Krankheiten, die unsere frühesten Vorfahren plagten, den Mediziner dazu, sich als Paläopathologe zu betätigen. Wie sein Mitstreiter von der Urgeschichte ohne schriftliche Quellen, wendet er sich den Gegenständen seiner Untersuchung zu, um diese unmittelbar zu befragen. So erwächst aus seiner Forschungstätigkeit eine echte »Ur- und Frühgeschichte« der Krankheiten. Nun werden einige entgegenhalten, die Paläopathologie bewege sich oft über den prähistorischen Zeitraum hinaus und eine Vielzahl ihrer Arbeiten beträfe Perioden, deren schriftliche Überlieferung bereits sehr reichhaltig sei. Aber dabei handelt es sich um einen doppelten Trugschluß. Erstens müßte dann ja die schriftliche Überlieferung immer die Gesamtheit der medizinischen Tatsachen in allen Epochen abdecken. Zweitens steht es außer Zweifel, daß die Texte selbst oftmals trügerisch sind. Diese Beobachtung trifft nicht allein auf die Medizin zu. Alle Historiker wissen darum und wenden sich deshalb immer mehr mit dem Ziel, stichhaltige Beweise zu finden, der Archäologie und deren exakten wissenschaftlichen Methoden zu. Es wäre erstaunlich, hätte die Geschichte der Medizin diese Schwierigkeiten umgehen können. Deshalb wendet sie selbst auf »historische« Epochen die dem Paläopathologen eigenen Methoden an, der sich, wie der Archäologe, sein Urteil anhand der Objekte bildet.

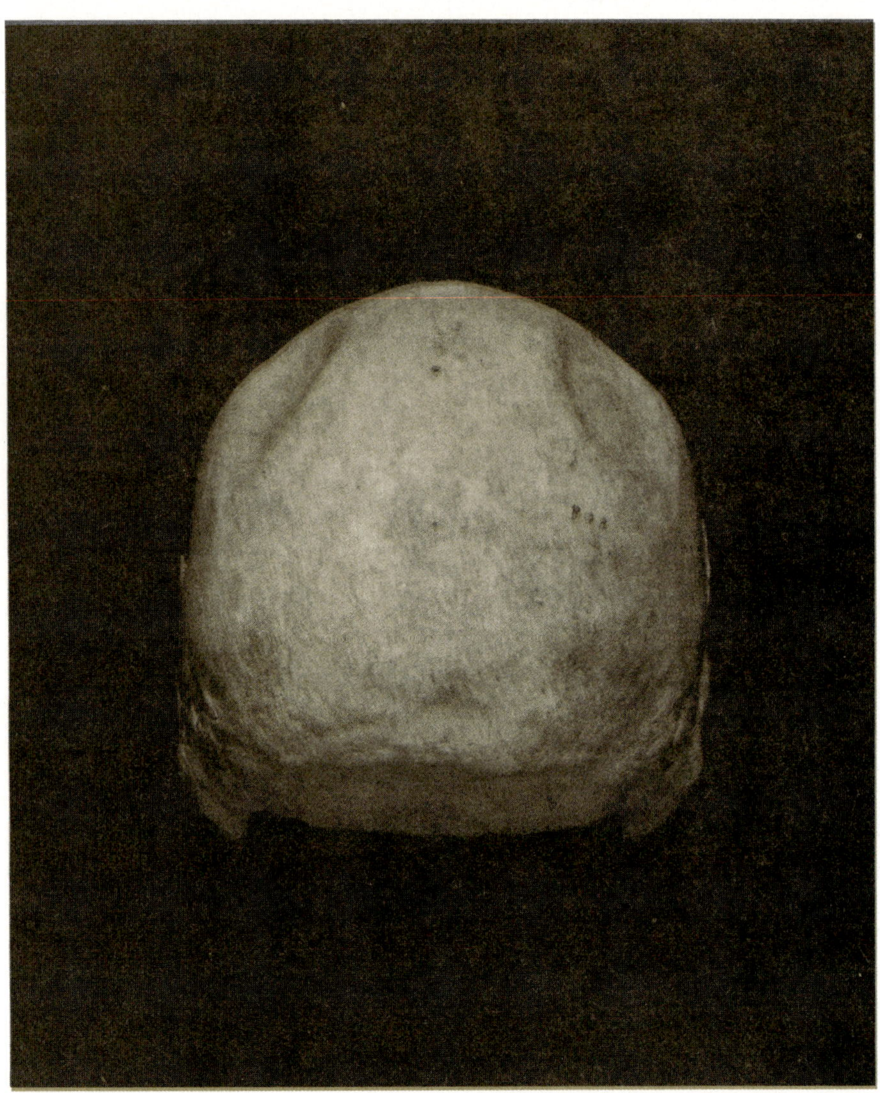

Abbildung 5
Ein Schädel aus dem Mittelalter, bei dem an beiden Scheitelbeinen eine Abnahme von Knochensubstanz festzustellen ist, ein Fall, der dem Paläopathologen vielleicht vertrauter ist als dem Praktiker.

Gegenstand und Methoden

Auf welche Objekte gründet nun der Paläopathologe seine Erkenntnisse? Was sind das für »Patienten«, deren Untersuchung ihm Einsicht in die Nosologie der Vergangenheit gewährt? Oder, um die Frage anders zu formulieren: In welchem Zustand zeigen sich ihm die Überreste vor langer Zeit Verstorbener?

Da gibt es zunächst einmal die glücklichen Fälle vollkommener oder nahezu vollkommener Erhaltung, nämlich jene berühmten »Moorleichen«, deren bekannteste die von Tollund ist. Man kennt, besonders aufgrund des Werkes, das P. V. Glob (1965) ihnen gewidmet hat, den beeindruckenden Erhaltungszustand der Körper, wenn auch das Skelett stark unter dem Säuregehalt der Umgebung gelitten hat. Ohne Zweifel ist der ausgezeichnete Zustand des Gewebes ein Faktor, der die Forschungsarbeit des Paläopathologen in besonderer Weise begünstigt. Aber solche Objekte bleiben sowohl in geographischer als auch in chronologischer Hinsicht Ausnahmen, was ihrem Beitrag zu unserer Disziplin Grenzen setzt.

Häufiger findet man schon mumifizierte Leichen, sei es aufgrund sofortiger Austrocknung in dafür günstigen Landstrichen, sei es durch die Bemühungen des Menschen selbst. Diese Mumien stellen ganz besonders wertvolle Versuchsobjekte dar. Beim Einsatz aufwendiger Technologie liefern sie Anhaltspunkte, die nicht nur über die schlichte klassische Untersuchung, sondern auch mit hochentwickelten Labormethoden ausgewertet werden können. Doch muß man damit rechnen, daß manche Mumifizierungsverfahren der Untersuchung interessante Organe entziehen. So etwa das Gehirn, das im Alten Ägypten im allgemeinen durch die Nasenhöhlen herausgezogen wurde. Aber man muß festhalten, daß die Mumien trotz des großen Interesses, das sie zu erwecken vermögen, zeitlich und räumlich begrenzt und deshalb wenig repräsentativ für die Gesamtheit der paläopathologischen Objekte in aller Welt sind.

So bleiben die Skelette. Sie stellen die hauptsächliche und oftmals einzige Grundlage paläopathologischer Erkenntnisse dar. Sie finden sich praktisch überall und stammen aus allen Epochen, wenngleich auch ihnen Grenzen der Brauchbarkeit zu eigen sind, die den Paläopathologen zu außergewöhnlicher Vorsicht veranlassen. Zunächst einmal ist ihr Erhaltungszustand selten vorzüglich; meist mit Brüchen versehen und dazu noch unvollständig, spiegeln sie nicht immer das gesamte Krankheitsbild des jeweiligen Individuums wider.

Solche Verletzungen, die Aspekte des Krankheitsbildes unterschlagen, bilden nur *ein* Hindernis; ein weiteres ergibt sich aus jenen, die das Krankheitsbild fälschlich erweitern. Die Verweildauer in der Begräbnisstätte läßt nicht nur Teile vergehen, sie verändert diese manchmal auch. Dann ist der Scharfsinn des Forschers hart auf die Probe gestellt. Es gilt, postmortale Veränderungen von den tatsächlichen, krankhaften Verletzungen zu unterscheiden. Es existiert eine wahre »Pseudopathologie« (C. Wells, 1967), deren Erkenntnisse für denjenigen, der solche Studien in Angriff nimmt, unerläßlich sind. Mechanische Kräfte, Auswaschungen, chemische Einwirkungen, tierische und pflanzliche Angriffe verbinden sich in unbegrenzter Zahl. Sie rufen Veränderungen hervor, die einen nicht einschlägig vorbelasteten Forschergeist leicht in die Irre führen können. Als Beleg dafür sei einerseits auf jene falsche Zahnkaries verwiesen, die durch Erdschwämme hervorgerufen wird und die H. Brabant und

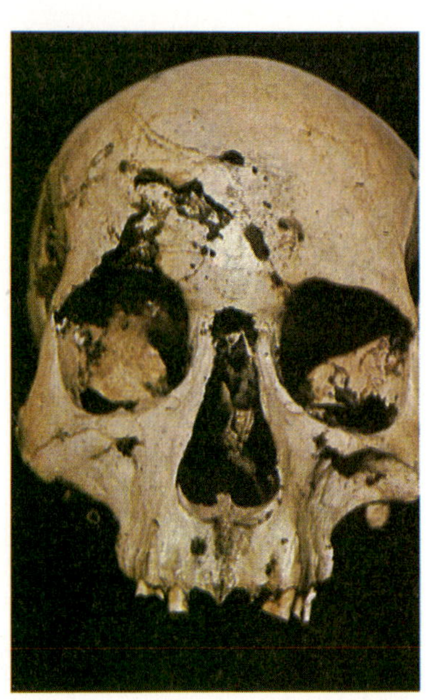

Abbildung 6
Ein typischer Fall von »Pseudopathologie«: Durch Termiten an einem Schädel hervorgerufene Läsionen.

seine Schule in bemerkenswerter Weise untersucht haben; andererseits mag man bestimmte Schädel der nubischen Nekropole von Mirgissa betrachten, denen die Termiten Verletzungen zugefügt haben, die man auf den ersten Blick für pathologisch halten würde (Abb. 6).

Eine weitere Schwierigkeit erwächst aus der Tatsache, daß der Knochen nur einen Ausschnitt des Krankheitsbildes widerspiegeln kann. An ihm sind allein solche Leiden auszumachen, die dort eine makroskopisch, mikroskopisch, röntgentechnisch oder chemisch nachweisbare Spur hinterlassen. Das sind einerseits Krankheiten des Skelettes selbst, andererseits solche der weichen Gewebe, die das Skelett nur sekundär angreifen. Es steht außer Zweifel, daß das so erforschte Gebiet nur einen begrenzten Teil der Pathologie repräsentiert und daß, was immer man auch unternimmt, die unzugängliche Zone bei weitem überwiegt.

Ein letztes Hindernis auf dem Weg des Pathologen, der die Entwicklungsstufen der Krankheit im Laufe der Zeiten zu vergleichen versucht: je weiter man in die Jahrtausende zurückschreitet, um so geringer werden selbstverständlich die menschlichen Überreste. Wenn viele merowingische Gräberfelder ausreichend »bestückt« sind, um ein annehmbares Bild einer Bevölkerung unter nosologischem Gesichtspunkt zu liefern, wenn bestimmte Kollektivnekropolen des Neolithikums noch ganz zufriedenstellend den pathologischen Zustand eines Dorfes spiegeln, was soll man dann von den mageren Überresten aus dem Paläolithikum sagen, außer daß ihr ausschließlich individueller Wert keinerlei Hypothese über den Gesundheitszustand der Gruppe zuläßt.

Deshalb muß der Forscher sich mit Bedacht und Vorsicht auf dem unsicheren Gelände der Paläopathologie vorwärts wagen. Er darf keinen weiteren Schritt riskieren, ohne den vorhergehenden abgesichert zu haben. Er muß andauernd den Kontakt mit der Wirklichkeit behalten und darauf achten, nicht die eigenen Hypothesen an deren Stelle zu setzen.

Muß man also die Hypothese total ablehnen? Sicher nicht. Sie allein ermöglicht es, Fortschritte zu erzielen, und in diesem Sinne ist das Vorgehen des Paläopathologen sehr wohl wissenschaftlich, jedoch unter der Voraussetzung, daß es seine Methoden gleichfalls sind.

Tatsächlich gibt es nicht nur eine, sondern mehrere in der Paläopathologie anwendbare Methoden. So sind die Leichen aus den skandinavischen Mooren und die von ihrem Kokon befreiten Mumien Untersuchungsgegenstände wahrer Autopsien, die nach den gleichen Regeln wie bei unlängst Verstorbenen durchgeführt werden.

Aber wir müssen noch einmal betonen, daß die meisten der untersuchten Überreste reine Knochenfunde sind und ihr jeweiliges Studium sich auf Veränderungen ausrichten muß, die man in drei Gruppen einteilen kann:

— **Morphologische Veränderungen** im weitesten Sinne, also nicht allein die Formen, sondern oft auch die Größenverhältnisse betreffend; ihre Entdeckung setzt die Kenntnis der normalen Anatomie und ihrer Variationen voraus, und ihre Interpretation verlangt eine weitreichende Erfahrung auf dem Gebiet der Pathologie des Knochenbaus.

— **Strukturelle Veränderungen,** die entweder durch das Röntgenbild oder über die histologische Untersuchung erkennbar sind, wobei letztere auf bestimmte technische Schwierigkeiten stößt, die sich aus der Austrocknung und manchmal selbst der Versteinerung des Knochengewebes ergeben.

— **Veränderungen chemischer Natur,** wobei zu dieser Gruppe das kaum erst im groben umrissene, aber dennoch so vielversprechende Gebiet der Paläoserologie gezählt wird.

Jeder, der das Vorstehende liest, könnte versucht sein, sich die Paläopathologie als eine gutfundierte, durch ausgezeichnete Labortechniken wirksam unterstützte Wissenschaft vorzustellen. Weit gefehlt! Nur selten liefern Röntgenbild, Skalpell oder chemische Bestimmung den Schlüssel zur Diagnose. Ja, es handelt sich um eine wirkliche Diagnose, und sehr wenig unterscheidet sie in ihrem Vorgehen von der auf den lebenden Menschen bezogenen — bis auf das Patientengespräch natürlich! Es ist immer und vor allem die »klinische« Untersuchung des Objekts, die die Basis der Diagnose darstellt. Und das gedankliche Vorgehen des Paläopathologen — hier möge man dem Autor dieser Zeilen Glauben schenken — darf sich nicht von dem des Mediziners unterscheiden. Nur ist es um manche Anhaltspunkte ärmer, da das klinische Bild wesentlich dürftiger ausfällt. Dies sind die Gründe dafür, warum die Paläopathologie — aber muß man das wirklich noch ausdrücklich sagen? — eine medizinische Disziplin ist und bleiben muß.

Abbildung 7: Beckenbruch der Frau von Columnata: a) Hüftknochen mit dem verwachsenen, aus seiner Gelenkpfanne gerissenen Femurkopf; b) das vertikal zermalmte Kreuzbein; der geringe Abstand zwischen den Hörnern der oberen Kante beweist die Quetschung; das Ganze bildet aufgrund der vollkommenen Verknöcherung der Frakturen einen Knochenblock.

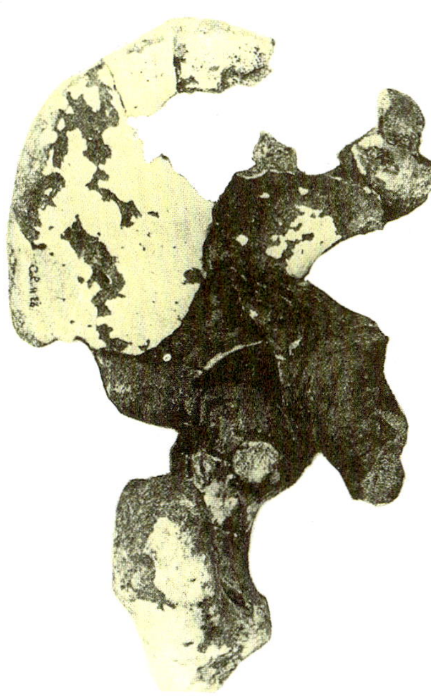

Einige Ergebnisse

Der relativ begrenzte Rahmen dieses Artikels erlaubt es nicht, alle Errungenschaften einer Disziplin Revue passieren zu lassen, die während des letzten Jahrzehnts eine Vergrößerung der Forscherzahl, eine Perfektionierung der Methoden und auch einen Zuwachs an Forschungsgegenständen erlebt hat. Deshalb erschien es uns fruchtbarer, anstelle einer nüchternen Aufzählung entsprechend der unwandelbaren und abschreckenden Ordnung der Lehrbücher klassifizierbarer Krankheiten einige Beispielfälle zu präsentieren, Beispielfälle sowohl zur Illustrierung des diagnostischen Vorgehens als auch hinsichtlich der Schlüsse, die sie nahelegen.

Columnata: der dramatische Fall einer schweren Verletzung

Die Columnata waren, vor rund achttausend Jahren, ein in Nordafrika lebender mesolithischer Stamm, arme Leute, offensichtlich große Schneckenesser und wohl ebenso friedlich wie ungeschliffen. Ihre traumatische Pathologie ruft weder den Eindruck gewalttätiger Auseinandersetzungen noch den eines größeren Gefahren ausgesetzten Lebens hervor. Frakturen der großen Röhrenknochen kommen nicht vor. Eine einzige Verwundung durch eine Feuersteinspitze legt die Vermutung nahe, daß diese Leute mit Pfeil und Bogen oder mit dem Assagai, dem langen Wurfspeer afrikanischer Völker, umgehen konnten.

Einmal jedoch wurde eine Frau dieses Stammes das Opfer eines äußerst schweren Unfalls. Fiel sie von einem hohen Felsen? Wurde sie unter einem Erdrutsch begraben? Sicher ist, daß man sie durch eine ganz besonders schwere Verletzung zu Boden gezwungen aufgefunden hat. Das Becken war gebrochen, aber es handelte sich um keine normale Fraktur. Eine wahrhafte Zertrümmerung des Beckenrings hatte den Kopf des Oberschenkelknochens aus seiner Gelenkpfanne entfernt. Das Kreuzbein, in senkrechter Stoßrichtung zermalmt, war auf ein Viertel seiner gewöhnlichen Länge reduziert (Abb. 7), während alle

Dornfortsätze der Lendenwirbel an der Basis abgebrochen waren. Eine derartige Verwundung kann nicht auf das Knochengerüst beschränkt gewesen sein. Ohne jeden Zweifel hat die Zermalmung des Kreuzbeines das lumbösakrale Nervengeflecht schwer verletzt und eine Lähmung der unteren Körperhälfte nach sich gezogen. Überdies wäre es unbegreiflich, wenn eine solche Beckenverletzung nicht von sehr schweren Afterschließmuskelbeschwerden begleitet gewesen wäre. Wie konnte eine derartig verletzte Frau überleben, wenn auch nur mit langwieriger und umfassender Pflege? Nun, sie hat tatsächlich überlebt, zumindest für den Zeitraum, der zur Verheilung der Frakturen notwendig war. Der dislokalisierte Kopf des Oberschenkelknochens fand sich in der Tat am Rand der Gelenkpfanne angewachsen, die Lendenwirbeldornfortsätze waren durch Kallusbildung angewachsen, das gestauchte Kreuzbein hatte sich beim Heilungsprozeß in einen Block verwandelt.

Dieser doch ziemlich außergewöhnliche Fall hat dem Pathologen drei Erkenntnisse vermittelt:
— Die Diagnose der Verletzung und ihrer Komplikationen;
— die durch die Abheilung der Knochenverletzungen belegte Tatsache des Überlebens;
— die Gewißheit einer wirksamen Hilfe seitens der Umgebung, der man auf den ersten Blick und bei Kenntnis der Epoche, in der sich dieses Ereignis abgespielt hat, eher zugetraut hätte, unnütze Esser beseitigt zu haben. Es wird sich noch Gelegenheit ergeben, auf diesen letzten Punkt zurückzukommen. Aber wir können bereits festhalten, daß die Paläopathologie hier Erkenntnisse beibringt, die weder der Prähistoriker noch der Anthropologe erwartet hätte.

Cro-Magnon: verschiedene Verletzungen, eine einzige Krankheit

Es erscheint müßig, den Helden dieser Geschichte noch besonders vorzustellen. Das männliche Skelett (Nr. 1) aus der Höhle von Cro-Magnon ist zu berühmt. Zu Recht, wenn man die Bedeutung seiner Entdeckung betrachtet, zu Unrecht, wenn man sich an seinen Beinamen »der Alte« hält, unter dem es überall bekannt ist. Wie ist es zu dieser unbegründeten Benennung für ein Individuum gekommen, das »höchstens fünfzig Jahre alt« war (H. V. Vallois und

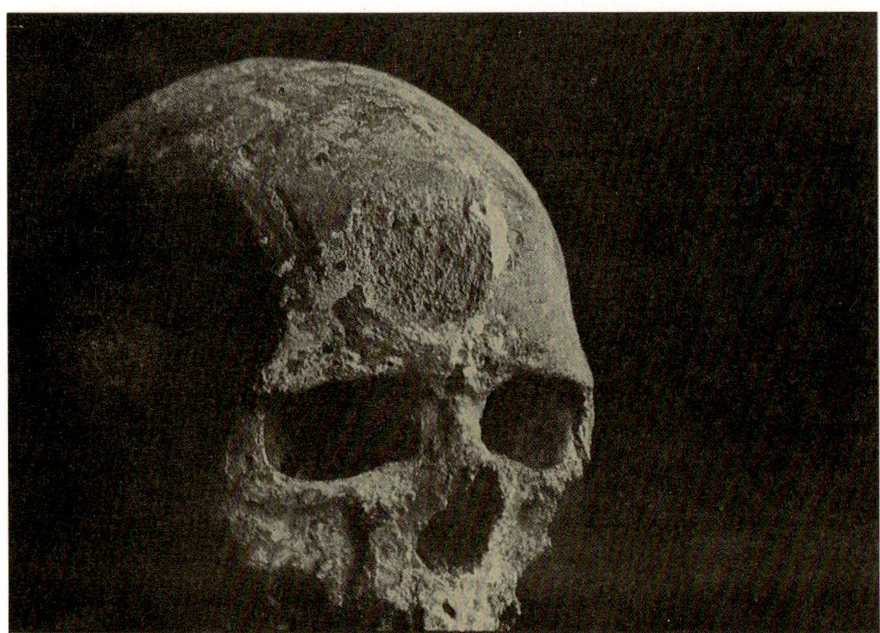

Abbildung 8: Die Läsionen am Subjekt Nr. 1 von Cro-Magnon. Die Erosion auf der Stirn.

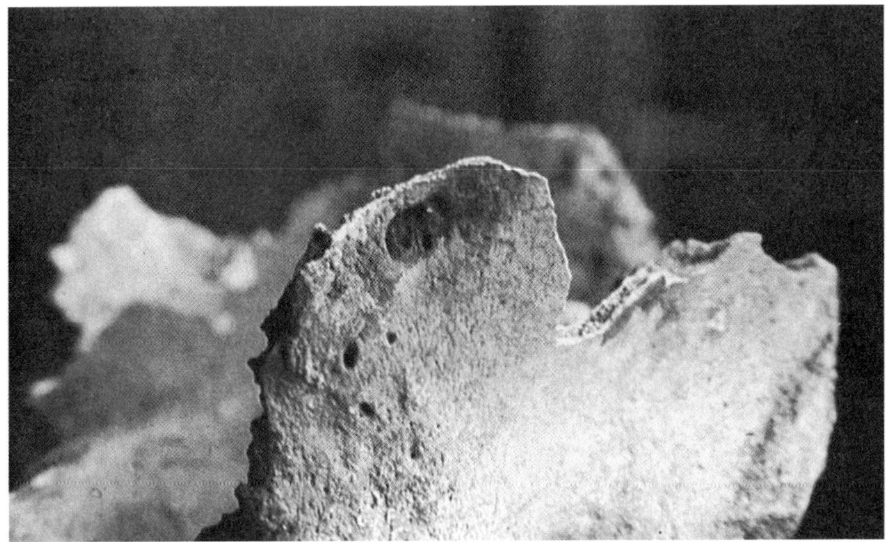

Abbildung 9
Die lädierte Stelle der linken Darmbeinschaufel.

G. Billy, 1965)? Sicherlich aufgrund der beeindruckenden Gebißlücken, für die in einer Epoche, in der die Zahnkaries nahezu unbekannt war, das hohe Alter verantwortlich zu sein schien. Und als das Alter dieses Mannes in gebührender Weise richtiggestellt wurde, beschränkte sich der Anthropologe, offensichtlich ohne Überzeugung, auf die Diagnose einer Alveolarfortsatzentzündung.

Nun ist aber das Skelett dieses Menschen weit davon entfernt, nur eine den Mundbereich betreffende Veränderung zu zeigen. Das Stirnbein weist eine kreisförmige Erosion auf, ganz flach und mit unregelmäßigem Grund, die von Anfang an die Forscher neugierig machte. Schließlich glaubte man eine Erklärung darin zu finden, daß die durch Jahrtausende von der Grottendecke herabfallenden Wassertropfen diese eigenartige, schüsselförmige Vertiefung ausgehöhlt hätten.

Aber das Skelett zeigt andere Verletzungen, die man unmöglich diesem Mechanismus zuschreiben kann. Die linke Darmbeinschaufel ist durch eine einem Lanzenstich ähnliche Fehlstelle ausgehöhlt. Eine andere schüsselförmige Vertiefung auf der Vorderseite eines Oberschenkelknochens hielt man für die Einschlagstelle eines Schleudersteines. Einer weiteren Stelle, auf dem rechten Hüftbein, hatte noch niemand Beachtung geschenkt (Abb. 10).

Insgesamt ein rundherum heterogenes pathologisches Ensemble, dazu noch voller falscher Schlußfolgerungen. Man bilde sich darüber selbst ein Urteil:

— Wie kann in der Gegend von Les Eyzies, wo es überall Kalkstein gibt, ein Wassertropfen von der Decke der Grotte fallen, ohne daß sich an der Aufschlagstelle ein kleiner Stalagmit bildet?

— Wie kann ein Speerstich, der durch die Gesäßmuskulatur dringt und dabei Geweberisse und Blutergüsse mit sich bringt, in einer einfachen Fehlstelle mit sauberen Rändern enden, ohne die geringste Reaktion der benachbarten Knochensubstanz?

— Wie konnte ein Schleuderstein trotz der Gewebemasse eines Quadriceps tief in die harte Oberschenkelknochenrinde einschlagen und nur eine einfache, kreisförmige Vertiefung hinterlassen, ohne Splitter, ohne vom Zentrum ausgehende Frakturlinien und auch hier ohne Anzeichen einer Abheilung?

— Wie schließlich konnten die Alveolarfortsätze des Unterkiefers gleichmäßig von außen nach innen durchbrochen sein, verbunden mit dem Wegfall nur der

Abbildung 10
Die Aushöhlung auf dem rechten Os coxae.

Abbildung 11
Die um ein Foramen nutricium *zentrierte Aushöhlung auf dem Femur.*

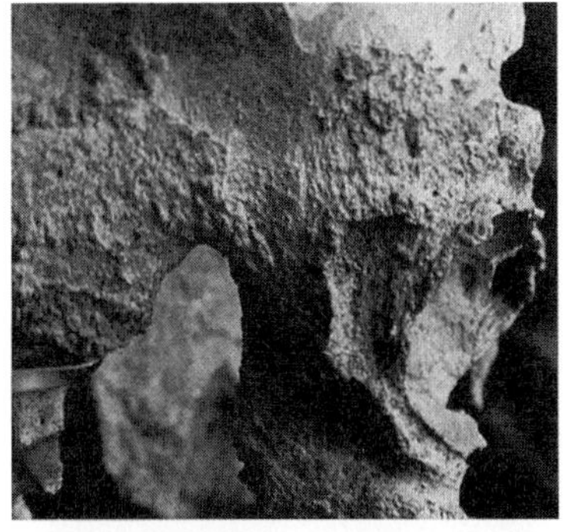

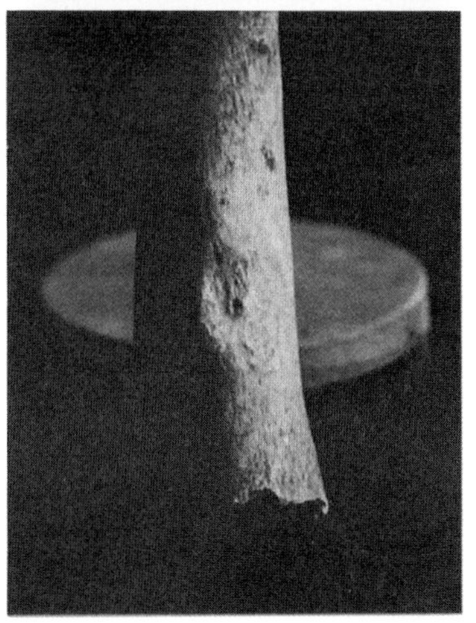

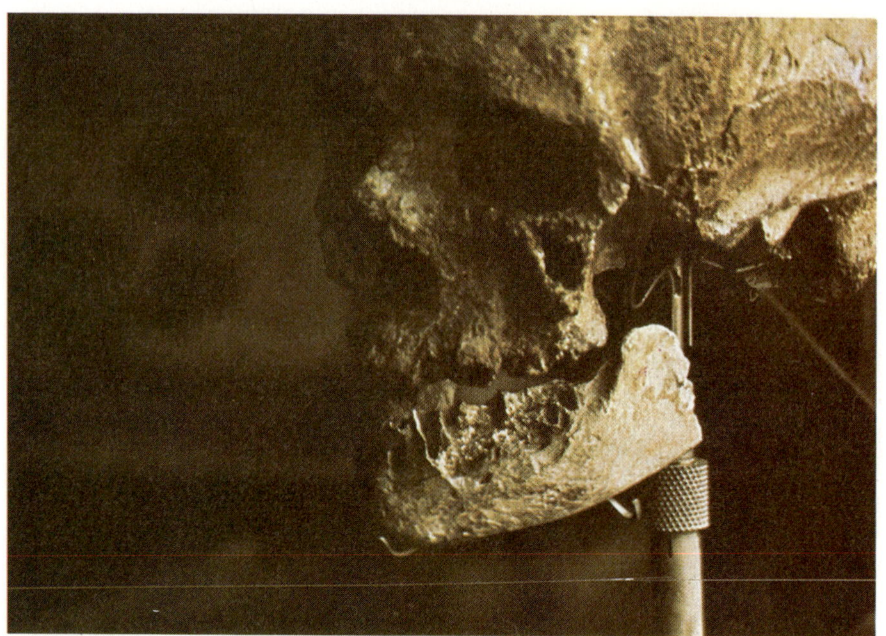

Abbildung 12
Die Zerstörung des Unterkiefers mit Erhaltung der medialen Alveolenwand und eines Teils der Septa interalveolaria.

äußeren Zahnhöhlenwand und dem Ausfall der Zähne, aber immer ohne die geringste Reaktion des angrenzenden Knochens?

Es gibt tatsächlich einen, und zwar nur diesen einen Weg, für die offensichtliche pathologische Inkohärenz eine Erklärung zu versuchen: man muß im Rahmen einer vergleichenden Untersuchung alle Verletzungen des Skeletts nebeneinanderstellen. Man wird dann konstatieren, daß sie — obwohl an unterschiedlichen Stellen auftretend — zwei gemeinsame Kennzeichen besitzen:
— Der Substanzverlust erfolgte immer von außen nach innen;
— keiner der Schäden zeigt auch nur Anzeichen eines Heilungsprozesses des Knochengewebes.

Es dreht sich hier nicht darum, *in extenso* die nosologische Untersuchung, die für die Erstellung der Diagnose unerläßlich war, wiederzugeben. Es genügt zu berichten, daß man, eine mögliche Erklärung nach der anderen verwerfend, zu der Überzeugung gelangte (der Paläopathologe spricht selten von Gewißheit), das einzige Leiden, das ein derartiges anatomisch-pathologisches Gesamtbild bewirken kann, sei die Aktinomykose (Strahlenpilzkrankheit). Gewiß, ein seltenes Leiden, doch sind sowohl bei den Boviden als auch beim Menschen Verletzungen des Unterkiefers als Folge dieser Krankheit bekannt, und man weiß, daß sie auch an anderen Stellen des Organismus auftauchen kann, sei es an den Weichteilen, sei es am Skelett. Muß man sich wundern, daß diese Krankheit bei einem Menschen des Paläolithikums aufgetreten ist? Sicherlich nicht. Denn der Pilz, der als Erreger fungiert, *Actinomyces israeli (ex-bovis),* ist ein häufiger Gast der Gräser und gelangt über diesen Zwischenwirt in die Mundhöhle. Bei einigen Menschen wird der Pilz virulent, und die Aktinomykose bricht aus. Für den Menschen von Cro-Magnon gab es keinen besonderen Grund, davor geschützt zu sein.

Was ist aus diesem Menschen geworden? Ist er gestorben, als sich dieser Parasitenbefall auf die Eingeweide, besonders auf die Lunge ausgedehnt hat? Das scheint möglich, aber an diesem Punkt muß der Paläopathologe schweigen; nichts erlaubt ihm, diese Möglichkeit zur Gewißheit, ja, nicht einmal zur simplen Wahrscheinlichkeit zu erheben.

Eine Schwerkranke aus dem Neolithikum

Unter den im zweiten neolithischen Tumulus von Fontenay-le-Marmion, in der Ebene von Caen, ausgegrabenen Skeletten findet sich ein Individuum, das sehr unvollständig erhalten, trotzdem aber von hohem Interesse für die Paläopathologie ist. Die Überreste beschränken sich — einmal abgesehen vom fehlenden Unterkiefer, was üblich ist — auf das Becken und den unteren Teil der Wirbelsäule, vom zehnten Brustwirbel abwärts.

Die erhaltenen Knochen sind aber durch den krankheitsbedingten Zusammenwuchs der einzelnen Teile zu einem geschlossenen Block verwandelt. Der vorhandene Abschnitt der Wirbelsäule ist zu einem starren Stiel geworden, der ein charakteristisches, bambusähnliches Aussehen zeigt (Abb. 13). Die Wirbelkörper und Wirbelbögen sind eng verbunden durch eine generalisierte Verknöcherung der Bänder. Es ist evident, daß der Verknöcherungsprozeß sich auf die gesamte Wirbelsäule erstreckt hat. Auch das Becken war daran beteiligt; die beiden Hüft- und Kreuzbeingelenke sind fest verwachsen. Die beiden Gelenkpfannen zeigen Veränderungen, die eine Arthropathie mit Tendenz zur Gelenkversteifung verraten. Schließlich bedecken zahlreiche Knochenwucherungen die Ansatzstellen der Bänder oder der am Becken ansetzenden Muskeln.

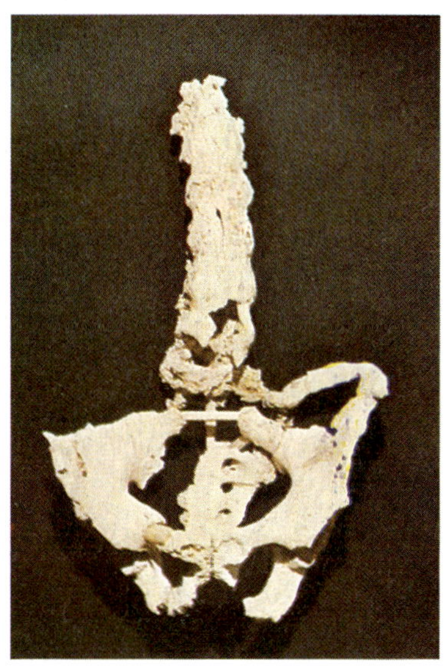

Abbildung 13
Spondylarthritis ankylopoetica *(neolithischer Tumulus von Fontenay-le-Marmion). Das »bambusartige« Aussehen des lumbalen Teils der Wirbelsäule ist charakteristisch; trotz der Zerstörungen ist die beidseitige Ankylose zwischen Kreuzbein und Darmbein offensichtlich.*

Im Gegensatz zum vorher geschilderten Fall ist hier das anatomische Bild von einer solchen Eindeutigkeit, daß es über die Diagnose keinen Zweifel geben kann. Es handelt sich um einen typischen Fall von ankylosierender Spondylarthritis, einer Krankheit, die zu einer vollständigen Versteifung der Wirbelsäule führt und mit der Zeit eine Unbeweglichkeit der Glieder zur Folge hat. Die Krankheit schreitet allmählich voran und kann unter Umständen Jahre dauern. Die von ihr befallenen Menschen werden langsam, aber unaufhaltsam in »versteinerte Menschen« verwandelt. Die unumgänglichsten Bewegungen des alltäglichen Lebens werden ihnen mehr und mehr unmöglich; es handelt sich um Schwerkranke, die sich nicht mehr selbst versorgen können und zum Pflegefall werden.

Wie bei den Columnata machen wir also die Erfahrung, daß es bereits bei einem Volk, das vor fünfeinhalb Jahrtausenden gelebt hat, menschliche Solidarität gegeben hat. Und wieder werden unsere überkommenen Vorstellungen in Frage gestellt.

Aber für den Pathologen ergibt sich aus diesem Fall noch eine weitere Erkenntnis. Das anatomisch-pathologische Bild ist bis in die kleinsten Details dem gleich, das dieselbe Krankheit in unseren Tagen bewirkt. Somit gilt es als sicher, daß sich diese im Laufe der Jahrtausende nicht gewandelt hat. Daraus geht hervor, daß sie nicht vom jeweiligen Milieu abhängig ist. Die verschiedenen Kulturen folgen aufeinander, die Lebensweise kann sich fundamental ändern, aber nichts ändert sich am Ergebnis des Kampfes zwischen dem Krankheitserreger und dem Organismus des Kranken. Die Erkenntnis der mutmaßlichen Permanenz bestimmter Krankheiten im Laufe der Zeiten stellt ein nicht unwesentliches Interessengebiet der Paläopathologie dar.

Eine prähistorische Schultergelenkluxation

Die retrospektive Diagnose gewaltsamer Verrenkungen hat bislang kaum die Wißbegierde der Forscher angestachelt. Allein der russische Paläopathologe G. Rokhlin hat einen solchen unbestreitbaren Fall der Öffentlichkeit bekanntgemacht. Es scheint so, als liege der Grund für diese Zurückhaltung in der Überzeugung, daß Gelenkluxationen keine am Skelett ablesbaren Spuren hinterließen.

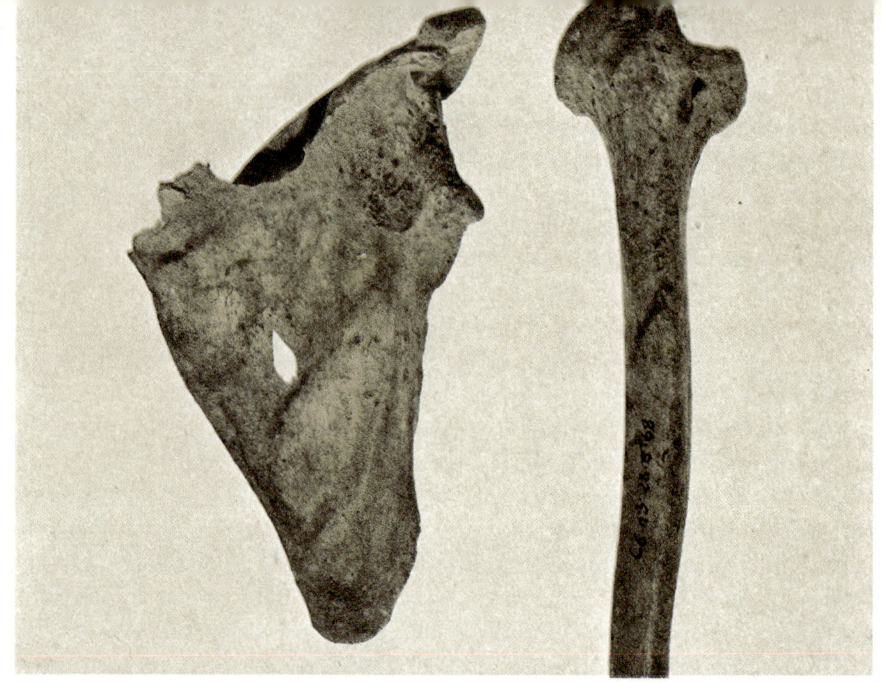

Abbildung 14
Persistierende Schultergelenkluxation (spätneolithische Nekropole von Loisy-en-Brie). Die neue subkorakoidale Gelenkfläche belegt die Fortdauer der Dislokation; man sieht darüber hinaus die Ausfüllung des Sulcus intertubercularis, *die in ihm verlaufende Sehne des langen Bicepskopfes war herausgerissen und fand sich in Kallus eingehüllt, der sich als Folge des Abrisses des* Tuberculum majus *gebildet hatte.*

Ganz im Gegenteil aber offenbaren sich die Folgen gewaltsamer Verrenkungen wesentlich häufiger, als man erwarten würde, wenn man nur systematisch danach forscht. Die Kollektivnekropole von Loisy-en-Brie aus dem ausgehenden Neolithikum hat in dieser Hinsicht P. Comode (1975) einige Beispielsfälle geliefert, von denen einer ganz besonders interessant ist.

Es handelt sich um die Schulter einer Frau, deren Bestandteile vollkommen erhalten sind. Das Schulterblatt ruft unmittelbar die Verwunderung des Betrachters hervor: auf der Vorderseite des *Collum scapulae,* an der Basis des *Processus coracoideus* (Rabenschnabelfortsatz), bildet eine neugcformtc, flache, leicht vorspringende Knochenplatte eine neue Gelenkpfanne, die vollkommen der Kontur des *Caput humeri* (Oberarmknochenkopf) entspricht. Sie ist von der normalen Gelenkpfanne durch deren infolge der Gewalteinwirkung unregelmäßig abgebrochene Vorderkante getrennt. Der Kopf des Oberarmknochens hat sich am oberen Ende vergrößert und eine ovale Form angenommen. Seine Oberfläche ist im Gelenkbereich um eine ringförmige Knochenwucherung von mehreren Millimeter Durchmesser reduziert. Der Teil, der in der neuen Gelenkpfanne ruht, ist vollkommen abgeschliffen, während der Rest eine unregelmäßige Oberfläche zeigt. Schließlich war der große Oberarmhöcker abgerissen und nach außen verlagert. Er ist in dieser Position fixiert; auf dem Knochensteg, der ihn mit dem *Caput humeri* verbindet, ist ein Kanal zur Aufnahme der aus ihrer normalen Leitschiene herausgerissenen Sehne entstanden, der von Knochenwucherungen gefüllt ist (Abb. 14).

Ein solches Ensemble läßt keinerlei Zweifel aufkommen: es handelt sich um die Folgeerscheinungen einer Schultergelenkluxation nach innen und nach vorne mit infracoracoidaler Lage, die nicht behoben wurde und der eine Nearthrose folgte. Der fehlende Versuch einer Einrenkung wird der gleichzeitigen Fraktur zuzuschreiben sein. Er bedeutet keineswegs, daß man es in dieser Zeit noch nicht verstanden hat, ausgerenkte Schultern einzurenken. Ohne daß man einen formalen Beweis dafür hätte, erscheint es nicht unwahrscheinlich anzunehmen, daß die Praktiker — die, wie wir später noch sehen werden, mit Erfolg den Schädel eines lebenden Menschen zu öffnen verstanden — Maßnahmen versucht und gelungen durchgeführt haben, die den Triumph aller Knocheneinrichter seit der frühesten Antike darstellen.

Ein hinkender Neandertaler

Fast genauso bekannt wie der Mensch von Cro-Magnon oder der Mensch von La Chapelle-aux-Saints ist der Prototyp jener bestimmten Gruppe, die man als »Neandertaler« bezeichnet. Vor etwa vierzigtausend Jahren haben diese Menschen in einem klimatisch sehr unwirtlichen Europa ein Nomaden- und Jägerleben geführt. Man stellt sie sich leicht mit den Gesichtszügen eines »Wilden« vor, mit einer kräftigen Muskulatur und mit agilen Gliedern für die Hatz des täglichen Wildbrets. Doch die Realität unterscheidet sich wesentlich von dieser Vorstellung. Man bemerkt das, wenn man das linke Hüftbein dieses unvollständig erhaltenen Skeletts einer eingehenden Prüfung unterwirft. Die Gelenkpfanne zeigt sich deformiert, hat eine ins Ovale gehende Gestalt angenommen und verwirklicht jenes Phänomen, das der Chirurg Calot einst als »Gelenkpfanne in der Form einer halben Zitrone« bezeichnet hat. Man weiß, daß diese Deformierung für eine subluxierende Mißbildung der Hüfte charakteristisch ist und sich daran zeigt, daß der Patient hinkt — eine weniger spektakuläre Angelegenheit als eine vollkommene Ausrenkung, aber doch ausreichend, um das aufrechte Stehen und einen längeren Weg schmerzhaft zu machen. Ohne jeden Zweifel hatte unser Neandertaler Beschwerden an der Hüfte und vielleicht auch am Knie, was in einem solchen Fall sehr häufig vorkommt. Seine Beweglichkeit muß aus diesem Grund nachhaltig eingeschränkt gewesen sein. Gleichwohl hat er sich nicht gehenlassen, ist weder faul noch mutlos geworden. Der Hüftknochen selbst liefert uns dafür den Beweis. Die ganze Zone der Gelenkpfanne, die den fast ausgerenkten Kopf des Oberschenkelknochens aufgenommen hat, ist durch die Reibung der beiden Knochen aneinander vollkommen poliert worden. An dieser Stelle haben sich die Knochenoberflächen nach dem Verschwinden des Gelenkknorpels wechselseitig so glattgeschliffen, daß sie das Aussehen von Marmor angenommen haben (Abb. 15).

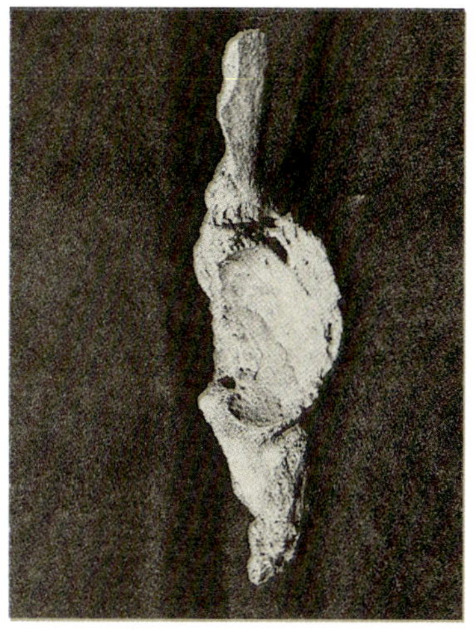

Abbildung 15
Der linke Hüftknochen des Menschen von La Chapelle-aux-Saints. Man beachte die ovale Form der Gelenkpfanne und die glattgeschliffene, hornartige Fläche am oberen Ende der Gelenkpfanne.

Zwei Schlußfolgerungen können aus dieser anormalen Hüfte gezogen werden:

— Erstens ergibt sich die Existenz einer auch in unserer Epoche wohlbekannten Mißbildung bei einem prähistorischen Menschen; das Vorkommen der ovalen Form der Gelenkpfanne bei bestimmten Primaten scheint ein Zeugnis mehr für die unvollkommene Adaption der Gattung *Homo* an den aufrechten Gang auf zwei Beinen zu sein;

— zweitens: man muß den Willen des Subjektes, seine Glieder mit und trotz der Behinderung zu gebrauchen, registrieren. Es hat sich nicht zur Unbeweglichkeit verführen lassen, was zu Gelenksteifigkeit geführt hätte. Wir werden später noch feststellen, daß eine solche Haltung bei den Menschen der Urzeit keineswegs vereinzelt ist.

Abbildung 16
Isoliertes Stückchen von einer Schädeltrepanation (der zugehörige Schädel fehlt) aus den Höhlen des Vallée du Petit Morin (spätes Neolithikum).

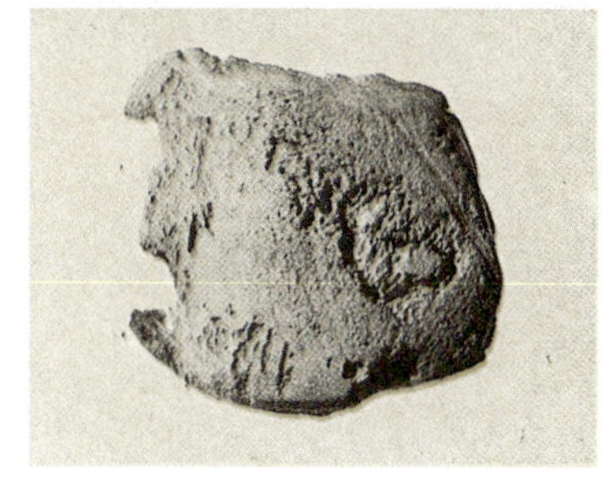

Einige Fälle von Tuberkulose

Es scheint nahezu aussichtslos, eines Tages eine exakte Bilanz darüber aufstellen zu wollen, wie viele Menschen das von Robert Koch entdeckte Bakterium in prähistorischer Zeit hinweggerafft hat. Die schweren Fälle dieser Krankheit, bei denen die Eingeweide angegriffen sind und die fast immer mit dem Tod enden, sind uns nicht zugänglich. Das Studium der Skelette hingegen kann uns nur ganz wenige Anhaltspunkte über die Existenz und Ausbreitung der Tuberkulose innerhalb einer vorgegebenen Bevölkerung vermitteln. Dennoch können die Indizien nicht außer acht gelassen werden, und erwartungsgemäß nehmen sie stetig zu, wenn man sich von der Urgeschichte in die Antike und weiter in neuere historische Zeiten bewegt.

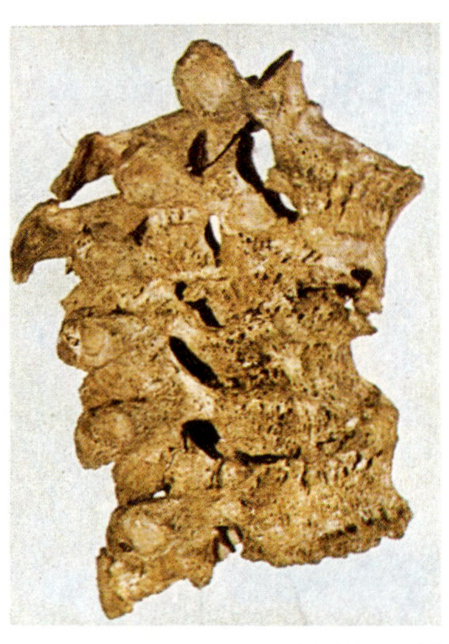

Abbildung 17
Ein Fall von Pottscher Krankheit aus dem merowingischen Friedhof von Saint-Martin in Caen. Die Mißbildung ist charakteristisch, aber durch die Verwachsung zu einem homogenen Block erfolgte die Heilung.

Das Aufspüren der Knochentuberkulose verlangt sehr viel Scharfsinn, kann aber auch die Frucht eines Zufalls sein. So hat die systematische Durchsicht der Serie von aufgebohrten neolithischen Schädeln aus der Sammlung von Baye ein isoliertes, herausgebohrtes Stück einer Schädeldecke erbracht, das Läsionen aufweist, die sowohl bei klinischer als auch bei radiologischer Untersuchung auf nichts anderes als die Tuberkulose zurückgeführt werden können (Abb. 16). Dieses kleine Schädelstück ist trotz seines vereinzelten Vorkommens von unerhörter Bedeutung, denn es beweist das Vorhandensein des Krankheitserregers in Europa vor annähernd viertausend Jahren.

Wenn wir uns unserer eigenen Zeit nähern, nehmen die Fälle von Tuberkulose zu; nur zwei sollen hier angeführt werden.

Der erste gehört zur antiken Nekropole von Soleb in Nubien. Es handelt sich um einen Handwurzelblock, bei dem die Synostose von Zerstörungserscheinungen begleitet ist, wie sie nur von der Knochen- und Gelenktuberkulose hervorgerufen werden.

Der zweite Fall, gewöhnlicher und aus neuerer Zeit stammend, ist eine Pottsche Krankheit; er wurde auf dem merowingischen Friedhof von Réville in der Basse-Normandie gefunden und ausführliche von Y. Bonzom (1976) analysiert. Das erhaltene Teilstück der Wirbelsäule ist für diese Krankheit vollkommen charakteristisch, und zwar sowohl in seiner morphologischen Struktur als auch in seinem Röntgenbild. Insbesondere zeigt sich die kyphotische Deformation direkt mit den heute bekannten Mißbildungen vergleichbar (Abb. 17 und 18). Die Heilung wurde durch eine Synostose herbeigeführt, wobei wir selbstverständlich nicht wissen können, ob sie durch irgendwelche therapeutischen Maßnahmen begünstigt wurde.

Diese beiden soeben erwähnten Fälle sind hinreichend typisch, um ohne großes Risiko der Tuberkulose zugeschrieben werden zu können. So ist es aber nicht immer. Oft kann man bei der Diagnose unmöglich zwischen einer chronischen degenerativen Arthropathie und einer osteo-arthritischen Tuberkulose unterscheiden. Es bewahrheitet sich, daß das Knochengewebe nur einen äußerst geringen Ansatz an anatomischen Reaktionen auf die langdauernden Angriffe durch die Krankheit zeigt. So wie es zutrifft, daß einerseits bestimmte Merkmale, besonders die Pottsche Krankheit, keinen Raum für Zweifel offenlassen, so machen doch andererseits bestimmte Läsionen den Paläopathologen ratlos. Vielleicht ermöglicht es der technische Fortschritt der Histologie und der Paläoserologie eines Tages, diese verzwickten Fragen zu lösen.

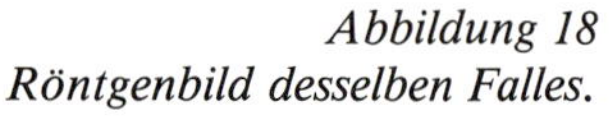

Abbildung 18
Röntgenbild desselben Falles.

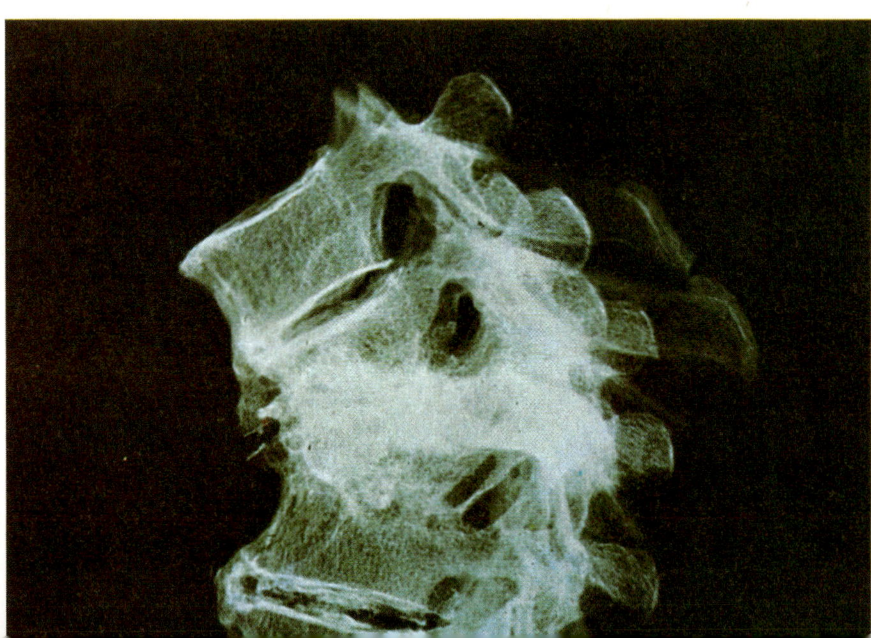

Die sitzende Lebensweise in der Urzeit

Nicht zufällig wurde hier der Ausdruck »sitzende Lebensweise« gewählt. Wir haben sogar die Absicht, ihm seinen vollen etymologischen Gehalt zurückzugeben. Aufgrund der Art und Weise der »degenerativen« Krankheiten wird es möglich, zu dieser Bemerkung über den sitzenden prähistorischen Menschen zu kommen.

Wenn man ein flüchtiges Bild der nicht entzündlichen Gelenkerkrankungen, der Arthrosen also, während des Verlaufs der Geschichte skizzieren will, kann man zwei Entdeckungen herausstellen:
1. Sie haben zu allen Zeiten existiert;
2. sie teilen sich zwischen der Wirbelsäule und dem Rest des Skeletts in einem Verhältnis auf, das sich mit den Epochen wandelt. Während sie bei den prähistorischen Menschen vornehmlich die Wirbelsäule betreffen, nehmen die anderen Gelenkerkrankungen anteilsmäßig ständig zu, wenn man unserer eigenen Zeit entgegengeht.

Dieses Phänomen ist leicht zu erklären. Degenerative Veränderungen der Wirbelsäule befallen meistens ziemlich junge Leute; man kann selbst bei Heranwachsenden solche Fälle feststellen. Die Arthrosen der Extremitäten hingegen treten bei Menschen in mittlerem oder vorgeschrittenem Alter auf. In prähistorischen Zeiten jedoch betrug die Lebenserwartung nur rund dreißig Jahre. Diese Zeit war ausreichend für die Entfaltung von Spondylosen, nicht aber für andere chronische Gelenkveränderungen. Es ist offensichtlich, daß sich die Verhältnisse genau umgekehrt haben, seit die Menschen kontinuierlich ein immer höheres Lebensalter erwarten können.

Bei den prähistorischen Menschen zollte somit die Wirbelsäule den degenerativen Veränderungen den höchsten Tribut. Diese Feststellung mag angesichts überkommener Vorstellungen Anstoß erregen. Wie soll man das Vorkommen solcher Krankheiten bei Menschen begreifen, die doch nach allgemeiner Ansicht ein »gesundes« Leben geführt haben, mit reichhaltiger körperlicher Bewegung, mit häufigen, zu Fuß durchgeführten Ortsveränderungen und Tätigkeiten an der frischen Luft? Und dennoch geben die Fakten ein anderes Bild. Wenn wir ein Skelett unserer Vorfahren aus dem Paläolithikum oder dem Neolithikum untersuchen, wundern wir uns über das häufige Vorkommen degenerativer Wirbelsäulenerkrankungen. Die Beispiele sind zu zahlreich, um hier angeführt zu werden. Deshalb wollen wir nur von zwei Fällen berichten.

In der Nekropole von Loisy-en-Brie (spätes Neolithikum) zeigen von 235 erhaltenen Wirbeln 109 degenerative Erscheinungen (P. Comode, 1975). In dem epipaläolithischen Lager von Taforalt waren von 86 Skeletten Erwachsener

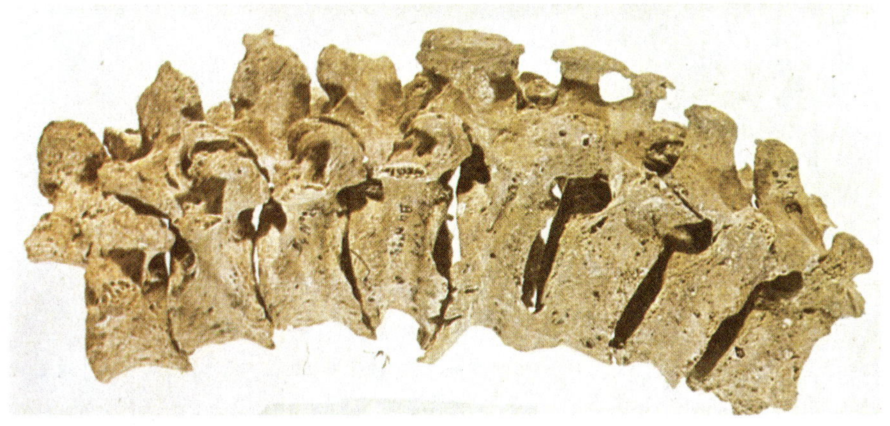

Abbildung 19
Teilstück einer krankhaft veränderten Wirbelsäule. Kyphotische Mißbildung und mehrere degenerative Veränderungen.

oder Heranwachsender 52 pathologisch, davon wiederum 32 an Spondylose erkrankt. Diese Größenverhältnisse sind beeindruckend und führen den Pathologen zu der Frage, warum so viele die Wirbelsäule betreffende degenerative Erkrankungen in der Urgeschichte auftreten? Die pathologischen Stücke selbst liefern hier die Antwort: Abplattung der Wirbel mit Randdeformationen und einem Ring von Knochenwucherungen, Zermalmung der Bandscheiben, Verknöcherung der äußeren Bänder — all dies ruft unleugbar im Überfluß jene Krankheiten hervor, die man in unseren Tagen häufig bei Leuten feststellt, die durch ihren Beruf oder ihre Lebensweise stundenlang zum Sitzen gezwungen sind. Die Verkrümmung bei der Kyphose, die eine dauernde sitzende Tätigkeit bewirkt, wird mit einer irreversiblen Spondylose bezahlt. In welcher Epoche auch immer wir uns befinden, die gleichen Ursachen bringen die gleichen Wirkungen hervor (Abb. 19).

Abbildung 20
Drei Halswirbel des Menschen von La Chapelle-aux-Saints, die beweisen, daß dieser Neandertaler von einer schweren zervikalen Arthrose befallen war.

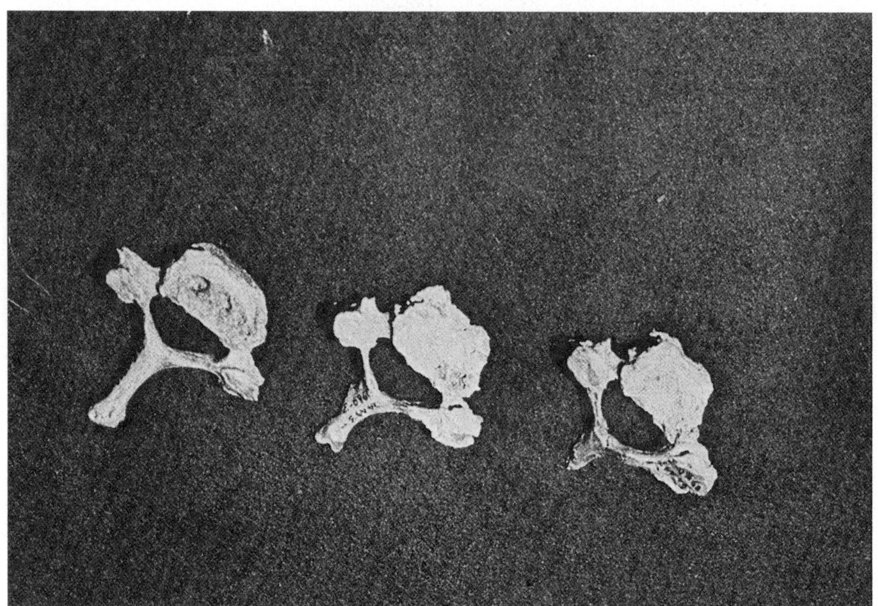

Es bleibt uns nichts anderes übrig, als aus diesen Tatsachen zu schließen, daß die Menschen prähistorischer Zeiten ein Leben geführt haben, das anders war, als wir es ihnen heute allgemein zuordnen. Wenn wir etwas überlegen, ist das gar nicht so erstaunlich. Warum sollte man sich darüber wundern, daß diese Menschen jeden Tag stundenlang häuslichen Arbeiten nachgegangen sind, Feuersteine behauten, töpferten, tierische Häute oder pflanzliche Fasern bearbeiteten, ganz zu schweigen von den Aktivitäten auf dem Gebiet der Nahrungszubereitung. Man kann sich diese Leute sehr wohl vor ihrer Feuerstelle, in ihren Hütten oder Höhlen unter Felsvorsprüngen sitzend vorstellen während jener langen Zeitspannen, die zwischen den für die Jagd, den Fischfang oder diverse Sammeltätigkeit notwendigen Stunden gelegen haben.

Weit entfernt, durch körperliche Ertüchtigung für eine gesunde und dauerhaft intakte Wirbelsäule zu sorgen, haben sie sich einer gefährlichen Erschlaffung des Muskelapparates hingegeben, die dauerhafte Läsionen der Wirbelsäule hervorgerufen hat. Darunter war die Arthrose der Halswirbel besonders häufig. Ihr Vorkommen bei den Menschen von Cro-Magnon und La Chapelle-aux-Saints ist ausreichend, um der Arthrose den Charakter einer Zivilisationskrankheit zu nehmen, den manche ihr zuschreiben wollen (Abb. 20).

Eine gelähmte Hand aus dem prähistorischen Korsika

In seiner glänzenden Monographie über die junge mesolithische Frau aus Bonifacio (1975) hat sich H. Duday nach einer anthropologischen Studie dem pathologischen Befund zugewandt. Er konnte verschiedene interessante Verletzungen aufzeigen, und eines seiner Untersuchungsergebnisse illustriert ganz besonders die paläopathologische Methode und die Erfolge, die ein scharfsinniger Forscher mit ihr erzielen kann.

Auf den ersten Blick handelt es sich allein um eine Fraktur von insgesamt ganz gewöhnlichem Charakter, im unteren Drittel der Elle ohne Läsion der Speiche. Aber zufällig nahm der Pathologe auch an der Freilegung des Skeletts teil und konnte in deren Verlauf eingehend die Stellung der Hand beobachten, die im Grab aufgrund der günstigen Erhaltungsbedingungen gleichsam »erstarrt« war. Die Stellung der Finger entsprach sehr genau der für die Lähmung des *Nervus ulnaris* typischen »Krallenhand«. Im besonderen stellte H. Duday dieses wichtige Merkmal fest. *Darüber hinaus lag eine deutliche Streckung der Metakarpophalangealgelenke des zweiten bis fünften Fingers vor, während die proximalen und distalen Interphalangealgelenke am zweiten und dritten Finger halb und am vierten und fünften Finger ganz gebogen waren.* Ein Zusammenhang mit der Fraktur drängte sich also auf. Der Autor konnte zu dem Schluß kommen, daß der Nerv, der ja an dieser Stelle unmittelbar am Knochen entlangläuft, direkt verletzt worden ist.

Aus dieser Beobachtung können wir zwei wichtige Schlüsse ziehen. Zunächst einmal bestätigt sie, daß man über die bloße Untersuchung des Skeletts hinaus den Nachweis über Verletzungen der Weichteile erbringen und gegebenenfalls sogar deren Ätiologie präzisieren kann.

Ferner erweist sich die Richtigkeit — man könnte sogar sagen die Notwendigkeit — des Interesses an einer engen Zusammenarbeit zwischen dem Forscher an der Grabungsstelle und dem im Laboratorium. Im vorliegenden Fall hat der letztere selbst an der Freilegung des Skeletts im Rahmen der Grabung teilgenommen. Deshalb war es ihm möglich, die für die Lähmung charakteristische Deformierung der Hand zu entdecken und zu konservieren. Natürlich handelt es sich hier um einen Fall mit außergewöhnlichen Umständen, aber es bleibt zu hoffen, daß solche Ausnahmen die Regel werden. Es besteht kein Zweifel, daß dies für den Pathologen, den Anthropologen und nicht zuletzt auch für den Archäologen ein unschätzbarer Gewinn wäre.

Deformierte Füße auch ohne Schuhe

Jeder kennt jene bei unseren Zeitgenossen häufig vorkommende Deformation des Fußes, die man umgangssprachlich Klumpen nennt und die die Sprache der Wissenschaftler unter dem Begriff *Hallux valgus* verzeichnet. Es handelt sich dabei um eine Abweichung der großen Zehe zur Achse des Fußes, die fast immer von einer Abweichung des entsprechenden Metatarsalknochens zur entgegengesetzten Seite hin begleitet wird.

Es wird immer eine alte ätiologische Beobachtung bemüht, um diese Mißbildung zu erklären: der schädliche Einfluß des Schuhwerks, das, vorne zu eng und zu stark zugespitzt, angeblich die Zehe dazu zwingt, nach außen auszuweichen. Und trotzdem...

Trotzdem, wenn man sich einmal die Mühe macht, die Skelette unserer Vorfahren aufmerksam zu prüfen, und Sorgfalt darauf verwendet, den Metatarsalknochen und die Grundphalanx genau zusammenzusetzen, wird man feststellen, daß bestimmte Großzehen sich mit einer ganz deutlichen Knickung zwischen den Achsen der beiden Knochen präsentieren. Dies ist besonders der Fall bei dem wohlbekannten Fossil von Chancelade. Anläßlich der ersten Zusammenfügung hat man festgestellt, daß der erste Metatarsalknochen deutlich nach außen abweicht und den Vorderteil des Fußes beträchtlich verbreitert. Man hat daraus den seltsamen Schluß gezogen, daß, da die Phalanx auf einer Linie mit dem Metatarsalknochen liegen muß, dieses Individuum aus dem jüngeren Paläolithikum eine Greifzehe besessen habe! Damals sah man darin ein atavistisches Charakteristikum, eine Art anatomischen Archaismus. Heute kann man eine solche Interpretation nur einer noch mit immensen Lücken behafteten paläoanthropologischen Kenntnis zuschreiben.

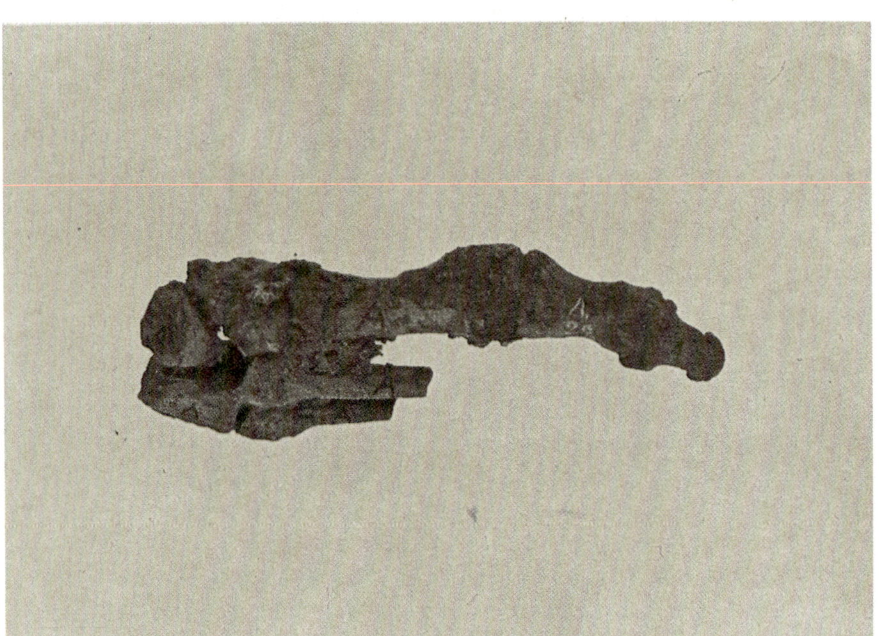

Abbildung 21: Mißbildung der großen Zehe — angeblich ein Fall von Hallux valgus *bei einem Nordafrikaner aus dem Mesolithikum. Die Abweichung der Phalanx gegenüber dem Metatarsalknochen wurde wie die* Ossa sesamoidea *durch den das Skelett umgebenden Staub fixiert.*

Da wir aber nun mittlerweile wissen, daß das Vorkommen einer Greifzehe als Möglichkeit bei einem *Homo sapiens,* sei er auch *fossilis,* vollkommen auszuschließen ist, wird es unumgänglich, den Fuß von Chancelade erneut unter rein anatomischen Gesichtspunkten zu prüfen. Es schien damals evident, daß die exakte Gelenkzusammenfügung der Phalanx auf dem abgewichenen Metatarsalknochen zwischen den beiden Knochen eine nach innen gerichtete Knickung ergeben müsse. Es handelt sich also ganz einfach um einen *Hallux valgus,* wahrscheinlich um den ältesten damals bekannten Fall. Seither sind andere, ganz ähnliche Mißbildungen bei prähistorischen Menschen entdeckt worden. Wir wollen hier als Beispiel nur das Subjekt Nr. 28 aus der epipaläolithischen Nekropole von Afalou-bou-Rhummel in Algerien anführen, dessen Mißbildung in bemerkenswerter Weise durch den das Skelett einhüllenden Staub im Grab fixiert wurde (Abb. 21).

Die Ergebnisse aus alledem scheinen offensichtlich zu sein: die prähistorischen Völker waren vom *Hallux valgus* genauso befallen wie die zeitgenössische Bevölkerung, und trotzdem können wir nicht behaupten, daß sie ihre Füße in Schuhe gezwängt hätten ... Deswegen muß eine andere Erklärung für diese Deformation des Fußes gefunden werden. Ohne über den exakten Mechanismus eine voreilige Aussage zu machen (die hier keinen Platz finden darf), können wir diese Mißbildung, ohne uns dabei zu weit vorzuwagen, den Erkrankungen zuordnen, die die Knochen und die Gesetze betreffen und die die unvollkommene Anpassung des Menschen an den aufrechten Stand und an den Gang auf zwei Beinen bezeugen.

Es sei darauf hingewiesen, daß H. Duday über die gleiche Gedankenverbindung bei der mesolithischen Frau von Bonifacio jene spitzwinklige Ausbildung des Fersenbeines entdeckt hat, die unter dem Begriff Haglundsche Krankheit firmiert und für die man manchmal auch das Tragen von Schuhen verantwortlich macht.

Das Gebiß unserer Vorfahren

Welcher Anthropologe hat noch nicht festgestellt, daß, wenn er seine Sammlung menschlicher Schädel der Neugierde des schlichten, nicht vorgebildeten Betrachters unserer Zeit ausliefert, letzterer vor allem von den Zähnen fasziniert zu sein scheint?! Und die Betrachter kommen sehr schnell sowohl auf die außergewöhnliche Weise ihrer Abnutzung als auch auf ihre gute und gesunde Erscheinung trotz dieser Abnutzung zu sprechen.

Was hält der Paläopathologe davon? Kann er diesen schönen Enthusiasmus über die vollkommene Gesundheit der Kauwerkzeuge unserer Vorfahren teilen?

Die Frage ist nicht so einfach, wie sie sich im ersten Moment darstellt. Zunächst einmal ist es offensichtlich unmöglich, alle frühzeitlichen Populationen unter dem Vorwand, daß sie alle etwa bis in die Zeit unseres Mittelalters hinein die Zähne in gleicher Weise abgenutzt hätten, im Zusammenhang zu betrachten. Die Tatsache, daß alle über die gleiche Mechanik der Kauwerkzeuge verfügen, deutet nicht in gleicher Weise auf eine Identität der Gesundheit des Gebisses hin. Etliche andere Faktoren, die die Unversehrtheit des Gebisses bewahren oder mindern, kommen hinzu, und wir sind noch weit davon entfernt, sie alle zu kennen. Viele Details über die Ernährungsweise der Völker vergangener Zeiten sind uns unbekannt; so etwa der Gehalt an Fluor in der Zusammensetzung der Nahrung, dessen Bedeutung auf diesem Gebiet allgemein bekannt ist. Wir wissen nicht, wie es um die Widerstandsfähigkeit unserer Vorfahren gegenüber Krankheitserregern bestellt war, ja, wir kennen nicht einmal präzise alle in den Jahrtausenden der Entwicklung der Menschheit aufgetretenen Erreger.

Somit sind wir gezwungen, uns auf einige recht simple Feststellungen zu beschränken. Darunter fällt die Tatsache, daß die Häufigkeit des Vorkommens der Zahnkaries immer mehr abnimmt, je weiter man sich in der Zeit zurückbewegt.

Gleichwohl ist es irreführend zu sagen, daß die Karies in den paläolithischen Epochen unbekannt war — eine manchmal geäußerte Behauptung.

Unter diesem Gesichtspunkt bietet uns der Mensch von La Chapelle-aux-Saints mit seinem weitgehend zahnlosen Kiefer einen einigermaßen verwirrenden Fall. Dieser Neandertaler war keineswegs ein Greis, somit kann das Alter nicht für den Zahnausfall verantwortlich gemacht werden. Es liegt mit Sicherheit eine pathologische Ursache vor; aber es ist schwierig, zwischen einer lokalen, allein auf das Gebiß beschränkten Affektion und einem Zahnausfall als Folgeerscheinung einer allgemeinen Erkrankung zu unterscheiden.

Wesentlich typischer und ohne Zweifel wesentlich einfacher gelagert ist der Fall der jungen Frau aus der Schutzhöhle von Pataud. Diese Frau aus dem Protomagdalénien, der jüngsten Stufe des Paläolithikums, litt, obgleich noch

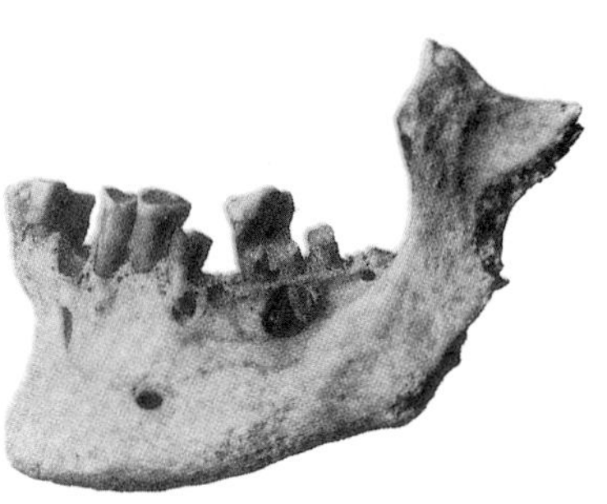

Abbildung 22
Karies und Abszeß mit einer Perforation des Unterkiefers. Neolithikum, Villeneuve-Saint-Vistre.

im jugendlichen Alter, an schweren Zahnläsionen, die P. Legoux (1974) wie folgt beschreibt: »... *Dieses Subjekt zeigte: im Unterkiefer Fälle einer von den Zähnen ausgehenden Stomatitis aufgrund einer fehlerhaften Entwicklung des Weisheitszahnes; im Oberkiefer zeigte sich eine Disposition zu Supernumerarien, die eine Speiseresteansammlung verursachte, die so weit ging, eine schwerwiegende chronische Ostitis hervorzurufen und die vestibulo-distale Wurzel des ersten Molars zu zerstören, ohne den rechten, halb eingeschlossenen M. 3 zu vergessen, der eine infektiöse distale Zone aufweist... Der Zustand der Schleimhaut muß fürchterlich gewesen sein.«*

Nun wird der Leser vielleicht denken, daß diese beiden Fälle eigentlich nichts Großartiges beweisen und daß man daraus keine allgemeinen Rückschlüsse über den Zustand des Gebisses unserer weitentfernten Vorfahren ziehen kann. Sicherlich, aber dies ist nicht nur im Bereich der Zahnheilkunde so. Je weiter wir uns von unserer eigenen Epoche entfernen, um so mehr nimmt die Zahl der ausgegrabenen Fundstücke ab. So bleibt dem Pathologen nichts anderes übrig, als die isolierten Fakten zu prüfen, deren Wert allein auf ihrer Existenz beruht. Das Vorkommen einer Krankheit wird schon durch einen Einzelfall hinreichend belegt, auch die Pathologie des Gebisses muß sich dieser Regel fügen. Rückschlüsse auf die Häufigkeit und die Verteilung der Krankheit sind offensichtlich bis auf Annäherungswerte unmöglich.

Wohlgemerkt, je mehr man sich den modernen Zeiten nähert, desto reicher wird die bucco-dentale Pathologie. In einer gemeinschaftlichen Studie zur Paläostomatologie haben H. Brabant und A. Sahly eine eindeutige Ausbreitung der Zahnkaries vom Neolithikum an nachgewiesen. Hingegen haben sie in der ur- und frühgeschichtlichen Zeit ein geringeres Vorkommen von Anomalien (der Position, der Struktur und der Morphologie) sowie von Paradontosen entdeckt als in unserer Epoche. Nach ihnen ist der niedrigere Prozentsatz von Paradontosen bei den Menschen der frühen Zeiten zum Großteil auf die geringe Lebenserwartung zurückzuführen, die diesen Krankheiten nicht die Möglichkeit gegeben hat, sich zu entfalten. Wir finden hier also Parallelen zu den oben für ein ganz anderes Gebiet, nämlich das der degenerativen Knochen- und Gelenkkrankheiten, formulierten Einsichten.

Der Paläopathologe und das Alte Ägypten

Das Niltal bietet dem Medizinhistoriker drei Quellen zur Erlangung von Kenntnissen über die Krankheiten, die seine Bewohner in der Antike befallen haben:

— Schriftliche Zeugnisse, nämlich *Papyrus* und *Ostraka;* aufgrund seiner Inkompetenz wird der Autor dieser Zeilen sich hierzu eines Kommentars enthalten und dem Leser die Lektüre der Studien, die sich an anderen Stellen dieses Werkes finden (S. 102 ff.), empfehlen.

— Skelette, wie in allen anderen Gebieten auch; ihre Zahl ist aufgrund der jüngeren Ausgrabungen in den vom Hochwasser bedrohten Nekropolen beträchtlich gewachsen, ihre Untersuchung gehört in den Rahmen der üblichen Knochenpaläopathologie.

— Schließlich die Mumien, Leichen also, deren gesamtes Gewebe durch das Einbalsamieren erhalten ist — einer Prozedur, die, wie man allgemein weiß, von den alten Ägyptern in höchster Vollendung entwickelt worden ist.

Seit den ersten Exhumierungen hat man sich ausschließlich mit der medizinischen Untersuchung der Mumien beschäftigt. In diesem Zusammenhang genügt es, die Namen von Elliot Smith und Max-Armand Ruffer zu erwähnen.

Gleichwohl bleibt festzustellen, daß die gewonnenen Resultate trotz des wissenschaftlichen Ranges dieser ersten Forscher lange reichlich irreführend waren. Eine komplette Untersuchung eines mumifizierten Körpers verlangt ohne Zweifel die Anwendung von Techniken wie Radiographie, Histologie, Serologie, Chemie, Bakteriologie oder Parasitologie, die besonders während des letzten Jahrzehnts entscheidende Verbesserungen erfahren haben. Wenn man auch die Bedeutung einzelner Erkenntnisse nicht leugnen kann, so die Aufdeckung eines Pockenfalles durch M. A. Ruffer und A. R. Fergusson (1967), ist dennoch das Wiederaufblühen des Interesses an vollständigen Autopsien ägyptischer Mumien, das sich in jüngster Zeit bei den amerikanischen Paläopathologen manifestiert, nur zu begrüßen. Ein exemplarisches Beispiel für eine solche Autopsie verdient es, an dieser Stelle zusammengefaßt zu werden. Es handelt sich um eine Mumie der ptolemäischen Epoche, genannt »PUM II«, die von A. Cockburn aus Detroit zusammen mit einem Stab von Forschern und Spezialisten untersucht worden ist. Die Operation wurde minutiös mit aller gebotenen wissenschaftlichen Genauigkeit durchgeführt und hat bereits eine Fülle von äußerst interessanten Resultaten erbracht. Man urteile selbst:

— Obgleich von den Einbalsamierern nur ein geringer Teil des Darmes an seinem Platz belassen wurde, konnten Beschwerden durch *Ascaris* nachgewiesen werden.
— Eine große Zahl atheromatöser Flecken, besonders in der Aorta, ließ sich aufzeigen.
— Es wurde eine Periostitis der beiden Knochen des rechten Beines konstatiert, ohne daß man ihr eine genaue Ursache hätte zuschreiben können.
— Die Perforation eines Trommelfells belegt eine Mittelohrentzündung; das Schläfenbein hat sich bei peinlich genauer Untersuchung als intakt erwiesen.
— Die Lungen zeigten durch Silikose hervorgerufene Schädigungen, die von den Autoren mit dem Wüstensand in Zusammenhang gebracht wurden; zum erstenmal wurde an einer Mumie eine derartige Diagnose erstellt.
— Schließlich haben die Wissenschaftler Proteine entdeckt, *die offensichtlich intakt waren und ein Molekulargewicht besaßen, das dem der Gammaglobuline entspricht.* Ihre Erforschung wurde unternommen, um etwaige Antikörper zu erkunden.

Es wurden noch weitere Untersuchungen durchgeführt, die verschiedene Laboratorien unter sich aufgeteilt haben. Zweifellos werden diese Forschungsergebnisse ein neues Licht auf die Pathologie des Alten Ägypten werfen.

Ferner brachte diese bemerkenswerte Erfahrung einen neuen Impuls für die Erforschung einbalsamierter Leichen. Es ist vorauszusehen, daß derartige Untersuchungen in den kommenden Jahren zahlenmäßig zunehmen und noch weiter verbessert werden, zum Nutzen der Paläopathologie und der Ägyptologie.

Welche Schlüsse soll man nun aus dem bislang Gesagten ziehen? Sicherlich nicht, daß die Paläopathologie eine exakte Wissenschaft ist. Bei einem Sachgebiet voller Fallen muß die Skepsis die goldene Regel bleiben. Wie wir gerade gesehen haben, gibt es dennoch viele Fälle, in denen eine vernünftige und damit wahrscheinliche Diagnose gestellt werden kann. Und damit scheint es nicht überheblich zu bemerken, daß es mittlerweile einen wahren Grundstock gut abgesicherter paläopathologischer Erkenntnisse gibt.

Mutmaßungen und Ungewißheiten

Die Unfehlbarkeit ist also nicht das Kennzeichen unserer Wissenschaft. Man sollte aber berücksichtigen, daß, wenn wir einmal von der großen Dunkelzone vollkommener Unkenntnis absehen, noch das Gebiet der Mutmaßungen übrigbleibt. Hier herrscht die Hypothese. Eine der größten Schwierigkeiten, denen der Forscher täglich ausgesetzt ist, besteht darin, sie niemals die Maske der Gewißheit tragen zu lassen. Der Leser urteile selbst.

Fettsucht im Paläolithikum

Alle Welt kennt mehr oder weniger jene Frauendarstellungen, die häufig in der Zeit des jüngeren Paläolithikums vorkommen und die man allgemein mit dem leicht ironischen Begriff »Venus« bezeichnet. Mit ihren Bäuchen, den gewaltigen Brüsten und dem Fettsteiß rufen diese Statuetten vor allem wegen ihrer Fettleibigkeit Verwunderung hervor. Jene Forscher, die in ihnen genaue Abbildungen unserer Ahnfrauen aus dem Aurinacien oder dem Magdalénien gesehen haben, mußten logischerweise zu dem Schluß kommen, daß diese allgemein an Fettsucht gelitten hätten. Dies erschien nur natürlich, da auch heute noch einige Völker die extreme Fettleibigkeit als Kriterium weiblicher Schönheit und sexueller Attraktivität ansehen. Einmal mehr kommt hier der alte Reflex einer bestimmten Richtung der Ethnologie ins Spiel, die um jeden Preis die Mentalität prähistorischer Völker mit der heutiger Völker traditionalistischer Zivilisation in Parallele setzen will, und zwar aufgrund des bequemen und dennoch nicht gerechtfertigten Kriteriums des »Primitiven«. Warum sollte man unter diesen Bedingungen in einer solchen »Venus« nicht den paläolithischen Kanon für weibliche Schönheit sehen? Warum treten nicht der Pathologe und der Physiologe auf und erklären den Grund dieser Form von Fettleibigkeit, ihre Ursprünge usw.?

Gleichwohl ist dieser Sachverhalt nicht so einfach. Einige Bemerkungen mögen zum Nachdenken anregen.

In der jüngeren Steinzeit hat die Kunst einen ihrer Gipfelpunkte erreicht. Ob es sich um Malerei, um Ritzzeichnungen oder um Skulpturen handelt, der Künstler zeigt eine Beobachtungsgabe und eine Geschicklichkeit der Ausführung, die ihn als einen der getreuesten Expressionisten aller Zeiten ausweisen. Aus den Tausenden von Beispielen, die dies belegen, haben wir eines ausgewählt: den wundervollen Frauenkopf von Brassempouy.

Doch was sieht man? Wir bemerken, daß alle diese als »Venus« bezeichneten Figuren praktisch ohne Hände oder Füße sind und ihre Gesichter mehr als einfach gestaltet wurden. Warum soll man annehmen, daß diese scharf beobachtenden Augen und diese geschickten Hände vor Darstellungen zurückschreckten, die für sie ein Kinderspiel gewesen wären? Warum sollten solche Künstler bestimmte Attribute, und dazu nicht die unwichtigsten, vernachlässigt haben, wenn es ihnen doch darum ging, die Schönheit zu verherrlichen?

Alles erklärt sich, wenn man demgegenüber annimmt, daß diese Statuen nichts anderes als Symbole darstellen, Symbole weiblicher Fruchtbarkeit. Damit zählten für den Bildhauer ausschließlich die Elemente dieser Symbolik: runder Bauch und volle Brüste, die Geschlechtsorgane und jene Dickleibigkeit, die bei vielen Frauen die Schwangerschaft begleitet. Wenn auch der Terminus »Muttergöttin« aus guten Gründen als überinterpretierend bewertet wird, so könnte man doch in diesen Figurinen zumindest Darstellungen der Mutter-

Abbildung 23 (gegenüber) Geöffneter Schädel aus der Nekropole von Loisy-en-Brie (spätes Neolithikum). Die fehlende Vernarbung beweist, daß das Individuum die Trepanation nicht überlebt hat (möglicherweise wegen einer Verletzung der Gefäße aufgrund der Lage der Öffnung). Wir stellen dieses Beispiel vor, weil das herausgetrennte Schädelstück erhalten geblieben ist. Dadurch kann sowohl die Form des Schädelstückes als auch der abgeschrägte Schnittrand demonstriert werden. Daraus ergibt sich, daß das Instrument sich der dura mater *tangential nähern konnte.*

schaft erkennen, wobei vielleicht als magischer Hintergedanke eine die Ausbreitung der Nachkommenschaft sichernde Talismanfunktion mitschwingt.

Auf jeden Fall: selbst wenn man diese Hypothese ablehnt, jene andere von der allgemein dickleibigen paläolithischen Frau scheint dem Paläopathologen nicht weniger suspekt.

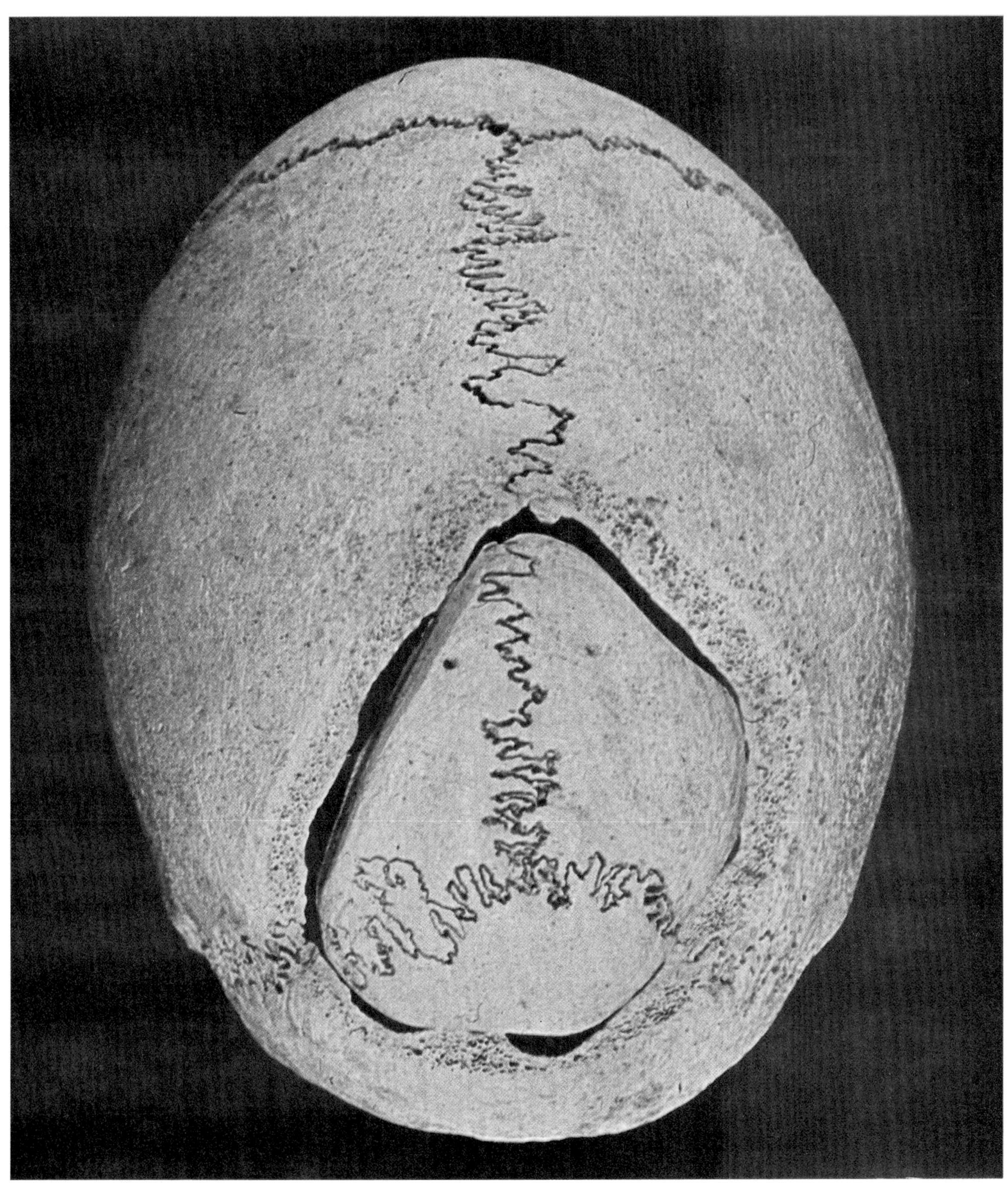

Die Syphilis in Europa

Die Geschlechtskrankheit Syphilis erweckt das leidenschaftliche Interesse sowohl der Historiker als auch der Pathologen. Nach der Meinung des überwiegenden Teils der zeitgenössischen Autoren hat diese Krankheit in Europa nicht vor der Rückkehr der »kolumbischen« Kundschafter existiert, die sie aus Amerika importiert haben. Dann verbreitete sie sich wie ein Lauffeuer, wurde eine rasch um sich greifende Epidemie, glich einer Explosion, der der Brennpunkt Neapel als Zündkapsel diente.

Gegen diese klassisch geworden Konzeption haben sich gleichwohl andere Forscher gewandt. Ihre Argumente sind in dem Artikel von C. J. Hackett über die *Treponematosen* innerhalb des Werkes *Diseases in Antiquity* (1967) in hervorragender Weise zusammengefaßt. Diese Argumente können drei Rubriken zugeordnet werden:

— **Klinische Gesichtspunkte:** einst führten viele diagnostische Fehler dazu, die »Lustseuche« mit anderen Krankheiten, besonders mit der Gonorrhöe und der Lepra, zu verwechseln.
— **Biologische Gesichtspunkte:** das Treponema, das in Europa vor dem Zeitalter des Kolumbus existierte, habe andere biologische Charakteristika besessen als das amerikanische; aus diesem Grunde seien die Symptome der autochthonen Syphilis wesentlich weniger spektakulär gewesen als die des importierten Leidens.
— **Pharmakologische Gesichtspunkte:** die Ankunft des Guajakholzes in Europa gleichzeitig mit den fremden Spirochäten hätte die Leute angeregt, nicht mehr nur diese als verantwortlich anzusehen.

Aber andererseits findet es der Autor seltsam, daß das *Quecksilber in Europa während der ersten fünfzehn christlichen Jahrhunderte einen so bedeutenden Ruf gehabt hat, wenn die Syphilis nicht existierte.*

Was soll der Paläopathologe angesichts dieser Diskussionen machen, auf welche Gedanken soll er kommen? Selbstverständlich muß er nach menschlichen Spuren suchen, die etwaige syphilitische Erkrankungen erkennen lassen. Oder aber er zieht sich auf den klassischen Standpunkt zurück und sagt, daß die Syphilis vor dem Abenteuer des Kolumbus nicht existiert habe.

Soll das heißen, daß die Frage als definitiv entschieden angesehen werden muß? Dies ist gar nicht so sicher. Einerseits sind die chronischen Erkrankungen der Knochen nicht immer leicht zu interpretieren; andererseits wurden unzählige Skelette zwar ans Tageslicht befördert, warten aber immer noch in den Museen auf eine Untersuchung unter diesem Gesichtspunkt. Es ist nicht ausgeschlossen, daß eine erneute systematische Prüfung der alten osteologischen Sammlungen zusammen mit radiologischen, histologischen und eventuell serologischen Analysen eines Tages neue Aspekte zur Lösung dieser schwierigen Frage liefern könnte. Für den Augenblick muß man sich noch auf Indizien beschränken. So hat Y. Bonzom (1976) bei der Untersuchung eines Oberarmknochens aus merowingischer Zeit am oberen Ende eine Mißbildung entdeckt, die schwer zu erklären ist, allenfalls durch die Parrotsche Krankheit, jene Epiphysenlösung also, die in früher Kindheit auftritt und die durch die Syphilis determiniert ist. Da ein absolut sicherer Test noch aussteht, konnte der Autor nur die vorsichtige Hypothese von einer »präkolumbischen« Syphilis in Europa aufstellen. Ein derartiger Beispielsfall erläutert in hervorragender Weise, welcher Art zuweilen der Sektor der Ungewißheit in der Paläopathologie sein kann.

Die Frage Krebs

Unter diesem sehr allgemeinen Begriff fassen wir die Gesamtheit der heutzutage so häufig vorkommenden bösartigen Neoplasmen zusammen. Wie war es darum in früheren Zeiten bestellt?

Auf den ersten Blick erscheint die Antwort einfach. Unbestreitbar bösartige Tumoren sind an den prähistorischen Skeletten nicht entdeckt worden. Während der folgenden Epochen bilden sie einen verschwindend geringen Anteil aller erkannten Krankheiten. Es wäre daher die Schlußfolgerung verlockend, daß der Krebs eine Krankheit der modernen Zeit sei. Ein voreiliger und ohne Zweifel gewagter Schluß.

Tatsächlich kann der Knochen von zwei Arten bösartiger Tumoren befallen werden. Zum einen solche, die in ihm selbst entstehen, zum Beispiel die Osteosarkome. Diese Fälle kommen nicht gerade häufig vor. Wenn sie in einer Nekropole fehlen, kann man daraus keinerlei Schlußfolgerungen ziehen, es sei denn, man hätte, was in der Urgeschichte selten ist, mehrere hundert Skelette zur Verfügung. Zum anderen gibt es die Veränderungen in Form von Metastasen, die sich aus einem entfernt liegenden Tumor des weichen Gewebes lösen und im Knochen ansiedeln. Ihr Vorkommen setzt evidentermaßen voraus, daß der ursprüngliche Tumor seinen Träger nicht vor Ausbreitung der Metastasen töten konnte. Darüber hinaus wissen wir, daß nicht alle Formen von Krebs eine gleichartige Affinität zum Skelett besitzen. Deshalb darf auch in diesem Fall das Fehlen der Knochenkarzinose nicht zu der Behauptung führen, daß die Bevölkerung von allen krebsartigen Prozessen unbelastet gewesen sei.

Aber es tritt noch ein weiteres Element hinzu, das die Frage verkompliziert: die Unmöglichkeit, allein durch die »klinische« Untersuchung und die visuelle Beobachtung die Stadien der Vergrößerung eines sich im Knochen ausbreitenden Tumors zu bestimmen. Nur über Röntgenbilder *aller* ausgegrabenen Skelette bestünde die Chance, bestimmte Neoplasmen zu entdecken, die bislang unbekannt geblieben sind, weil sie in Knochengewebe eingehüllt waren. Und selbst dies wäre noch nicht ausreichend, da sich mikroskopische Veränderungen der Wahrnehmbarkeit durch Radiographie entziehen. Außerdem sollte man den systematischen Ertrag der Stücke in Hinsicht auf eine histologische Analyse nicht übermäßig loben.

Vielleicht wird der Fortschritt der Paläoserologie und der Paläobiochemie eine Lösung für dieses Forschungsgebiet bringen. Vorerst müssen wir uns wieder einmal einen Bereich der Ungewißheit eingestehen, der wahrhaftig sehr nachteilig für die Kenntnis der urgeschichtlichen Bevölkerung und der nosologischen Evolution ist.

Die vorangegangenen Beispiele werden den Leser wohl soweit überzeugt haben, daß er sich nicht mehr allzusehr wundert, wenn er auf das Eingeständnis der Unwissenheit aus der Feder des Paläopathologen stößt. Ebensosehr geben aber die einigermaßen gesicherten neueren Forschungsergebnisse Anlaß zu der Hoffnung, daß die uns immer wieder irritierenden Dunkelzonen allmählich kleiner werden und mitunter ganz verschwinden.

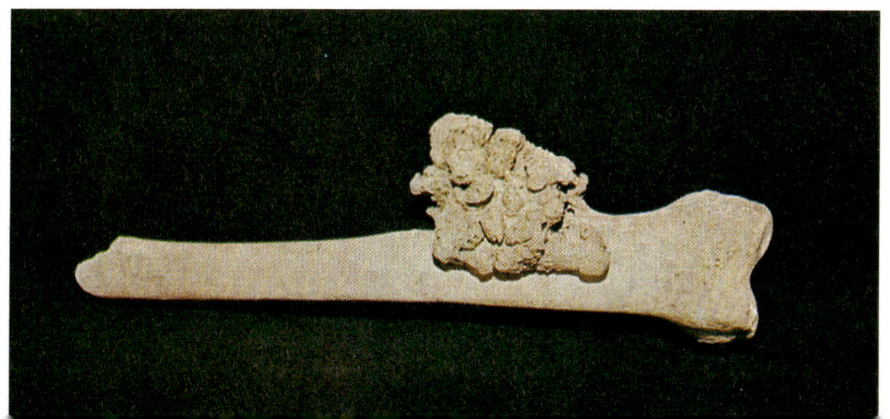

Abbildung 24
Voluminöse Exostose auf einem Femur aus merowingischer Zeit. Keiner der damaligen Chirurgen hat sich an diesen übrigens gutartigen Tumor gewagt.

Der Paläopathologe und die Therapeutik

Noch schwieriger als die Aufstellung einer Symptomatologie ist die Suche nach Anzeichen für eine therapeutische Maßnahme bei sterblichen Überresten aus vergangenen Zeiten. Vielleicht wird die noch in den Anfängen steckende Paläobiochemie im weichen Gewebe oder auf dem Skelett die Spuren archaischer Pharmakopöen aufzeigen können. Aber zur Zeit befinden wir uns noch in vollständiger Unkenntnis über die angewandten Behandlungen in jenen Epochen, die so weit zurückliegen, daß darüber keine schriftlichen Zeugnisse vorhanden sind.

Nach dem derzeitigen Stand des Wissens sind uns allein drei Bereiche zugänglich, und dies dazu auf sehr unterschiedliche Weise: die Behandlung von Frakturen und Verrenkungen, die Wiedererlangung der Gelenkfunktionen und die Trepanation des Schädels.

Die Behandlung von Frakturen und Verrenkungen

Wie wir bereits oben ausgeführt haben, sind in prähistorischen Zeiten Frakturen der langen Röhrenknochen fast überhaupt nicht vorgekommen. Nur der Unterarm ist ziemlich häufig gebrochen. Außerdem muß man mit Frakturen eines einzigen Knochens (in diesem Fall der Elle) rechnen, die, falls keine Dislokation vorliegt, problemlos abheilen und nicht des geringsten Eingriffs bedürfen. Demgegenüber können uns die wenigen Frakturen mit zwei in der Richtung gegeneinander verschobenen Knochen besonders gut eine Vorstellung von den therapeutischen Möglichkeiten der Frühzeit vermitteln. Wir wissen, daß derartige Brüche bei Erwachsenen immer von einer Übereinanderlagerung der Knochen samt Verkürzung sowie von einer ziemlich deutlichen Knickung begleitet sind. Wenn wir die von den prähistorischen Therapeuten erzielten Ergebnisse prüfen, so stellen wir fest, daß im allgemeinen eine Konsolidierung der Knickung stattgefunden hat, wobei allerdings die Übereinanderlagerung vollkommen erhalten geblieben ist. Darin liegt nichts Verwunderliches. So leicht es für den empirisch vorgehenden Praktiker war, eine Abknickung zu entdecken und sie durch einen einfachen Handgriff zu beheben, so schwer war es ihm möglich, dauerhaft eine Übereinanderlagerung zu unterdrücken und damit ein Resultat zu erzielen, für das wir auch heute im allgemeinen einen chirurgischen Eingriff benötigen. Eine Folge der fehlenden korrekten Wiedereinrichtung von Frakturen des Unterarms war in prähistorischen Zeiten die habituelle Konsolidierung durch die Verwachsung der Knochen, folglich die Ausschaltung der Drehfunktionen.

Wenn man sich anhand der wenigen uns zur Verfügung stehenden Beispielsfälle ein Urteil bilden kann, scheinen die frühzeitlichen Menschen ihre Behandlung von Frakturen auf die schlichte Ruhigstellung des verletzten Gliedes beschränkt zu haben. Es scheint müßig, auf die Entwicklung dieser Therapie im Laufe der folgenden Perioden abzuzielen. In diesem Bereich würden die Feststellungen des Paläopathologen nur die längst bekannten Erkenntnisse der Medizingeschichte wieder aufbereiten (Abb. 25).

Was nun die Verrenkungen betrifft, so haben sich diese, wie wir oben gesehen haben, oftmals jeder Therapie entzogen. Es wäre allerdings gewagt, aus dieser Tatsache den Schluß zu ziehen, daß in dieser Richtung weder Versuche unternommen noch Erfolge erzielt worden wären. Bei der Untersuchung bestimmter Oberarmknochenköpfe drängt sich dem Pathologen die Ver-

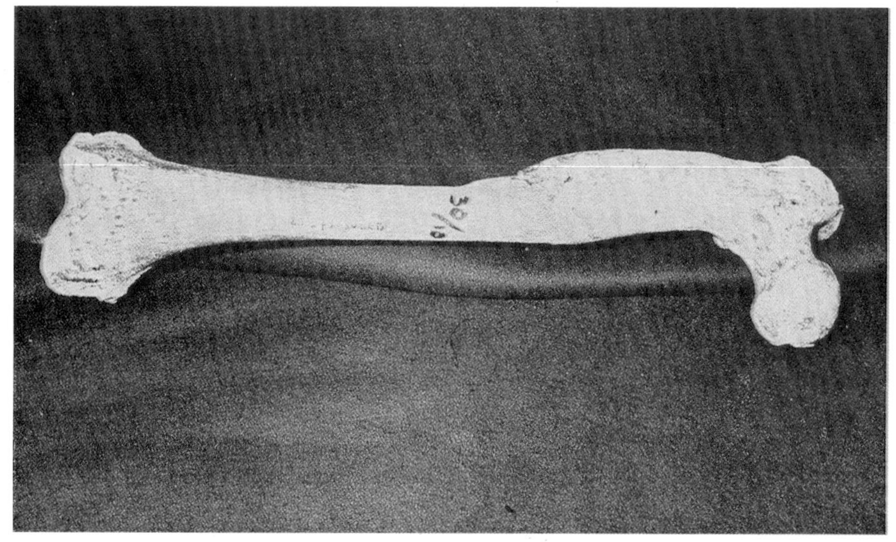

Abbildung 25
Geradlinig verknöcherte Fraktur des Oberschenkelknochens. Das Objekt stammt aus der Nekropole von Soleb und belegt einen sowohl für die Medizingeschichte als auch für die Paläopathologie gleich wichtigen Sachverhalt. Auch in weit zurückliegenden Zeiten des Altertums kannte man die notwendigen Mittel für eine korrekte Abheilung von Frakturen, die so schwer wiedereinzurichten und zusammenzuhalten waren wie die hier abgebildete.

mutung auf, daß hier eine Verrenkung vorgelegen hatte, die eingerichtet wurde und ziemlich typische anatomische Spuren hinterlassen hat. Aber es handelt sich um ein erst oberflächlich gestreiftes Forschungsgebiet, das wesentlich umfangreichere Untersuchungen vor der Formulierung von Schlußfolgerungen verlangt. Wir können höchstens anmerken, daß die bereits im *corpus hippocraticum* dokumentierten Repositionen von Verrenkungen, in jenen prähistorischen Epochen, die sich so reich an Zeugnissen der menschlichen Intelligenz zeigen, sehr wohl zutage getreten sein könnten.

Wiedererlangen der Gelenkfunktion

Der Neandertaler von La Chapelle-aux-Saints, der seine Hüfte einem wahren »Polierungsprozeß« unterworfen hat, stellt alles andere als ein vereinzeltes Beispiel dar. In vielen prähistorischen Fundstätten wurden pathologische Gelenke entdeckt, deren Knorpelmasse verschwunden war und deren Knochenoberflächen sich danach durch die wechselseitige Reibung vollkommen abgeschliffen hatten. Der Mechanismus dieses Abschleifungsprozesses zeigt sich mit Evidenz an solchen Gelenken, die, wie das Knie, in einer Richtung bewegt werden. In diesem Fall wird das Phänomen der Abschleifung von parallelen, einander entsprechenden Streifen auf beiden Oberflächen begleitet, die der Bewegungsrichtung folgen. Die beiden patellaren Gelenke eines der Subjekte aus der epipaläolithischen Nekropole von Taforalt waren so in vollkommen symmetrischer Weise poliert und mit Streifen versehen, wodurch eine arthrotische Blockierung der Knie verhindert wurde. Man kann sich leicht die Zähigkeit dieses Menschen ausmalen und auch seine innere Beherrschung, die die Voraussetzung für ein solches Ergebnis war.

Diese Praxis wurde noch in wesentlich komplizierteren Fällen angewandt. Wir haben oben dargelegt, daß bestimmte Verrenkungen mit den Mitteln der damaligen Zeit nicht zu beheben waren. So war es mitunter beim Ellenbogen. In diesem Fall blieb die Dislokation bestehen und führte zu einer Übereinanderlagerung von *Capitulum humeri* und *Olecranon* (Ellenbogenhaken). Der prähistorische Mensch hat alles andere gemacht, als seinen »erstarrten« Ellenbogen in dieser Stellung zu belassen und eine Ankylose zu riskieren. Er hat vielmehr das gestörte Gelenk so energisch bewegt, daß die deplazierten Oberflächen abgeschliffen und neu modelliert wurden. Ein eindrucksvolles Beispiel

Abbildung 26
Ein schönes Beispiel für die Wiedererlangung der Gelenkfunktion in prähistorischer Zeit (epipaläolithische Nekropole von Taforalt).

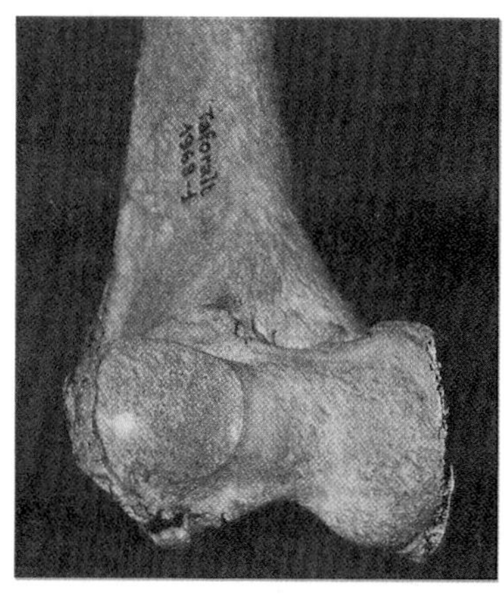

des erzielten Ergebnisses zeigt uns der in Abbildung 26 wiedergegebene Humerus. Man sieht die Hohlkehle einer neuen *Trochlea humeri,* die auf Kosten des *Capitulum humeri* durch die dislozierte Elle ausgehöhlt wurde. Der funktionelle Nutzen des Ganzen ist durch den bemerkenswerten Schliff der Oberfläche ausreichend bewiesen.

Setzt eine derartige Praxis, die auf seiten des Patienten Beharrlichkeit und Beherztheit beweist, den Eingriff eines Dritten voraus, einer Art Praktiker, unserem modernen »Kinesiotherapeuten« vergleichbar? Selbstverständlich kann nichts uns dies bestätigen, aber es berechtigt uns auch nichts, dies zu leugnen. Diese Hypothese kann sogar für wahrscheinlich gehalten werden angesichts von Völkern, die, wie wir im vorhergehenden gesehen haben, Krankenpflege praktiziert, und die, wie wir im folgenden feststellen werden, schon die Schädelchirurgie gekannt haben.

Die Trepanation des Schädels

Obwohl bestimmte Leute, die die paläoanthropologischen Tatsachen nicht kennen, dies leugnen, hat es bei den prähistorischen Völkern die empirische Trepanation des Schädels wirklich gegeben. Die Modalitäten sind uns heute wohlvertraut.

Nach dem gegenwärtigen Stand unserer Kenntnisse scheint jener Fall aus der um 10000 vor Christus datierten Nekropole von Taforalt einer der ältesten, wenn nicht gar der älteste überhaupt zu sein (Dastugue, 1959). Dieses sehr frühe Zeugnis chirurgischer Bemühungen erweist sich als noch ziemlich bescheiden (Abb. 27), aber es zeigt bereits alle Merkmale einer gelungenen Trepanation: eine *in vivo* mit einer sehr präzisen Technik herausgeschnittene Öffnung, der eine Vernarbung der Oberfläche der Schnittstelle ohne Komplikationen folgte, die der Patient somit überlebt hat. Derjenige, der die Operation vorgenommen hat, war also ein vollkommener Meister seiner Technik.

In den folgenden steinzeitlichen und frühgeschichtlichen Epochen erlebt die Schädelchirurgie einen beträchtlichen Aufschwung. Die Feststellung, daß man vor viertausend Jahren in beträchtlicher Anzahl Trepanationen vorgenommen

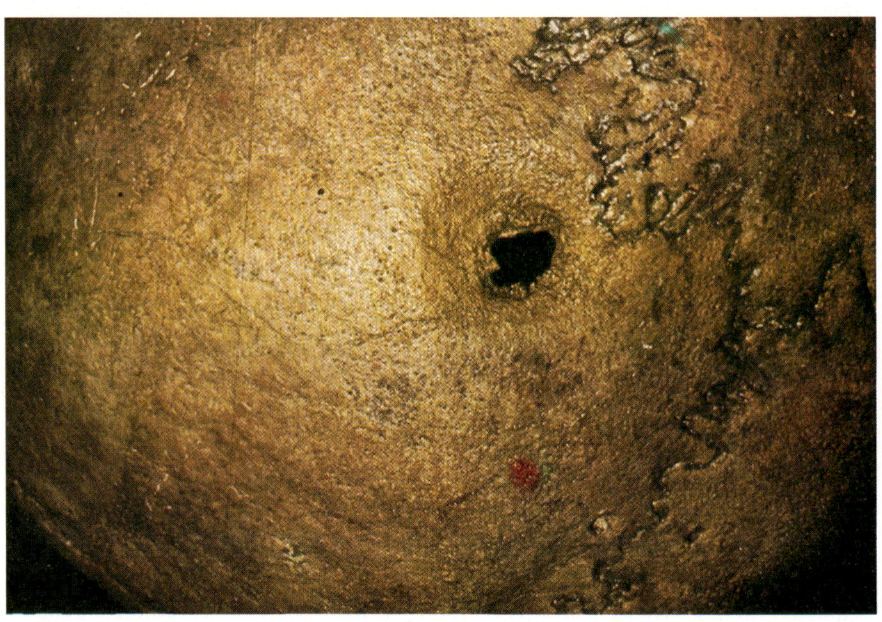

Abbildung 27
Vernarbtes Loch von einer Schädeltrepanation. Eines der bislang ältesten bekannten Beispiele für eine Trepanation, wenn nicht gar das älteste überhaupt.

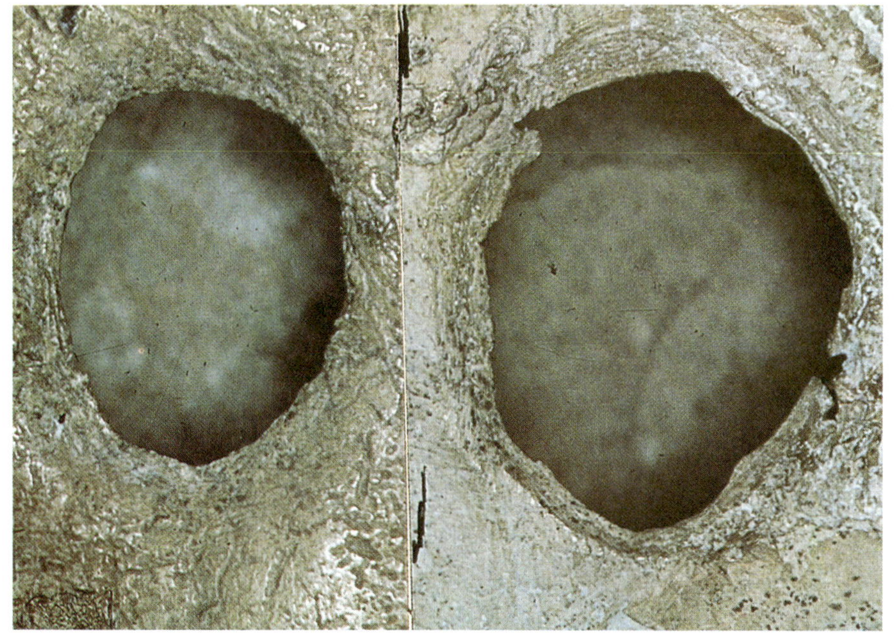

Abbildung 28/29
Zwei Öffnungen von einer prähistorischen Schädeltrepanation (steinzeitlich, Vallée du Petit Morin). Die eine (rechts) vernarbte vollständig ohne jede entzündliche Reaktion; die andere (links) zeigt keinerlei Ansätze zur Vernarbung. An der vom Instrument sauber durchtrennten Schädeldecke sieht man zwischen äußerem und innerem Blatt der Schädeldecke die Hohlräume der Diplöe.

hat, ist keineswegs überspitzt. Wir wissen, daß diese Praktiken ohne größere Veränderungen seitdem bei den Völkern nichtwissenschaftlicher Zivilisation weitergelebt haben. Noch immer kommen sie in einigen Regionen der Erde vor, besonders in Afrika (zu diesem Thema siehe den Artikel von E. L. Marguetts in *Diseases in Antiquity,* 1967).

Zwei Fragen stellen sich angesichts dieser Öffnung des Schädels: Wie hat man die Trepanation vorgenommen? Warum hat man sie durchgeführt? Auf die erste Frage vermögen wir eine präzise Antwort zu geben. Die Untersuchung eines Schädels durch ein geschultes Auge beseitigt alle Zweifel, nicht nur hinsichtlich der Tatsache der Trepanation, sondern auch über den *Modus operandi.* In der Steinzeit wurde selbstverständlich ein steinernes Werkzeug benutzt. Es gab exzellente Instrumente, deren Schnitt vielleicht besser war als der von metallenen Klingen. Mehrere zeitgenössische Experimentatoren konnten dies beweisen, allen voran J. Lucas-Championnière.

Die Technik des Schnittes selbst erweist sich je nach Epoche und Landschaft als verschieden. Wir wissen zum Beispiel, daß die Trepanationen in Amerika vor dem Zeitalter des Kolumbus gewöhnlich durch Aussägen einer kleinen viereckigen Öffnung durchgeführt wurden. Dennoch bestand nach allgemeiner Beobachtung die am weitesten verbreitete Technik im Heraustrennen einer elliptischen Öffnung durch einen »schabenden« Einschnitt in die Schädeldecke, dergestalt, daß das Instrument sich tangential der äußeren Hirnhaut näherte und eine Verletzung der Meningen vermied, eine Bedingung von essentieller Bedeutung für den Erfolg der Operation (Abb. 28). Der Operierende erhielt somit eine abgeschrägte Schnittkante, die, falls die Operation glückte, regelmäßig vernarbte und an der sich manchmal feine Lamellen bildeten mit der Tendenz, das Loch zu schließen (Abb. 29).

Sehr bald haben die empirisch vorgehenden Praktiker bemerkt, daß die parietale Zone die günstigste Stelle darbietet. Unzählige prähistorische Trepanationen, selbst größeren Ausmaßes, haben die jeweiligen Patienten überlebt, weil man sie in dieser Gegend durchgeführt hat. Man hat aber gleichwohl vollkommen gelungene Öffnungen auch an anderen Punkten des Schädel-

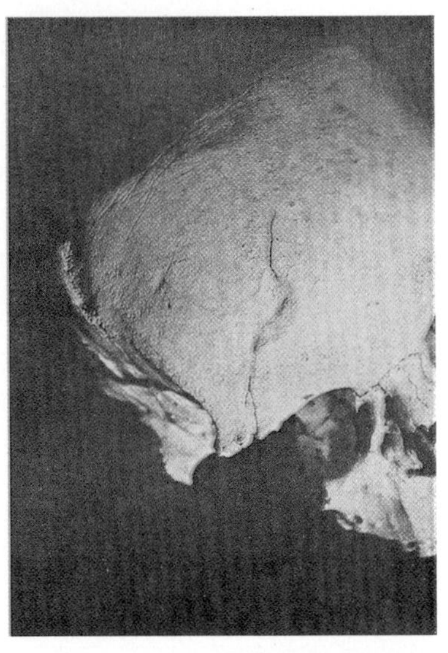

Abbildung 30
Schädel mit einer frontalen Fraktur, der den Versuch einer Behandlung durch eine wahrscheinlich unvollständige Trepanation in der Mitte aufweist. Das Operationsfeld selbst zeigt einen Vernarbungsprozeß, die Fraktur jedoch ist nicht verknöchert. Nach dem Tod wurde der Schädel weitgehend durch die Abtrennung der Kalotte geöffnet, so daß man eine Art Autopsie vermuten darf.

gewölbes entdeckt, selbst an solchen, die, wie zum Beispiel die Medianlinie, als ganz besonders risikoreich bekannt sind. All dies genügt, um die Meisterschaft der Operateure unter Beweis zu stellen, eine Meisterschaft, die den Patienten so sehr bekannt war, daß einige unter ihnen nicht zögerten, den Praktiker mehrmals hintereinander aufzusuchen.

Warum hat man eine Trepanation durchgeführt? Die Antwort auf diese zweite Frage ist weniger gesichert, denn sie gründet sich allein auf Analogieschlüsse. Zahlreichen Beobachtungen in allen Teilen der Welt folgend, kann man drei mögliche Indikationen für diese empirische Chirurgie aufdecken.

Erstens: die Beseitigung von traumatischen Schädeldachfrakturen aufgrund von Verletzungen, wie sie noch in einer gar nicht so weit zurückliegenden Epoche bei den Ureinwohnern von Neupommern, einer Insel im Stillen Ozean, praktiziert wurde (J. A. Crump, 1901). Wir haben allerdings gesehen, daß bei den prähistorischen Menschen Frakturen selten vorgekommen sind, sicherlich wesentlich seltener als die Zahl der Schädelöffnungen. Es ist bezeichnend, daß von einem Dutzend Trepanationen bei den Steinzeitmenschen des Tals von Petit-Morin nur eine einzige mit Sicherheit im Zusammenhang mit einer Fraktur steht (Abb. 30).

Die zweite Indikation war wahrscheinlich andauerndes Kopfweh, sei es nun im Zusammenhang mit einer Verletzung oder nicht. Dies ist zumindest einer der Gründe für die Trepanationen, die sich bei bestimmten zeitgenössischen Völkern erhalten haben, so bei den Chaouias des Aurès-Gebirges in Algerien (Hilton-Simpson, 1922).

Vielleicht hat man den Schädel auch, was zu beweisen wäre, geöffnet, um die Epilepsie zu behandeln. Paul Broca hat diesen Gedanken entwickelt. Und wenn man sich anhand der kleinen Abhandlung, die J. Taxil 1603 dieser Krankheit gewidmet hat, ein Urteil bildet, könnte ein Traditionszusammenhang dieser Praxis von der Frühzeit bis zum Mittelalter bestanden haben.

Man kann nicht über die empirische Trepanation des Schädels schreiben, ohne jene muldenförmigen Vertiefungen unterschiedlicher Größe zu erwähnen, die in das Schädelgewölbe eingetrieben sind, ohne es jemals zu perforieren. Man findet sie auf Skeletten aus allen Epochen und allen Regionen. Sie werden gewöhnlich als »symbolische Trepanationen« bezeichnet und stellen ohne Zweifel ein weniger gewichtiges Äquivalent der perforierenden Trepanationen

Abbildung 31
Unvollständige, angeblich »symbolische« Trepanation in der Mitte der Stirn an einem senegalesischen Schädel aus dem Neolithikum. Derartige schüsselförmige Aushöhlungen, die vollkommen vernarben, kommen häufig während aller Epochen und in allen Ländern vor.

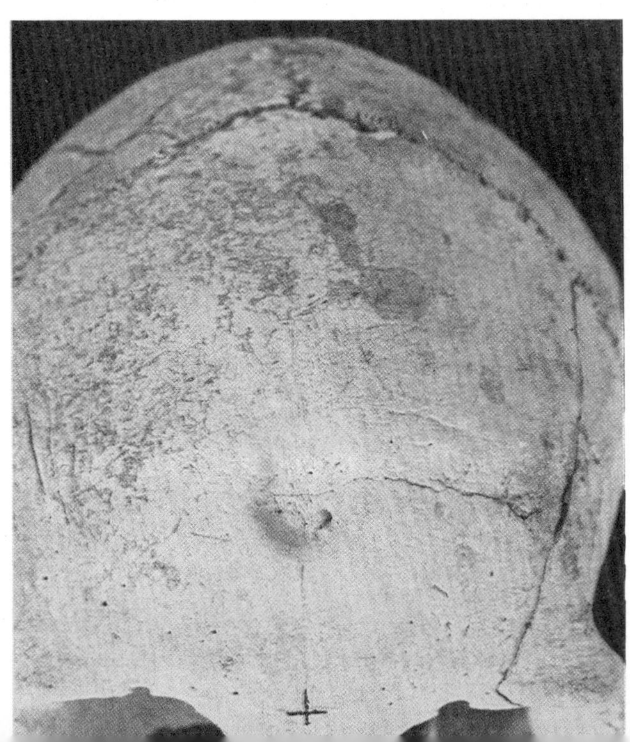

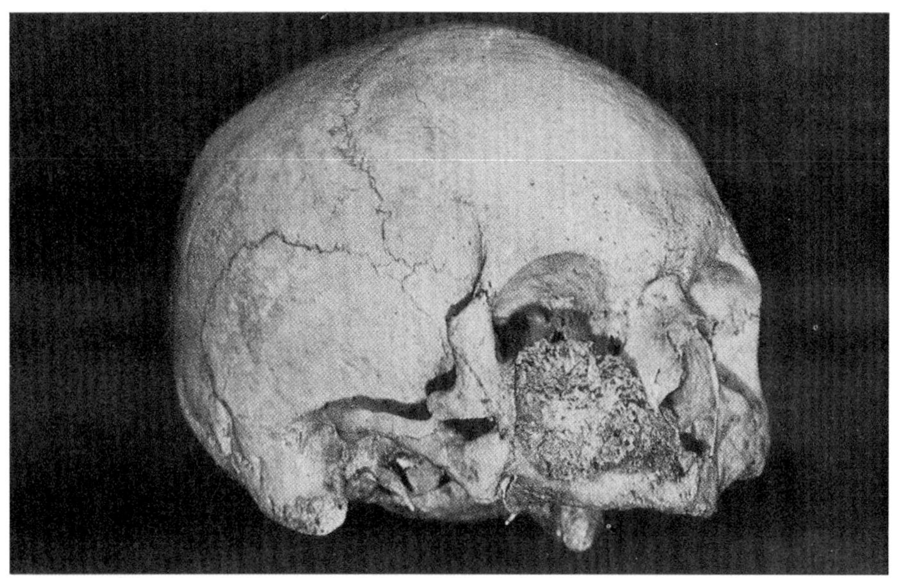

Abbildung 32
Ein Fall eines bösartigen Tumors aus der Burg von Caen (12. Jahrhundert). Man beachte die vernarbte Trepanation des Jochbeins.

dar. Sehr wahrscheinlich hatten auch sie einen therapeutischen Zweck (Abb. 31).

Wenn die Praktiker schon vor der Öffnung der Schädelhöhle nicht zurückschreckten, so wagten sie sich an andere Partien des Skeletts noch weit mehr heran. Das in Abbildung 32 dargestellte mittelalterliche Subjekt bildet dafür ein Beispiel. Der bösartige Tumor an seinem Kiefer, der mit Sicherheit tödlich war, quälte diesen Menschen vielleicht schon lange, bevor er sich nach außen verlagerte. Um ihn zu beheben, hat man nacheinander zwei Behandlungen durchgeführt. Zunächst zog man ihm die oberen Zähne, dann schnitt man einen Teil des *Os zygomaticum* heraus. Die Ränder der Öffnung hatten noch Zeit zum Abheilen, bevor der Tumor endgültig sein Werk vollendete.

Alles andere als eine trockene Gesamtübersicht oder ein abschreckender Katalog, kann der vorhergehende Text nicht beanspruchen, dem Leser ein vollständiges Bild der Paläopathologie zu vermitteln. Bestimmte Bereiche — und keineswegs die unwichtigsten — wurden nicht einmal am Rande gestreift. So der jener Hämatopathien (Erythroblastenanämie, Sphärocytose usw.), die auf dem Skelett dauerhafte und charakteristische Spuren hinterlassen; ferner der der angeborenen oder erst im Laufe der Entwicklung auftretenden Mißbildungen. Wenn jemand etwa fragt: *Hatten unsere Vorfahren Wirbelsäulenverkrümmungen?,* dann kann der Autor gewiß antworten: *Schauen Sie sich einmal die Abbildung 33 an!* Aber wird das den Fragenden zufriedenstellen?

In der Tat stellt die Paläopathologie ein immenses Gebiet dar. Es ist viel zu weit, um in dem engen Rahmen eines Kapitels behandelt zu werden, das wiederum nur die Schwelle zu diesem gewaltigen Lehrgebäude der Medizingeschichte bilden soll.

Dennoch hoffen wir, dargestellt oder zumindest angedeutet zu haben, daß die Paläopathologie nicht ausschließlich medizinische Implikationen hat. Sie klärt uns manchmal über Aspekte des Lebens und des Verhaltens unserer Vorfahren auf, die man bis dahin nicht vermutet hätte. Unter diesem Gesichtspunkt bildet sie nicht nur einen Teil der Medizingeschichte, sondern auch der allgemeinen Geschichte. Um die treffliche Formulierung von Marc Bloch (1952) zu zitieren: *Es gibt nur eine Wissenschaft, die den Menschen in der Zeit zum Thema hat...*

Abbildung 33
Ein Fall von Skoliose im Mittelalter (Limoges, Friedhof von Saint-Martial). Wenn dem Paläopathologen sämtliche Wirbel zur Verfügung stehen, kann er nach einer sorgfältigen Zusammenfügung anormale Rückgratverkrümmungen sichtbar machen.

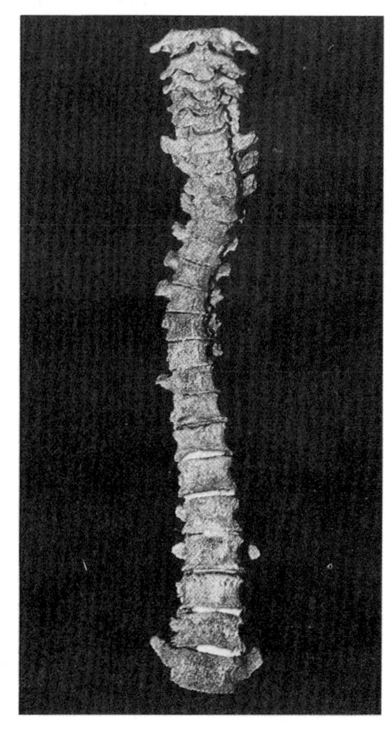

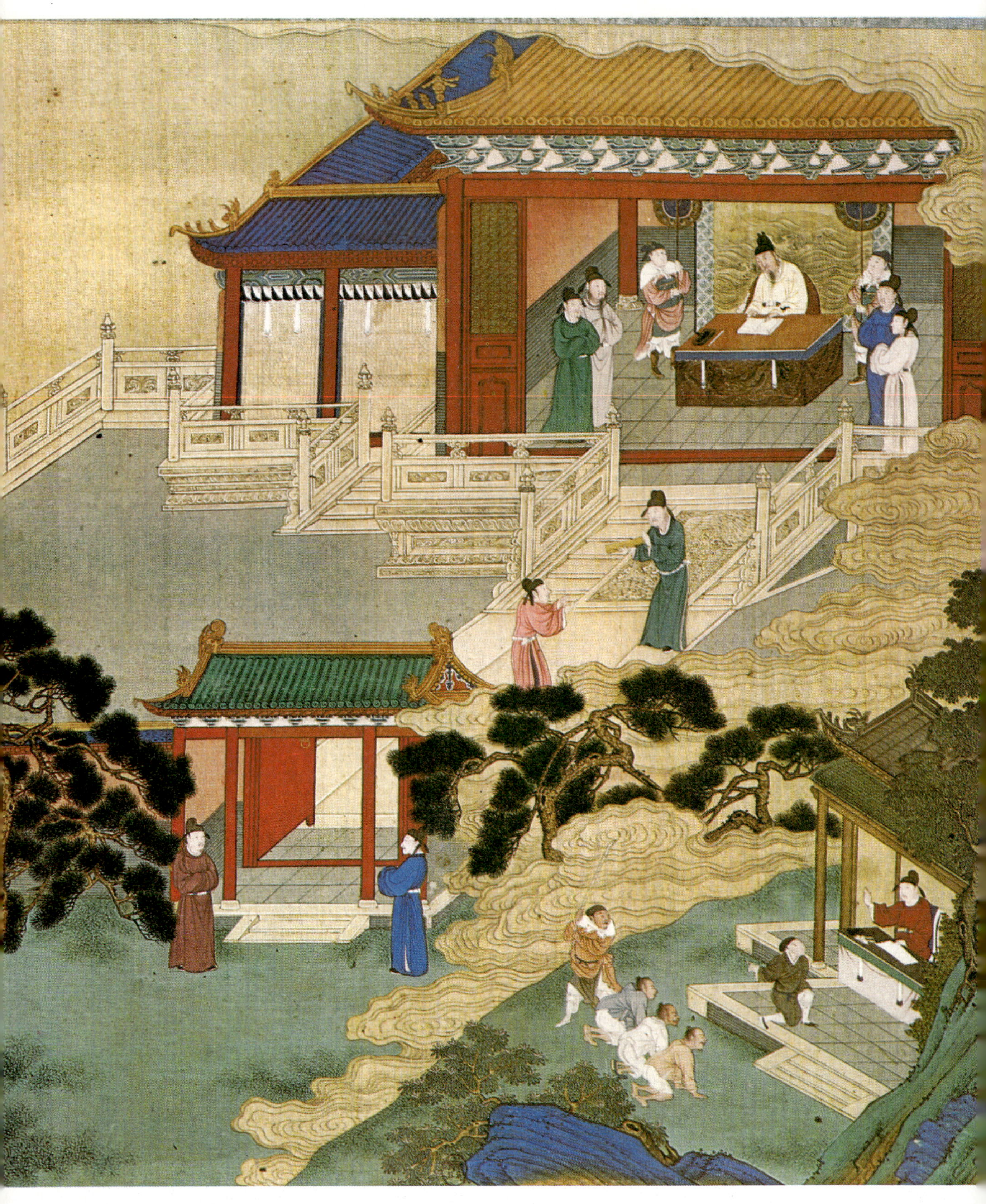

Die altchinesische Medizin

von Ming Wong

Einleitung

Der Grundgedanke, der die chinesische Medizin beherrscht, lautet, daß der Mensch und die Natur eng miteinander verbunden sind. Der chinesische Arzt befürwortet vorbeugende Maßnahmen und eine natürliche Heilkunst mittels Akupunktur, Moxibustion, Phytotherapie, Massagen und anderen kunstgerechten Handgriffen. Der Mensch, der seinen Platz zwischen Himmel und Erde hat, muß sich in die äußere Welt einfügen. Aus diesem Grund ist die Medizin auf innige Weise mit der Kosmologie verbunden. Sie tendiert dazu, das Betätigungsfeld des Praktikers zu erweitern und es mit dem Universum zu vereinen. Die Quellen belegen die Kontinuität dieser Tradition trotz der Vielfalt der Schulen in einem solchen Ausmaß, daß die Geschichte den Unterricht in der Heilkunde am Krankenbett erhellt. Aus dieser Perspektive betrachtet muß sich die Medizin auf die Gegebenheiten der Texte, der Menschen und der Landschaft verlassen. »Die Ära des orientalistischen Stubengelehrten ist überholt.« Wir werden einen Überblick über diese Entwicklung geben und uns dabei auf chinesische Arbeiten berufen.

Wie die traditionellen Verfahrensweisen ihren nützlichen Charakter in der aktuellen Gesundheitspolitik der *Prävention* bewahren, so fordert die traditionelle Medizin unsere Stellungnahme heraus und hinterfragt unser Konzept von der Heilkunst. Da der Mediziner eine exemplarische Rolle innerhalb der Gesellschaft einnimmt, erscheint es angemessen, seine Funktion in den verschiedenen Zeiten und Räumen zu untersuchen. Die Kenntnis des Überlieferten und die archäologischen Entdeckungen vermitteln auf ihre Weise Einsichten in die Ausübung der Heilkunde. Die traditionelle Medizin zielt darauf ab, ihre Praxis in den Kontext der Umgebung einzuordnen. Die Originalität der chinesischen Erfahrung leitet sich von diesem *utilitaristischen Grundgedanken* ab. Sie definiert ihr Vorgehen innerhalb des von der chinesischen Medizinphilosophie abgesteckten Rahmens.

Die chinesische Medizin offenbart kontroverse Aspekte. In den Erinnerungen an legendäre Personen zeigt sich die Macht des Mythos. Dem werden wir als repräsentativem Ausdruck der Volksmentalität Rechnung tragen. Von Karl Marx inspiriert, stellte Mao Tse-tung dazu fest: »Die gesamte Mythologie meistert, ja beherrscht die Naturkräfte im Reich der Imagination, und durch diese Imagination gibt sie ihnen eine bestimmte Gestalt. Daher verschwindet sie, sobald diese Kräfte tatsächlich beherrscht werden. Dennoch erwecken die unzähligen Berichte über Metamorphosen in den verschiedenen Mythen unser Entzücken. Sie verdeutlichen uns, daß Naturkräfte vom Menschen beherrscht

Abbildung 34 (gegenüber) Kaiser Tai-Tsong aus der T'ang-Dynastie liest ein Buch über die Heilkunst, in dem dargestellt ist, daß sich die edlen Körperteile im Bereich der Lenden befinden. Rechts im Vordergrund untersagt er, Schuldige durch Schläge auf den Rücken zu züchtigen. Aquarell aus dem »Buch der Kaiser«.

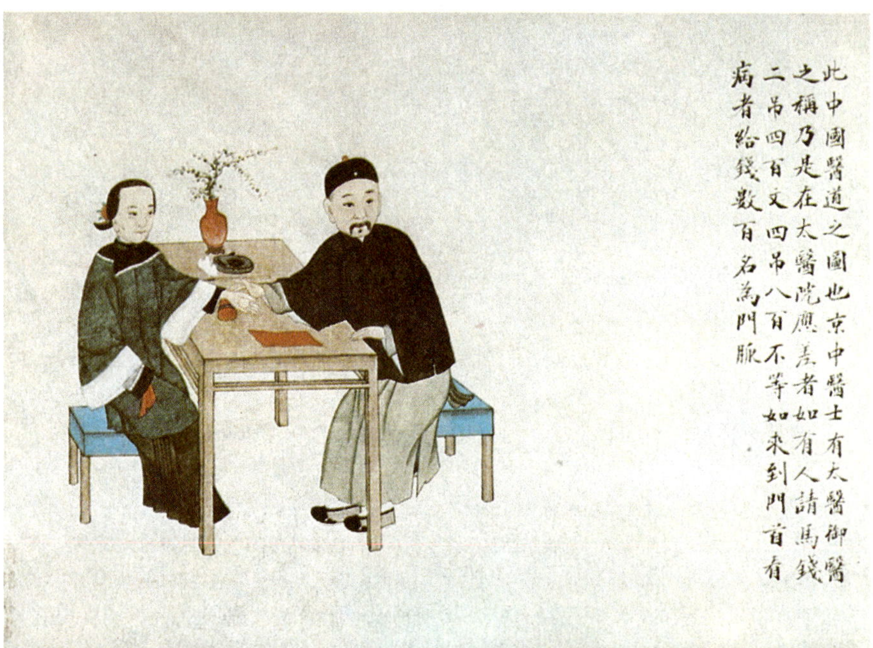

Abbildung 35
Der Arzt prüft nur mit der Fingerspitze den Puls einer Patientin. Deren Handwurzel ruht auf einem kleinen, roten Kissen. Rot ist die Farbe des Glücks.

werden. So ist den besten Mythen ein ›ewiger Zauber‹ zu eigen. Diese Mythen sind nicht auf der Basis von Situationen entstanden, die durch konkrete Widersprüche gekennzeichnet waren; sie sind folglich kein wissenschaftliches Abbild der Wirklichkeit« (Mao Tse-tung, *Über den Widerspruch*).

Der Mythos beherrscht die Zeit und den Raum. Die Erzählungen über sagenhafte Personen oder große Helden geben Mut zum Kampf oder zum Streben nach einem besseren Leben. Sie verleihen Zuversicht. Die diesen Vorstellungen zugrunde liegende Bedeutung ist beachtenswert. Mit Hilfe der klassischen Texte und der Medizin kann der Mensch auf das Universum einwirken. Von allen Heilmethoden konnte so die chinesische Medizin über den längsten Zeitraum ihre Möglichkeiten unter Beweis stellen.

R. F. Bridgman hat die Aufmerksamkeit auf das Interesse an altüberlieferten Verfahrensweisen gelenkt: »Die chinesische Medizin verfügt über einen hohen Grad an Originalität. Sie zeichnet sich durch eine auf der Prüfung des Pulses beruhende diagnostische Methode aus. Ihre Physiologie gründet sich auf die Vorstellung von der Zirkulation einer kosmischen Energie, die sich innerhalb des menschlichen Körpers immaterieller Meridiane als Wege bedient. Ein therapeutisches Vorgehen besteht darin, auf diese Lebensenergie mittels Akupunktur an ausgewählten Punkten Einfluß zu nehmen. Gerade dieser Aspekt wird in jüngster Zeit in Europa von an entlegenen Techniken interessierten Medizinern unterstrichen.«

Abbildung 36 (gegenüber)
Bilder von Heilpflanzen (Actinidia, Cayratia, Trachelosperum *und* Humulus). *Nach einer Abschrift des »Pen-ts'ao kang-mu« (Allgemeines Handbuch der* materia medica *des Li Sche-tschen).*

Die überkommenen Vorschriften sind im Laufe von Jahrhunderten entwickelt worden und bestimmen auch die heute geltenden Praktiken. Es genügt ein Hinweis darauf, daß die von Hua T'o (2. Jahrhundert n. Chr.) aufgestellten und von Li Sche-tschen (16. Jahrhundert) überarbeiteten Indikationen für die Anästhesie durch Heilpflanzen noch immer angewandt werden.

Die Bezugnahme auf die Vergangenheit bildet einen Festpunkt. Die gepriesene Tradition zeigt sich als Wertsystem, über das nachzudenken sich auch in anderen Kulturkreisen lohnt. Sie dokumentiert die fortlaufende Entwicklung unserer Gesellschaft.

	桃羊	母歛烏	
治熛熱身暴色 生山林川谷及田塍二月采葉花皆似韭子味苦寒 羊桃			
	石絡	草葎	
生太山川谷五月采味苦温治風热死肌癰傷 絡石			

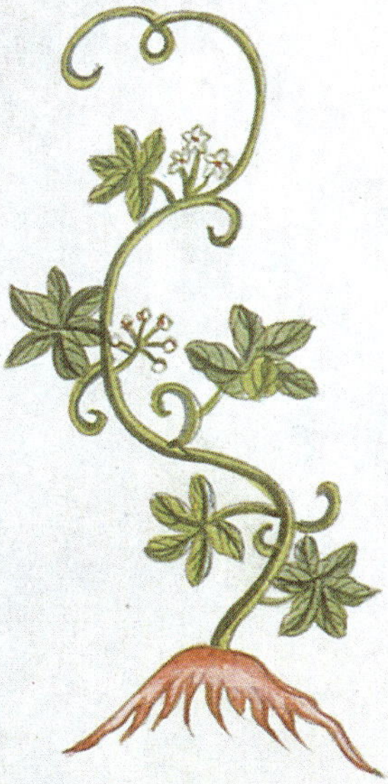

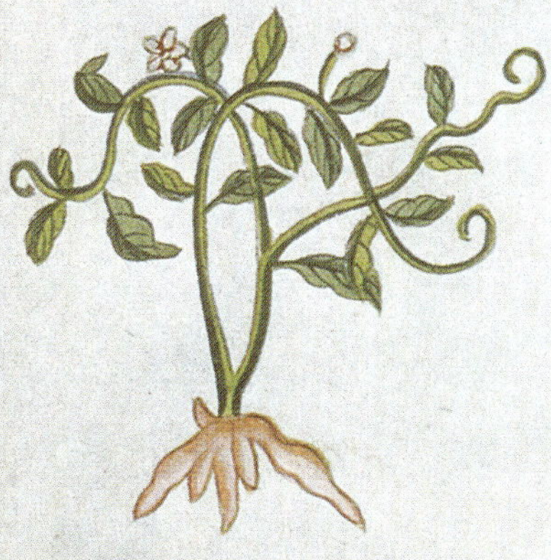

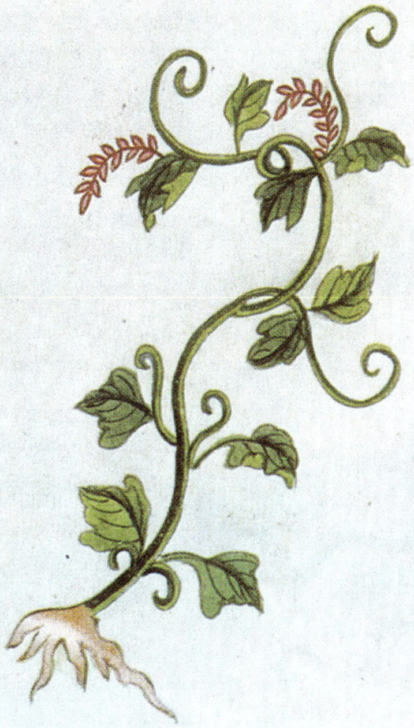

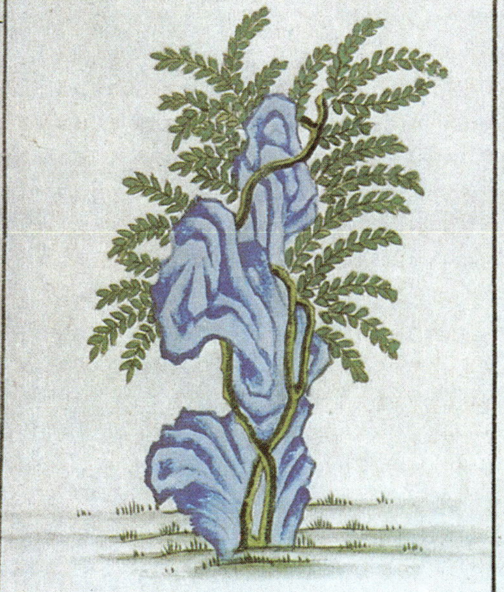

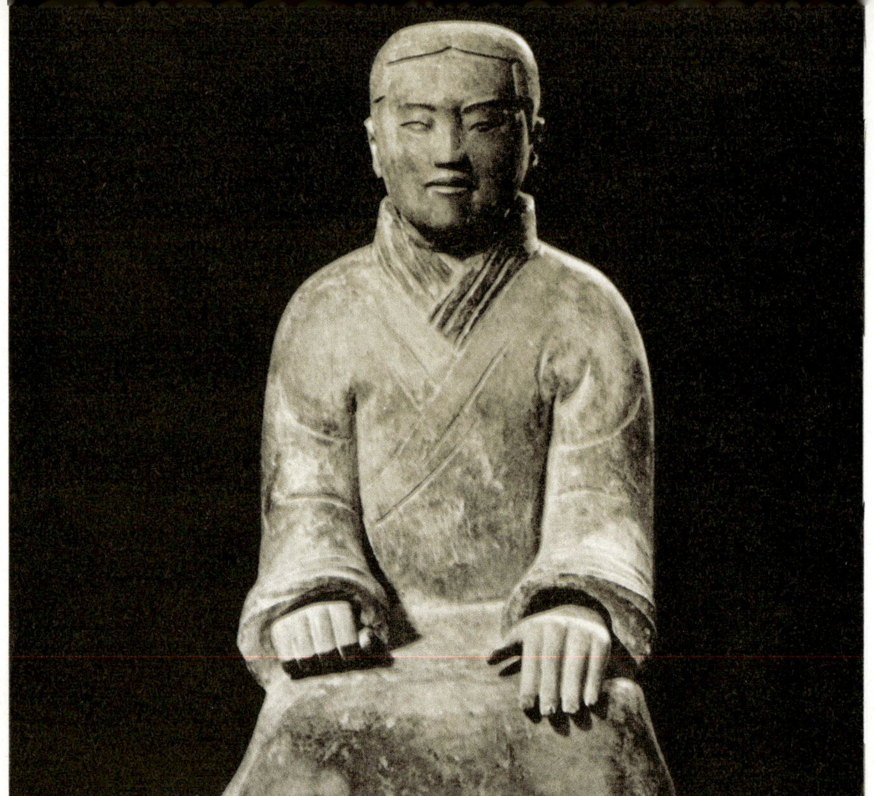

Abbildung 37
Sitzende Frau. Ihr heiteres Gesicht und die Stellung ihrer Hände erinnern an den Symbolismus der Gesten des Buddhismus.

Auf der Suche nach den Ursprüngen der chinesischen Medizin

Die Urgeschichte

Die chinesische Zivilisation reicht bis zu den Ursprüngen der Menschheit selbst zurück. Sie entstand in prähistorischer Zeit in den Tälern des Mittellaufs des Gelben Flusses. Das Auftreten des Menschen fällt in China mit dem Paläolithikum zusammen. Es wird durch das Vorkommen des Sinanthropus belegt, der bereits Feuer machen konnte und sich von Fleisch und Wildpflanzen ernährte. Der Peking-Mensch *(Sinanthropus pekinensis* oder *Homo erectus pekinensis)* lebte vor 400000 bis 500000 Jahren in Tscheu-k'eu-tien in der Nähe von Peking. Zu dieser Epoche war das weite chinesische Territorium schon bevölkert. Seine Bewohner benutzten Steinwerkzeuge.

In der Mongolei, im Heilungkiang und im Kuangsi hat man Spuren des mesolithischen Menschen gefunden.

Die Ahnen des chinesischen Volkes haben weitere Zeugnisse im riesigen Becken des Gelben Flusses hinterlassen. So wurde 1963 in der Provinz Schensi der Lan-tien-Mensch entdeckt, dessen Existenz 500000 oder 600000 Jahre zurückliegt. Die Ausgrabungen führten zur Identifikation von Skelettresten (Schädeldach und Unterkiefer) und Steinwerkzeugen wie Speerspitzen und Faustkeilen. Der Peking-Mensch und der Lan-tien-Mensch waren Jäger, die in den weit ausgedehnten Landschaftsräumen umherzogen.

Ackerbau und Viehzucht kennzeichnen eine neue Phase der Urgeschichte. Der lockere, fruchtbare Boden wurde mit primitiven Werkzeugen bearbeitet, und das milde Klima begünstigte das Wachstum der Pflanzen. In der Region von Anjang wurde Reis angebaut.

Professor Tschu Ke-tschen hat 1973 die Klimaschwankungen in China aufgezeigt. Die Ausgrabungen von Pan-po in der Umgebung von Sian werden in die

Jangtschou-Periode (6080 bis 5600 vor unserer Zeitrechnung) datiert. Die »Yin-Ruinen« in Anjang in der Provinz Honan werden aufgrund von Grabungen in die Zeit von 1400 bis 1100 v. Chr. eingeordnet. Die Funde belegen, daß die Bewohner Chinas in diesen frühen Epochen Bambusratten *(Rhizomys sinensis)* und Wasserrehe (Cerviden, *Hydropotes inermis)* gejagt haben.

Der früheste, dem *Sinan thropus pekinensis* zugewiesene Schädel wurde von W.-C. Pei in einer Höhle in Tscheu-k'eu-tien bei Peking entdeckt (1929). Teilhard de Chardin lenkte die Aufmerksamkeit auf die Fossilien der Fundstelle 9. W.-C. Pei, der Entdecker des *Sinanthropus,* hat seine Forschungen und Untersuchungen über fossile Menschen in China vorgestellt (Paris, Musée de l'Homme, 1957). Die Entdeckung eines neuen Schädels, auf die das Team von Wu Ju-kang (1966) aufmerksam gemacht hat, muß im Licht der Untersuchung von Chia Lanpo *The cavehome of the Pekingman,* 1975, revidiert werden.

In neolithischer Zeit führten die Bewohner Chinas ein seßhaftes Ackerbauerleben. Die reichen Kulturen von Jangtschou und Long-schan entstanden. Nach An Tsche-min (1973) offenbart die Rekonstruktion ihrer Stätten den Wohlstand dieser frühen Gesellschaften.

Von dem milden Klima konnte China während der Jangtschou-Kultur zur Zeit der Schang-Dynastie profitieren; aus dieser Epoche sind divinatorische Inschriften überliefert.

Wenn man vereinbarungsgemäß das Ende des Paläolithikums mit dem Auftauchen des Metalls (Kupfer, Bronze und Eisen) in den frühen Kulturen ansetzt und ferner die Geschichte im engeren Sinne mit dem Gebrauch der Schrift beginnen läßt, dann muß man mit P'ei Wen-tschong und Teilhard de Chardin annehmen, daß die neolithische Periode der sagenhaften Zeit der chinesischen »Götter der Medizin« vorangeht.

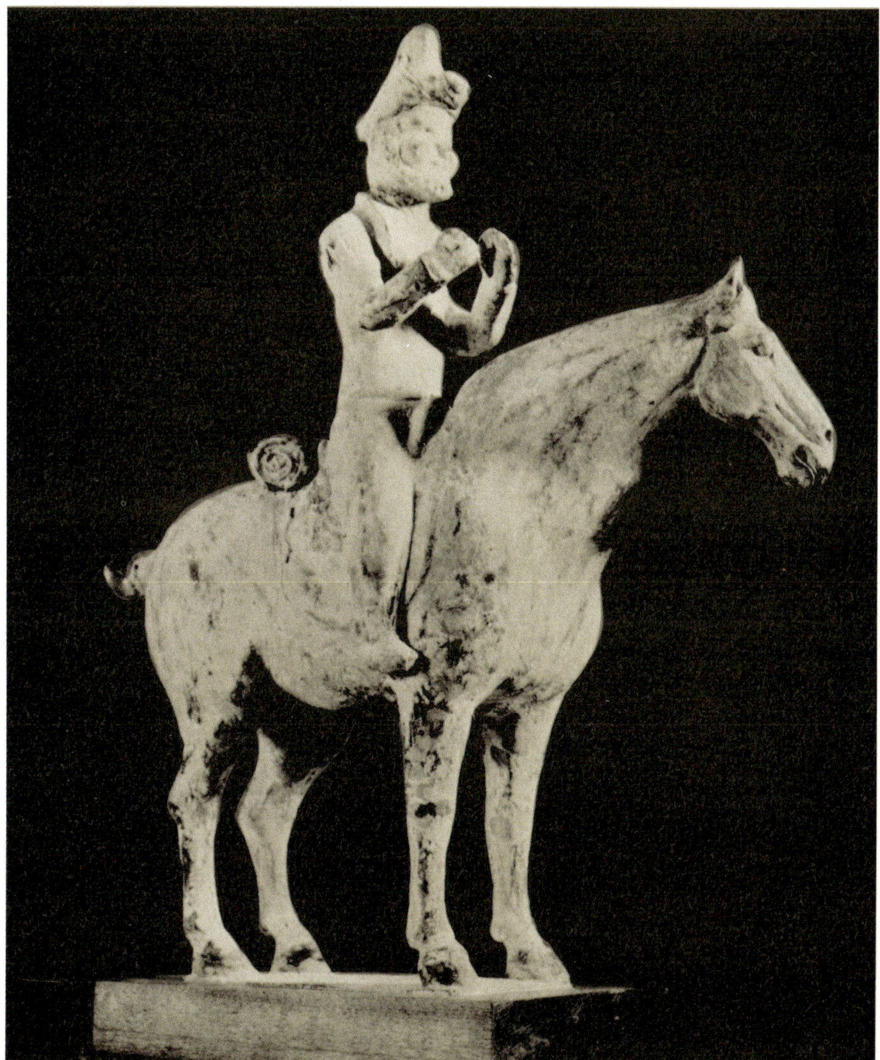

Abbildung 38
Chinesischer Krieger. Über lange Zeiträume hinweg war China der Schauplatz barbarischer kriegerischer Auseinandersetzungen. Die im Krieg erlittenen Verletzungen brachten zumindest ein Gutes mit sich: die Entwicklung der medizinischen Kenntnisse wurde dadurch vorangetrieben.

Von sagenhaften Kaisern und vorbildlichen Herrschern

Die jüngsten archäologischen Entdeckungen in China haben eine Blüte der Kultur offenbart, die von der kritischen Sinologie nicht in Frage gestellt wird. Man besitzt allerdings nur wenige Hinweise, die sichere Aussagen über die medizinische Praxis erlauben. *Aber die Grabungsstätten können noch viele Überraschungen bereithalten.* Die interessantesten Ergebnisse beziehen sich auf die Akupunktur. Sie gehen jedoch lediglich bis auf die Zeit des Hauses Han zurück. In dem Grab eines Mannes namens Lieu Scheng, der um 200 v. Chr. gestorben ist, hat man Akupunkturnadeln gefunden. Dieser Fund wirft die Frage nach der etwaigen Anwendung von Akupunkturnadeln vor der Han-Epoche auf. Die goldenen Nadeln sind vom Typus *Yang* und »tonisierend«, die silbernen hingegen vom Typus *Yin* und »sedierend«.

Das Studium der Stempel vermittelt uns nützliche Hinweise bezüglich der Behandlung der Patienten durch Akupunktur während der östlichen Han-Kaiser (25—220 n. Chr.). Eine in eine steinerne Druckplatte geschnittene Zeichnung aus Wei-schan (Provinz Schantung), die in diese Periode datiert wird, zeigt einen Arzt — halb Mensch, halb Vogel —, der mit der linken Hand den Puls eines Kranken fühlt und mit der rechten die Akupunktur praktiziert. Der Vogel war ein Totem im östlichen China und ganz besonders in der Provinz Schantung. Nach dem Traktat *Nei-king* (»Klassische Abhandlung über die Innere Medizin«, um 475 bis 221 v. Chr. während der Epoche der sich bekämpfenden Einzelstaaten zusammengestellt) war diese Provinz die Geburtsstätte der Akupunktur. Im modernen China besteht in der Provinz Schantung eine blühende Schule für die überkommene »chinesische Medizin«. Sie ist noch immer nach dem *Nei-king* benannt und stützt sich auf die grundlegenden Erkenntnisse der Tradition.

Hinweise aus Grabungsfunden

Das Grab des Lieu Scheng, eines Tsin-Fürsten von Tschong-schan aus der Zeit der westlichen Han-Dynastie, wurde 1968 westlich von Man-tscheng (Provinz Hopei) entdeckt. Es wird in das Jahr 200 v. Chr. datiert und gibt uns wertvolle Hinweise zur Geschichte der Medizin. Man hat dort die neun Akupunkturnadeln, fünf goldene und vier silberne, gefunden. Darunter befanden sich die alte fadenförmige Nadel und die mit der dreieckigen Spitze, die dem Aderlaß diente (Fü Wei-kang).

Die Markierung der verschiedenen Punkte für die Akupunktur liefert den Ansatzpunkt für eine ästhetisch befriedigende Verbindung von Zeichnung, Skulptur und Schrift.

Abbildung 39 (oben)
Der Meridian für die Harnblase.

Abbildung 40
Eine Auswahl von Punkten am Kopf beim »Bronzemenschen«.

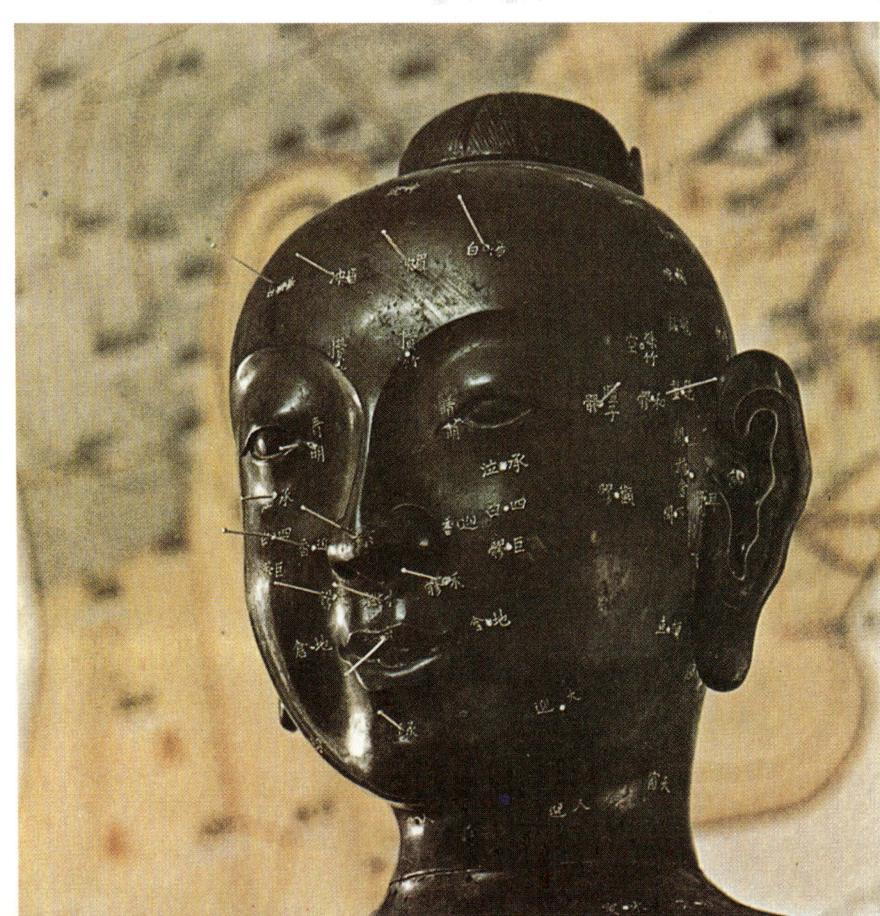

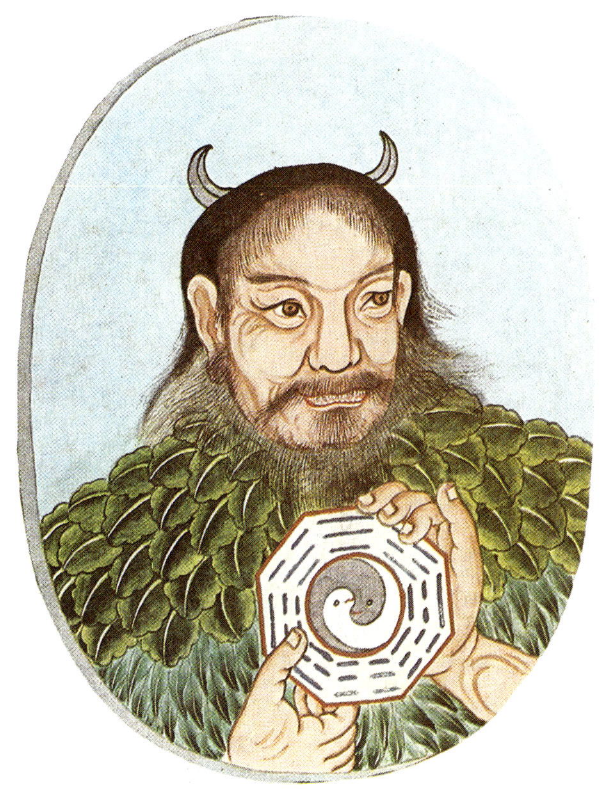

Abbildung 41
Der sagenhafte Kaiser Fu-hi hält das T'ai-ki zwischen seinen Händen. Das Yang erscheint darauf hell, das Yin dunkel. Aquarell aus einem chinesischen Pen-ts'ao.

Die chinesische Medizin in sagenhafter Zeit

Die Reminiszenzen an die Sagenzeit erstrecken sich über mehrere Jahrtausende. Die Biographien der Herrscher, die die religiösen Gebräuche und die Heilkunst des Fernen Ostens begründet haben, sind Schöpfungen aus der Erinnerung chinesischer Schriftsteller. Sie haben ein Gemälde des vorbildlichen Lebenswandels der Kaiser aus der Sagenzeit entworfen, und die Texte, die diese mythischen Personen erläutern wollen, bleiben infolgedessen dunkel. Das Manuskript der ersten *Geschichte der Medizin* des Kan Pai-tsong aus der T'ang-Dynastie (618—907 n. Chr.), das die Lebensbeschreibungen sowie die Ikonographie der sagenhaften Kaiser enthalten hat, ist definitiv verloren. Wenn wir genauere Angaben zur *Geschichte der Medizin* machen können, so beziehen sich diese auf die »Forschungen über berühmte Ärzte während der vergangenen Jahrhunderte« *(Litai ming-yi mong-k'ieu),* die von Tscheu Scheutschong im Jahre 1220 zusammengestellt worden sind.

Die Verfahren der Wahrsagerei unter Verwendung von Schafgarbe oder Schildpatt werden dem legendären Fu-hi zugeschrieben. Er ist der Stammvater; als Attribut zeigt er das Winkelmaß, seine Frau Niu-kua den Kompaß. Sie werden mit überlangen Körpern dargestellt, deren schlangenartige Enden miteinander verknotet sind, ein Symbol des Ursprungs der traditionellen chinesischen Biometrie.

Fu-hi hat das Abkochen der Nahrung erfunden. Vor allem aber organisierte er die himmlische Ordnung über den drei Naturgewalten (der Himmel, der Mensch und die Erde). Man hat ihm auch rückwirkend die Zusammenstellung des *J Ging* (»Buch der Wandlungen«) zugeschrieben, des ersten der chinesischen kanonischen Bücher.

In den Tempeln der Medizin des Fernen Ostens erscheint Fu-hi im Zentrum und trägt ein Kleid aus grünen Blättern. Im Osten befindet sich Schen-nong mit einer grünen Blatthalskrause und kostet eine Heilpflanze. Huang-ti im Westen hingegen besitzt ein reiches Stoffgewand, ein Hinweis auf die Entwicklung der Kleidung.

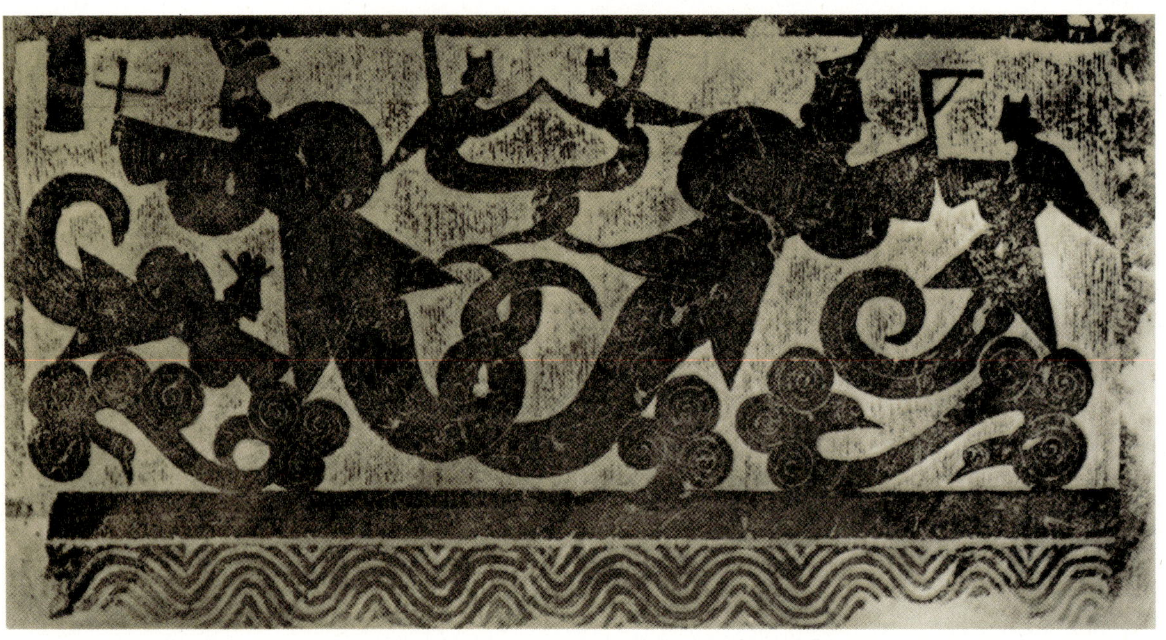

Abbildung 42
Fu-hi hält das Winkelmaß, seine Frau Niu-kua den Kompaß. Die beiden überlangen Körper symbolisieren den Ursprung der herkömmlichen chinesischen Biometrie.

Die im Laufe der Zeit modifizierten Überlieferungen berichten, daß Fu-hi eines Tages ein Drachenpferd dem Gelben Fluß entsteigen sah. Er las die acht Diagramme auf dem Rücken des Tieres und bestimmte das Wesen der Verwandlungen. Die Zeichnungen, die aus übereinandergelagerten Strichen bestehen, gaben ihm Einblick in die Phänomene des *Yin* und des *Yang*. Die durchgezogene, unpaarige Linie ist *Yang* (männlich); die unterbrochene, paarige Linie *Yin* (weiblich).

——— Yang   — — Yin

Die Übereinanderstellung von durchgezogenen und unterbrochenen Linien erlaubt die Erstellung eines Abbildes des Universums in der Form von Trigrammen.

——— 3 durchgezogene Linien des Prinzips
——— *Yang,* die den Himmel, den Süden und
——— die Aktivität versinnbildlichen.

— — 3 unterbrochene Linien des Prinzips
— — *Yin,* die die Erde, den Norden und
— — die Passivität versinnbildlichen.

Die Vielfalt der Bedeutungen, die diese Trigramme abdecken können, gibt dem um eine Klassifizierung bemühten Arzt immer eine Lösungsmöglichkeit. Die Veränderung der Gesundheit des Menschen bedeutet einen Bruch mit dem *T'ien-ti,* dem Himmel und der Erde, also mit dem Kosmos.

Die Lehre des Fu-hi von der Entstehung der Welt hat den Grundstein zu einer Naturphilosophie gelegt. Diese beruht auf der Verbindung des *Yin* als des verneinenden und des *Yang* als des bejahenden Elements. Diese beiden Kräfte verursachen vier Phänomene:

Das Phänomen *T'ai-Yang,* des höchsten *Yang:* die Sonne;
das Phänomen *T'ai-Yin,* des höchsten *Yin:* der Mond;
das Phänomen *Schao-Yang,* des geringsten *Yang:* die Sterne;
das Phänomen *Schao-Yin,* des geringsten *Yin:* die Planeten.

Dieses Vokabular wird auf das Begriffssystem der Akupunktur übertragen. Die Leitungen der *King*-Gefäße, der »Meridiane« der Akupunktur, werden mit Sternbildern und Kanälen verglichen. Jeder *King*-Kanal ist auf Arm oder Bein bezogen, ferner auf das *Yin* und das *Yang,* schließlich auf ein Organ. So kennen wir zum Beispiel die folgenden Leitungen:

Die Leitung des höchsten *Yang* der Hand oder das Gefäß des Dünndarms;
die Leitung des höchsten *Yin* der Hand oder das Gefäß der Lungen;
die Leitung des geringsten *Yang* der Hand oder das Gefäß des »dreifachen Wärmapparates«;
die Leitung des geringsten *Yin* der Hand oder das Gefäß des Herzens.

Jede Unstimmigkeit der Zirkulation in einem Gefäß manifestiert sich durch Störung eines inneren bzw. des entsprechenden Organs. Als Ursache betrachtet man äußere Gründe (Wind, Kälte, Feuer oder Hitze, Feuchtigkeit, Trockenheit, Miasmen), innere Gründe (Freude, Zorn, Melancholie, Traurigkeit, Furcht), dazu die Ausschweifungen (Völlerei, Trunksucht, sexuelle Exzesse).

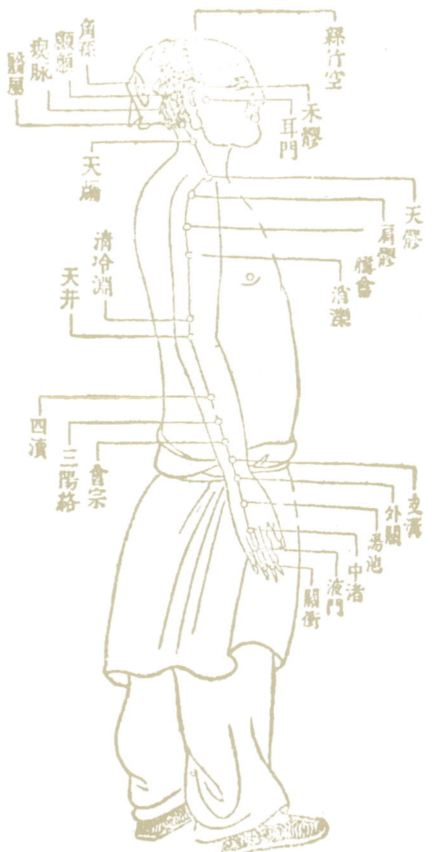

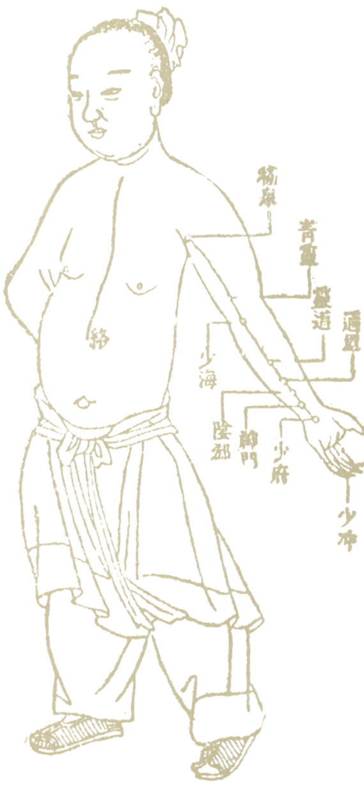

Abbildung 43/44
Zwei der vierzehn klassischen Gefäße. Links der Meridian des dreifachen Wärmapparates (23 auf den Arm bezogene Punkte), rechts der Meridian des Herzens (9 Punkte auf dem Arm). Der letztgenannte Meridian ist von besonderer Bedeutung; er folgt dem Schmerzverlauf der Angina pectoris bis zum kleinen Finger.

Abbildung 45 (gegenüber) Traditionelle Abbildung der Götter der Medizin. Fu-hi in der Mitte ist mit grünen Blättern bekleidet, Huang-ti erscheint in einem reichen Gewand, und Schen-nong kostet eine Heilpflanze. Volkstümliches Bild aus dem 19. Jahrhundert.

Die insgesamt zwölf klassischen *King*-Gefäße werden im *Nei-king* erläutert. Das Lehrgebäude der altchinesischen Medizin hat deren Gleichgewicht und Übereinstimmung zum Thema.

Das Studium der divinatorischen Zeichen wurde von Yu dem Großen im *Hong-fam* wieder aufgegriffen, wo der Bau des Universums erklärt wird. Die Physiologie der *King*-Gefäße aber scheint weit jünger als die *Hia*-Dynastie zu sein.

Die den »sagenhaften Urzeiten« folgende Hia-Dynastie (21. bis 16. Jahrhundert v. Chr.) symbolisiert den Staat als durchorganisiertes Herrschaftsinstrument. Sie wird von vorbildlichen Herrschern repräsentiert. Die beispielhaften Lenker des Staates sind Yao und Schuen, ganz besonders aber Yu der Große, der die Wassermassen der Großen Flut zurückgedrängt hat.

Die Tradition führt auch die Kenntnis der gegorenen Getränke auf den sagenhaften Yi Ti oder auf Tu K'ang zurück.

Die hauptsächlichen Gärstoffe waren solche der Zerealien und solche der Fruchtsäfte. Es handelte sich um eine »Naturmedizin«.

Die altchinesische Arzneimittellehre des Schen-nong

Der Mensch, eine Welt im kleinen, ein Mikrokosmos, ist eins mit dem Universum, dem Makrokosmos. Die religiösen Gebräuche, die Erziehung und die Philosophie reihen den traditionalistischen Mediziner in jenen seit Jahrhunderten festgelegten Kreislauf ein. Es erscheint sinnvoll, einige konkrete Gesichtspunkte des Werkes von Schen-nong herauszustellen. Der sagenhafte Kaiser Schen-nong soll der Erfinder der Arzneimittellehre gewesen sein. Angeblich hat er hundert Pflanzen geprüft und dann das *Pen-ts'ao king* (»Klassische Abhandlung über die *materia medica*«) zusammengestellt. In Wirklichkeit ist dieses Buch eine wesentlich jüngere Schöpfung. Der Terminus *Pen-ts'ao king (materia medica)* erscheint allein in Texten aus der Regierungszeit des Kaiserhauses Han um das Jahr 32 v. Chr. Das *Pen-ts'ao king* des Schen-no wurde wahrscheinlich zwischen 32 v. Chr. und dem Jahr 10 unserer Zeitrechnung von einer Gruppe unbekannter Mediziner zusammengestellt, die sich den bedeutungsvollen Namen des Schen-nong, des himmlischen Ackerbauers, für ihre Sache zu eigen machten. Das Werk ist keineswegs ein »Kräuterbüchlein«. Das Original umfaßt 347 tierische, pflanzliche und mineralische Produkte aus dem Bereich der *materia medica*. Es handelt sich also um einen wahrhaften Traktat, der von T'ao Hong-king (452—536) überarbeitet wurde. Dieser untersuchte 365 Schen-nong zugeschriebene Produkte und kommentierte weitere 365 neue. Diese Pharmakologie fügt sich der Kosmologie ein. Die Vorschriften klären uns über die ärztliche Mentalität auf. Sie leiten den in das »lange Leben« Eingeweihten, der um die materielle Erhaltung des Körpers bemüht ist, wenngleich die von den Wertvorstellungen des Schen-nong durchdrungenen taoistischen Mediziner des 3. und 6. Jahrhunderts auch nach der Unsterblichkeitsdroge geforscht haben. Sie benutzten die *höheren*, die *mittleren* und die *niederen Arzneimittel.*

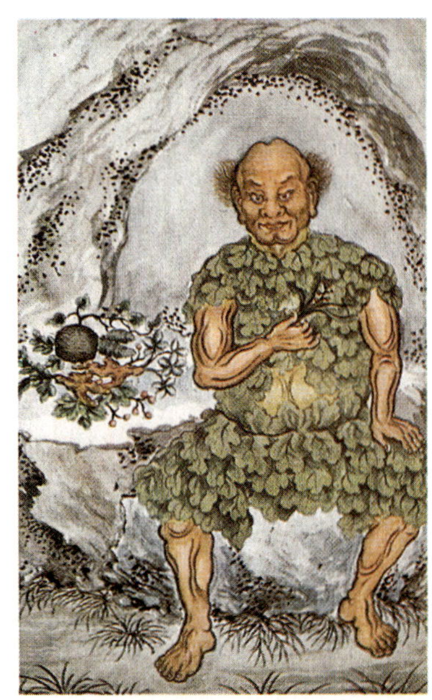

Abbildung 46 Schen-nong mit einer anderen Heilpflanze in der Hand. Kopie einer ehemals in Schanghai befindlichen Malerei (1920).

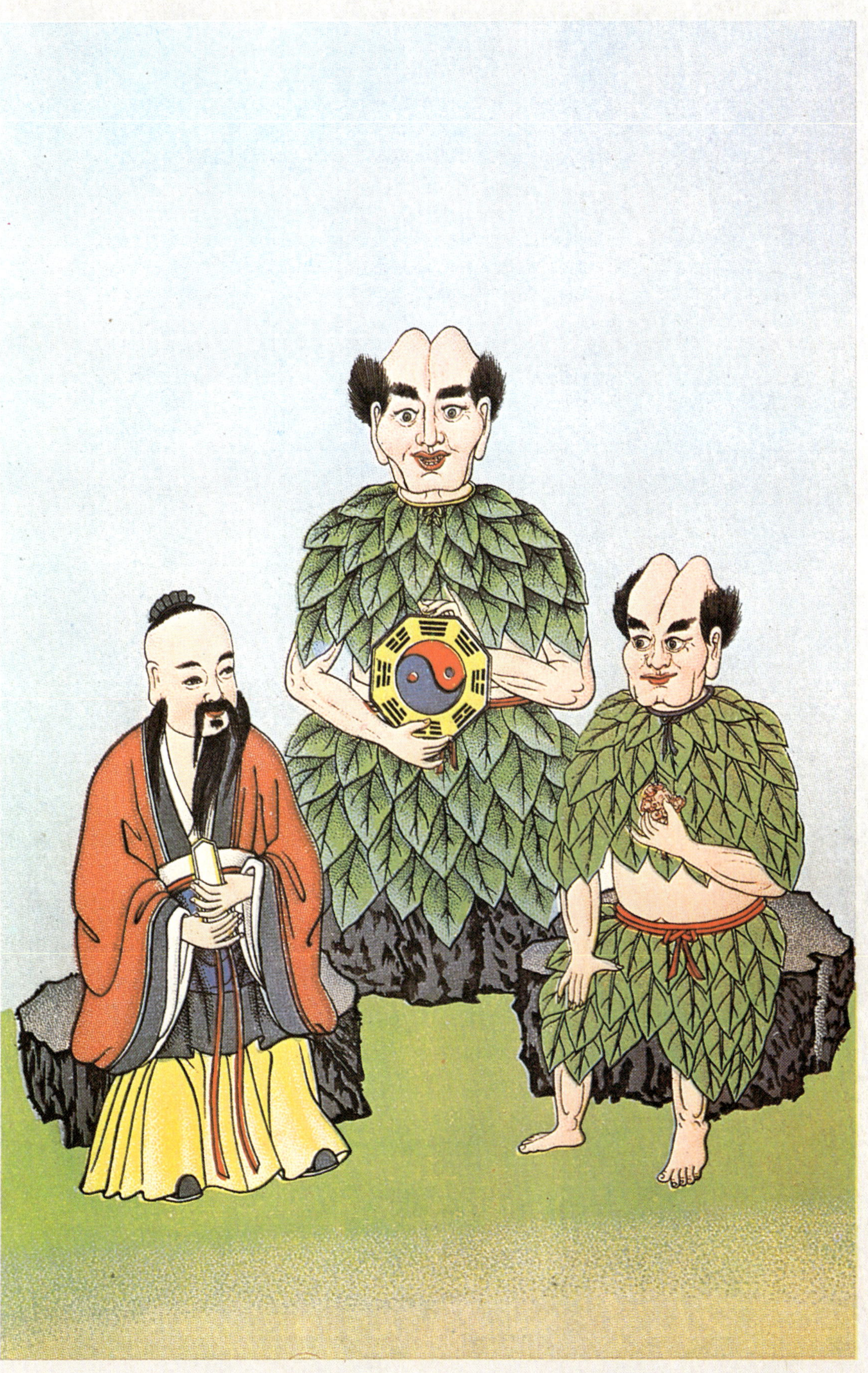

Die höheren Arzneimittel

Die 120 verschiedenen sogenannten höheren Arzneimittel sind unabhängig von der Dosierung niemals giftig. Sie sind dazu bestimmt, »das Leben zu nähren« und gegen den Alterungsprozeß anzukämpfen. Es handelt sich vor allem um *Jen-schen* oder *Radix Ginseng (Araliaceae),* um *Long-tan* (Drachengalle) oder *Radix Gentianae (Gentinaceae),* um *Wu-wei tseu* (Frucht der fünf Weisen) oder *Fructus Schizandrae (Magnoliaceae),* um *Tu-tschong* (Eucommiarinde) oder *Cortex Eucommiae (Eucommiaceae)* usw.

Diese höheren Arzneimittel spiegeln den Himmel.

Die mittleren Arzneimittel

Die 120 verschiedenen sogenannten mittleren Arzneimittel sind manchmal giftig und können Unverträglichkeitsreaktionen hervorrufen. Sie sollen »das Lebensprinzip nähren« und Mangelerscheinungen beheben. Man findet in dieser Kategorie so berühmte Medikamente wie *Tan-kuei* (Engelwurz) oder *Radix Angelicae sinensis (Umbelliferae),* das *Ma-huang (Ephedra)* oder *Herba Ephedrae (Ephedraceae),* das *Heu-p'u (Magnolia)* oder *Cortex Magnoliae (Magnoliaceae),* das *Pei-mu (Fritillaria)* oder *Bulbus Fritillariae (Liliceae)* usw.

Diese mittleren Arzneimittel entsprechen dem Menschen.

Die niederen Arzneimittel

Die 125 verschiedenen sogenannten niederen Arzneimittel werden mit Vorsicht verordnet und zur Behandlung von Krankheiten eingesetzt. Um einige Beispiele zu nennen: das *Tsch'ang-schan (Dichroa febrifuga)* oder *Radix Dichroae (Saxifragaceae),* das *Ta-huang* (Rhabarberwurzel) oder *Rhizoma Rhei (Polygonaceae),* das *Pan-hia* (Mittsommerpflanze) oder *Rhizoma Pinelliae (Araceae),* das *Kie-keng (Platycodon)* oder *Radix Platicodi (Campanulaceae),* das *Wu-t'eu* (Sturmhut) oder Akonitknolle, *Aconitum Chinense (Ranunculaceae)* usw.

Die niederen Arzeimittel werden im Zusammenhang mit der Erde gesehen.

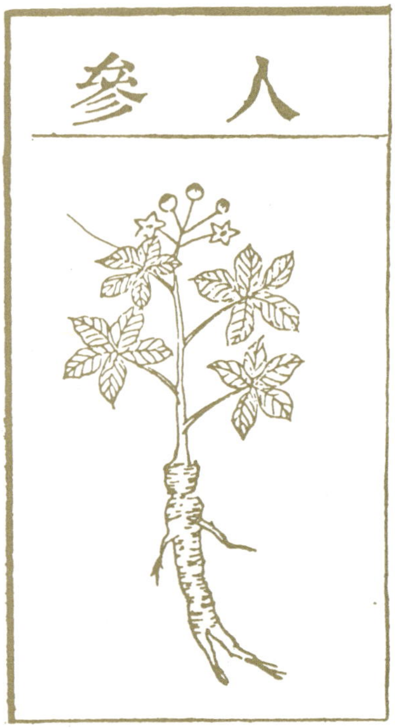

人參

Abbildung 47
Das Ginseng (Wang-tsing), die souveräne Essenz der chinesischen Mediziner

Die altchinesische Medizin des Huang-ti

Die sagenhaften Herrscher werden als Musterbeispiele guter Regenten und damit auch als Vorbilder auf dem Gebiet der Medizin angesehen. Diese Medizin stützt sich auf präventive Maßnahmen. Die altchinesische Tradition schreibt dem Kaiser Huang-ti die Abfassung des *Nei-king* zu. Sie ordnet diesen mythischen Herrscher in die Zeit um 2000 v. Chr. ein. Aber die historischen, geographischen und medizinischen Verweise des Werkes deuten darauf hin, daß das *Nei-king* gegen Ende der Tschou-Herrschaft, in der Epoche der sich bekämpfenden Einzelstaaten (5. bis 3. Jahrhundert v. Chr.) oder gar erst zu Beginn des Alten Reiches (2. Jahrhundert v. Chr.) zusammengestellt worden ist. Die uns vorliegende Fassung geht auf den Arzt Wang Ping aus der T'ang-Dynastie zurück (761).

Die Lehrgegenstände der Vergangenheit erhellen die Gegenwart. Wir haben uns dazu entschlossen, unsere Ausführungen auf das *Nei-king* zu stützen, weil es die Stellung des Menschen innerhalb der Natur und innerhalb der Gesellschaft erläutert.

Das *Huang-ti Nei-king su-wen* (»Die grundlegenden Probleme des klassischen Lehrbuchs des Huang-ti über die Innere Medizin«) präsentiert sich in der

Form von Dialogen zwischen dem sagenhaften Kaiser und seinen ärztlichen Ratgebern.

Das *Nei-king* besteht aus zwei Teilen:

1. Den *Su-wen* (Grundfragen) der Anatomie, der Physiologie, der Pathologie und der Therapie im chinesischen Altertum;
2. dem *Ling-schu* oder *Tschen-king* (Traktat über die Akupunktur).

Beides stellt die Quelle der chinesischen Medizin dar, aus der alle traditionell orientierten Praktiker des Fernen Ostens geschöpft haben.

Die Organe und die Gefäße

Die altchinesische Lehre von der Anatomie und Physiologie

Die Ikonographie der *King*-»Gefäße«, die dem sagenhaften Kaiser Huang-ti zugeschrieben wird, wurde den Kommentaren des *Ling-schu* von Tsch'en Mong-lei und seinen Mitarbeitern (18. Jahrhundert) entnommen. Siehe *Ku-kin t'u-schu tsi-tsch'eng* (»Synthese alter und moderner Werke mit Abbildungen«), Peking, Agentur für Volksgesundheit, 1959, Bd. II (medizinischer Teil), S. 98—1028.

Yu Fu, der erste chinesische Anatom und Ratgeber von Kaiser Huang-ti, gehört noch der Sagenzeit an. Er hat wahrscheinlich zur Zeit der einander bekämpfenden Einzelstaaten gelebt. Man vermutet, daß er bereits Sezierungen vorgenommen hat. Er benutzte ferner »Spitzen« aus Stein. Mit dieser primitiven Akupunktur erfaßte er wahrscheinlich die Organe.

Die anatomische Lehre des chinesischen Altertums beruht auf der Kenntnis der neun Öffnungen des menschlichen Körpers, von denen zwei dem Prinzip *Yin* zugewiesen werden. Von den unteren natürlichen Ausgängen des Körpers werden der eine *Vorderes Yin* und der andere *Hinteres Yin* genannt.

Die sieben, dem Prinzip *Yang* zugewiesenen Öffnungen sind am Kopf lokalisiert. Es handelt sich um die beiden Augenhöhlen, die beiden Naseneingänge, die beiden Öffnungen der Ohren sowie um die Mundhöhle.

Man unterscheidet in den Körperhöhlen fünf kompakte Organe *(Tsang)*, die mit dem Prinzip *Yin* in Zusammenhang gebracht werden: Leber, Herz, Milz, Lunge und Nieren. In Verbindung mit dem Prinzip *Yang* stehen demgegenüber die sechs Hohlorgane *(Fou)*, die als Behälter dienen: Gallenblase, Magen, Dick- und Dünndarm, Harnblase sowie der »dreifache Wärmapparat«.

Die Funktionen des dreifachen Wärmapparates bestehen in der Resorption, der Transformation und der Eliminierung. Seine drei Teile (oberer, mittlerer und unterer) entsprechen dem Himmel, dem Menschen und der Erde.

Die Zahlen des Universums stehen in Zusammenhang mit neun Regionen:

Die Eins entspricht dem Himmel,
die Zwei entspricht der Erde,
die Drei entspricht dem Menschen.

Wenn man drei mit drei multipliziert, ergibt das die Zahl neun. Der Mensch ist in drei Regionen aufgeteilt: der obere Teil des Körpers (Kopf und obere Partie des Thorax) entspricht dem Himmel; der mittlere, der vom Zwerchfell bis zum Nabel reicht, ist dem Menschen eingegliedert; der untere (vom Nabel bis zu den Füßen) ist mit der Erde verbunden. Diesem Prinzip folgend gibt es drei Anhaltspunkte für den Puls, mit dem Himmel, der Erde und dem Menschen zusammenhängend. Der Mensch besitzt drei »Wärmapparate«, einen oberen, einen mittleren und einen unteren.

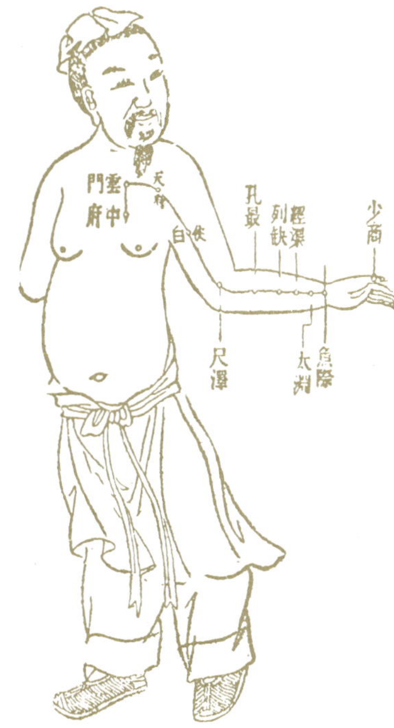

Abbildung 48
Der Lungenmeridian
(11 auf den Arm bezogene Akupunkturpunkte).

Die Beziehungen zwischen den Organen und den Pulsprüfstellen beruhen ebenfalls auf den Gegebenheiten der Therapie. Man bewegt sich auf Akupunktur-Meridianen mit Hilfe von Merkzeichen und festgelegten Punkten. Der »vordere Odem« *(Tsong)* beginnt am »oberen Wärmapparat«, der Odem des *Ying* am »mittleren Wärmapparat« und der Odem des *Wei* am »unteren

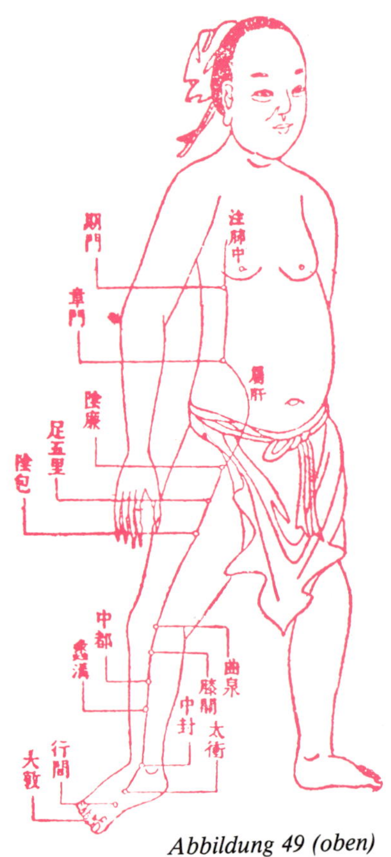

Abbildung 49 (oben)
Der Lebermeridian
(14 auf das Bein bezogene Punkte).

Abbildung 50 (unten)
Der Dickdarmmeridian
(20 auf den Arm bezogene Punkte).

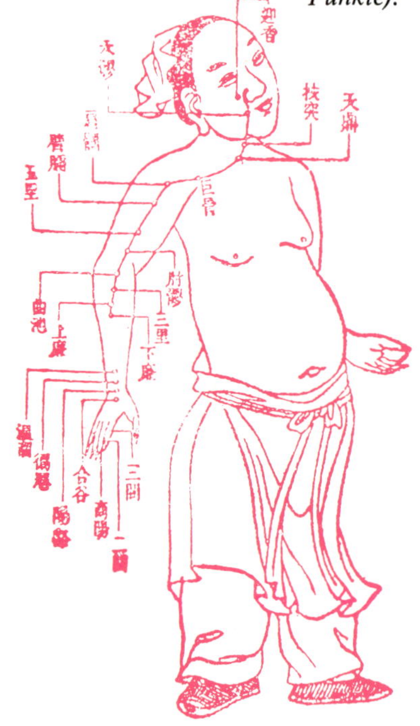

Wärmapparat«. Der obere Wärmapparat befindet sich auf der Höhe des *Schan-tschong* (Punkt Nr. 17 der vorderen Medianlinie in der Mitte der Brust). Der Zwischen- oder mittlere Wärmapparat ist in Höhe des *Tschong-wan* (Punkt Nr. 12 der vorderen Medianlinie, auf dem halben Weg zwischen Schwertfortsatz und Nabel). Der »untere Wärmapparat« hat seinen Platz unterhalb des Nabels auf der Höhe des Punktes *Yin-kiao* (Punkt Nr. 7 der vorderen Medianlinie). Das *Schan-tschong* (auf der Mitte der Brust) stellt den spezifisch auf die Angst bezogenen Punkt dar. Das *Tschong-wan* betrifft die Bauchblähung, den Magenschmerz, die Dyspepsie und das Erbrechen. Das *Yin-k'iao* (Verbindung des *Yin)* ist bei anormalen Regelblutungen der Frauen indiziert.

Jedes Eingeweide oder jedes Organ wird einer der natürlichen Pulsprüfstellen zugeordnet. Der Pulsschlag am rechten Arm gibt zum Beispiel Aufschluß über den Zustand der Lunge und des Dickdarms, ferner über den des Thorax oder genauer über die »Mitte der Brust«. Es besteht eine große Vielfalt von Pulsmeßstellen. Die klassischen Werke beziehen sich alle auf die in dem folgenden Schaubild zusammengestellten Normen:

PULSLEHRE

Zusammenhang zwischen den Pulsmeßpunkten, den Organen und den Arten des Odems

	Oberer Puls *TS'UEN*-PULS		Mittlerer Puls *KUAN*-PULS		Unterer Puls *TSCH'E*-PULS	
WANG SCHU-HO (215—282)	links Herz Dünn- darm	rechts Lungen Dick- darm	links Leber Gallen- blase	rechts Milz Magen	links Niere Harn- blase	rechts Niere dreifacher Wärmapparat
LI SCHE-TSCHEN 1518—1593)	Herz Mitte der Brust	Lungen Thorax	Leber Gallen- blase	Milz Magen	Niere Harn- blase Dünndarm	Niere Dickdarm
TSCHANG KIAI-PIN (1555—1632)	Herz Mitte der Brust	Lungen Mitte der Brust	Leber Gallen- blase	Milz Magen	Niere Harn blase Dickdarm	Niere Dünndarm
	Vorderer Odem, der *Tsong*-Odem, der vom oberen Wärmapparat ausgeht		Der *Ying*-Odem, der vom mittleren Wärmapparat ausgeht		Der *Wei*-Odem, der vom unteren Wärmapparat ausgeht	

Die modernen Autoren (Mu Yu-huan) haben, sich auf die Anatomie und die Physiologie stützend, das *Ying* und das *Wei* als befördernde Nährsubstanzen angesehen. Das *Ying* repräsentiert demnach die Nährsubstanzen des Blutes (intravaskulär). Das *Wei* und sein Inhalt werden der Lymphe zugeordnet (extravaskulär).

Die Erhaltung des Lebens oder des Schicksals *(Pao-ming),* die gesamte Existenz des Menschen also, wird durch seine Stellung zwischen Himmel und Erde geregelt. Er muß dieses Gleichgewicht respektieren. Der Organismus ist ein Abbild des Universums. Der Mensch verhält sich entsprechend der himmlischen Ordnung und den Gesetzen der Natur. Der freie Kreislauf der Säfte bedeutet vollkommene Gesundheit. Der Himmel ist voller Sternbilder, die Erde von Kanälen bedeckt. Der Körper des Menschen wird von den Leitungen der *King*-Gefäße durchzogen. Diese *King*-Gefäße werden mit Flüssen und Bächen verglichen. Die Gesamtheit der Gefäße bildet ein Kanalsystem, in welchem der Odem *(K'i),* das Blut *(Hiüe)* sowie die nährenden Elemente *(Ying* und *Wei)* sich in einem ewigen Kreislauf bewegen. Die zwölf *King*-Gefäße bilden, den Eingeweiden oder Organen zugeordnet, allesamt »Meridiane« für die Akupunktur, und zwar wie folgt:

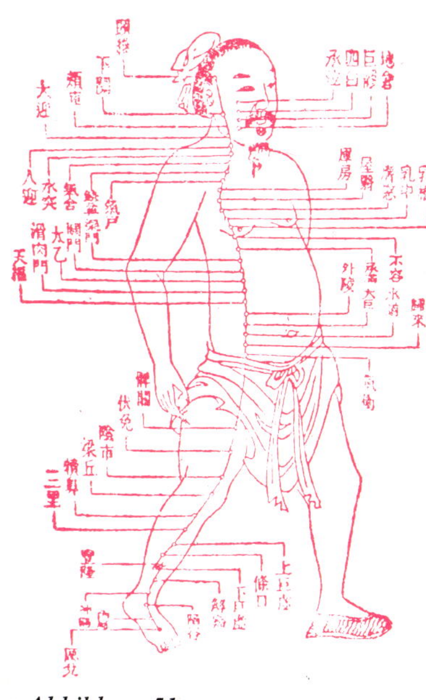

Abbildung 51
Der Magenmeridian
(45 auf das Bein bezogene Punkte).
Dieser Meridian beginnt am Kopf und läuft bis zum äußeren Nagelwall der zweiten Zehe.

Drei *Yin*-Gefäße des Armes	1. Gefäß der Lungen
	2. Gefäß, welches das Herz umgibt
	3. Gefäß des Herzens
drei *Yin*-Gefäße des Beines	1. Gefäß der Milz
	2. Gefäß der Leber
	3. Gefäß der Nieren
drei *Yang*-Gefäße des Armes	1. Gefäß des Dickdarms
	2. Gefäß des dreifachen Wärmapparates
	3. Gefäß des Dünndarms
drei *Yang*-Gefäße des Beines	1. Gefäß des Magens
	2. Gefäß der Gallenblase
	3. Gefäß der Harnblase

Die *Yin*-Gefäße entsprechen den *Yang*-Gefäßen.

Das *T'ai-Yin*-Gefäß der Hand oder der Meridian der Lunge endet an der Spitze des Daumens (oberhalb des radialen Nagelwinkels).

Das *Yang-ming*-Gefäß der Hand oder der Dickdarmmeridian beginnt auf der Rückseite des Zeigefingers (oberhalb des radialen Nagelwinkels).

Das *Kiue-Yin*-Gefäß der Hand oder das Gefäß der Hülle des Herzens, des sogenannten »Meisters des Herzens«, endet am Mittelfinger (oberhalb des radialen Nagelwinkels).

Das *Schao-Yang*-Gefäß der Hand oder das Gefäß des dreifachen Wärmapparates beginnt am Ende des Ringfingers (oberhalb des ulnaren Nagelwinkels).

Das *T'ai-Yang*-Gefäß oder Gefäß des Dünndarms nimmt seinen Anfang an der Spitze des kleinen Fingers (über und im Nagelwinkel des fünften Fingers).

Das *Schao-Yin*-Gefäß oder Gefäß des Herzens endet an der Spitze des kleinen Fingers (oberhalb und außerhalb des radialen Nagelwinkels).

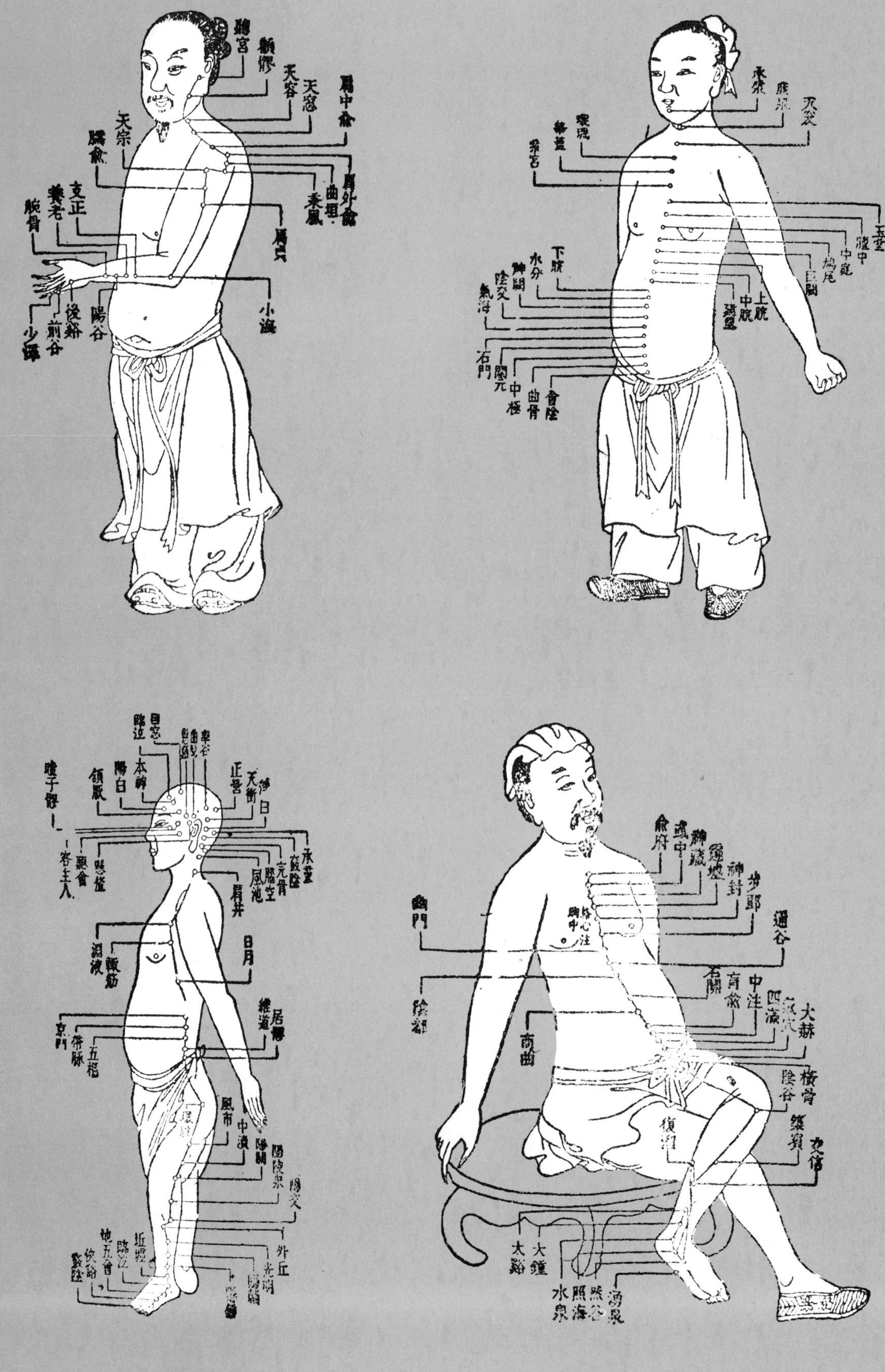

聽宮
顴髎
天容
天窗
肩中俞
天宗
臑俞
肩外俞
曲垣
秉風
肩貞
支正
養老
腕骨
後谿
前谷
少澤
陽谷
小海
承漿
廉泉
天突
璇璣
華蓋
紫宮
玉堂
膻中
中庭
鳩尾
巨闕
上脘
中脘
建里
下脘
水分
神闕
陰交
氣海
石門
關元
中極
曲骨
會陰
目窗
臨泣
本神
陽白
頷厭
瞳子髎
正營
天衝
浮白
承靈
竅陰
完骨
腦空
風池
聽會
懸釐
客主人
肩井
日月
淵液
輒筋
居髎
維道
京門
帶脈
五樞
風市
中瀆
陽關
陽陵泉
陽交
外丘
光明
陽輔
懸鍾
丘墟
臨泣
地五會
俠谿
竅陰
俞府
彧中
神藏
靈墟
神封
步郎
通谷
幽門
陰都
石關
肓俞
中注
四滿
大赫
商曲
橫骨
陰谷
築賓
交信
復溜
大鍾
太谿
水泉
照海
然谷
湧泉

Die zwölf hauptsächlichen *King*-Gefäße bilden ein Kreislaufsystem, das durch die acht unpaarigen oder außerordentlichen Gefäße ergänzt wird. Wir nennen sie in der entsprechenden Reihenfolge:

1. Das *Tu-mai* (das Gefäß der Herrschaft); es verläuft entlang der posterioren Medianlinie;
2. das *Jen-mai* (Gefäß der Empfängnis); es verläuft entlang der anterioren Medianlinie;
3. das *Tsch'ong-mai* (das Lebensgefäß); es ist unter der Bezeichnung »Meer der zwölf Gefäße« oder »Meer des Blutes« bekannt;
4. das *Tai-mai* (das Gefäß des Gürtels); es verbindet die *Yin-* und *Yang*-Gefäße und *umgürtet* die Taille (Lenden, Weichen und Nabelgegend);
5. das *Yin-k'iao* (Bewegungsfähigkeit der *Yin*-Gefäße);
6. das *Yang-k'iao* (Bewegungsfähigkeit der *Yang*-Gefäße);
7. das *Yin-wei* (die Regulierung des *Yin);*
8. das *Yang-wei* (die Regulierung des *Yang).*

Anhand dieser Gefäße werden vor allem die Über- und Unterfunktionen behandelt (zum Beispiel Schlafsucht und Schlaflosigkeit), also Störungen des *Yin* und des *Yang.*

Jedes Akupunkturgefäß umfaßt besondere Punkte:

1. Der tonisierende Punkt stärkt das Organ und behebt gegebenenfalls einen Mangel (Leere des Gefäßes);
2. der sedierende Punkt dient der Behandlung des Übermaßes an Energie (Überfülle des Gefäßes);
3. der Quellpunkt hat eine regulierende Wirkung;
4. der Zustimmungspunkt auf der Leitung des »Meridians der Harnblase«, einer paravertebralen, zwei Finger- oder anderthalb Daumenbreiten von der Medianlinie des Rückens entfernt liegenden Leitung, unterstreicht den tonisierenden bzw. den sedierenden Effekt;
5. der Alarmpunkt deutet einen spontanen Schmerz an;
6. der Durchgangspunkt verbindet zwei Meridiane oder *King*-Gefäße.

Das Herz kontrolliert den Kreislauf des Blutes in den Gefäßen. Es wird von den Nieren, die über die Körperflüssigkeiten bestimmen, beherrscht. Die Lunge kontrolliert den Atem und die durch Haarwuchs ausgezeichneten Körperpartien. Sie wird vom Herzen regiert. Die Leber ist den Muskeln und den Nägeln zugeordnet. Sie wird von der Lunge regiert. Die Milz steht in Zusammenhang mit der Haut und den Lippen. Sie wird von der Leber beherrscht. Die Niere hängt mit den Knochen und dem Haupthaar zusammen. Sie steht unter der Herrschaft der Milz.

Das Gehirn, das Mark, die Knochen, die Blutgefäße, die Gallenblase und die Gebärmutter spiegeln die Erde. Der Magen, der Dickdarm, der Dünndarm, der obere dreifache Wärmapparat und die Harnblase sind mit dem Himmel verbunden. Die erstgenannten dienen als Füllungs-, die letzteren als Entleerungsbehälter.

Die fünf Eingeweide (Leber, Lungen, Herz, Nieren, Milz) werden im Zusammenhang mit den vier Jahreszeiten und den fünf Elementen (Metall, Holz, Wasser, Feuer, Erde) untersucht. Die fünf Geschmacksempfindungen (sauer, bitter, scharf, salzig, süß) haben Einfluß auf die fünf Eingeweide und den Kreislauf der Säfte.

Abbildung 52 (gegenüber, von links oben nach rechts unten) Der Dünndarmmeridian (19 auf den Arm bezogene Punkte), der Jen-mai-*Kanal (24 Punkte), der Gallenblasenmeridian (44 Punkte), der Nierenmeridian (27 Punkte).*

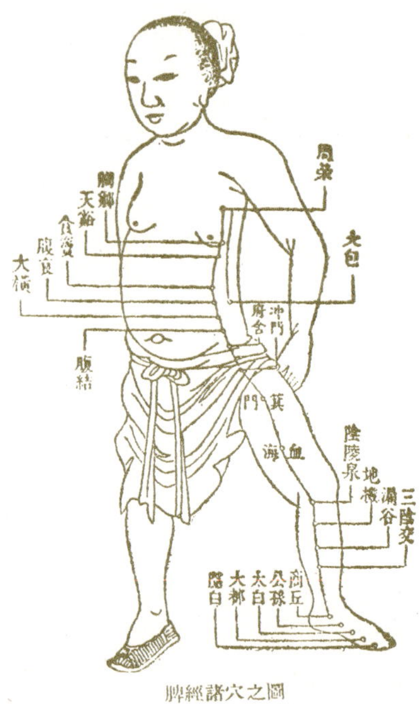

Abbildung 53
Der Milz-Bauchspeicheldrüsen-Meridian (21 auf das Bein bezogene Punkte). Er beginnt an der Innenseite der großen Zehe, verläuft das Bein hinauf, weiter über die Mitte der Leistenbeuge und endet an der vorderen, äußeren Seite des Thorax.

Zum Beispiel tritt bei der Frau mit vierzehn Jahren zum ersten Mal die Regelblutung auf *(T'ien-kuei)*. Das *Jen-mai* (Gefäß der Empfängnis) öffnet sich. Es beherrscht die Gebärmutter. Das *T'ai-tsch'ong* — eines der acht unpaarigen Gefäße — blüht auf. Die Kenntnis der Zirkulation in den Bahnen ist somit zum Verständnis der altchinesischen Physiologie unerläßlich.

Die fünf kompakten *(Tsang)* und die Hohlorgane *(Fou)* sind mit zehn himmlischen Ästen verbunden, denen zwölf irdische Zweige entsprechen. Himmel und Erde bilden einen Zyklus von sechzig Tagen, der, sechsmal sich wiederholend, die 360 Tage des Jahres ergibt. Die Untersuchung des Kranken muß die Werte der den verschiedenen Eingeweiden zugeordneten Pulsprüfstellen berücksichtigen und diese darüber hinaus in einen Zusammenhang mit der Tageszeit, der Jahreszeit sowie dem jeweiligen Jahr stellen.

Die Pulse und die Jahreszeiten

Das Leben ist den vier Jahreszeiten angepaßt (Frühling, Sommer, Herbst und Winter). Der Mensch besitzt vier Eingeweide (Leber, Herz, Lungen und Nieren), die sich in Übereinstimmung mit den Jahreszeiten befinden. Sie werden zusammen mit den »Winden« *(Fong)* untersucht.

Der Ostwind, der Frühlingswind, ist mit der Leber und dem Bereich des Halses verbunden.

Der Südwind, der Sommerwind, steht im Zusammenhang mit dem Herzen und dem Bereich der Rippen.

Der Westwind, der Herbstwind, entspricht den Lungen und dem Bereich des Rückens.

Der Nordwind, der Winterwind, wird den Nieren und der Lendenzone zugeordnet.

In gleicher Weise gibt es einen sogenannten Wind der Mitte, der der Erde und der Milz übergeordnet ist.

Die Prüfung des Pulses verrät einen Mangel oder ein Übermaß an *Yin* oder *Yang*, einen Mangel oder ein Übermaß an *K'i* (Energie), an Blut oder an Nährstoffen *(Ying-wei)*.

Himmel, Erde und Mensch stehen in einem Zusammenhang mit den neun Pulsprüfstellen, und zwar in folgender Zuordnung:

oberer Teil	Himmel	Arteriae frontales
	Erde	Wangenarterien
	Mensch	praeauriculäre Arterien
mittlerer Teil	Himmel	Arteria radialis
	Erde	Arteriae interosseae
	Mensch	Arteria ulnaris
unterer Teil	Himmel	Arteria pudenda (int.)
	Erde	Arteria tibialis (post.)
	Mensch	Arteria fibularis

Die Phänomene des Atems *(K'i)* gründen sich auf den Zusammenhang zwischen Atmung und Puls.

Ein Pulsschlag pro Ein- oder Ausatmung verrät einen Mangel an Atem. Der Puls wird unter Berücksichtigung der Einwirkung der jeweiligen Jahreszeit geprüft.

Der »zarte« Puls des Frühlings verrät ein Übermaß an *Yang,* eine äußerliche Krankheit.

Der »hüpfende« Puls des Sommers kennzeichnet einen Überfluß oder einen Mangelzustand des Herzens.

Der »fließende« Puls des Herbstes gibt uns Aufschluß über Krankheiten der Lunge.

Der »ruhende« Puls des Winters offenbart die mangelhafte Funktion der Nieren.

»Die chinesische Pulslehre stellt eine Wissenschaft von außerordentlicher Komplexität dar. Im Prinzip müßte man den Puls am frühen Morgen messen, da dann das energetische Gleichgewicht noch nicht durch die alltäglichen Zufälle gestört ist« (M. J. Guillaume, J.-C. de Tymowski und Madeleine Fiévet-Izard).

Die praktische Pulslehre wird selten aus der »originalschöpferischen« Leistung der chinesischen Medizin, aus der Anwendung der altüberlieferten Verfahrensweisen erklärt. J. Borsarello (1976) ruft uns in Erinnerung: »Um Aufschluß darüber zu gewinnen, ob die Energie in der Haut und in den Muskeln zu oberflächlich ist (Nervenkrämpfe, Verkrampfungen der Muskeln, neuro-muskuläre Erregbarkeit, Störungen durch Exzesse der Sinnesorgane, Kribbelgefühl, sich selbst entwickelnde Dermatosen, allergische Reaktionen auf Blütenpflanzen), muß man nur den Puls des *Jen-ying* auf beiden Seiten des Halses an der Halsschlagader fühlen (Punkt Nr. 9 vom Meridian des Magens). Wenn der Puls sehr deutlich zu fühlen oder sogar sichtbar ist, dann ist die Energie zu sehr an der Oberfläche.«

Demgegenüber kann eine zu tief sitzende Energie am sogenannten *K'i-k'eu-Punkt* (Öffnung des Atems) am rechten Handgelenk bei festem Druck erkannt werden.

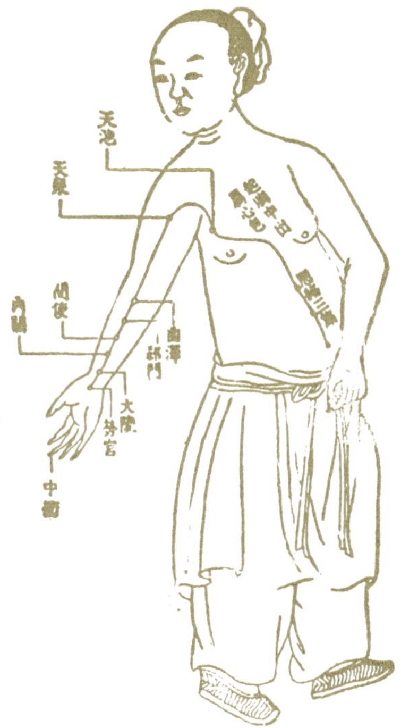

Abbildung 54
Der Meridian der Hülle des Herzens.

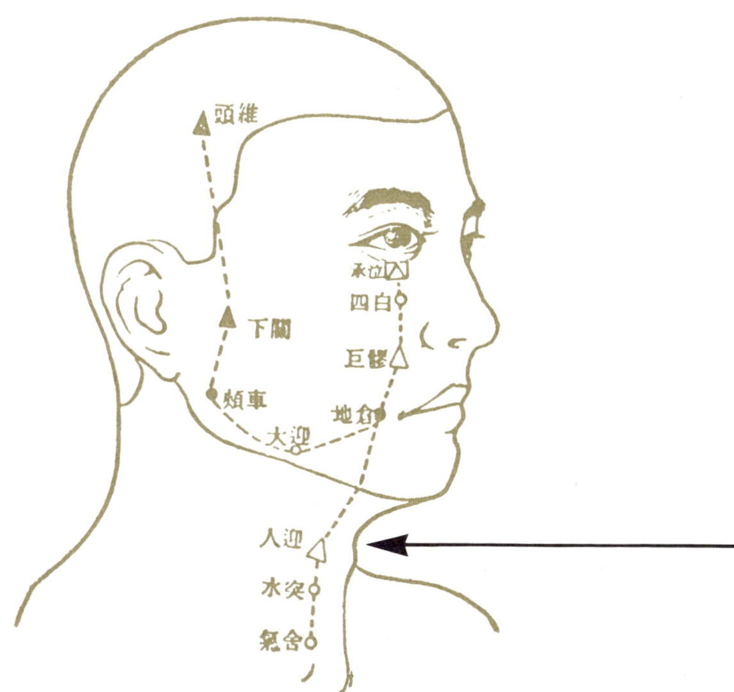

Abbildung 55
Der Punkt Jen-ying (Nr. 9 vom Gefäß des Magens). Der Punkt ist durch ein weißes Dreieck markiert. Die Moxibustion an diesem Punkt ist verboten.

Der Punkt *Schen-men* (Tor des Geistes), der Punkt Nr. 7 vom Meridian des Herzens, zeigt Furcht und Angst an. Er wird an der Innenseite an der vorderen Falte des Handgelenks gemessen.

Die Erforschung der hauptsächlichen Todesursachen beruht auf der andauernden Beobachtung. Man unterscheidet Krankheiten des *Yang* und solche des *Yin.* Die Krankheiten des höchsten *Yang* (T'ai-Yang) hängen von äußeren Faktoren ab: dem kalten Wind *(Fong)* und der »schädliche Kälte« *(Han).* Die Erstellung der Diagnose über die Prüfung des Pulses ist von herausragender Bedeutung. Im Falle von »schädlicher Kälte« oder von Fieber ist der Puls oberflächlich. Die Einwirkung von Fieber auf das *T'ai-Yang*-Gefäß ruft Kopfschmerzen hervor. Die Pulsdiagnose muß durch eine Glossoskopie vervollständigt werden.

Der *Tschong-fong* (Windstoß) zeigt seine Folgen an ernsten Störungen (hohes Fieber, Hyperhidrosis, Kopfweh und Halssteife). Der Terminus *Fong* dient dabei der Beschreibung von flüchtigen Krankheiten, heftigen Krampfzuständen und plötzlich auftretenden Beschwerden, die den Patienten wie ein Schlag (Ictus) treffen. Das *Schang-hang* (schädliche Kälte) stellt ein Synonym für »Fieber« dar. Als Merkmale treten Anhidrosis, Kopfweh, Rückenschmerzen, Gelenkschmerzen, Kurzatmigkeit und Erbrechen auf. Der oberflächliche Puls ist ansteigend *(kin).* Die Zunge zeigt Saburra. Das *Wen-ping* (Krankheit der Hitze oder »epidemische Krankheit«) ist durch Fieber (andere Formen des Fiebers, nicht »schädliche Kälte«), Kopfschmerzen und Trockenheit der Mundhöhle gekennzeichnet. Der Oberflächenpuls ist schnell *(schu),* die Zunge gerötet und weißlich belegt *(T'ai).*

Die Krankheiten des höchsten *Yin (T'ai-Yin)* verraten sich durch die Häufung von Symptomen und durch Bauchschmerzen. Der Kranke kann die Nahrung nicht bei sich behalten und muß sich übergeben. Diese Krankheiten werden einer »Unterfunktion der Milz« (Splenomegalie) oder einer Verdauungsstörung zugeschrieben. Der Puls ist schwach. Die gelblich belegte Zunge verrät die Verstopfung. Die Störungen des Kreislaufs der »Säfte« (Stauung der Stoffe) sind durch den Verlust des Gleichgewichts von *Yin* und *Yang* gekennzeichnet.

Die Behandlung

Das Alte China hat in den verschiedenen Landschaften eine Vielzahl unterschiedlicher Behandlungsmethoden entwickelt. Im Osten werden Abszesse mit Steinspitzen geöffnet und trockengelegt. Im Westen kämpft man mit Drogen gegen Stoffwechselstörungen an. Im Norden preist man die Moxibustion als Mittel gegen Erkältungen. Im Süden behandelt man Rheumatismen mit neun Akupunkturnadeln. In Zentralchina schließlich werden Massagen und Bewegungsübungen gegen die Ankylose empfohlen.

Im Falle einer Leere der *King*-Hauptgefäße und einer Überfüllung der *Lo*-Nebengefäße versucht man eine Heilung durch Akupunktur der *Yin*-Gefäße und durch Moxibustion der *Yang*-Gefäße. Denn die *Moxa* tonisiert das *Yin,* und die Akupunktur wirkt sedierend auf das *Yang.*

Das *T'ai-Yin* (das höchste *Yin),* das dem »Gefäß oder Meridian der Lungen« zugeordnet wird, sowie das *Yang-ming,* das »Gefäß oder Meridian des Magens« genannt wird, drücken wechselseitig den Zusammenhang zwischen Leere (Fieber, Kurzatmigkeit) und Überfülle (Auftreibung, Verschluß) aus.

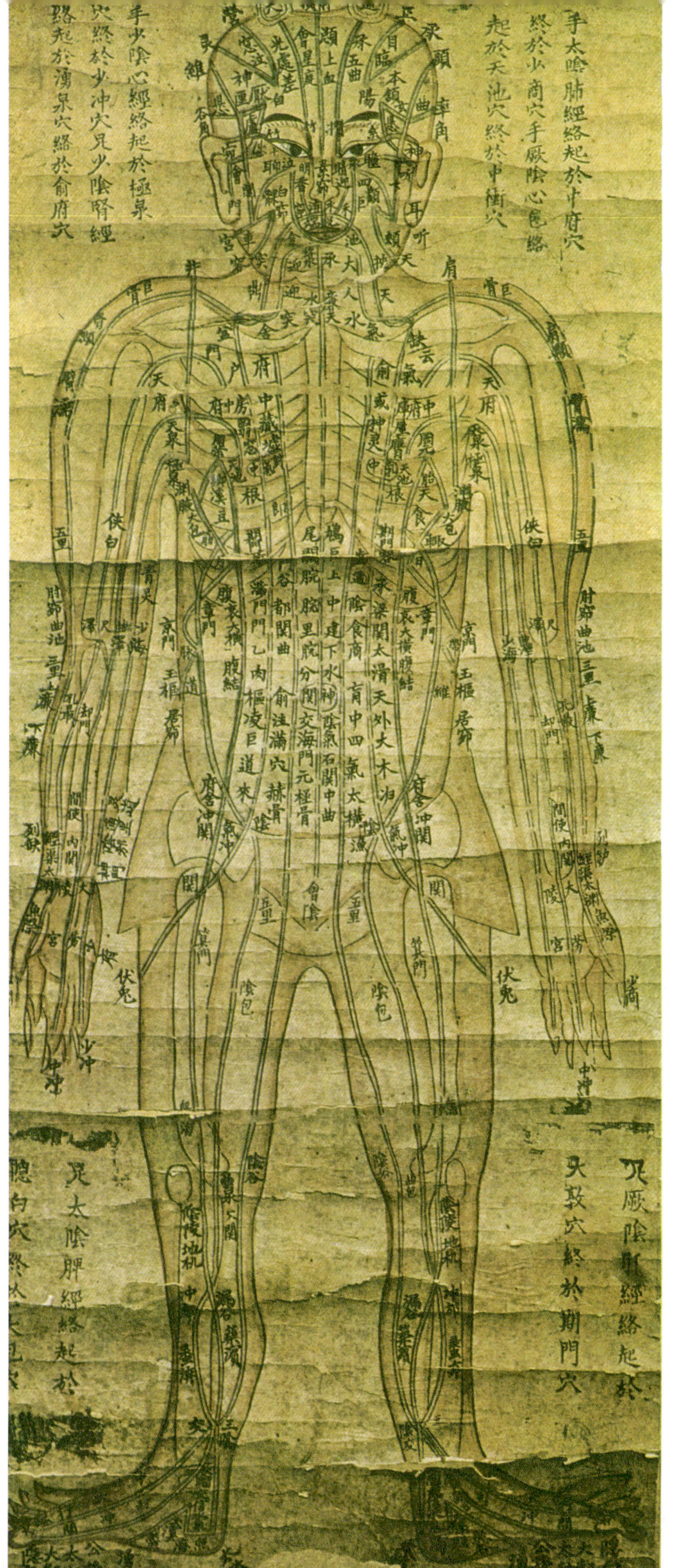

Abbildung 56
Der gesamte Kreislauf der Meridiane auf der Vorderseite des Körpers. Ming-Dynastie.

Das dem Magen zugeordnete *Yang-ming*-Gefäß spiegelt die Erde. Das *Yang-ming* beherrscht die Hautpartien. Aus diesem Grunde kann es ein Übermaß an Atem und an Blut verraten. Ein Überfluß an *Yang*-Atem und an Blut ruft Fieber hervor.

Alle Formen von Fieber oder »Zustände der Hitze« *(Jö)* werden mit der Untersuchung der »schädlichen Kälte« *(Schang-han)* in einen Zusammenhang gebracht. Sie können tödlich ausgehen. Man wirkt auf Erkältungen durch den Punkt *Fong-fu* (unmittelbar unter der *Protuberantia occipitalis externa)* ein, der alle *Yang* beherrscht.

Die Pulsprüfstellen der drei *Yang* sind am Kopf lokalisiert (Halsschlagader), die der drei *Yin* an der Hand (Arteria radialis). R. A. Husson hat die »Sphygmologie des *Nei-king*« als erster in Frankreich mit großem Sachverstand analysiert.

Die Untersuchungen von R. A. Husson stützen sich auf die chinesischen Arbeiten von Kuo Tschen-kieu, einem Spezialisten für die »Sphygmologie des *Nei-king*«. Diese Studien müßten angesichts der Forschungsergebnisse von Prof. Wang Tö-tschen (Akademie für traditionelle Medizin, Peking) vervollständigt werden.

Die Abtastung und die visuelle Prüfung des Tsing-ming am medialen Orbitalrand, auf dem »Meridian der Harnblase« vervollständigt die über den Puls (verlangsamter, kurzer, häufiger, voller, aussetzender Puls usw.) erstellte Diagnose.

Das Herz ist das »herrschaftliche« Organ und regelt den Blutkreislauf. Die Lungen regeln die Atemzüge wie »Minister«. Die Leber spielt die Rolle eines Generals. Die Gallenblase hat die Funktion eines Gebieters. Das *Schan-tschong,* das dem Mediastinum zugeordnet wird, ist der Delegierte des Ministers, der die Freude ausdrücken soll. Die Milz und der Magen sind Lagerverwalter. Der Dickdarm übernimmt die Verdauung, der Dünndarm die Umwandlung. Die Niere hat eine tonisierende Rolle, und der dreifache Wärmapparat regelt das System der Säfte. Die Harnblase ermöglicht die Absonderung des Urins.

Interessanterweise ist das *Schan-tschong* ein genau »in der Mitte der Brust« (auf dem Brustbein) lokalisierter Punkt, an dem die Angst behandelt wird.

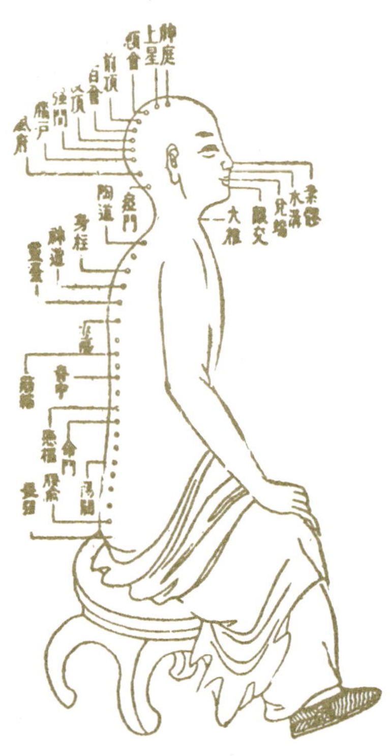

Abbildung 57
Das Gefäß der Herrschaft.

Der Atem und das Blut werden in den Gefäßen durch die *Yü*-Punkte im Gleichgewicht gehalten. Es handelt sich um Zustimmungspunkte, sogenannte paravertebrale Punkte (*Yü*-Punkt der Lungen, des Herzens, der Leber, der Milz und der Nieren). Diese Klassifikation wird noch immer von der Chinesischen Akademie für Traditionelle Medizin verwendet; das überkommene Vokabular hat also seine Bedeutung bewahrt. Der zentrale Windstoß *(Tschong-fong)* ist ein synonymer Ausdruck für den Gehirnschlag. Für den Fall einer Hypertonie wird die Akupunktur vorgeschrieben.

Die Akupunkturmethode differiert nach Jahreszeit und Klima. Sie wirkt tonisierend oder sedierend. Man führt das *K'i* ab, wenn es im Überfluß vorhanden ist. Der Körper ist stabil. Man setzt die Akupunkturnadel während des Einatmens an. Man dreht und nutzt den Augenblick des Ausatmens für die Entfernung. Man erleichtert den Kreislauf durch eine Stärkung des *K'i.* Man bemüht sich, das Element *Ying* (das nährende Element) zu treffen. In diesem Fall zieht man die Nadel im Moment des Einatmens heraus.

Die Anwendung der altchinesischen Akupunktur, die wir hier nicht in extenso entwickeln können, werden wir in einer ergänzenden Studie wieder aufgreifen.

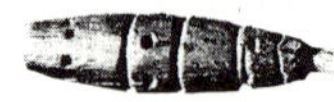

Abbildung 58
Akupunkturnadeln.

Die Epochen der chinesischen Geschichte

Chronologische Anhaltspunkte

16.—11. Jh. v. Chr.	SCHANG-Dynastie
11. Jh.—771 v. Chr.	westliche TSCHOU-Dynastie
770— 221 v. Chr.	östliche TSCHOU-Dynastie
770— 475 v. Chr.	Zeit der Frühlinge und der Herbste
475— 221 v. Chr.	Zeit der einander bekämpfenden Einzelstaaten
221— 206 v. Chr.	TSIN-Dynastie (Gründung des Reiches)
206 v. Chr.—220 n. Chr.	HAN-Dynastie
220— 280	Zeit der Drei Reiche
265— 316	westliche TSIN-Dynastie
317— 420	östliche TSIN-Dynastie
420— 581	Norddynastie und Süddynastie
581— 618	SUI-Dynastie
618— 907	T'ANG-Dynastie
907— 960	die Fünf Dynastien
960—1127	nördliche SUNG-Dynastie
1127—1279	südliche SUNG-Dynastie
1279—1368	YÜAN-Dynastie (Mongolen)
1368—1644	Nationaldynastie der MING
1644—1911	TSING-Dynastie (Mandschu)
1912—1948	Republik China
seit 1949	Volksrepublik China

Die frühen Anhaltspunkte der Medizingeschichte

Frühzeit	Fragmente medizinischer Texte
SCHANG-Dynastie (16.—11. Jh. v. Chr.)	Inschriften auf Knochen oder Schildkrötenpanzern (14.—13. Jh. v. Chr.)
westliche TSCHOU-Dynastie (11. Jh.—771 v. Chr.)	*I Ging* (»Buch der Wandlungen«), innerhalb des »Wahrsageteils« (etwa 9.—8. Jh. v. Chr.)
östliche TSCHOU-Dynastie (770—221 v. Chr.)	*Tscheu-li* (etwa 4. Jh. v. Chr.)
Zeit der Frühlinge und der Herbste (770—475 v. Chr.)	*Tso-tschuan* (etwa 3. Jh. v. Chr.)
Zeit der einander bekämpfenden Einzelstaaten (475—221 v. Chr.)	Pulsregel (etwa 3. Jh. v. Chr.) Anfänge des *Nei-king* (etwa 5.—3. Jh. v. Chr.)

Die Medizin unter der Tschou-Dynastie

Die Tschou-Dynastie folgte auf die Sklavenhaltergesellschaft der Schang. Sie ließen sich im Wei-schuei-Becken (Provinz Schensi) nieder, das von König Wen politisch geeint wurde. Sein Sohn, König Wu, vertrieb die Schang, begründete die westliche Tschou-Dynastie (vom 11. Jahrhundert bis 771 v. Chr.) und sicherte damit den Aufschwung der landwirtschaftlichen Produktion.

Die letzten fünf Jahrhunderte der Tschou-Dynastie werden in zwei historische Abschnitte unterteilt:

1. Die Zeit der Frühlinge und der Herbste (*Tschuen-ts'ieu,* 770 bis 475 v. Chr.), offizielle Chronik des Fürstentums Lu;
2. die Zeit der einander bekämpfenden Einzelstaaten (*Tschan-kou,* 475 bis 221 v. Chr.).

Drei Staaten, Ts'i, Tsch'u und Tsin, machten sich bis zum Regierungsantritt von Tscheng, König der Tsin, im Jahre 221 v. Chr. die Vormacht streitig. In dieser Zeit der einander bekämpfenden Einzelstaaten wurden die grundlegenden Abhandlungen der altchinesischen Medizin niedergelegt.

Unter der Tschou-Dynastie besangen die Krieger des Königs Wu die sittlichen Vorzüge von Feuer und Wasser, die beide der Nahrungszubereitung dienen. Metall und Holz wurden zur Herstellung von Werkzeugen verwendet. Die Erde ernährte die Lebewesen. Später übertrugen die Konfuzianer diesen Symbolismus auf ihre opportunistische Moral. Die himmlische Macht manifestiert sich demnach in den fünf glückhaften Gegebenheiten (langes Leben, Wohlfahrt, Gesundheit, Weisheit, Abwesenheit von Schmerz und Verbitterung vor dem Tode).

Das klassische Buch der Verwandlungen wurde von Tschang-suen Wu-ki (gest. 659) und seinen Mitarbeitern zusammengestellt. Sie machten aus dem *I Ging* eine 551 Kapitel umfassende Gesamtdarstellung der verschiedenen Formen von Wahrsagerei. Der historische Ursprung der »Wandlungen« liegt im dunkeln.

Die medizinischen Vorstellungen der Zeit der Frühlinge und der Herbste (770—475 v. Chr.) und der Zeit der einander bekämpfenden Einzelstaaten (475—221 v. Chr.) sind von Jen Ying-ts'ieu beschrieben worden (1958).

Die Erfahrungen der vorbildlichen Ärzte kennen wir nur durch die Überlieferung, denn die Originalmanuskripte sind verlorengegangen. Die rekonstruierten Texte erweisen sich im wesentlichen als Bücher mit Rezepten für die medizinische Praxis. Die klassischen Werke, die man angesichts ihres Titels oder Autornamens für sehr alt halten mag, verwerten Kommentare und verdecken manchmal die nützlichen Inhalte des Originaltextes. Es handelt sich da-

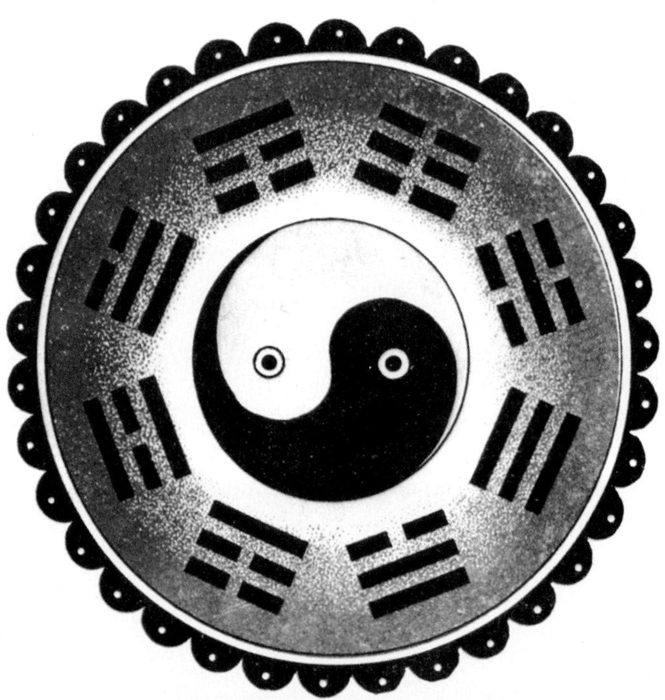

Abbildung 59
Das Prinzip Yin (»dunkel«) und das Prinzip Yang (»hell«) und ihre Bedeutung für die chinesische Medizin erläutert nachfolgende graphische Darstellung und der begleitende Text.
Den aus der chinesischen Philosophie des fünften bis dritten vorchristlichen Jahrhunderts stammenden kosmologischen Prinzipien ordnet die Medizin acht Trigramme zu.

bei um sehr heterogene Abhandlungen, deren einzelne Kapitel in ganz unterschiedlichen Epochen verfaßt wurden.

Während der Tschou-Dynastie soll König Wen den die Wahrsagerei betreffenden Abschnitt des *I Ging* ersonnen haben. Dieser Teil stellt die Quelle der chinesischen Philosophie über das Leben dar.

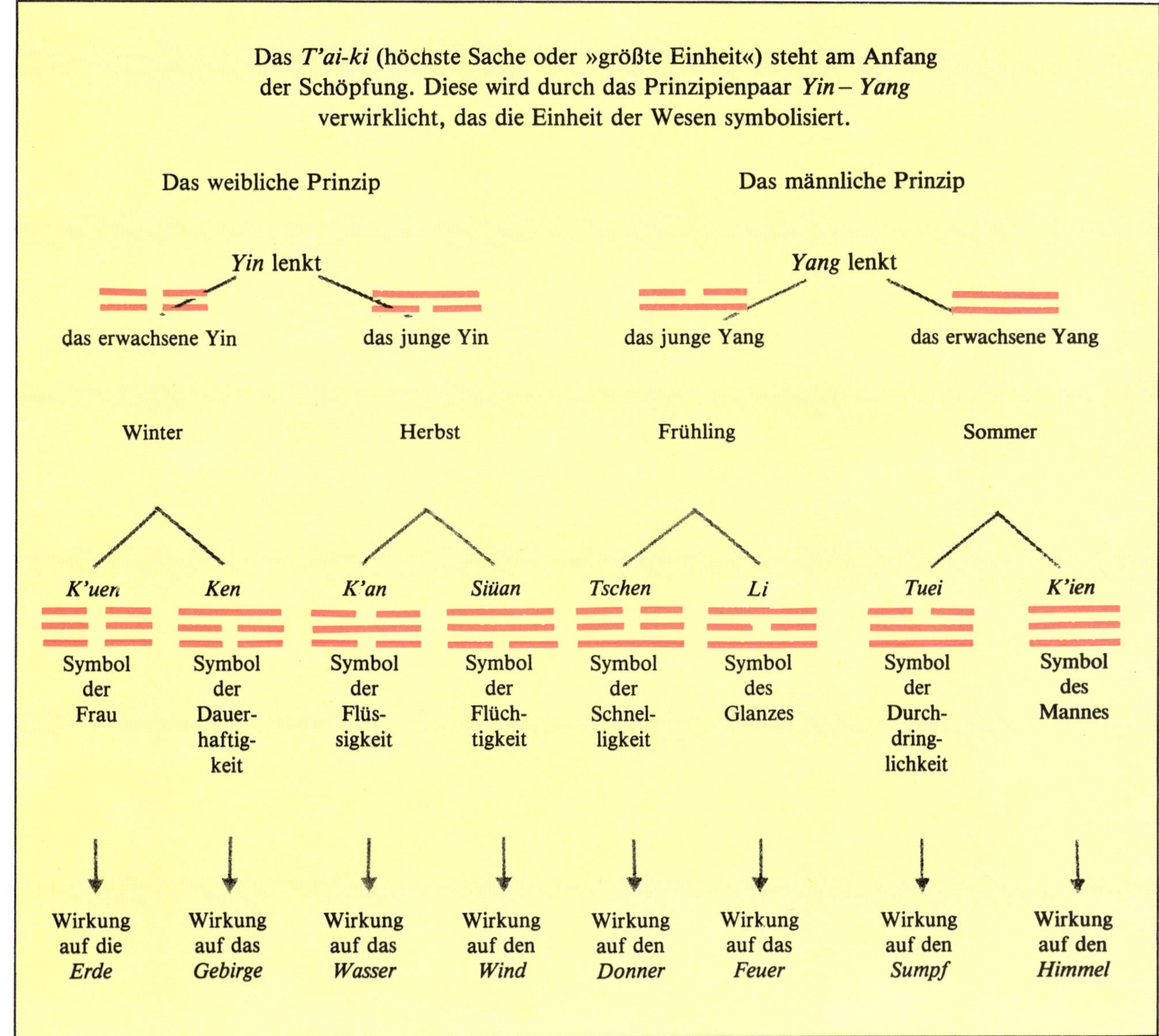

Das Studium der Trigramme stellt nicht ein einfaches Spiel des Geistes dar. Es soll die Deutung der Rolle des Menschen in seiner Umwelt erleichtern.

Zur Zeit der Tschou-Dynastie wird die Lehre vom *Yin* und vom *Yang* auf die Umwelt des Kranken, auf die ihn umgebenden Elemente übertragen. Der Himmel ist *Yang*. Die Erde ist *Yin*. Der Mensch muß sich der inneren wie der äußeren Welt anpassen. Er steht unter dem Einfluß des Wassers (im Winter), des Feuers (im Sommer), des Holzes (im Frühling), des Metalls (im Herbst) und schließlich unter dem der Erde. Die Theorie der »fünf Elemente« scheint allerdings erst in jüngerer Zeit kodifiziert worden zu sein. In gleicher Weise erhielten die Trigramme nicht in allen Epochen dieselben Definitionen.

Auf dem Gebiet der Medizin gehen die Anwendungen von zwei Trigrammen aus: dem Trigramm *li* (dem Prinzip *Yang* zugehörig) und dem Trigramm *K'an* (dem Prinzip *Yin* zugehörig). Sie sind Ausdruck des das Leben beherrschenden Dualismus.

Durch Übereinanderstellen kann man aus den acht Trigrammen 64 Hexagramme gewinnen. Das 63. der aus diesen Kombinationen hervorgehenden Hexagramme symbolisiert die Vereinigung des männlichen und weiblichen Prinzips. Es handelt sich um eine Verbindung des Trigramms *K'an* ☵, das gleichzeitig »Wasser«, »Wolke« und »Frau« bedeutet, mit dem Trigramm *Li* ☲, das die Begriffe »Feuer«, »Licht« und »Mann« bezeichnet.

Verbindung der Trigramme K'an *und* Li *als Symbol der sexuellen Harmonie. Den an weiteren Informationen über das Sexualleben im Alten China interessierten Leser verweise ich auf die vorzüglichen Arbeiten von R. H. van Gulik (Leiden, 1961) und A. Ishihara und H. S. Lévy (New York, 1970). Den sexuellen Störungen der Frau hat J. C. Darras* (»L'Acupuncture«, *1976, Nr. 50, S. 16—24) eine Untersuchung gewidmet.*

Die unten abgebildeten Trigramme werden nicht nur im Bereich der schriftlich fixierten Theorie verwendet. Sie können sich auch auf ganz konkrete medizinische Maßnahmen beziehen. Jedes Trigramm steht in einem Zusammenhang

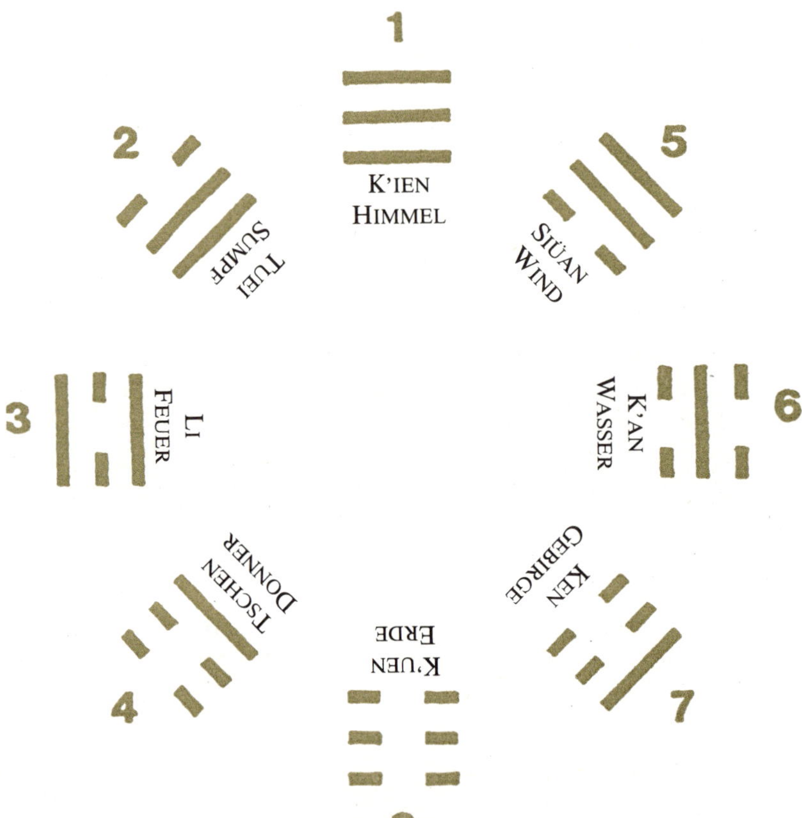

Abbildung 60
Symbolische Bedeutung der »acht Trigramme«, die dem sagenhaften Kaiser Fu-hi zugeschrieben werden.

mit einem Akupunkturpunkt. Yang Ki-tscheu hat im Jahr 1601 die medizinischen Kenntnisse des Altertums wieder aufgegriffen und die Regeln einer chinesischen Untersuchung festgelegt. Er beschäftigte sich mit dem Abtasten des Pulses und den Beziehungen zwischen den Akupunkturstellen und den außerordentlichen Gefäßen. Im folgenden werden wir die Symptomatologie dieser wichtigsten Akupunkturstellen darlegen.

Der Punkt *Kong-suen,* ein Doppelpunkt mit der begrifflichen Konnotation »Vater«, entspricht dem Trigramm *K'ien,* der Ziffer 6 und dem »Lebensgefäß«. Er stimmt mit der Thoraxregion, dem Herzen und dem Magen überein. Das *Kong-suen* bildet den Punkt Nr. 4 des Meridians der Milz. Er liegt in einer Vertiefung hinter dem Kopf des ersten Metatarsalknochens und ist bei Magenschmerzen und Dyspepsie indiziert.

Der Punkt *Nei-kuan,* ein Doppelpunkt mit der begrifflichen Konnotation »Mutter«, entspricht dem Trigramm *Ken,* der Ziffer 8 und dem »Gefäß zur Regulierung des *Yin*«. Er stimmt mit der Thoraxregion, dem Herzen und dem Magen im Sinne des »Vater-Mutter-Verhältnisses« überein. Am *Nei-kuan,* dem Punkt Nr. 6 des Meridians vom »Meister des Herzens«, werden Herzkrankheiten behandelt.

Der Punkt *Heu-hi,* ein Doppelpunkt mit der begrifflichen Konnotation »Ehemann«, entspricht dem Trigramm *Tuei,* der Ziffer 7 und dem »Gefäß der Herrschaft«. Er stimmt mit dem medialen Augenwinkel, dem Ohr, dem Hals, dem Schultergelenk, der Harnblase und dem Dünndarm überein. Das *Heu-hi* bildet den Punkt Nr. 3 des Dünndarmmeridians. Er liegt in einer Vertiefung hinter dem Kopf des fünften Mittelhandknochens und ist bei Kopfschmerzen, Hörstörungen, Schiefhals, Neuralgien des Unterarms und anderen Beschwerden indiziert.

Der Punkt *Schen-mai,* ein Doppelpunkt mit der begrifflichen Konnotation »Ehefrau«, entspricht dem Trigramm *K'an,* der Ziffer 1 und der Bewegungsfähigkeit der *Yang*-Gefäße. Er stimmt im Sinne des »Gattenverhältnisses« mit den anatomischen Partien des vorgenannten Punktes überein. Das *Schen-mai* bildet den Punkt Nr. 62 des Harnblasenmeridians und liegt unter der Spitze des Malleolus lateralis. Hier wird Kopfweh und Schwindel behandelt.

Der Punkt *Lin-k'i,* ein Doppelpunkt mit der begrifflichen Konnotation »Mann«, entspricht dem Trigramm *Süan,* der Ziffer 4 und dem »Gefäß des Gürtels«. Er stimmt mit dem Augenwinkel, dem hinteren Teil des Ohres, dem Wangenbereich, dem Hals und der Schulter überein. Das *Lin-k'i* bildet den Punkt Nr. 15 der Gallenblase und liegt, mit Merkzeichen hinter den Wurzeln der Stirnhaare versehen, auf dem zurückspringenden Teil der Vertikallinie, die vom Haaransatz zur Pupille läuft. Das *Lin-k'i* wird als Hilfe bei krankhaftem Tränen der Augen und Verstopfung der Nase genannt.

Der Punkt *Wai-kuan,* ein Doppelpunkt mit der begrifflichen Konnotation »Frau«, entspricht dem Trigramm *Tschen,* der Ziffer 3 und dem »Gefäß zur Regulierung des *Yang*«. Er stimmt im Sinne der »Mann-Frau-Beziehung« mit den zum vorgenannten Punkt angeführten Körperpartien überein. Das *Wai-kuan* bildet den Punkt Nr. 5 des dreifachen Wärmapparates. Es liegt drei Fingerbreit proximal der Gelenkfalte des Handgelenks und ist bei Kopfschmerzen, Schwerhörigkeit, Ohrensausen, Halsschmerzen und anderen Beschwerden indiziert.

Der Punkt *Lie-küe,* ein Doppelpunkt mit der begrifflichen Konnotation »Hausherr«, entspricht dem Trigramm *Li,* der Ziffer 9 und dem »Gefäß der

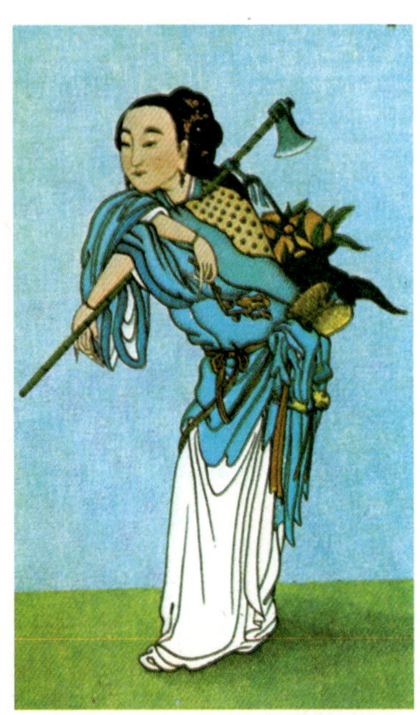

Abbildung 61
Ma-ku kommt vom Fest des Pan Tschao-moei zurück und trägt seine Hacke zum Ausstechen von Kräutern.

Empfängnis«. Er stimmt mit der »Luftröhre der Lungen«, der Kehle, dem Thorax und dem Zwerchfell überein. Das *Lie-kiüe* bildet den Punkt Nr. 7 des Lungenmeridians und liegt oberhalb des *Processus styloideus radii.* Seine Anwendung ist bei Halsschmerzen und Atemnot vorgeschrieben.

Der Punkt *Tschao-hai,* ein Doppelpunkt mit der begrifflichen Konnotation »Gast«, entspricht dem Trigramm *K'uen,* der Ziffer 2 und der Bewegungsfähigkeit der *Yang*-Gefäße. Er stimmt im Sinne der »Beziehung zwischen Hausherr und Gast« mit den zum vorgenannten Punkt angeführten Bereichen des Körpers überein. Das *Tschao-hai* bildet den Punkt Nr. 6 des Nierenmeridians und liegt in der Vertiefung unterhalb des *Malleolus medialis.* Hier werden die sogenannten *Yin*-Krankheiten (Menstruationsbeschwerden und Juckreiz der Scheide) behandelt.

Die Erforschung dieser wechselseitigen Beziehungen und Verhältnisse bildet einen Schlüssel zur chinesischen Medizin.

Die früheste Organisation des Gesundheitswesens datiert aus der Zeit der Tschou-Dynastie. Das um die Mitte des 3. Jahrhunderts v. Chr. aufgestellte Tschou-Ritual *(Tschou-li)* gibt uns Auskunft über den ärztlichen Dienst. Er untersteht — wie die tierärztliche Versorgung und die Körperschaft der Wahrsager und Auguren — der Leitung durch einen Oberaufseher. Die Funktionäre des Gesundheitswesens erhalten ein Grundsalär. Erfolge machen sich in Zulagen bezahlt, Mißerfolge ziehen Abzüge nach sich.

Die Praktiker auf dem Gebiet der Medizin bilden vier Gruppen:

1. Die *Tsi-yi* (Ärzte für die allgemeine Medizin);
2. die *Yang-yi* (Wundärzte);
3. die *Sche-yi* (Diätetiker);
4. die *Scheu-yi* (Tierärzte).

Die beiden ersten Gruppen (Allgemeinmediziner und Chirurgen) tragen für die Gesundheit von Herrscher und Hofstaat die Verantwortung. Die beiden letzten Gruppen (Diätetiker und Veterinäre) kümmern sich um das einfache Volk. Aber die »Ärzte für allgemeine Krankheiten« aus der ersten Gruppe übernehmen gelegentlich auch die Aufgaben eines Landarztes. Zur Zeit der Tschou-Dynastie sahen die Ärzte drei Krankheitsursachen: Mißbrauch von Speise und Trank, Schockwirkung durch heftige Erregung sowie plötzlicher Klimawechsel.

Abbildung 62 (gegenüber)
Der Kaiser Sche Huang-ti läßt die Gelehrten hinrichten und ihre Bücher verbrennen. Aquarell aus dem 18. Jahrhundert.

Die Entdeckung des Metallgusses und der Eisenverarbeitung um das 6. Jahrhundert v. Chr. veränderte auch die Ausübung der Medizin. Der Einsatz von Pflug, Egge, Sichel, Hacke und Jäthaue hatte eine quantitative und qualitative Verbesserung auf dem Gebiet des Pflanzenanbaus zur Folge. Auch die Handwerker verwendeten höherentwickelte Gerätschaften, so etwa zugespitzte Metallwerkzeuge *(Juei).* Diese Innovationen hatten eine nachhaltige Wirkung auf den Bereich der Therapie. Die Metallnadeln *(Tschen)* ersetzten endgültig die steinernen oder knöchernen Spitzen.

Siehe Sseü-Ma Ts'ien, *Che-ki* (Denkschriften zur Geschichte), Biographie des Pien Ts'io (Kapitel 105), *Tschong-hua schu-kiü,* Edition von 1959, S. 2785—2795.

Pien Ts'io, auch unter dem Namen Ts'in Yüe-jen bekannt, war der vorbildliche Mediziner in der Epoche der einander bekämpfenden Einzelstaaten. Er stammte aus Mo-tscheu, das zum Verwaltungsbezirk Po-hai in der heutigen Provinz Hopei gehört. In die ärztliche Kunst wurde er von Tsch'ang-sang kiün eingeführt, der ihm die Kenntnis angeblich geheimer Heilmittel vermittelte *(Kin-fang).* Pien Ts'io übte seine Kunst zunächst innerhalb der Grenzen der Provinzen Hopei und Schantung aus. Er wandte, dem Krankheitsbild entspre-

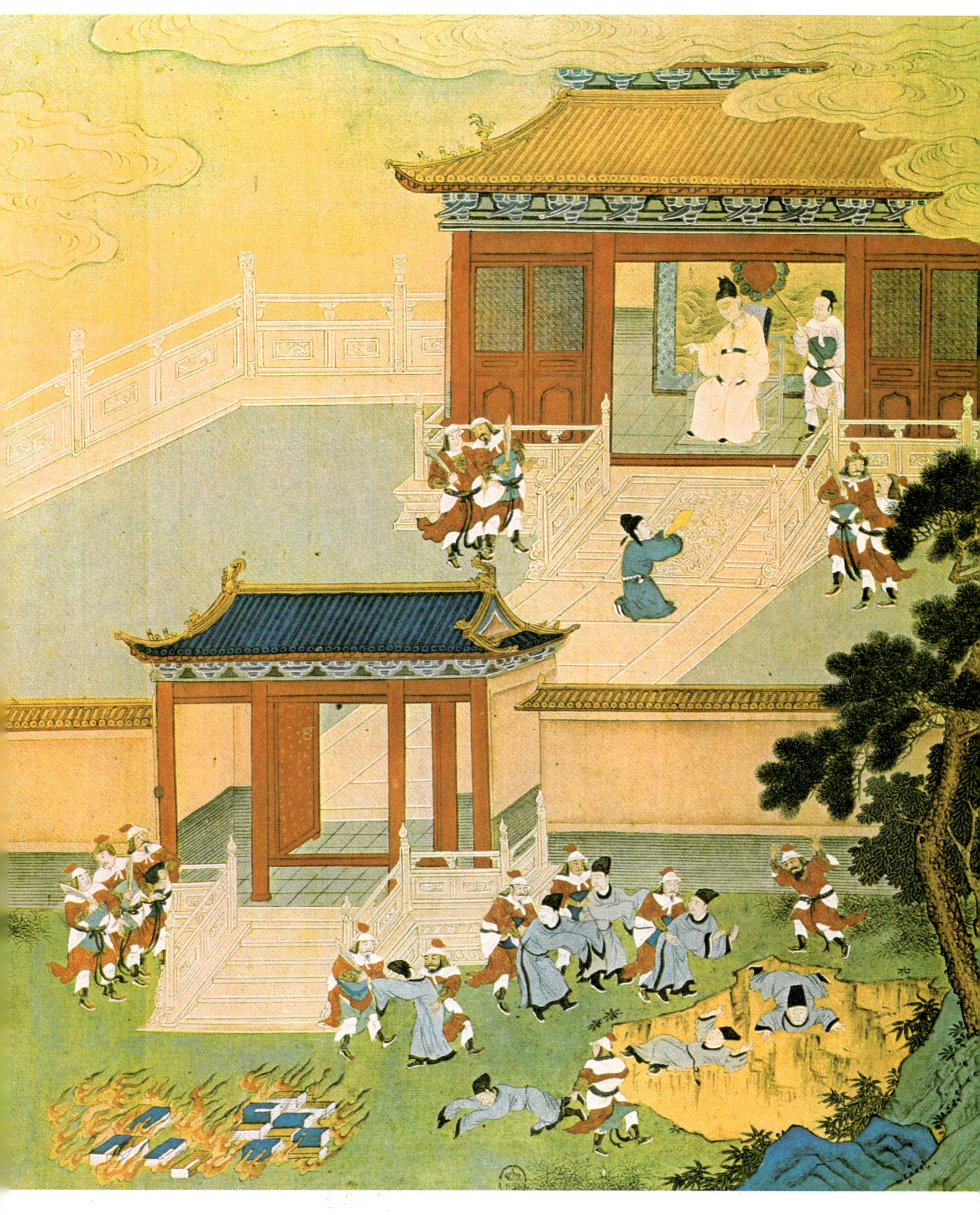

chend, Akupunktur, Massagen oder warme Umschläge an. Von ihm stammen grundlegende Regeln für die Untersuchung der Körper- und Gesichtshaut sowie der äußeren Erscheinung der Zunge (Zungenbelag). Pien Ts'io studierte außerdem die Körpergeräusche und -gerüche. Ferner erweiterte er die Untersuchung des Kranken um das Patientengespräch und die Prüfung des Pulses.

Im Jahr 501 v. Chr. begab sich Pien Ts'io nach Tsin. Damals umfaßte dieser Teilstaat die heutigen Provinzen Schensi, Szetschuan und Kansu. In Tsin rettete Pien Ts'io das Leben Tschao Kien-tseüs, einer hochgestellten Persönlichkeit, die bereits seit fünf Tagen im Koma lag. Danach zog er, begleitet von seinen beiden Schülern Tseü-yang und Tseü-pao, nach Kuo (Honan). Hier heilte er den Thronfolger, der »scheintot« *(sche-kiüe tscheng)* war oder »das Bewußtsein verloren« hatte, indem er ihn durch warme Umschläge wieder zum Leben erweckte. Schließlich ließ er sich in Tsin nieder; doch war der Oberarzt dieses Gebietes, Li Si, so voller Mißgunst über die Erfolge Pien Ts'ios, daß er diesen ermorden ließ.

Die Schüler des Pien Ts'io sorgten fleißig für den Nachruhm ihres Lehrers und berichteten von den Wunderheilungen des »Vaters der chinesischen Pulslehre«. Dieser hat den menschlichen Körper mit einem Saiteninstrument verglichen. Die Schwingungen oder harmonischen Pulsschläge symbolisieren demnach die Gesundheit.

Unter der östlichen oder späteren Han-Dynastie (25—220) erschien das *Nanking* (»Klassische Abhandlung über die schwierigen Probleme«) unter dem Autorennamen des Pien Ts'io.

Abbildung 63
Reisanbau in China. Aquarell aus dem 18. Jahrhundert.

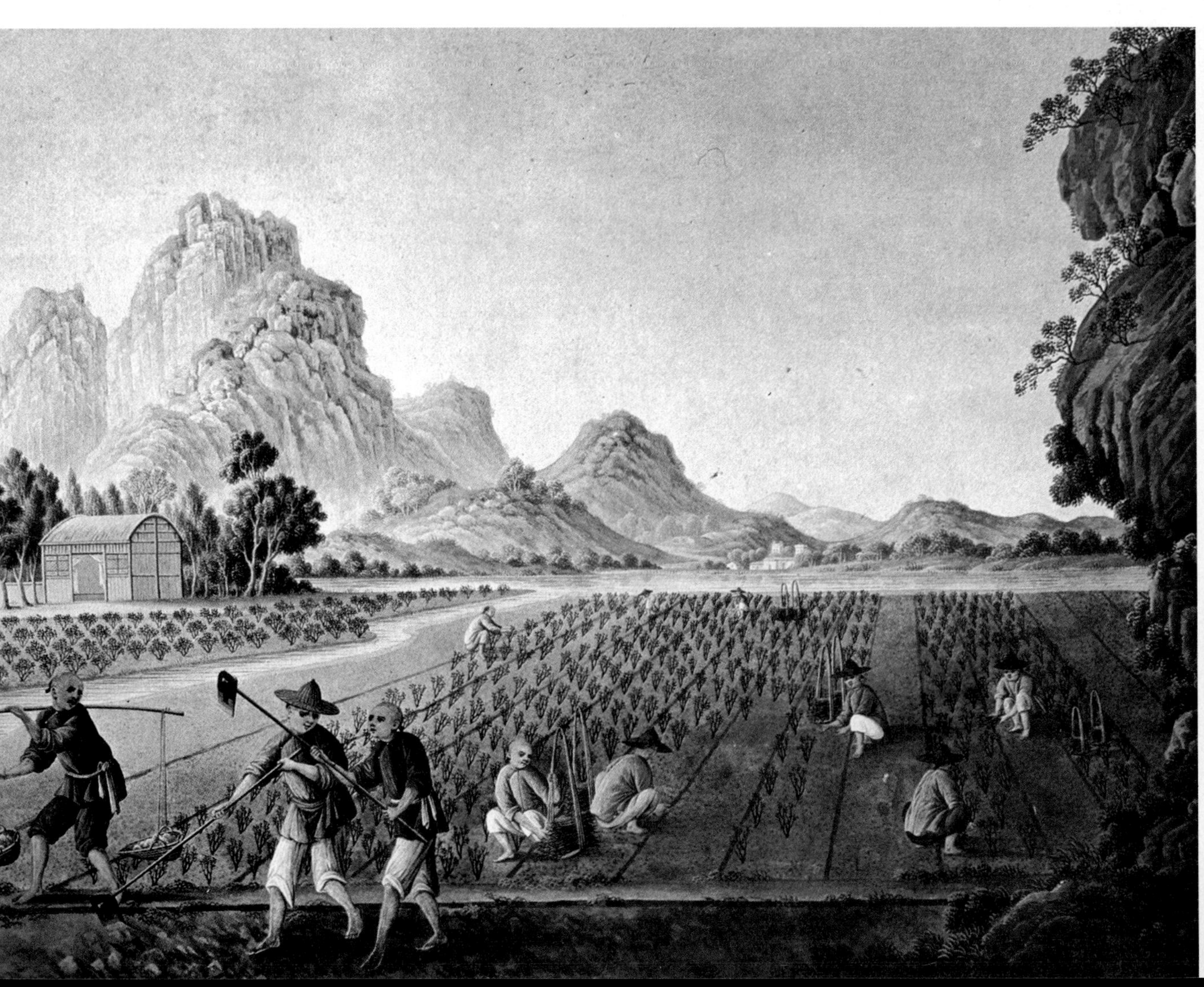

Die Medizin während des alten Kaiserreichs

Die Medizin unter der Tsin-Dynastie

Im Jahre 221 v. Chr. erzwang der König von Tsin, Yin Tscheng (259—210 v. Chr.), die Einheit Chinas und beendete damit die Zeit der einander bekämpfenden Einzelstaaten. Von diesen Einzelstaaten hatte Tsin (das heutige Schensi) eine besonders günstige natürliche Lage. Wir zitieren Szeü Ma-Ts'ien (um 145 bis 90 v. Chr.), den chinesischen Herodot: »Die Form und Lage des Staatsgebietes von Tsin prädestinierte dieses für den Sieg. Der Gelbe Fluß und die Gebirgszüge bilden einen natürlichen Schutzring und erschweren dem Eindringling den Zugang.«

Tscheng, der Caesar Chinas, besiegte gänzlich die sechs einander befehdenden Staaten Han, Tschao, Wei, Tsch'u, Yen und Ts'i. Er proklamierte sich zum Kaiser und zum Begründer der Tsin-Dynastie (Tsin Sche Huang-ti).

Der »erste Kaiser« schuf einen Zentralstaat, der in 36 Verwaltungsbezirke untergliedert war. Er unterstützte die Schule der Legalisten und bekämpfte die der Konfuzianer. Aufseher kontrollierten die Arbeit der Verwaltungsbeamten in den einzelnen Bezirken. Ihre Berichte gingen direkt an den Kaiser.

Der Kaiser Sche Huang-ti sorgte selbst für die Vereinheitlichung der Sprache, der Währung, der Maße und Gewichte, der Straßenbreiten und selbst des Radstandes an den Wagen. Er brach die passive Opposition der Gelehrten durch eine radikale Maßnahme — ihre Verbrennung. Durch Verbrennen wurden auf Befehl des Kaisers im Jahre 213 v. Chr. auch alle Bücher zerstört; lediglich die medizinischen Werke sind damals glücklicherweise verschont geblieben.

Wir besitzen nur wenige gesicherte Angaben über die medizinische Praxis dieser Epoche. Die Manuskripte sind inzwischen verlorengegangen.

Am Kaiserhof drehte sich alles um die Suche nach der Droge des »langen Lebens«. Die Idee physischer Unsterblichkeit ist schließlich mit der Vorstellung von einem langen, oder präziser: von einem über alles gewöhnliche Maß hinausreichenden Leben verknüpft. Die Taoisten nahmen an, sie könnten das Leben durch Atemtechnik und sorgfältige Schutzmaßnahmen für den Körper (Diät, Bewegungstherapie, Heliotherapie und sexuelle Beherrschung) immer weiter verlängern, um so schließlich die Unsterblichkeit zu erlangen.

Nach der Einigung des Reiches verwandte Sche Huang-ti seine ganze Kraft auf die vergebliche Suche nach dem Elixier für ein langes Leben. Er wollte seiner zentralistischen Vorstellung von der kaiserlichen Gewalt auch Zeit und Raum unterordnen. So umgab er sich mit einem Hofstaat von Schwarzkünstlern, die den kryptogamischen Pflanzen (Pilze, Farne, Moose) wundersame Eigenschaften zuschrieben. Er rüstete kostspielige Expeditionen zu den Inseln des Ostchinesischen Meers aus. Sie wurden von Siü Fu und Han Tschong geleitet und hatten den Auftrag, das Leben verlängernde Medikamente zu sammeln. Wir besitzen keine genauen Berichte über diese Expeditionen.

Die Mediziner unterschieden sich kaum von den Zauberkünstlern. Besonderes Ansehen kam dem Oberarzt des Frauengemaches zu. Die Suche nach der Verlängerung des Lebens führte die Praktiker dazu, Störungen des Gleichgewichts von *Yin* und *Yang,* die wir heute als Störungen des neurovegetativen Gleichgewichts ansehen, mit größerer Sorgfalt zu beobachten. Unregelmäßigkeiten des Menstruationszyklus wurden genau registriert. Das endgültige Aus-

Abbildung 64
Der berühmte Chirurg Hua T'o operiert Kuan Yün tsch'ang. Dieser Kriegsheld, der für seine fachmännische Kriegsführung berühmt ist, spielt zur Ablenkung Go.

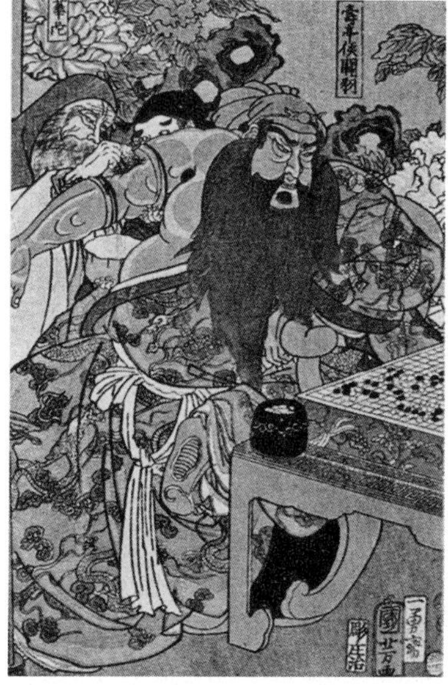

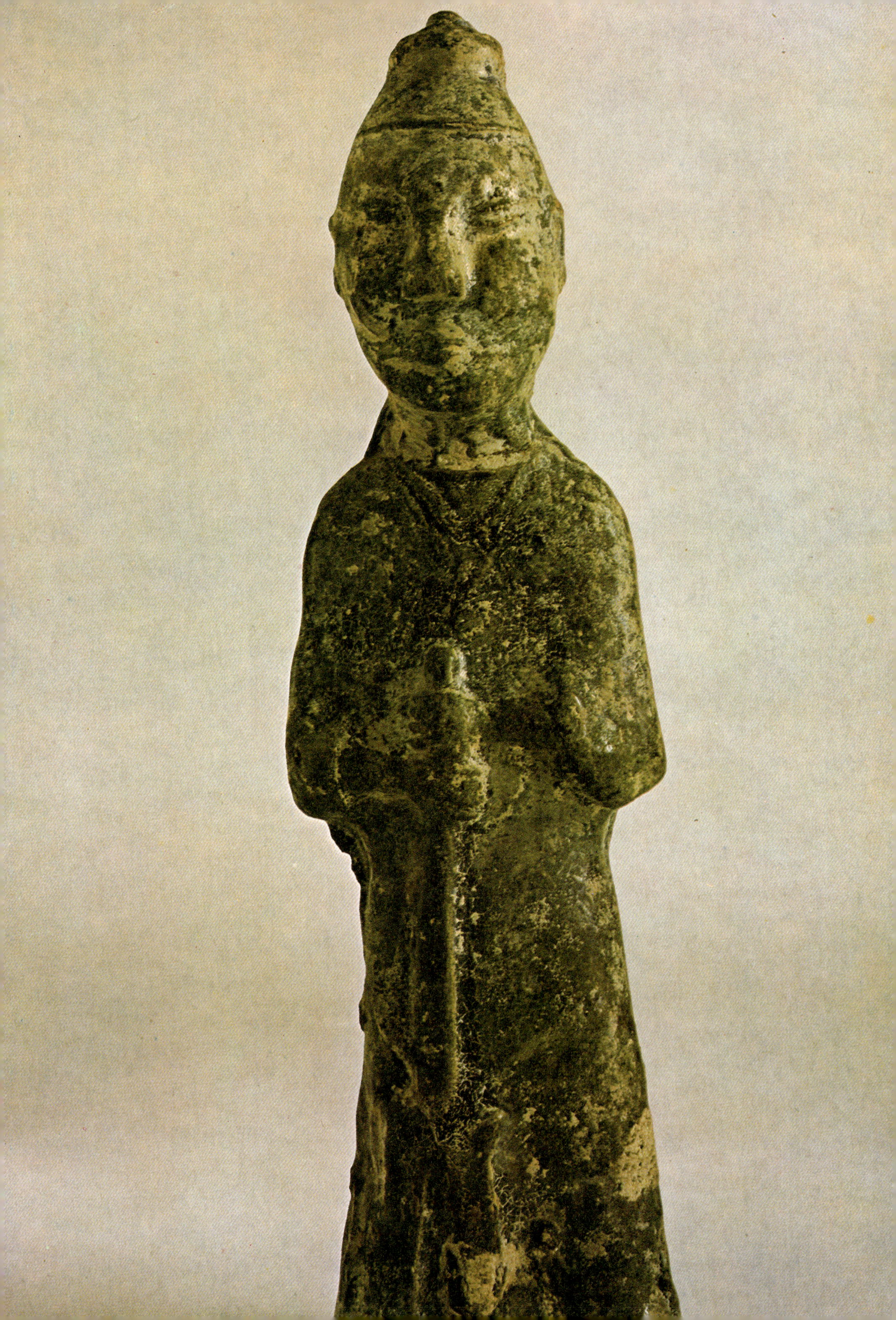

bleiben der Regel markiert den Beginn jenes Zeitraumes, in dem die Frau keine Kinder mehr zur Welt bringen kann. Mit 49 Jahren stellt das sogenannte Gefäß der Empfängnis seine Tätigkeit ein. Die Menopause signalisiert den Verfall des *T'ai-tschong,* des Lebensgefäßes, das seine Funktionen immer weniger wahrnimmt. Der Kampf gegen den Alterungsprozeß trifft mit der Suche nach der Droge für ein langes Leben zusammen. Er hat einen positiven Aspekt, nämlich die systematische Anwendung tonisierender Drogen.

Von diesen Medikamenten verdient das *Tang-kuei,* die Engelwurz, besondere Beachtung. Mit ihr wird die Asthenie und die Anämie behandelt. Sie wirkt aufbauend auf die drei *King*-Gefäße: den Meridian der Leber, den Meridian der Gallenblase und den Meridian der »Umhüllung des Herzens«. Wie bereits gesagt, wurden zur Zeit der Tsin-Dynastie die Pilze als Mittel zur Erlangung der Unsterblichkeit angesehen. Von ihnen ging eine zauberische Kraft aus. Der berühmteste ist der göttliche *Tsche.* Der *Ganoderma japonicus (Fr.) Lloyd,* was gleichbedeutend mit dem Terminus göttlicher *Tsche (Ling-tsche)* ist, wird noch heute in Südchina bei chronischer Gastritis verwendet.

Der Austausch mit den »westlichen Landschaften«

Die Medizin unter der Han-Dynastie

Die Entwicklung auf dem Agrarsektor während der Han-Dynastie zeigt sich in der systematischen Anwendung der eisernen Pflugschar. Der Anbau von Heilpflanzen wird ausgeweitet und das Sammeln von Pilzen als einer Unsterblichkeitsdroge fortgesetzt. Die Herrscher aus der Han-Dynastie praktizieren eine Politik der Versöhnung und des Austauschs mit den »westlichen Landschaften«.

Der westlichen Han-Dynastie (206 v. Chr. bis 9 n. Chr.) gehören die berühmten Herrscher Kao-tsu, Wen-ti und Wu-ti an. Letzterer hat Expeditionen zu den »westlichen Landschaften« angeregt. Von Tsch'ang-ngan (heute Sian, Provinzhauptstadt von Schensi), der Hauptstadt der westlichen Han, nahm die berühmte Seidenstraße ihren Ausgang. Sie führte am Ho-si (Provinz Kansu) entlang, passierte das Tarim (Gebiet der türkischen Uiguren im Sinkiang), um das Partherreich, Syrien und schließlich den Mittelmeerraum zu erreichen. Der Kaiser Wu (141—87 v. Chr.) kontrollierte den Korridor von Kansu und verstand es, den Invasionen der Hiong-nu zuvorzukommen. Dieser Versorgungsweg ermöglichte die Einführung neuer Heilmittel.

Tschang K'ien (gest. 114 v. Chr.) begab sich in den Jahren 138 und 121 v. Chr. als kaiserlicher Gesandter in die »westlichen Landschaften« (das Sinkiang und die Gebiete westlich des Sinkiang). Er trug eine Menge von Fakten über die Völkerstämme zusammen, die damals die Vorhut der Iranier bildeten, und machte die Fergana-Pferde sowie die Weintraube und den Schneckenklee der westlichen Länder in China bekannt.

1972 hat man in einem Grab aus der Zeit der westlichen Han-Dynastie in Ma-wang-tuei bei Tschang-scha (Provinz Hunan) Knospen von *Magnolia liliflora,* getrocknete Rindenstücke vom Weißen Kaneelbaum *(Cinnamonum cassia),* und Teilchen von *Eupatorium fortunei, Hierochloë odorata* sowie *Zanthoxylum bungeanum* nachweisen können.

Die aromatischen Pflanzen sollten die Erkältung vertreiben, die Transpiration fördern, den Auswurf anregen sowie die Diurese erleichtern.

Unter den aus den »westliche Landschaften«, besonders aus dem Partherreich eingeführten Heilpflanzen befand sich das *Ngai-na hiang* (wörtlich über-

Abbildung 65 (gegenüber) Figur eines Zauberers, datiert in die Han-Dynastie.

setzt: »aromatischer Beifuß«). Es handelt sich um *Blumea balsamifera* D. C. (Compositae). Man glaubte, daß dieses Mittel »schädliche Winde« entweichen lasse, Parasiten vernichte, Durchfall und Dysenterie heile und zur Behandlung aller »Höhlen«, das heißt aller natürlichen Körperöffnungen geeignet sei. Es sollte die Meridiane von Lunge, Herz und Leber wiederherstellen.

Der führende Arzt dieser Epoche, Schuen Yü-yi, wurde im Jahre 216 v. Chr. in Lin-tseü (heute Provinz Schantung) geboren. Er folgte den Lehren des Meisters Tsch'eng Yang-k'ing, der ihn auch in die »geheimen Heilvorschriften« einweihte. Schuen Yü-yi war ein hervorragender Fachmann auf dem Gebiet der Akupunktur und der Pharmakologie. Über seine zahlreichen klinischen Beobachtungen führte er peinlich genau Buch.

In seiner Studie über die *Medizin im Alten China* stellt R. F. Bridgman folgendes fest: »Nach dem Lehrgebäude des Schuen Yü-yi ist die ursprüngliche Krankheit immer eine Kälte-Krankheit und damit wesensmäßig dem Prinzip *Yin* zugehörig. Die übermäßige Anwendung von *Yang*-Medikamenten, die gegen ein Zuviel an *Yin* ankämpfen sollen, zieht die Vorherrschaft des Elementes *Yang* nach sich. Dies führt entsprechend den schon vorher entwickelten theoretischen Vorstellungen zu Fieber, stört das Gleichgewicht der Gefäße, blockiert diese und damit auch den Kreislauf der ›Energie‹. Die Präzisierung der fünfundzwanzig klinischen Beobachtungen und der acht Antworten, die in die Zeit zwischen 167 und 154 v. Chr. datiert wird, kann als gesicherte Basis für die Erforschung der altchinesischen Medizin dienen.«

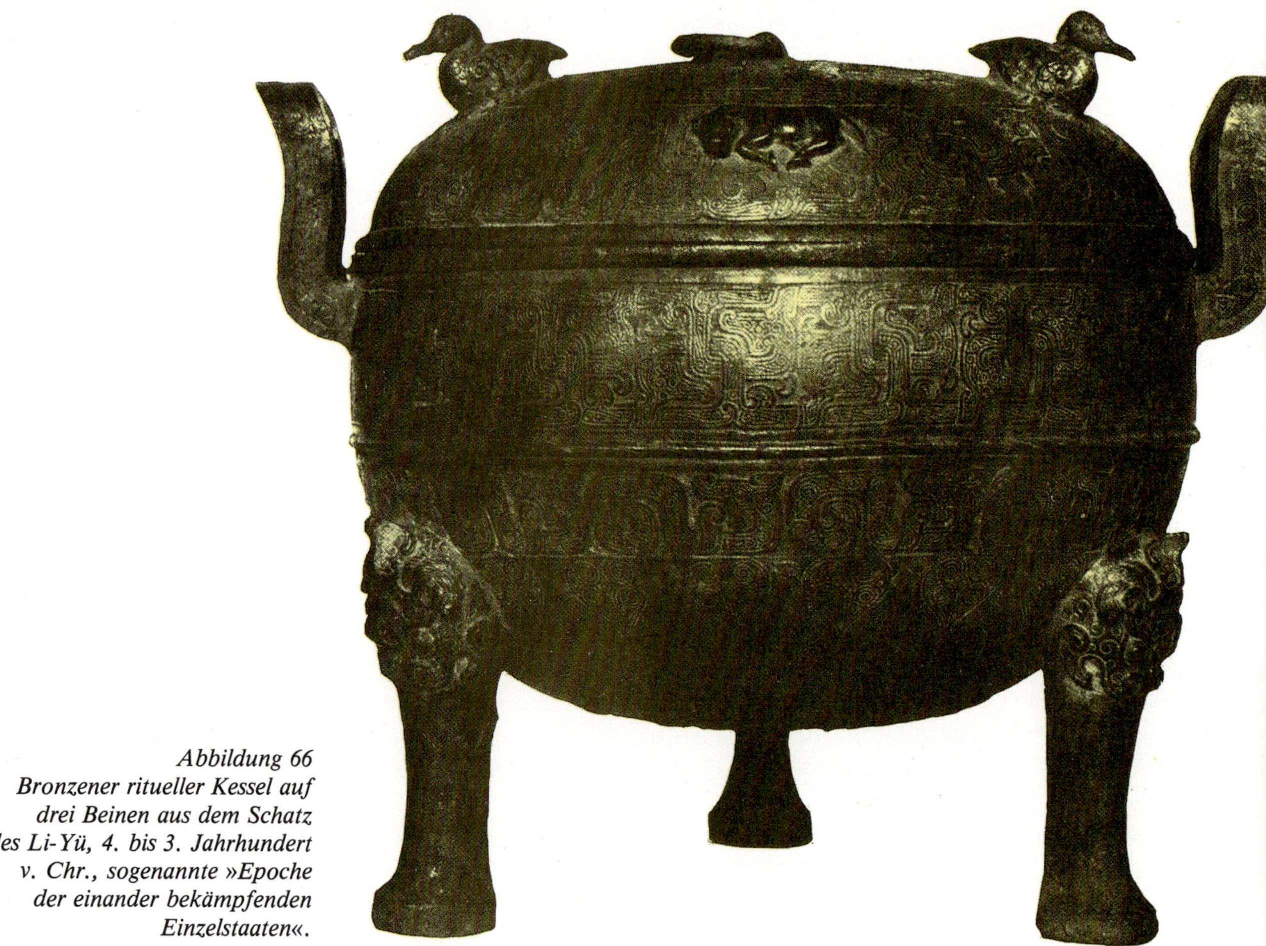

Abbildung 66
Bronzener ritueller Kessel auf drei Beinen aus dem Schatz des Li-Yü, 4. bis 3. Jahrhundert v. Chr., sogenannte »Epoche der einander bekämpfenden Einzelstaaten«.

Schuen Yü-yi erkannte die hustenstillende und brechreizlindernde Wirkung von *Pan-hia*-Knollen (*Pinellia tuberifera* Tenore). Er stellte fest, daß die *K'u-schen*-Wurzel (*Sophora flavescens* Ait) bei Neuralgien hilft, daß *Yüan-hua*-Blüten (*Daphne genkwa*) wurmtreibend sind und daß das Bilsenkraut (*Lang-tang*) krampflösend wirkt.

Das Bilsenkraut — aufgrund seines Alkaloids (des Hyoszyamins) ein Toxikum — wurde als oral verabfolgtes sedierendes und anästhesierendes Mittel während des gesamten Mittelalters angewandt (R. F. Bridgman).

Nach der Meinung des schwedischen Pharmazeuten Lauritz Gentz (1957) enthielten die meisten der von den Zauberern zusammengestellten Drogen Bilsenkraut und riefen aus diesem Grund Halluzinationen hervor. Diese Deutung könnte das »Geheimnis der Zauberer« erklären, die angeblich rittlings auf einem Besen geritten sind.

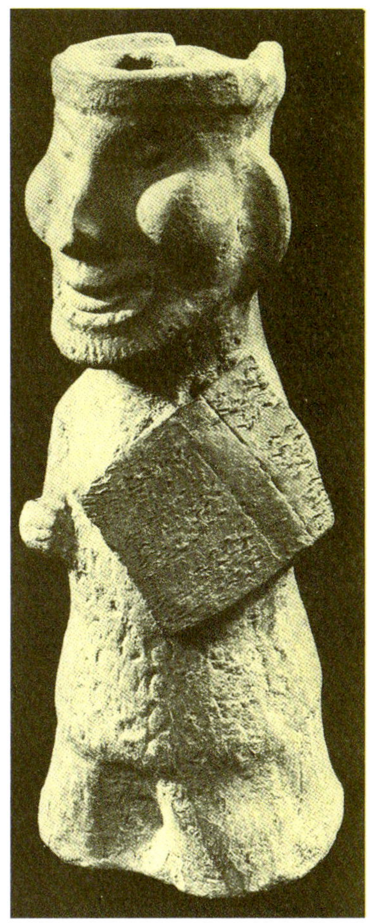

Abbildung 67
Zauberer mit zwei Gesichtern (Vorderansicht). Grabbeigabe aus Ton aus der Ming K'i-Zeit.

Das Interregnum des Wang Mang (9—24 n. Chr.)

Wang Mang profitierte von den Aufständen auf dem Land sowie der Schwäche der Zentralgewalt und riß im Jahre 8 unserer Zeitrechnung die Macht an sich. Er wollte eine neue Dynastie begründen. Wang Mang führte ein Monopol für Salz, Wein, Eisen und die Münzprägung ein. Die gesamte Ausbeutung der Naturschätze sollte staatlich gelenkt werden. Der Machthaber nahm für sich in Anspruch, seine Autorität auch auf die Erforschung des menschlichen Körpers ausdehnen zu können. Im Jahre 16 beauftragte er einen berühmten Mediziner, einen Handwerker des Hofes und einen geschickten Metzger mit der ersten Sezierung, die am Körper eines verurteilten Verbrechers vorgenommen werden sollte. Die drei maßen die Organe und folgten den Leitungen der *King*-Gefäße mit Hilfe einer Sondiernadel aus Bambus. Dieser kühne Versuch fand aber unter der Han-Dynastie keine Fortsetzung.

Die Eingeweihten des Tao *und die großen Mediziner der Han-Dynastie*

Kuang-wu aus der östlichen Han-Dynastie wurde im Jahre 25 unserer Zeitrechnung zum Kaiser ausgerufen und bestimmte Lojang zu seiner Hauptstadt. Wie seine Vorgänger aus der westlichen Han-Dynastie verfolgte Kuang-wu eine Politik der Aussöhnung. Im Jahre 73 knüpfte Pan Tschao, der neue Gesandte der Han-Herrscher, diplomatische Beziehungen zu den »westlichen Regionen«, zu Khotan und Kaschgar im Gebiet Sinkiang-Uigur sowie zum Partherreich. Im Innern des Han-Reiches jedoch suchten die Eingeweihten des *Tao* nach der Unsterblichkeit des menschlichen Körpers. Das erste offizielle Haupt des Taoismus, T'ien-sche (der Meister des Himmels), verfaßte in Long-hua-schan (Kiangsi) ein Talisman-Buch über zauberkräftige Gegenstände zur Heilung der Kranken (um 126—145). Konsultationen bei T'ien-sche wurden mit Reisscheffeln bezahlt. Die Schüler des Meisters griffen seine Praktiken, die zur Unsterblichkeit führen sollten, auf und vermittelten sie weiter.

Im Jahre 184 weitete sich der Volksaufstand der »gelben Turbane« zu einer gewaltigen Bauernrevolte aus, die die Strukturen des Reiches erschütterte. Der aus Hopei stammende Anführer des Aufstandes, Tschang Kiao, lehrte den »Weg des großen Friedens«, verteilte Amulette und sorgte für die ärztliche Behandlung der Bauern. So gelang es ihm, die Ufer des Gelben Flusses und des Jangtsekiang zu kontrollieren.

Neben den heilkundlichen Bemühungen können wir in dieser Zeit bedeutsame medizinische Fortschritte feststellen, die mit den Namen Tschang Tschong-king und Hua T'o verbunden sind. Ihre Methoden besitzen noch heute Bedeutung auf dem Gebiet der Medizin, und so wollen wir ihnen eine eingehendere Betrachtung widmen.

Tschang Tschong-king (um 152—219), auch unter dem Namen Tschang Ki bekannt, stammt aus Nie-Yang (jetzt Nanjang in der heutigen Provinz Honan) und stellte die beherrschende Persönlichkeit im Bereich der Medizin während der östlichen Han-Dynastie dar. Er soll in seiner Jugend nachhaltig von der epischen Biographie des Pien Ts'io beeinflußt worden sein und sich unter dem Einfluß des Meisters Tschang Pai-tsu der Medizin zugewandt haben. Während der Regierungszeit des Kaisers Ling-ti (168—189) erwarb Tschang Tschong-king den akademischen *Hiao-lien*-Grad und wurde unter Kien-ngan (169—219) Vorsteher des Verwaltungsbezirkes Tsch'ang-scha. Aber das Leben eines kaiserlichen Verwaltungsbeamten konnte ihn nicht befriedigen, und so entschloß er sich, seine Kraft der medizinischen Praxis zu widmen. Tschang Tschong-king zeichnete die Ergebnisse seiner Erfahrungen in zwei grundlegenden, um das Jahr 200 entstandenen Werken auf:

— In den »Rezepten der Goldenen Schatulle« *(Kin-huei yao-liao),* die neunzig Vorschriften umfassen;

— in dem »Traktat über die schädliche Kälte« *(Schang-han luen)* oder »Traktat über die verschiedenen Formen des Fiebers«.

Es ist das Hauptanliegen dieses Werkes, Empfehlungen für die Auswahl des geeigneten Arzneimittels sowie für seine Anwendung zu vermitteln. Wir werden dies im folgenden anhand der verschiedenen Krankheiten erläutern.

Störungen des kardiovaskulären Apparates: Tschang Tschong-king beschränkt sich nicht auf eine Pathologie der Venen, sondern beschäftigt sich mit der Symptomatologie der *King*-Gefäße oder Akupunktur-Meridiane. Er unterscheidet sechs Krankheitsgruppen: Krankheiten des Gefäßes *T'ai-yang,* Krankheiten des Gefäßes *Yang-ming,* Krankheiten des Gefäßes *Schao-yang,* Krankheiten des Gefäßes *T'ai-yin,* Krankheiten des Gefäßes *Schao-yin* und Krankheiten des Gefäßes *Kiü-yin.* In jedem dieser Fälle erstellt er die Diagnose über die Prüfung des Pulses. Die Phytotherapie wird gegebenenfalls durch Akupunktur ergänzt. Wenn bei Herzklopfen der Puls schwach ist, empfiehlt Tschang Tschong-king Pillen aus *Pan-hia (Pinella)* und *Ma-huang (Ephedra).*

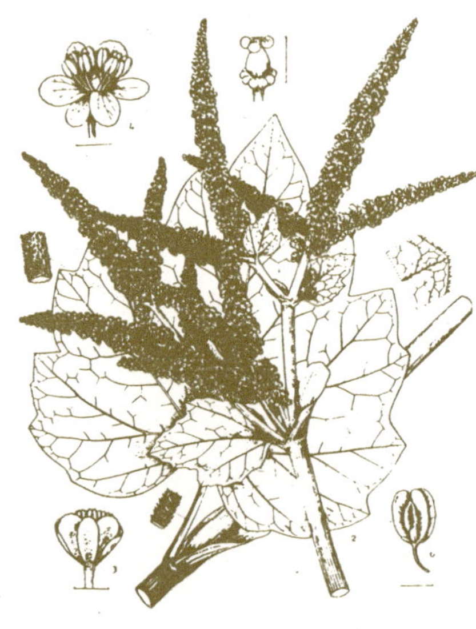

Abbildung 68
Rhizoma Rhei (Polygonaceae), *der Rhabarber, dessen Wurzeln und Stengel laxierend wirken.*

Störungen des Atmungsapparates: Tschang Tschong-king scheint sich über die Bedeutung der sich wiederholenden, von Fieber begleiteten Krankheiten (Rhinitis, Pharyngitis, Angina) im klaren gewesen zu sein. Gegen Atemnot verordnet er systematisch *Ma-huang, Herba Ephedrae (Ephedraceae),* das den Lungenmeridian stärkt. Unter den Hustenmitteln findet man *Akonit,* das den Blutandrang in den Lungen herabsetzt.

Störungen des Verdauungsapparates: Diese Beschwerden werden, ausgehend von der Lage der verschiedenen Organe (Mundhöhle, Speiseröhre, Magen, Dünn- und Dickdarm) innerhalb des Körpers, sehr differenziert abgehandelt. Mit der »Aufkochung zur Stärkung des Magenodems« versucht der Arzt im Bereich des Magens Dyspepsie und Gastritis, im Bereich von Dünn- und Dickdarm hingegen die Verstopfung zu beheben. Dieses Mittel wird auch bei

Meteorismus empfohlen. Diese Abkochung setzt sich aus folgenden Bestandteilen zusammen: *Ta-huang, Rhizoma Rhei (Polygonaceae)* für das Magen- und das Dickdarmgefäß; *Kan-ts'ao, Radix Glycyrrhizae (Leguminisae)*, das »tonisiert« und den Kreislauf anregt; ferner Natriumchlorid, das die Verdauungssäfte stimuliert. Natriumchlorid wirkt entschlackend und wurmtreibend. Von den Arzneien gegen Parasiten und Dysenterie sei besonders die Abkochung von *Radix Pulsatillae (Ranunculaceae)* erwähnt, die in der chinesischen Arzneimittellehre »weißhaariger Alter« *(Pai-t'eu wong)* genannt wird.

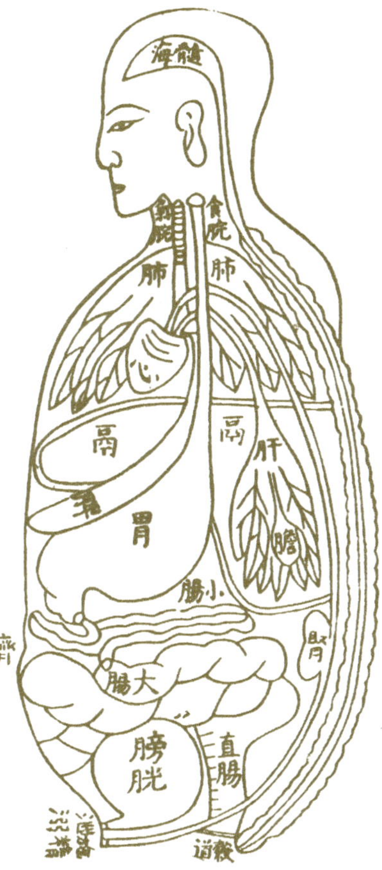

Abbildung 69
Altchinesische anatomische Zeichnung mit Eingeweiden und Organen. Nach Yang Ki-tscheu.

Störungen des Urogenitalapparates: In seinen »Rezepten der Goldenen Schatulle« widmet Tschang Tschong-king mehrere Rubriken den Frauenkrankheiten, der Schwangerschaft und der Zeit nach der Niederkunft. Er behandelt besonders Regelstörungen (Dysmenorrhöe und Amenorrhöe). Als Bestandteil in den Rezepten gegen gynäkologische Beschwerden findet sich am häufigsten das berühmte *Tang-kuei* (Engelwurz). Nach der Beschäftigung mit den Regelstörungen wendet sich Tschang Tschong-king den mit der Schwangerschaft verbundenen Symptomen zu (Brechreiz, Übelkeit, nervliche Beschwerden und Schwierigkeiten beim Harnlassen). Pillen mit Ingwer und Ginseng sowie *Pinellia (Araceae)* zum Beispiel wirken brech- und hustenreizstillend. Wir verweisen ferner auf ein Pulver auf der Basis von *Rhizoma Atractylodis (Compositae)*, das dazu dient, »den Embryo zu nähren« *(Yang-t'ai)*. Die Rezepte auf der Basis von *Atractylis chinensis*, der »Unsterblichkeitsdroge«, umfassen so viele Varianten, daß wir auf die nachstehende Tabelle verweisen:

Atractylis chinensis	*Conioselinum-Univittatum*	*Xanthoxylum piperitum*	*Ostrea talienwahnensis*	*Zingiber officinale*	*Glycyrrhiza glabra*	*Aconitum chinense*	*Zizyphus sinensis*	*Prunus armeniaca*	*Cinnamomum cassia*	*Ephedra sinica*	*Gypsum*	INDIKATION
*	*	*	*									Schwangerschaft (zur Nährung des Embryos)
*				*	*	*	*					schmerzhafte Gelenkbeschwerden
*					*			*	*	*		rheumatische Beschwerden
*				*	*		*			*	*	Anurie Beriberi (?)
*				*	*	*	*					Schwindel und Nahrungsmangel

Ernährungsstörungen und Störungen an Knochen und Gelenken: Eine Aufkochung auf der Basis von *Cortex Cinnamomi (Lauraceae)* regt den Kreislauf und die Verdauung an, die Aufkochung von *Rhizoma Atractylodis (Compositae)* wirkt bei schmerzhaften Schwellungen (Gelenkentzündungen). Die Aufkochung auf der Basis von *Ma-huang (Herba Ephedrae)* und *Atractylodis* schließlich ist harntreibend, wird aber gleichermaßen auch bei rheumatischen Beschwerden empfohlen.

Störungen des Nervensystems und geistige Verwirrung: Zur Zeit der Han-Dynastie werden in diese Rubrik Apoplexien, Konvulsionen und zerebrale Störungen eingeordnet. Man unterscheidet zwischen der facialen Paralyse aufgrund der »schädlichen Kälte« und der Paralyse zerebralen Ursprungs. Tschang Tschong-king untersucht bereits den Wundstarrkrampf und die Gehirnhautentzündung, die er unter dem Begriff *Ts'o* beschreibt.

Freundlicher Hinweis von Prof. Li T'ao (Lehrstuhl für Medizingeschichte an der Universität Peking).

Als hauptsächliche Symptome der Störungen des Nervensystems und geistiger Verwirrung gelten Halskrämpfe, starker Schnupfen, erhöhte Temperatur am Hals, Gesichts- und Augenrötung, Kopfschütteln, Schwierigkeiten beim Öffnen des Mundes *(Trismus)* und hohes Fieber.

Eine Aufkochung aus folgenden Ingredienzien wird empfohlen: *K'ua-leu, Radix Trichosanthis (Cucurbitaceae); Kuei-tsche, Cortex Cinnamomi (Lauraceae); Schao-yao, Radix Paeoniae lactiflorae (Ranunculaceae); Kan-ts'ao, Radix Glycyrrhizae (Leguminosae); Scheng-kiang, Rhizoma Zingiberis (Zingiberaceae)* und *Ta-tsao, Semen Zizyphi (Rhamnaceae).*

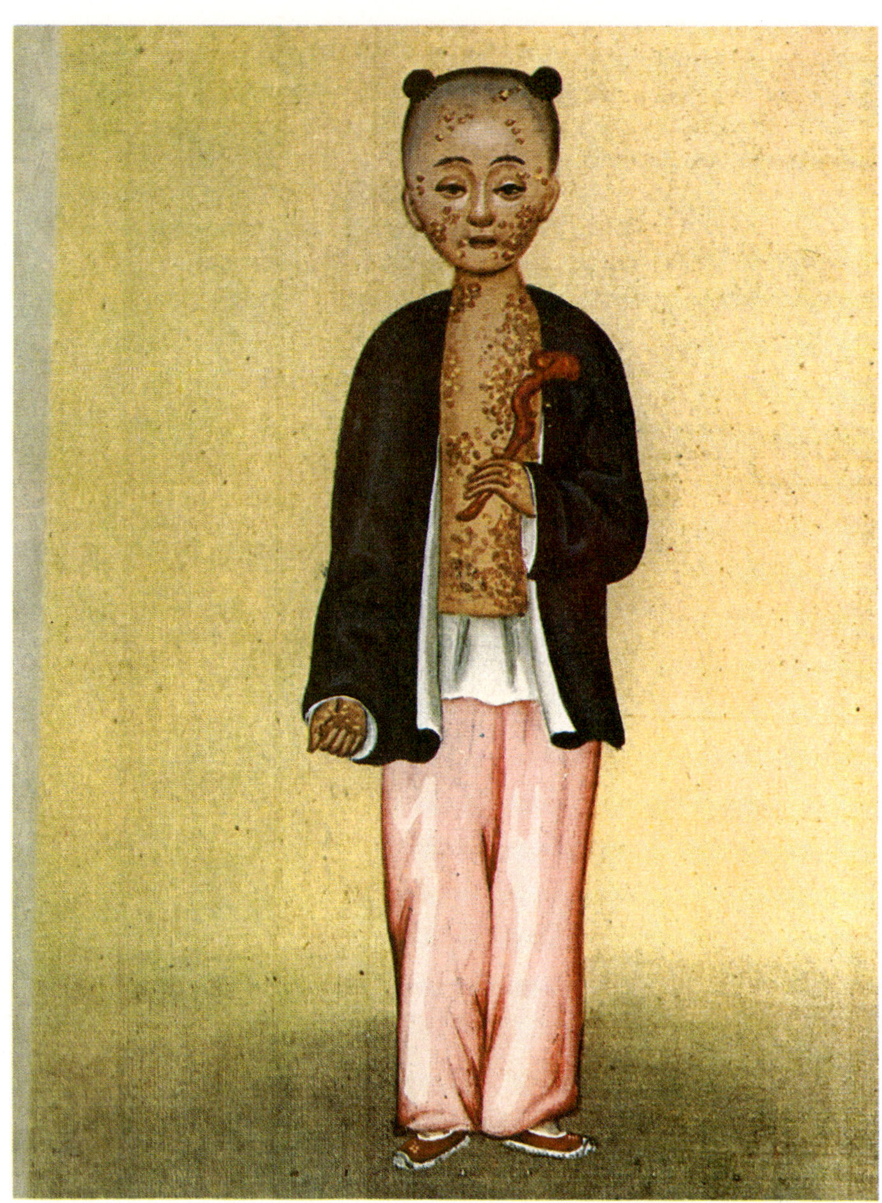

Abbildung 70
Junges Mädchen mit Pocken. Diese Krankheit wurde im 1. Jahrhundert unserer Zeitrechnung aus Indochina (Kiao-tsche) in China eingeschleppt. Aquarell aus dem 18. Jahrhundert.

Abbildung 71 (gegenüber)
Tschang, der »Meister des Himmels« des offiziellen Taoismus. Auf der Suche nach der Unsterblichkeit lebten die Taoisten diätetisch, praktizierten Atemübungen und widmeten sich der Alchimie. Aquarell aus dem 18. Jahrhundert.

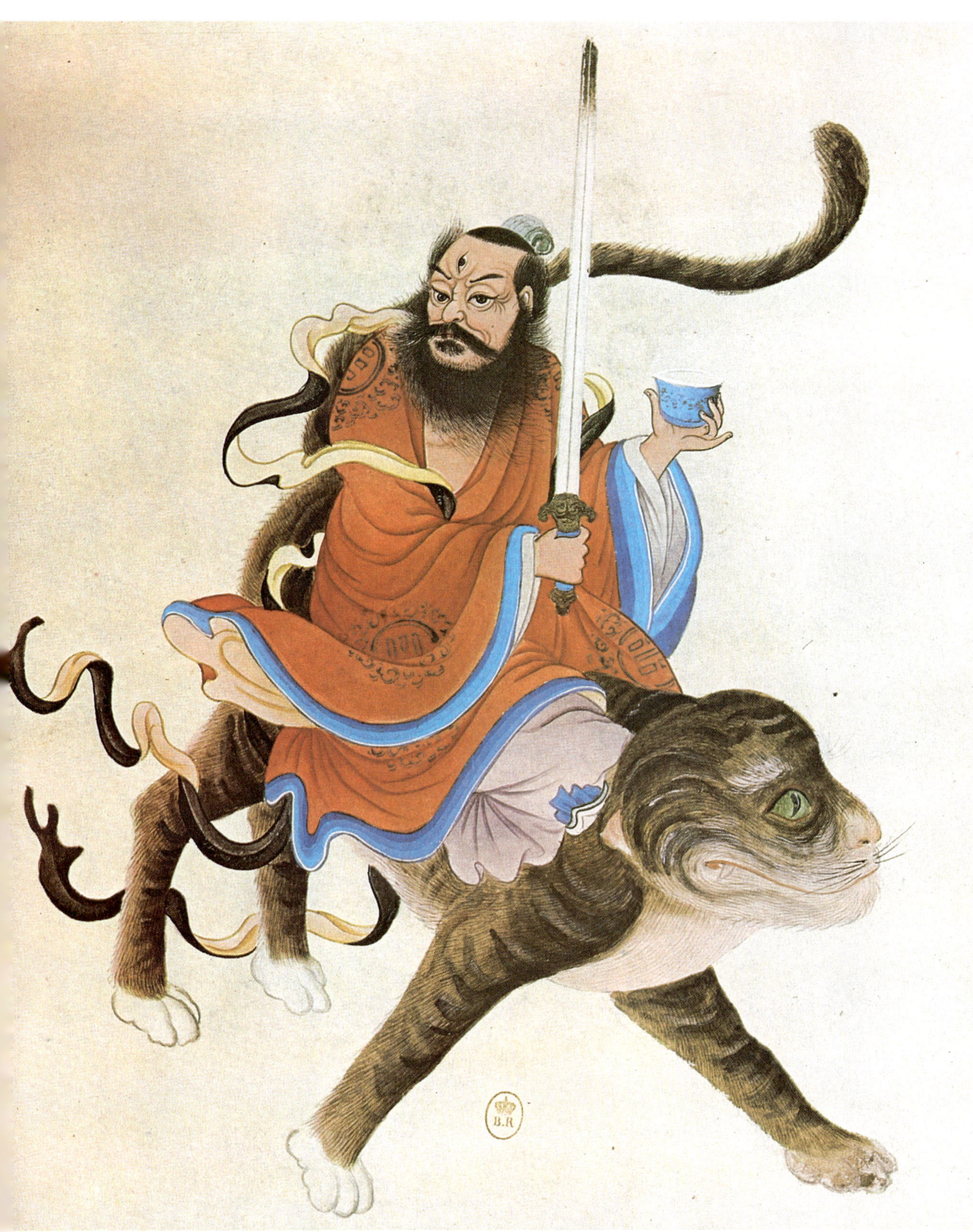
張天師
B.R

Die altchinesischen Ärzte haben allgemeine Paralysen den sogenannten »Erhitzungen« *(Wen* und *Jö)* zugeschrieben. Die klassische Behandlung besteht in der Akupunktur an den *Yang*-Meridianen.

So wurde zum Beispiel das *Ta-tschuei* des Gefäßes der Herrschaft auf der Medianlinie des Rückens als einer der die nervlichen Funktionen regulierenden Punkte angesehen.

Die traditionell ausgerichtete heutige chinesische Medizin hat viele Rezepte des Tschang Tschong-king, der übrigens als erster unter dem Terminus »Sommerpestilenz« die Anzeichen der *Encephalitis B* präzisierte, in verbesserter Form wieder aufgegriffen.

Im Jahre 1957 hat Schiang Schien-an von der Abteilung für Chinesische Medizin der Akademie der Wissenschaften in Peking Versuche mit einer Aufkochung durchgeführt, die den Namen »weißer Tiger« *(Pai-hu t'ang)* trägt und sich aus rund dreißig in dem »Traktat über die schädliche Kälte« erwähnten Drogen zusammensetzt:

Kin-yin hua (Silber- und Goldblumen), *Flos Lonicerae (Caprifoliaceae), Lien-k'iao, Fructus Forsythiae (Oleaceae)* und Maulbeerbaumblätter senken das Fieber. *Yüan-schen, Radix Scrophulariae (Scrophulariaceae)* sowie *Scheng-ti, Radix* und *Rhizoma Rehmanniae (Scrophulariaceae)* sind geschätzte Kräftigungsmittel.

Das Nervensystem beruhigende und zur Behandlung von komatösen Zuständen und Krämpfen dienende Medikamente werden aus den Hörnern des Siam-Rhinozeros und der Tibet-Antilope, aus den Panzern der Schildkröten, aus den Bezoarkugeln im Magen der Wiederkäuer sowie aus dem auf Borneo wachsenden falschen Kampferbaum *(Baros Camphora)* gewonnen. Das berühmte *Ginseng* wird immer als Stärkungsmittel verordnet. Die Behandlung der Encephalitis B wird nach der Methode des Tschang Tschong-king durch Gaben von *Caumarouna odorata* Aubl. vervollständigt, um »das verbleibende Gift zu eliminieren«.

Der »Traktat über die schädliche Kälte« *(Schang-han luen)* stellt einen Wissensschatz dar, der die Kontinuität der medizinischen Tradition Chinas dokumentiert.

Das Korpus der überkommenen medizinischen Anschauungen umfaßt ferner Inhalte, die mit Hua T'o, dem Vater der chinesischen Chirurgie, in Verbindung gebracht werden. Hua T'o, der auch unter dem Namen Yüan Hua bekannt ist, wurde zur Zeit der Drei Reiche um 190 in Tsiao im Staate P'ei (heutige Provinz Ngan-huei) geboren. Er hat eine literarische Laufbahn aufgegeben, um sich ganz der Medizin zu widmen. Er soll ein betäubendes Pulver erfunden haben *(Ma-fei-san)*, das er mit »Wein« oder einem anderen »gegorenen Getränk« verabfolgte. Davon machte er bei den ersten Bauchoperationen (Laparotomien) Gebrauch. Hua T'o verstand sich bereits auf das Nähen von Operationswunden. Leider besitzen wir keine Berichte über die Krankheitsfälle, die er behandelt hat. Wir wissen nur, daß ihm der Umgang mit »Drogen, die einen Betäubungszustand hervorrufen«, vertraut war: die Verwendung von Haschisch oder Stramonium ist ihm bekannt gewesen.

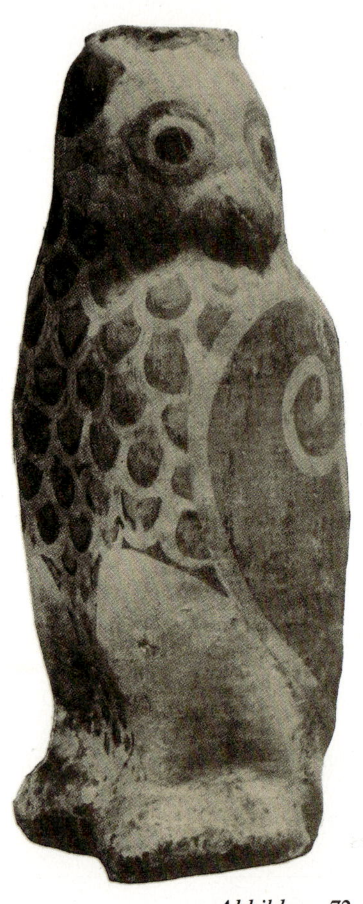

Abbildung 72
Eine Eule, Symbol des Himmels. Bemalte Terrakottaplastik aus der Zeit der Han-Dynastie.

Das *Ta-ma jen, Fructus Cannabis (Cannabiaceae), Cannabis sativa* Linné bewirkt einen Betäubungszustand *(Ma)*. Es stärkt drei Meridiane, nämlich die von Milz, Magen und Gedärm. *Fructus Cannabis* kann als Sedativum angewendet werden und hilft ferner bei Verstopfung nach schwerer Krankheit (Atonie bei alten Leuten, Kindern und Frauen).

Das *Datura stramonium (Solanaceae)* ist narkotisierend und krampflösend. Es wird im Zusammenhang mit dem Lungen-Meridian verwendet und dient zur Behandlung von Asthma. Der Arzt verordnet es ferner bei rheumatischen Beschwerden und intestinalen Schmerzen. Außerdem ist es bei Tremor indiziert.

Das *Datura stramonium*-Pulver scheint unter den Mitteln gegen die Schüttellähmung auf. H. Schmitt (1961) sagt dazu: »Es gab keine ätiologische Behandlung der Parkinsonschen Krankheit, wohl aber symptomatische Maßnahmen.«

Man schreibt Hua T'o auch die Erfindung von Entspannungstechniken zur Vorbeugung gegen Krankheiten zu. Außerdem empfahl er körperliche Betätigung bis zum natürlichen Schweißausbruch. Sie sollte den Kreislauf anregen, für eine anmutig schlanke Figur sorgen und den Appetit anregen.

Hua T'o dachte sich für seine Patienten das »Spiel der fünf Tiere« *(Wu kin hi)* aus. Der Kranke sollte lernen, zu springen wie ein Tiger, den Kopf zu drehen wie ein Hirsch, sich aufzurichten wie ein Bär, herumzuhüpfen wie ein Affe und den Arm auszustrecken wie ein Vogel seine Schwingen. Ferner empfahl Hua T'o Wasserkuren und Massagen.

Auf Abbildungen sieht man für gewöhnlich, wie Hua T'o Kuan Yün-tsch'ang, den General der Drei Reiche, der unter dem Namen »Gott des Krieges« bekannt wurde, operiert. Außerdem soll Hua T'o die Neuralgien von Ts'ao Ts'ao, dem König des Reiches Wei, durch Akupunktur behandelt haben. Danach weigerte er sich, in den Dienst dieses Despoten zu treten. So wurde er hingerichtet, und seine schriftlich niedergelegten Werke wurden verbrannt. Bei den Texten, die heute seinen Namen tragen, handelt es sich um apokryphe Schöpfungen aus späterer Zeit, die sich der Theorie des Hua T'o anzugleichen versucht haben.

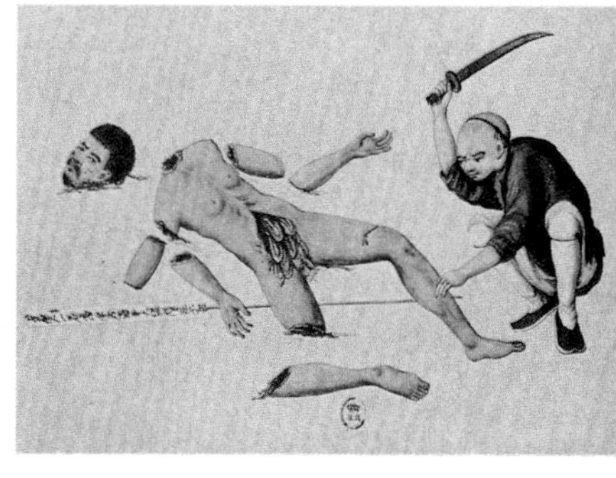

Abbildung 73
Die chinesischen Mediziner unter Wang Mang folgten den Leitungen der King-*Gefäße mit Hilfe von Bambussonden. Beim Sezieren von Leichen wurden sie durch Handwerker und Metzger unterstützt. Chinesisches Aquarell aus dem 19. Jahrhundert.*

Die Biographie des Hua T'o findet sich im 112. Kapitel der Annalen der späten Han-Dynastie.

Neue archäologische Entdeckungen schließen die Lücken in der schriftlichen Überlieferung.

Ende 1972 wurden in einem Grab im Distrikt Wu-Wei (Provinz Kansu) Kiefern- und Pappelholztäfelchen entdeckt, die es erlauben, die pharmazeutischen Formeln und den Preis der Ingredienzien zur Zeit der östlichen Han-Dynastie (25—220) zu rekonstruieren. Man verwendete damals als Bindemittel Milch, Sahne oder Schweineschmalz; der Bienenhonig stellte ein besonderes kostbares Bindemittel dar.

Die Geschichte der chinesischen Medizin ist noch immer wenig bekannt. Die klassischen Werke sind selbst für Sinologen schwer zu deuten und beinhalten eine Menge bislang ungelöster Fragen. Die schriftliche Überlieferung befindet sich bisweilen im Widerspruch zu den archäologischen Entdeckungen, die die Praktiken des chinesischen Altertums erhellen. Wir haben versucht, diese Komplexität innerhalb des vorgegebenen Rahmens dieser Monographie darzulegen. Aber die Überlieferung der traditionellen Medizin ist in China sehr lebendig. Die Millionen von Menschen, die der »chinesischen Medizin« ihren eigentümlichen Charakter verleihen, belegen mit ihren medizinischen Praktiken die Kontinuität der Indikationen des *Nei-king* (»Klassische Abhandlung über die Innere Medizin«) wie des *Nan-king* (»Klassische Abhandlung über die schwierigen Probleme«). Der Leser wird unter den Originaldokumenten, in denen medizinische Erkenntnisse zusammengestellt sind, mehrere Arbeiten finden, die Züge von der spezifischen Form des Gemeinschaftslebens tragen. Die Medizin verbindet den Menschen mit dem Universum. Die Untersuchung dieser Mentalität ist außergewöhnlich fesselnd.

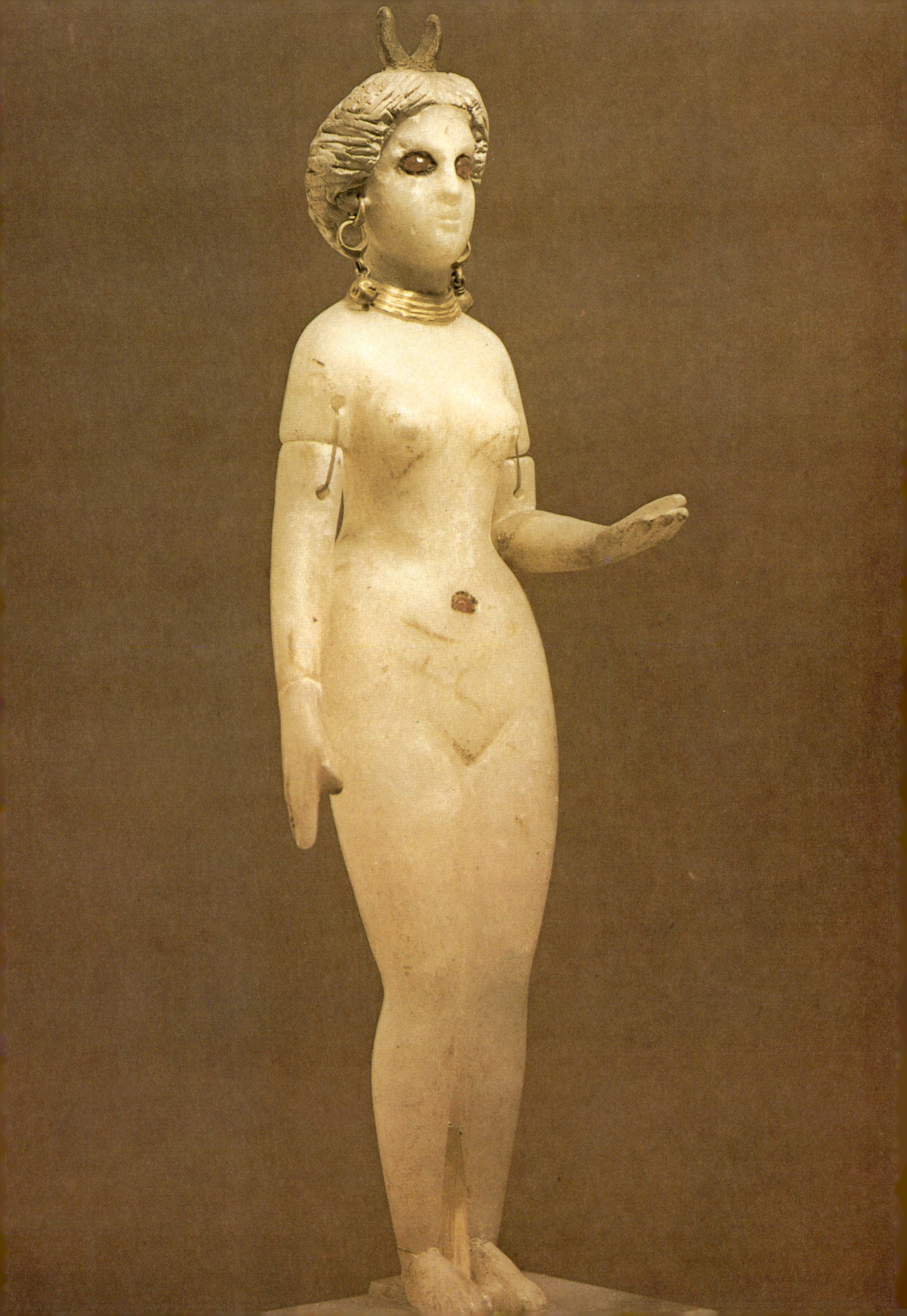

Die Medizin in Mesopotamien

von Juan R. Zaragoza

Abbildung 74 (gegenüber) Alabasterstatuette der Istar, Tochter der Mondgöttin und Zwillingsschwester des Sonnengottes. Sie war die Göttin der Mutterschaft und der Fruchtbarkeit. Ihr Kult wurde von den Propheten des Alten Testaments verurteilt.

Die Medizin der primitiven Völker und der archaischen Kulturen ist durch das Nebeneinander empirischer Elemente und magisch-religiöser Praktiken gekennzeichnet. Trotz des hohen Standards im Bereich der therapeutischen Techniken überwiegt in Mesopotamien bei der Deutung der Krankheitsursachen, bei der Erstellung der Diagnose und bei der Behandlung des Leidens der religiöse Faktor, die Frage nach den Beziehungen des Menschen zur Gottheit.

Hierin liegt die Größe der mesopotamischen Medizin, gleichzeitig aber auch die Ursache für ihre Grenzen. Hierin liegt allerdings ebenso der Grund für die merkwürdige Resonanz, die sie gerade in der Gegenwart findet, in der immer nachhaltiger der innere Zusammenhang zwischen den psychischen Vorgängen und den organischen Krankheiten des Menschen betont wird.

Der hohe Rang der Gesundheit

Es ist sinnvoll, gleich zu Anfang darauf hinzuweisen, daß der Gesundheit, dem Freisein von Krankheiten, in der mesopotamischen Welt ein besonders hoher Rang eingeräumt worden ist. Zwar gilt in den meisten Kulturen körperliches Wohlbefinden und Abwesenheit von Schmerz als wünschenswert; dementsprechend vermittelt die Mehrzahl der Religionen ihren Gläubigen die Hoffnung auf ein Leben in einer jenseitigen Welt voller Freuden, das die Leiden während des irdischen Lebens aufwiegen soll. Aber gerade in diesen Fragen erweist sich die mesopotamische Religion als völlig anders geartet. Ihr Bild vom Jenseits ist ziemlich düster. Nach ihrer Vorstellung handelt es sich dabei um einen unwirtlichen Ort, an dem unangenehme Schattenwesen unter mißlichen Umständen leben, ohne jemals Ruhe finden zu können. Angesichts dieser Perspektive erscheint es geradezu zwingend, hier auf Erden so lange wie nur eben möglich ein angenehmes und heiteres Leben zu führen. Wenn einem ein solches Leben voller Heiterkeit beschieden war, so wurde dies seinerzeit als unwiderlegbares Zeichen der göttlichen Gnade interpretiert. Tatsächlich bewies ein derartiges Leben der Gemeinschaft, daß jemand persönlich fromm und ein Auserwählter der Götter war. Wir zitieren aus dem Gilgamesch-Epos (Gilgamesch verkörpert die Sehnsucht des Menschen nach Unsterblichkeit):

»Das (ewige) Leben, das du so sehnsüchtig begehrtst, wirst du niemals erlangen können. Als die Götter den Menschen schufen, gaben sie ihm nämlich den Odem des Todes ein und behielten das Leben für sich zurück. Gilgamesch, fülle deinen Bauch, ergehe dich Tag und Nacht in Freuden. Deine Tage mögen voll von glücklichen Ereignissen sein. Deine Tage und deine Nächte sollen allein aus Gesang und Tanz bestehen. Zieh reine Kleider an, wasche dein Haupt und bade deinen Leib. Betrachte das Kind, das deine Hand ergreift. Umarme dein Weib und genieße die Freuden der Liebe. Nur dies und nicht mehr können die Menschen erlangen.«

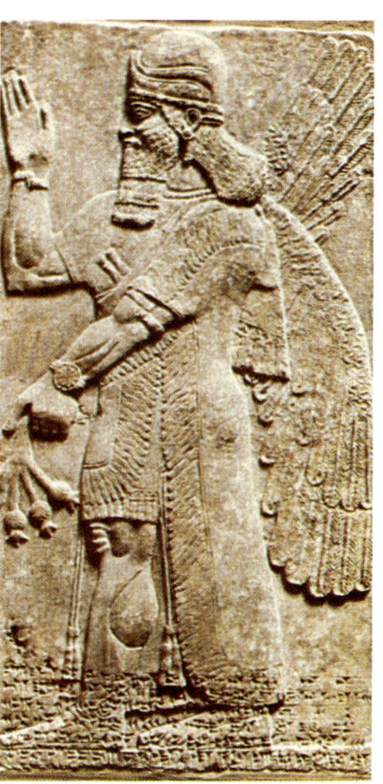

Abbildung 75 Geflügelter Genius. Assyrisches Flachrelief aus dem Palast des Königs Assurbanipal.

Die Ursachen der Krankheit

So wünschen sich alle ein langes Leben in Gesundheit und betrachten dies als ein sichtbares Zeichen göttlichen Wohlgefallens. Krankheit und Tod werden als höchstes Übel angesehen. Es gilt, ihnen mit allen Mitteln zu begegnen, denn sie beweisen, daß ein sündiger Mensch offensichtlich den Zorn der Götter auf sich geladen hat und seiner Bestrafung zugeführt wird. Wie kann man diese Strafe vermeiden? Und wie kann man, im Falle einer Krankheit, für Abhilfe sorgen?

Wenn wir die mesopotamischen Abhandlungen über den Ursprung der Krankheit lesen, so stellen wir fest, daß es drei Mechanismen gibt, die zur Erkrankung führen.

Erstens können die Götter den Sünder unmittelbar mit einer Krankheit bestrafen; aber dies ist nicht das übliche, denn die Gottheit greift selten selbst ein, um die Züchtigung zu vollziehen.

Zweitens, und das ist am häufigsten der Fall, kann die Gottheit dem Menschen ihren Schutz entziehen, so daß aufgrund der fehlenden Abwehrmöglichkeit irgendein Dämon in ihn eindringen und eine Krankheit hervorrufen kann.

Die dritte Möglichkeit besteht darin, absichtlich mittels Schwarzer Magie bei einem Individuum eine Erkrankung hervorzurufen. Der in bestimmte Zauberformeln Eingeweihte kann einen bösen Geist nötigen, in den Körper eines anderen Menschen einzudringen.

Um die drei pathogenen Mechanismen noch einmal zusammenzufassen: unmittelbare Einwirkung der Götter, schutzloses Ausgeliefertsein des Individuums aufgrund eines göttlichen Entschlusses und Schwarze Magie.

In allen Fällen stellt die Krankheit einen Ausdruck von Besessenheit dar, was als Strafe für eine Beleidigung der Gottheit verstanden werden muß. Wir müssen also die beiden Determinanten eines Leidens einmal näher untersuchen. Zum einen: Welche bösen Geister können eine Krankheit hervorrufen? Zum anderen: Welcherart sind die Fehler, die jene Züchtigung, die man Krankheit nennt, nach sich ziehen können?

Zur Frage der bösen Geister hat Campbell Thompson, einer der führenden Spezialisten auf diesem Gebiet, folgendes gesagt: »An erster Stelle stehen die *Edimnu* oder *Ekimmu.* Es handelt sich um die Geister von Verstorbenen, die nicht den Sitten entsprechend bestattet worden sind und deshalb ruhelos umherirren. Dann folgen die *Lilû, Lilîti* oder *Ardatlili,* Geschöpfe aus der geschlechtlichen Verbindung eines Mannes oder einer Frau mit einem Dämon. An letzter Stelle stehen die Teufel. Sie verkörpern eine Art niederer Götter. Ihr Wesen ist zwar zum Teil göttlich, gleichwohl aber bewirken sie nur Böses.«

Die Beleidigung der Gottheit

Dergestalt sind also die Dämonen, die dem von den Göttern preisgegebenen Menschen auflauern. Welche Gründe bewegen nun die Götter, den Menschen aufzugeben, welche menschlichen Handlungen können die Gottheit derart beleidigen? Die enge Verbindung zwischen Sünde und Krankheit stellt eine fundamentale Gegebenheit dar. In einigen Fällen ist das Wesen des Fehltritts dem Kranken unmittelbar bewußt, in anderen kann er trotz eingehender Gewissenserforschung die Ursache seiner Krankheit nicht erkennen. Wir verstehen nun den Sinn jener behutsamen Gespräche, durch die der Priester-Arzt in Zusammenarbeit mit dem Kranken die schuldhafte Handlung oder Unterlassung zu ergründen versucht. Die Besorgnis über sittliche Verfehlungen äußerte sich in peinlicher Genauigkeit, und die Gewissenserforschung verlangte vom Patienten

Abbildung 76 (gegenüber) Codex Hammurabi. Ausschnitt. Schamasch, der Sonnengott und Gott der Gerechtigkeit, diktiert dem König seine Gesetze.

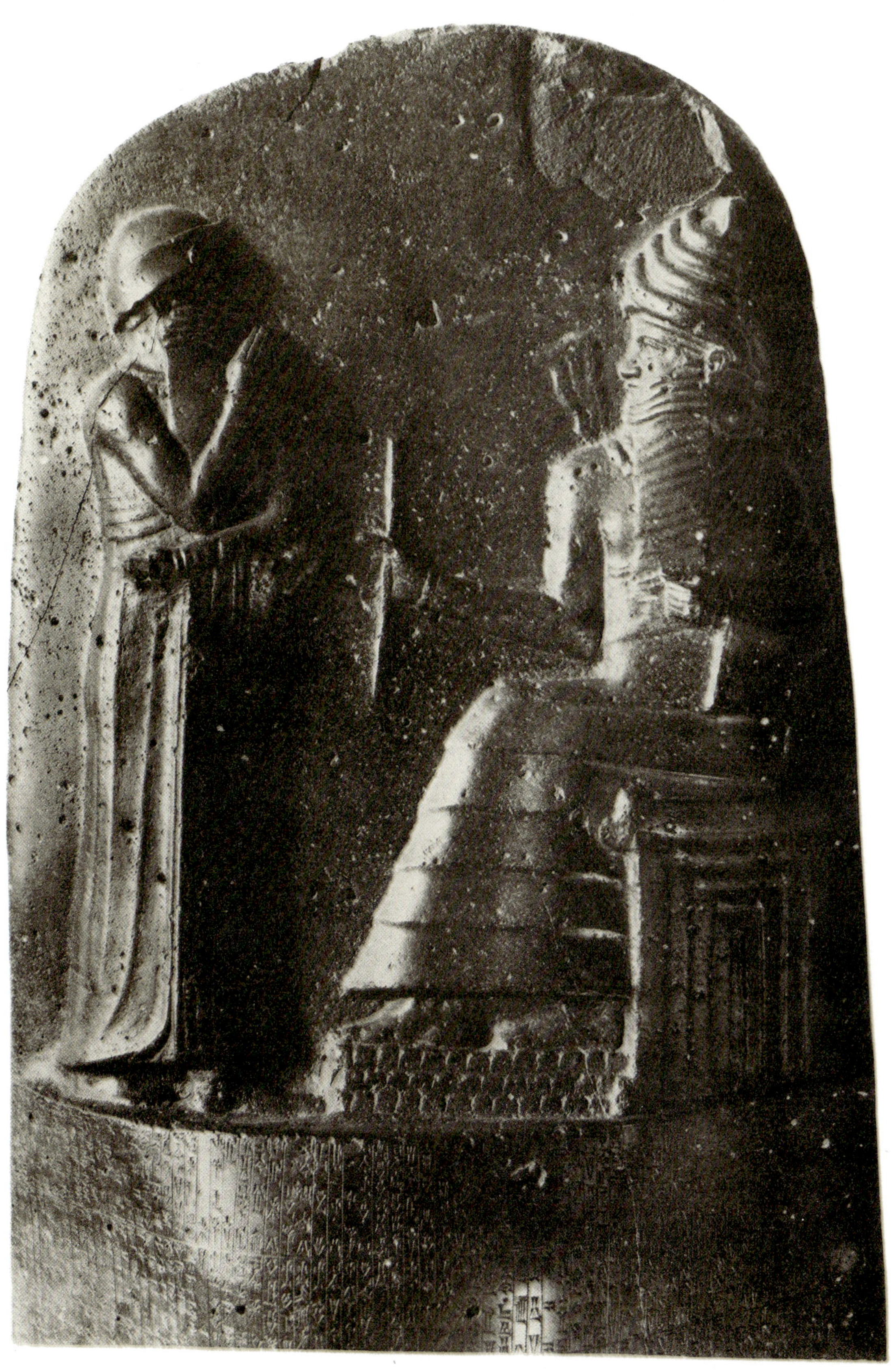

unbedingte Offenheit, wie man selbst aufgrund des folgenden Zitats erkennen kann:

»Hast du Zwietracht gesät zwischen Vater und Sohn, zwischen Mutter und Tochter, zwischen Bruder und Bruder, zwischen Freund und Freund?
Hast du ›ja‹ anstelle von ›nein‹ gesagt?
Hast du beim Wiegen falsche Gewichte verwendet?
Hast du deinen legitimen Sohn verstoßen und statt dessen einen illegitimen in deinen Haushalt aufgenommen?
Hast du eine Einfriedung, eine Grenze oder einen Zaun versetzt?
Hast du wider den Besitz deines Nachbarn gehandelt?
Hast du mit seiner Frau das Bett geteilt?
Hast du einen tugendhaften Mann aus der Familie verstoßen?
Hast du deinen Nachbarn seiner Kleidung beraubt?
Hast du Geradheit nur auf deinen Lippen getragen, gleichzeitig aber Falschheit in deinem Herzen gehegt?
Hast du Verbrechen begangen, hast du gestohlen oder stehlen lassen?
Hast du dich mit Zauberkunst und Hexerei beschäftigt?«

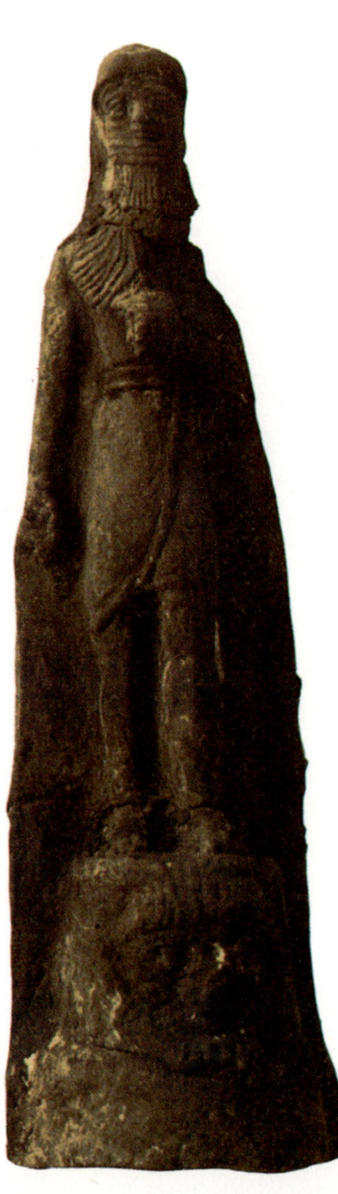

Abbildung 77
Gilgamesch — auf der Suche nach der Unsterblichkeit. Er ist der Held eines Epos mit dem Titel »Jener, der alles gesehen hat«. Terrakottaplastik, 2200 v. Chr.

Die sittliche Unreinheit, die eine Krankheit nach sich zieht, konnte allerdings auch durch Ansteckung erworben sein. Das folgende Textfragment zählt verschiedene Situationen der Ansteckung auf, in die der Kranke geraten sein könnte:

»Hat er, bald hierhin und bald dorthin gehend,
vielleicht an einem Zechgelage teilgenommen,
seinen Fuß in unsauberes Wasser getaucht,
oder Wasser, das bereits zu Waschungen diente, angesehen,
hat er ein unreines oder verhextes Weib berührt,
einen Menschen mit schmutzigen Händen gesehen oder angefaßt,
oder jemanden berührt, dessen Körper unrein war?«

Die Interpretation dieses forschenden Textes macht deutlich, daß als Krankheitsursache neben einer etwaigen persönlichen moralischen Verfehlung auch die Ansteckung durch den Kontakt mit einer unreinen Person in Betracht gekommen ist, wobei dieser Kontakt im weitesten Sinne selbst die Blickverbindung einschloß.

Halten wir also fest, daß die moralische Befleckung eine körperliche nach sich zieht. Gewiß sind die Vorstellungen der Menschen im alten Mesopotamien über die Ansteckung nicht aus dem Blickwinkel unserer heutigen Kenntnisse zu sehen. Der Gedanke an einen Krankheitserreger, der von einem Subjekt auf ein anderes direkt oder durch Vermittlung übertragen wird, war ihnen fremd. Gleichwohl impliziert ihre Auffassung von der Unreinheit eine physische Beteiligung. Ihre Vorstellungen sind in diesem Punkt vielleicht subtiler als die unsrigen, haben auf jeden Fall aber nachhaltige Konsequenzen auf dem Gebiet der Hygiene gehabt. Die religiösen Waschungen und die Isolierung der »Unreinen« schützen die bislang von einer Erkrankung verschont gebliebenen Bevölkerungskreise recht wirksam.

Den Bewohnern Mesopotamiens waren zwar bestimmte Kräfte physischer oder biologischer Natur wie Hitze und Kälte, Vergiftungen oder Parasiten bekannt, aber sie betrachteten diese nicht isoliert, sondern ordneten sie in den Gesamtprozeß der Entstehung einer Krankheit ein. Physische oder biologische Faktoren hatten ohne Zweifen ihre Wirkung, aber nur, weil die Götter sich ihrer zu bestimmten Zwecken bedienten.

Die Diagnose der Krankheiten

Die Aufgabe des Arztes besteht gleichermaßen darin, das Wesen einer Krankheit zu bestimmen wie Wege zur Behandlung aufzuzeigen. In der mesopotamischen Vorstellung schließt die Identifizierung einer Krankheit die Erforschung ihrer Ursachen ein. Da immer ein direktes oder indirektes Eingreifen der Götter vorliegt, kann der Arzt nur dann eine Prognose stellen oder eine Behandlung vornehmen, wenn es ihm gelungen ist, vorher mit den Göttern zu sprechen. Dieses Gespräch kommt auf dem Weg über die Wahrsagerei zustande und ermöglicht es dem Arzt, Einblick in die Absichten der Gottheiten zu gewinnen.

Georges Contenau, einer der führenden Spezialisten der Welt des alten Mesopotamien, hat verschiedene Formen dieser Wahrsagerei aufgezählt: die *Empyromantik,* die die Bewegungen der Flamme und des Feuers deutet; die *Lekanomantik,* die die bei der Vermischung von Wasser und Öl entstehenden Formen interpretiert; die *Oniromantik,* die nichts anderes als die Wissenschaft von den Träumen darstellt (man findet in der Bibliothek des Königs Assurbanipal zahlreiche Hinweise auf Traumdeutungsschlüssel); die *Astrologie,* die, vom Horoskop des Kranken ausgehend, Voraussagen ermöglicht; schließlich die *Leberbeschau,* die Untersuchung der Leber von Opfertieren, besonders von Schweinen.

Der Priester-Arzt beschränkt sich jedoch nicht darauf, die verschiedenen Formen von Wahrsagerei zu praktizieren. Auf dem Weg vom Tempel zum Haus des Kranken bemüht er sich, alle Naturerscheinungen, die den Willen der Götter verraten könnten, genau zu beobachten. Das Blöken der Schafe, das Rauschen des Windes, die Wolkenformationen oder der Flug des Falken erlauben ebenfalls Voraussagen über die weitere Entwicklung einer Krankheit.

»Wenn ein Mann auf dem Weg zu einem Kranken einen Falken rechts von sich fliegen sieht, so wird der Kranke die Gesundheit wiedererlangen. Fliegt der Falke jedoch auf der linken Seite, so wird der Kranke sterben. Wenn ein Falke am frühen Morgen hinter dem Haus des Kranken von einem auf der rechten Seite gelegenen Gehege nach links fliegt, so wird der Kranke sich schnell erholen... Wenn der Falke aber von links nach rechts fliegt, so wird sich die Krankheit verlängern.«

Von all den Formen der Wahrsagerei, die wir oben aufgezählt haben, wurde die Leberbeschau am häufigsten praktiziert. Sie vollzog sich nach einem genau festgelegten Ritual. Es begann mit einer magischen Identifikation von Opfertier und Patienten. Zu Anfang der Zeremonie flehte der Priester die Götter an, anhand der Eingeweide des Tieres ihre Absichten mit dem Kranken kundzutun. Nachdem man zum Opfer geschritten war, prüfte man die Leber *in situ,* ihr allgemeines Aussehen und ihre Beziehung zu den benachbarten Organen, besonders zu den Darmschlingen. Schließlich nahm man das Organ heraus, drehte es herum, so daß die Rück- und Unterseite sichtbar wurde und die Gallenblase nach außen gelegt werden konnte. Die Untersuchung *in situ* wie die minutiöse Analyse der Gestalt des herausgenommenen Organs ermöglichten wichtige Schlußfolgerungen, wobei die geringsten Abweichungen vom Normalzustand

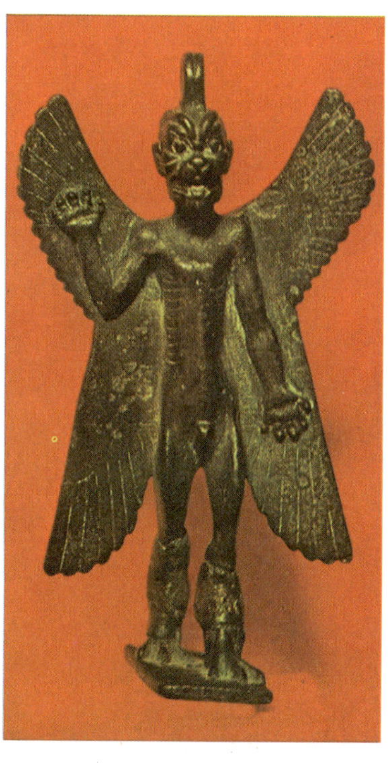

Abbildung 78
Bronzestatuette des Pazuzu, des Fieberdämons in der babylonischen Mythologie.

zu ausgetüftelten Interpretationen führten. Man könnte annehmen, daß diese Wahrsagemethode zur Kenntnis der Anatomie des Unterleibs geführt hätte. Es ist aber hervorzuheben, daß die Leberbeschau niemals über das Stadium einer reinen Analogiebeschreibung hinausgelangt ist. Dies sicherlich deshalb, weil das Eingeweide nicht geöffnet wurde, da man sich auf eine äußerliche Prüfung beschränkte.

Die Priester hatten auch schematische, mit schriftlichen Bezeichnungen versehene Modelle zur Verfügung, wie das bronzene Exemplar einer Leber, das sich heute im British Museum in London befindet und das in die Zeit des Hammurabi datiert wird. Darüber hinaus schöpften sie ihr Wissen aus einer Fülle von Einweihungstexten. Als Beispiel sei einer der uns überkommenen Texte zitiert:

»Wenn sich an der Spitze des *na,* vor der Furche des *na,* eine Einziehung öffnet, so wird der Sohn des Mannes sterben. Wenn man die Untersuchung durchführt, um dem Kranken die Gesundheit zurückzugeben, und zwei *nirû* bemerkt, so soll der Kranke etwas Nahrung zu sich nehmen und Wasser trinken. Wenn das *shânu* wie das *nirû* doppelt ist und wenn sowohl das eine als auch das andere kräftig ausgebildet ist, so wird der Kranke sterben. Wenn man bei ansonsten gleicher Erscheinung zusätzlich an der Basis des *ba* ein Fleischstückchen findet, wird sich der Fluch erfüllen und der Tod folgen. Wenn aber zusätzlich das *gir* nach rechts hängt, so wird der Kranke zwar weiterleben, seine Wünsche jedoch werden nicht in Erfüllung gehen.«

Mit Hilfe dieser Wahrsagetechniken, unter denen die Leberbeschau, die Traumdeutung und die Astrologie eine herausragende Rolle spielten, war es dem Priester möglich, die beleidigte Gottheit und das Wesen der Beleidigung zu bestimmen. Er konnte daraus gleichfalls schließen, ob das Vergehen rückgängig zu machen sei — in diesem Fall schritt er zur Behandlung — oder nicht.

Bekannte Krankheiten

Aufstellungen von Krankheiten finden wir auf Keilschrifttäfelchen und in vielen anderen Texten. Da jedes nosologische Konzept fehlte, beschrieb man die Krankheiten mittels der dominierenden Symptome. Aus diesem Grund können wir sie nicht immer mit letzter Sicherheit identifizieren. In den Abschnitten, die der Behandlung von Krankheiten gewidmet sind, hat jede Äußerung folgende Form: »Wenn ein Mann an... (Nennung des Symptoms) leidet, so soll man... (Indikation der Therapie).« Der Stil ist so knapp, daß man Skrupel hat, diese Aufzählungen als medizinische Texte anzusehen. Sie haben höchstens eine von den Eingeweihten herangezogene Gedächtnisstütze dargestellt.

Wenn wir die am häufigsten erwähnten Krankheiten entsprechend der modernen Medizin klassifizieren, dann erhalten wir die folgende Aufstellung:

Auf dem Gebiet der *Pathologie des Atmungsapparates* werden an Symptomen der Husten, die Thoraxbeklemmung, der Auswurf sowie die Atemnot genannt. Einige unklare Fragmente scheinen sich auf den Bluthusten zu beziehen. In jedem dieser Fälle bestand die Therapie aus Räucherungen, wobei der Rauch »in den Mund, in den After und in die Nase eindringen« mußte. Gegen den Husten ist eine Indikation überliefert, die eine kombinierte Behandlung mittels Medikamenten und Wärmeeinwirkung darstellt:

»Im Falle eines Hustens soll der Kranke eine in Öl und Honig aufgelöste Mischung aus Lolium und Rosenpulver trinken. Danach (soll er) eine

Schweinekraftbrühe (zu sich nehmen). Wenn er sich zur Entleerung des Stuhles setzt, zünde man ein Feuer an, in dessen Richtung er seinen After strecke. Auf diese Weise wird er gesund werden.«

Auf dem Gebiet der *Pathologie des Verdauungsapparates* verfügte man über »Heilsäfte gegen Durchfall« sowie über zahlreiche Rezepte, »um das Feuer aus dem Magen entweichen zu lassen«: »Wenn ein Mensch Feuer im Magen hat und weder Getränke noch Nahrung erträgt ...« Häufig wird auf Krankheiten des Afters und ihre Behandlung durch Suppositorien Bezug genommen: »Wenn ein Mann plötzlich Schmerzen im Bauch und an der Hüfte empfindet, wenn seine Geschlechtsorgane ihm Beschwerden bereiten, dann ist zu befürchten, daß er beim Gehen Schmerzen am After ausgesetzt sein wird.« Ebenso viele Vorschriften beziehen sich auf Durchfälle, Koliken, Gelbsucht, Hämorrhoiden und Mastdarmprolaps.

Abbildung 79
Kudurru Melishipaks I., Kassitenzeit. Solche Feldsteine, auf denen man die Zeichen der Götter angebracht hatte, schützten das Land. Sie dokumentierten einen Akt der Besitzergreifung und wurden in den Tempeln aufbewahrt.

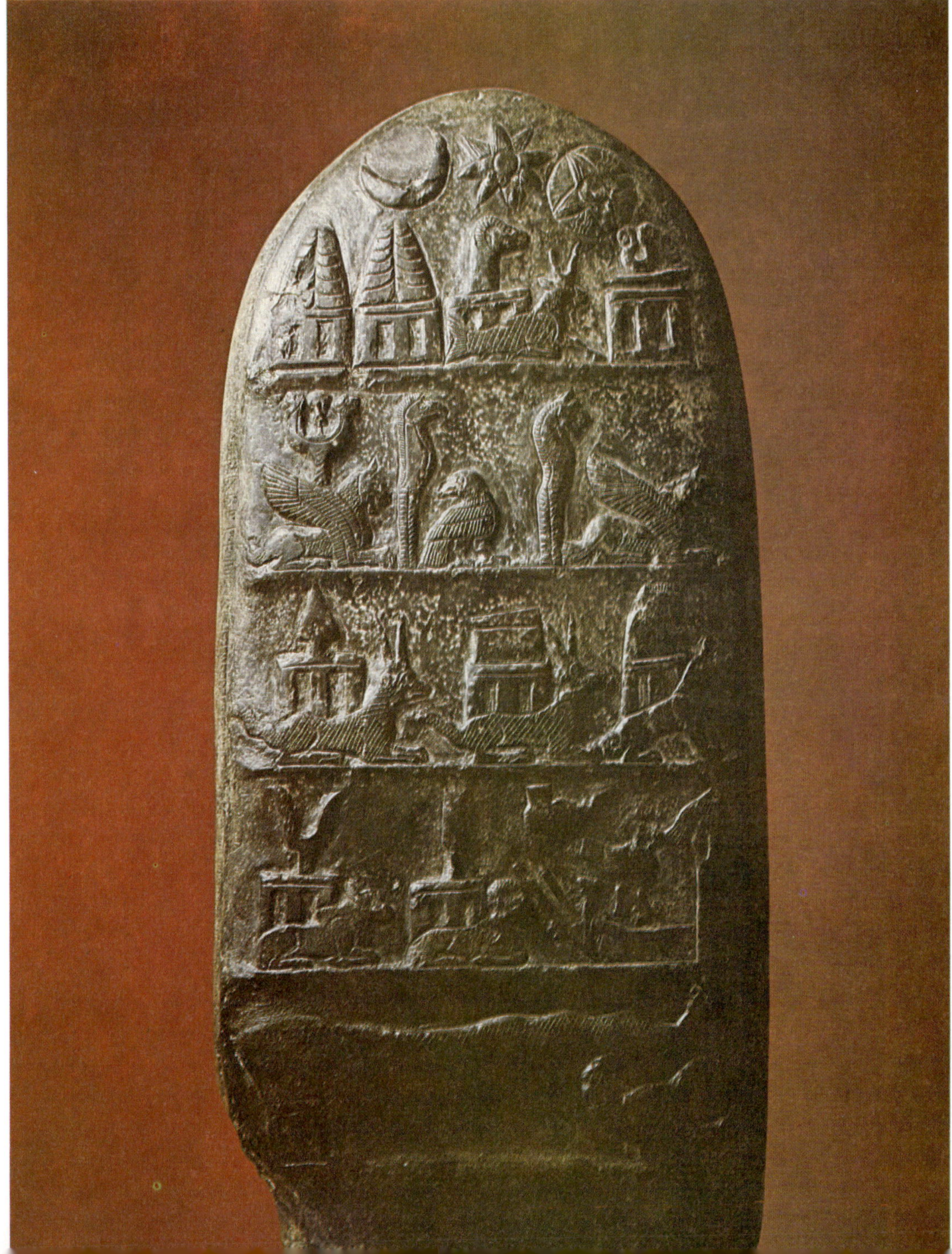

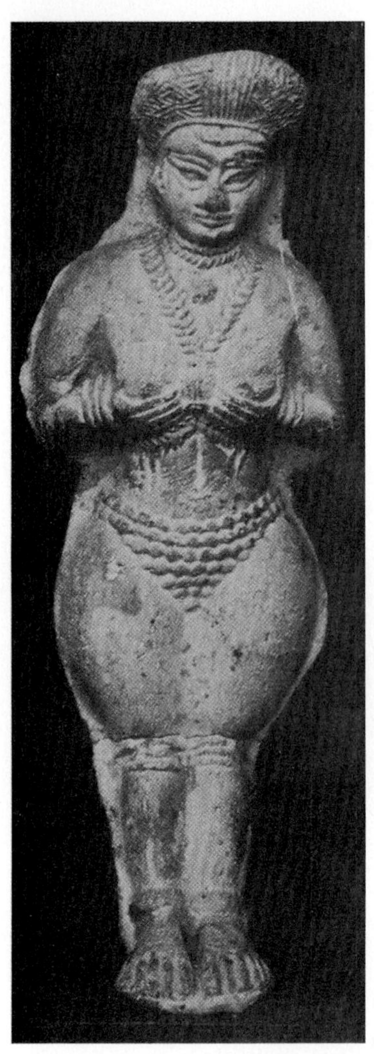

Abbildung 80
Nackte Göttin. Neubabylonische Terrakottaplastik.

Von den *urogenitalen Krankheiten* werden Dysurien, Hämaturie, Pyurie, Spermatorrhöe sowie Impotenz am häufigsten erwähnt: »Wenn ein Mann Schmerzen an der Harnröhre hat und nur unter Beschwerden Wasser lassen kann, wenn der Urin blutig ist, wenn der Mann seinen Urin Tropfen für Tropfen verliert, ohne ihn zurückhalten zu können, wenn das Geschlechtsteil des Mannes Blut verliert so wie das einer Frau ...« Man wußte um die Existenz des Harnsteines, den man in zwei Kategorien einteilte, den schweren und den löslichen. So wurde die Anurie zum Gegenstand einer sehr plastischen Beschreibung: »Wenn ein Mensch Schmerzen an den Nieren empfindet, wenn er schwach und niedergeschlagen ist, wenn er unangenehme Träume hat, wenn seine Haare zu Berge stehen und sein Herz grundlos rast, so daß er weder am Tage noch in der Nacht Schlaf finden kann, dann leidet dieser Mensch an Anurie.« Die Heilmittel konnten äußerlich verabreicht oder lokal in der Harnröhre appliziert werden.

Wenig Aufmerksamkeit schenkten die Heilkundigen Mesopotamiens hingegen den *Nervenkrankheiten.* Wir zitieren nur eine medizinische Vorschrift gegen Kopfschmerzen und Migräne: »Wenn ein Mann Schmerzen im Kopf fühlt, sich erbricht, wenn die Augen aufgedunsen sind und er sich krank fühlt, dann verstehe diese Beschwerden als ein Zeichen der Gewalt des Geistes. Nimm also menschliche Knochen und zerreibe sie zu einem Pulver. Dieses vermische mit Zedernöl und bestreiche den Kranken damit. Auf diese Weise wird er gesund werden.«

Auf dem Gebiet der *Hals-Nasen-Ohren-Erkrankungen* interessierte man sich in erster Linie für Ohrenschmerzen und Nasenbluten. Den ersteren begegnete man mit Rauchbehandlungen am Ohr, so daß das Heilmittel eindringen konnte. Aber man führte das Mittel auch direkt in den Gehörgang ein, der anschließend mit wollenen Tampons verstopft wurde. Um das Nasenbluten zu beheben, schob man Tampons sehr tief in die Nasenlöcher. In einem Brief finden wir Vorschriften, die eine falsche Ausführung dieser Behandlung korrigieren: »... Die Heilmaßnahmen wurden nicht ordentlich durchgeführt. Man muß die Nasenflügel freilassen, denn andernfalls wird die Atmung durch die Nase behindert und das Blut fließt in den Mund. Plaziere den Tampon ganz tief, um die Atmung durch die Nase vollkommen zu verhindern. Auf diese Weise wird das Nasenbluten gestillt werden.«

Im Bereich der *Odontologie* sei auf die große Zahl von Heilvorschriften gegen Zahnschmerzen hingewiesen, die sehr häufig vorgekommen sind. Im Anschluß an eine Beschreibung der Beschwerden, die immer mit der stereotypen Formel »Wenn ein Mann rasendes Zahnweh hat ...« beginnt, werden verschiedene Mittel vorgeschlagen, die der Magie oder der empirischen Medizin zuzurechnen sind. So empfahl man Gebete, um den »Zahnwurm« zu vertreiben. Einer dieser Texte verdient allerdings unsere besondere Aufmerksamkeit, denn hier scheint die Vorstellung von einem den gesamten Organismus bedrohenden Infektionsherd mitzuschwingen. Es handelt sich um einen an den König Asarhaddon gerichteten Brief, in dem der um Rat gefragte Arzt hervorhebt, daß »die Entzündung des Kopfes, der Hände und der Füße auf den Zustand der Zähne zurückzuführen ist... Der Schmerz wird sich kurz nach der Extraktion der kranken Zähne legen, und die Krankheit wird sich in Richtung auf eine Genesung entwickeln.« Man nimmt an, daß das Zähneziehen die Aufgabe der Barbiere war. Es gibt weder einen Hinweis auf Zahnersatz noch auf medizinische Maßnahmen, mit denen dem Zahnverfall begegnet worden wäre.

Hinsichtlich der *Geburtshilfe* verfügen wir über keine genauen Angaben zur Praxis der Entbindung. Die Frau mußte sich hinlegen oder auf einem speziellen Sitz Platz nehmen. Die Existenz einer Göttin eigens für die Niederkunft — Mama oder Mami — beweist hinlänglich die Bedeutung, die man diesem Vorgang beigemessen hat. Diese Gottheit wird manchmal mit Nintud, der Göttin des Stillens, um deren Schutz man ebenfalls gebetet hat, verwechselt. Es gab Amulette und Anrufungen der Gottheit für die Zeit der Schwangerschaft wie die folgende: »Möge diese Frau glücklich gebären; möge sie am Leben bleiben; möge das Kind, das sie in ihrem Leib trägt, ohne Komplikationen aus diesem hervorgehen; möge das Kind in Gesundheit heranwachsen und seine Mutter Dich weiterhin verehren!«

Die Kinder wurden entweder von der Mutter oder von einer Amme an der Brust genährt. Wenn ein Kind starb, weil es nicht in angemessener Weise gestillt worden war, wurden nach dem assyrischen Gesetz der mutmaßlichen Verantwortlichen zur Strafe die Brüste abgehackt. Der Codex Hammurabi bestrafte auch den Abortus sehr streng. Vor dem Gesetz war es übrigens einerlei, ob die Schwangerschaft durch Zufall oder mit Absicht unterbrochen worden war.

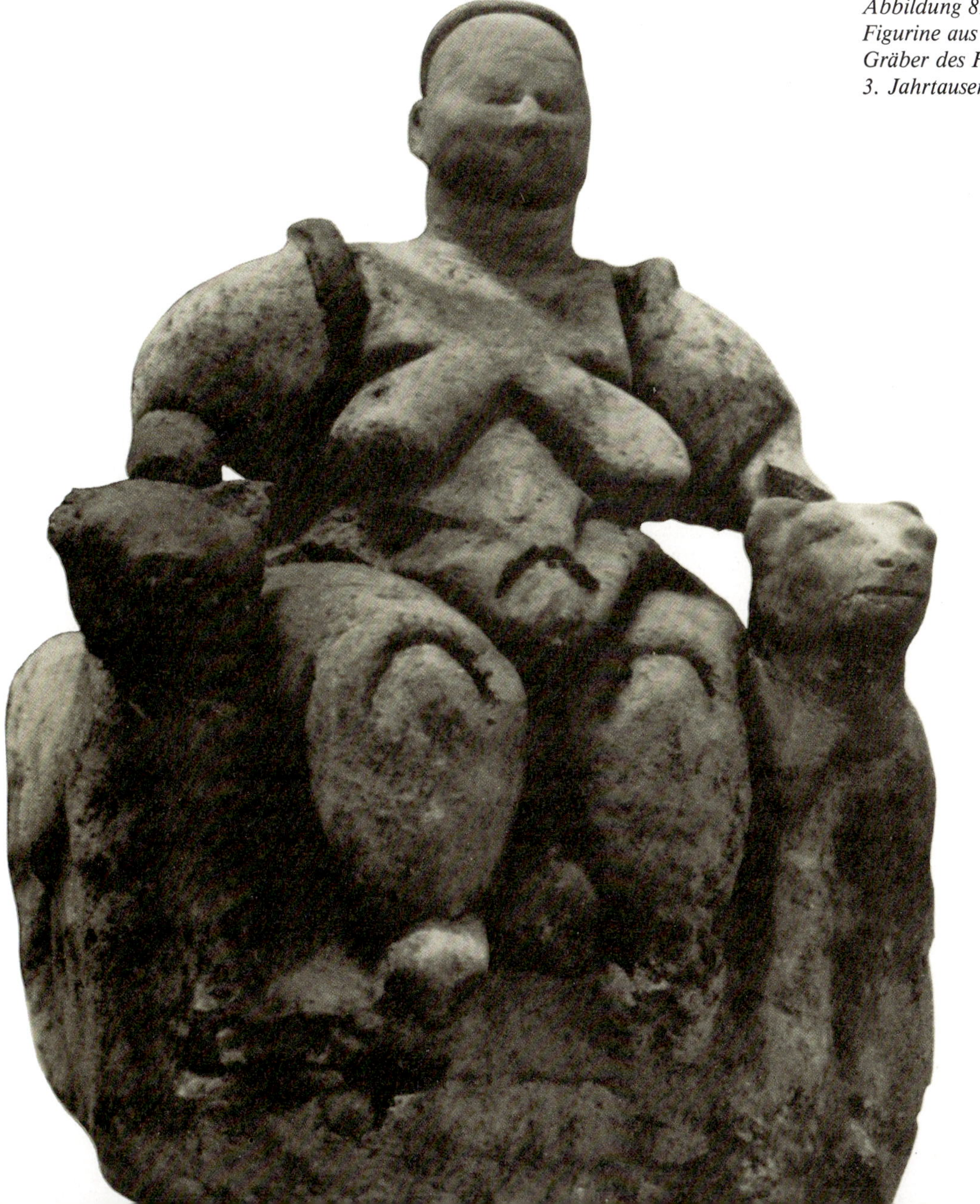

Abbildung 81
Figurine aus einem der drei Gräber des Höyük von Alaca. 3. Jahrtausend v. Chr.

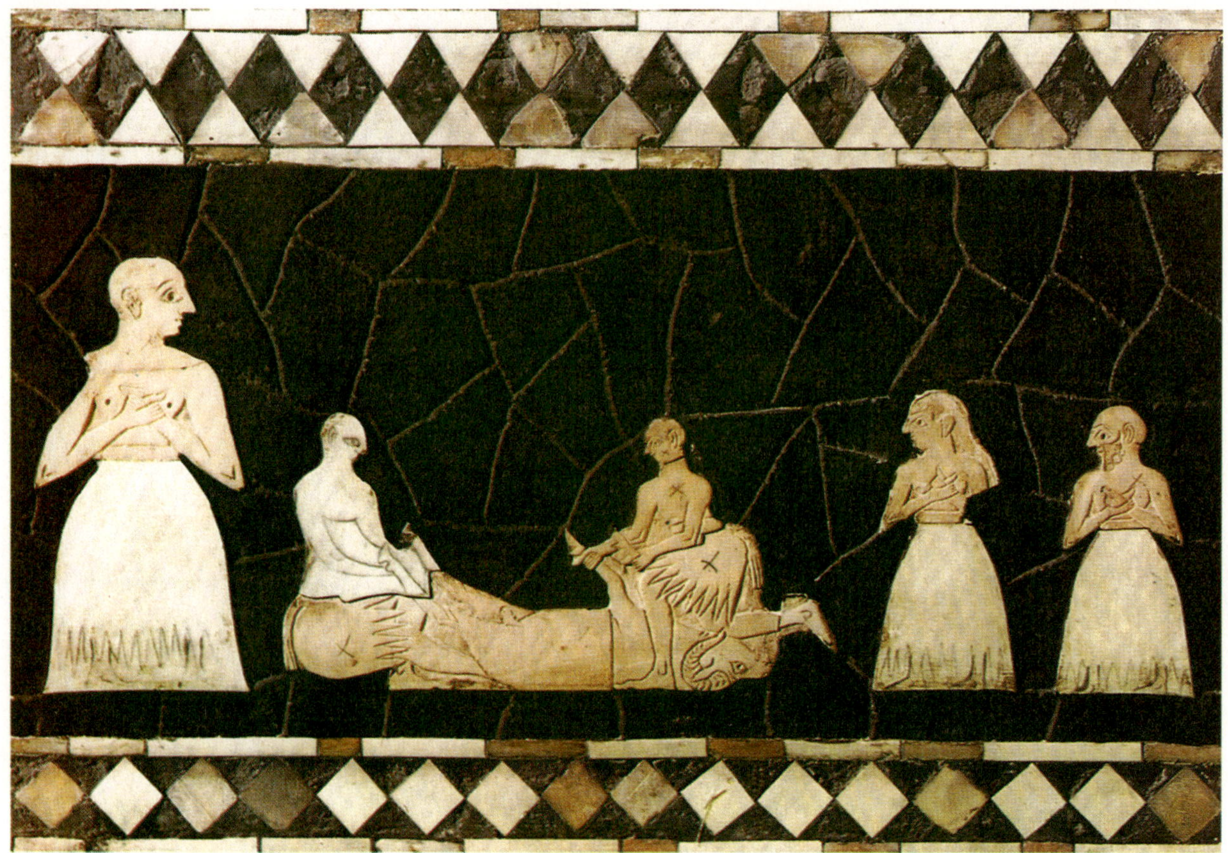

Magisch-religiöse Therapie

Abbildung 82 (oben) Opferszene. Die Darstellung stammt aus der mesopotamischen Stadt Mari, die im 17. Jahrhundert v. Chr. von Hammurabi zerstört, unter dem Wüstensand begraben und 1933 wieder entdeckt worden ist. Flachrelief aus dem 3. Jahrtausend v. Chr.

Nach der Aufzählung der in der mesopotamischen Welt am besten bekannten Krankheiten wollen wir uns nun dem enger umrissenen Gebiet der Therapie zuwenden. Dazu müssen wir uns noch einmal den dem Krankheitsbegriff innewohnenden Dualismus in Erinnerung rufen: die Krankheit ist ebenso Folge eines sündhaften Vergehens wie körperliches Leiden. Erst dann können wir verstehen, daß die Behandlung auf zwei Ebenen abgewickelt wurde. Einerseits mußte die Beleidigung der Gottheit gesühnt werden, andererseits ging es darum, die körperlichen Beschwerden so gut wie möglich zu beheben. So müssen wir — zugegebenermaßen etwas künstlich — zwischen der magisch-religiösen Therapie und ihrer empirischen medizinischen Ergänzung unterscheiden. Wir weisen aber noch einmal darauf hin, daß beide Seiten der Behandlung in ein einziges, bis ins kleinste Detail reglementiertes Ritual integiert waren.

Nachdem der Priester-Arzt mit Hilfe der Wahrsagerei das Wesen der Beleidigung sowie die beleidigte Gottheit selbst bestimmt hatte, standen ihm im Bereich der Religion im wesentlichen drei Behandlungsweisen zur Verfügung: das Gebet, das Opfer und die Magie.

Das *Gebet* konnte an jede beliebige Gottheit des mesopotamischen Götterhimmels gerichtet werden. Manchmal betete man zu Marduk, dem mächtigsten Gott, der dank seiner Stellung auch bei den anderen Gottheiten intervenieren konnte; manchmal wandte man sich an Heilgötter wie Schamasch oder Istar, in einigen Fällen auch an »spezialisierte« Gottheiten wie die für die Niederkunft und das Stillen des Säuglings. Alle Gebete haben einen ähnlichen Aufbau. Im ersten Teil zählt man die Attribute der angerufenen Gottheit auf, der zweite schildert den erbärmlichen gesundheitlichen Zustand und die Verzweiflung des

Hilfesuchenden, der dritte präzisiert schließlich das genaue Anliegen. Als Beispiel zitieren wir entsprechende Abschnitte aus einem unfangreichen Gebet an die Göttin Istar:

»O Leuchte des Himmels und der Erde, Glanz der ganzen Welt, o Rasende im Kampf, Mächtige und Unbezwingbare im Angriff... Göttin der Männer und der Frauen; Göttin der unergründlichen Geheimnisse; der Tote erwacht zum Leben, der Kranke steht von seinem Lager auf, wenn Du Deine Augen auf ihn richtest; der Irregeleitete findet den rechten Weg, wenn er Dein Antlitz sieht. Dich rufe ich an, ich, Dein Diener, der von Schmerzen getrieben und gequält wird. Sieh mich an, Göttin, nimm mein Flehen auf zu Dir, sieh mich an und neige Dein Ohr zu meinem Gebet, auf daß Deine Gnade sichtbar werde und Dein Zorn sich besänftige. Meinem schwachen, kranken und verwirrten Körper, meinem gequälten, tränenvollen und seufzenden Herzen gewähre Deine Gnade.«

Das *Opfer* spielte unter den Heilmaßnahmen eine ganz besondere Rolle, denn es hatte eine zweifache Bedeutung. Zum einen stellte es eine Sühnegabe an die Gottheit dar. Zum anderen trat der Opfergegenstand oder das Opfertier an die Stelle des Sünders, nahm die Strafe auf sich und befreite durch diese Übertragung den Menschen. Dies wird in dem folgenden Zitat deutlich:

»Das Lamm tritt an die Stelle des Menschen. Der Opferpriester bringt den Kopf des Lammes für den Kopf des Menschen dar, er bringt das Genick des Lammes für das Genick des Menschen dar, er bringt das Herz des Lammes für das Herz des Menschen dar.«

Man opferte den Göttern alle Arten von Haustieren, aber auch Wild, Fische, Zerealien, Früchte, Räucherwerk und Kleider. Bei dieser Gelegenheit verwendete man ferner Statuetten aus Ton oder Knetmasse, die einen Menschen darstellten und auf denen magische Formeln angebracht waren, die die Identifizierung des Opfers mit dem Kranken sicherstellen sollten.

Mit Hilfe der *Magie,* Zauberhandlungen und -formeln glaubte man, die Dämonen dem Willen des Magiers gefügig machen zu können. Man unterschied zwischen der Weißen und der Schwarzen Magie. Die Weiße Magie versuchte, zum Wohle des Kranken den bösen Geist zu vertreiben und die Heilung herbeizuführen. Demgegenüber hatte die Schwarze Magie den Zweck, dem Opfer zu schaden und Krankheit oder Tod hervorzurufen. Zwar waren beide Formen in der mesopotamischen Welt gebräuchlich, aber die zweite konnte nur im geheimen praktiziert werden, um nicht strenge Strafen nach sich zu ziehen. Adam Falkenstein, ein Spezialist auf diesem Sachgebiet, hat verschiedene Typen von Zauberformeln voneinander abgegrenzt. Einige hatten vorbeugende Wirkung, andere wandten sich an die Götter, wieder andere begleiteten die auf Erfahrung gegründeten Heilmaßnahmen, sollten den Körper »vitalisieren« und »animieren« und ihn in die Lage versetzen, seine Funktionen zu erfüllen.

Wenn man in der Schwarzen Magie den mutmaßlichen Grund für eine Krankheit zu sehen glaubte, versuchte man, ihre Wirkung durch ein im Laufe der Zeit immer differenzierter ausgefeiltes Ritual zu neutralisieren. Zunächst stellte man Figurinen aus brenn- oder schmelzbarem Material wie Fett, Gips, Holz oder Metall her. Dann identifizierte man sie mittels Zauberformeln mit dem Urheber des Übels. Anschließend rezitierte man andere Formeln, um den Fluch zu brechen. Und schließlich zerstörte man die Figurinen durch Verbrennen oder Einschmelzen. Ein Beispiel für eine derartige Beschwörungsformel:

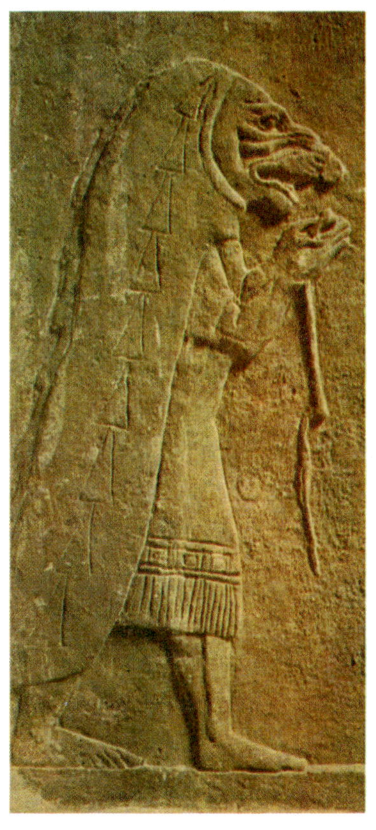

Abbildung 83/84
Zwei Flachreliefs aus dem Palast des Königs Assurbanipal in Assyrien. Das obere zeigt einen Dämon oder einen Zauberer, das untere einen von den Befestigungsmauern der Stadt herabstürzenden Mann.

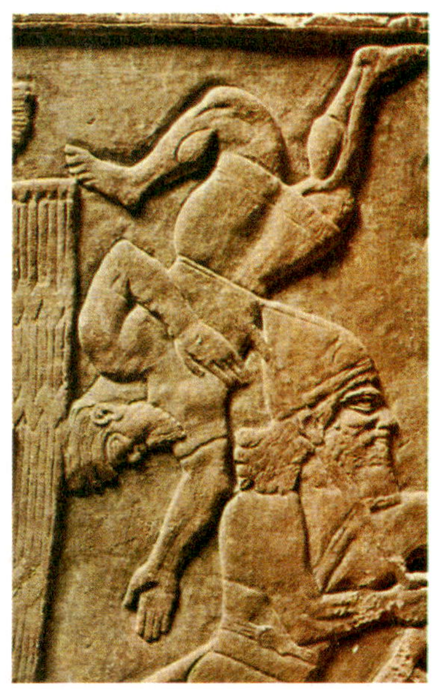

»Brennendes Feuer, streitbarer Sohn des Himmels! An Dich, den stärksten unter Deinen Brüdern und den Schlichter des Streits zwischen Sonne und Mond, wende ich mich. Sei mein Gerichtsherr, fälle Dein Urteil! Zerstöre den Mann oder die Frau, die mich behext haben! Ja, zerstöre, o Feuer, den Mann oder die Frau, die mich behext haben, zerstöre sie, o Feuer! Verbrenne sie, o Feuer! Bemächtige Dich ihrer, o Feuer! Verzehre sie, o Feuer! Verwandle sie in Asche, o Feuer!«

Die empirische Medizin

Wir schöpfen unsere Informationen aus den Keilschrifttafeln, auf denen die Heilmittel und ihre Zubereitung aufgelistet sind. Diese Gedächtnisstützen, um den weiter oben verwendeten Terminus noch einmal aufzugreifen, sind manchmal sehr knapp gefaßt, zum Beispiel: »Lackmuswurzel — Heilmittel gegen Zahnschmerzen — wird auf den Zahn aufgetragen«, ein andermal aber auch etwas ausführlicher, wie im folgenden Fall: »Wenn ein Mann ein Brennen im Magen empfindet, dann mußt du ihm eine Mischung aus Andropogonöl, Senf und Teufelsdreck zu trinken geben. Danach wird er gesund.« Wir verfügen über keine längeren Texte, auf die wir unser Wissen stützen könnten.

Campbell Thompson, der als führender Fachmann auf diesem Gebiet gilt, hat rund 250 Heilpflanzen, 120 Substanzen mineralischen Ursprungs und 108 tierischer Herkunft identifizieren können. Wir wollen im folgenden nur jene erwähnen, von denen besonders häufig Gebrauch gemacht worden ist.

Abbildung 85 Keilschrifttäfelchen mit einer Auflistung der Weissagungen, die durch die Leberbeschau zu erhalten sind. Regierungszeit Antiochus' III.

Unter den pflanzlichen Ingredienzien finden sich: Obst (Weintrauben, Feigen oder Granatäpfel), Gemüse (Knoblauch, Zwiebeln, grüne Bohnen, Gurken, Lattich und Wolfsbohnen), Zerealien (Gerste, Weizen, Hirse), Spezereien und Gewürze (Fenchel, Thymian, Safran, Chicorée, Senf), aber auch Blumen, wie die Rose, und Harze, wie die Myrrhe. In gleicher Weise verwendete man Wurzeln, Rinde und Früchte der Bäume, besonders von der Zeder, der Pinie, der Tamariske, dem Lorbeerbaum, dem Myrtenstrauch und dem Wacholder. Fügen wir unserer Liste der Vollständigkeit halber noch die Nieswurz, das Opium, die Mandragora und den Hanf hinzu.

Produkte mineralischen Ursprungs wurden wesentlich seltener verwendet. Die alten Mesopotamier besaßen jedoch hochentwickelte Kenntnisse auf dem Gebiet der Töpferei, der Glasbläserkunst, der Lackarbeit und der Malerei; deshalb muß man annehmen, daß sie auch über ausgefeilte Techniken verfügt haben, um die Minerale zu isolieren und aus Verbindungen herauszuschmelzen. Mineralische Stoffe verwendete man in der Dermatologie für Pomaden, in der Augenheilkunst für Tropfen. Schwarzer Schwefel, Arsenik und seine Schwefelverbindungen, Antimon, die verschiedenen eisenhaltigen Salze, die Pyrite, Kupferpulver, Quecksilber, Alaun, Kreide und Bitumen werden häufig auf den Keilschrifttäfelchen genannt.

Produkte tierischen Ursprungs wurden zum einen aufgrund ihrer medizinischen Wirkungen im engeren Sinn, zum anderen wegen der oben angeführten magischen Eigenschaften (Gleichstellung von Mensch und Opfertier) verwendet. In jedem vorgegebenen Fall kann man nur schwer bestimmen, auf welche der beiden Funktionen Bezug genommen wird. Man gebrauchte in hohem Maße die Eingeweide vor allem wilder Tiere, wie Löwe, Gazelle, Fuchs und Wolf. Frösche, Vögel und Insekten scheinen ebenfalls einen therapeutischen Wert besessen zu haben. Man verwendete jedoch nicht allein die Eingeweide, sondern auch den Urin und die Exkremente eines Tieres, ferner seine Haut, seine Haare, die Knochen usw.

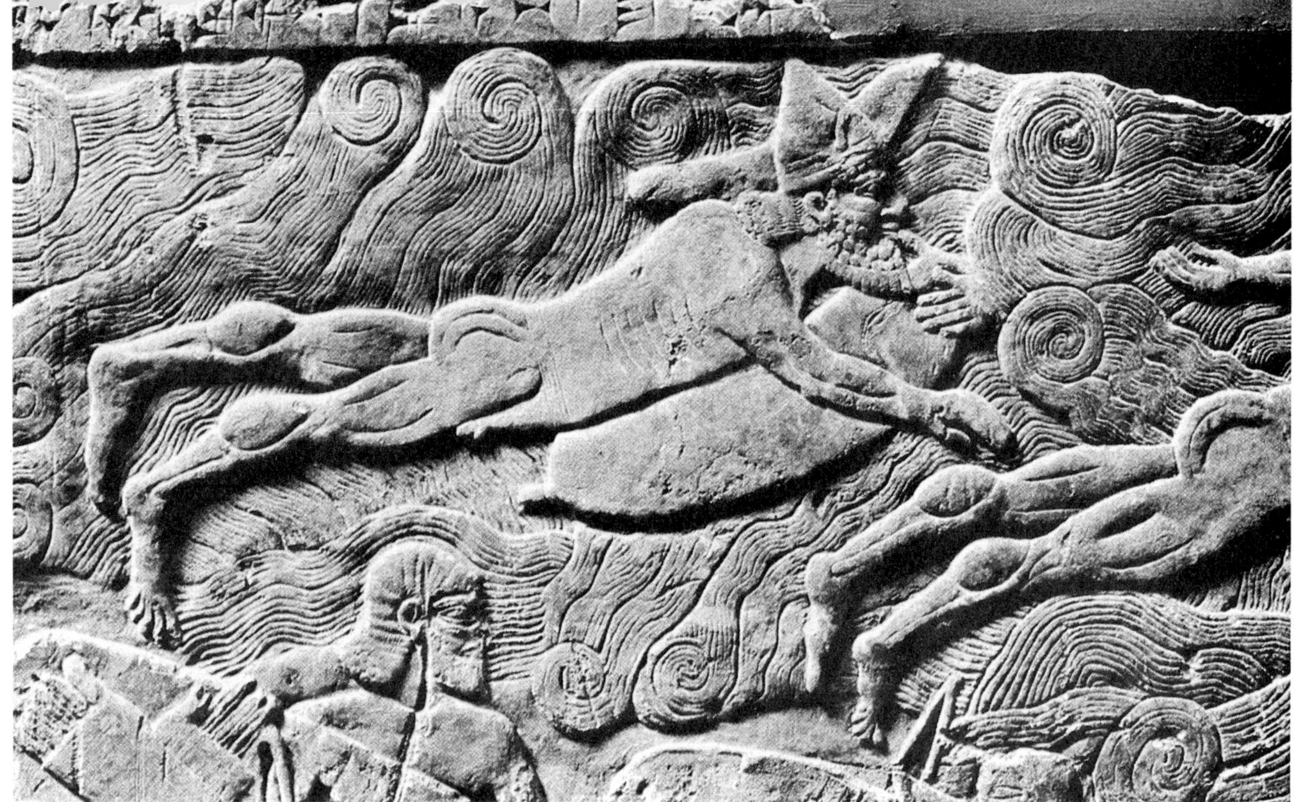

Abbildung 86
Ein Mann schwimmt mit Hilfe eines aufgeblasenen Tierbalgs. Flachrelief aus dem Palast des Königs Assurbanipal in Assyrien.

Es erscheint angemessen, die fortschrittliche Tendenz in der mesopotamischen »Polypharmazie« zu unterstreichen. Tatsächlich werden die Rezepte immer komplizierter und um neue Zutaten bereichert. Wenn die Medizin oral verabfolgt wurde, so nahm sie der Kranke mit Wasser, Bier oder einer der verschiedenen Weinsorten wie etwa dem Palmwein. Man hat Krüge für Infusionen oder Mazerationen gefunden, vor deren Schnabel, ähnlich wie bei unseren Teekannen, ein Sieb angebracht war, um die pflanzlichen Reste zurückzuhalten. Es gab aber auch andere Wege zur Anwendung der Heilmittel wie Räucherungen, urethrale Einträufelungen, Suppositorien, Waschungen, Augentropfen oder Salben.

Weniger Kenntnisse besitzen wir über die Physiotherapie und die Chirurgie. Einige Hinweise lassen auf Wärmekuren, Massagen und Heilbäder schließen. Die Barbiere vollzogen die kleineren Eingriffe wie Zahnextraktionen, Aufschneiden von Abszessen, Phlebotomien, Amputationen (manchmal auch als gerichtlich festgesetzte Bestrafung) und Staroperationen, wobei sie sich an strenge Regeln zu halten hatten.

Die medizinische Behandlung

Wir haben eben unseren Priester-Arzt verlassen, als er auf dem Weg zum Krankenlager bemüht war, in der Natur Hinweise über die Absichten der Götter zu entdecken. Nun wollen wir sehen, innerhalb welchen Rahmens sich sein Einschreiten vollzogen hat. Bei der medizinischen Behandlung verband sich die religiöse Zeremonie mit der Anwendung von Heilmaßnahmen oder zumindest deren Verordnung. Die Wichtigkeit der Zeremonie entsprach dem gesellschaftlichen Rang des Kranken.

Wenn es sich um eine Person in hoher Stellung handelte, bildete man einen feierlichen Zug. An der Spitze ging der Priester im rituellen Gewand, begleitet von guten und bösen »Dämonen«. Dahinter folgten Sängerchöre und Pauken-

spieler, da man glaubte, daß der Ton dieses Instruments den bösen Geistern Furcht einjage. Man rezitierte magische Formeln, und alle Anwesenden nahmen daran teil, indem sie bestimmte Phrasen wiederholten, die Anrufungen aufgriffen oder Seufzer ausstießen.

Abbildung 87 (gegenüber)
Ausschnitt aus der Gesetzessäule des Hammurabi.

Wenn der Kranke jedoch aus einfacheren Verhältnissen stammte, blieb die Zeremonie auf den Krankenbesuch, die Patientenbefragung und das Hersagen der Beschwörungsformeln beschränkt. Es sind Tafeln wie die im Archäologischen Museum von Istanbul und Siegel wie die im Pariser Louvre erhalten, auf denen Zeremonien des Exorzismus dargestellt sind. Nach Contenau dienten sie dazu, den Geleitzug bei den rituellen Arztbesuchen zu ersetzen. Für den Fall, daß keine weiteren Teilnehmer anwesend waren, rief man die Gottheit unter Benutzung eines solchen Bildes an.

Wenn die Heilung gelang, wurde das glückliche Ereignis der wiedererlangten Gesundheit vom Kranken gefeiert, wobei er Lieder wie das folgende, von S. N. Kramer übertragene intonierte:

»Er hat den Dämon der Krankheit, der ihn mit seinen ausgebreiteten Schwingen umfing, vertrieben. Er hat das Unheil, das ihn verwundete, hinweggenommen. Er hat die Leiden des Menschen in Jubel verwandelt. Er hat ihm wohltätige Genien als Wächter und Beschützer zur Seite gestellt.«

Ehe der Kranke sich wieder in das gesellschaftliche Leben eingliedern und seine Rechte voll wahrnehmen konnte, hatte er zu warten, bis die Priester seine Genesung bestätigten; dies war vor allem bei jenen Krankheiten, die als ansteckend galten, von großer Wichtigkeit.

Medizin und Gesellschaft

Eine bekannte Textpassage bei Herodot bezieht sich auf den Stand der Medizin in Mesopotamien: »Wenn jemand krank wird, dann bringt man ihn auf einen öffentlichen Platz. Alle Anwesenden nehmen an der Konsultation teil, denn sie verfügen über keine Ärzte. Wenn einer im Zuhörerkreis an derselben Krankheit gelitten hat oder einen vergleichbaren Fall kennt, erklärt er dem Patienten, welche Heilmittel angezeigt sind, und ermahnt ihn, dieser Behandlungsmethode zu folgen. Niemand darf seinen Weg fortsetzen, ohne vorher den Kranken nach dessen Leiden gefragt zu haben« (I,197). Nach allem, was wir oben ausgeführt haben, ist die Behauptung, in Mesopotamien habe es keine Ärzte gegeben, zumindest ungenau. Nach dem gegenwärtigen Stand unseres Wissens müssen wir einräumen, daß die Mesopotamier über keine Ärzte im griechischen Sinn verfügt haben, also über Spezialisten mit einer Ausbildung und einem Auftrag, der sich deutlich von dem der Priester unterscheidet. Es mag aber sein, daß Herodot nur auf die medizinische Praxis in den Dörfern angespielt hat.

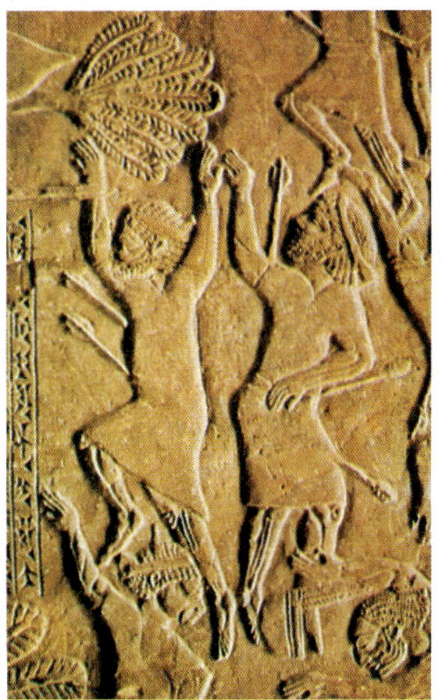

Abbildung 88
Detail aus einem Flachrelief mit der Darstellung zweier durch Pfeile verwundeter feindlicher Krieger. Palast des Königs Assurbanipal, Assyrien.

Tatsache ist, daß es Priester-Ärzte gegeben hat. Sie bildete sogar drei voneinander unterschiedene Gruppen: die *Azu* oder Ärzte im engeren Sinne (dieser Terminus leitet sich von dem Wort *Asûtu* her, das im Sumerischen »Medizin« bedeutet), die *Barû* oder Seher und die *Ashipu,* die die Funktion von Exorzisten oder Läuterern ausübten. Ihre Aufgabenstellung war weit gefächert: Sie sollten das Auftreten von Krankheiten durch rituelle Beschwörungsformeln verhindern, durch das Gespräch mit dem Patienten nach dem Übel forschen, die verschiedenen Wahrsagemethoden sowie ihre adäquate Anwendung kennen und mit den magischen Techniken vertraut sein. Die Priester-Ärzte mußten die persönlichen Geister ihres jeweiligen Falles kennen, da diese die Krankheit provo-

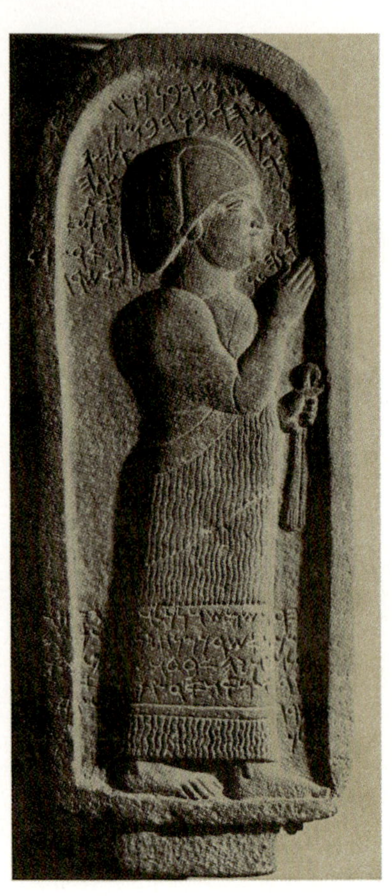

Abbildung 89
Grabstele aus Neirab in Syrien.
7. oder 6. Jahrhundert v. Chr.

ziert haben konnten. Sie mußten die Ingredienzien sammeln und die Heilmittel zubereiten, diese dann durch Gebete »vitalisieren« und dem Kranken geben. Sie mußten ferner die ansteckenden Krankheiten kennen, um den Patienten isolieren zu können beziehungsweise um die Genesung festzustellen und den Geheilten wieder in die Mitte der Gesellschaft zu entlassen.

In sozialer Hinsicht erfreuten sich die Priester-Ärzte eines hohen Prestiges. So seltsam dies auch klingen mag: der Codex Hammurabi sieht Strafen für die chirurgischen Fehler der Barbiere vor, die zur gesellschaftlichen Schicht der Handwerker gehörten, läßt aber die medizinischen Irrtümer der Ärzte ungestraft, da sie den Priestern zugerechnet wurden und deswegen über jedes menschliche Urteil erhaben waren.

Im Bereich der Ausbildung war die mündliche Überlieferung vorherrschend. Wir haben bereits auf die Keilschrifttäfelchen hingewiesen, die als Gedächnisstütze dienten. Sie stellten nichts anderes dar als eine Auflistung der therapeutischen Maßnahmen und der Kommentare hinsichtlich der Leberbeschau. Diese schematischen Tafeln bildeten nur eine Hilfe im Unterricht, der einer die Überlieferung weitergebenden Körperschaft übertragen war. Einer der Texte sagte denn auch: »Der Wissende unterrichte den Wissenden. Der Unwissende aber soll erst gar nicht lesen.«

Abschließend wollen wir die sozialen Implikationen der Ausübung des medizinischen Berufs betrachten. Nach der Entdeckung des Codex Hammurabi sind noch ältere juristische Texte ausgegraben worden, die sich bereits mit medizinischen Themen beschäftigen. Nur fünf Artikel des in Ur-Nammu gefundenen und 1956 von S. N. Kramer publizierten Textes lassen sich entschlüsseln. Jedesmal geht es um physische Läsionen. An die Stelle des Wiedervergeltungsrechtes sind finanzielle Sanktionen getreten. Wir zitieren:

»Wenn (ein Mann mit einem Werkzeug einem anderen) den Fuß abhackt, so muß er ihm zehn Silberschekel zahlen. Wenn ein Mann einen anderen Mann (verletzt) und ihm den ... -Knochen bricht, so wird er eine Silbermine zahlen. Wenn ein Mann einen anderen Mann mit dem *geshpu* (verletzt) und ihm die Nase einschlägt, so soll er zwei Drittel einer Mine zahlen.«

Gleichwohl erlaubt der im Museum des Louvre in Paris aufbewahrte Codex Hammurabi mehr als jeder andere Text Aussagen zur Rolle der Medizin in der mesopotamischen Welt. Die Artikel 215 bis 240 regeln die Ausübung der Medizin zusammen mit der Arbeit der Architekten und der Schiffseigner, woraus hervorgeht, daß die ärztliche Kunst hier zum Handwerk gerechnet wird. Wir erinnern uns, daß der Anteil, der die Religion betrifft, der menschlichen Gerichtsbarkeit entzogen ist. Aus diesem Grund müssen wir annehmen, daß die Vorschriften in erster Linie für die *Gallabu* oder Barbiere gegolten haben, die ja, wie oben bereits dargelegt, kleinere Eingriffe wie Zahnextraktionen, Staroperationen und die Kennzeichnung von Sklaven vorgenommen haben. Wir zitieren einige konkrete Beispiele:

»215. Wenn ein Arzt (Barbier?) einen freien Mann wegen einer schweren Wunde mit einer Bronzelanzette behandelt und dieser Mann gesund wird, ferner, wenn er die Wolke (vor dem Auge) eines Mannes mit einer Bronzelanzette öffnet, und das Auge abgeheilt ist, so wird er zehn Silberschekel erhalten.

216. Wenn der Kranke ein Mann von niederem Stand war, so wird er fünf Silberschekel erhalten.

217. Wenn der Kranke der Sklave eines freien Mannes war, so wird dieser dem Arzt zwei Silberschekel geben.

218. Wenn ein Arzt einen freien Mann wegen einer schweren Wunde mit einer Bronzelanzette behandelt und dieser Mann stirbt, ferner, wenn er die Wolke (vor dem Auge) eines Mannes mit einer Bronzelanzette öffnet und das Auge dabei verlorengeht, so wird man ihm die Hände abhacken.«

Wir stellen fest, daß das Honorar von der sozialen Stellung des Patienten abhängt. Die Strafen, die den Barbieren im Falle eines Kunstfehlers gedroht haben, mögen uns überzogen erscheinen. Vielleicht aber haben sie sich als notwendig erwiesen, um nichtausgebildete und zudem mit wenig Skrupeln behaftete Leute von der chirurgischen Praxis fernzuhalten. Außerdem muß man fragen, ob diese Maßnahmen immer angewendet worden sind oder nur Ausnahmefälle dargestellt haben; ferner, ob der Barbier ebenso frei einen Kranken wie der Kranke einen Barbier wählen durfte, sich somit von vornherein nur Fälle mit guten Heilungschancen aussuchen konnte.

Zusammenfassung

Dieser Überblick über die mesopotamische Medizin hat uns zum einen mit dem bemerkenswerten Grad an Vollkommenheit bekanntgemacht, den diese Heilkunst auf dem Gebiet der empirischen Pharmakologie erreicht hat. Zum anderen haben wir den spezifischen Krankheitsbegriff (Strafe als Folge einer Sünde) und die Heilmethode (Suche nach der Art und Weise der Beleidigung der Gottheit und Sühne) kennengelernt. Die griechische Medizin hat sich den Empirismus einverleibt, in dem Bestreben nach Verwissenschaftlichung jedoch die persönlichen und individuellen Gesichtspunkte vernachlässigt. Damit wurden aber auch bestimmte Möglichkeiten der Diagnose und der Therapie aufgegeben. Erst im 20. Jahrhundert wurde der Rolle von »Geistern« in einem Krankheitsbild wieder ernsthafte Aufmerksamkeit geschenkt, und zwar mit der Entwicklung der Psychoanalyse und der Psychotherapie in der westlichen Medizin.

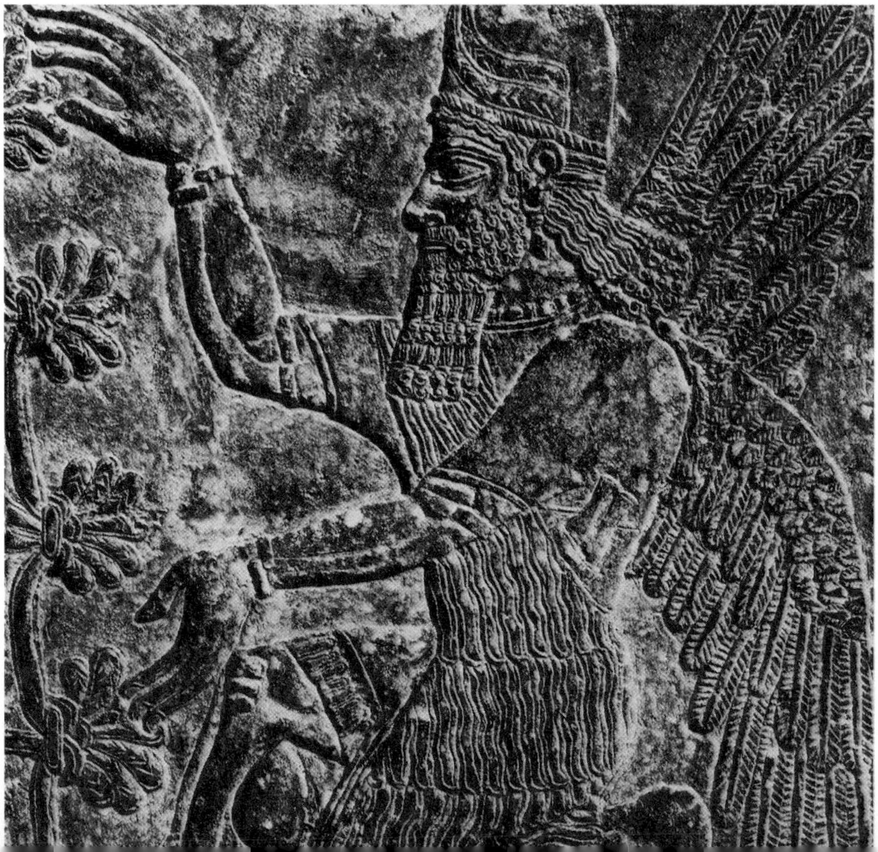

Abbildung 90
Ausschnitt aus einem Flachrelief mit der Darstellung eines der zahlreichen assyrischen Genien.

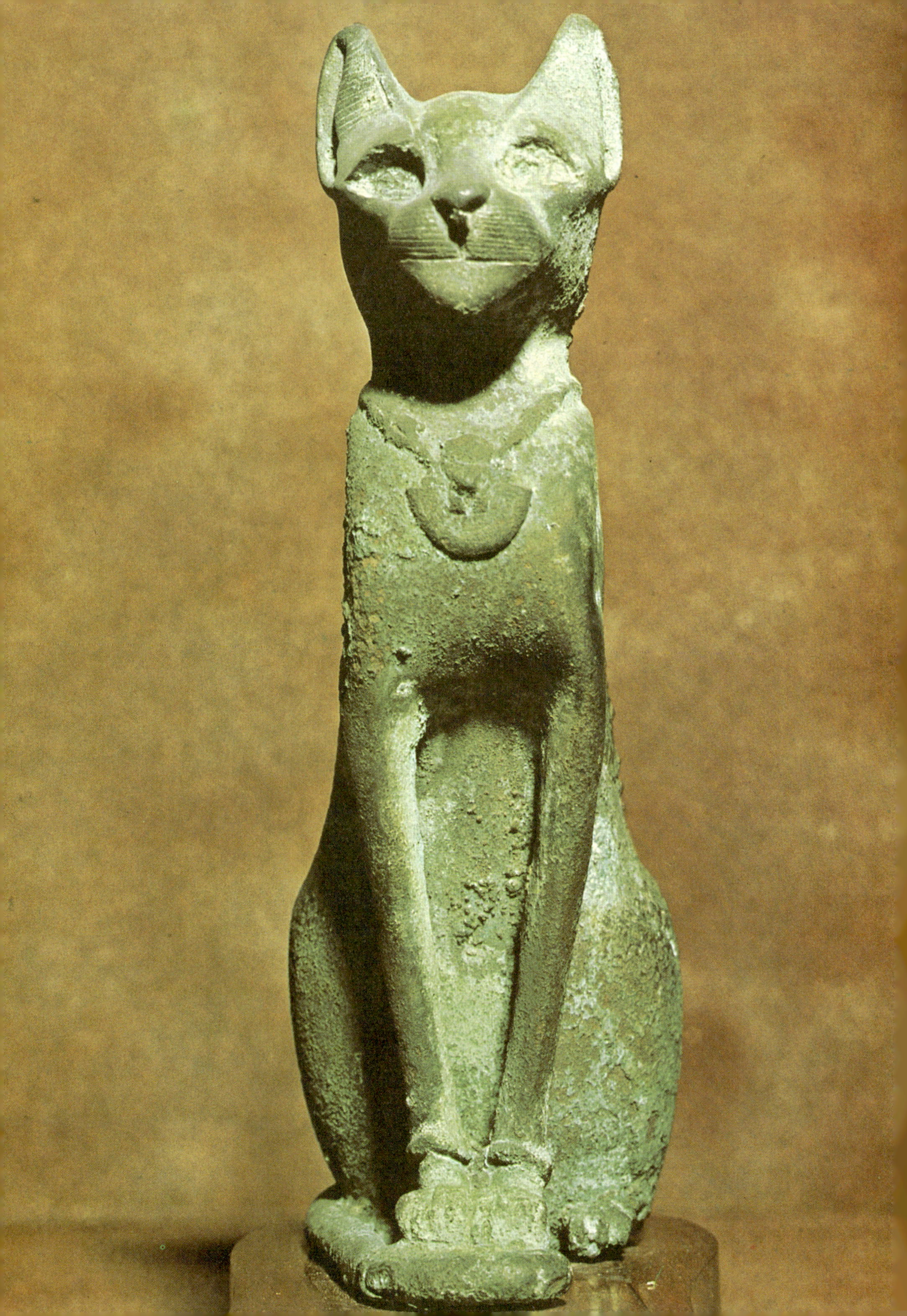

Die Medizin im Alten Ägypten

von Ange-Pierre Leca

Von der Vergangenheit des Niltals liegen fast fünftausend Jahre, das heißt der Zeitraum seit dem 3. Jahrtausend vor Christus, im Licht der Geschichte. Doch haben in diesem Tal bereits seit Zehntausenden von Jahren Stämme von Buschmännern oder Prä-Buschmännern gelebt. Zu ihnen haben sich im Laufe der Zeit Einwanderer aus Westasien, Nordindien und den Mittelmeerregionen Europas gesellt. Später kamen noch die großwüchsigen Anatolier aus Kleinasien hinzu. Ihre Verbindung mit der Bevölkerung hatte rassische Veränderungen zur Folge. Die Menschen wurden größer, während gleichzeitig der allerdings niemals sehr bestimmende negroide Einfluß zurücktrat. Diese aus allen vier Himmelsrichtungen zusammengekommenen Menschen legten nach und nach ihre nomadenhaften Gewohnheiten ab, wurden seßhaft und bildeten Ackerbauergesellschaften.

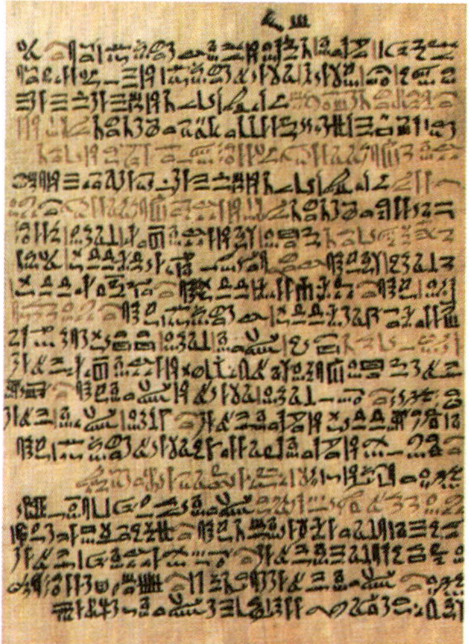

Abbildung 92
Teilstück aus dem Papyrus Ebers, *dem umfangreichsten und ältesten der bekannten Papyri.*

Während der prädynastischen Periode formierten sich zwei Königreiche. Das Unterägyptische Reich zeigte bald die Tendenz zu einer urbanen Kultur. Bedeutende einzelne Handelszentren kristallisierten sich heraus, öffneten sich zum Meer und fanden in ihren rivalisierenden Interessen Anlaß für Auseinandersetzungen. Demgegenüber war das Oberägyptische Reich feudalistisch organisiert, wobei der Zusammenhalt der einzelnen Herrschaften schon bald zu einem mächtigen Einheitsstaat führte. So begann um 3200 v. Chr. mit Narmer (nach griechischer Tradition: Menes), dem ersten Pharao, dessen Name von den alten Texten und Dokumenten überliefert wird, die Vereinigung von Ober- und Unterägypten und die dynastische Geschichte dieses Reiches.

Seit dieser Zeit bildete sich, dem langen Flußband des Nil und seinen fruchtbaren Ufern folgend, das ägyptische Stammland heraus, das durch natürliche Grenzen über weite Strecken vor Invasionen geschützt war. Im Süden wird das Niltal eng und ist reich an Wasserfällen, trennt damit Ägypten von Nubien. Im Westen bildet eine breite Wüstenzone die Grenze zu Libyen. Im Osten schützt die Sinai-Wüste vor den Einfällen asiatischer Völkerstämme. Und im Norden schließlich eignen sich die sumpfigen Arme des Nildeltas nur wenig für eine Invasion vom Meer aus. Damit erklärt sich das außergewöhnlich lange Überleben dieser Kultur, die vor fremden Einflüssen geschützt war, ferner ihre innere Unwandelbarkeit im Laufe der Jahrhunderte, wenn man einmal von gelegentlichen, mit vorübergehenden Wandlungen der politischen Ausrichtung zusammenhängenden Modifikationen absieht.

Aufgrund seines traditionsorientierten Wesens hat der Ägypter einen tiefen Respekt vor alten Texten. Hierin liegt die Ursache dafür, daß die meisten uns überlieferten medizinischen Dokumente Kopien sehr alter Abhandlungen darstellen, selbst wenn sie aus jüngerer Zeit, wie dem Neuen Reich (1650—1070 v. Chr.; 17. und 18. Dynastie), stammen. Es sieht so aus, als sei die ägyptische

Abbildung 91 (gegenüber)
Im Alten Ägypten galt die Katze als heiliges Tier und stand im Zusammenhang mit dem Kult der Göttin Bastet.

Medizin in sehr früher Zeit, vielleicht noch vor der prädynastischen Periode, entstanden und danach, abgesehen von einigen unbedeutenden Varianten, keiner weiteren Veränderung unterworfen worden. Höchstens hat die Einführung der Magie den empirischen oder sogar rationalistischen Charakter ein wenig zurückgedrängt.

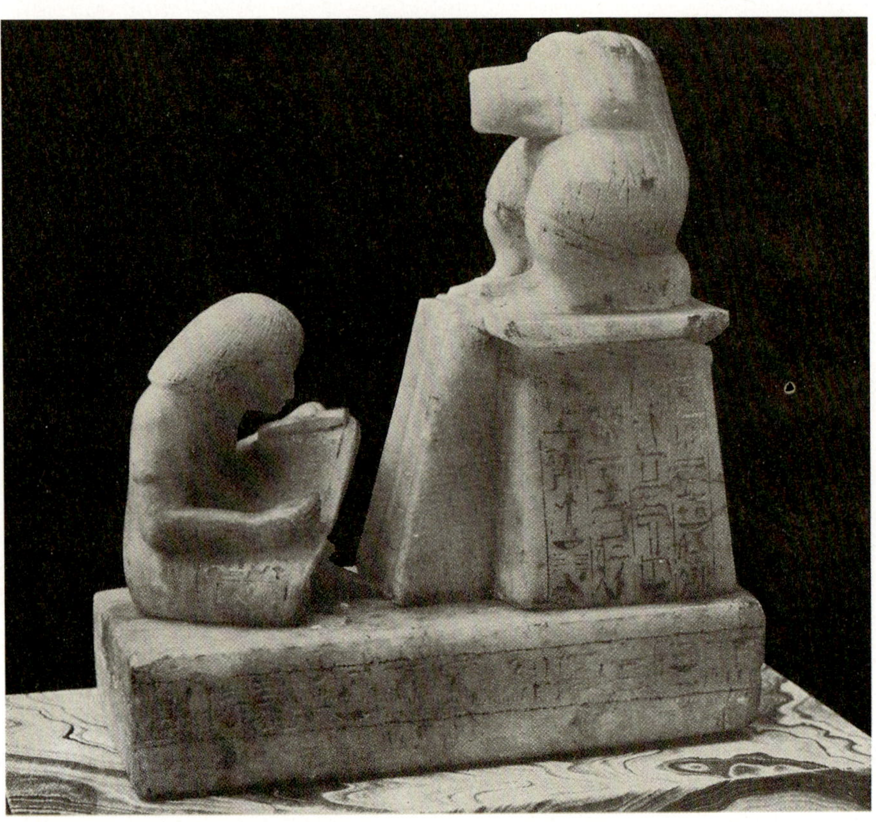

Abbildung 93
Der Schreiber Mebmeruft vor dem hier paviansköpfig dargestellten Gott Thot, dem Erfinder der Schrift. Alabastergruppe.

Die Dokumente

Zwar verdanken wir den griechischen Reiseschriftstellern Herodot, Diodor von Sizilien und Strabo einige Hinweise zur materiellen Organisation der Medizin; zwar gibt das Alte Testament erhellende Auskünfte über Geburtspraktiken, Beschneidung und Epidemien; dennoch erlangen wir von den Ägyptern selbst die grundlegenden Kenntnisse über ihre medizinische Praxis. Allerdings sind die Dokumente nicht sehr zahlreich und von unterschiedlichem Wert.

Durch eine Inschrift aus der 5. Dynastie (2470—2320 v. Chr.) wissen wir, daß die Ärzte schon damals über Papyri fachwissenschaftlichen Inhalts verfügt haben. Als sein Chefarchitekt, Uash-Ptah, erkrankt war, rief der Pharao Neferirkarer den obersten der Ärzte herbei und »befahl, die Truhe mit den Büchern zu bringen«.

Der Papyrus *Ebers* stellt das älteste bekannte »Buch« dar. Er stammt aus einer Raubgrabung und konnte durch den Ägyptologen Georg Ebers im Jahr 1872 um eine hohe Geldsumme für das Museum der Stadt Leipzig erworben werden, wo er sich noch heute befindet. Er datiert vom Beginn der 17. Dynastie

(1650—1552 v. Chr.) und ist außerdem der umfangreichste Papyrus, den wir besitzen. Auf gut zwanzig Metern enthält er einhundertacht Spalten mit Rezepten und anderen kurzen Texten, die manchmal keine erkennbare Ordnung aufweisen. Ein Großteil kopiert Werke des Alten Reiches (2660—2160 v. Chr.; 3. bis 6. Dynastie), andere Vorschriften stellen persönliche Beiträge des Schreibers dar. Einige zusammenhängende Passagen werden durch Kapitelüberschriften wie die folgenden eingeleitet: »Grundlage des ärztlichen Geheimnisses: das Wissen über die Bewegung des Herzens und die Kenntnis des Herzens selbst«, ein richtiger Traktat über Anatomie und Physiologie des Herzens; oder: »Anweisungen, um jemanden zu (pflegen), der ein Magenleiden hat«; oder: »Grundlage der Arzneimittel, die man für Frauen zubereiten soll«. Im ganzen also mehr eine Formelsammlung als ein Traktat über die klinische Behandlung. Nach unseren Maßstäben — falls man überhaupt über Äußerungen einer von der unsrigen so grundlegend verschiedenen Mentalität urteilen darf — überwiegen die sachdienlichen Vorschriften vor den unsinnigen.

Anders ist die Sachlage beim Papyrus *Edwin Smith,* den man als Vorläufer der Traktate zur Traumatologie ansehen kann. Man hat diese Papyrusrolle nach dem jungen amerikanischen Ägyptologen benannt, der sie 1862 erworben hat, und es gibt gute Gründe für die Annahme, daß sie aus dem gleichen thebanischen Grab wie der Papyrus *Ebers* stammt. Smiths einziges Verdienst besteht darin, diesen Papyrus mit seinen Mitteln erstanden zu haben, denn erst nach seinem Tod konnte seine Schwester im Jahre 1906 das Werk J. H. Breasted zur Übersetzung und Veröffentlichung anvertrauen. Dieser Papyrus ist nur 4,68 Meter lang. Er stammt vermutlich ebenfalls aus der 17. Dynastie, stellt aber die Kopie eines Textes dar, der ohne Zweifel älter ist als der dem Papyrus *Ebers* zugrunde liegende.

Abgesehen von den Beschwörungsformeln gegen die Pest und den kosmetischen Rezepten ist dieses Werk ganz der Wundheilkunde gewidmet. Achtundvierzig Kapitel, von denen jedes eine Überschrift in roter Tinte trägt, beschreiben der Zeit entsprechend Verletzungen des weichen Gewebes, Verrenkungen sowie Frakturen am Schädel, im Gesichts- und Halsbereich und im Bereich des Oberarms und der Halswirbel. Bedauerlicherweise hat der Kopist mitten im achtundvierzigsten Kapitel »den Binsenhalm aus der Hand gelegt« und uns damit einen Teil seiner Kenntnisse vorenthalten. In diesem Text finden wir keine Magie, sondern Fakten als Ergebnisse einer klinischen Beobachtung. Es werden keine geheimnisvollen Krankheiten erwähnt oder Zaubersprüche als Heilmittel empfohlen. Es handelt sich vielmehr um genau beobachtete und beschriebene Verletzungen, die man mit natürlichen Methoden behandelt.

Ein Beispiel, der Fall Nr. 3, kann uns am besten das logische Vorgehen im Denken des Mediziners verdeutlichen. Zuerst die Überschrift: »(Instruktionen für) eine offene Kopfwunde, die bis zum Knochen vorgedrungen ist (und die Schädeldecke) durchbrochen hat«. Danach finden wir die Untersuchung des

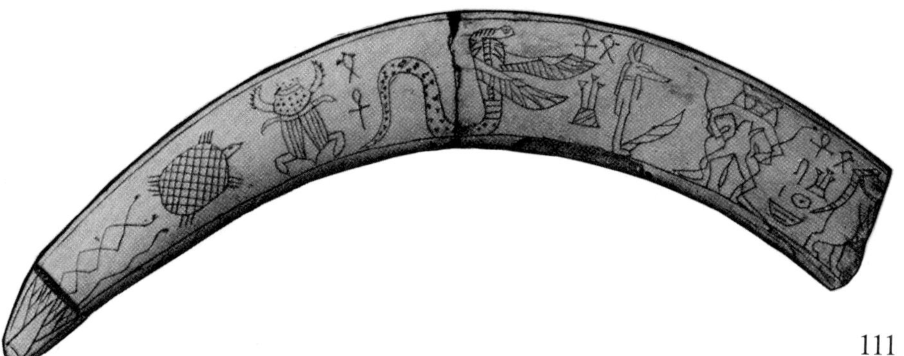

Abbildung 94
Elfenbein mit magischer Bestimmung. Es sollte vor dem Biß bösartiger Tiere schützen. Mittleres Reich.

Verletzten, die generell durch die Worte »Wenn du einen Mann untersuchst, der ...« eingeleitet wird. »Wenn du einen Mann untersuchst, der eine offene Kopfwunde aufweist, die bis zum Knochen vorgedrungen ist und die Schädeldecke durchbrochen hat, dann mußt du diese Wunde abtasten. Du wirst ihn unfähig finden, seine beiden Schultern und seine Brust zu betrachten, und sein Hals schmerzt und ist steif.« Es folgt die Diagnose. Sie wird mit den Worten »Du sagst deinem Patienten: siehe da, jemand, der an ... leidet« eingeleitet und beschränkt sich meistens darauf, das im Titel genannte Leiden zu wiederholen. Von den Ergebnissen der Untersuchung hängt das Urteil, die Prognose, ab: »Dieses ist eine Krankheit, die ich behandeln werde.« Bei schwereren Fällen findet man auch: »Dieses ist eine Krankheit, mit der ich kämpfen werde.« Oder ganz selten: »Dieses ist eine Krankheit, bei der man nichts machen kann.« Zum Schluß kommen die therapeutischen Maßnahmen: »Nachdem du nun seine Wunde genäht hast, sollst du am ersten Tag frisches (Fleisch) auf diese legen. Du darfst sie nicht verbinden. Verankere den Patienten an seinem Ankerplatz, bis die Wunde verheilt ist. Du mußt ihn täglich mit Schmalz, Honig und Scharpie behandeln.«

Einige Kapitel werden durch Anmerkungen ergänzt. Der Schreiber erklärt nicht mehr gebräuchliche archaische Ausdrücke, die er gleichwohl getreulich abgeschrieben hat. Zum vorgenannten dritten Kapitel gibt es vier Anmerkungen, von denen die letzte auch für uns zum Verständnis der Behandlung unerläßlich ist: »Der Ausdruck ›verankere (ihn) an seinem Ankerplatz‹ will sagen: laß ihn seiner gewohnten Lebensweise nachgehen, ohne ihm Vorschriften zu machen.«

Andere Papyri haben nicht die gleiche Bedeutung wie die beiden gerade besprochenen. Der Papyrus *Hearst,* der von der University of California sorgfältig verwahrt wird, stellt eine Sammlung von 260 Rezepten dar, von denen rund hundert bereits in dem Papyrus *Ebers* aufgeführt sind. Sie beziehen sich auf die Behandlung von Herz- und Harnblasenerkrankungen, eitrigen Entzündungen des Fingernagels, von Zahnabszessen, Darmparasiten sowie von Bissen durch Krokodile und andere wilde Tiere.

Die Niederschrift des großen Berliner Papyrus Nr. 3038 oder Papyrus *Brugsch* kann in die Zeit der 19. Dynastie (1306—1186 v. Chr.) datiert werden.

Abbildung 95
Chirurgisches Besteck aus Bronze in Ägypten von Clot Bey gefunden – Schenkung J. Cloquet 1850. Von links nach rechts: Messer, Küretten, Nadel Sondiernadeln, Operationsbesteck. Nach dreitausend Jahren ist die Funktion die gleiche geblieben, allein die Form ist verfeinert worden.

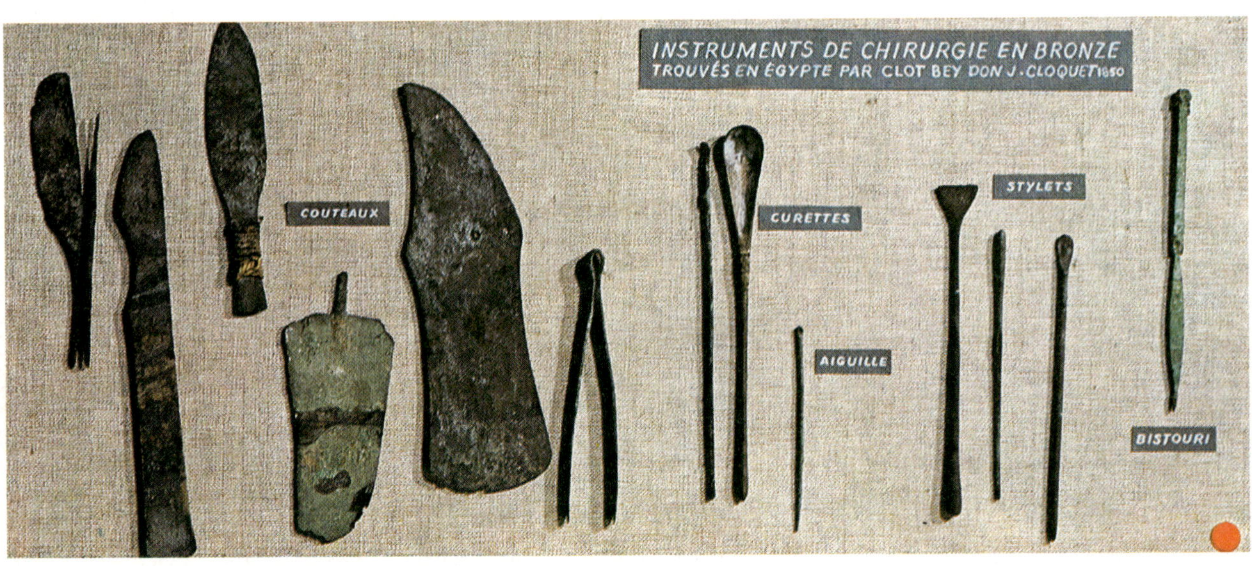

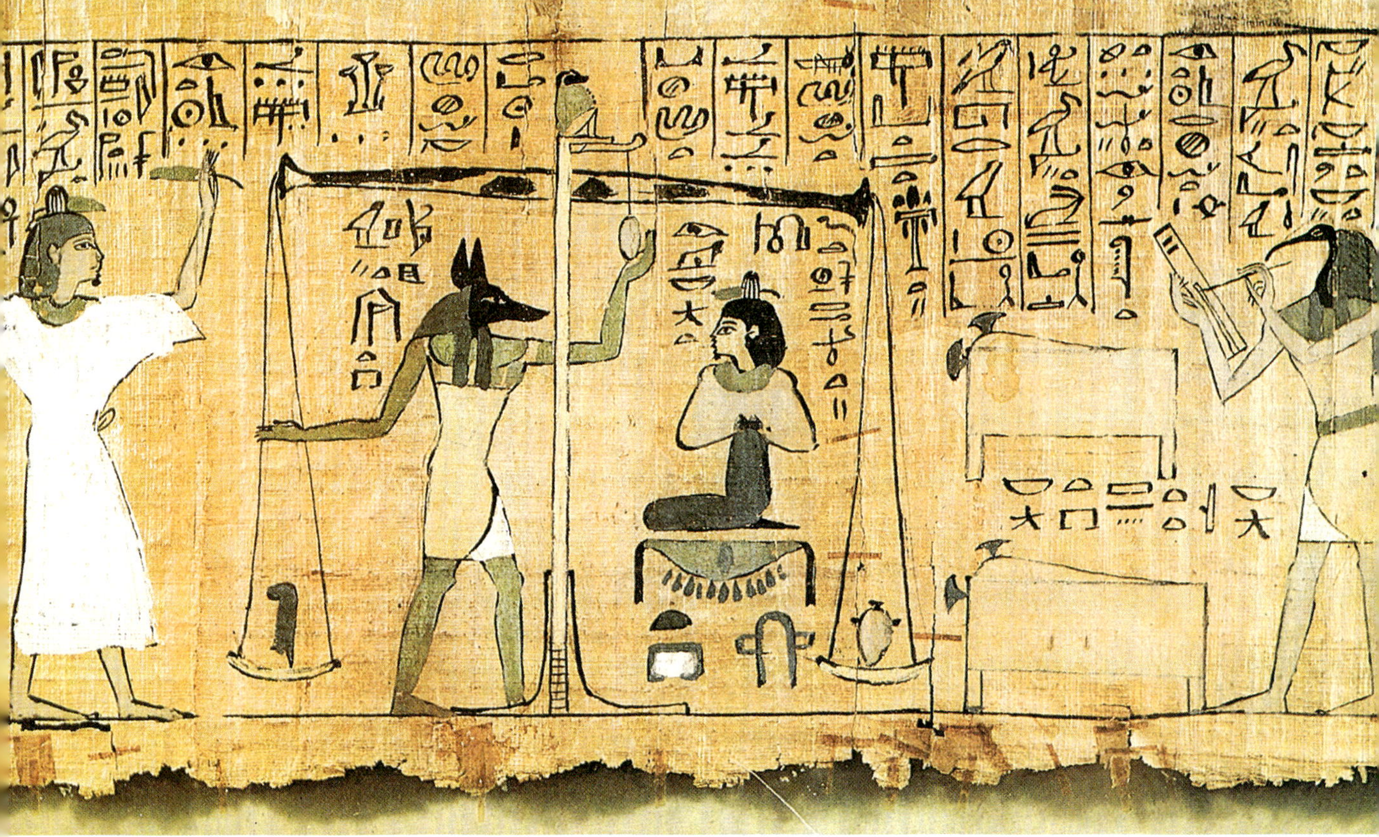

Eines der Rezepte ist signiert: »Netjerhotep, der Schreiber der ehrwürdigen Schriftsteller und das Haupt der hervorragenden Ärzte, (hat) dieses Buch (gemacht).« Dieser Eigenname findet sich nicht vor der Zeit des Mittleren Reiches (2040—1650 v. Chr.; 11. und 12. Dynastie). Damit kann das dem Berliner Papyrus zugrunde liegende Original annähernd datiert werden. Man findet auch hier Behandlungsmethoden gegen Darmparasiten, ferner Rezepte für Erkrankungen der weiblichen Brust, gegen Hämaturie, Husten, Schmerzen an den unteren Gliedmaßen sowie Hinweise zur Schwangerschaftsverhütung. Der kleine Berliner Papyrus Nr. 3037 stellt eine Sammlung von Beschwörungsformeln für den Schutz von Mutter und Kind dar.

Abbildung 96
Das Wägen der Seele des Toten. Das Herz des Verstorbenen, das sein Gewissen darstellt, liegt in der einen Waagschale, während sich in der anderen die Feder der Maat, das Bildnis der Göttin, befindet. Die Waage schlägt auf die günstige Seite aus, nämlich zu jener der Maat, der Göttin der Wahrheit. Anubis prüft, auf welcher Seite die Nadel ausschlägt; Thot, hier als Wesen mit Menschenkörper und Ibiskopf dargestellt, notiert auf seiner Tafel das Ergebnis der Prüfung. Papyrus aus der 20. Dynastie.

Der im Besitz des Britischen Museums befindliche Londoner Papyrus ist sehr stark mit magischen Vorstellungen durchsetzt. Sie zielen auf den Kampf gegen Augenkrankheiten, Verbrennungen und Frauenleiden. Ein bewegendes Zeugnis stellt der Papyrus von Kahoun dar, der in den Ruinen dieser Stadt von dem berühmten englischen Ägyptologen Sir Flinders Petrie gefunden wurde, denn er geht auf die Zeit um 2000 v. Chr. zurück und ist seinerseits bereits die Kopie eines noch älteren Textes. Ein Teil ist der Veterinärmedizin gewidmet, der andere enthält eine gynäkologische Abhandlung.

Der Papyrus *Carlsberg* VIII, der in Kopenhagen verwahrt wird, ist eine Kopie aus der Zeit der 20. Dynastie (1186—1070 v. Chr.) nach einem Text der 12. (1991—1785 v. Chr.) und umfaßt neben gynäkologischen Vorschriften Prognosen über den Verlauf der Geburt.

Ins Britische Museum wiederum muß sich der Wissenschaftler begeben, um den Papyrus *Chester Beatty* VI zu studieren, einen in der Ramessidenzeit verfaßten Traktat über die Erkrankungen des Rektums: »Grundlagen einer Sammlung von Heilmitteln für die Krankheiten des Afters«.

Zur Vervollständigung sei auf die Leidener Papyri Nr. 1343 und Nr. 1345 mit magischem Inhalt hingewiesen, ferner auf den halb medizinischen, halb magischen Fragen gewidmeten Papyrus Nr. 511961 des Budapester Museums, der über weite Strecken eine Abhandlung zur Dämonologie darstellt. Der Papyrus *Ramesseum* III handelt von Kinderkrankheiten, *Ramesseum* IV über Gynäkologie und *Ramesseum* V über Leiden der *Metu,* das heißt der Bänder, Muskeln, Sehnen und Nerven. Die Schwangerschaftsverhütung bildet das Thema des Berliner Papyrus Nr. 13602.

Unlängst hat schließlich S. Sauneron unter den von Wilbourn erworbenen Papyri von Brooklyn drei mit medizinischer Thematik entdeckt, eine Art Traktat über die Gynäkologie, deren wissenschaftliche Auswertung er zurzeit vornimmt.

Die genaue Bedeutung der *Ostraka,* Tonscherben oder Kalksteinplättchen, von denen einige Rezeptniederschriften tragen, ist bislang noch ungeklärt. Die sorgfältige kalligraphische und manchmal zweifarbige Schrift schließt die Vermutung aus, es könnte sich hierbei um so etwas wie unsere modernen ärztlichen Rezepte handeln. Vielleicht muß man hierin Schülerübungen sehen oder aber Abschriften nach Originaltexten, die ein Arzt vorgenommen hat, um seine Sammlung an Heilvorschriften zu ergänzen. Die Museen in Kairo, London, Berlin und der Pariser Louvre besitzen jeweils ein Beispiel eines solchen medizinischen Ostrakon.

Neben den eigentlichen medizinischen Texten gibt es aber auch andere Quellen, die für den Medizinhistoriker von Interesse sind. Wir denken an die von Kranken auf Papyri oder Ostraka geschriebenen Briefe, an keilförmige Tontäfelchen, die die Absendung eines heilungsfähigen Standbildes ankündigen, sowie an Grabstelen, die uns Informationen über die gesellschaftliche Stellung bestimmter Ärzte liefern. Die Seiten der Statuen sind wie die Wände der Tempel und Gräber mit Inschriften bedeckt, die unserer Forschungsarbeit weitere Aufschlüsse liefern, ebenso wie die auf dem Bauch der Gefäße verzeichnete Zusammensetzung der darin befindlichen Salben.

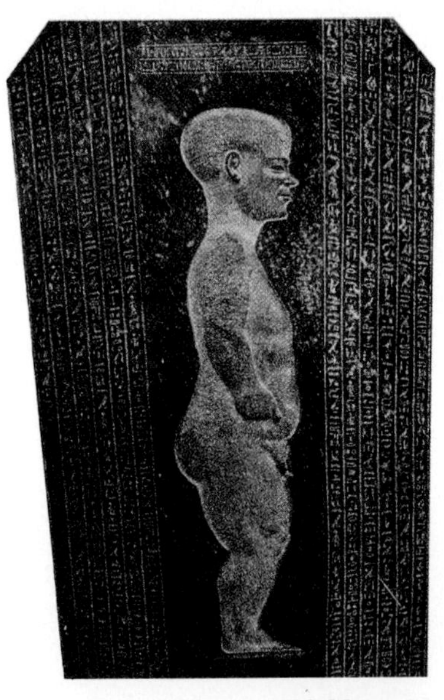

Abbildung 97
Körperliche Mißbildungen wurden keineswegs versteckt, sondern von den alten Ägyptern sehr häufig dargestellt. Wir sehen hier einen Menschen mit Zwergenwuchs. Neues Reich.

Die Untersuchung der Statuen, der Reliefs und der Wandmalereien erhellt nicht nur die Medizingeschichte selbst, sondern klärt uns auch über den Gesundheitszustand der Bevölkerung des Landes auf. Wir bewundern die korrekten Abbildungen der unförmigen Lipodystrophie der Königin von Punt, der Blindheit der Harfenspieler, der Kinderlähmungsfolgen bei dem Pförtner Ruma und der vielen anderen Leiden, die die alten Ägypter genauso gequält haben wie uns heute. Aber erst bei der Untersuchung der Mumien entschleiert sich uns die Pathologie dieser Zeit. Wenn sie von ihren Bandagen befreit, geröntgt, endoskopiert, Stück für Stück unter dem Mikroskop geprüft und nach den heute praktizierten modernsten Techniken der Biochemie analysiert worden sind, offenbaren sich die Erkrankungen: unglaubliche Schäden an den Zähnen und in der Mundhöhle, Silikose, Pocken, Gallen- und Nierensteine, abgeklungene Blinddarmentzündungen, Pneumonien, das Vorhandensein von Bilharzia-Eiern sowie vor allem verschiedenartige Läsionen der Knochen und der Gelenke.

Die Spezialisten der altägyptischen Medizingeschichte verdienten eine angemessenere Hommage als eine einfache Aufzählung: Sir Max-Armand Ruffer, der Pionier der wissenschaftlichen Untersuchung der Mumien, dessen Werk von Elliot Smith und Wood-Jones und danach von Dawson fortgesetzt wurde; Franz Jonckheere, der Arzt und Ägyptologe; H. E. Sigerist, dessen Autorität hervorzuheben müßig ist; P. Ghalioungui, der sich für die Medizin seiner Vorfahren interessiert; der große französische Ägyptologe G. Lefèbvre, dem wir ein wichtiges Werk mit dem bescheidenen Titel *Essai über die ägyptische Medizin im Zeitalter der Pharaonen* verdanken. Doch die grundlegende und bedeutendste Darstellung stammt von dem deutschen Ägyptologen Hermann Grapow. Dieser verfaßte in Zusammenarbeit mit Hildegard von Deines und Wolfhart Westendorf einen von 1954 bis 1962 erschienenen *Grundriß der Medizin der alten Ägypter,* der in insgesamt acht Bänden alles Wissenswerte über die ägyptische Medizin enthält.

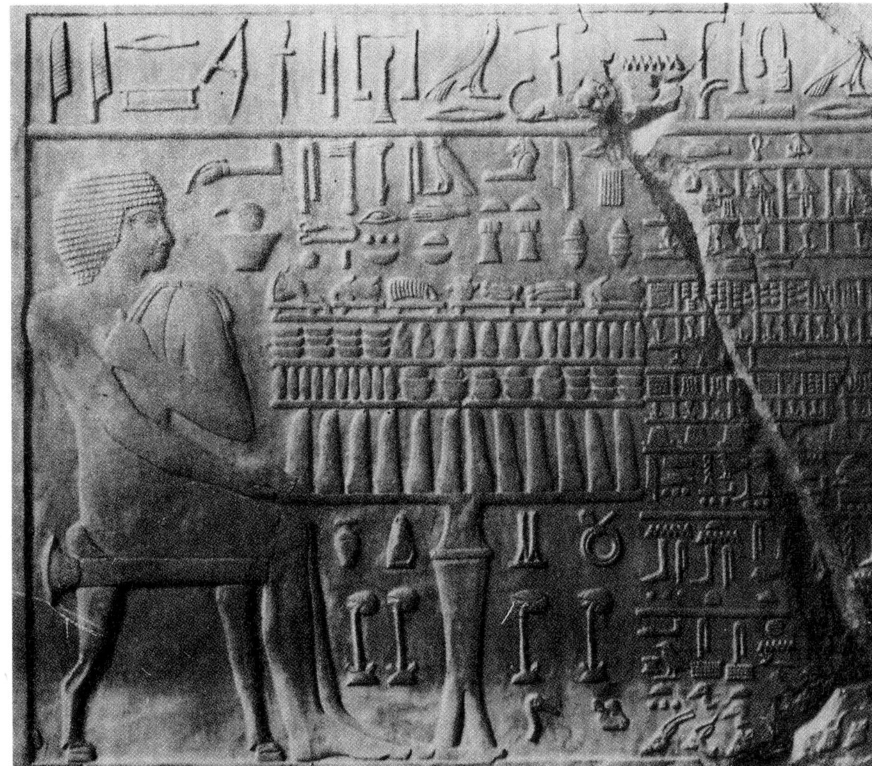

Abbildung 98
Das Totenmahl. Türsturz aus dem Grab des Mersi in Sakkara.

Irrationale Elemente in der Medizin

Medizin und Zauberei

Der kurze Überblick über die Papyri mit sogenannten medizinischen Texten hat uns gezeigt, daß viele Darlegungen stark von magischen Vorstellungen durchtränkt sind. In der frühesten Zeit hat die Magie vielleicht gleichberechtigt neben dem Empirismus gestanden. Während letzterer nur langsame Fortschritte gemacht hat, ist die Magie in der Spätzeit in alle Bereiche der Medizin eingedrungen. Sicherlich hat man weiterhin die bewährten Heilvorschriften angewendet. Aber immer weniger glaubte man auf zusätzliche Riten und Formeln verzichten zu können. Am Ende ersetzten gar die auf dem materiellen Substrat der Medikamente angebrachten Beschwörungen die Medikamente selbst.

Der Denkvorgang bei der Suche nach immateriellen Verbindungen zwischen Ursache und Wirkung ist in der Wissenschaft und in der Zauberei der gleiche. Aber die Entdeckung solcher Verbindungen fällt in der Magie evidentermaßen leichter, weil man immer alle Phänomene auf mysteriöse Kräfte zurückführen kann. Der Ägypter wandte sich vor allem der homöopathischen Magie zu,

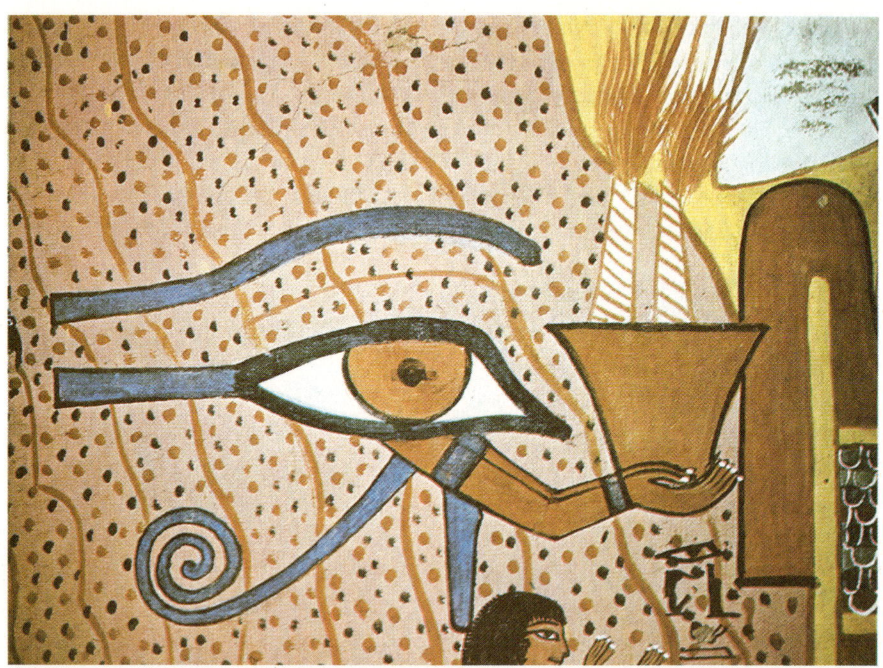

Abbildung 99
Das Udjat-*Auge. Es stellt die Quelle der Zauberflüssigkeit dar und ist Symbol des reinigenden Lichts. Es ist in den meisten Gräbern zu finden. Hier eine Darstellung aus dem Grab des Pachedu in Theben.*

wobei ihn die Regel »Gleichartiges verlangt nach Gleichartigem«, um eine Formulierung von Frazer aufzugreifen, leitete. So wurde eine Krankheit, vermutlich der Gebärmutterkrebs, die den Geruch von verbranntem Fleisch mit sich bringt, mit Räucherungen von verbranntem Fleisch behandelt. »Instruktionen für den Fall, daß eine Frau während des Gehens Schmerzen an der Gebärmutter empfindet: Du fragst die Patientin: ›Welcher Geruch geht von dir aus?‹ Wenn sie antwortet: ›Der von verbranntem Fleisch‹, dann wirst du ihr sagen: ›Es handelt sich um die *Nemsu* des Uterus.‹ Und folgendes wirst du für sie tun: Beräuchere sie mit allen Arten von verbranntem Fleisch mit genau jenem Geruch, der auch von ihr ausgeht« *(Kahoun, Nr. 2).*

Es gab vielerlei magische Bräuche. Sie bestanden in erster Linie aus Beschwörungsformeln. Man konnte so der Krankheit oder einem Symptom den ausdrücklichen Befehl erteilen, den Körper des Patienten zu verlassen: »... Entweiche in die Erde, Eiter! Entweiche in die Erde (viermal)« *(Ebers* 90, 15—91, I). Oder man trieb einen Dämon aus, der für die Krankheit eines Kindes verantwortlich war: »... Entweiche, (Gespenst) der Finsternis, das du heimlich, die Nase nach hinten gerichtet und mit abgewandtem Gesicht, in den Menschen eindringst! Möge der Kranke von dem, was du mit dir bringst, verschont bleiben! Bist du gekommen, um dieses Kind zu umschlingen? Ich erlaube dir nicht, es zu ergreifen ...« (Berlin Nr. 3037, I, 4—9). Schließlich konnte man einen Schlangenbiß allein durch das Wort heilen, wie eine Passage aus den heilungsfähigen Inschriften der Metternich-Stele belegt: »... Weiche zurück, Schlange, nimm das Gift, das sich in einem Körperteil des Gebissenen befindet, wieder an dich! Siehe da, die Zauberkraft des Horus ist stärker als deine eigene!«

Einige Aufforderungen sind direkt an die Symptome gerichtet. So schlägt eine Formel im Berliner Papyrus dem Eiter vor, den Körper des Kranken zu verlassen und mit den Huren zu schlafen. Man schreckte nicht davor zurück, selbst die Götter zu bedrohen: »Wenn das Gift die sieben Knoten passiert, die

Horus in seinem Körper gemacht hat, so werde ich nicht wünschen, daß die Sonne aufgeht.« Manchmal beschränkte man sich darauf, den Kranken hypnotisch zu beeinflussen, oder man rief die Götter an, die bereits unter den gleichen Krankheiten gelitten hatten, in der Hoffnung, ihr Mitleid zu erwecken: »Beschwörungsformel für die Krankheit (des Mutterschoßes): Siehe diese Krankheit! Es handelt sich um die gleichen Beschwerden, unter denen auch Isis in Chemnis litt, als sie Chu und Tafnut gebar« *(Ebers,* Nr. 811). Aus dem gleichen Grund erfand man sogar eine inhaltlich falsche Mythologie und dichtete den Göttern Leiden an, von denen sie niemals befallen waren. Bisweilen ging der Zauberer sogar so weit, sich mit dem Gott selbst zu identifizieren: »Entweiche, Gift, geh und verschwinde in der Erde! Horus selbst gibt dir diesen Befehl!« (Metternich-Stele).

Einige dieser Formeln mußten vom Kranken selbst rezitiert werden, andere vom Arzt und wieder andere von der Familie des Patienten. Zeitliche Beschränkungen konnten das Morgengrauen oder den Sonnenuntergang für die Beschwörung vorsehen. Man sprach die Formel ein einziges Mal oder wiederholte sie viermal, oft auch siebenmal, da die Ziffer sieben an sich bereits zauberkräftige Wirkung besitzt. Man rezitierte die Beschwörung über dem Kranken selbst oder über einer Zubereitung von Heilmitteln.

Schließlich spielten die Amulette eine große Rolle. Man verwendete sie vornehmlich in vorbeugender Absicht. Ich nenne den Nilschlüssel, ein als Lebenszeichen geltendes Henkelkreuz, ferner den Pfeiler *Djed,* eine Art beschnittener Baum und Symbol des Osiris, den Knoten der Isis und das *Udjat*-Auge, das heilige Auge des Horus-Falken. Schnüre mit sieben Knoten, von denen jeder

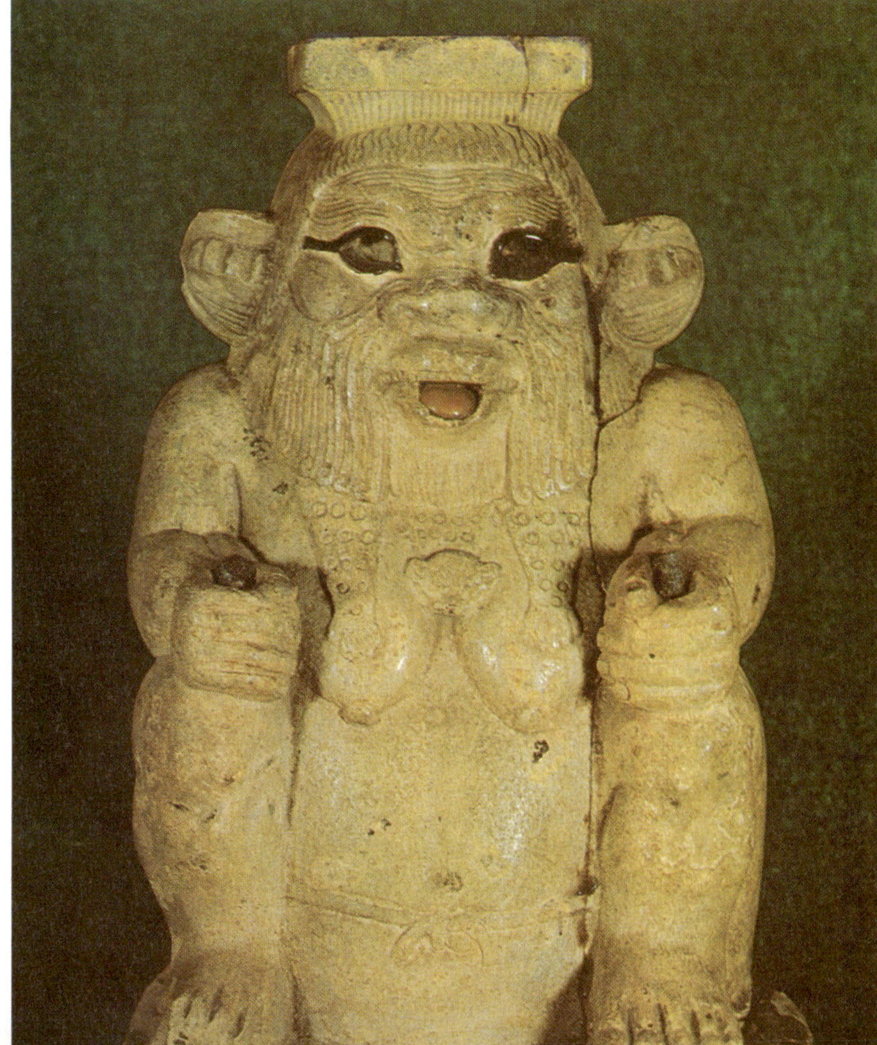

Abbildung 100
Der Gott Bes. Er gilt als Beschützer der Schwangeren, die sein Bild als Amulett um den Hals getragen haben. Dieser Genius wachte bei der Geburt in den Kinderstuben und auch über die Schlafstätten, da der Schlaf als »kleiner Tod« angesehen wurde.

Mäuseknochen oder Blumen einschloß, galten als unübertreffliches Mittel gegen Kopfschmerzen.

Es gab noch ein anderes Verfahren, um einem Arzneimittel, das auf der Grundlage von Wasser, Milch, Öl oder Bier hergestellt worden war, Heilkraft zu verleihen: ein beschriebenes Papyrusblatt, Träger einer Zauberformel, wurde in der Flüssigkeit aufgelöst.

Von all diesen Heilmitteln mutet uns jedoch keines so seltsam an wie die Heilungsstatue. Die meisten der uns bekannten Exemplare stellen entweder den Gott Horus als Kind dar oder den Gott Bes, wie er auf zwei Krokodilen steht und Schlangen und Skorpione in den Händen hält. Die ganze Statue ist mit eingeprägten Hieroglyphen bedeckt. Man goß Wasser über diese heiligen Schriftzeichen; dadurch gewann das Standbild die Kraft des heiligen Textes und besaß somit die Macht, Stiche von Skorpionen und Bisse von Krokodilen und Schlangen zu heilen.

Auf dem Übertragungszauber beruht auch ein ganzes Arzneibuch über Exkremente. Es beschäftigt sich mit den Ausscheidungen des Esels, des Nilpferds, des Krokodils, der Eidechse, des Pelikans und der Fliegen. Man glaubte, daß diese Ausscheidungen die den Patienten quälende Krankheit aus dem Körper herauslocken könnten: »... O Tod, o Tod, der du versteckt und verborgen in meinem Körper und in meinen Gliedern wohnst! Siehe da, ich bringe dir Exkremente als Speise. Du, der du verborgen bist, hüte dich! Du, der du versteckt bist, entweiche!« *(Hearst,* 7, 4—7, 6).

Religion und Medizin

Bisweilen werden die religiösen mit den magischen Praktiken verwechselt, denn die Religion war mit der Heilkunst sehr eng verbunden. Man rief meistens die Götter an, besonders den falkenköpfigen Horus. Seine Mutter Isis galt als Erfinderin der Arzneimittel. Die wohlwollende Göttin Hathor, die den Kopf einer Kuh besitzt, nahm die Frauen unter ihren Schutz. Die gefürchtete löwenköpfige Sekhmet war von einem Geleitzug von Priester-Ärzten umgeben. Nur diese konnten sie besänftigen und sie bewegen, die Krankheiten, mit denen sie in ihrem Zorn die leidende Menschheit quälte, zu verhindern. Thot, entweder mit Ibiskopf oder mit Paviankörper dargestellt, war der Schutzherr der Schreiber. Aber auch die Augenärzte widmeten ihm einen besonderen Kult, denn man glaubte, daß er das Auge des Horus, das dessen böswilliger Bruder Seth verletzt hatte, geheilt habe.

Abbildung 101
Die Seele des Verstorbenen schwebt über dem Körper. Sie ist in der Gestalt eines Vogels mit Menschenkopf dargestellt. »Sie fliegt davon wie ein Falke und schnattert wie eine Gans des Geb«, des ägyptischen Erdgottes.

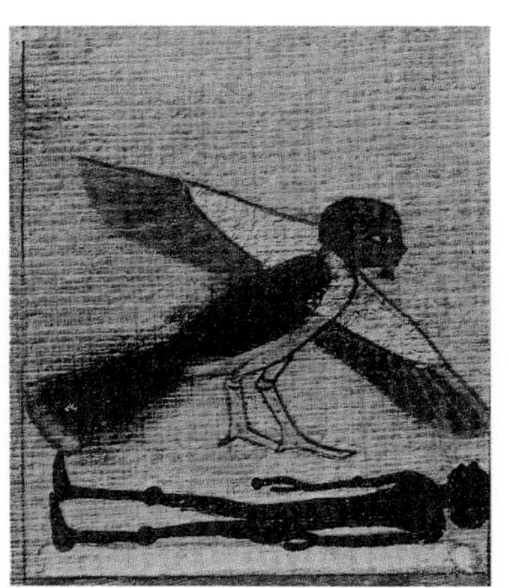

Daneben gab es noch eine lange Reihe von Gottheiten niederen Ranges. Bes, der seltsame Zwerg mit der heraushängenden Zunge, sorgte für das Wohlergehen der Schläfer. Darüber hinaus war er neben der Nilpferd-Göttin Thueris für die Gesundheit der Schwangeren zuständig. Die froschköpfige Hekhet überwachte die Geburt. Das Kind wurde auf einer Töpferscheibe von dem widderköpfigen Khnum geformt. Meret Seger, die schlangenköpfige Gottheit des Thebaner Gebirges, wurde von denen angerufen, die einen giftigen Schlangenbiß erlitten hatten. Als Thutmosis III. eine ausländische Gottheit um Rat fragen wollte und sich zu diesem Zweck von seinem Schwiegervater Tushratta, dem König von Mitanni, eine syrische Statuette der Göttin Istar schicken ließ, glaubte er zweifellos, daß es dem ägyptischen Götterhimmel unmöglich sei, eine Heilung herbeizuführen.

Einige wenige der Sterblichen wurden nach ihrem Tod vergöttlicht. Von einem von ihnen, nämlich Imhotep, wird gesagt, daß er für Djoser, den Pharao

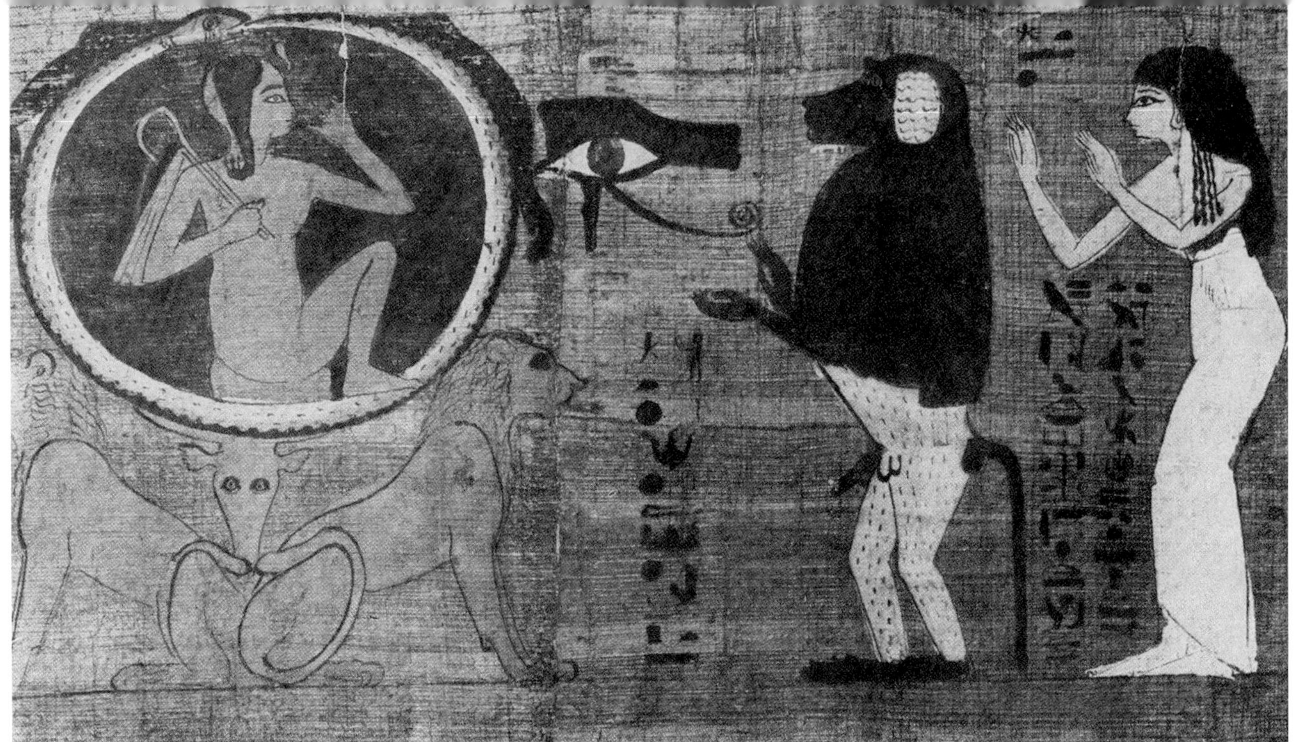

der 3. Dynastie (2660—2590 v. Chr.), als Architekt die wundervollen Grabanlagen von Sakkara entworfen habe. Neben der des Baumeisters hatte er aber noch andere Funktionen und Würden inne: erster Priester und Lektor oder Vorsteher des Rituals, Weiser, Schreiber, Astrologe, Zauberer und Minister. Alles Dinge, die mit der Tatsache, daß wir Imhotep heute als Vater der Medizin ansehen, in keinerlei Zusammenhang stehen. In der Tat wurde er erst in wesentlich späterer Zeit, während der 26. Dynastie der Fürsten von Saïs und besonders während der Ptolemäerherrschaft, vergöttlicht und sein Kult zu dem eines Gottes der Medizin ausgestaltet. In den Heiligtümern sprach man ihm wundersame Heilungen zu.

Abbildung 102
Angeführt durch ein pavianköpfiges Wesen, verharrt die Verstorbene in Orantehaltung vor Ra. Dieser wird durch das Udjat-*Auge symbolisiert, ferner durch zwei Löwen, die das kosmische Ei tragen, in dem sich ein junger Gott befindet. Papyrus der Prinzessin Herub, 21. Dynastie.*

Die Organisation des Gesundheitswesens

»Ein fruchtbarer Boden, der Drogen im Überfluß hervorbringt; die einen sind Heilmittel, die anderen Gifte. Die Heimat der gelehrtesten Ärzte der Welt.« Dies sagt Homer über Ägypten. Herodot widerspricht dieser Meinung nicht: »Überall findet man Ärzte. Die einen heilen Augenkrankheiten, die anderen sind auf Kopf-, Zahn- oder Leibschmerzen spezialisiert. Wieder andere beschäftigen sich mit nicht genau zu lokalisierenden Beschwerden.« Die beiden antiken Autoren haben recht. Zauberei und Religion bildeten nicht die einzigen Behandlungsmethoden. Es gab eine ärztliche Kunst, und diese leistete wirklich gute Dienste.

Neben dem *Sunu,* dem Arzt für allgemeine Erkrankungen, findet man Augenärzte und Spezialisten für Krankheiten des Unterleibes. Einige Personen schmückten sich mit dem seltsamen Titel »Hüter des Afters«. Da es sich hierbei ebenfalls um Mediziner handelt, drängt sich eine Nähe zum Papyrus *Chester Beatty* auf, dem Traktat über die Krankheiten des Afters. So können wir annehmen, daß wir es mit Proktologen zu tun haben. Der »Arzt für verborgene Krankheiten« entsprach vielleicht unserem Internisten, aber das ist eine reine Hypothese. Auch die Dentisten trugen den Titel eines Arztes, wenngleich ihre Erfolge, wie wir noch sehen werden, weit hinter ihren guten Absichten zurück-

Abbildung 103
Der mumifizierte Körper Setis I. liegt auf einem Bett mit Intarsienarbeiten aus Gold.

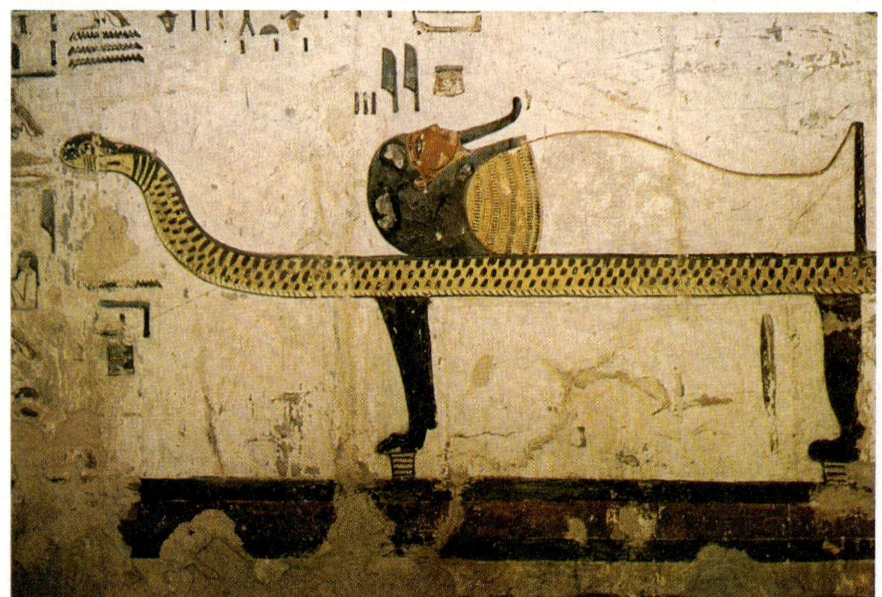

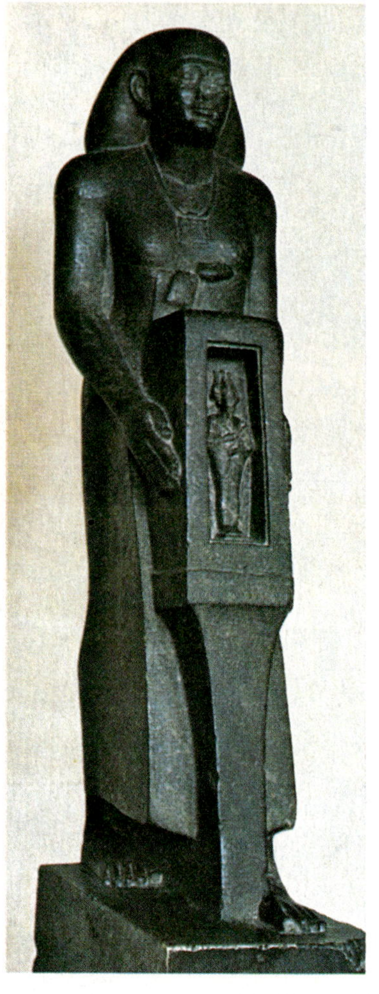

Abbildung 104
Peft Moneith, Arzt und hoher Staatsbeamter zur Regierungszeit des Amasis. Statue aus grauem Granit, Abydos, 550 v. Chr.

Abbildung 105 (gegenüber) Stele mit dem Horus-Knaben über Krokodilen. Über diese Stele goß man Wasser, das damit deren wundertätige Eigenschaften annahm und anschließend vom Patienten getrunken wurde. Ptolemäerzeit.

blieben. Wir haben viele Belege dafür, daß die Priester der löwenköpfigen Göttin Sekhmet Ärzte waren. Als Beispiel sei ein Text aus der Zeit des Mittleren Reiches angeführt: »Ich war ein Priester der Sekhmet, einflußreich und kundig in meinem Beruf. Ich habe den Kranken die Hand aufgelegt und wußte, worum es sich handelte, wußte alles, was sich mit der Hand erkennen läßt.«

Die gesamte Körperschaft der Mediziner war hierarchisch aufgebaut. Die Sarkophage, die Grabstelen und die Wände der Grabkammern unterrichten uns darüber, daß es »Oberärzte«, »Aufseher der Ärzte«, »Vorsteher der Ärzte« sowie »Anführer der Ärzte« gegeben hat. Die Spezialisten konnten ihrem Ausgangstitel noch den Grad, den sie innerhalb dieser Hierarchie innehatten, hinzufügen.

Da es Hofärzte gab, existierten hier ähnliche Unterscheidungen. So wissen wir von königlichen Ärzten, dem Aufseher und dem Vorsteher der königlichen Ärzteschaft. Es ist unklar, ob eine Beförderung von den Verdiensten oder vom Alter abhängig war. Aber ein Volksarzt konnte auch königlicher Arzt werden.

Ein medizinisches Hilfskorps war im ägyptischen Militär unbekannt. Es gab jedoch Arbeitsmediziner wie den »Arzt der Leibeigenen«, den »Aufseher der Ärzte der Nekropole von Theben«, den »Arzt des Grabtempels« sowie Ärzte selbst für die Bergwerke und Steinbrüche.

Belege für die Existenz von Pharmazeuten besitzen wir nicht. Der für Mediziner bestimmte Papyrus *Ebers* sagt übrigens an mehreren Stellen ausdrücklich: »Du wirst für ihn (den Kranken) Heilmittel zubereiten.« Doch wurde bestimmten Personen der Grad eines »Hüters der Myrrhe«, eines Aufsehers über die Drogen, verliehen. Daraus läßt sich die Vermutung ableiten, daß der Arzt zwar die Medikamente selbst herstellte, deren Ingredienzien aber bei einer zentralen Verteilerstelle besorgte.

Was die Helfer des Arztes, nämlich Pfleger, Krankenwärter und Masseure betrifft, so ist deren Existenz durch nichts belegt. Diese Funktionen waren vermutlich der Privatinitiative überlassen.

Die Ausbildung — falls es überhaupt eine Ausbildung gab — wurde den künftigen Ärzten im »Haus des Lebens« vermittelt. Es handelte sich hierbei

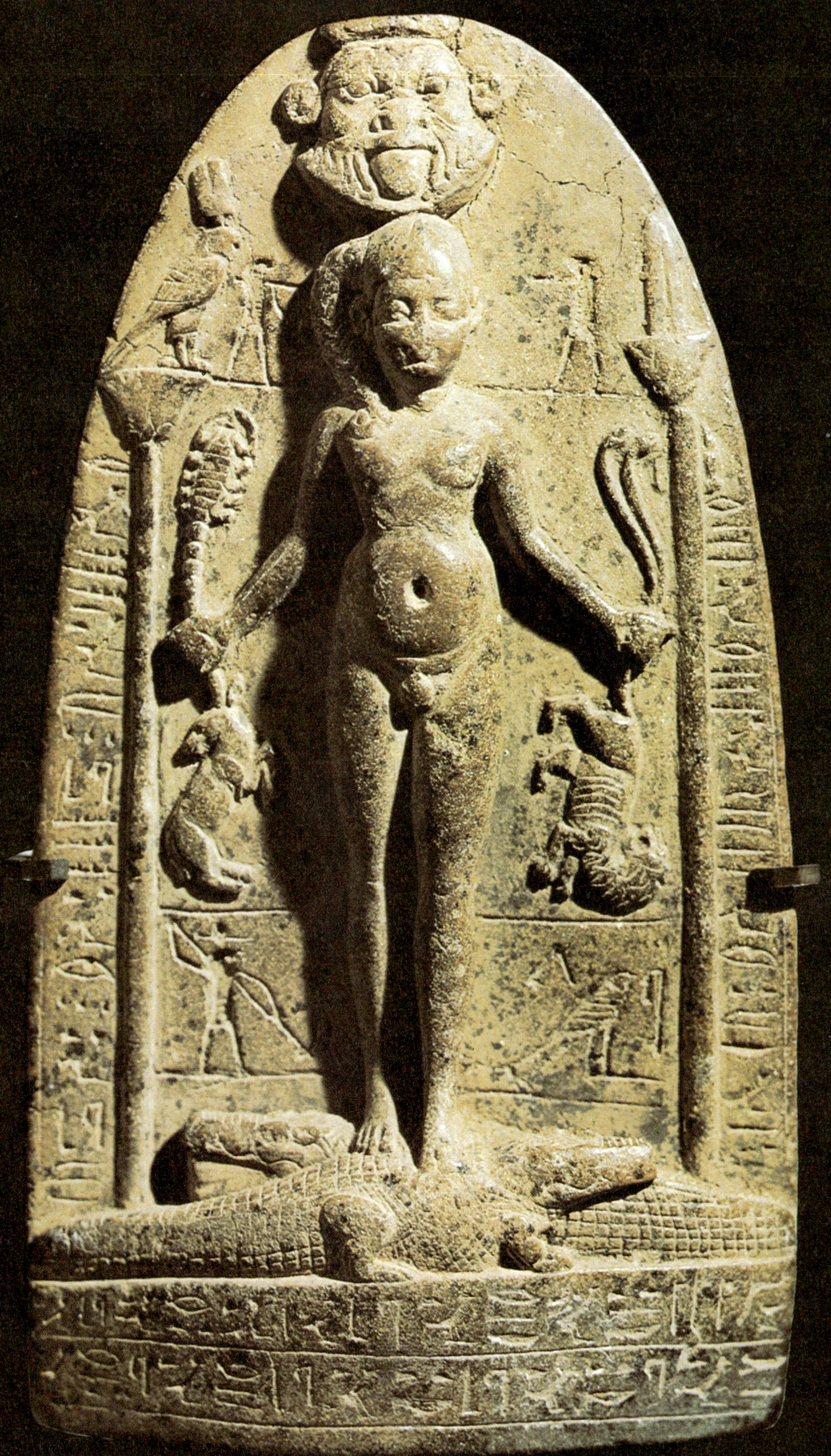

mehr um eine Bibliothek als um eine Schule. Schreiber und Gelehrte kopierten unaufhörlich die alten Texte, und nichts anderes taten unter ihrer Anleitung auch die jungen Leute. Das ewige Wiederkäuen in der Schule erklärt zweifellos die Unproduktivität und relative Unbeweglichkeit der ägyptischen Medizin.

Der Arzt wurde für seine Bemühungen in Naturalien entlohnt. In einem Papyrus mit der Aufstellung der Warenzuteilungen an die Arbeiter der Totenstadt unter Ramses II. lesen wir: »2 Khar Korn für 2 Schreiber, 3 Khar für einen Töpfer, 1 Khar für einen Arzt.« Aber wir sehen auch, daß hochangesehene Praktiker von ausländischen Fürsten beträchtliche Honorare in Form von Vieh, Edelmetallen und Frauen erhielten. Außerdem schenkte der Pharao zuweilen einigen seiner Ärzte Goldschmuck.

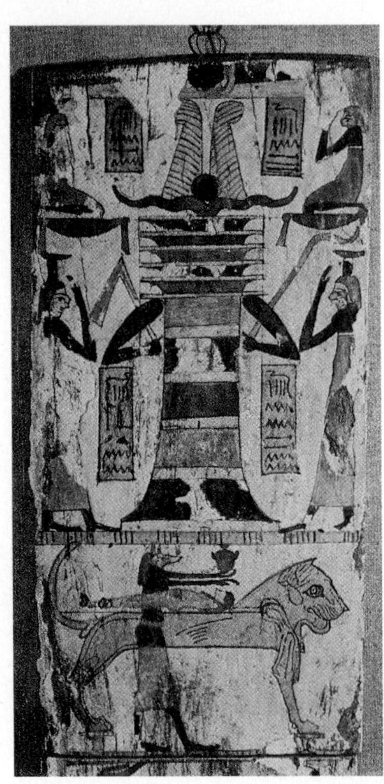

Abbildung 106
Der Djed-*Pfeiler des Osiris. Die Wirbel unterhalb der Hörner des Amon symbolisieren die Lebenskraft, die in der Wirbelsäule ihren Sitz hat. Im Bildfeld darunter richtet Anubis die Mumie des Verstorbenen her.*

Die grundlegenden Kenntnisse

Obwohl die Mumifizierungstechnik hochentwickelt war und Millionen von Leichen diesem Verfahren unterworfen wurden, besaßen die ägyptischen Ärzte lediglich rudimentäre anatomische Kenntnisse. Tatsächlich nahmen sie nicht an der Einbalsamierung teil, die einer anderen Berufsgruppe vorbehalten war. Nach Hermann Grapow und G. Lefèbvre reichten an die hundert Begriffe aus, um die verschiedenen Körperteile zu bezeichnen. Der Knochen wurde *Kes* genannt, aber wir wissen nicht, ob es einen allgemeinen Terminus für das Skelett gegeben hat. Wir haben gesehen, daß mit *Metu* ohne genauere Unterscheidung die Muskeln, die Bänder, die Sehnen und selbst die Nerven bezeichnet wurden. Dieser Begriff umfaßte sehr häufig auch das Gefäßsystem, die Venen und Arterien sowie die Ausscheidungskanäle. Die Haut, *Inem,* sonderte den Schweiß, *Fedet,* ab. Am Kopf wurde die Nomenklatur detaillierter. Man unterschied den Schädelknochen, das Hinterhaupt, Oberkiefer, Stirn, Gesichtsfläche, Schläfen und Wangen. Das Gehirn war bekannt, ebenso besaß man Kenntnisse über die es umgebenden Hirnhäute und sogar die Cerebrospinalflüssigkeit: »Betrifft: Schädelbruch und Freilegung des Gehirns: diese Verletzung ist ernst, denn sie öffnet das Innere des Schädels bis zu der das Gehirn umhüllenden Haut; so wird die Flüssigkeit in das Innere des Kopfes ausgegossen« *(Smith,* II, 23—25).

Die sieben Öffnungen des Kopfes wurden mit spezifischen Namen bezeichnet, wobei man bei der Nase sogar zwischen der Wurzel, der Spitze, den Nasenlöchern, dem Nasenseptum und den einzelnen Knochen unterschied.

Der Brustkorb wurde von dem Brustbein mit seinem Manubrium und den Rippen begrenzt und im unteren Teil durch das Zwerchfell, *Notenet,* abgeschlossen. Der Rücken, *Pesed,* wurde durch die aus Wirbeln zusammengesetzte Wirbelsäule gestützt. Sie hieß *Tjes en pesed,* was wörtlich übersetzt »Knoten im Rücken« bedeutet. Das Rückenmark, dessen Rolle unbekannt war, wurde *Bekesu* oder *Imakh* genannt.

Der Unterleib umfaßte die Leber, *Miset,* die die Gallenflüssigkeit, *Benef* oder *Uëded* absonderte, ferner den Magen, der mit dem Begriff *Ro en ib,* das heißt »Mund des Herzens« bezeichnet wurde. Milz, Bauchspeicheldrüse, Dickdarm, Dünndarm, Rektum und After sowie die Harnblase vervollständigten die Terminologie der Unterleibsorgane.

Sowohl die männlichen als auch die weiblichen Geschlechtsorgane wurden minutiös mit detaillierten Begriffen beschrieben. Das Schriftzeichen für den

Phallus, *Met,* erhielt in der Hieroglyphenschrift einen eigenen phonetischen Wert, der sich von der bildhaften Bedeutung unterschied. Wenn das männliche Glied Sperma ausstieß oder Wasser ließ, wurde es *Bah* genannt. So wie wir von einem Kind sagen, es sei noch im Bauch der Mutter, so wurde das Wort *Khet* ohne Unterschied für den Unterleib wie für die Gebärmutter gebraucht. Der Erstgeborene, *Up khet,* war »jener, der den Bauch seiner Mutter öffnete«. Der die Vagina bezeichnende Begriff *Kat* wurde, wie auch in anderen Sprachen, als Schimpfwort gebraucht.

Das Herz und die Gefäße sind im Papyrus *Ebers* Gegenstand einer eigenen Abhandlung. Das Herz wird in den anatomischen Aufstellungen *Haty* genannt, heißt aber *Ib* in den liturgischen oder schöngeistigen Texten. Es galt als Sitz der Seele. Die Einbalsamierer durften es niemals herausreißen, wenn sie die Leiche mumifizierten.

In dem Kapitel »Grundlage des ärztlichen Geheimnisses: das Wissen über die Bewegung des Herzens und die Kenntnis des Herzens selbst« aus dem Papyrus *Ebers* (99, 1—12) erfahren wir, daß der Ägypter einen Zusammenhang zwischen den Herzschlägen und dem peripheren Puls gesehen hat: »Im Menschen sind Gefäße, die in jedes Körperglied gehen. Deswegen kann jeder Arzt, jeder Priester der Sekhmet und jeder Zauberer seine Finger auf den Kopf, an das Genick, auf die Hände, an die Stelle des Herzens, auf die beiden Arme, auf die beiden Beine oder an irgendeine andere Stelle legen. Er wird etwas vom Herzen spüren, denn dessen Gefäße reichen bis in alle Körperteile. Aus diesem Grunde spricht man auch von den Gefäßen jedes einzelnen Gliedes.« Aber diese Beschreibung des Gefäßsystems mit dem Herzen als Pumpe beruhte auf rein spekulativen Beobachtungen und nicht auf anatomischen Feststellungen. Man

Abbildung 107
Im Schatten eines Baumes löscht Herub ihren Durst und trinkt vom Wasser des Himmlischen Nil. Auf dem anderen Ufer ruht ein schlafendes Krokodil. Papyrus der Prinzessin Herub, 21. Dynastie.

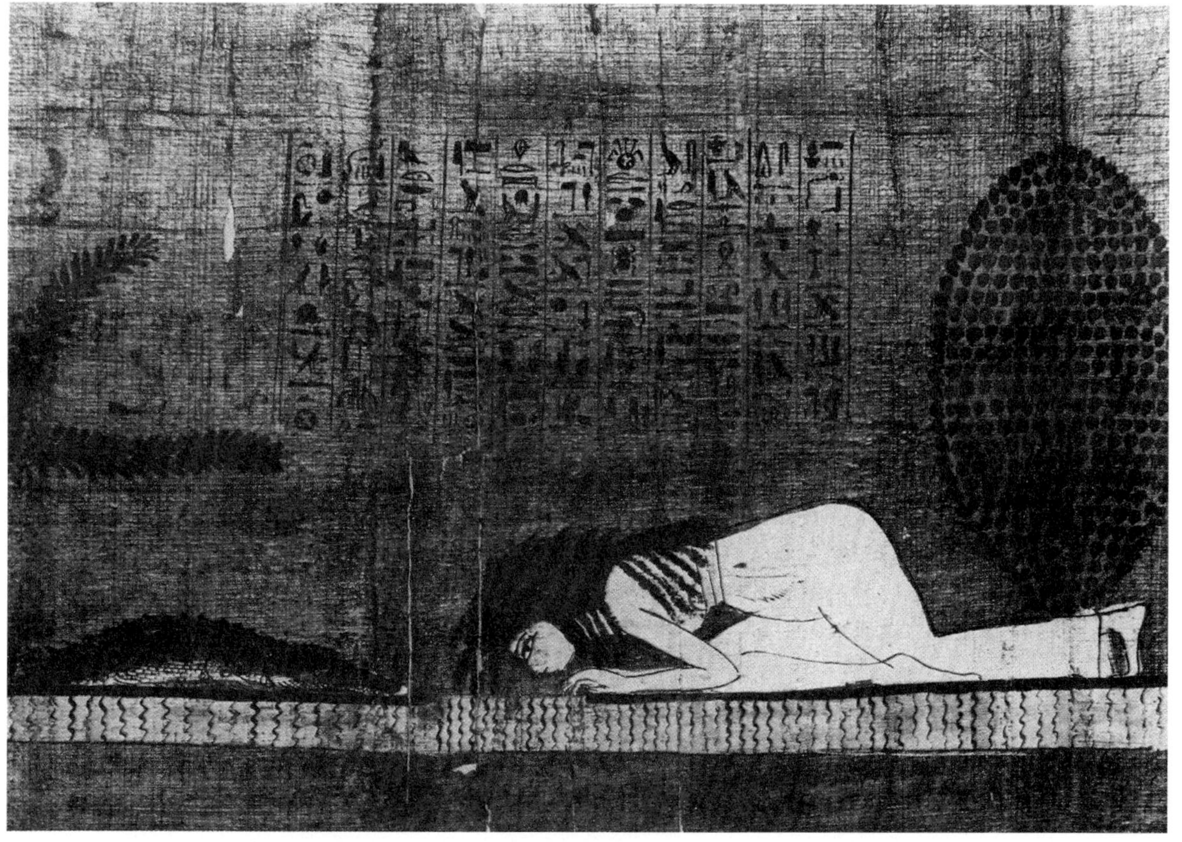

glaubte, daß hier die Atemluft, der Speichel, der Nasenschleim und das Sperma transportiert würden. Auch machte man tatsächlich keinen Unterschied zwischen den Blutbahnen und den Ausscheidungskanälen. Seltsamerweise scheint das Blut, obwohl sehr gut bekannt, nicht unter den zirkulierenden Körperbestandteilen auf. Grapow nimmt an, daß die alten Ägypter es nicht für einen lebenswichtigen Faktor gehalten haben.

Die Anzahl der Gefäße, im ersten Traktat über das Herz im Papyrus *Ebers* noch 46, beträgt in der zweiten Abhandlung nur noch 22: »Was den Menschen betrifft, so befinden sich in diesem 22 Gefäße, die zum Herzen gehören. Diese reichen bis in alle seine Glieder« *(Ebers,* 103, 2).

Das Herz bildet somit das zentrale Organ. Es liegt unter der linken Brust, kann aber durch die Schläge etwas verschoben werden. Es ist dies der »Tanz des Herzens«. Die Ägypter fühlten zwar den Puls, mit Sicherheit jedoch zählten sie nicht die Schläge.

Die Theorie, nach der der Strom des Kreislaufs eine Mischung aus allen Absonderungen und Ausscheidungen samt Fäkalien darstellt, bestimmt die von den klassischen Historikern gegebene Interpretation. Ausgehend von einigen stilistischen Differenzen im Schriftbild der verschiedenen Abschnitte des Papyrus *Ebers,* gibt R. O. Steuer zu bedenken, daß man zwei Arten von Kanälen unterschieden hat: einerseits zuführende Leitungen, die nur dem Kreislauf dienen und vom Herzen ausgehend mittels des Blutes Luft und Wasser zu den Organen bringen; andererseits abführende Leitungen, durch die Speichel, Sperma, Urin und Exkremente abgesondert werden. Diese Deutung ist mit an Sicherheit grenzender Wahrscheinlichkeit richtig.

Im allgemeinen wurde die wesentliche Ursache der Krankheit in den *Ukhedu* gesehen, den von der Fäkalmasse ausgehenden Stoffen, die sich in den Organen ausbreiten und die verschiedenen Partien des Körpers erreichen, um hier die Krankheit auszulösen. Die *Ukhedu* stellten pathogen gewordene Exkremente *(Hesu)* des Körpers dar, etwas Analoges zum Aristotelischen *Perittoma.*

Ebenso begriff man die Würmer zu Beginn bestimmter Erkrankungen nicht als die sichtbaren und bekannten Darmparasiten, sondern als eine imaginäre, unbekannte Grundursache: »Ein Schreiber ist hier bei mir. Jeder Muskel seines Gesichts ist angespannt, die Krankheit *Ushetat* hat sich in seinem Auge entwickelt, und der Wurm sprießt aus seinem Munde. Ich kann ihn nicht seinem Schicksal überlassen« *(Papyrus Anastasi,* IV, 12, 5—13, 8).

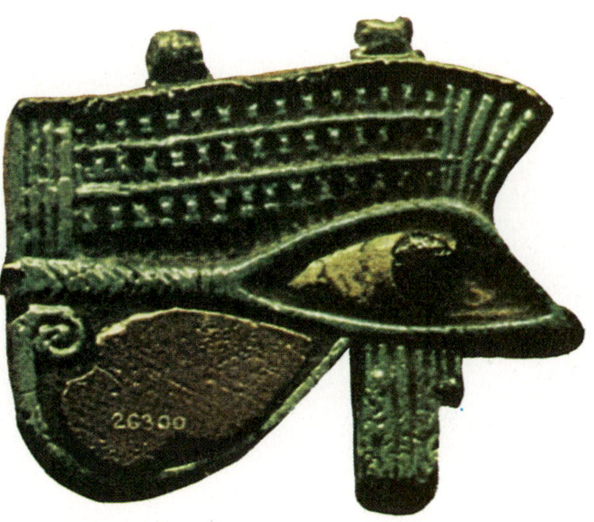

Abbildung 108
Das magische Auge des Horus. Es bewacht den Eingang zum Grab.

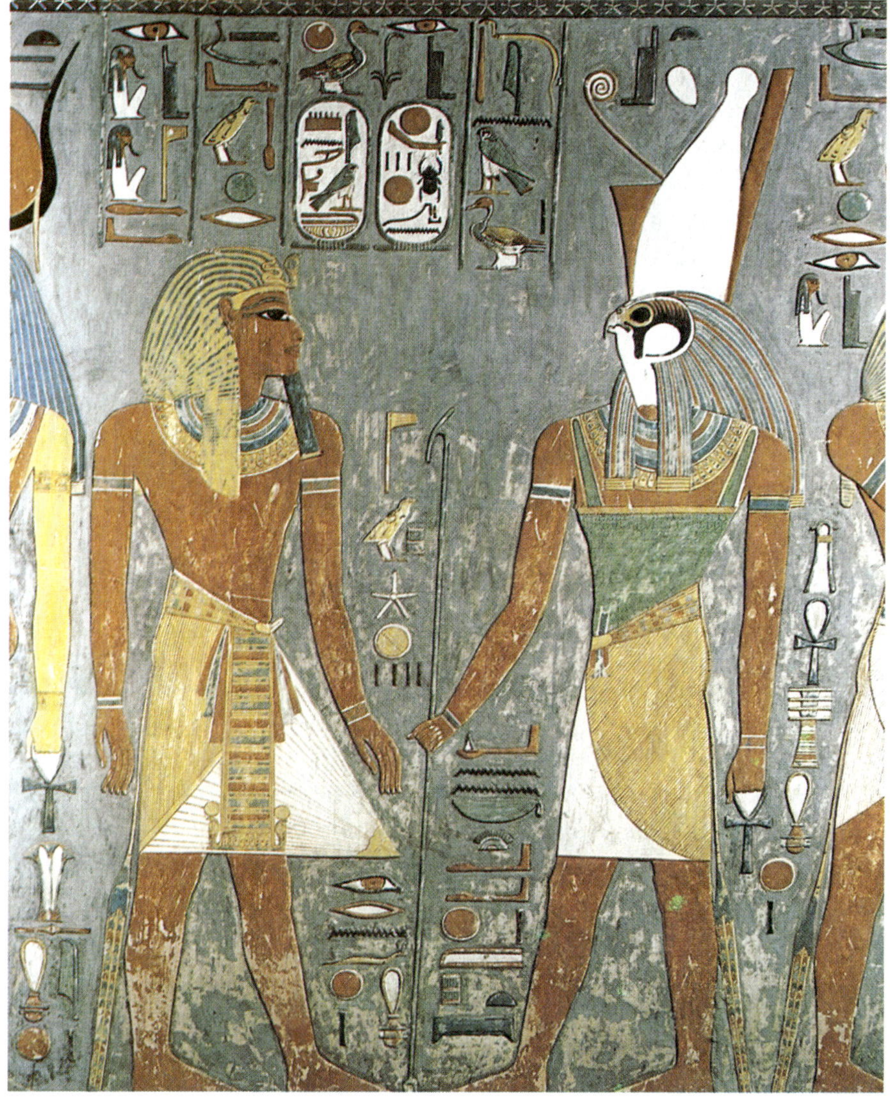

Abbildung 109
Der Pharao vor dem falkenköpfigen Horus. Dieser trägt die Doppelkrone Ober- und Unterägyptens, hält in der rechten Hand den Stab des langen Lebens und in der linken den Nilschlüssel, das Symbol des ewigen Lebens. Grab des Horemheb.

Die Pathologie

Das Herz und die Gefäße

Die ägyptischen Umschreibungen der Unregelmäßigkeit des Herzschlags, der Flucht sowie des Stechens, des Herzens entsprechen ohne Zweifel unseren Extrasystolen, unserem Herzklopfen und unseren Herzschmerzen. Das Erstaunlichste aber bleibt die Beschreibung des Herzinfarktes, wobei hier der Begriff Magen für Herz verwendet wird: »Wenn du einen Kranken untersuchst, der am Magen leidet, der deswegen Schmerzen in den Armen, in der Brust und auf einer Seite seines Magens empfindet, so handelt es sich um (die Krankheit) *Uadj*. Du wirst deinem Patienten sagen: ›Irgend etwas ist durch deinen Mund in dich eingedrungen; der Tod bedroht dich.‹« Eine Beschreibung und Prognose, deren Richtigkeit in Erstaunen setzt.

Um im Bereich der Gefäßkrankheiten zu bleiben: Das arterielle Aneurysma verrät sich durch eine »halbkugelförmige Schwellung der Gefäße, die unter deinem Finger bei jedem Herzschlag anwächst. Wenn es aber vom Körper getrennt wird (das heißt, wenn man den Blutkreislauf unterbindet), kann es weder anwachsen noch abnehmen.« Ebenso zeigen sich Krampfadern an »gewundenen und schlangenartigen« Schwellungen »mit vielen Knoten«.

Atherome finden sich häufig in den Arterienwänden der Mumien.

Lungen und Atemwege

Durch die Nase oder durch den Mund tritt die Luft in die Lungen ein, wobei sie die Luftröhre und die Bronchien passiert. So wird es im Papyrus *Ebers* dargestellt und vom Papyrus *Smith* (12, 1—2) bestätigt. Der Husten galt als wichtigstes Symptom einer Lungenerkrankung. Der Papyrus *Ebers* nennt nicht weniger als 21 Rezepte zu seiner Bekämpfung, wovon zwölf auf Honig basieren. Man nahm Arzneitränke, verordnete aber auch Inhalationen von Myrrhe, aromatischen Harzen und Datteln.

Der Verdauungsapparat

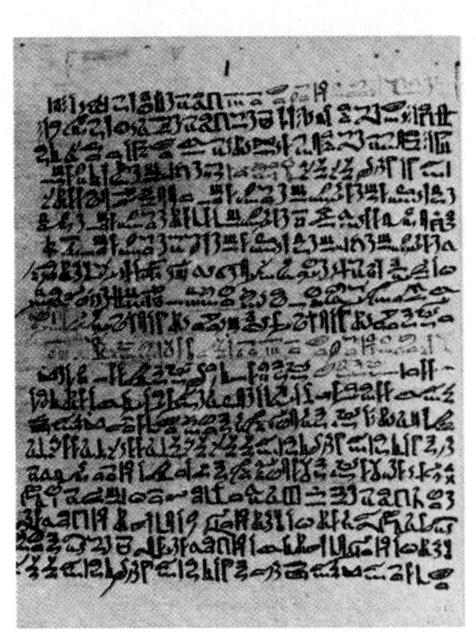

Abbildung 110
Teilstück aus dem Papyrus Ebers.

Die Abhandlung über die Magenkrankheiten im Papyrus *Ebers* enthält lediglich vier sehr vage Beschreibungen von Magenleiden. Sie sind so ungenau, daß man nur schwer eine entsprechende Diagnose formulieren kann.

Auch die Lehre von den Darmkrankheiten nimmt kaum einen breiteren Raum ein und erschöpft sich in einem Dutzend Rezepten gegen die Verstopfung: »Ein weiteres (Heilmittel), um den Leib zu befreien und alle schlechten Dinge aus dem Körper des Kranken heraustreten (zu lassen): 1/8 erdfarbene Haare, 1/8 Honig, 1/64 Datteln und 1/64 Johannisbrot, zu einer Masse verbinden und im Laufe eines Tages einnehmen« *(Ebers,* Nr. 22). Man kannte nur eine einzige Zusammenstellung von Ingredienzien gegen den Durchfall, ein Leiden, das gleichwohl sehr häufig vorgekommen sein muß.

Die Krankheiten des Afters sind besser untersucht worden. Sie werden in vielen Papyri erwähnt und bilden das einzige Thema des Papyrus *Chester Beatty.* Man findet darunter die Verstopfung, das Afterjucken sowie die Hämorrhoiden, die man mit Klistieren aus einer Mischung von Traubensaft, frischem Johannisbrot oder Feigen behandelt hat. Die Anweisung zur Herstellung der Vorläufer unserer Suppositorien hat etwas Pittoreskes an sich: »Ein anderes (Heilmittel, das man anschließend herstellt): *Bereberet, Merchet*-Öl, Honig. In ein Leinensäckchen geben. Du machst daraus vier Kügelchen und führst jeden Tag eines von ihnen in den After ein ...« *(Chester Beatty,* 6—IV, II—V, 5).

Der Papyrus *Ebers* enthält mehrere auf Leber- und Gallenleiden abzielende Behandlungsmethoden: »Anfang der Heilmittel zur Behandlung der Leber«. Es wird allerdings keine klinische Beschreibung gegeben.

Der Urogenitalapparat

Die Paragraphen des Papyrus *Ebers* sind zu einem Traktat zusammengefaßt: »Beginn der Heilmittel zur Beseitigung der Urinretention und damit verbundener Schmerzen im Unterleib ...« *(Ebers,* Nr. 26). Man kann unter den in dieser Abhandlung genannten Krankheiten die Anurie, die Enuresis und den Harnblasenkatarrh identifizieren. Für den letzteren fehlte es nicht an Behandlungsmöglichkeiten, zum Beispiel: »Ein anderes (Heilmittel), um den brennenden Schmerz in der Harnblase verschwinden zu lassen und gleichzeitig die Beschwerden (des Kranken) beim Wasserlassen zu beheben: 1/64 Salz aus dem

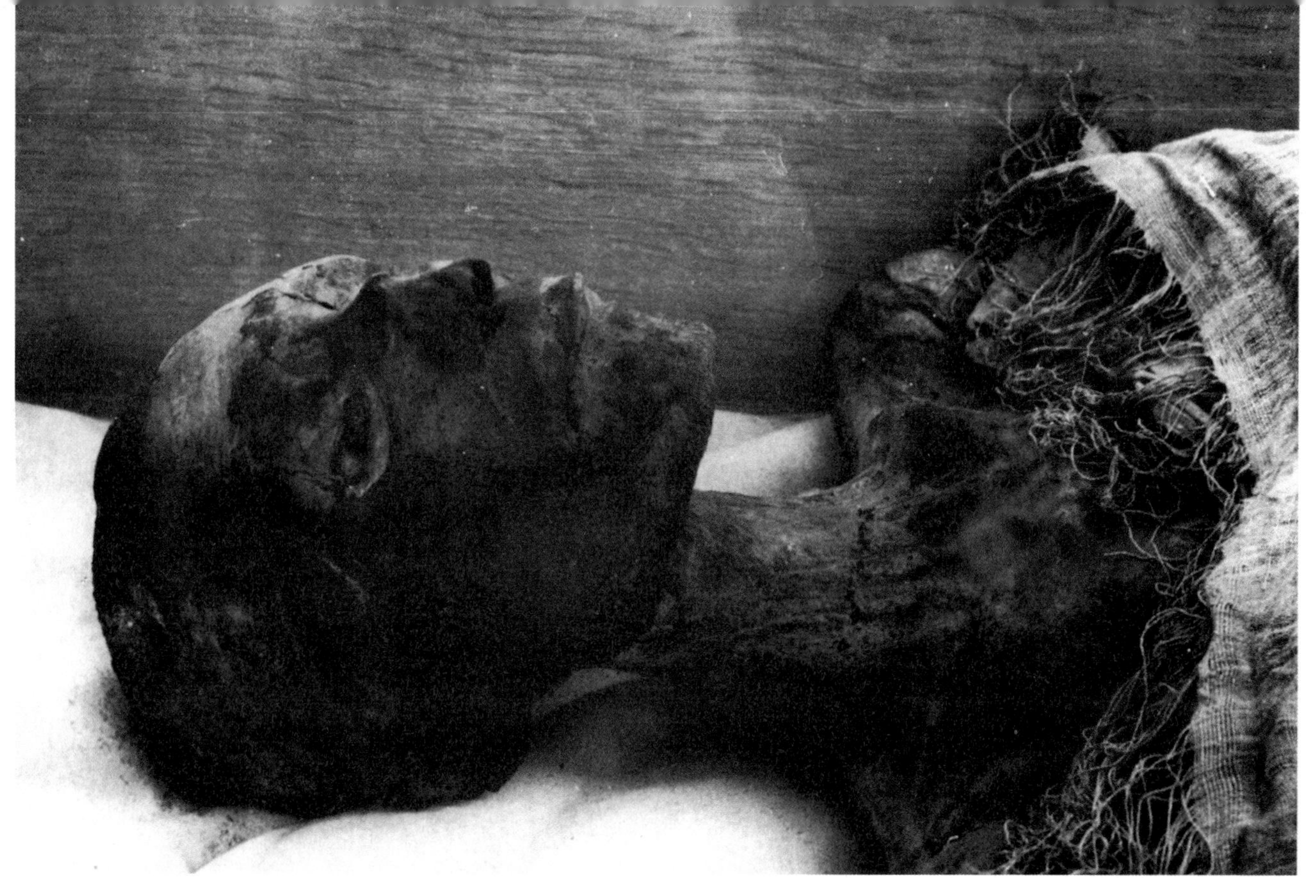

Norden, 1/64 Rahm (?), 1 Teil Behenöl, 1 Teil Honig, 1 Teil Süßbier; das Ganze ist in den After einzuspritzen« *(Ebers,* Nr. 265).

Die Dermatologie

Allem Anschein nach gehörte sie nicht zu den wichtigen Aufgaben der ägyptischen Ärzte. Denn abgesehen von einem Rezept für ein Mittel gegen Juckreiz finden wir nur Zubereitungen für die Kosmetik, die die Alterserscheinungen überdecken und die Kahlköpfigkeit beheben sollten.

Infektionskrankheiten und Epidemien

Epidemien rafften bisweilen im Niltal große Teile der Bevölkerung hinweg. Im Alten Testament lesen wir: »Da sprach der Herr zu Mose und Aaron: Holt euch eine Handvoll Ofenruß, und Mose soll ihn vor den Augen des Pharao in die Höhe werfen. Er wird als Staub auf ganz Ägypten fallen und an Mensch und Vieh Geschwüre mit aufplatzenden Blasen hervorrufen, in ganz Ägypten« (Exodus 9, 8—9). In dem von der Bibel genannten Leiden, *Schechin,* muß man eine Beschreibung der Pocken sehen. Wir kennen einige umstrittene Beispiele, mit Sicherheit aber sind die Pocken an zwei Mumien, darunter jener Ramses' V., auszumachen. Von der Lepra, ihren Zerstörungen und die Haut verfärbenden Flecken wird im Papyrus *Ebers* (Nr. 877) sowie im Alten Testament berichtet (Levitikus 13, 18—23).

Aber die beste Beschreibung einer Infektionskrankheit wird uns durch den Papyrus *Smith* (Nr. 7) gegeben. Es handelt sich um einen Fall von Roseschem Kopftetanus. Der Krankheitszustand beginnt nach einem offenen Schädelbruch, verschlimmert sich rasch, verbunden mit Fieber, Schweißausbrüchen und Spasmen, dann folgt eine Kiefersperre und die krampfhafte Erstarrung des Gesichts. »Eine Krankheit, gegen die man nichts machen kann«, ist das gefällte Urteil.

Abbildung 111 (oben)
Die Mumien stellen heute befremdende Zeugen einer hochentwickelten Wissenschaft vom Umgang mit den sterblichen Resten des Menschen dar. Oben: Mumie Ramses' V., der an Pocken gestorben ist.

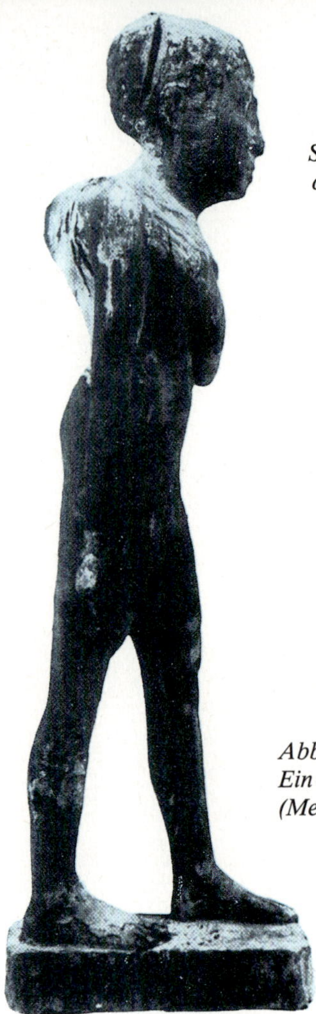

Abbildung 112
Seneb, »Oberster der Zwerge der königlichen Garderobe«, und seine Familie. 6. Dynastie.

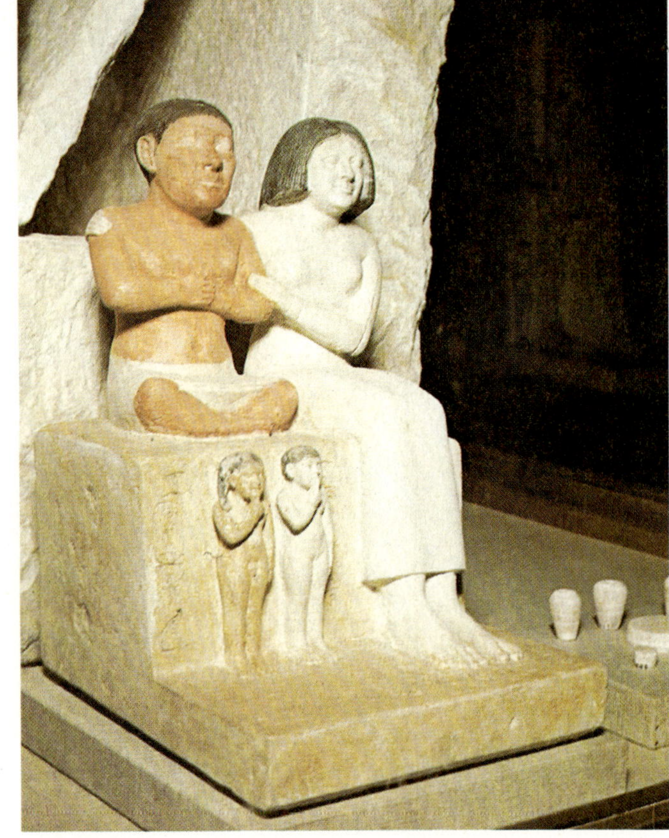

Abbildung 113
Ein Buckliger aus Mit-Rahine (Memphis), 5. Dynastie.

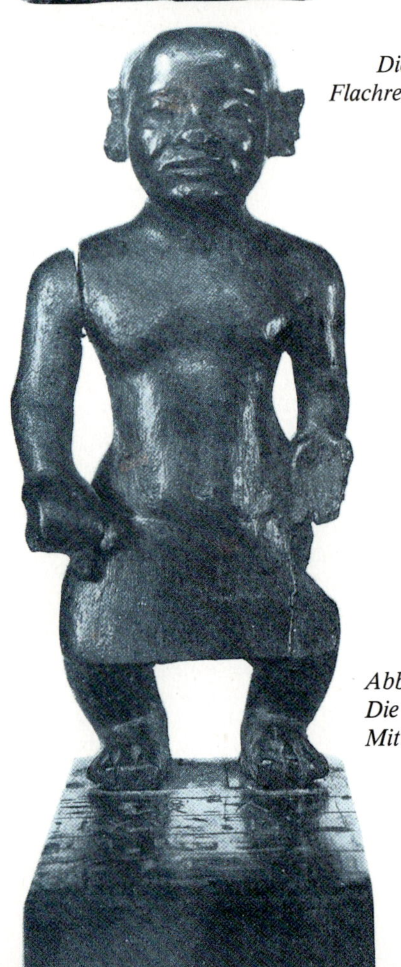

Abbildung 114
Die Königin von Punt. Flachrelief aus dem Tempel von Deir el-Bahari.

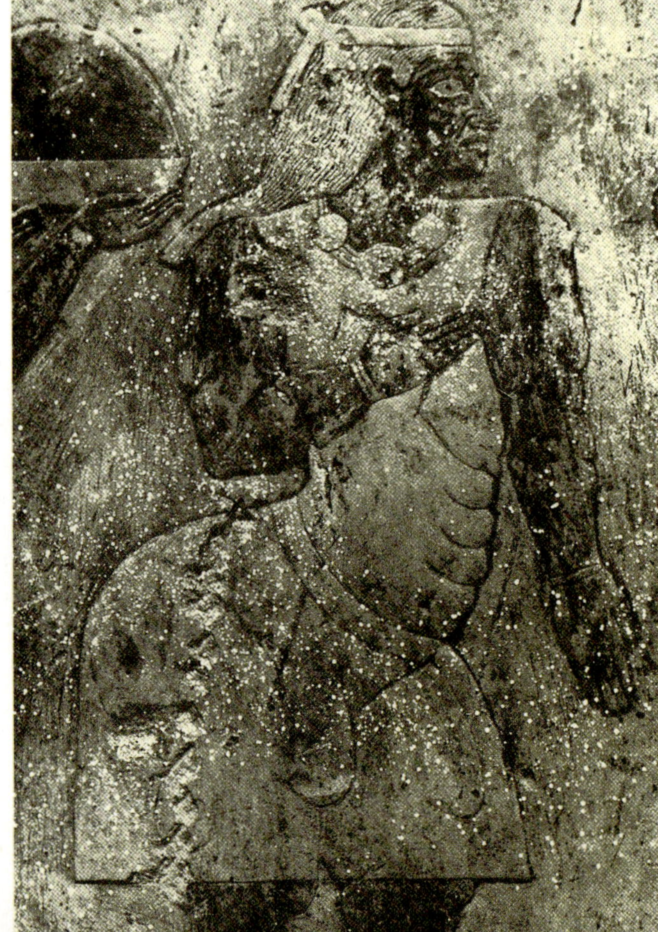

Abbildung 115
Die Zwergin Ita. Mittleres Reich.

Parasitäre Krankheiten

Die Darmparasiten waren bekannt. Der *Betju*-Wurm war vielleicht der Hakenwurm. Mit dem *Hefet*-Wurm könnte der menschliche Spulwurm gemeint sein. Aber das ist alles sehr unsicher. Man bekämpfte den letztgenannten Parasiten mit Hilfe der Wurzeln oder der Rinde des Granatapfelbaumes, mit einem Mittel also, das in unserer modernen Arzneimittellehre meist gegen den Bandwurm angewendet wird. Der Bandwurm könnte mit dem Begriff *Pened*-Wurm gemeint sein, gegen den Wacholderbeeren indiziert waren. Der Leser stellt also fest, daß es noch Unsicherheiten hinsichtlich der genauen Interpretation der drei Bezeichnungen für die Darmparasiten gibt. Die »Behandlung zur Wurmentfernung«, die in der Applikation einer Salbe am After bestand, betraf möglicherweise die Madenwürmer.

Die sich durch Hämaturie offenbarende Bilharziose war die gravierendste parasitäre Krankheit in Ägypten. Sie wütet dort noch heute. Sie wurde *âaâ*-Krankheit genannt, und man sah in ihr die böswillige Einwirkung eines Gottes oder eines Verstorbenen.

Die Pathologie der Knochen und Gelenke

Zwanzig Heilvorschriften des Papyrus *Ramesseum* V sprechen davon, »die Muskeln geschmeidig zu machen« oder »die Muskulatur aufzubessern und das Erschlaffte zu straffen«. In den Rezepten tauchen viele fetthaltige Bestandteile und besonders fetthaltige Tiere (Nilpferd, Krokodil etc.) auf. Sechzig allesamt sehr ungenaue Behandlungsvorschläge des Papyrus *Ebers* beziehen sich auf den Rheumatismus: »Was man machen muß, wenn ein Knie krank ist: *Chacha*(-Früchte) fein zerstoßen; mit *Mesta*-Wasser vermischen; das Knie mit dieser Zubereitung so lange verbinden, bis es geheilt ist« *(Ebers,* Nr. 612).

Der Schiefhals und der Hexenschuß werden unter dem Begriff »Verdrehungen der Wirbel« im Papyrus *Smith* treffend beschrieben.

Es ist erstaunlich, wie wenig Aufmerksamkeit die Schreiber den Knochen- und Gelenkkrankheiten gewidmet haben. Denn man wundert sich, wie häufig Skoliosen der Wirbelsäule sowie Arthrosen des Knies und der Hüfte vorgekommen sind. Die Pottsche Krankheit ist keineswegs selten aufgetreten, aber sie liefert nicht die einzige Erklärung für die vielen Abbildungen Buckliger in der ägyptischen Bildkunst.

Körperliche Mißbildungen

Schon sehr früh unterschieden die Ägypter zwischen krankheitsbedingt Zwergwüchsigen *(Nemu)* und Pygmäen *(Deneg).* Letztere waren vor allem als Tänzer geschätzt. Sie vollzogen den Tanz des Gottes Bes, um Unheil von den gebärenden Frauen abzuwenden. Dieser Gott war selbst ein Zwerg, möglicherweise verschiedene Formen des Zwergwuchses in sich vereinigend, denn er erinnert weder genau an einen Myxödematösen noch an einen Achondroplastiker. Letztere Mißbildung finden wir bei dem Gott Ptah. Die achondroplastischen Zwerge wurden in der ägyptischen Gesellschaft sehr geschätzt: man sieht sie Haustiere an der Leine herumführen, vielleicht haben sie auch die Rolle von Hofnarren gespielt. Es gab viele von ihnen in den königlichen Gemächern, denn unter den Hoftiteln kommen solche eines »Vorstehers der Zwerge« oder eines »Meisters der die Kleidung beaufsichtigenden Zwerge« vor.

In der ägyptischen Plastik fehlt es nicht an statuarischen Darstellungen von Fettleibigen. Trotz des Wasserentzuges beim Mumifizierungsverfahren hat der kommandierende General Masaharte (Museum von Kairo, Mumie Nr. 61092)

Abbildung 117 (gegenüber) Ein Harfenspieler, der in diesem Fall ausnahmsweise nicht blind ist, spielt vor Horus; dessen Haupt trägt die von einer Kobra umgebene Sonnenscheibe. Stele aus der 21. Dynastie.

eine respektable Leibesfülle bewahrt. Innerhalb dieses Themenkreises stellt die Königin von Punt die beeindruckendste Person dar: der Fettsteiß bei starkem Hohlkreuz weist auf Adipositas, vielleicht auch auf eine mögliche Lipodystrophie hin.

Bei dem ketzerischen Pharao Echnaton kontrastieren ein ausladender Unterleib und dicke Oberschenkel mit einer schmalen Taille und einem schlanken Hals. Da außerdem der Kieferwinkel zu weit geöffnet ist, muß man annehmen, daß der Herrscher an einem komplizierten hypothalamisch-hypophysären Syndrom gelitten hat.

Nerven- und Geisteskrankheiten

Nerven- und Geisteskrankheiten nehmen in jenen Papyri, die medizinischen Fragestellungen gewidmet sind, keinen breiten Raum ein. Nicht näher bestimmte Kopfschmerzen werden durch örtliche Applikationen von Terpentinöl behandelt. Bei Migräne bediente man sich der magischen Übertragung und rieb den Kopf eines Fisches an der schmerzhaften Schläfe. Auf die Parkinsonsche Krankheit bezieht sich möglicherweise die Verordnung Nr. 623 des Papyrus *Ebers:* »Ein anderes (Heilmittel), um das Zittern der Finger verschwinden zu lassen...«

Sauneron hat festgestellt, daß an der ersten Säule des vielsäuligen Tempelsaales von Esna Eintrittsverbote für bestimmte Personengruppen erlassen werden. Neben den Schlechtrasierten, den Ungewaschenen, den Frauen, den Trauernden sowie jenen, die sich gerade sexuellen Aktivitäten hingegeben haben, tauchen auch die Epileptiker auf, die als behext bezeichnet werden.

Daß die Kinderlähmung bereits in dieser Zeit vorgekommen ist, beweist eine Stele aus der 18. Dynastie. Sie zeigt den Türsteher des Tempels der Göttin Istar, Ruma, dessen rechtes Bein vollkommen atrophisch war.

Augenkrankheiten

Mit den Augenkrankheiten beschäftigen sich nicht weniger als hundert Rezepte des Papyrus *Ebers.* Man findet darunter die Lidentzündung, das Gerstenkorn, das Ektropion und vor allem das Trachom, dessen ägyptischer Name *Nehat* Körnerkrankheit bedeutet. Xanthelasmen sind ebenso vertreten wie die Bindehautentzündung, bei der die Heilmittel »die Entzündung bekämpfen«, »den Eiter verjagen« *(Ebers,* Nr. 341) oder »das Blut aus den Augen entfernen« *(Ebers,* Nr. 384) sollen. Das Keratom wird nach einer Zaubervorschrift behandelt. Ihr einziger Zweck besteht darin, die betreffende Stelle zu färben. Man glaubt, daß eine Textpassage über die »Sekretionen des Uterus im Auge« sich auf die eitrige Regenbogenhautentzündung bezieht. Demgegenüber wird der Star eindeutig durch die Umschreibung »Eintritt von Wasser in die Augen« definiert, ähnlich dem griechischen Terminus *Hypochysis* und dem lateinischen Begriff *Suffusio.* Bei Star wurde keinerlei chirurgische Behandlung unternommen. So kann der Papyrus *Ebers* gegen dieses Leiden nur drei wenig erprobte empirische Vorschriften und eine Zauberformel anführen.

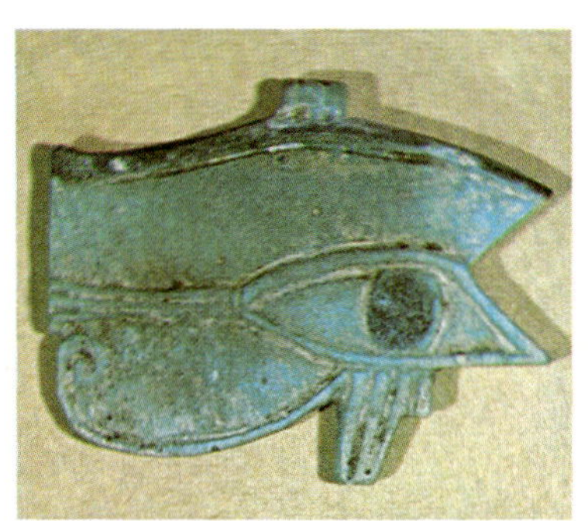

Abbildung 116 Emaillierter Anhänger mit beidseitiger Bemalung. Wir sehen das wachende Udjat-*Auge.*

Gegen Nachtblindheit werden Ölungen der Pupillen mit Rinderfett vorgeschlagen, ein Rezept, das man in der gesamten Antike findet, allerdings mit Eselsfett in der assyrisch-babylonischen Medizin und mit Ziegenbockfett bei den Griechen, den Arabern, den Syrern und den Kopten.

Einige Zubereitungen sollten angeblich die Blindheit heilen, »den Blick öffnen« können. Aber sie werden wohl kaum mehr Erfolg gehabt haben als die magische Übertragung dieses Leidens auf die Augen eines Schweines.

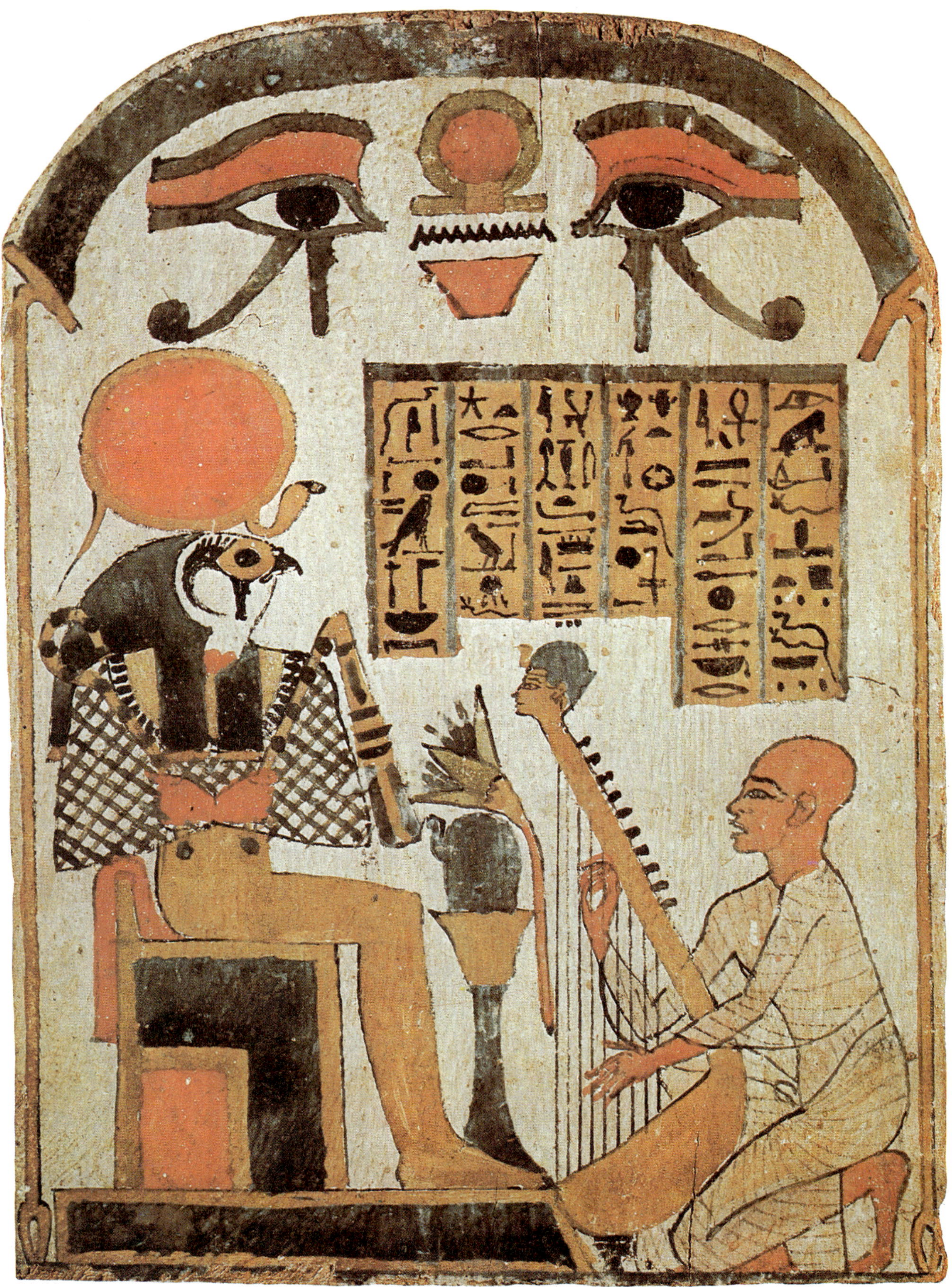

Im Alten Ägypten gab es viele Blinde, und Augenkrankheiten, vor allem das Trachom, waren weit verbreitet. Es existieren zahlreiche Abbildungen von Sängern und besonders von Harfenspielern, deren erblindetes Auge nur durch einen Strich oder einen Augapfel ohne Iris angedeutet ist.

Hals-, Nasen- und Ohrenleiden Krankheiten der Zähne und der Mundhöhle

Der Schnupfen, gegen den man gerne magische Formeln gebraucht hat, konnte durch Nasenspülungen mit Palmwein oder durch äußerliche Applikation bestimmter Pflanzen und zerdrückter Datteln behandelt werden. Frakturen der Nasenscheidewand und des Nasenbeins sind Gegenstand verschiedener Aussagen des Papyrus *Smith.* Dieser empfiehlt, die Nasenlöcher von den hinderlichen Blutklumpen zu befreien und die Nase durch steife Leinentampons zu stützen.

Die Mittelohrentzündung mit ihrem zunächst drückenden, dann stechenden Schmerz und schließlich dem »nach außen fließenden Eiter« (Berliner Papyrus 200, 201, 202, 203; *Ebers,* 766) wird genau beschrieben. Wenn die Infektion chronisch wird, »sondert« das Ohr »eine übelriechende Flüssigkeit ab«. Man behandelte das Ganze mit Salben, Räucherungen oder Kügelchen, die in den Gehörgang einzuführen waren.

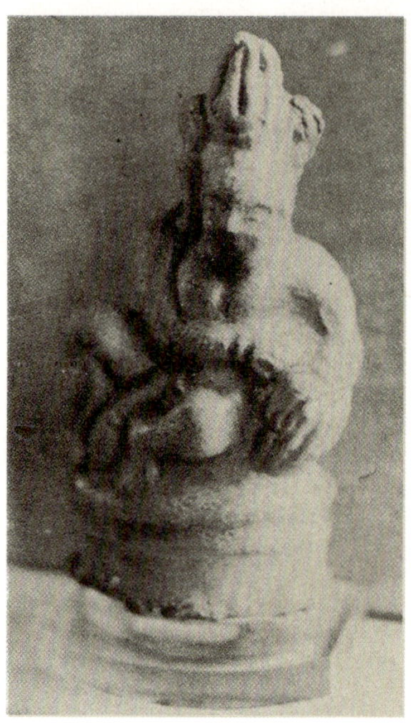

Abbildung 118
Skulptur einer Frau in Hockstellung, die mit einem Rinderhorn zwischen den Knien ohne Zweifel eine Scheidenspülung vornimmt.

Die Abhandlung mit dem Titel »Beginn der Heilmittel, um eine Krankheit der Zunge verschwinden zu lassen«, die einen Teil des Papyrus *Ebers* bildet, gibt keine detaillierte Beschreibung der Pathologie.

Die Untersuchung der Mumien offenbart, unabhängig davon, ob es sich um Herrscher oder um einfache Leute handelt, beträchtliche Läsionen der Zähne. Die Karies spielt dabei eine unbedeutende Rolle. Gravierender ist allerdings die Abschürfung vor allem der Molaren und ganz besonders der Prämolaren. Sie ist oft bis zur Freilegung der Zahnpulpa fortgeschritten, daher die häufig vorkommenden periapikalen Zerstörungen, Zahnalveolarabszesse, Knochen- und Knochenmarkentzündungen. Diese übermäßige Abnutzung der Zähne hängt mit der mangelhaften Nahrungsmittelhygiene zusammen. Man hat in den Gräbern Brotreste aus allen Epochen gefunden; wenn man sie durchbricht, sieht man glitzernde Partikel, die nichts anderes als mineralische Teilchen darstellen. Das Vorkommen dieser Körnchen beruht auf dem Eindringen von Flugsand beim Schwingen des Getreides, auf Abschürfungen des Mühlsteins oder des Mörsers sowie auf der absichtlichen Beifügung einer kleinen Menge von Mineralien beim Mahlen, um feineres Mehl zu erzielen. Allem Anschein nach verfügten die Zahnärzte trotz ihrer hochtrabenden Titel nur über sehr dürftige Mittel gegen diese Schädigungen der Zähne und der Mundhöhle: »Beginn der Heilmittel zur Stärkung eines Zahnes: 1 Teil Mehl, halb Weizen, halb Roggen; 1 Teil nubische Erde; 1 Teil Honig; man vermischt das Ganze und verstopft damit den Zahn« *(Ebers,* Nr. 739).

Die Gynäkologie

Die Gynäkologie betreffende Aussagen findet man in verschiedenen Papyri. Aber nur der Papyrus *Kahoun* enthält unter der Überschrift »Beginn der Heilmittel, die man für die Frauen zubereiten soll« eine richtiggehende Abhandlung über die Gynäkologie. Die Amenorrhöe und die Dysmenorrhöe nehmen einen breiten Raum im Papyrus *Ebers* ein. Man findet dort auch Rezepte gegen vulvovaginale Erkrankungen: »Ein weiteres (Heilmittel) für eine Frau, der eine Erkrankung der Schamlippen widerfahren ist: 1 Teil flüssige Ambra, 1 Teil

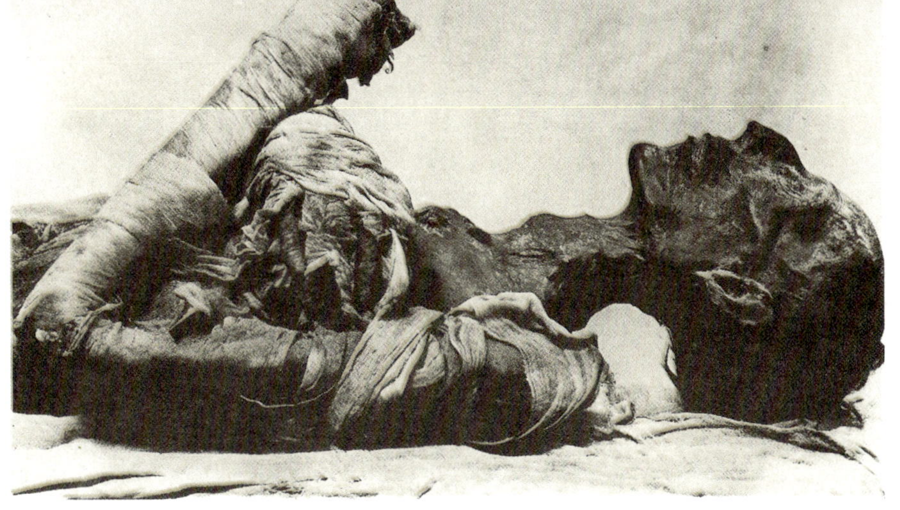

Abbildung 119
Mumie Ramses' II.

Abbildung 120
Zusammenstellung der verschiedenen Instrumente für die rituelle Öffnung des Mundes.

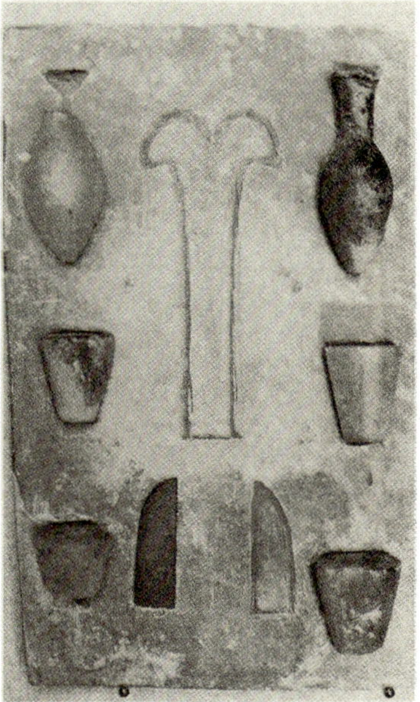

nubische Erde, 1 Teil Ammoniakgummi, 1 Teil Terpentinöl, 1 Teil Akazienblätter, 1 Teil Hauhechel, 1 Teil Tausendgüldenkraut und 1 Teil Wasser durchmischen und in die Scheide injizieren« *(Ebers,* Nr. 817). In dem Rezept »zur Rückführung des Uterus an seinen Platz« kann man vielleicht einen Versuch zur Behandlung des Gebärmuttervorfalls erkennen. Es kann kaum ein Zweifel darüber bestehen, daß im Papyrus *Ebers* das Heilmittel »zur Erfrischung des Uterus und zur Entweichung der Hitze« auf die Myometritis bezogen *(Ebers,* Nr. 820) wurde.

Eine große Zahl von Zubereitungen war zur Einspritzung in die Vagina bestimmt. Es ist sehr wahrscheinlich, daß dies mit Hilfe eines Rinderhornes geschehen ist; dies geht aus einer Darstellung auf einer anthropomorphen Vase im Museum des Louvre in Paris hervor, auf die M. Desroches-Noblecourt hingewiesen hat. Man sieht dort eine Frau in Hockstellung, die einen entsprechenden Gegenstand zwischen den Knien hält.

Mutter und Kind

Um ein Kind zu haben, muß man sich bekanntlich zunächst geschlechtlich miteinander vereinigen. »Er schlief also in jener Nacht mit seinem Weibe, und diese wurde schwanger«, heißt es im Märchen vom *Auserwählten Prinzen.* Aber woher wußte man, ob eine Frau Mutter werden konnte oder nicht? Es fehlte nicht an geeigneten Verfahren, um dies festzustellen: »(Ein Mittel zur Unterscheidung zwischen einer Frau, die Kinder bekommen wird) und einer solchen, die keine Kinder bekommen wird: Du läßt für eine Nacht bis zum Morgengrauen eine angefeuchtete Knoblauchzehe (in) ihrer Scheide. Wenn der Knoblauchgeruch aus ihrem Munde entweicht, so wird sie Kinder zur Welt bringen. Wenn (er aber nicht entweicht), so wird sie niemals gebären« (Papyrus *Carlsberg,* Nr. 4). Eine weitere Methode, um eine empfängnisfähige Frau von einer unfruchtbaren zu unterscheiden: »Beräuchere ihre Geschlechtsorgane mit Nilpferdkot. Muß sie sich sofort übergeben, so wird sie keine Kinder bekommen. Läßt sie aber bald danach aus ihrem Hinterteil Winde abgehen, so wird sie gebären« *(Carlsberg,* Nr. 5). Diese beiden Verfahrensweisen erscheinen nahezu unverändert auch bei Hippokrates.

Für jene Frauen, die sich keine Kinder wünschen, findet der Papyrus *Ebers* gleichfalls eine Lösung: »Was man machen muß, damit eine Frau für ein, zwei oder drei Jahre nicht schwanger wird: Nimm *Qaa* von Akazien, Purgiergurke und Datteln. In einem *Henu* Honig werden diese Zutaten fein zerstoßen. Du tränkst einen Tampon damit und führst ihn in ihre Scheide ein« *(Ebers,* Nr. 783).

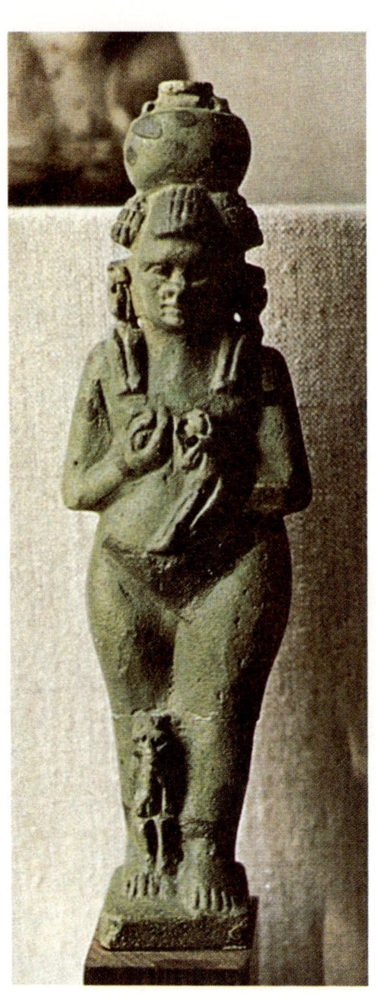

Abbildung 121
Eine ihr Kind stillende Frau. Terrakottaplastik mit blauem Firnis.

Die Frau konnte sogar das Geschlecht ihres Kindes vor der Geburt feststellen. Sie mußte mit ihrem Urin einen Sack Gerste und einen Sack Weizen befeuchten. Keimte die Gerste zuerst, dann war das Kind ein Junge, während die Keimbildung beim Weizen ein Mädchen ankündigte. Die Schwangere war zudem noch über den mutmaßlichen Verlauf der Geburt im voraus unterrichtet: »Wenn die Blutgefäße auf ihren Brüsten angeschwollen sind, so wird sie ohne Schwierigkeiten gebären, sind sie jedoch flach, so wird die Geburt mit Komplikationen verbunden sein« *(Kahoun,* Nr. 26).

Die ägyptische Frau brachte ihr Kind in Hockstellung zur Welt, sei es auf einer Matte, sei es über einem Stein- oder Ziegelboden. Auf diesem Untergrund hockte oder kniete die Gebärende, während die Hebamme oder häufiger noch die Matronen nichts anderes zu tun hatten, als das Kind an sich zu nehmen. Einige Darstellungen zeigen uns, daß die königlichen Frauen ihre Kinder in einem speziellen Gebärstuhl aus Holz oder Marmor zur Welt gebracht haben, dem auch in der Bibel erwähnten Steinsitz (Exodus, 1, 16).

Da der Papyrus *Ebers* zwanzig Rezepte zur Erleichterung der Geburt überliefert, ist anzunehmen, daß von Zeit zu Zeit Komplikationen aufgetreten sind. Man griff dann auf Vaginaleinläufe und auf Ovula jeder Art zurück. Von den Skeletten, die die Zeichen einer solchen schweren Geburt bewahrt haben, ist das einer koptischen Negerin am beeindruckendsten. Eine vollkommene Ankylose eines Ileosacralgelenks war der Grund für eine Dystokie, an der die Frau während der Niederkunft gestorben ist. Man hat ihr Skelett mit gespreizten Oberschenkeln und etwas angewinkelten Knien gefunden, während der Kopf des Kindes am Beckenausgang eingezwängt war.

War das Kind einmal geboren, so mußte es gestillt werden. Die Ernährung durch die Mutterbrust dauerte sehr lange. »Deine Mutter hat dich in zehn Monaten hervorgebracht und dich drei Jahre lang ernährt«, heißt es in einer Grabbeigabe im Museum des Louvre in Paris. Und in den Grundsätzen des Ani kann man lesen: »Und während dreier Jahre war ihre Brust an deinen Lippen.«

War der Milchfluß nicht ausreichend, so griff man auf Zaubermittel wie die Friktion des Rückens mit den Gräten eines Welses zurück. Wenn alles nichts half, bediente man sich der Dienste einer Amme. Leute aus den unteren Schichten nahmen auch tierische, sehr wahrscheinlich Kuhmilch zu Hilfe. Bestimmte anthropomorphe Gefäße in der Form einer hockenden Frau mit dem Kind auf den Knien waren eventuell zur Aufbewahrung dieser Milch bestimmt.

Mehrere Abschnitte des Papyrus *Ebers* beziehen sich auf »eine kranke Brust«. Die 14. Heilvorschrift des Berliner Papyrus dient speziell der Behandlung des Brustabszesses: »Ein Heilmittel, um eine Beule an der Brust oder an einem anderen Körperglied verschwinden zu lassen: Körner von weißem Weizen, Purgiergurkenmehl, Dattelmehl, Natron und Dattelhefe werden fein zerstoßen und gut durchgemischt. Mit dieser Zubereitung macht man anschließend einen Verband.«

Zur Kinderheilkunde enthalten die verschiedenen Papyri medizinischer Thematik nur wenige Aussagen. Man erwähnt dort die Urinretention, die Harninkontinenz und den Husten. Das letztere Symptom wurde mit gezuckerter Milch, die zerdrückte Datteln enthielt, behandelt. Die Behandlung von Kinderkrankheiten zeigt vor allem magische Verfahrensweisen. Das Einflößen einer Maus, deren Knochen schließlich in ein Säckchen getan und um den Hals des kleinen Patienten gehängt wurden, stellt dabei nicht einmal die seltsamste Behandlungsmethode dar.

Für Stiche durch pflanzliche Dornen reichte die Applikation von Eselskot aus *(Ebers,* Nr. 728), bei eitrigen Nagelbettentzündungen mußte man auf Schwefelarsenik und *Sefet*-Öl zurückgreifen (Papyrus *Hearst,* Nr. 174).

Verbrennungen bilden den Gegenstand zahlreicher Therapievorschläge, wobei die Heilmittel an mehreren Tagen hintereinander angewendet und täglich gewechselt werden. In schweren Fällen mit ausgedehnten, tiefgehenden Verbrennungen rief man die Göttin Isis an und erinnerte sie daran, daß sie einst mit ihrer Milch die Brandwunden ihres Sohnes Horus geheilt habe.

Abbildung 122
Kopf einer ägyptischen Mumie.

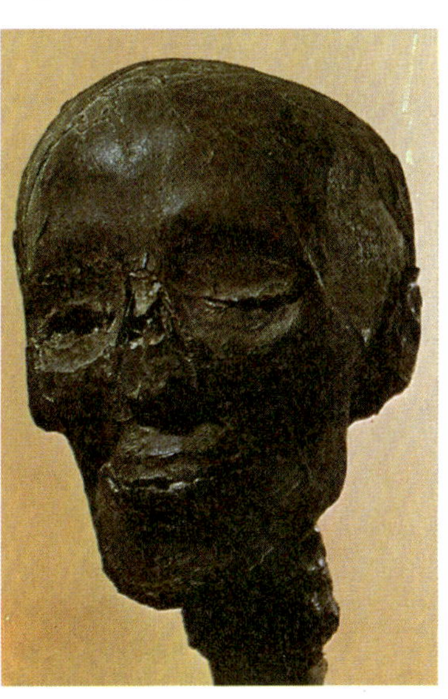

Bisse von Krokodilen oder von Schweinen wurden durch Applikation von frischem Fleisch behandelt, solche von Nilpferden durch Verbände mit Maulbeerbaumblättern und frischem Bier. Die Zauberbücher in ägyptischer Volksschrift in London und Leiden haben dem Biß durch einen tollwütigen Hund nichts anderes entgegenzustellen als über der Wunde zu rezitierende Beschwörungsformeln. Am meisten aber rufen die vier Rezepte des Papyrus *Ebers,* die sich mit der Behandlung eines Bisses durch ein menschliches Wesen beschäftigen, unser Erstaunen hervor.

Das Vorgehen bei Schlangen- und Skorpionbissen zeigt ebenfalls magische Vorstellungen. Man verwendete geweihtes Wasser, das man über wundertätige Standbilder gegossen hatte. Das Ergebnis bestand nicht immer in einem Wunder. Die Grabstele des Abydos beweist, wie schnell das Gift bestimmter Skorpione wirkte: »Du hast ohne Glanz und in der Dunkelheit einen grausamen Tod gefunden, der deiner Güte nicht würdig war. Denn du wurdest im Thripis-Heiligtum am zehnten Tage des Thot im 38. Jahre um fünf Uhr durch einen Skorpion gebissen, und bereits um die elfte Stunde trat der Tod ein.«

Der Papyrus *Smith* empfiehlt nachdrücklich die Applikation von frischem Fleisch auf den Wunden und schlägt außerdem Nähte und selbsthaftende Verbände vor. Wir erfahren dort ferner, wie man ein ausgerenktes Schlüsselbein wieder einrichtet. Die Technik ist bis heute unverändert geblieben. In gleicher Weise ging man bei Frakturen dieses Knochens vor. Rippenfrakturen wurden an der Krepitation der Knochen erkannt.

Hinsichtlich der Verletzungen der Schädeldecke und der Schädelbasis werden in diesem Papyrus alle Schwierigkeitsgrade von der leichten Eindrückung bis zum offenen Bruch mit Zertrümmerungen untersucht. Auf die Diagnose einer Otorrhagie folgt immer das Verdikt: »Eine Krankheit, bei der man nichts

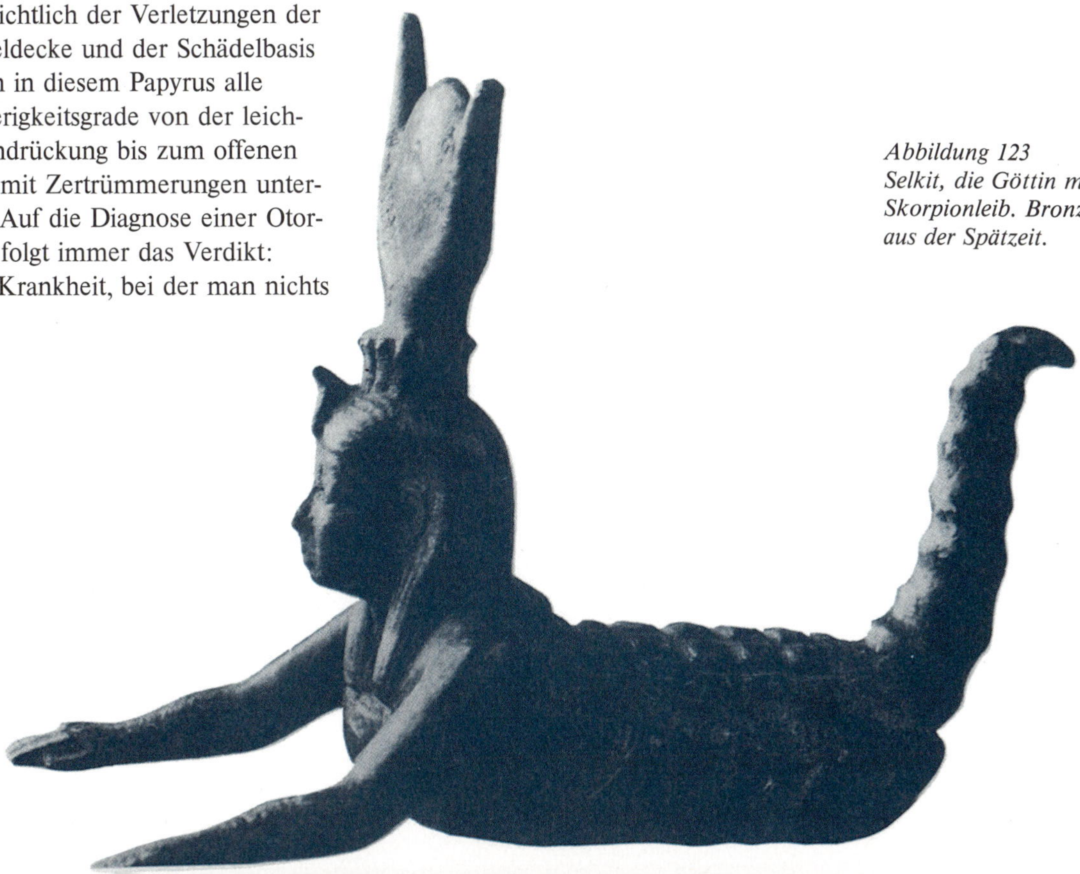

Abbildung 123
Selkit, die Göttin mit dem Skorpionleib. Bronzeplastik aus der Spätzeit.

machen kann.« Unter der Nr. 8 des Papyrus *Smith* werden Nervenstörungen und blutiger Ausfluß aus Ohr und Nase als Symptome eines Schädelbruchs beschrieben. Es handelt sich um eine schwere Schädelbasisfraktur, die auch eine genau beschriebene halbseitige Lähmung nach sich zog.

Unter der Nr. 31 führt die Ausrenkung eines Halswirbels zur Tetraplegie und zu Störungen im urogenitalen Bereich. Hier befinden wir uns nicht mehr im Gebiet der Zauberei. Ein zeitgenössischer Neurologe hätte der folgenden Beschreibung nur wenig hinzuzufügen: »(Es handelt sich um einen) Mann, der eine Ausrenkung eines Wirbels aufweist. Er hat die Kontrolle über seine Arme und seine Beine verloren, und der Urin läuft aus seinem Glied.«

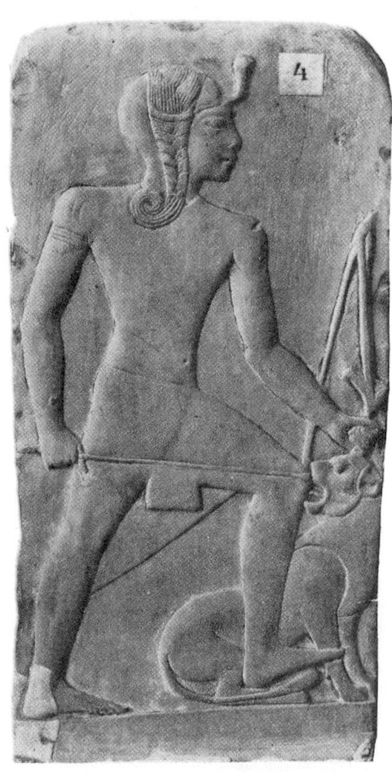

Abbildung 124
Der Heilgott Ched.
Fragment einer wundertätigen Stele.

Viele Skelette und Mumien zeigen Knochenbrüche und Ausrenkungen. Ein Teil dieser Läsionen erfolgte allerdings erst *post mortem* aufgrund der hastigen Arbeit der Einbalsamierer. Dennoch finden sich bei einem Großteil der Leichen Kallusbildung an Knochen. Nach dem Einrichten, falls dieses überhaupt stattfand, legte der Arzt das betreffende Glied mit Hilfe von Schienen aus Akazienrinde und Bandagen still. Die Bandagen konnten mit einer Harzschicht überzogen werden, um eine größere Festigkeit zu gewährleisten.

Frakturen treten wesentlich häufiger an den Gliedern des Oberkörpers als an denen der unteren Körperhälfte auf, am häufigsten an den Unterarmen. Die Bastonnade war eine offizielle Strafe, die von den Gerichten verhängt wurde. Aber sehr oft wurde der Stock auch gebraucht, um einen Arbeiter zu bestrafen oder ihn zu größerem Eifer anzuspornen. Die körperliche Züchtigung nahm im Erziehungssystem einen breiten Raum ein: »Der junge Mensch hat einen Rücken. Wer darauf schlägt, auf den hört er.« Gibt es eine bessere Verteidigungsgeste für den Fall, daß jemand einen mit dem Stock bedroht, als die Arme über dem Kopf zusammenzuschlagen?

Die kriegerischen Auseinandersetzungen hatten viele Tote zur Folge. Man kennt zahlreiche Beispiele für Soldaten, die durch Pfeile, Wurfspieße oder Streitäxte getötet wurden. Aber auch Pharaonen wie Sekenenre-Taa aus der 17. und Mineptah aus der 19. Dynastie kamen auf diese Weise ums Leben.

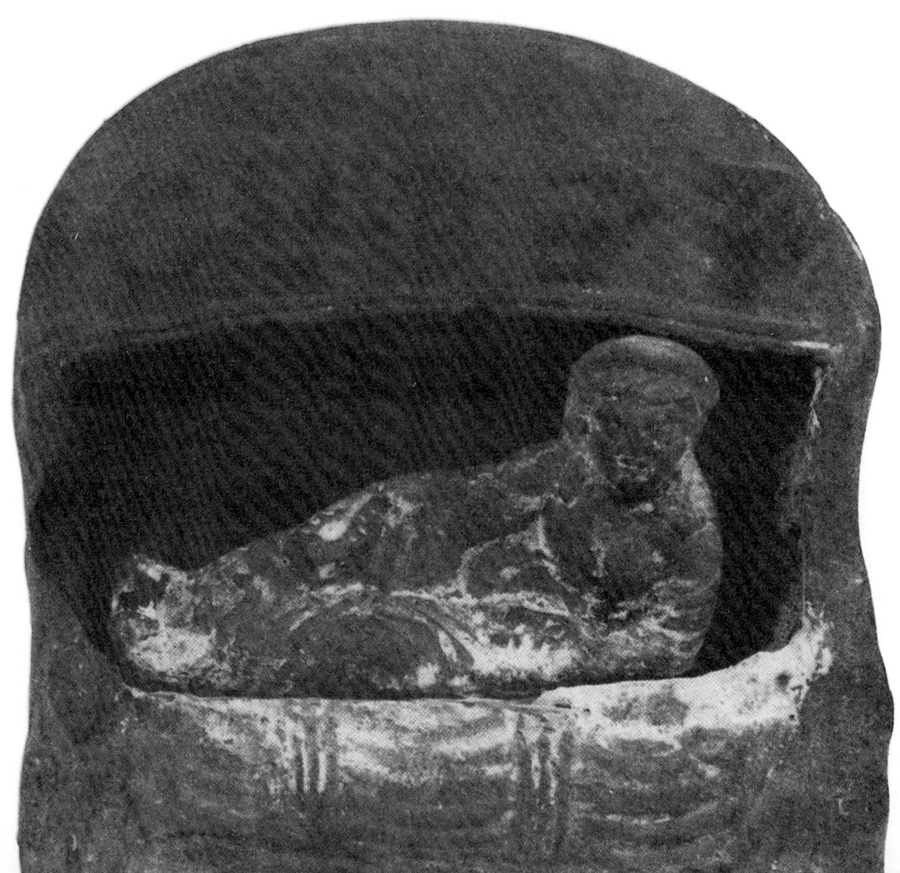

Abbildung 125
Auf einem Himmelbett ruhende Frau. Terrakottaplastik aus römischer Zeit.

Randgebiete der Medizin

Die Sexualität

Wäre es vor zehn Jahren Aufgabe des Autors gewesen, dieses Kapitel zu schreiben, so hätte er die Moral der alten Ägypter noch als sehr leichtfertig angesehen. Angesichts der Freizügigkeit aller Art, die in unserer Epoche herrscht, muß man die Einstellung der Ägypter jedoch eher als besonnen kennzeichnen.

Die Kleinkinder waren für gewöhnlich nackt. Die Klageweiber trugen eine Tunika, die jedoch die Brüste freigab, wenn sie bis zu den Füßen reichen sollte. Ein Lendenschurz stellte die einzige Bekleidung von Musikantinnen und Tänzerinnen dar. Die jungen Dienerinnen trugen nur ein Band in den Haaren.

Die Prostitution, ein notwendiges Übel in allen Gesellschaften, war nicht gut angesehen: »Hüte dich vor einer fremden Frau, die in ihrer Stadt nicht bekannt ist. Sieh sie nicht an, pflege keinen Umgang mit ihr.« Im Papyrus *Anastasi* IV klagt der alte Schreiber seinen Schüler wegen dessen Verderbtheit an: »Siehe, du befindest dich in der Gesellschaft von Freudenmädchen und treibst dummes Zeug... Siehe da, du bist bei einem Freudenmädchen. Sie ist parfümüberströmt und trägt eine Blumengirlande um den Hals. Sie trommelt auf deinem Bauch, sie tanzt und sie wippt auf dem Boden. Und alles ist voller Schlüpfrigkeit.«

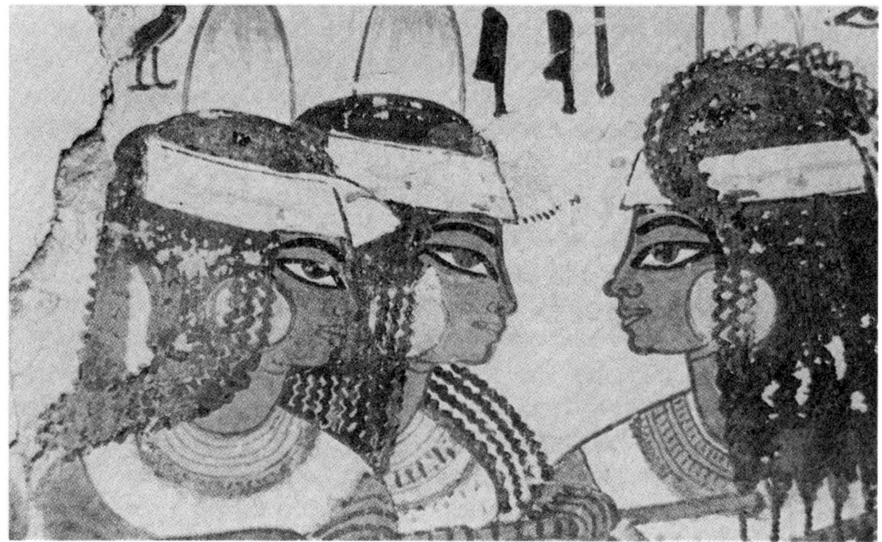

Abbildung 126
Musikantinnen. Ausschnitt eines Wandgemäldes aus einem thebanischen Grab im Tal der Würdenträger.

Die Ehe war eine geachtete Institution. Während die Priester zur Monogamie verpflichtet waren, durften Privatpersonen mehrere Frauen haben — ein teures Privileg allerdings, dessen sich nur wenige erfreuen konnten. Eine Ausnahme bildete der Pharao. Seine königliche Hauptgemahlin hatte das Vorhandensein weiterer Gattinnen und Konkubinen im Harem zu ertragen.

Die Inzucht war innerhalb der Königsfamilie sehr häufig. Der Pharao heiratete für gewöhnlich seine Schwester, um alle Streitigkeiten um die Nachfolgerfrage von vornherein auszuschließen. Das Ergebnis solch blutschänderischer Verbindungen scheint keine Katastrophe gewesen zu sein, denn schließlich wurden Ägypten dadurch Pharaonen wie Sethi I., Ramses II. und Kleopatra beschert. Im einfachen Volk konnte sich diese Praxis erst in hellenistischer und vor allem in römischer Zeit durchsetzen und allgemein verbindlich werden, um den Familienbesitz, von dem die Tochter einen Teil erbte, in seiner Gesamtheit zu bewahren.

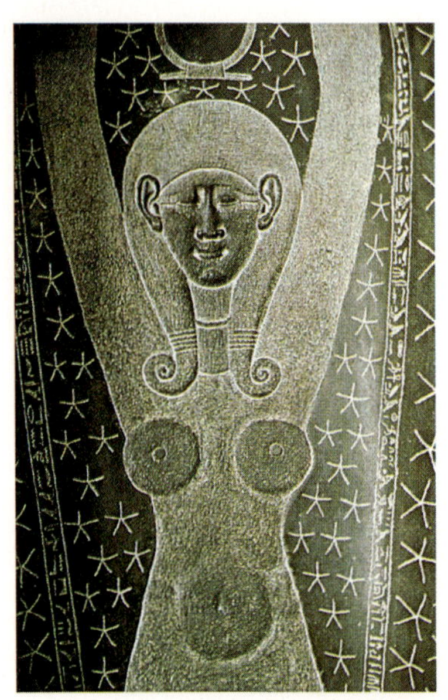

Abbildung 127
Die am Sternenhimmel ausgestreckte Göttin Nut. Ausschnitt vom Sarkophag des Tiskertes.

Der Ehebruch zog Strafmaßnahmen nach sich: der Mann erhielt tausend Rutenschläge, der Frau wurde die Nase gebrochen. Da allerdings nicht vielen weiblichen Mumien die Nase fehlt, kann man davon ausgehen, daß die Gerichtshöfe milde geurteilt haben. Jemand, der eine freie Frau vergewaltigte, riskierte die Entmannung.

Wenn auch in einigen Statthalterschaften homosexuelle Praktiken unter Männern verboten waren, so müssen sie doch in anderen vorgekommen sein. Auspeitschungen mit sexuellem Charakter nahmen die Istarpriester vor. Der einzige Fall von Sodomie, den wir kennen, und zwar die Vereinigung einer Frau mit einem Ziegenbock, wird uns von Herodot erzählt. Aber der Gipfelpunkt des Schauderns im Bereich der sexuellen Perversionen ist für uns mit der Nekrophilie erreicht, wenn die Einbalsamierer sich an den ihnen anvertrauten Leichen junger Menschen geschlechtlich vergingen.

Für den Brauch der Beschneidung im Alten Ägypten gibt es Beweise im Überfluß. Es handelte sich dabei wahrscheinlich um den Teil eines Einweihungsritus, der den Übergang von der Kindheit zum Leben des freien Erwachsenen innerhalb des Stammes markierte. Auf einem Relief aus dem Grab des Anch-ma-Hor in Sakkara läßt uns ein Bildstreifen an dieser Szene teilhaben. Ein aufrecht stehender junger Mann wird von einer Person operiert, die sich niedergekniet hat und eine geschärfte Silexklinge in der Hand hält. Man stößt hier auf den Silex, den Stein aus Äthiopien, der auch noch innerhalb eines anderen rituellen Aktes Verwendung gefunden hat, und zwar bei der Mumifizierung. Zuvor ist damit nämlich die linke Seite des Leichnams aufgeschnitten worden, um die Eingeweide entfernen zu können.

Die Körperpflege

Einige der Wohnstätten wohlhabender Leute verfügten über einen speziellen Raum für die Waschungen. Man weiß, daß es am Hof des Pharao den Titel »Aufseher der Baderäume des Großen Hauses« gegeben hat. Die einfachen Leute wuschen sich die Hände vor jeder Mahlzeit. Die Priester waren immer in Leinen gekleidet, rasierten den gesamten Körper jeden zweiten Tag und wuschen sich zweimal am Tage sowie, falls man Herodot Glauben schenken darf, auch zweimal während der Nacht.

Man parfümierte sich gern, und der Gebrauch von Salben war weit verbreitet. Es gab keinen festlichen Empfang, ohne daß die Hausfrau ihren Gästen kleine parfümierte Pomadekegel angeboten hätte. Sie wurden auf den Kopf gelegt, wo sie schmolzen und Perücken wie Kleider mit wohlriechendem Fett durchtränkten.

Die Wohnstätten

Dank der Ausgrabungen kennen wir drei urbane Gruppierungen, die uns eine Vorstellung von den Wohnstätten im Alten Ägypten vermitteln: Hetep-Senusret (gegründet von Sesostris II., 12. Dynastie), El Amarna (erbaut von Amenophis IV. Echnaton nach der Teilung des Reiches; 18. Dynastie) und das Dorf Deir el-Medineh, wo die Arbeiter wohnten, die die Gräber des Tals der Könige aus dem Fels hauten und ausschmückten. In Hetep-Senusret kreuzen sich wie in El Amarna Straßen unterschiedlicher Breite im rechten Winkel. Die Anlage von Deir el-Medineh hingegen ist nicht so regelmäßig.

Gewöhnlich besaß das Haus ein Vorzimmer, einen Empfangsraum, ein Schlafzimmer und eine Küche sowie zwei Treppen, von denen eine in den Keller und die andere auf die Terrasse führte. Das Vorkommen von Latrinen in der Blütezeit ist nicht gesichert. Für die Spätzeit allerdings stellte Herodot mit Erstaunen fest: »Sie verrichten ihr Bedürfnis im Haus und essen auf der Straße. Als Grund dafür geben sie an, daß man die unanständigen, unaufschiebbaren Verrichtungen besser im Verborgenen durchführt, in der Öffentlichkeit aber jene Dinge tut, die nicht unanständig sind.«

Der Papyrus *Ebers* gibt Ratschläge, um die Hausmäuse fernzuhalten und die Feldmäuse am Fressen der Gerste zu hindern. Flöhe sollen so lange »mit einer Natronlösung« besprengt werden, »bis sie verschwunden sind«. Gegen die Stechmücken helfen Einreibungen »mit frischem Behenöl« *(Ebers,* Nr. 846). Wirksamer ist es allerdings, unter einem Moskitonetz zu schlafen, das nach Herodot nichts anderes war als das Netz, mit dem man tagsüber Fische fing. Gegen die Fliegen, eine der ägyptischen Plagen, empfiehlt der Abschnitt 845 des Papyrus *Ebers* »Goldamselfett«.

Abbildung 128
Schminklöffel, sogenannter »Schwimmerinnen-Typus«. Neues Reich.

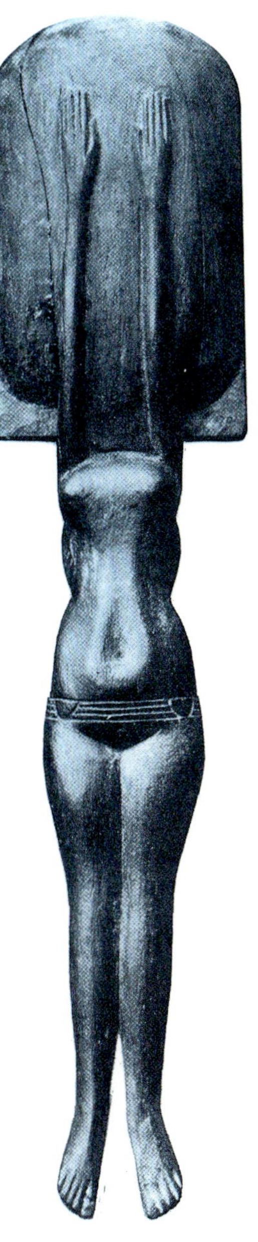

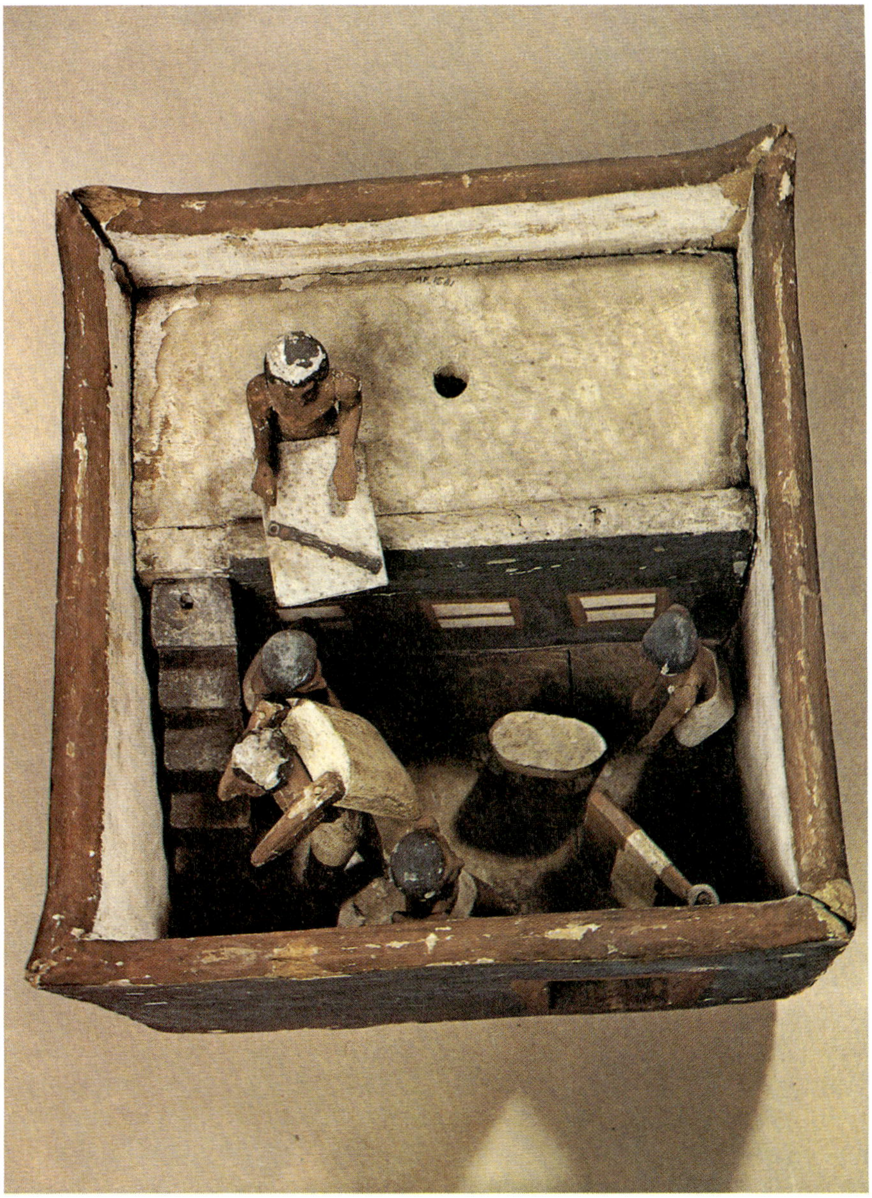

Abbildung 129
Bauern liefern Getreide in einem Speicher ab, während ein Schreiber Buch führt. Holz mit bemaltem Kreidegrund. Aus dem Grab des Assiut. Altes Reich.

Die Ernährung

Man hat im Alten Ägypten vierzig Sorten Brot und mit Honig gesüßte Kuchen gezählt. Zusammen mit den Fischen bildete das Brot die Grundlage der Ernährung.

Fleisch erschien nur auf den Tafeln der Privilegierten oder bei außergewöhnlichen Anlässen. Rind- und Hammelfleisch wurde manchmal durch jenes seltener Tiere wie Gazellen, Antilopen, Steppenkühe oder Kaphirsche ersetzt, deren planmäßige Aufzucht jedoch im Laufe der Zeit immer mehr zurückging. Geflügel war ein gewöhnliches Nahrungsmittel. Die auf den Grabstelen dargestellten Opfertische biegen sich oft unter der Last wohlgemästeter Gänse. Lauch (Porree), Gurken, Honig- und Wassermelonen dienten als Beilage, Knoblauch und Zwiebeln als Gewürze.

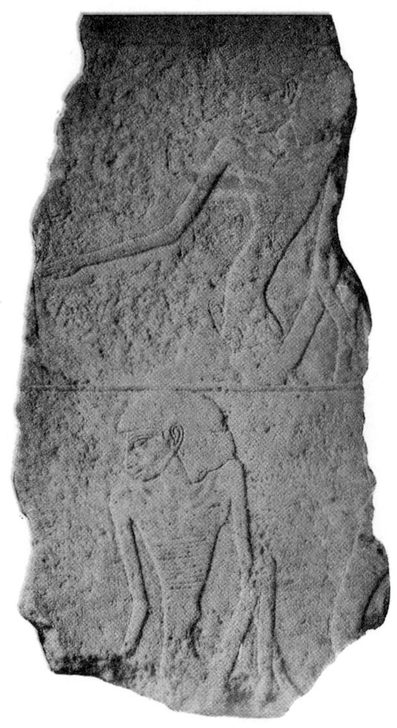

Abbildung 130
Fragment eines Flachreliefs, dessen Figuren an eine Hungersnot nach einem »schlechten Nil« erinnern.

Das Wasser des Nil bildete das übliche Getränk, daneben gab es Ziegen-, Schafs- und Kuhmilch. Wer seine Tafel aufbessern oder sich in der Taverne einen antrinken wollte, griff zu einem Bier, das aus fermentierten Gerstenkörnern hergestellt wurde. Die verschiedenen hervorragenden Weinsorten waren den Wohlhabendsten vorbehalten. Es mangelt nicht an szenischen Darstellungen und literarischen Beschreibungen von maßlosen Gelagen. Im Verlauf eines Banketts, das im Grab des Paheri in El Kab wiedergegeben ist, sagt eine Frau wörtlich: »Gib mir achtzehn Becher Wein! Merkst du denn nicht, daß ich mich heute vollaufen lassen will? Mein Inneres ist trocken wie Stroh!«

Meistens war die Nahrung abwechslungsreich und im Überfluß vorhanden — meistens, nicht immer. Man kannte Jahre des »schlechten Nil«, in denen das Hochwasser nicht genug Land netzte. Wenn die zentrale Staatsgewalt nicht vorsorglich ausreichende Reserven angelegt hatte, brachen Hungersnöte aus. Dies geht aus dem durch Josef gedeuteten Traum des Pharao deutlich hervor: »... Sieben Jahre kommen, da wird großer Überfluß in ganz Ägypten sein. Nach ihnen aber werden sieben Jahre Hungersnot heraufziehen. Da wird der ganze Überfluß in Ägypten vergessen sein, und Hunger wird das Land auszehren« (Genesis 41, 29—30). Während der Ersten Zwischenzeit, als ganz Ägypten in kleine Herrschaften aufgeteilt war, kam es sogar zu Fällen von Menschenfresserei: »Während das gesamte Oberägypten am Hunger starb und die Einwohner (dazu übergegangen waren), ihre eigenen Kinder aufzuessen, sorgte ich dafür, daß der Hunger und in seinem Gefolge der Tod niemals in unserer Statthalterschaft ankämen.« Ein Relief an der Straße der Pyramide des Unas, von dem ein Teilstück im Museum des Louvre in Paris aufbewahrt wird, zeigt niedergehockte, ausgehungerte Wesen mit eingefallenen Wangen und hervortretenden Rippen, die zu schwach sind, um sich zu erheben.

Die Arbeit

Das einfache Volk mußte dem Pharao Frondienste leisten, aber seine Lage scheint durchaus nicht mitleiderregend gewesen zu sein. Um die nötigen Leute zu gewinnen, verkündete Ramses II. auf einer Stele die Lebensbedingungen, die er seinen Arbeitern bieten konnte: »Ich habe für euch, Arbeiter in den Steinbrüchen des Roten Gebirges, Vorratskammern mit Dingen jeglicher Art füllen lassen..., darunter Sandalen und Kleider, auf daß ihr das ganze Jahr über gekleidet seid und jeden Tag gute Schuhe an den Füßen habt.« Schon wesentlich früher, unter Mykerinos (4. Dynastie), konnte man in einem Vertrag lesen: »Seine Majestät wünscht, daß niemand zur Arbeit gezwungen werde, sondern mit innerer Befriedigung arbeiten möge.« Im Totenbuch, einem Papyrus, der den Toten begleitete und ihm eine glückliche Existenz im Jenseits

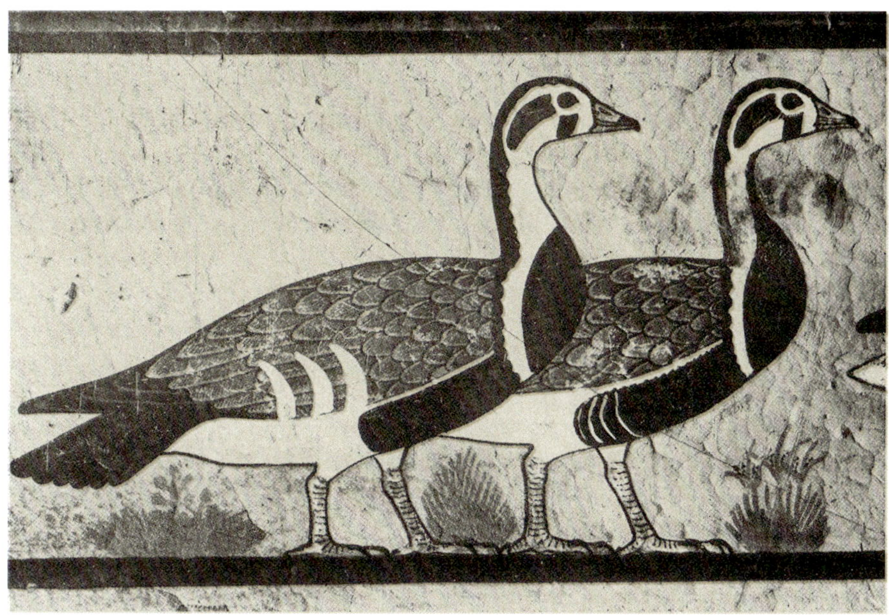

Abbildung 131
Die Hausgänse der Meidum. Die Seele des Pharao wurde in der Gestalt dieses Tieres dargestellt, denn die Gans ist »die Sonne, die aus dem Urei hervorging«.

sichern sollte, findet man folgende Unschuldsbeteuerung: »Als Anführer der Arbeiter habe ich meine Leute niemals über die gestellte Aufgabe hinaus zur Arbeit verpflichtet.«

Die Arbeit war hart, doch es gab viele Ruhetage. Der erste Tag des Monats sowie die letzten beiden Tage jeder Dekade waren arbeitsfrei. Hinzu kamen

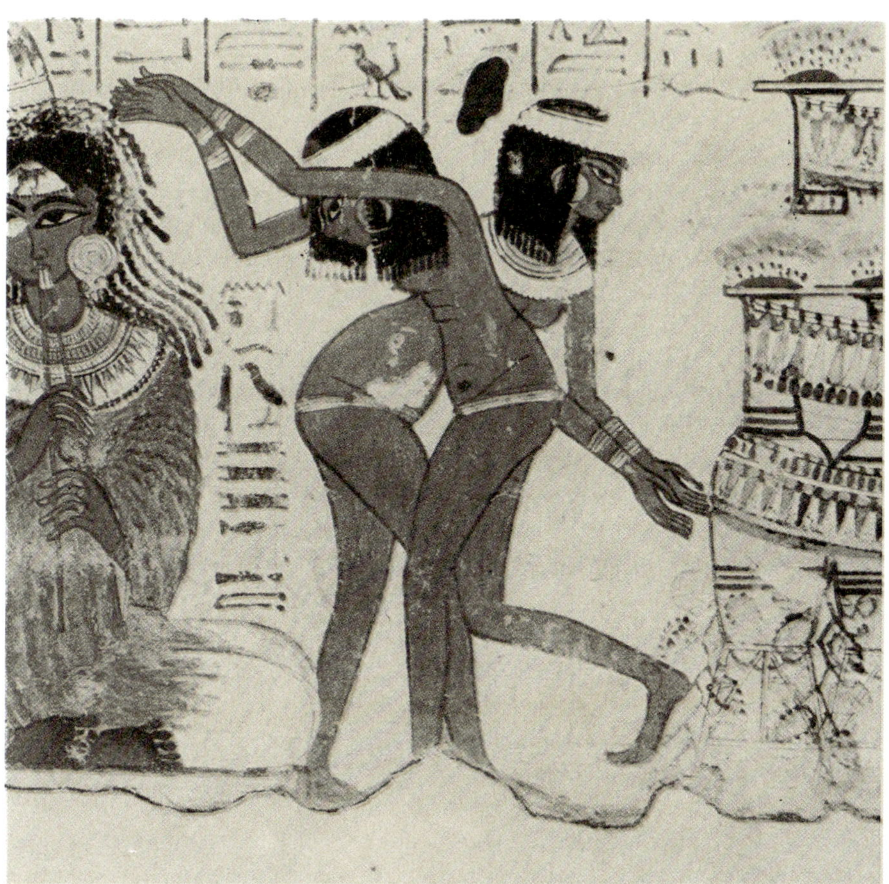

Abbildung 132
Nackte Tänzerinnen und Musikantinnen mit der Doppelflöte. Ausschnitt aus einem Wandgemälde in einem Grab der thebanischen Nekropole.

noch gesetzliche Feiertage, und zwar wesentlich mehr als in unserem Kalender. Wenn ein Mitglied der Familie krank war, durfte der Arbeiter sich freinehmen, um es zu versorgen. Allem Anschein nach konnten die Männer sogar zu Hause bleiben, wenn ihre Frau oder Tochter die Monatsregel hatte.

Kranke waren vom Frondienst befreit: »Der Aufseher verlange weder von den Kranken noch von den Erschöpften, einen Stein aufzuheben«, heißt es in einem in Turin aufbewahrten Papyrus. Aber besonders der Papyrus *Anastasi* IV unterrichtet uns darüber, daß ein Arbeitsunfähiger weiterhin von seinem Dienstherrn versorgt werden mußte: »Ich kann ihn nicht länger unter meinem Personal belassen. Man gebe ihm seine Getreiderationen, und er möge im Verwaltungsbezirk Kenkentaui im Ruhestand leben.«

Abbildung 133
Ptah, der Gott, der die ägyptischen Gottheiten erschuf. Spätzeit.

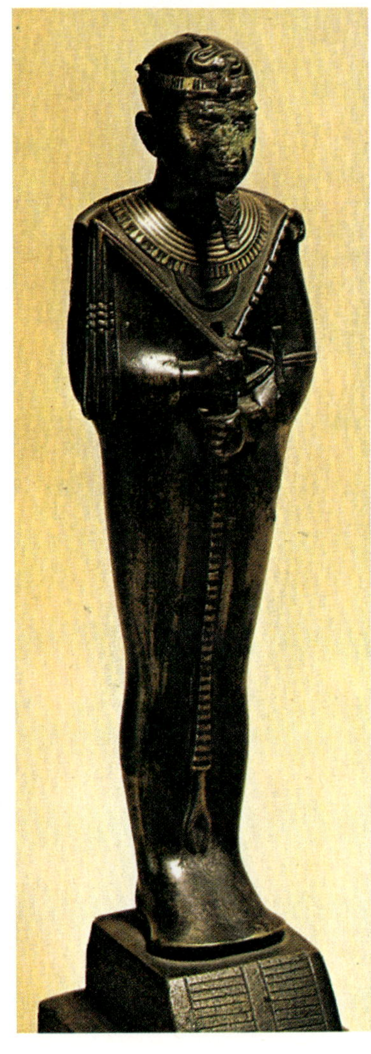

Aufgrund der osteologischen Sammlung des Turiner Museums kann man sechsunddreißig Jahre als mittlere Lebenserwartung der alten Ägypter in dynastischer Zeit annehmen. Dieser mittlere Wert würde aber noch absinken, bezöge man die hohe Säuglingssterblichkeit mit ein. Die gesellschaftliche Stellung war einer der Hauptfaktoren, die zu einem langen Leben beitrugen. So waren den Ptolemäern im Durchschnitt vierundsechzig Jahre beschieden — zumindest jenen, die nicht vorher ermordet wurden. Von Ramses II. weiß man, daß er ein Alter von sechsundneunzig Jahren erreicht hat, obwohl er jahrelang sowohl auf dem Schlachtfeld als auch im Harem hart im Einsatz gestanden hatte. Es gehörte zum Brauch, jemand, den es zu ehren galt, ein Leben von hundertzehn Jahren zu wünschen. Ein Schüler des weisen Amenemope schrieb seinem Meister: »Mögest du einhundertzehn Jahre auf dieser Erde erreichen; mögen deine Glieder rüstig bleiben, wie es einem Gesegneten wie dir gebührt, wenn sein Gott seine Taten belohnt.«

Aber das Alter stellte manchmal auch eine Bürde dar, die man sich nur mit Widerwillen aufgeladen hat. Selbst ein Mann wie Ptah-Hotep schreibt in seinen *Maximen:* »Mein Herr und Meister, nun ist das hohe Alter da; die Altersschwäche ist über mich gekommen. Meine Bewegungen werden langsamer. Die Schwäche (der Kindheit) kommt von neuem. Sie bewirkt, daß jener, der wieder zu einem Kinde geworden ist, andauernd schläft. Die Arme sind schwach, und die Beine haben dem müden Herzen die Gefolgschaft aufgekündigt. Mein Mund ist stumm und kann nicht mehr sprechen. Mein Augenlicht läßt nach, und meine Ohren werden taub. Die Nase ist verstopft, so daß ich nicht mehr durch sie atmen kann. Der Geschmackssinn geht immer mehr verloren. Der Geist wird vergeßlich und kann sich nicht mehr an gestern erinnern. Die Knochen tun ihren Dienst im Greisenalter nur schlecht; sich erheben und sich hinsetzen, das eine wie das andere fällt schwer. Was früher gut war, ist nun schlecht geworden. Das Alter bringt Übel auf allen Gebieten mit sich.«

Die Ode des Verzweifelten zeigt, daß der Tod bisweilen als Tröster herbeigesehnt wurde:

»Der Tod steht heute vor mir.
Es ist, als ob ein Regen zu Ende geht.
Es ist, als ob ein Mann in sein Haus zurückkehrt
nach einer langen Reise in fremde Länder.
Der Tod steht heute vor mir.
Es ist, als ob die Sonne am Himmel durchbricht.
Es ist, als ob ein Mann nach endlosen Jahren der Gefangenschaft
voller Sehnsucht darauf wartet, die Heimat wiederzusehen.«

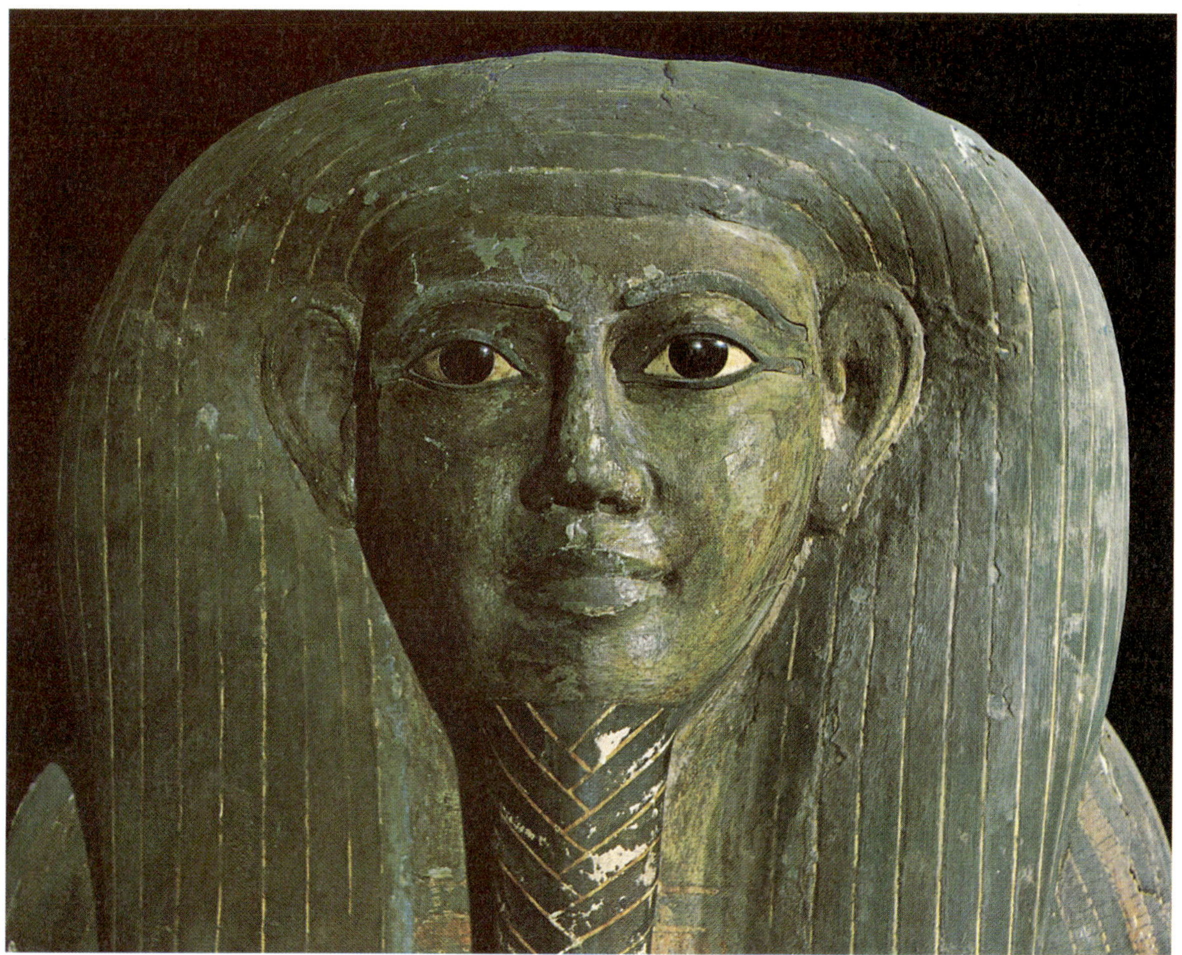

Abbildung 134
Das rätselhafte Antlitz eines adeligen Ägypters, umrahmt von der traditionellen Darstellung der Haare und des Bartes. Sarkophagfragment aus der Saïtenzeit.

Die ägyptische Medizin war nicht ganz ohne Vermächtnis. Es bestehen bestimmte Beziehungen zwischen ihr und der hebräischen Heilkunst, wie die Geburtspraxis, die Beschneidung und gewisse Analogien in der Terminologie. Mit dem Verb »betrachten« wurde von den Ägyptern wie den Hebräern die Untersuchung des Kranken bezeichnet. Die Hautkrankheit mit dem biblischen Namen *Schechin* hieß in Ägypten *Sechem.* Die Wörter *qu`ah* im Buch Levitikus und *qaa* im Papyrus *Ebers* bezeichnen beide den Vorgang des Erbrechens.

Die vorhippokratischen Schulen von Rhodos, Kos und Knidos sowie von Samos und Kroton haben zumindest einige Elemente aus der ägyptischen Theorie und Praxis der Heilkunst übernommen: die Herkunft des Spermas aus den Knochen, die Hippos von Samos angenommen hat, die aber später durch Alkmäon von Kroton geleugnet wurde; ferner die Lehre von den krankmachenden Substanzen — *Ukhedu* bei den Ägyptern, *Perittoma* in der Schule von Knidos —, die in den Fäkalien entstehen und in die Blutgefäße gelangen.

Hippokrates ist offensichtlich vom »Traktat über das Herz und die Gefäße« beeinflußt. Man findet bei ihm Prognosen über den Verlauf der Geburt, die in direkter Linie aus dem Papyrus *Carlsberg* stammen.

Die hellenistische Medizin, die sich während der Ptolemäerherrschaft im intellektuellen Schmelztiegel von Alexandria herausbildet, hat kaum noch etwas mit der überkommenen ägyptischen Heilkunst zu tun. Mit ihr wird ein neues Kapitel im großen Buch der Geschichte der Menschheit aufgeschlagen, eine andersartige Kultur nimmt ihren Anfang.

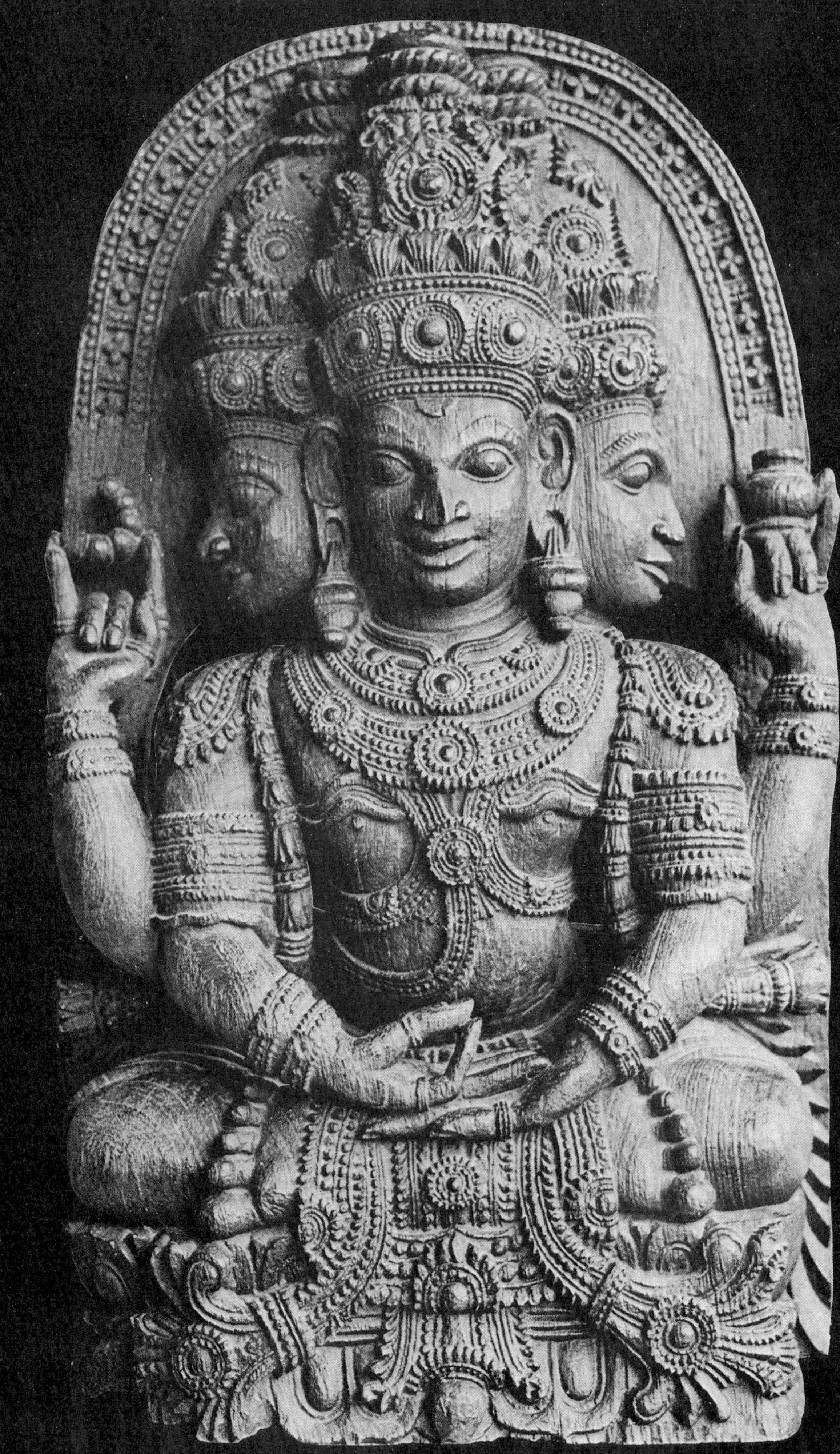

Die Medizin in den Weden

von Guy Mazars

Unsere Kenntnisse der Frühzeit

Die Entdeckung der Spuren von Mohendscho Daro und Harappa in der ersten Hälfte dieses Jahrhunderts hat gezeigt, daß dreitausend Jahre vor unserer Zeitrechnung in Indien eine hochentwickelte Kultur existierte, die zumindest Handelsbeziehungen zu Mesopotamien unterhielt. Die Ergebnisse der Ausgrabungen in Mohendscho Daro, Harappa und anderen Orten des Industales zeugen von einem wohlorganisierten gesellschaftlichen Leben. Die Einwohner dieser Orte verfügten über eine Zeichenschrift und waren mit der Webtechnik, der Metallbearbeitung sowie dem Edelsteinschnitt vertraut. Die materiellen Überreste dieser Kultur legen die Vermutung nahe, daß dort auch die Heilkunst ein hohes Niveau erreicht hat. Es ist allerdings nicht möglich, eine historische Entwicklung der Medizin anhand dieser Spuren aufzuzeigen.

Die Ausgrabungen machen deutlich, daß die hygienischen Verhältnisse in den Städten einen beachtlichen Standard erreicht haben. Selbst in den bescheidensten Wohnungen findet man einen Raum, der ausschließlich den Waschungen vorbehalten ist. Von ihm führen Abflußrohre aus Terrakotta zu einem den Straßenzügen folgenden Abwässerkanalisationssystem. Das größte Gebäude in Mohendscho Daro enthält ein Wasserbecken von dreizehn Meter Länge und sieben Meter Breite, das zwischen zwei und fünf Meter tief ist. Großzügig angelegte Nebenräume haben ebenfalls dem Badebetrieb gedient. Gleichwohl gibt es keinerlei Anzeichen dafür, daß dieses Gebäude für hydrotherapeutische Behandlungsmethoden vorgesehen war. Die private und die öffentliche Hygiene müssen ja nicht notwendigerweise auf bestimmten Vorstellungen von Prophylaxe und Therapie beruhen. Sie spiegeln vielleicht nichts anderes als ein ganz normales Bedürfnis nach Sauberkeit wider und entsprechen damit natürlichen Neigungen und Gewohnheiten in einem Land mit tropischem Klima.

Einige Dinge, die man in den Ruinen des Industales entdeckt hat, könnten als Heilmittel und Behandlungsinstrumente gedient haben. So die Hörner eines Paarhufers, des *Sambar (Rusa aristotelis* Jerdon), die ohne weitere Überreste des Tieres aufgefunden wurden und vielleicht im Rahmen der Therapie benutzt worden sind. Sie werden noch heute in der indischen Volksmedizin verwendet. Man hat ferner Bitumen gefunden, das unter dem Namen *Siladschatu* unter den mineralischen Substanzen der altindischen Arzneimittellehre auftaucht. Die Verwendung dieser Stoffe sagt leider nichts über die medizinischen Kenntnisse ihrer Benutzer aus. Ohne ergänzende Informationen kann man unmöglich den Umfang des medizinischen Vermächtnisses bestimmen, von dem die arischen Einwanderer profitieren konnten.

Bei ihrer Ankunft besaßen die Arier möglicherweise bereits eine ausgereifte heilkundliche Theorie, zumindest aber verfügten sie über eine Menge von

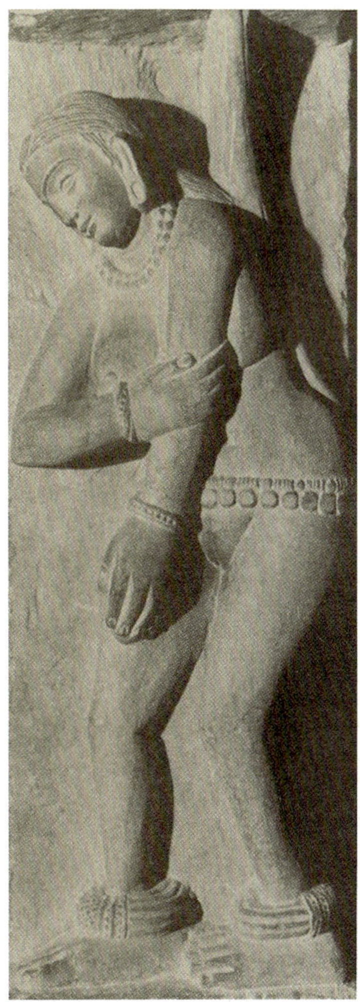

Abbildung 136
Badende. Kuschan-Zeit.

Abbildung 135 (gegenüber)
Darstellung des dreigesichtigen Schiwa.

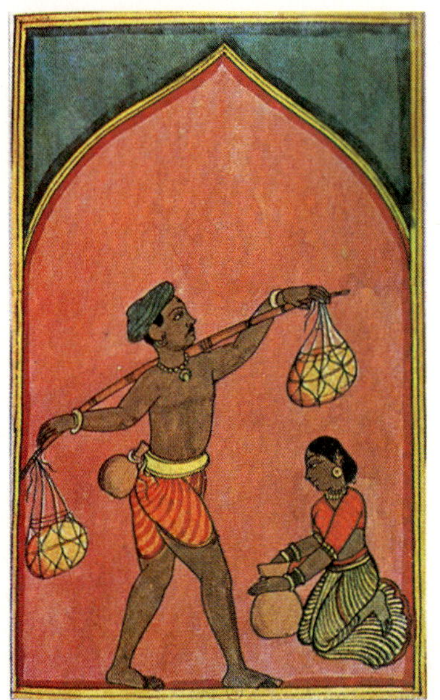

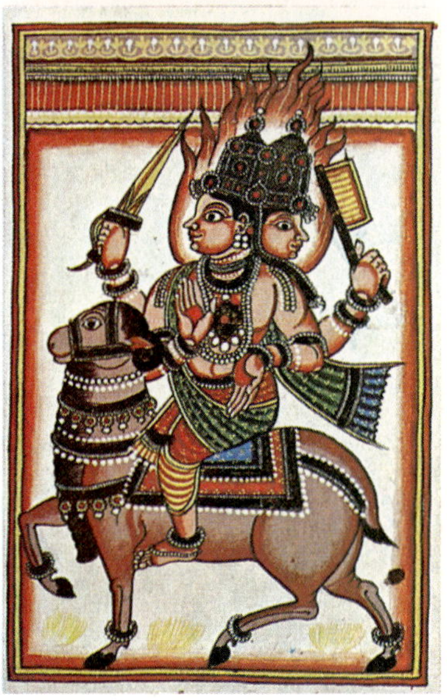

Abbildung 137 (ganz oben) Ein Wanderapotheker. Indisches Aquarell aus dem 18. Jahrhundert.

Abbildung 138 (oben) Der Feuergott Agni. Indisches Aquarell aus dem 18. Jahrhundert.

Abbildung 139 (gegenüber) Schiwa und die Geburt des Ganges. Lucknow-Schule.

Kenntnissen, die später zur Ausformulierung einer Physiologie und einer damit parallel gehenden Kosmologie führten. Dieses Wissen betraf die kosmische und somatische Bedeutung von Wasser, Feuer und Wind. Es erscheint in der frühesten Quelle der wedischen Literatur. Bei den *Weden* im eigentlichen Sinne, deren älteste Bestandteile mindestens bis auf die zweite Hälfte des zweiten Jahrtausends vor Christus zurückgehen, handelt es sich um Sammlungen von Hymnen, liturgischen Gesängen, Opfersprüchen und Zauberformeln.

In den *Weden* bedingen die Wasser den Gang des Universums sowie das Leben der Geschöpfe. In den Wassern sind alle Heilmittel *(Rigweda,* X, 9, 6) enthalten; in ihnen befindet sich die Flüssigkeit der Unsterblichkeit *(Rigweda,* I, 23, 19). Unter dem Oberbegriff *Agni* spielt das Feuer ebenfalls eine wesentliche Rolle innerhalb des Universums. Es ist »der Embryo der Gewässer und der Wälder, der Embryo der beweglichen und der unbeweglichen Dinge« *(Rigweda,* I, 70, 3). Eine Hymne aus dem *Atharwaweda* (IV, 71, 3) impliziert sogar die Vorstellung von einem Zusammenhang zwischen dem *Agni Waiswanara,* dem »allen Menschen gemeinsamen Feuer«, und der Verdauung. Tatsächlich wird der *Agni Waiswanara* angerufen, um eine unter unpassenden und zweifelhaften Umständen genossene Mahlzeit »honigsüß« zu machen. Wörtlich aufgefaßt, nimmt diese Textstelle die Vorstellung von einem Verdauungsfeuer vorweg, die sich später in der *Brihadaran-jaka-Upanischad* (V, 9, 1) findet: »Dieses ist das Feuer *Waiswanara,* das allen Menschen gemeinsame, das hier inwendig im Menschen ist, durch welches diese Nahrung verdaut wird, die man so ißt.« Der Wind, *Waju,* erscheint bereits als allgemeiner Beweger des kosmischen wie des individuellen Lebens. Er ist der »König des gesamten Universums«, der »Freund der Wasser« und der »Hüter der Ordnung« *(Rigweda,* X, 186, 2—3). Man hat angenommen, daß er das Leben spendet: »Du, o Wind, bist gewißlich für uns Vater, Bruder und Freund. Schenke uns das Leben, o Wind!« *(Rigweda,* X, 186, 2). Der *Atharwaweda* (XI, 4, 15) identifiziert den Wind mit dem Atem *(Prana):* »Den Wind nennt man Atem. Auf dem Atem beruht das Zukünftige wie das Gegenwärtige, auf dem Atem beruht alles.«

In der Form, in der es auf uns gekommen ist, läßt das *Awesta* (»Grundtext«) vermuten, daß in früher Zeit im Iran Vorstellungen geherrscht haben, die denen der *Weden* sehr eng verwandt waren. Es ist klar, daß das Wasser, das Feuer und der Wind einen hohen Rang in den kosmisch-physiologischen Spekulationen der Indo-Iraner eingenommen haben. Diese wiederum verfügten bereits über eine festgelegte Terminologie zur Bezeichnung der Krankheit, des Heilmittels oder des heilkräftigen Zaubers. So entstammen die Worte für »Heilmittel« — *Bhesadscha* im Altindischen, *Baësaza* im Awestischen — der gleichen indoarischen Wurzel. Auch die Namen verschiedener Krankheiten sind in der Sprache der Weden und des Awesta die gleichen. Aber diese Übereinstimmungen beweisen keineswegs, daß bereits eine festumrissene indo-iranische Medizin existiert hat.

Wir kennen das medizinische Wissen und die medizinische Praxis der wedischen Zeit aufgrund zahlreicher Anspielungen in den *Samhitas.* Sie werden durch Angaben anderer Texte wie die der *Brahmanam* und der *Upanischaden* ergänzt, die der Epoche von 1000 bis 500 vor unserer Zeitrechnung entsprechen. Obwohl es keinerlei beschreibende Gesamtdarstellung gibt, erlauben es die in diesen Werken zusammengetragenen Informationen, eine Vorstellung von den seinerzeit gegebenen rudimentären Kenntnissen über die Anatomie, die Physiologie, die Krankheiten und die Therapie zu gewinnen.

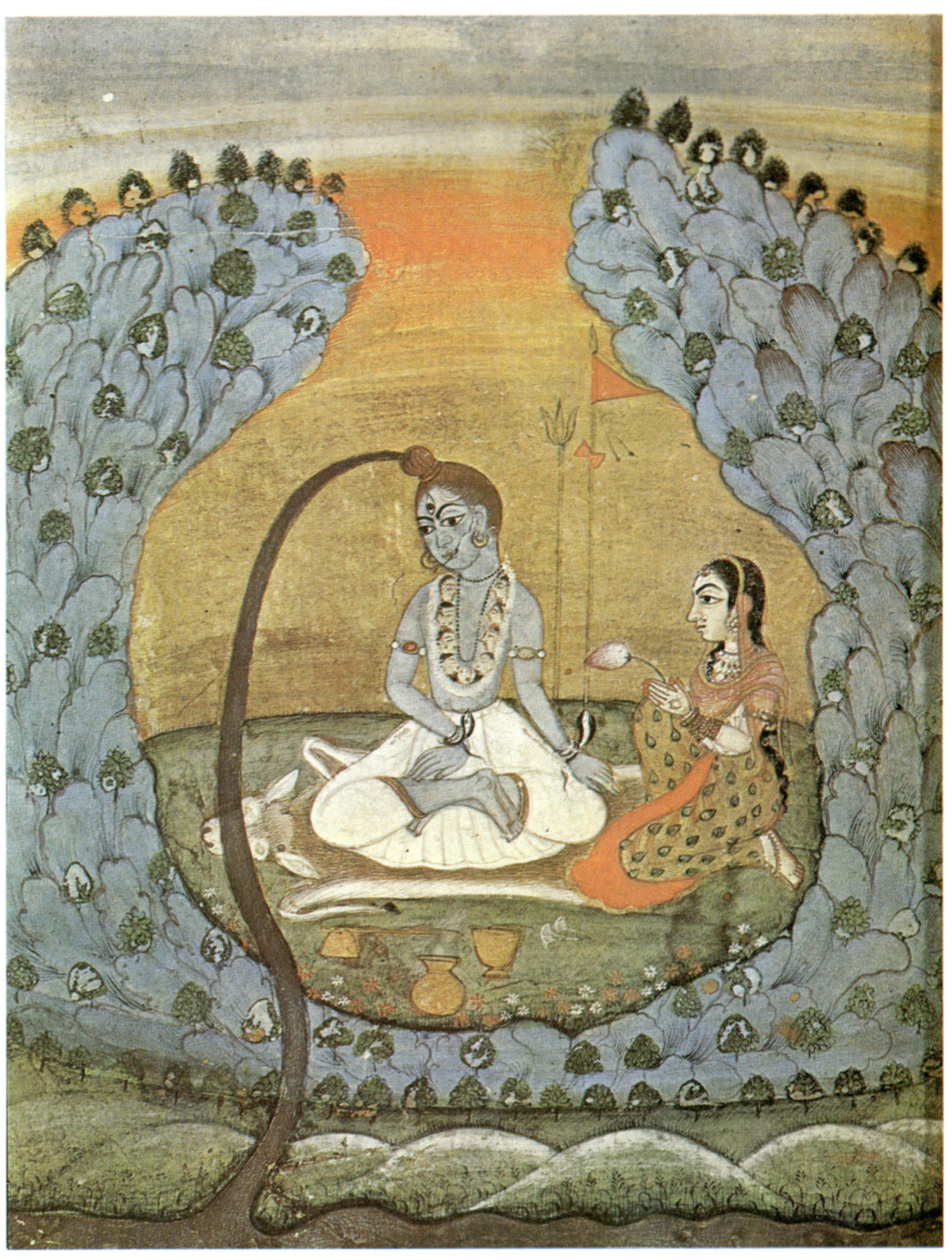

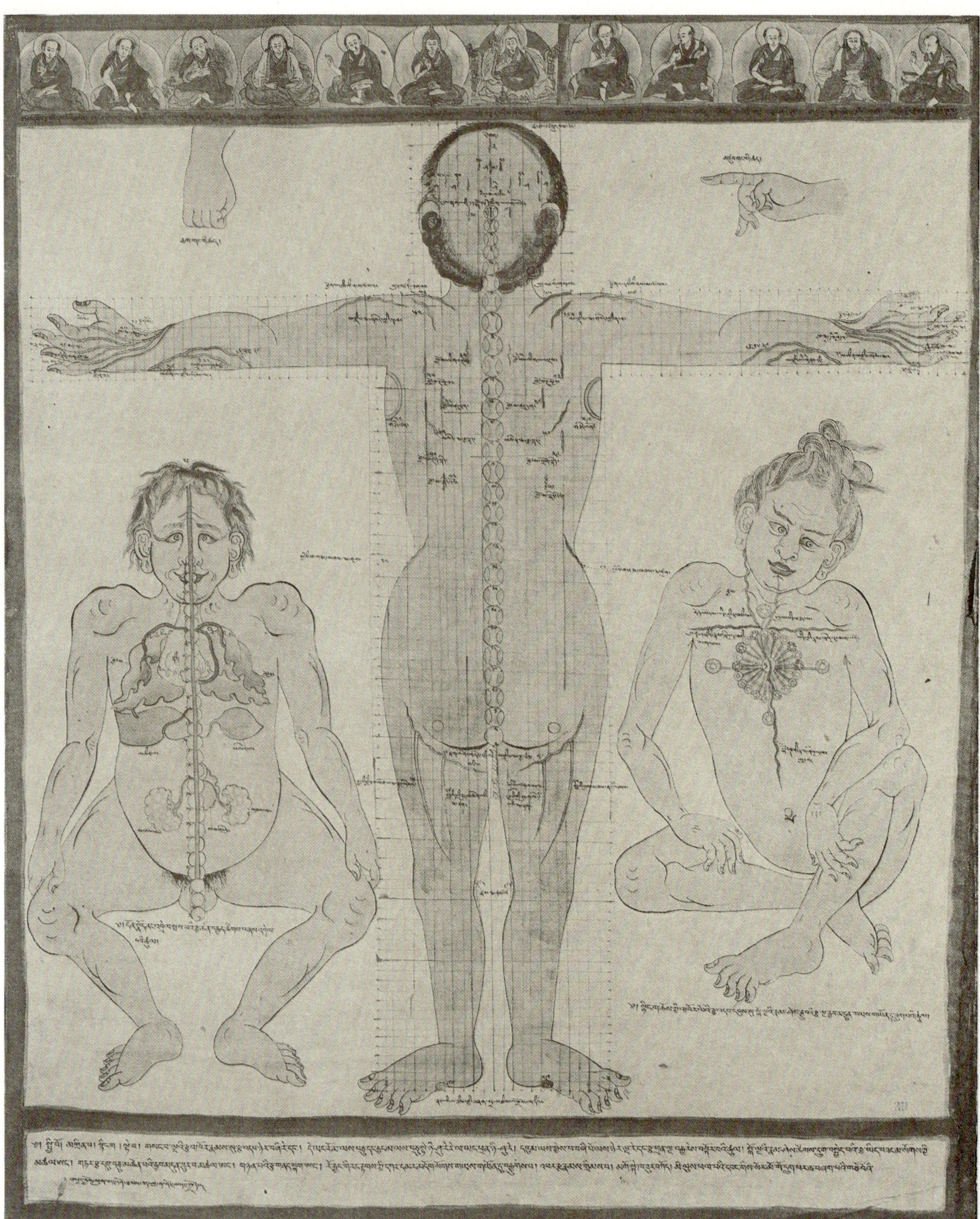

Die Anatomie

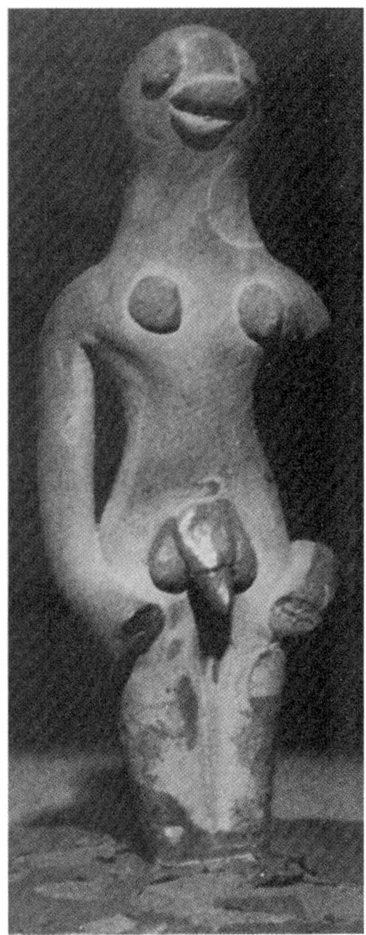

Abbildung 141
Prähistorische Terrakottafigur aus Mohendscho Daro. Industal-Kultur, 3. Jahrtausend v. Chr.

Zahlreiche Partien des Körpers *(Sarira)* haben in den *Weden* einen, manchmal auch mehrere Eigennamen. Man findet sie vor allem in den magischen Beschwörungen, in denen die verschiedenen Stellen des Körpers aufgezählt werden, um das dort eingenistete Böse zu vertreiben, ferner in solchen Textpassagen, in denen die Teile des Körpers mit denen des Universums in Parallele gesetzt werden. Solche Bezeichnungen sind nicht allein auf den Menschen beschränkt. Sie beziehen sich auch auf die Organe von Tieren wie Pferde, Kühe und Ziegenböcke, die im Verlauf des Opfers auseinandergenommen wurden *(Atharwaweda,* IX, 5; X, 9—10). Ausführlichere Auflistungen erscheinen innerhalb der Hymnen, die dem kosmischen Menschen, der zu Beginn der Zeiten geopfert wurde, gewidmet sind *(Atharwaweda,* X, 2; XI, 8). Insgesamt umfaßt die anatomische Terminologie der *Samhitas,* der »Sammlungen«, die später entstanden sind als die eigentlichen *Weden,* mehr als dreihundert Ausdrücke. Neben solchen, die sich auf die sichtbaren Partien des Körpers wie Kopf, Mund, Augen, Beine oder Hände beziehen, gibt es andere, die die inneren Organe wie Lunge, Milz, Leber, Dick- und Dünndarm bezeichnen. Aber die Vorstellungen, die mit Hilfe dieses Begriffsapparates ausgedrückt werden, erweisen sich als reichlich rudimentär. Viele Bezeichnungen sind metaphorisch oder umschreibend und konnten nicht in den allgemeinen Sprachgebrauch aufgenommen werden. Andere Namen von Organen oder Organteilen jedoch, die in den *Weden* vorkommen, sind in das klassische Sanskrit eingegangen und erscheinen in den medizinischen Texten. Einige von ihnen entsprechen den wedischen Vorstellungen, die die Grundlage des für die indische Medizin charakteristischen physiologischen Konzepts bilden. Es handelt sich dabei einerseits um die Kanäle und die verwundbaren Punkte, andererseits um die verschiedenen Teile des Körpers.

Die Kanäle des Körpers werden in den *Samhitas* durch die Begriffe *Nadi, Dhamani* und *Hira* gekennzeichnet.

Das Wort *Nadi,* abgeleitet von *Nada,* »Schilfrohr«, bezeichnet vor allem einen Luftkanal. Diesen Sinn hat es sowohl in der indischen heilkundlichen Literatur als auch in den sich mit der Zirkulation des Lebensatems beschäftigenden Yoga-Texten bewahrt. Aber *Nadi* stellt genauso einen Kanal dar, in dem auch andere Dinge als Luft oder Atem transportiert werden können. Im *Atharwaweda* (VI, 138, 4) bezeichnet *Nadi* die Samenleiter. In der Abhandlung über die Medizin des Susruta *(Sarirasthana,* III, 27) bezieht sich dieser Begriff auf die Nabelschnur als ernährendes Gefäß.

Dhamani und *Hira* erscheinen mit der präzisen Bedeutung »Blutgefäß« in einem Zauberspruch gegen Hämorrhagien: »Halte ein, du, der du dich unten befindest; halte ein, du, der du etwas höher liegst; halte ein, auch du in der Mitte! Wenn das kleinste zum Stillstand kommt, wird auch das große *Dhamani* Ruhe finden. Hundert *Dhamani,* tausend *Hira* und die Mediane sind zum Stillstand gekommen ...« *(Atharwaweda* I, 17, 2—3). Sajana betrachtet in seinem Kommentar die *Dhamani* als große Gefäße, während er in den *Hira* kleinere sieht. Letztere bezeichnet die *Brihadaranjaka-Upanischad* (IV, 2, 3) als *Nadi* und definiert sie als fein »wie ein tausendmal gesplissenes Haar«. Man findet bisweilen *Dhamani* mit »Arterie« und *Hira* mit »Vene« übersetzt. Hier spricht man den Indern der wedischen Zeit Kenntnisse zu, über die sie sicherlich nicht

Abbildung 140 (gegenüber)
Anatomische Darstellung aus Tibet. Links die verschiedenen Organe, in der Mitte die Wirbelsäule und die Blutgefäße, rechts das Rad des Herzens, dem die Tibetaner eine hohe Bedeutung beigemessen haben. Die Darstellung ist frei und nicht wirklichkeitsgetreu. Darüber befinden sich die Porträts und die Namen von zwölf großen Meistern und Lehrern.

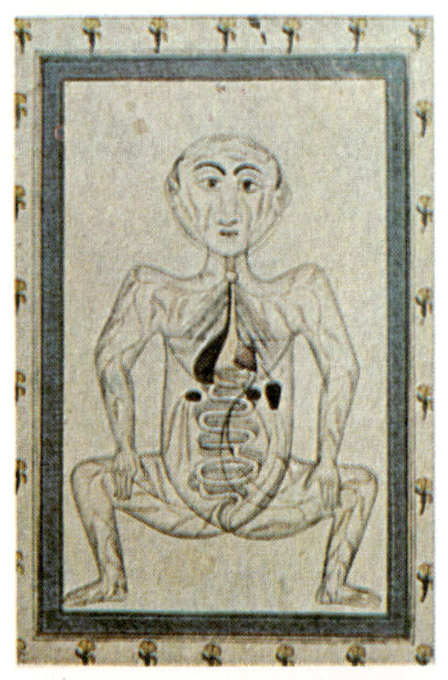

Abbildung 142
Alte Darstellung der überlieferten Anatomie.

verfügt haben. In Wirklichkeit beziehen sich die Unterscheidungen in den Quellen auf die Größe der Gefäße und nicht auf ihre Funktion.

Die Vorstellungen der klassischen Medizin von einem verwundbaren Punkt oder *Marman* gehen ebenfalls auf wedische Auffassungen zurück. Das Wort ist von der Wurzel *Mri,* »sterben«, abgeleitet und bezeichnet vornehmlich einen tödlichen Punkt. Es ist seit dem *Rigweda* bezeugt, in welchem es innerhalb der Anspielungen auf die Tötung des Dämons Writra durch den Gott Indra erscheint. Die wedischen Texte klären uns jedoch weder über die Anzahl der lebenswichtigen Körperpunkte noch über ihre Lokalisierung auf.

Die *Weden* erwähnen die wichtigen Bestandteile des Körpers, wie sie auch später in der klassischen Medizin bekannt sind. Einige von ihnen, wie das Blut *(Rakta),* Fleisch *(Mamsa),* die Knochen *(Asthi)* oder das Fett *(Medas)* ergeben sich aus der einfachen Beobachtung. Andere, wie der *Rasa* oder das *Ojas,* sind mehr theoretischer Natur und werden Bestandteil der klassischen medizinischen Lehre sein. Im *Rigweda* bezeichnet der Terminus *Rasa* einen organischen »Saft«, der eine wichtige Rolle bei der Befruchtung spielt: »Die Gattin umschlingt den Gatten. Sie vergießen die männliche Milch. Indem sie sich hingibt, bringt sie ihren *Rasa* zur Wirkung . . .« *(Rigweda,* I, 105, 2). Die Vorstellungen der indischen Mediziner über die Rolle des mütterlichen *Rasa* bei der Entwicklung des Embryos haben also wedische Vorläufer. Das *Ojas* wird in den medizinischen Texten als eine Substanz vorgestellt, deren Anwesenheit für den Körper lebenswichtig ist. Sie unterscheidet sich zweifellos nicht von dem *Ojas,* das im *Weda* die Kraft des Indra oder *Writra* bewirkt. Der *Weda* erwähnt eine weitere organischen Flüssigkeit, die Galle *(Pitta),* die bereits als feuriges Element innerhalb des Organismus erscheint. Diese Anschauung wird gleichzeitig durch den *Atharwaweda* und den *Jadschurweda* belegt, wo das Feuer »die Galle der Gewässer« genannt wird *(Atharwaweda,* XVIII, 3, 5).

Abbildung 143
Späte Darstellung der Muttergottheit; Herkunft unbekannt.

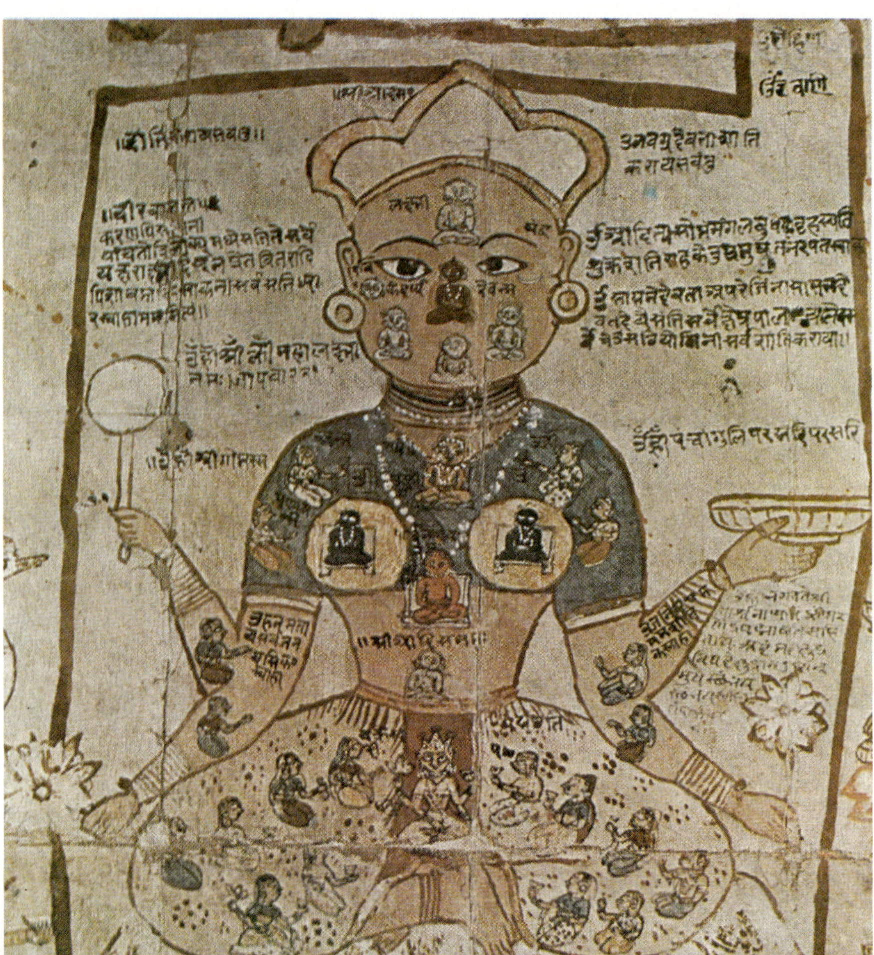

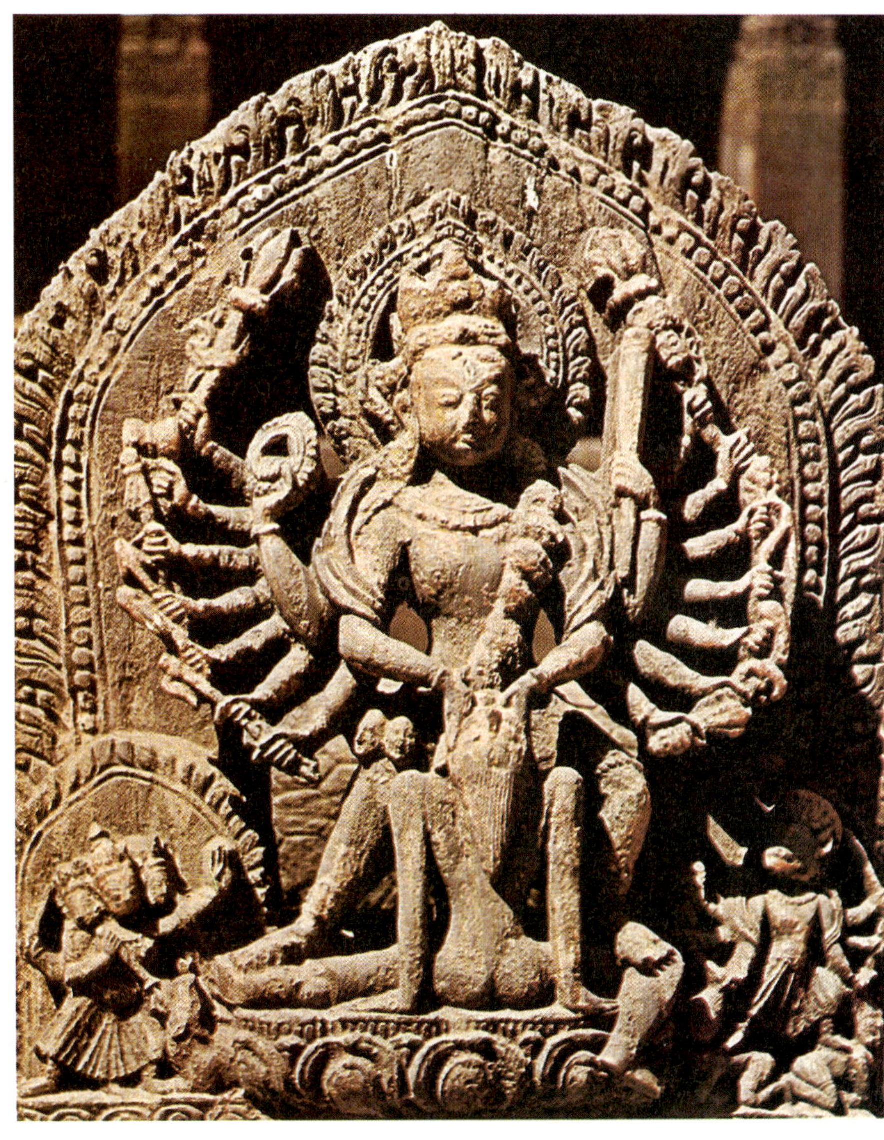

Abbildung 144
Nepalesische Skulptur aus dem 9. Jahrhundert von einem Tempel in Patan, früher Lalitpur, der »Stadt der Schönheit«.

Die Physiologie

Die Auffassungen der wedischen Autoren über die Funktion des Organismus sind mit ihrer Vorstellung vom Wind verbunden. Der Wind ist die Seele der Welt, jene kosmische Kraft, die sowohl den Makrokosmos als auch den Mikrokosmos belebt. Die gesamte Physiologie des Mikrokosmos beruht auf dem Kreislauf der »Lebensluft«. Wenn man sich die wichtigsten wedischen Texte ansieht, die die Namen dieser Winde enthalten, so stellt man fest, daß die gesamte pneumatische Physiologie, die später die indische Medizin wie das Yoga beherrscht, bereits in jener Zeit ausgebildet worden ist.

Fünf Winde werden im *Weda,* vor allem im X. Buch des *Rigweda* und im XV. Buch des *Atharwaweda,* häufig erwähnt. Es handelt sich um den *Prana,* den *Apana,* den *Wjana,* den *Samana* und den *Udana.* Alle Wörter sind von der Wurzel *an,* »atmen«, abgeleitet.

Im *Rigweda* hat *Prana* die allgemeine Bedeutung von »Atem«. Der Begriff erscheint an einer Textstelle, wo der Wind, *Waju,* als Produkt der Atemzüge

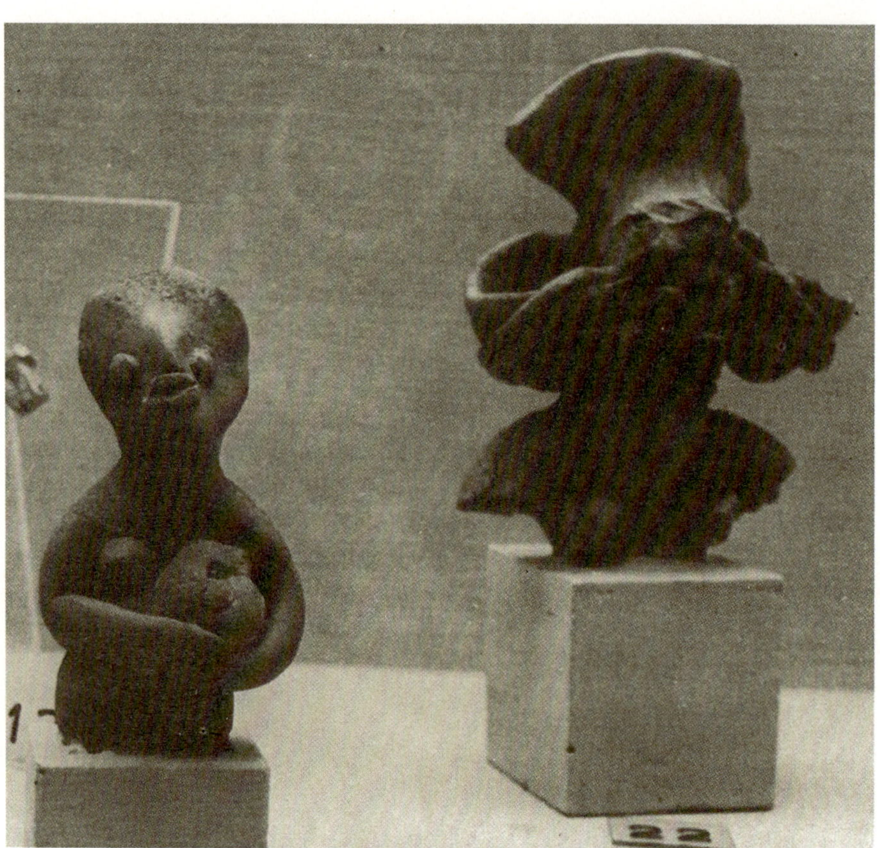

Abbildung 145
Muttergöttinnen. Terrakotta, Industal-Kultur aus Harappa.

des kosmischen Menschen angesehen wird *(Rigweda,* X, 90, 12). Im *Atharwaweda* hingegen wird *Prana* bisweilen im Plural gebraucht und bezeichnet dann die Gesamtheit der Luftströme des Lebens.

Der *Apana* wird als Wind vorgestellt, der sich in Richtung auf die unteren Partien des Körpers bewegt. In diesem Sinne steht er im Gegensatz zum *Prana,* der seinen Sitz im oberen Teil des Körpers hat und mit der Atmung im Zusammenhang steht. In der Wortzusammenstellung *Pranapanau* scheinen *Prana* und *Apana* die Ein- beziehungsweise Ausatmung zu bezeichnen. Aber der Text fügt sich nicht in allen Fällen dieser Interpretation. Bestimmte Stellen des *Atharwaweda* können nur dann erklärt werden, wenn *Prana* und *Apana* bereits Bedeutungsmomente beinhalten, die ihnen auch in jüngeren Texten beigemessen werden. Zum Beispiel wird in den Upanischaden mit *Prana* die Thorax- und mit *Apana* die Bauchatmung bezeichnet. Von den beiden Formen des Atems erscheint der *Prana* als die wichtigere, »denn durch seine Vermittlung nimmt man Nahrung und Getränk auf und unterstützt die anderen Luftströme« *(Tschandogja-Upanischad,* I, 2, 9).

Der *Wjana* wird im *Rigweda* (X, 85) nur ein einziges Mal erwähnt und dort mit einer Wagenachse verglichen. Dieser Vergleich deutet darauf hin, daß er als verbindendes Element angesehen wurde. Die *Tschandogja-Upanischad* (I, 3, 3) stellt diesen Luftstrom als »Verbindung« *(Sandhi)* von *Prana* und *Apana* dar. Aus diesem Grund wollte man darin die nach dem Ein- und vor dem Ausatmen angehaltene Luft sehen. Die Hinweise der Tschandogja-Upanischad können allerdings genausogut auf einen Luftstrom deuten, der in der Mitte des Körpers zirkuliert und damit die Verbindung zwischen *Prana,* dem oberen Atem, und *Apana,* dem unteren Atem, darstellt. Diese Interpretation läßt sich zudem besser mit der Rolle verbinden, die dem *Wjana* in späteren medizinischen Texten zugeteilt wird.

Der *Samana* wird in einem Hymnus des *Atharwaweda* erwähnt, in dem der Sprecher danach fragt, wer den kosmischen Menschen geschaffen habe: »Wer hat in ihn den *Prana* hineingesenkt, wer den *Apana* und den *Wjana?* Welcher Gott hat in ihm, dem Menschen, den *Samana* angelegt?« *(Atharwaweda,* X, 2, 13). Der Zusammenhang erlaubt leider keinerlei Rückschlüsse auf die genaue Bedeutung des *Samana* in diesem Hymnus.

Der *Udana,* der letzte Wind aus der klassischen Aufstellung, erscheint zweimal in einem anderen Hymnus, in dem die verschiedenen Teile und Funktionen des menschlichen Körpers aufgezählt werden: »*Prana* und *Apana,* Sehen und Hören, Unendliches und Endliches, *Wjana* und *Udana,* Sprache und Gewissen, all dies setzt sich mit dem Körper in Bewegung« *(Atharwaweda,* XI, 8, 26). Nichts in diesem Text gibt uns nähere Auskunft über die Bedeutung des *Udana.* Aber die Tatsache, daß man dem Lebenshauch im Körper sinnliche und psychische Vorgänge wie Sehen, Hören und Gewissen zur Seite stellt, läßt vermuten, daß man bereits von Beziehungen zwischen diesen Funktionen und der Lebensluft ausgegangen ist. Damit werden jüngere Theorien vorweggenommen, in denen die Luftströme die eigentlich wirkende Kraft darstellen.

Die Rolle der Gottheiten in der Medizin

Viele der wedischen Götter erscheinen, zumindest bisweilen, als Heilende oder aber als Verursacher von Krankheiten. In zahlreichen Hymnen werden die Götter um Gesundheit, ein langes Leben und Verschonung von Krankheiten angerufen.

Zur höchsten Stufe innerhalb der Hierarchie dieser Gottheiten gehören die Aswin-Zwillinge, die »Pferdebesitzer«, die auch unter dem Namen Nasatja bekannt sind. Der *Rigweda* kennzeichnet sie an vielen Stellen als *Bhisadsch,* ein Wort, das gewöhnlich mit »Arzt« übersetzt wird, in bestimmten Hymnen aber eher auf den Knocheneinrichter bezogen zu sein scheint. So verkündet Hymnus X, 112, 1: »Die Beschäftigungen der Menschen sind verschiedenartig. An den Zimmermann wendet sich der, der (Holz) geschlagen hat, an den *Bhisadsch* jedoch jener, der einen Knochenbruch hat.« An anderer Stelle werden die Aswin die »*Bhisadscha* des Knochenbrüchigen« genannt *(Rigweda,* X, 39, 3). Der Gebrauch des Wortes *Bhisadsch* ist jedoch nicht allzu eng festgelegt. Und die Aufgabe der Aswin besteht ebenfalls nicht ausschließlich im Einrichten von Knochenbrüchen. Verschiedene Preisgesänge erinnern daran, daß sie altersschwachen Greisen die Jugend und Blinden das Augenlicht wiedergegeben haben: »Ihr habt Tschjawana die Kraft der Jugend wiedergeschenkt. Ihr habt Atri, der in eine brennende Grube gefallen war, Trost und Genesung verliehen. Ihr habt dem blinden Kanwa die Sehkraft geschenkt.« *(Rigweda,* I, 118, 6—7). Sie sollen sogar eine gewisse Wispala mit einem »eisernen Bein« versehen haben *(Rigweda,* I, 122, 10; X, 39, 8). Diesen Wunderheilungen verdankten die Aswin ihren Ruf als »göttliche Ärzte« *(Daiwja Bhisadscha),* der sie folgerichtig dazu prädestinierte, als Lehrer der Medizin für die Menschen zu fungieren. Die medizinische Literatur schrieb ihnen später die Erfindung zahlreicher Behandlungsvorschriften zu und sah in ihnen sogar die Verfasser bestimmter Abhandlungen über die Heilkunst.

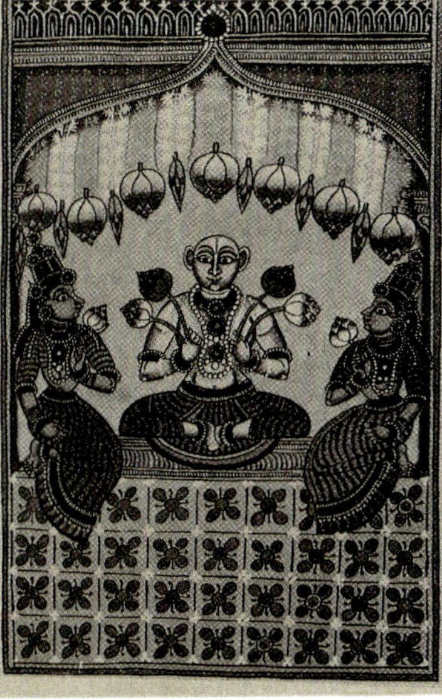

Abbildung 146
Die Aswin-Zwillinge. Sie werden auch Nasatja genannt und gelten als göttliche Ärzte. Auf dieser Darstellung flankieren sie Surja, die Sonne. Indisches Aquarell aus dem 18. Jahrhundert.

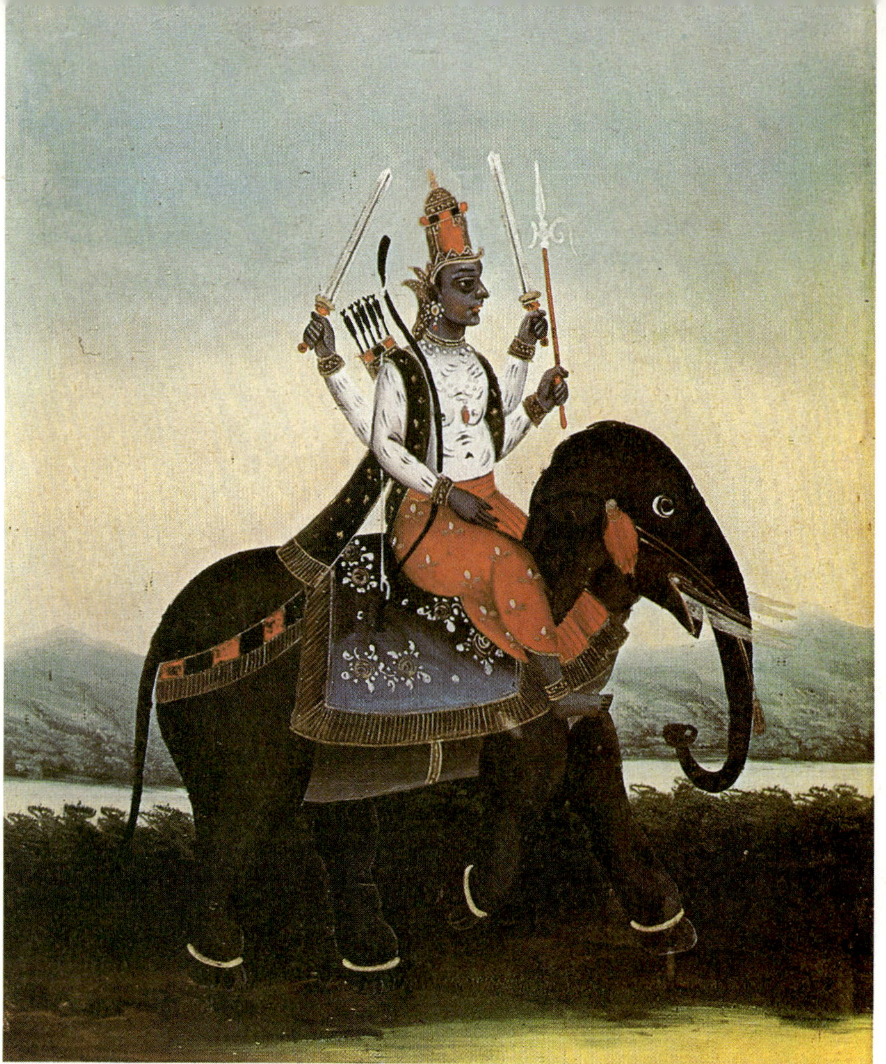

Abbildung 147
Indra sitzt auf seinem weißen Elefanten Airawata. Das Tier ist immer weiß, selbst wenn es in einer anderen Farbe gemalt ist, denn es wurde der Überlieferung nach beim Buttern des Milchmeeres geboren. Nordindisch, 19. Jahrhundert.

Die Überlieferung hat auch aus Indra einen Gott der Medizin gemacht, dem man eine große Zahl von heilkräftigen Zubereitungen verdankt. Einige Hymnen des *Rigweda* (unter anderem I, 165, 15; 169, 8; 176, 6) erbitten von ihm ein langes Leben und Wohlstand. Aber vor allem seine Beziehungen zu den Aswin haben dazu geführt, ihn als einen Meister auf dem Gebiet der Medizin anzusehen. Wenn man jenen Sagen, die den Ursprung der indischen Medizin zum Thema haben, Glauben schenken darf, so hat Indra dem Bharadwadscha, dem ersten einer Reihe von Ärzten, die medizinischen Kenntnisse der Aswin vermittelt.

Ein weiterer wedischer Gott, der mächtige Rudra, ein Vorläufer des hinduistischen Schiwa, gilt ebenfalls als Wunderheiler: »Dank deiner heilkräftigen Medikamente, o Rudra, möge ich einhundert Winter erleben! Vertreibe die Feindseligkeit, vertreibe die Trübsal, vertreibe auf immer alle Krankheiten! ... Gib uns Menschen mit deinen Heilmitteln die Gesundheit! Ich weiß, daß du der Arzt aller Ärzte bist« *(Rigweda,* II, 33, 2—3). Gleichwohl handelt es sich um einen Gott, den man mit Vorsicht anrufen muß, denn jeder gute oder schlechte Reiz kann ihn erregen und seinen Zorn hervorrufen. Er verwandelt sich dann in eine zerstörende Gottheit und belegt die Menschen mit den ärgsten Krankheiten. »Seine Waffen sind der Husten und das Fieber« *(Atharwaweda,* XI, 2, 22). Aber als Verursacher der Krankheit ist er auch am ehesten in der Lage, diese zu heilen: »Er hat sie herbeigeführt, er möge sie wieder von mir nehmen, denn er ist der beste Arzt« *(Atharwaweda,* II, 9, 5). Aus diesem Grund rufen die Menschen Rudra so häufig an und bitten um seine Wohltaten: »Du kannst uns friedvoll begegnen, o Rudra, und nicht nur mit Grausamkeit und Übel. Senke deinen Blick mit größtem Wohlwollen auf uns, o du, der du in den Bergen umhergehst!« *(Maitrajana-Samhita,* II, 8, 2). Das Wesen der Marut, der Söhne des Rudra, ist ebenso zwiespältig wie das ihres Vaters. Als Götter der Heilmittel erscheinen sie einerseits als Wohltäter *(Rigweda,* II, 33, 13; VIII, 20, 23), andererseits haben sie aber auch unheilvolle Züge, die den Menschen Furcht einjagen *(Rigweda,* I, 64, 8; VIII, 53, 9).

Waruna, der in der klassischen indischen Literatur als Gott der Gewässer erscheint, wird als »Hüter der Unsterblichkeitsflüssigkeit« *(Rigweda,* VIII, 42, 2) angerufen. Er ist im Besitz von Tausenden von Heilmitteln *(Rigweda,* I, 24, 9). Aber vor allem aufgrund seiner Beziehungen zum *Ritu* verdient er es, unter jenen Gottheiten, die auf dem Gebiet der Medizin eine Rolle spielen, genannt zu werden. Denn Waruna ist auch der Hüter des *Ritu,* der kosmischen wie moralischen Weltordnung *(Rigweda,* IV, 42, 4; V, 63, 1). Die Vorstellung vom *Ritu,* nach der alles von einem beherrschenden universalen Gesetz gelenkt wird, geht auf die indo-iranische Zeit zurück. Man findet sie im alten Iran, wie das *Awesta* und andere Texte in altpersischer Sprache belegen. Dort erscheint die Weltordnung unter den Begriffen *Asha* bzw. *Arta.* Ausgehend von der Feststel-

Abbildung 148 (unten links) Rudra, der Gott des Todes und der Fruchtbarkeit, ein Wunderheiler und Arzt. Indisches Aquarell aus dem 18. Jahrhundert.

Abbildung 149 (unten) Waruna, der Gott der Gewässer. Indisches Aquarell aus dem 18. Jahrhundert.

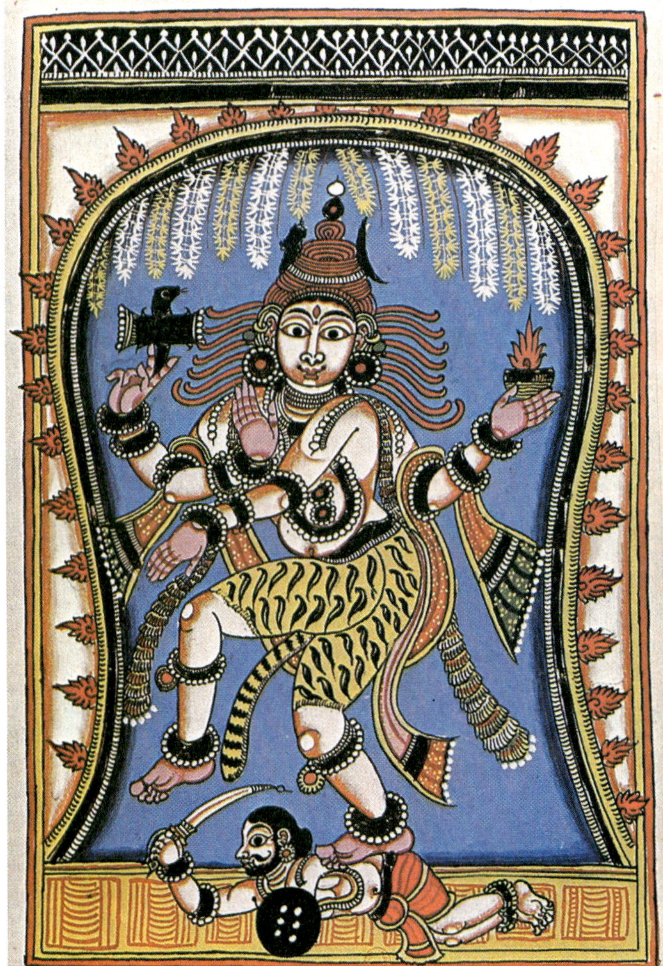

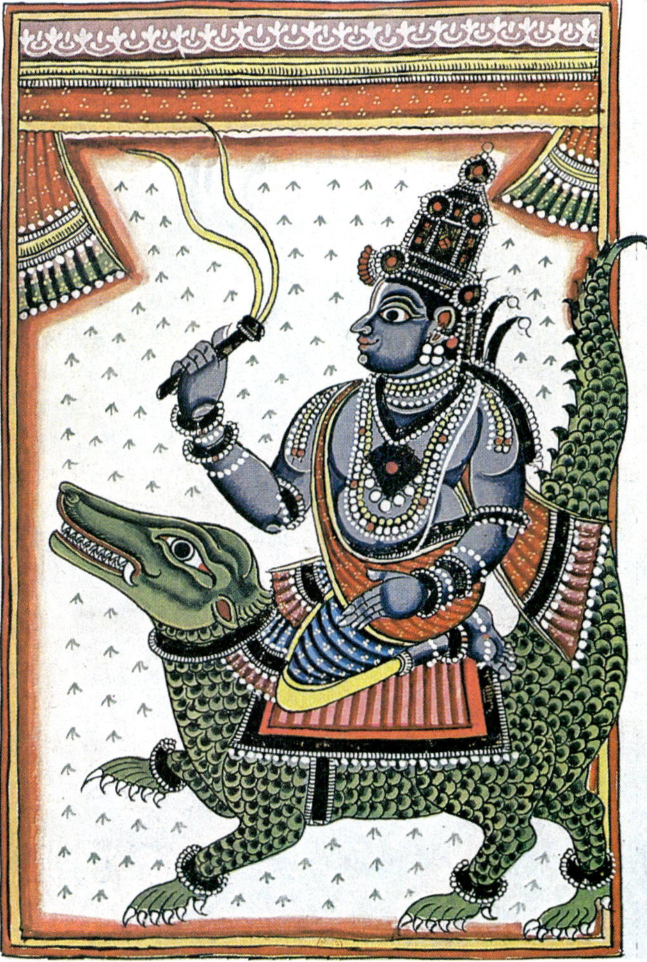

lung der Regelmäßigkeit der Naturerscheinungen, wie dem Wechsel von Tag und Nacht oder der Wiederkehr der Jahreszeiten, wurde die Vorstellung von einem ordnenden Gesetz auch auf lebende Wesen übertragen, bei denen es angeblich die Lebensführung regelt.

Aufgrund dieser Auffassung erschien jede beabsichtigte oder unbeabsichtigte Verletzung der Moral als eine Verfehlung gegen den *Ritu,* die sich in einer Störung des Organismus verrät. So wurde die Krankheit in einen Zusammenhang mit der Sünde gestellt. Man glaubte, daß Waruna mit seinen »Fesseln« den Sünder »binden« würde: »Deine Fesseln, o Waruna, sind sieben mal sieben an der Zahl. Mögen sie sich dreimal um den Peiniger schlingen. Mögen sie den fesseln, der die Unwahrheit sagt. Möge der Geizhals einen aufgeschwemmten Bauch haben, dessen Flüssigkeit sich überallhin verteilt!« *(Atharwaweda,* IV, 16, 6—7). Dieses Zitat belegt, daß die Wassersucht als Strafe Warunas angesehen wurde. Der Zusammenhang von Krankheit und Sünde wird ferner durch eine Hymne des *Atharwaweda* (VIII, 7, 3) unterstrichen, in der es heißt, daß die Heilpflanzen »das Böse, das durch die Sünde hervorgerufen wird«, aus dem Körper vertreiben. Auch an anderer Stelle werden Soma und Rudra angerufen, um Krankheit und Sünde von den Menschen zu nehmen: »Die Krankheit ist in unser Haus eingedrungen. Wendet das Verderben ab, wendet es gründlich ab. Tilgt alle Sünden, die wir begangen haben. O Soma, O Rudra, gebt uns, gebt unserem Körper alle Heilmittel ein. Tilgt die Sünde. Welche Übertretung wir auch immer begangen haben mögen, löst die Fesseln unseres Körpers« *(Atharwaweda,* VII, 42, 1—2).

Die Krankheiten

Die wedischen Texte enthalten Hinweise auf eine Vielzahl von Krankheiten. Sie erscheinen vor allem in den Beschwörungsformeln des *Atharwaweda,* mit denen die Leiden bekämpft werden sollen. Da aber eine genaue Beschreibung der Symptome fehlt, ist eine Identifizierung nicht in allen Fällen möglich. Wenn allerdings der Name einer Krankheit in den *Weden* und in den Abhandlungen der klassischen indischen Medizin auftaucht, so kann man versuchen, die klassische Bedeutung auf die Angaben der *Weden* zu beziehen, um Übereinstimmungen festzustellen. Diese Methode führt jedoch nicht immer zu schlüssigen Ergebnissen. Und in all den Fällen, in denen die medizinische Überlieferung schweigt, kann man nur noch etymologische Vermutungen anstellen, die für die Geschichte der Medizin nahezu wertlos sind.

Jaksma ist eine von den Krankheitsbezeichnungen, die am häufigsten in den Texten erscheint. Man findet sie in den Zusammensetzungen *Raschajaksma,* »königliche Krankheit«, und *Aschnatajaksma,* »unbekannte Krankheit« *(Rigweda,* X, 161, 1). Man nimmt an, daß beide Begriffe sich auf auszehrende Erkrankungen beziehen. Im Plural wird der Terminus an einigen Stellen des *Rigweda* (X, 85, 2) verwendet sowie im *Atharwaweda* (IX, 8, 10) im Zusammenhang mit einer Austreibung »des Giftes aller Jaksma«. Es ist offensichtlich, daß der Begriff in diesen Fällen Krankheiten im weitesten Sinne abdeckt. Dennoch wird *Jaksma* vornehmlich auf solche Leiden bezogen, mit denen eine allgemeine Kachexia oder zumindest die Schwächung einzelner Körperteile verbunden ist.

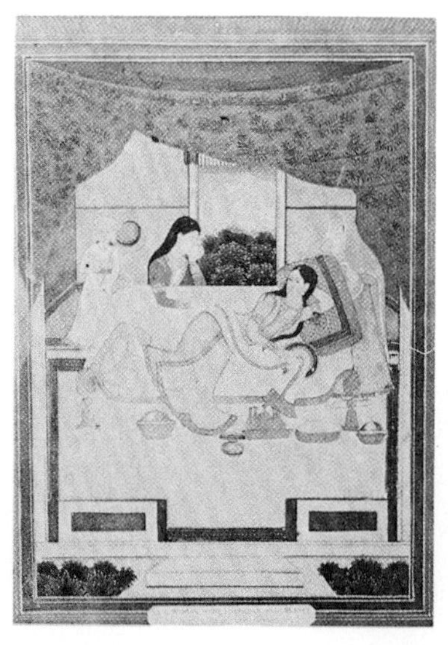

Abbildung 150
Bettlägerige Frau; am Kopfende des Bettes wacht eine Pflegerin. Indische Miniatur aus dem 17. Jahrhundert.

Der *Atharwaweda* (XIX, 44) rückt Krankheiten, die unter dem Namen *Dschajanja, Angabheda, Wisaljaka* und *Hariman* bekannt sind, in die Nähe des *Jaksma.*

Der Begriff *Dschanjanja* scheint die Geschwüre zu bezeichnen. Aus den entsprechenden Textstellen *(Atharwaweda,* VII, 76; XIX, 44) geht hervor, daß der *Dschajanja* eine mit Eiter verbundene Erkrankung darstellt, die an allen Partien des Körpers lokalisiert sein und eine Nekrose des Knochens hervorrufen kann.

Das Wort *Angabheda,* »Aufschneiden der Glieder«, könnte sich auf spontane Verstümmelungen beziehen, die jenen durch die Lepra hervorgerufenen gleichen.

Wisaljaka ist schwieriger zu deuten. Man hat darin die Wundrose erkennen wollen. Aber das Wort könnte von *Wisala* oder *Bisala,* »Ausschlag, Auswuchs« abgeleitet sein und eine von Finnenausschlag (Akne vulgaris) an den Wunden begleitete Krankheit bezeichnen. Auf jeden Fall handelt es sich um ein Leiden mit äußerlichen Erscheinungsformen, denn der Hymnus XIX, 44 preist in überschwenglicher Weise die Vorzüge einer Salbe, die diese Krankheit vertreibt.

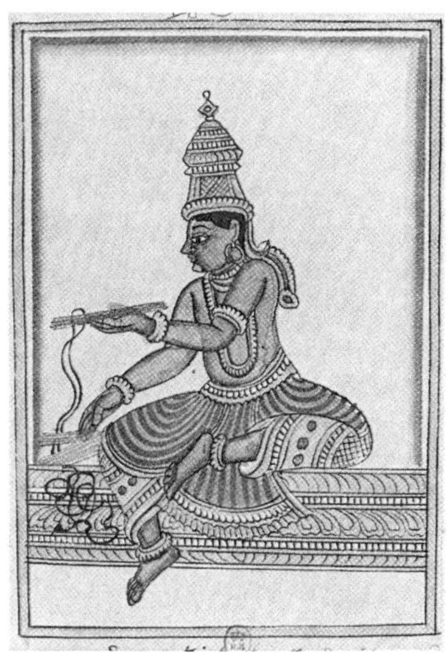

Abbildung 151
Wischnu als Arzt und Chirurg, eine seiner verschiedenen Inkarnationen. Indisches Aquarell aus dem 18. Jahrhundert.

Der Terminus *Hariman,* »das Gelbe«, läßt uns sofort an die Gelbsucht denken. Es ist verständlich, diese Krankheit im Zusammenhang mit dem *Jaksma* genannt zu finden, denn auch die Gelbsucht wird von Abmagerung und Schwäche begleitet.

Die Drüsenkrankheiten *(Apacit),* die mit dem *Dschajanja* in dem Hymnus VII, 76 erwähnt werden, finden an anderer Stelle *(Atharwaweda,* VI, 83, 3; VII, 74, 1) eine bessere Charakterisierung hinsichtlich Lokalisierung und Beschreibung.

Der *Atharwaweda* erteilt uns ausführliche Auskünfte über das Fieber. Es wird mit dem Begriff *Takman* bezeichnet. Alle verschiedenen Fiebertypen finden Erwähnung: »... das Quartanfieber, das Wechselfieber, das anhaltende Fieber, das Herbstfieber, das kalte und das heiße Fieber, das Sommerfieber und das Fieber der Regenzeit« *(Atharwaweda,* V, 22, 13). Ohne Schwierigkeit kann man in einem anderen Hymnus einen Fall von Sumpffieber und seine verschiedenen Formen wie das Tertian- und Quartanfieber ausmachen: »Gebet bei kaltem Fieber. Ich bete zur brennenden Hitze. Wenn die Umstände es ergeben und das Fieber immer nach zwei oder drei fieberfreien Tagen am nächsten Morgen wiederkommt, soll man ein Gebet verrichten!« *(Atharwaweda,* I, 25, 4).

Bei den Beschwerden, die im *Atharwaweda* erwähnt werden, handelt es sich in den meisten Fällen um Symptome und weniger um die Krankheiten im engeren Sinne. *Kasika* ist der Husten, *Sirsakti* und *Sirsamaja* scheinen Bezeichnungen für Kopfschmerzen zu sein. *Pistameha,* das »Nierenleiden«, bezieht sich zweifellos auf den Hexenschuß. Ein »Lanze« bedeutendes Wort, *Sula,* bezeichnet den stechenden Schmerz, vor allem in der Wendung *Karnasula,* dem Ausdruck für »Ohrenschmerzen«. Der Terminus *Asrawa,* »Fluß«, kann sich auf übermäßigen Ausfluß wie Polyurie, Diarrhöe oder Hämorrhagie erstrecken.

Die Bezeichnungen für die Hautkrankheiten in den wedischen Hymnen scheinen sich in gleicher Weise nur auf Symptome zu beziehen, denen ganz verschiedene Leiden entsprechen. Wenn man sich streng an den Wortlaut des *Atharwaweda* (I, 23, 1—4) hält, bezeichnet das gewöhnlich mit »Lepra« übersetzte Wort *Kilasa* nichts anderes als eine Erkrankung, bei der die Haut weiße

Flecken zeigt. Aber nirgendwo findet sich ein Beweis dafür, daß diese Achromatosis (Depigmentierung) bereits als Teil des polymorphen klinischen Bildes, das wir »Lepra« nennen, begriffen wurde. Es ist wesentlich wahrscheinlicher, daß man die verschiedenen Symptome der Lepra als ganz verschiedene Krankheiten angesehen hat, wobei *Kilasa* die Hautveränderungen bei Lepra meint und das bereits erwähnte *Angabheda* sich auf die Verstümmelungen im fortgeschrittenen Stadium bezieht. In gleicher Weise kann der von den Übersetzern mit »Krätze« wiedergegebene Ausdruck *Paman* alle juckenden Läsionen der Haut meinen. Es ist überhaupt nicht bewiesen, daß die Krätze im engeren Sinn schon in wedischer Zeit als festumrissene Krankheit erkannt worden ist. Der Terminus *Balasa* bezeichnet möglicherweise wie in der klassischen indischen Medizin die Geschwülste.

Bestimmte krankhafte Erscheinungen werden häufig in einen Zusammenhang gebracht. So wird das Fieber als Schwester des Hustens und Kusine des *Paman* angesprochen (*Atharwaweda,* V, 22, 12). Aber es scheint, als habe man keinerlei Anstrengungen unternommen, auf Grund der Symptomengruppen die Krankheitseinheiten zu bestimmen.

Auf der anderen Seite müssen wir natürlich berücksichtigen, daß die wahren Ursachen der angeführten Leiden unbekannt waren. Wenn überhaupt Begründungen gegeben werden, so entstammen diese weit häufiger dem magischen Bereich als pathogenetischen Untersuchungen. Allgemein werden pathologische Phänomene in einen Zusammenhang mit der Sünde gebracht. Sie erscheinen dann als das Werk beleidigter Gottheiten oder bösartiger Wesen. Wir haben oben bereits gesehen, daß man tatsächlich angenommen hat, die Wassersucht sei eine Folge der »Fesseln« Warunas, des Hüters des *Ritu.* Oder daß man glaubte, Rudra könnte Fieber und Husten auslösen.

In anderen Fällen wird die Krankheit einem Dämon zugeordnet. Man bittet ihn, den Körper des Kranken zu verlassen und sich eine andere Unterkunft zu suchen: »Ich befördere das Fieber in die Niederung, nicht ohne ihm vorher meine Ehrenbezeigung erwiesen zu haben. Der Meister des Durchfalls möge zu den Mahawrisa zurückkehren! Seine Wohnung ist bei den Mudschawant, seine Wohnung ist bei den Mahawrisa. Seit du geboren wurdest, o Fieber, ist dein Wohnsitz bei den Balhika« (*Atharwaweda,* VI, 113, 1). Der Hymnus X, 161 des *Rigweda* betrifft auszehrende Krankheiten und die dafür zuständigen Dämonen: »Ich werde dich durch Opfergaben vom *Adschnatajaksma* und vom

Abbildung 152
Malerei auf einem Papier, das eine Geburt bescheinigt. Mandu, 1439.

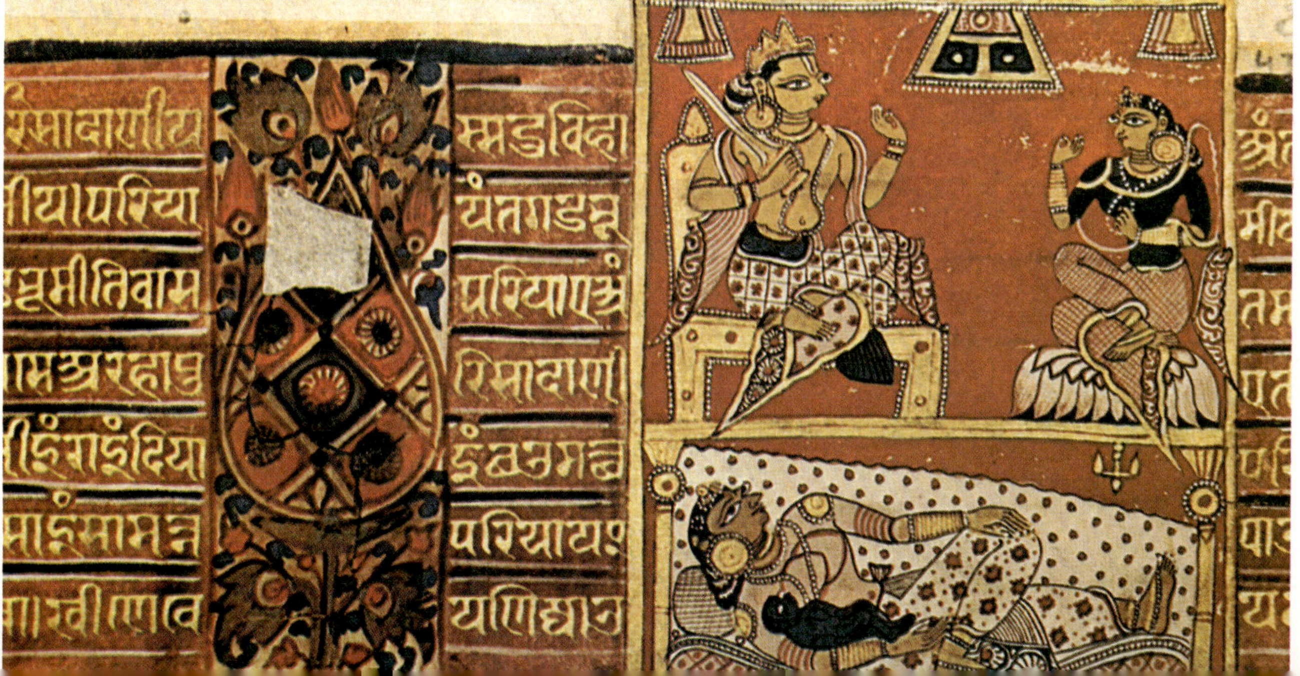

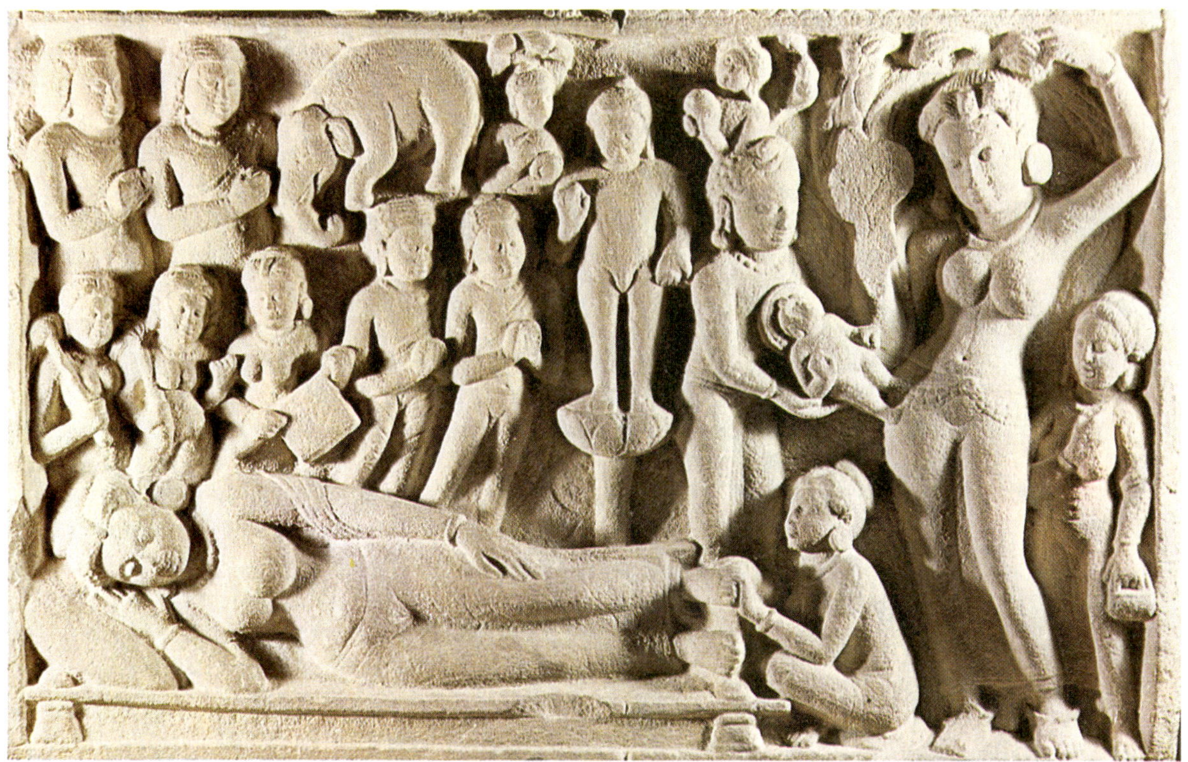

Abbildung 153
Darstellung der Geburt des Siddharta Gautama, des Weisen aus dem Stamm der Schakja. Er erfuhr die Gnade der Erleuchtung, durch die er zum Buddha wurde. 2. oder 3. Jahrhundert.

Radschajaksma befreien, auf daß du leben mögest. O Indra, o Agni, wenn das *Grahi* sie ergriffen haben sollte, befreit sie davon!« Anderen Dämonen, den *Raksas,* scheint man die Fähigkeit zugeschrieben zu haben, den Embryo töten und Fehlgeburten herbeiführen zu können *(Rigweda,* X, 162, 1—3), wovon sich ihr Name *Bhrunahan,* »Fruchtabtreiber«, herleitet. Die *Raksas,* auf die sich gleichfalls die Titel »Fleischfresser« *(Krawjada)* und »Verschlingende« *(Astrin)* beziehen, stehen mit den Zauberern im Bunde. Es handelt sich hierbei entweder ebenfalls um Dämonen oder um menschliche Wesen. Diese *Jatudhana* bewirken das Böse, das am Beginn der vielen den Sünder befallenden Krankheiten steht. Einige der gerade ausgeführten Vorstellungen haben im Volksglauben überlebt. Man findet ihre Spur sogar in den medizinischen Abhandlungen, die sich bisweilen mit den Dämonen beschäftigen, die von den Menschen Besitz ergreifen.

Allerdings hat man auch im Wechsel der Jahreszeiten oder im Wurmparasiten *(Krimi)* die Ursache für Krankheiten gesehen. Andere Leiden galten als angeboren oder sogar als durch Vererbung erworben. Dies war besonders der Fall bei der *Ksetrija* genannten Krankheit, »die vom Boden abhängig ist« und die in zwei Hymnen des *Atharwaweda* (II, 8; III, 7) ausgetrieben wird. Schließlich räumte die wedische Krankheitslehre den Wunden und ihren Folgen sowie giftigen Bissen oder Stichen einen gewichtigen Rang ein.

Die Therapie

Die wedische Therapie beruht ihrem Wesen nach auf Zaubersprüchen und magischen Praktiken. Ein wichtiger Teil des *Atharwaweda* besteht aus Hymnen, die man rezitieren mußte, um die Vergebung der Götter zu erreichen, Dämonen zu vertreiben, Verwünschungen durch Zauberer zu brechen, die Wirkungen eines bösen Vorzeichens abzuwenden, Hämorrhagien zum Stillstand zu

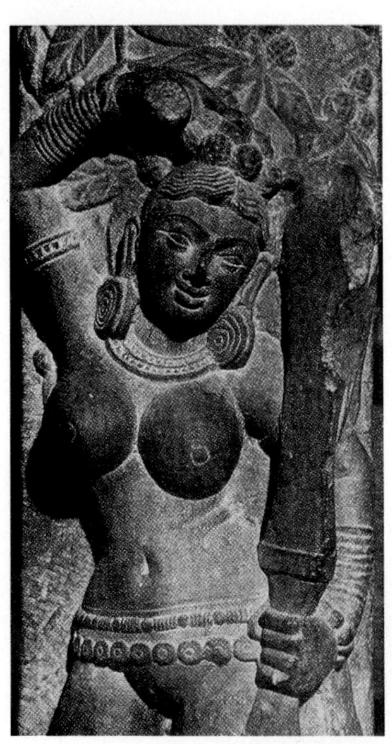

Abbildung 154
Eine Frau schmückt sich mit Früchten vom Mangobaum. Kuschan-Zeit.

bringen, den Haarausfall zu beheben, das Gift von Schlangen und Skorpionen unwirksam zu machen, Wurmparasiten abzutöten und vieles andere mehr. Das Hersagen dieser Hymnen wurde von einem bestimmten Ritual begleitet. Es ist uns durch jüngere, dem *Atharwaweda* angefügte Texte wie das *Kausikasutram* überliefert. Anhand dieser Quelle gewinnen wir eine allgemeine Vorstellung von den verschiedenen Zaubermaßnahmen, durch die die Wirkung der heilkräftigen Beschwörungsformeln unterstützt werden sollte. Sie bestanden zumeist aus Reinigungsriten, durch welche der das Leiden begründende Fehler getilgt werden sollte.

Trotzdem hat man die Wirkung bestimmter Pflanzen auf den Organismus beobachtet. Die Notwendigkeit, für die tägliche Nahrung zu sorgen, führte die Menschen dazu, die in ihrer Umgebung wachsenden Kräuter kennenzulernen. So konnten sie feststellen, daß Darmkrämpfe gelindert wurden, sobald man bestimmte Pflanzen zu sich genommen hatte, während andere Müdigkeit oder Schmerzen vertrieben. Zweifellos wurden auf diese Weise im Lauf von Generationen die meisten Heilpflanzen entdeckt. In Indien wird der Gebrauch pflanzlicher Drogen zu therapeutischen Zwecken zuerst durch die den Heilkräutern gewidmeten Passagen des *Atharwaweda* (VII, 7) belegt: »Wir rufen alle Pflanzen an, braune und weiße, rote und buntscheckige, dunkle und schwarze. Mögen diese Kräuter jenen Menschen dort von dem Leiden befreien, das ihm von den Göttern auferlegt wurde... Sie nehmen von allen Gliedern das Leid, das auf die Sünde folgt.« Der gleiche Hymnus unterrichtet uns über die rudimentären Kenntnisse auf dem Gebiet der Botanik und der Pharmakodynamik, über die man seinerzeit verfügt hat. Die vierte Strophe unterscheidet zwischen Binsengewächsen *(Prastrinati),* büschelweise wachsenden Pflanzen *(Stambini)* und solchen, die nur über einen Blütenkelch verfügen *(Eka-sunga),* ferner solchen, die wuchern *(Pratanwati),* die Schößlinge bilden *(Amsumati),* die Knoten haben *(Kandini)* oder die Astwerk zeigen *(Wisakha).* Andere Texte zählen die verschiedenen Teile einer Pflanze auf: die Wurzel *Mula,* den Stamm *Kanda,* den Ast *Walsa,* den Zweig *Sakha,* das Blatt *Parna,* die Blüte *Puspa* und schließlich die Frucht *Phala (Atharwaweda,* VIII, 7, 12, 27; *Taittirija-Samhita,* VII, 3, 19—20).

Ein anderer Abschnitt aus dem Hymnus über die Heilpflanzen nennt »jene, die erlösend wirken und die von Waruna gesandte Krankheit vertreiben, jene, die gefürchtet werden, und jene, die die Wirkung des Gifts aufheben, die Entkräftung beseitigen und die Behexung unwirksam machen...« Ihr König ist der *Soma,* dem die einhundertzwanzig Hymnen gewidmet sind, die das IX. Buch des *Rigweda* bilden. Man glaubte, daß der aus dem *Soma* gepreßte Saft denen, die davon trinken, die Unsterblichkeit verleihe *(Rigweda,* VIII, 48, 3; IX, 103, 3). Es ist wiederholt versucht worden, diese Pflanze zu identifizieren. Aber mehrere Gewächse konnten zu verschiedenen Zeiten und in verschiedenen Landstrichen den gleichen Namen tragen. Einige Autoren haben sogar die Frage aufgeworfen, ob es sich nicht um eine mythische Pflanze handeln könne. Den höchsten Grad von Wahrscheinlichkeit jedoch besitzt die Hypothese, die zuerst von R. Gordon Wasson aufgestellt wurde; nach ihr handelt es sich bei dem ursprünglich von den Ariern verwendeten *Soma* um den halluzinogenen Pilz *Amanita muscaria.*

Die wedische Therapie benutzte ferner bestimmte Mengen von Substanzen mineralischen oder tierischen Ursprungs, wie Gold, Perlen, Urin usw. Aber der überwiegende Teil der erwähnten Heilmittel, darunter auch die Heilpflanzen, wird in der Regel eher die Rolle einer zauberkräftigen Zutat als die eines wirklichen Medikaments gespielt haben. Nicht ihre medizinischen Eigenschaften, sondern die Farben, die Formen und bestimmte natürliche Eigenheiten entschieden über die Verwendung innerhalb der die Genesung anstrebenden Riten. So wurde der unter dem Namen *Arundhati* bekannte Milchsaft des Kautschukbaumes *(Latex)* zur Vernarbung von Wunden oral verabfolgt. Offensichtlich ging man von der Vorstellung aus, er würde menschliche Wunden ebenso verschließen wie jene an dem Baum, aus denen er tropft. Das Ritual des *Kausikasutram* unterrichtet uns darüber, daß der *Latex* in einer Mischung aus kochendem Wasser und Milch aufgelöst und dem Patienten zu trinken gegeben wurde.

Bestimmte Abschnitte des *Atharwaweda* scheinen allerdings wirkliche medizinische Behandlungsweisen zum Thema zu haben. So hat man wahrscheinlich Abszesse aufgeschnitten *(Atharwaweda,* VII, 74, 1—2). Weiterhin muß man sich fragen, ob nicht sogar der Blasenkatheter bekannt war. Denn im Rahmen einer Beschwörungsformel gegen die Harnverhaltung *(Atharwaweda,* I, 3) wird ein Rohr (Sara) erwähnt, das ohne weiteres eine Sonde darstellen könnte. Es ist aber auch möglich, daß es sich dabei nur um eine symbolische Therapie handelt, denn das erwähnte Rohr ist ein Zweig des *Saccharum munja,* wäre somit zu breit, um als Katheter dienen zu können.

Auch die Diätetik findet ihren Platz in den wedischen Hymnen. Es werden die Vorzüge der Milch *(Ksira),* der alkoholischen Getränke *(Sura),* des Honigs *(Madhu)* sowie bestimmter Zerealien gepriesen.

Aus sich heraus geben uns die wedischen Hymnen keinerlei Auskünfte über die medinzinische Praxis und über die Stellung derer, die sie ausgeübt haben. Wenn man der Bedeutung, die der Therapie mittels Zauberei eingeräumt wurde, Rechnung trägt, stellte der Priester-Exorzist ohne Zweifel den Arzt par excellence dar. Aber es gab auch herumreisende Ärzte *(Tschara Bhisadscha),* die einer anderen Gesellschaftsschicht angehörten als die Sänger und Liturgiker, die die *Weden* verfaßt haben. Diese Vermutung ergibt sich zumindest aus einer Passage des *Taittirija-Samhita* (VI, 4, 9), wo die Tätigkeit der Wanderärzte mit Nachdruck geschmälert und außerdem einem Brahmanen untersagt wird, derartige Praktiken auszuüben.

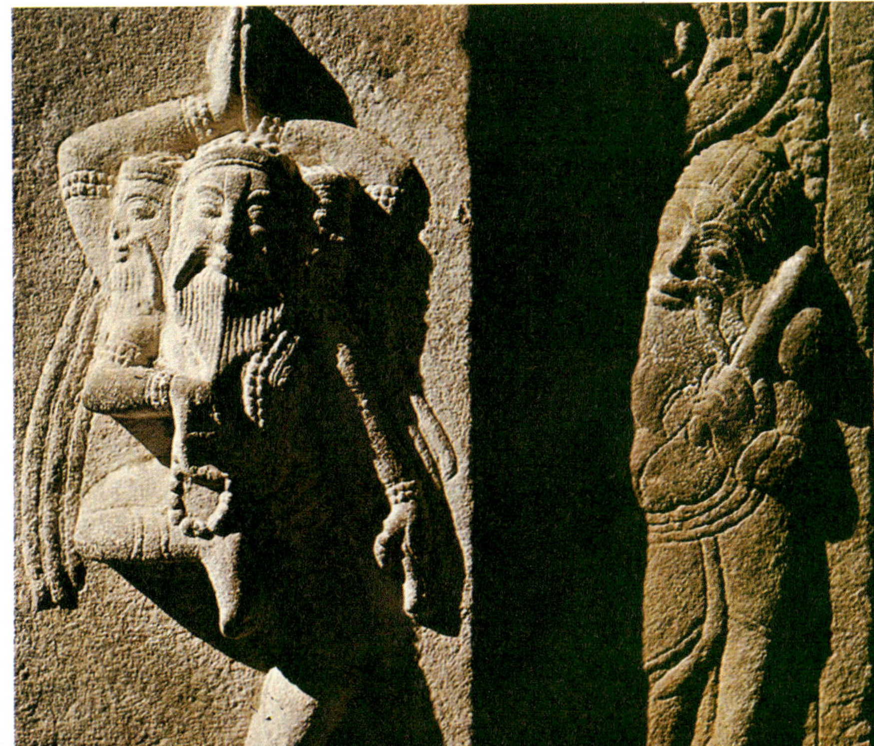

Abbildung 155
Betender Asket in einer Yoga-Stellung. Srirangam in Tamil Nadu, 17. Jahrhundert.

Von der wedischen Medizin zum Ajurweda

Erst gegen Ende der wedischen Zeit dringen allmählich empirische und rationale Elemente in die indische Medizin ein. Im Laufe der Zeit bildet sich eine zusammenhängende Lehre heraus, der *Ajurweda* oder »das Wissen über das lange Leben«, die in didaktischen Abhandlungen voll ausformuliert etwa zu Beginn unserer Zeitrechnung vorliegt. Die Hauptwerke des *Ajurweda* sind die *Tscharaka-Samhita* und die *Suskuta-Samhita,* die in die Zeit von 600 v. Chr. bis 400 n. Chr. zu datieren sind. Leider fehlen uns jene in der Zwischenzeit entstandenen Werke, anhand derer die Herausbildung dieses Lehrgebäudes verfolgt werden könnte. Hinweise innerhalb bestimmter Texte in Sanskrit sowie griechische Quellen aus der Zeit Alexanders des Großen erlauben es uns gleichwohl, eine Vorstellung von den Fortschritten zu gewinnen, die die wedische Medizin auf einigen Gebieten gemacht hat.

Die ajurwedische Doktrin von den drei Störungen *(Tridosa)* sieht in der Unterbrechung des Gleichgewichts der drei Prinzipien Luft, Galle und Schleim die Ursache für den Ausbruch einer Krankheit. Diese Lehre war zur Zeit des Katjajana (4. Jahrhundert v. Chr.) schon vollständig entwickelt, wie ein Kommentar dieses Autors zur Grammatik des Panini (V, 1, 38) hinsichtlich der Verwendung des die Ursache anzeigenden Suffixes belegt.

Onesikritos von Astypalaia berichtet etwa um die gleiche Zeit, daß die Inder, die er Musikanier nennt, ihr langes Leben einer vollkommenen Körperpflege verdanken und daß die Gymnosophisten — die Brahmanen — aufwendige Forschungen über Naturerscheinungen und Krankheiten durchführen *(Strabo,* XV, 1, 65). Megasthenes, der sich lange als Gesandter in Indien aufgehalten hat, gibt uns um das Jahr 300 v. Chr. genauere Hinweise, die sich vollständig mit den Angaben in den indischen Quellen decken. Besonders seine Berichte über die ärztliche Behandlung von Elefanten zeigen, daß man in diesem Spezialgebiet der Veterinärmedizin bereits über Kenntnisse verfügt hat, die auch in späteren Traktaten über Elefanten niedergelegt sind, wie dem *Hastjajurweda,* das Palakapja zugeschrieben wird.

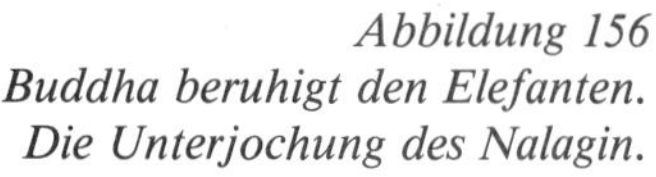

Abbildung 156
Buddha beruhigt den Elefanten. Die Unterjochung des Nalagin.

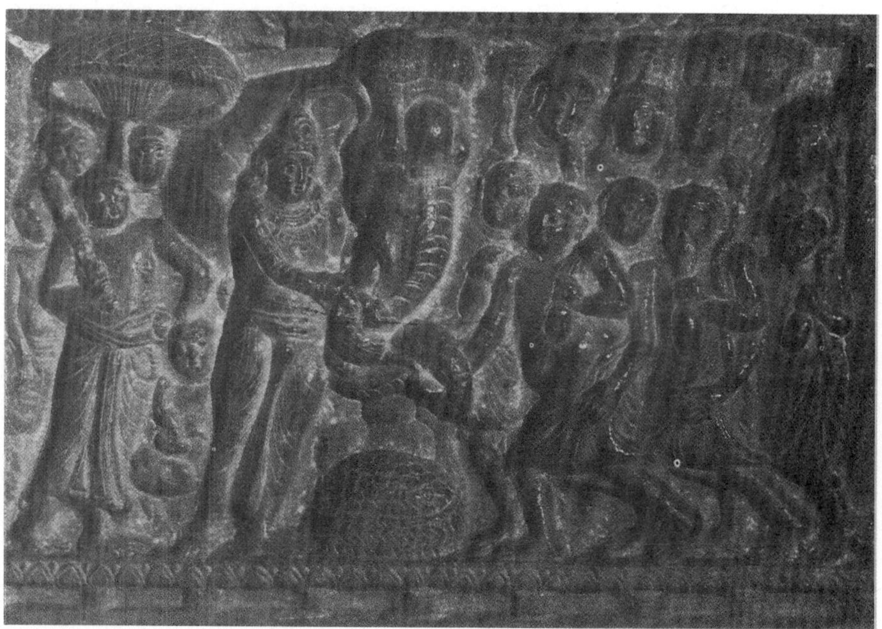

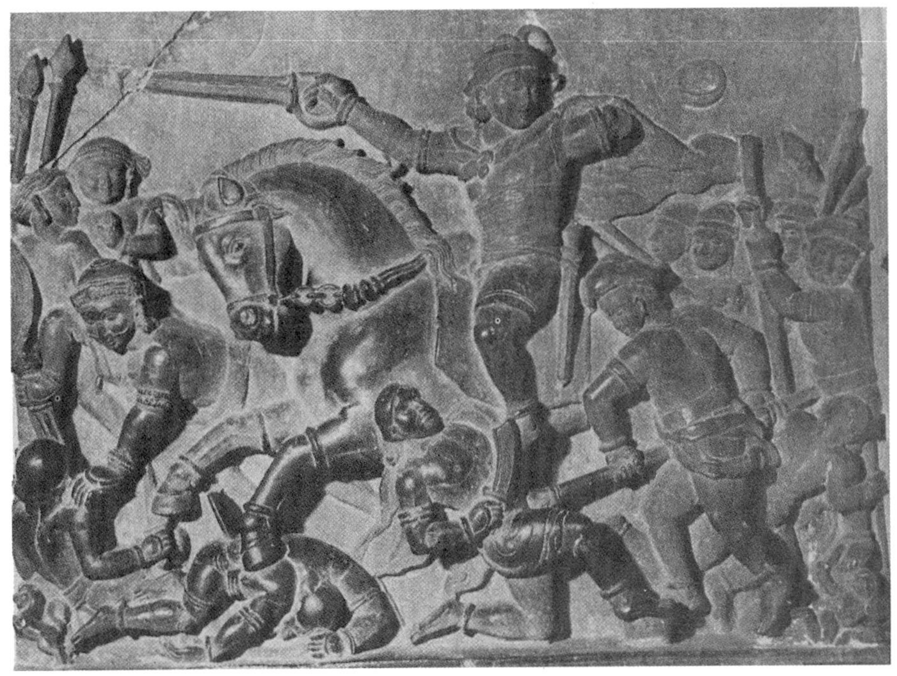

Abbildung 157
Kampfszene mit verwundeten Soldaten. Grabstein aus Tamil Nadu.

Abbildung 158
Liebespaar, deren Körper in Form von Schlangen (Naga) *auslaufen. Die Darstellung stammt aus dem Tempel von Konarak, der zusammen mit dem von Khadschuraho einen der Höhepunkte der erotischen Kunst Indiens bildet. 13. Jahrhundert.*

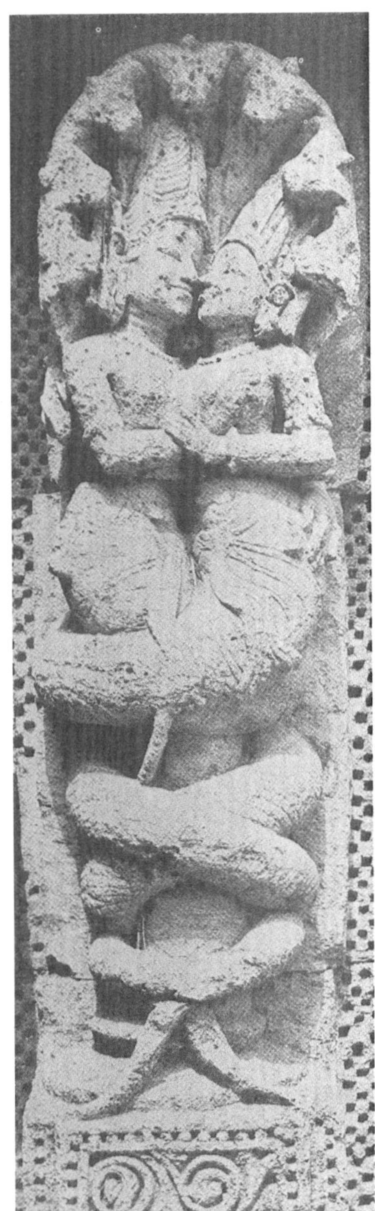

Einige Angaben zu medizinischen und therapeutischen Fragen finden wir im *Arthasastra,* einer theoretischen Abhandlung über die Regierungskunst, die Kautilja oder Tschanakja, dem Minister Tschandraguptas (322—298 v. Chr.) zugeschrieben wird. Sie lassen vermuten, daß bereits damals eine medizinische Lehre bestanden hat, die jener der überlieferten späteren medizinischen Traktate eng verwandt war. Der *Arthasastra* unterrichtet uns über verschiedene Krankheiten, insbesondere aber über solche Beschwerden, die angeblich von den Angehörigen feindlicher Armeen herbeigeführt worden sind (XIV, 4). Zahlreiche Drogen pflanzlichen oder mineralischen Ursprungs werden genannt, ferner die einzelnen Gifte mit ihren jeweiligen Gegenmitteln (II, 17). Man findet außerdem eine Reihe von Untersuchungsmethoden zum Nachweis von Giftbeimengungen in den Speisen. Andere Angaben legen die Vermutung nahe, daß die ärztliche Kunst bereits in verschiedene Spezialdisziplinen aufgegliedert war.

Schließlich enthält der *Arthasastra* (IV, 7) den frühesten Hinweis auf eine postmortale Untersuchung *(Asumritaka-pariksa).* Es geht in der bezeichneten Angelegenheit darum, die Ursache eines verdächtigen plötzlichen Todesfalles abzuklären. Es wird empfohlen, bei überraschend eingetretenem Tod den Körper des Verstorbenen vor der Untersuchung in ein Ölbad zu legen. Danach folgt eine Aufstellung der Todesursachen und ihrer Erkennungsmerkmale: Strangulieren *(Pidana-niruddhotsch-tschhwasa-hata),* Tod durch Erhängen *(Awaropita-hata),* Tod durch Ertrinken *(Udaka-hata),* Bastonade *(Kasthasma-hata),* Vergiftung *(Wisa-hata),* Schlangenbiß *(Sarpakita-hata)* usw.

Die buddhistischen Texte erwähnen einen berühmten Arzt mit Namen Dschiwaka in dem Kreis um Buddha (6. Jahrhundert v. Chr.). Ihm schreibt die Überlieferung außergewöhnliche chirurgische Eingriffe wie Laparotomien und Schädeltrepanationen zu, die unter Betäubung durch Haschisch vorgenommen wurden. Zusammenfassend kann man sagen, daß in den sechs bis sieben Jahrhunderten vor Beginn der christlichen Zeitrechnung das Lehrgebäude des *Ajurweda* entwickelt worden ist, das noch heute die Grundlage der traditionellen indischen Medizin darstellt.

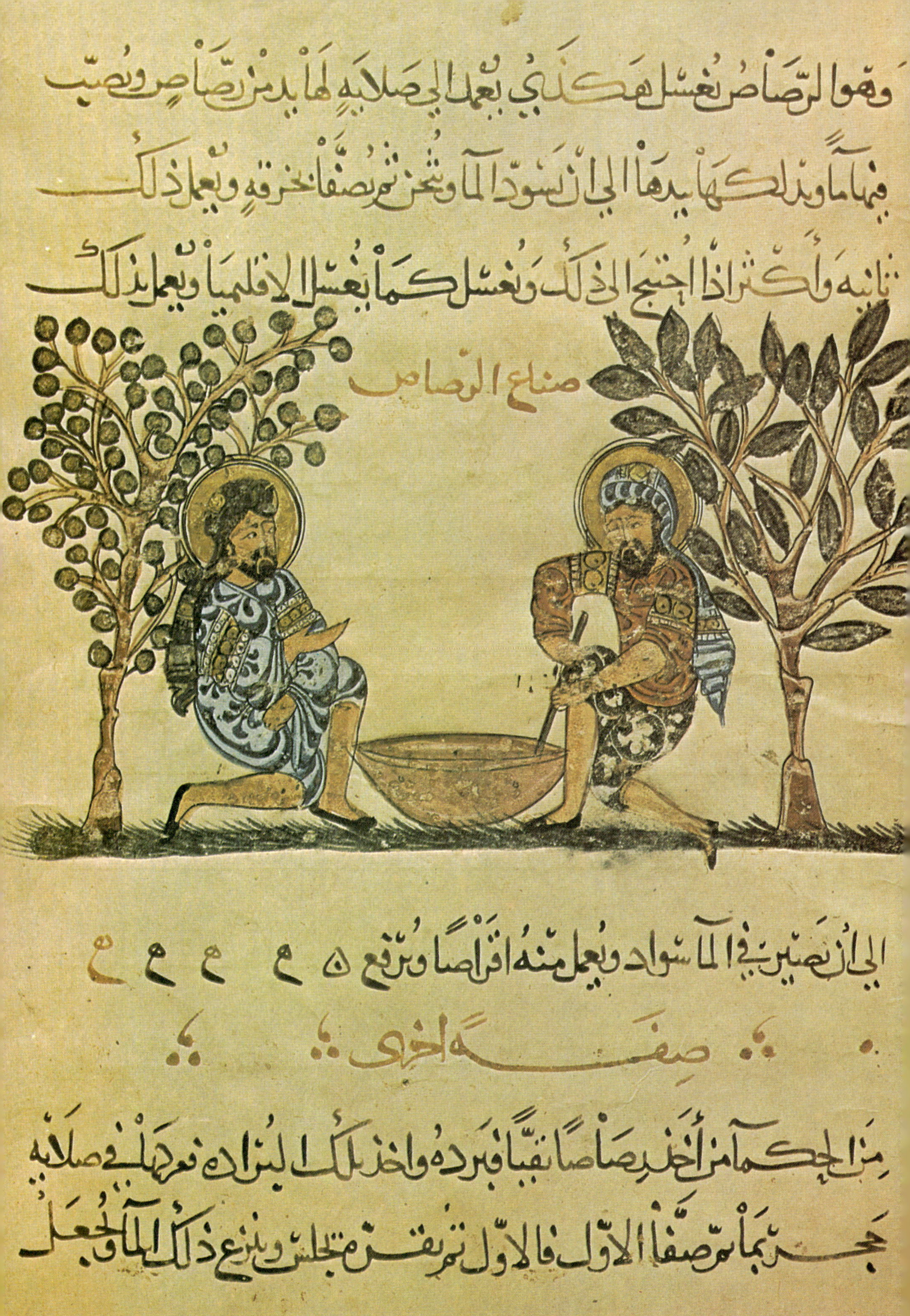

وهو الرصاص يغسل هكذا ينبغي ان يعمد الى صلاية لها يد من رصاص ويصب فيهما ماء ويدلكها بيدها الى ان يسود الماء ويثخن ثم يصفا بخرقة ويعمل ذلك ثانية واكثر اذا احتيج الى ذلك ويغسل كما يغسل الاقليميا ويعمل بذلك

صناع الرصاص

الى ان يصير في الماء سواد ويعمل منه اقراصا ويرفع ٥

صفة اخرى

من الحكماء من اخذ رصاصا نقيا فبرده واخذ لذلك البرادة ثم دقها في صلاية حجر بماء ثم صفا الاول فالاول ثم ينقى ثم يجلس وينزع ذلك الماء ويجعل

Die altiranische Medizin

von Guy Mazars

Die Quellen unserer Kenntnisse

Über die Medizin im Iran in der Zeit vor der islamischen Eroberung sind wir nur durch die Angaben des *Awesta* informiert. Die persische Tradition führt das *Awesta* auf Ahura Mazda zurück, der es Zarathustra (7. bis 6. Jahrhundert v. Chr.) übergeben haben soll. Dieses achämenidische *Awesta* wurde von Alexander dem Großen verbrannt. Nur die Abhandlungen über die Astronomie und die Medizin blieben verschont und wurden ins Griechische übersetzt.

In späterer Zeit, als der zoroastrische Mazdaismus als Staatsreligion ausgerufen wurde, ging man daran, das *Awesta* zu rekonstruieren. Diese Arbeit wurde unter den arsarkischen Parthern in Angriff genommen, von dem Oberpriester Tansar auf Befehl des ersten Sassanidenkönigs Ardascher (224—241) fortgeführt und während der Regierungszeit von Schapur I. (241—272), dem Sohn Ardaschers, abgeschlossen. Wenn man der persischen Überlieferung folgen will, so ließ Schapur I. Schriften zur Medizin, Astronomie, Geographie und zu anderen Wissenschaften, die in Indien, Griechenland und anderswo verstreut waren, zusammentragen, um sie dem *Awesta* einzugliedern. Leider ist dieses sassanidische *Awesta* heute zum Großteil verloren, nur etwa ein Viertel des Textes ist erhalten geblieben. Neben einem archaischen Kernbestand um die *Gatha* des Zarathustra finden wir Elemente in weniger altertümlicher Sprache. Sie bilden das *Neue Awesta,* vor allem das *Widewdat* (oder *Wendidad),* den »Kodex gegen die Dämonen«, dessen Aussagen in den letzten drei Kapiteln den die Medizin betreffenden Ausführungen des *Awesta* in der uns überlieferten Form gleichen.

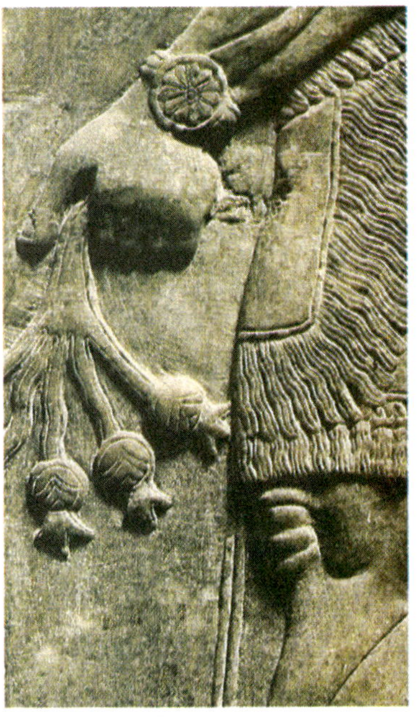

Abbildung 160
Ein geflügelter Genius hält Mohnblüten in der Hand. Flachrelief aus dem Palast des Königs Assurbanipal.

Das sassanidische *Awesta* umfaßte noch weitere Abschnitte zur Heilkunst, vor allem das 17. *Nask* des *Nask Husparam,* das dritte jener mit gesetzgeberischem Inhalt, wie man anhand der Analyse des *Denkart,* einer pahlewischen Zusammenstellung aus dem 9. Jahrhundert, feststellen kann. Das gleiche *Denkart* enthält darüber hinaus ein Kapitel, das sehr wohl die Zusammenfassung eines älteren Werkes über die Medizin darstellen könnte *(Denkart,* Band IV, Kapitel 157). In diesem Kapitel werden nacheinander die Heilkunst als solche (§§ 2—14), die Aufgaben des Arztes (§§ 15—19), die Krankheiten (§§ 20—45) und die verschiedenen therapeutischen Maßnahmen (§§ 45—55) abgehandelt. Aber der Text ist vor allem in den Passagen, die die medizinischen Techniken zum Thema haben, so unklar, daß man keine genaue Vorstellung über die Medizin unter den Sassaniden und noch weniger Aufschluß über mögliche Anleihen bei der indischen oder griechischen Heilkunst gewinnen kann. Dennoch kann ein hellenistischer Einfluß nicht ausgeschlossen werden, wenn man die Rolle berücksichtigt, die die Trockenheit, die Feuchtigkeit, die Kälte und die

Abbildung 159 (gegenüber)
Zubereitung eines Heilmittels. Miniatur aus einer Abhandlung über die Medizin. Bagdad-Schule, 13. Jahrhundert.

Abbildung 162 (gegenüber) Täfelchen mit Beschwörungen gegen Lamaschtu. Vorderseite.

Hitze in diesen Ausführungen spielen. Denn dabei handelt es sich um die griechischen Begriffe ξηρόν, ὑγρόν, ψυχρόν und θερμόν.

Wenn man einmal alle Abschnitte medizinischer Thematik der wedischen und der awestischen Texte miteinander vergleicht, so werden bestimmte Übereinstimmungen zwischen den indischen und den iranischen Aussagen zur Heilkunst deutlich. Diese Beobachtungen müssen allerdings nicht unbedingt mit der indoarischen Völkergemeinschaft begründet werden. Denn ein Volk konnte ja zum Beispiel bestimmte eigenständige Erkenntnisse des anderen auf dem Gebiet der Medizin übernehmen. In der Tat sind die Beziehungen zwischen Indien und dem Iran seit dem Altertum äußerst beständig gewesen. Die *Tscharaka Samhita,* eine der ältesten medizinischen Abhandlungen im Sanskrit, belegt die Anwesenheit eines Arztes iranischer Herkunft in dem Kreis um den Meister Atreja. Auf der anderen Seite weiß man um die bedeutende Rolle, die die indische Wissenschaft innerhalb der berühmten Schule von Gondeschapur gespielt hat, die im 5. Jahrhundert unserer Zeitrechnung von aus dem Byzantinischen Reich vertriebenen Nestorianern gegründet wurde.

Die Krankheiten

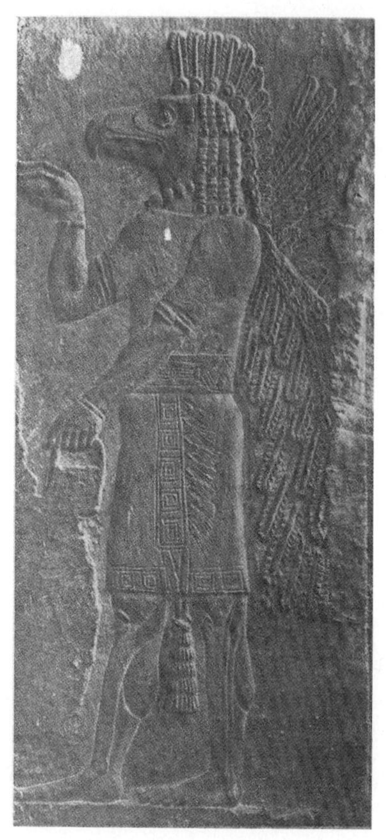

Abbildung 161 Geflügelter Genius mit Adlerkopf. Palast Sargons II. in Chorsabad. 8. Jahrhundert v. Chr.

Das *Awesta* begründet den Ursprung aller Krankheiten mit dem Geist des Bösen, *Angra Mainju (Wend.,* XXII, 2), oder mit bestimmten Wesenheiten, die ihm unterstellt sind, wie die *Jatu,* die *Pairika,* die *Schaini* oder die *Drudsch.* Bei den awestischen *Jatu* handelt es sich entweder um Dämonen oder um menschliche Zauberer *(Jascht,* II, 11; VIII, 44). Der Terminus *Jatu* erscheint auch im *Rigweda.* Hier bezeichnet er sowohl die Zauberei als auch den Zauberer selbst, für den es noch den Spezialausdruck *Jatudhana,* »der die Zauberei (in sich) Tragende«, gibt. Die *Pairika* und die *Schaini* sind weibliche Dämonen. In der wedischen Literatur gibt es für sie keine Entsprechungen. Im Gegensatz dazu finden die *Drudsch,* ebenfalls weibliche Geister, ihr Pendant in den *Druh* der *Weden.* Trotz dieser ursprünglichen Verwandtschaft findet man gleichwohl keine der awestischen *Drudsch* unter den wedischen *Druh.*

Alle diese bösartigen Wesen gehen in den *Dakhma* um *(Wend.,* VIII, 56—57). In diesen »Türmen des Schweigens« werden die Leichen der Verstorbenen aufgebahrt, um von den Geiern verschlungen zu werden.

Die *Dakhma* sind vor allem das Reich der *Drudsch Nasu,* die für die Verwesung der sterblichen Überreste verantwortlich ist: Sobald der Tod eingetreten ist und die Seele den Körper verlassen hat, fällt die *Drudsch Nasu* aus den Regionen des Nordens über diesen her. Sie besitzt die Gestalt einer riesigen Fliege mit Schwanz und angewinkelten Vorderbeinen. Sie summt ohne Unterlaß und gleicht den übel stinkenden *Khrafstras (Wend.,* VII, 2). Sie bleibt auf den Leichen sitzen, bis sich die fleischfressenden Vögel auf diese herabgesenkt haben *(Wend.,* VII, 3). Nach allgemeiner Ansicht stellt ein Verstorbener die Ausgangsbasis für eine Seuche dar *(Wend.,* VII, 6—7). Seine Kleidung muß entweder vernichtet oder gereinigt werden, denn sie ist von der *Drudsch Nasu* befleckt worden: »Wenn sich Sperma, Blut, Kot oder Erbrochenes auf dem Kleid befinden, so werden die Anbeter des Mazda dieses in Stücke reißen und eingraben. Wenn sich aber weder Sperma noch Blut noch Kot oder Erbrochenes auf dem Kleid befinden, so werden die Anbeter des Mazda dieses mit Rinderurin waschen« *(Wend.,* VII, 13—14).

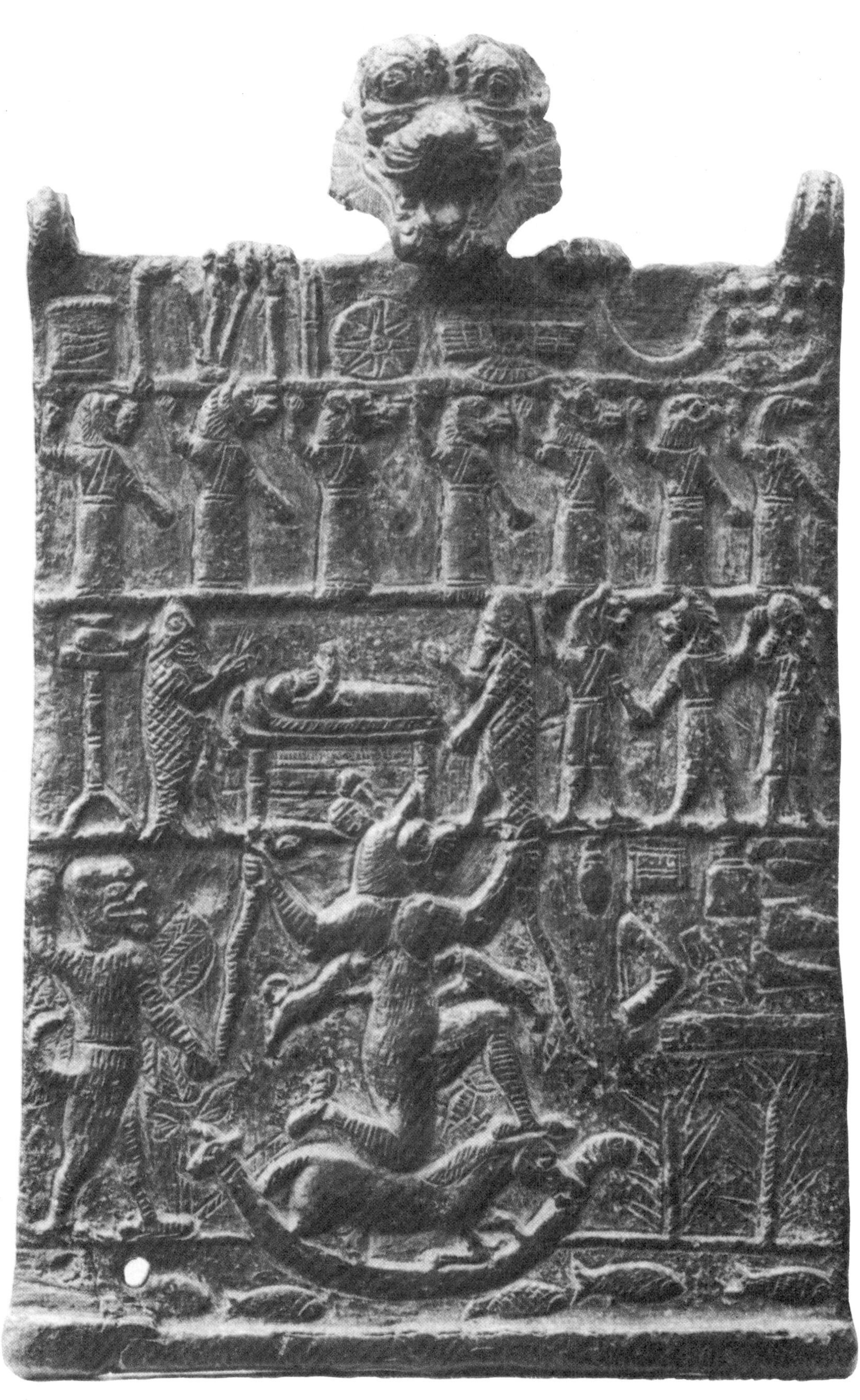

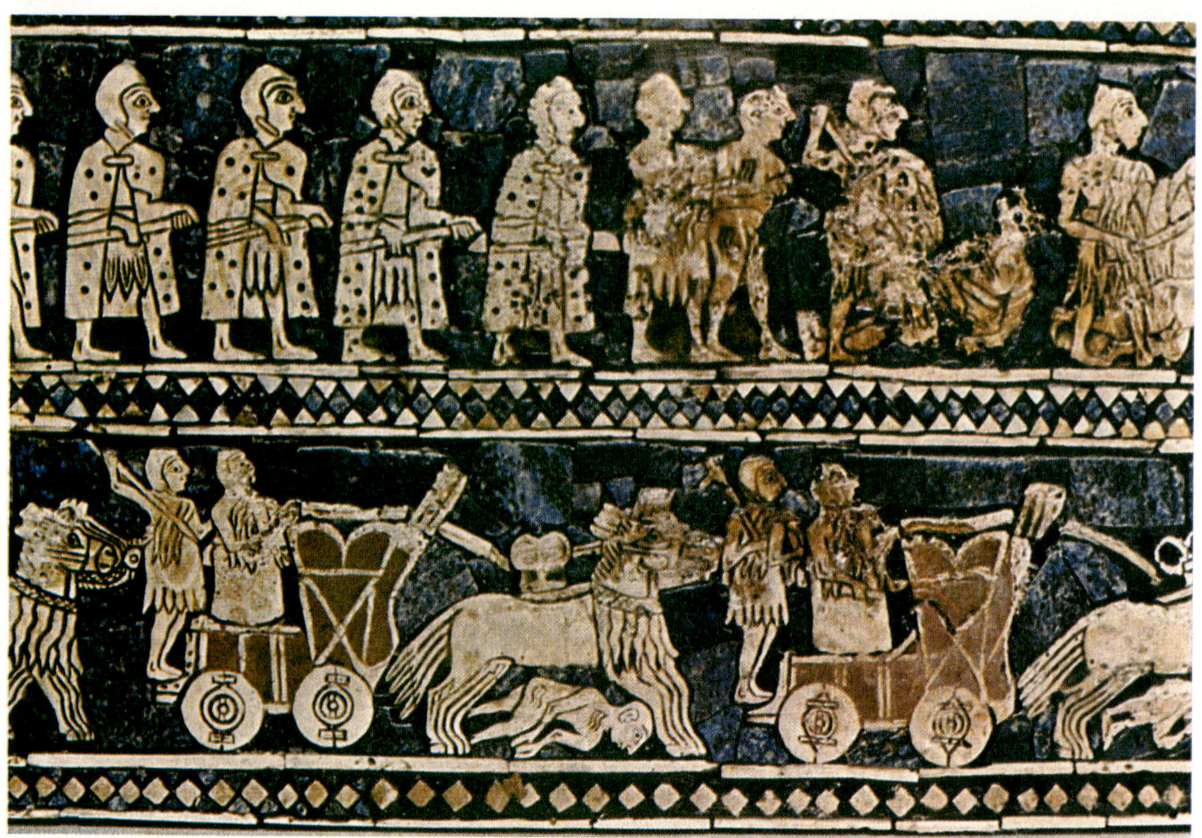

Abbildung 163
Prozession. Aus dem »Grab mit der Standarte«. Bemalte Keramik aus der Stadt Ur nahe der ehemaligen Euphratmündung.

Im Anschluß an die zitierte Stelle gibt das *Awesta* detaillierte Vorschriften für das Vorgehen. Sie sind mehr oder weniger umfangreich, je nachdem, ob das Kleidungsstück aus Stoff oder aus Leder ist *(Wend.,* VII, 15). Aber selbst gereinigt und gewaschen dürfen die Kleider des Verstorbenen »weder von einem Priester noch von einem Krieger oder von einem Arbeiter« getragen werden *(Wend.,* VII, 18). Sie können höchstens als Laken oder Polster für einen Kranken dienen. Diese prophylaktischen Maßnahmen, die mit der Preisgabe der Leichen an die Raubvögel beginnen, beruhen allerdings nicht nur auf medizinischen Überlegungen. Sie erklären sich vielmehr aus einer instinktiven Abneigung gegenüber Leichnamen, die noch durch den Glauben an eine den Körpern entweichende krankheitbringende Kraft verstärkt wird, wobei hinter allem eine einheitliche Vorstellung vom Bösen steht.

Am Beginn des Kampfes der beiden Prinzipien Gut und Böse schuf *Angra Mainju,* der Geist des Bösen, 99999 gegen Ahura Mazda gerichtete Krankheiten *(Wend.,* XXII, 2). In der Folgezeit verringerte sich diese Zahl, so daß das *Denkart* nicht mehr als 4333 Krankheiten nennt. Das *Awesta* hat uns die Namen einer Anzahl dieser Leiden überliefert. Einige von ihnen werden mehrfach in den verschiedenen Abschnitten des *Wendidad* genannt. Sie erscheinen hier als Dämonen, die es auszutreiben gilt: »Ich vertreibe das *Ischire,* ich vertreibe das *Aghuire.* Ich vertreibe das *Aghra,* ich vertreibe das *Ughra.* Ich vertreibe die Krankheit, ich vertreibe den Tod. Ich vertreibe den Schmerz und das Fieber. Ich vertreibe das *Sarana* und das *Sarastja.* Ich vertreibe das *Azhana* und das *Azhahwa.* Ich vertreibe das *Kurugha* und das *Azhiwaka*...« *(Wend.,* XX, 9). An anderen Stellen sind weitere Namen von Krankheiten wie *Naeza (Wend.,* VII, 58), *Paman, Garenu* und *Wawareschi (Jascht,* XIII, 131) genannt.

Die meisten dieser Bezeichnungen sind unverständlich und müssen es bereits unter den Sassaniden gewesen sein. Sie wurden nämlich in der während der Regierungszeit von Schapur II. (310—379) angefertigten pahlewischen Version des *Awesta* nicht übersetzt. Dennoch hat man einige Übersetzungsversuche unternommen, wobei man sich besonders auf Vergleiche mit den in der wedischen Literatur genannten Bezeichnungen stützte. So meint das Wort *Paman,* das dem *Awesta* und dem *Weda* gemeinsam ist, vielleicht eine entzündliche Krankheit, wenn man sich auf den *Atharwaweda* bezieht. In der *Tschandogja Upanischad* allerdings entspricht es einer Hautkrankheit, nämlich der »Krätze«. Man hat ferner einen Zusammenhang zwischen dem awestischen *Druka* und dem *Dadruka* im Sanskrit gesehen, das in der Form *Dadru* in der medizinischen Literatur Indiens seit Susruta vorkommt. Bei diesem Autor bezeichnet *Dadru* eine »flechtenartig sich weiterfressende und Pusteln aufweisende« Dermatose *(Susruta Samhita, Nidanasthana,* V, 5). Die nachfolgenden Erläuterungen erlauben es uns jedoch nicht, diese Hautkrankheit näher zu präzisieren. Letztlich beschränken sich die Übereinstimmungen in der nosologischen Terminologie der *Weden* und des *Awesta* auf einige Bezeichnungen für Krankheiten der Haut. Dies legt die Vermutung nahe, daß es zur Zeit der indoarischen Völkergemeinschaft noch keine festumrissene Nosologie gegeben hat. Die wenigen Ausführungen zeigen, daß die alten Iraner wie die mit ihnen verwandten Arier offensichtlich überhaupt keine Vorstellung von pathophysiologischen Prozessen gehabt haben. Infektionen und Fieber stellen im menschlichen Bereich Manifestationen des kosmischen Angriffs der Kräfte des Bösen gegen Ahura Mazda dar. Der auf diesen Angriff folgende Kampf wird durch den Gegensatz zwischen *Ascha* und *Drudsch* (Ordnung und Unordnung) symbolisiert. Ein derartiges Gegensatzpaar läßt sich auch im *Weda* mit den Begriffen *Ritu* und *Druh feststellen,* allerdings mit weniger konsequenter Systematik als im *Awesta.*

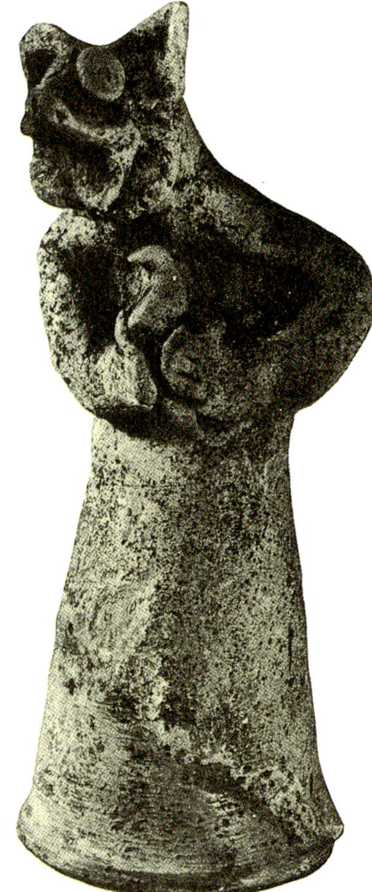

Abbildung 164
Ein löwenköpfiger Dämon hält einen Vogel in den Händen. Lagasch (heute Tello), Ende der Sumerer-Zeit.

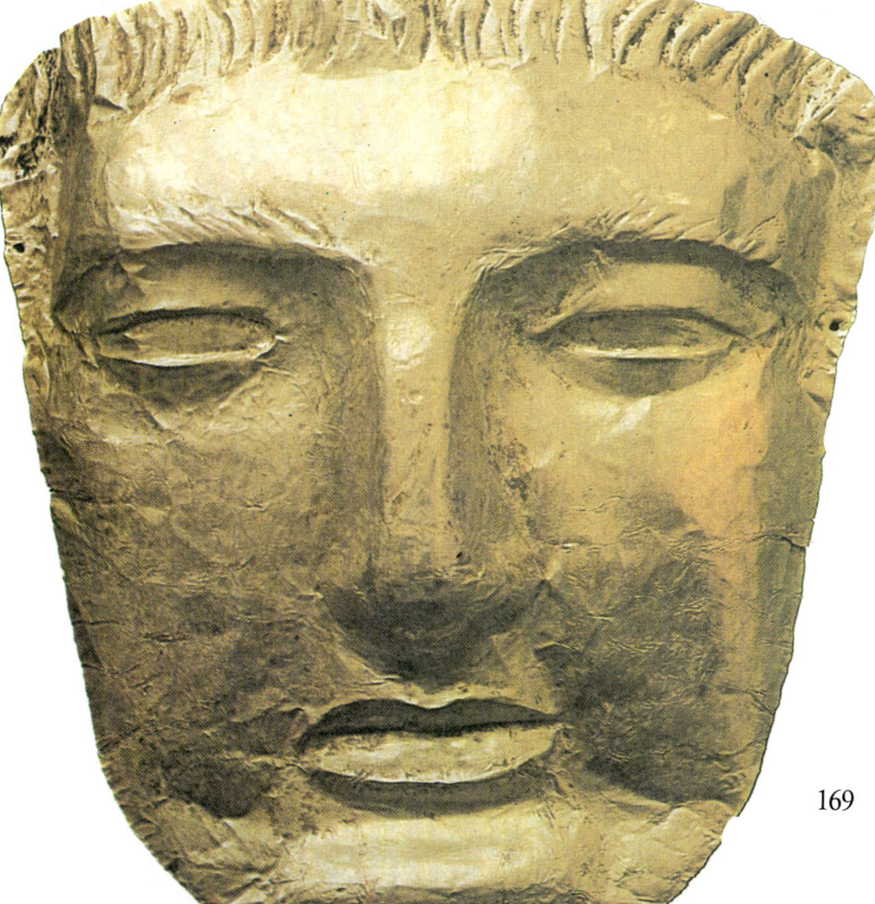

Abbildung 165
Phönizische Totenmaske aus Gold. 1000 v. Chr.

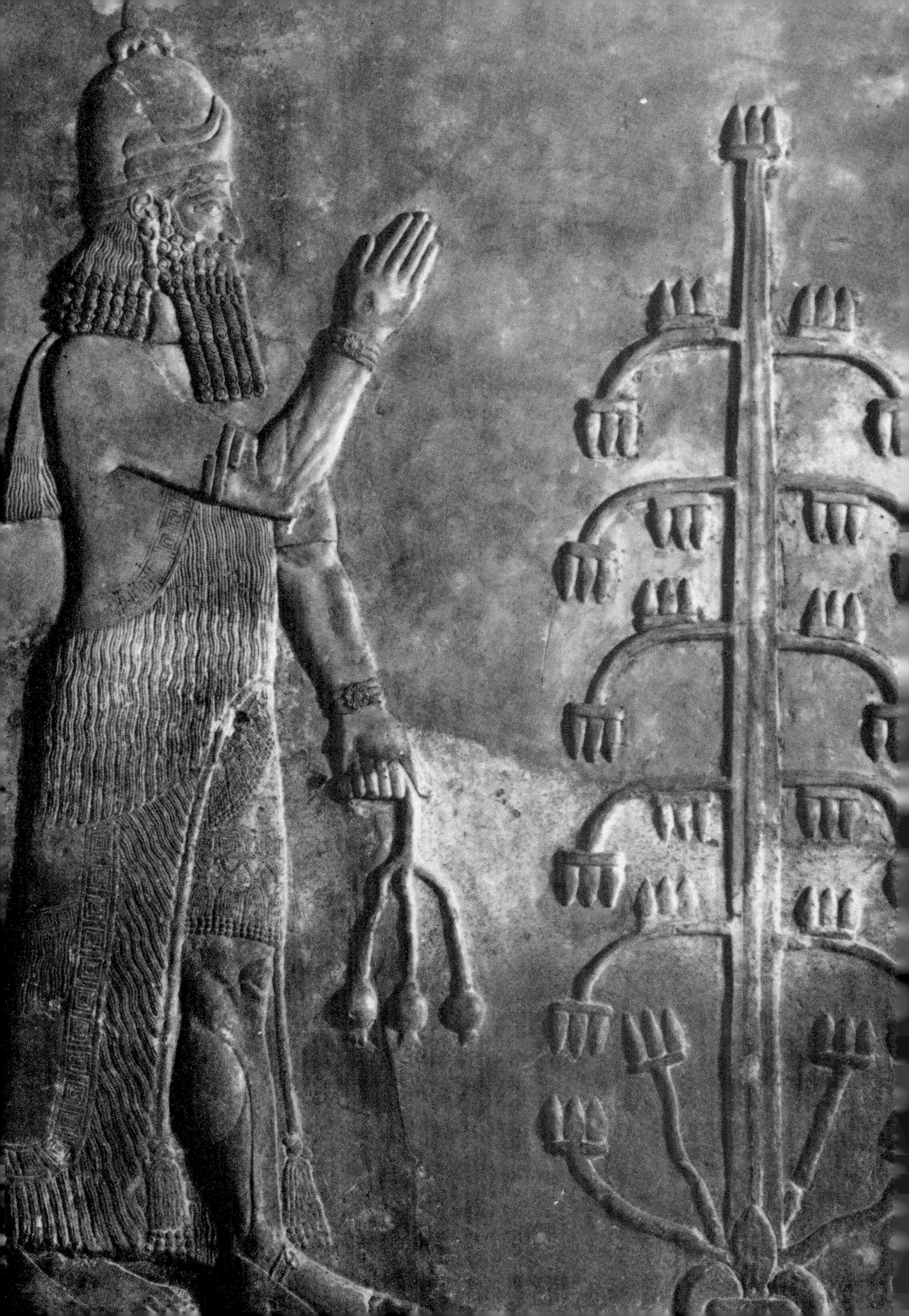

Die Therapie

Das *Awesta* unterscheidet drei Mittel, die zum Sieg über die Krankheit führen: das Messer *(Kareta),* die Pflanzen *(Urwara)* und die geheiligte Formel *(Mantra spenta) (Wend.,* VII, 44; *Jascht,* III, 6). Aller Wahrscheinlichkeit nach handelt es sich um eine dem gesamten indo-europäischen Kulturkreis gemeinsame Unterscheidung, wie die Existenz einer vergleichbaren Tradition bei den Griechen belegt. Sie wird uns durch Pindars III. Pythische Ode überliefert. Der Dichter erinnert an Asklepios, der von seinem Vater Apoll als Kind dem Zentaur Chiron anvertraut wurde, »auf daß dieser ihn darin unterweise, die schmerzhaften Krankheiten der Menschen zu heilen«. Pindar fährt fort: »Jeden, der zu ihm kam, erlöste er von seinem Leiden; solche, die ein in ihrem Fleisch herangewachsenes Geschwür trugen; solche, die irgendwo durch blankes Metall oder durch einen Schleuderstein verletzt worden waren; ferner solche, deren Leib duch die Hitze des Sommers oder die Kälte des Winters verunstaltet worden war. Die einen heilte er durch süße Zauberei, den anderen gab er wohltätige Tränke oder legte alle Arten von Heilmitteln auf ihre kranken Glieder, wieder andere schließlich machte er durch gezielte Schnitte gesund.«

Die Schnitte in diesem Zitat entsprechen dem Messer des *Awesta,* die wohltätigen Tränke den Pflanzen und die Zauberei dem *Mantra.* Die Annahme, daß diese Vorstellung vom therapeutischen Vorgehen auf ein hohes Alter zurückblicken kann, wird durch einen knappen Hinweis des *Rigweda* unterstützt, wo sie implizit auftaucht: »Euch, o *Nasatjas,* nennt man die Heiler des Blinden, des Abgemagerten und des Knochenbrüchigen« *(Rigweda,* X, 39, 3). Tatsächlich leidet der Blinde an einer Behinderung, die man seinerzeit für die Folgeerscheinung einer Verwünschung gehalten hat, die somit allein ein *Mantra* heilen konnte. Für den Abgemagerten ist eine stärkende und heilende Behandlung mittels Pflanzen angezeigt. Die Knochenbrüche schließlich verlangen die Bemühungen eines Chirurgen. Diese Einteilung der Heilmaßnahmen in drei Gruppen belegt entgegen den bisweilen aufgestellten Hypothesen allerdings keine allen indo-europäischen Völkern gemeinsame medizinische Lehre.

Man findet im *Awesta* einen Hinweis auf die Herkunft des Chirurgenmessers, das der Heros Thrita von Kschathra Wairja, dem Unsterblichen Wohltäter *(Amescha spenta)* und Herrn der Metalle, erhalten haben soll *(Wend.,* XX, 3). Thrita, der Vermittler zwischen den Göttern und den Menschen, wird uns als Vornehmster der Ärzte vorgestellt. Ihm hat Ahura Mazda die Heilpflanzen gegeben. Sie wachsen im Überfluß rund um den *Gaokerena* oder *weißen Haoma,* den mythischen Baum des Meeres *Wurukascha.* Das Wasser dieses Meeres schenkt als Saft den Guten das ewige Leben, in Fluten von flüssigem Metall jedoch begräbt es die Bösen unter sich. Es gibt eine irdische Form des *Haoma.* Das *Awesta* beschreibt den *Haoma* als Pflanze »von goldener Farbe mit biegsamen Stengeln« *(Jasna,* IX, 16), die im Gebirge wächst *(Jasna,* X, 3—5, 11). Als Opfergabe stellt der gelbe *Haoma* die vornehmste aller Heilpflanzen dar. Man erwartet von ihm »Weisheit, Kraft und Sieg, Gesundheit und Genesung, Reichtum und Ansehen...« *(Jasna,* IX, 17). Die Wirkung des *Haoma* wird noch eingehender erläutert: »Die geringste Opfergabe mit *Haoma,* der geringste Lobpreis des *Haoma* und der geringste Schluck *Haoma* reichen bereits aus, um Tausende *Daewas* zu töten. Alles Übel, das die Dämonen hervorgerufen haben, entweicht in jenem Augenblick, in dem eine Hausgemeinschaft oder ein Mann sich des *Haoma* bedient...« *(Jasna,* X, 6—7).

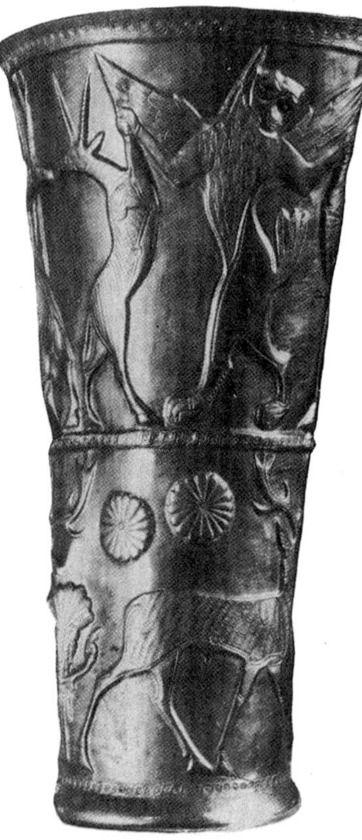

Abbildung 167
Hoher goldener Trinkbecher. Die Goldschmiede von Amlasch hatten eine Vorliebe für große Trinkgefäße aus Gold oder Silber. Dieser Künstler wählte bekannte Motive aus der Tierwelt.

Abbildung 166 (gegenüber)
Ein bärtiger Gott hält den dreikapseligen Mohn in der Hand. 8. Jahrhundert v. Chr.

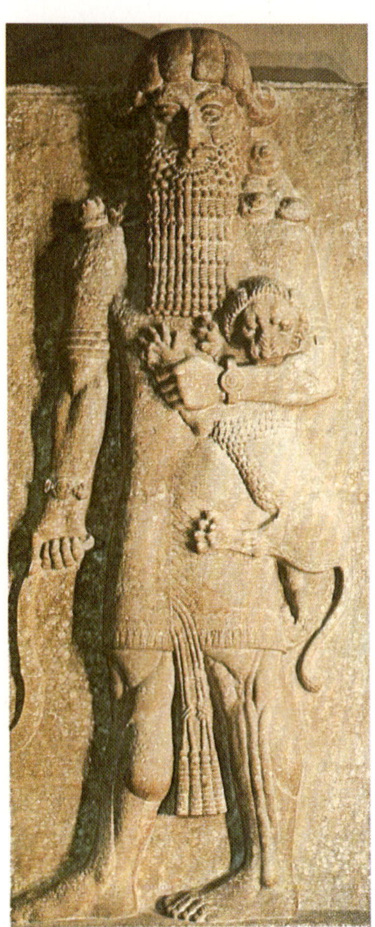

Abbildung 168
Der langbärtige Gilgamesch, Held eines assyrischen Epos, bändigt ein wildes Tier.

Abbildung 169 (gegenüber) Eine Opferszene, wie sie ähnlich in Assyrien stattgefunden haben könnte. Die indischen Dämonen erscheinen auch unter den Göttern des Iran. Indische Miniatur aus dem 17. Jahrhundert.

Das *Awesta* gibt uns auf dem Gebiet der Heilmittellehre jedoch außer diesen Überlegungen über die Qualitäten des *Haoma* keine weiteren Informationen.

Das pahlewische *Denkart* unterscheidet zwar zwischen siebzig Gruppen von Medikamenten pflanzlichen Ursprungs, zählt sie aber leider nicht auf. Man findet allerdings im *Wendidad* die Namen einiger »wohlriechender Pflanzen«, die man ins Feuer werfen muß, um die von der *Drudsch Nasu* verseuchten Lebewesen und Gegenstände zu läutern. Es handelt sich dabei um *Urwasni, Wohugaona, Wohu-kereti* und *Hadhanaepata (Wend.,* VII, 2—3). Ihr vom Feuer verbreiteter Duft »tötet sogleich die unsichtbaren *Daewas* zu Tausenden, ferner die Dämonen, das Gezücht der Finsternis, sowie die Paare der *Jatus* und *Pairikas« (Wend.,* VIII, 78—80). *Urwasni* ist ohne Zweifel die Alaunwurzel (persisch *Rasan),* eine Pflanze aus der Familie der Korbblütler, deren Wurzel ein ätherisches Öl enthält *(Ol. Helenii).* Man hat die Vermutung geäußert, daß sich *Wohu-gaona* auf eine Pflanze oder ein Holz mit schwarzer Rinde bezieht, da der Begriff in der wörtlichen Übersetzung »schwarze Haare« heißt. In der gudscharatischen Übertragung des *Wendidad* ist mit *Wohu-gaona* das *Olibanum,* ein Gummiharz, gemeint. *Wohu-kereti* hingegen kann als Aloepflanze identifiziert werden, die nach Hippokrates als Mittel zur Bekämpfung der Pest von den Griechen auf öffentlichen Plätzen verbrannt wurde. *Hadhanaepata* bezeichnet den Granatapfelbaum. Seine Rinde liefert einen der Bestandteile des Opfergetränkes *Parahaoma.* Dieses wird zubereitet, indem man Granatapfelbaumrinde und gelben *Haoma* zerstößt und das Ganze mit geweihter Milch und Weihwasser vermischt. Das *Awesta* erwähnt darüber hinaus zwei Pflanzen, *Bangha* und *Schaeta (Wend.,* XV, 13—14), die als Abführmittel benutzt worden sein sollen. Man kann über diese beiden Drogen keine sicheren Aussagen machen. Möglicherweise handelt es sich bei der erstgenannten um Haschisch, den indischen Hanf *(Bhanga* im Sanskrit).

Im *Awesta* wird ferner die Dosis erwähnt, die beim Gebrauch eines Heilmittels nicht überschritten werden darf. Während des Opfers *(Jasna)* ruft der Priester den *Haoma* an und fügt hinzu: »Du enthältst gesundheitbringende Kräfte, sofern du nur im rechten Maße angewendet wirst« *(Jasna,* X, 12). Tatsächlich erweisen sich viele Pflanzen als giftig, sobald man die Dosis erhöht. Die Ärzte des Ahura Mazda, die mit Sicherheit eine bestimmte Zahl giftiger Pflanzen benutzt haben, werden sich ihrer Wirkung bewußt gewesen sein. Das *Awesta* erwähnt zudem auch das *Wisch* (Gift) und führt aus, daß es die Speise der Verdammten darstellt *(Jascht,* XXII, 36). Der Ausdruck *Wisa* im Sanskrit entspricht etymologisch dem iranischen *Wisch.* Er bezeichnet »Gift« im allgemeinen und verschiedene Arten von Alkaloiden im besonderen, vor allem das *Aconitin,* ein hochtoxisches Alkaloid, das aus Hahnenfußgewächsen gewonnen wird und nicht nur als Gift, sondern auch als Heilmittel verwendet wurde. In dieser Funktion scheint es auch in den Arzneimittellisten auf.

Wenn die Behandlung einer Krankheit mit dem Messer und mit Heilpflanzen nicht zu dem gewünschten Ergebnis führt, kann man nur noch auf die Beschwörungsformeln *(Mantras)* zurückgreifen. Zu dieser therapeutischen Maßnahme gibt uns das *Awesta* einige Beispiele *(Wend.,* XX, 5—13). Dort wird erläutert, daß, wenn mehrere Ärzte sich um den Kranken bemühen, einer das Messer, der zweite die Heilpflanzen und der dritte das *Mantra* gebrauchen solle. Der letztere ist »der vornehmste Heilkundige unter den Heilkundigen« *(Wend.,* VII, 44). Die dritte Behandlungsmethode besteht in Zaubersprüchen, wovon der mit dem Titel *Airjama ischjo* am wirksamsten ist. Der Name leitet

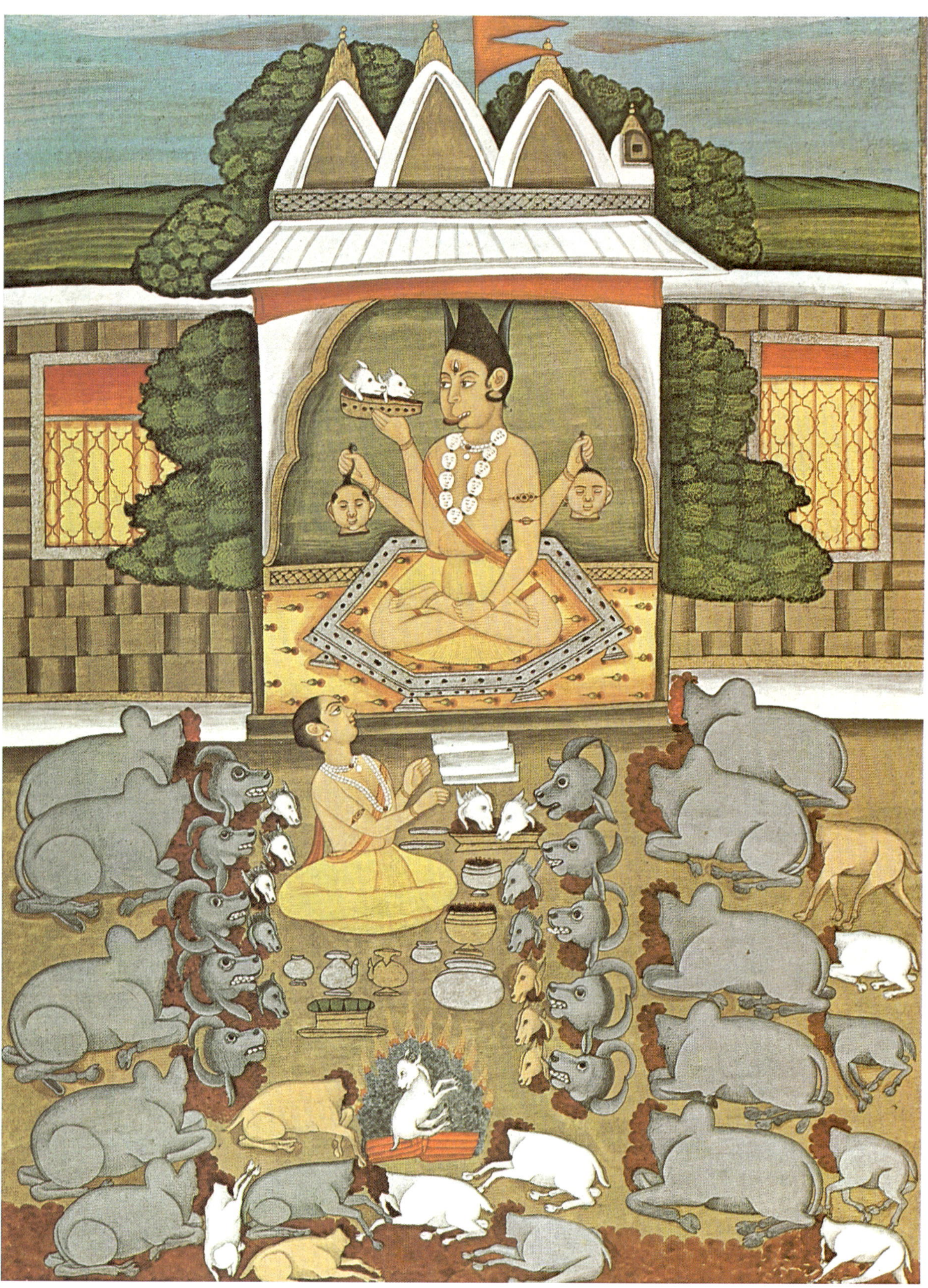

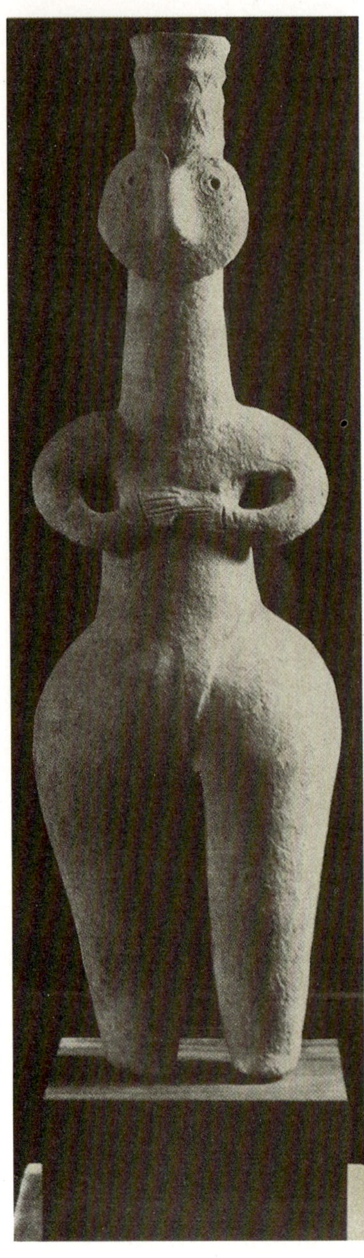

Abbildung 170
Statuette einer Frau vom sogenannten Fettsteißtypus. Dieses Werk erinnert unwillkürlich an manche Richtungen der zeitgenössischen Kunst. Amlasch, 9./8. Jahrhundert v. Chr.

sich her von den Anfangsworten der Zauberformel: »der alle Wünsche im Übermaß erfüllende Airjama«. Der Spruch wendet sich an den Genius Airjama, den Ahura Mazda mit der Vertreibung der Krankheiten und des Todes beauftragt hat *(Wend.,* XXII, 7—20). Es sei darauf hingewiesen, daß das *Denkart* den drei im *Awesta* genannten Heilmethoden zwei weitere hinzufügt, nämlich die Heilung durch das Feuer und die durch Ausbrennen *(Denkart,* CLVII, 8—9). Der Text sagt, das Feuer »vertreibt die Fäulnis und den sich in der Luft ausbreitenden Geruch der Krankheit«. Das Ausbrennen, das »bestimmte Krankheiten des Körpers« hinwegnehmen kann, wird über die Chirurgie gestellt.

Das Wasser bildet eine weitere Heilquelle. Wasser ist mit den Drogen eng verbunden, denn der Regen macht die Erde fruchtbar und läßt die Pflanzen heranwachsen, aus denen man die Arzneien gewinnt *(Wend.,* XXI, 3). In den Wasserfluten des Meeres *Wurukascha* wächst der Unsterblichkeitsbaum *Gaokerena.* Die Gewässer und die Pflanzen unterstehen Haurwatat und Ameretat beziehungsweise den *Amescha spenta* der Gesundheit und Unsterblichkeit. Das Wasser erscheint als fruchtbarkeitspendendes Element in einer Zauberformel, mittels derer die Empfängnisfähigkeit und der Milchfluß der Frau herbeigeführt werden sollen *(Wend.,* XXI, 6—7). Der *Jasna* (XXXVIII) ruft die Gewässer unter siebzehn Namen an, in denen die Überlieferung siebzehn verschiedene Arten von Flüssigkeiten erkennt. Der *Große Bundahisch* trifft folgende Unterscheidung: die Feuchtigkeit des Taus, der sich auf die Pflanzen niedersenkt; das von den Bergen herabstürzende Wasser; das Regenwasser; stehende Gewässer; Sperma, Urin und Speichel; das in der Haut befindliche Wasser; Tränen und Schweiß; das Öl, das in beiden Welten Gegenstand des Verlangens ist; die Flüssigkeit, die sich bei der geschlechtlichen Vereinigung der Menschen wie der Tiere bildet; das Blut; die Flüssigkeit, die den Fötus nährt; das Wasser, das sich unter den Stämmen der Bäume befindet; das Wasser in den Pflanzen; schließlich die Milch.

Mehrere dieser Angaben finden sich auch in den *Weden.* Der wedische *Soma* entspricht dem *Haoma* des *Awesta.* Er ist ebenfalls gleichzeitig ein als Opfertrank dienender Pflanzensaft und die vornehmste aller Pflanzen, die außerdem dem Wasser zugeordnet wird. So heißt es im *Rigweda:* »In den Wassern befindet sich der Saft der Unsterblichkeit, in den Wassern ist das Heilmittel« *(Rigweda,* I, 23, 19). Der Heros Thrita, der als Oberster der Ärzte angesehen wird, hat sein Pendant in dem wedischen Trita. Gleichwohl haben diese Personen nicht die gleichen Aufgaben. Thrita gibt den Menschen die Heilmittel Kschathra Wairjas und Ahura Mazdas *(Wend.,* XX, 2—4), Trita hingegen belegt sie im Auftrag der Götter mit dem Makel der Befleckung *(Atharwaweda,* VI, 113, 1).

Diese inhaltlichen Unterschiede erklären sich aus der Tatsache, daß die (bösen) indischen Dämonen in der Regel unter den (guten) iranischen Gottheiten auftauchen. Trotzdem ist die Rolle des wedischen Trita nicht ausschließlich bösartiger Natur. Denn er bereitet den *Soma* zu, ebenso wie Thrita den *Haoma.* Andererseits entspricht das awestische *Mantra* genau dem wedischen *Mantra.* Die Therapie mittels Beschwörungsformeln, wie sie im *Awesta* dargelegt wird, zeigt keine deutlichen Übereinstimmungen mit der, die wir von den wedischen Texten her kennen, wenn auch die Wirksamkeit des *Mantra* gegen die Kräfte des Bösen mit der Macht verglichen werden kann, die in Indien dem *Mantra* zugeschrieben wird. Die die magischen Kräfte auslösenden Beschwörungsformeln selbst sind einfach strukturiert und wenig charakteristisch. Man findet hier Parallelen zwischen den *Weden* und den babylonischen Keilschrifttäfelchen.

Das *Awesta* gibt uns unter anderem einige Hinweise zur Behandlung einer Frau, die eine Totgeburt hatte. Bevor die Patientin irgendeine andere Nahrung zu sich nehmen konnte, mußte sie drei, sechs oder neun Schluck einer Mischung aus Asche und Rinderurin trinken. Dieses Gebräu war offensichtlich dazu bestimmt, ihren Leib von der Befleckung durch die Berührung mit dem Tod zu reinigen. Danach durfte sie gekochte Stuten-, Kuh-, Schafs- oder Ziegenmilch zu sich nehmen. Der Genuß von Wasser aber war ihr außer bei Fieber untersagt *(Wend.,* VII, 60—71).

Die Ärzte

Wir haben oben gesehen, daß das *Awesta* zwischen dem die Chirurgie praktizierenden Arzt, dem mit Hilfe von Pflanzen behandelnden Mediziner und dem die Krankheitsdämonen mit Zaubersprüchen austreibenden Exorzisten eine scharfe Unterscheidung vornimmt.

Wir verfügen darüber hinaus über eine bestimmte Anzahl ziemlich genauer Informationen zum Beruf des Arztes. Sie sind im VII. Kapitel des *Wendidad* zusammengestellt. Wir erfahren dort, daß ein Chirurg der Religion des Ahura Mazda so lange keine Angehörigen der eigenen Glaubensgemeinschaft behandeln durfte, bis er mit Erfolg drei Patienten anderer Religionszugehörigkeit

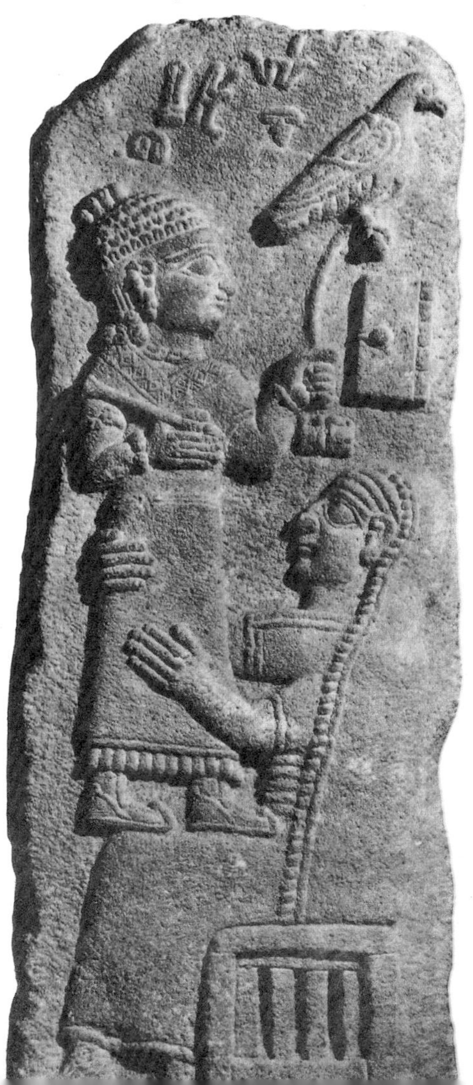

Abbildung 171
Ein Kind mit Namen Tarhunpidschas steht auf den Knien seiner Mutter. Es hält in der linken Hand die Leine eines gezähmten Falken und in der rechten möglicherweise einen Pinsel. 8. Jahrhundert.

Abbildung 172: Die goldene Gründungstafel von Apana. Die Inschrift ist dreisprachig gehalten, nämlich in Altpersisch, Elamitisch und Babylonisch. Ende des 6. Jahrhunderts v. Chr.

operiert hatte. Wenn er sich nach drei mißglückten Versuchen dennoch erdreistete, einen Anbeter Ahura Mazdas zu behandeln und diesen während der Operation durch einen Kunstfehler verletzte, so mußte er dies mit der *Baodhowarschta* genannten Strafe bezahlen *(Wend.,* VII, 38). In einem Kommentar finden wir die Erläuterung, daß diese Buße im Abhacken von sechs Fingern bestanden hat.

Ist aber ein Arzt in den Berufsstand aufgenommen worden, so können sich seine Bemühungen auf Menschen wie auf Tiere erstrecken. Dies geht aus einer Textstelle hervor, in der die Höhe des ärztlichen Honorars festgelegt wird: »Der Arzt wird einen Priester für den göttlichen Segen heilen. Er wird einen Familienvater für ein Rind geringeren Wertes heilen. Er wird den Vorsteher einer Festung für ein Rind mittleren Wertes heilen. Er wird den Vorsteher eines Bezirkes für ein Rind gehobenen Wertes heilen. Er wird den Herrscher eines Landes für ein Viergespann heilen... Er wird ein Rind gehobenen Wertes für ein Rind mittleren Wertes heilen. Er wird ein Rind mittleren Wertes für ein Rind geringeren Wertes heilen. Er wird ein Rind geringeren Wertes für einen Hammel heilen. Er wird einen Hammel für ein Stück Fleisch heilen« *(Wend.,* VII, 41—43). Die formale Anlage dieser berufsständischen Regelung erinnert unmittelbar an einige Gesetze des *Codex Hammurabi* (18. Jahrhundert v. Chr.), die die Rolle des Arztes in der babylonischen Gesellschaft zum Inhalt haben. Das Honorar wurde damals entsprechend der gesellschaftlichen Stellung des Patienten festgelegt. Wenn man dem Arzt die Verantwortung für den Tod eines freien Mannes nachweisen konnte, so waren ihm die Hände abzuhacken *(Codex Hammurabi,* § 218).

Diese Angaben des *Wendidad* können durch die Analyse des im *Denkart* enthaltenen *Nask Husparam* vervollständigt werden. Dieses *Nask* behandelt vor allem den Anteil des *Amescha spenta aschwahist* und den des Arztes bei der Heilung des Kranken, ferner die Würde des ärztlichen Berufes, das Honorar des Arztes gemäß der Stellung des Patienten, die Verpflichtung des Anbeters Ahura Mazdas, einen iranischen Arzt einem ausländischen vorzuziehen, die Bezahlung eines ausländischen Mediziners und vieles andere mehr *(Denkart,* VIII, 37, 14—29).

Wir wissen nicht, ob diese Vorschriften bereits in der Achämenidenzeit angewendet worden sind. Auf jeden Fall verfolgten die Achämeniden im Gegensatz zu den Sassaniden eine weniger protektionistische Politik und beriefen häufig Praktiker aus dem Ausland in ihr Reich. Dareios I. der Große (522—486 v. Chr.) hatte zunächst ägyptische Ärzte in seinem Gefolge, die er dann durch den griechischen Mediziner Demokedes von Kroton ersetzte (Herodot, III, 129—138). Nach der Überlieferung hat Artaxerxes I. Makrocheir (464—424 v. Chr.) vergeblich versucht, Hippokrates an seinen Hof zu ziehen. Ein weiterer Grieche, Ktesias von Knidos, war lange Leibarzt Artaxerxes' II. Mnemon (404—358 v. Chr.). Im Jahre 401 v. Chr. nahm er sogar an der Schlacht von Kunaxa teil, in der Artaxerxes siegte und seinen Bruder Kyros den Jüngeren tötete, der ihm den Thron streitig machte. Ein Landsmann des Ktesias, Apollonides von Kos, der ebenfalls als Arzt in Persien arbeitete, hinterließ dort einen wenig schmeichelhaften Eindruck: Ktesias berichtet uns in seinen *Persika,* daß Apollonides seine Stellung als Arzt ausgenutzt habe, um Amytis, die Tochter des Xerxes, zu mißbrauchen *(Persika,* nach den Exzerpten des Photios, XLII). Die Welle der ausländischen Ärzte behinderte gleichwohl nicht die iranische medizinische Tradition, die sich bis zum Einbruch des Islam halten konnte.

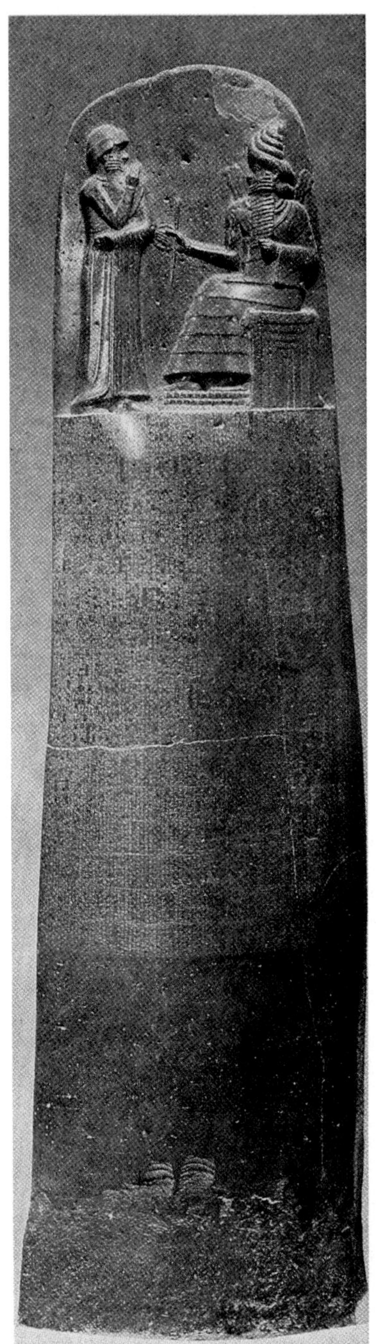

Abbildung 173
Der Codex Hammurabi. Auf dem Dioritblock ist in akkadischer Sprache die älteste Gesetzessammlung der Welt eingemeißelt. Im oberen Blickfeld der König im Gebet vor Schamasch.

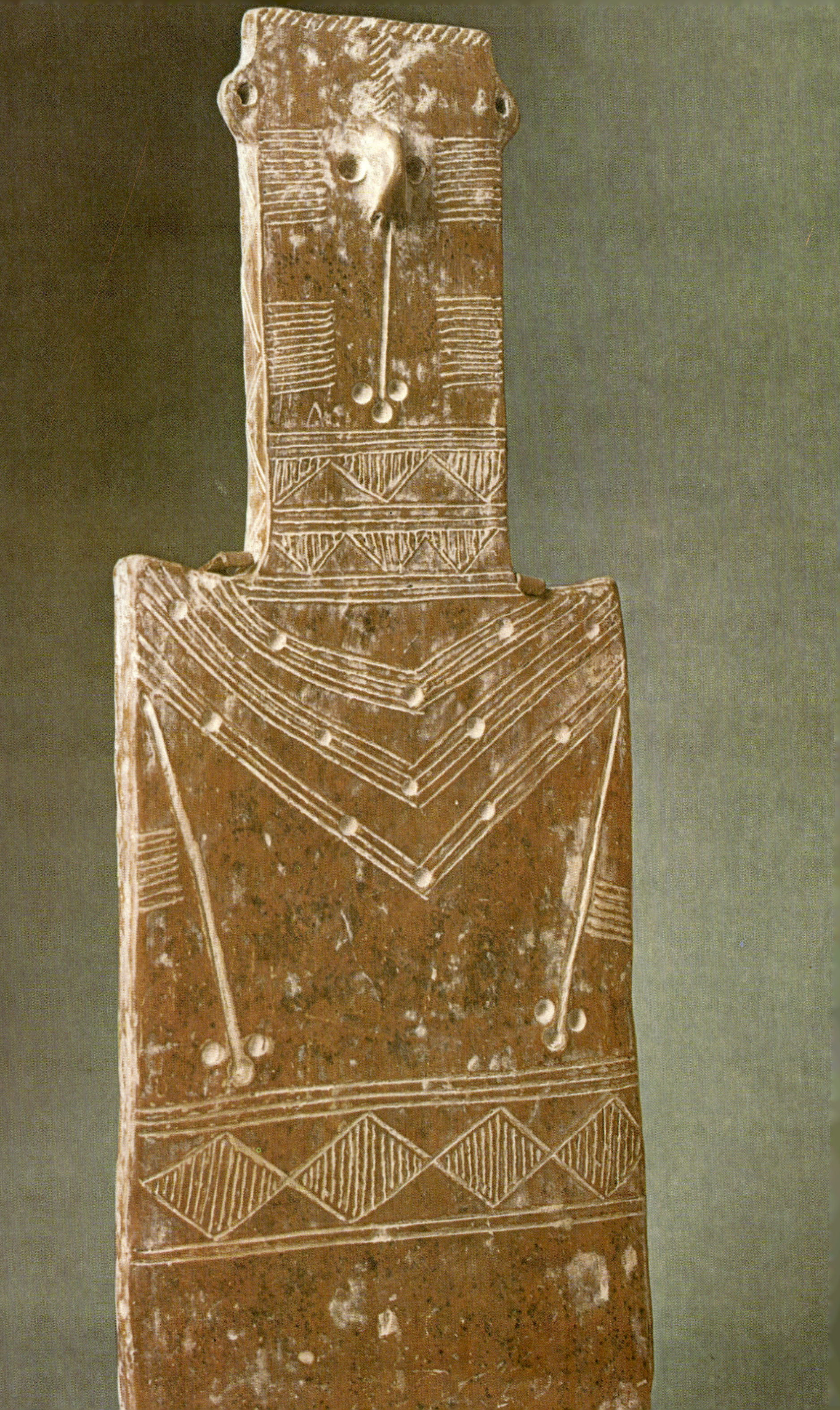

Die Medizin bei den Griechen

von Gaston Baissette

Die Ursprünge

Wenn man die ältesten Kulturen, die des Fernen Ostens, vor allem Chinas und Indiens untersucht, so kommt man zu dem Schluß, daß die Medizin in jenen Ländern bereits in prähistorischer Zeit festumrissene Züge angenommen hat. Anders ist es in der griechischen Heilkunst. Dort können wir ihr Entstehen und ihre Fortschritte gut verfolgen, denn Griechenland hat sich erst viel später als der Ferne Osten, später noch als die benachbarten Donau- und Mittelmeerländer, zu einer Hochkultur erhoben.

Unter den Historikern gibt es zwei gegensätzliche Standpunkte, was die Ursprünge der griechischen Welt anbelangt. Einige, wie etwa Ch. Daremberg, behaupten, die Blüte Griechenlands unter Perikles sei die plötzlich auftretende Erscheinung einer Generation, ein einmaliges Ereignis in der Menschheitsgeschichte, gleichsam ein Wunder der Götter. Für andere irrte Hellas lange zwischen Magie und von den Priestern ausgeübter Therapeutik umher und durchbrach erst im 4. vorchristlichen Jahrhundert die von der Religion gesteckten Grenzen. Für diese Gelehrten steht die griechische Medizin in einem Zusammenhang mit der allgemeinen Entwicklung der Geschichte und der Welt. Diese Meinung vertraten bereits Thukydides und Hippokrates. Sie sahen im Arzt einen Naturbeobachter, einen Philosophen, genauer den *Freund der Weisheit.* Zu diesem Schluß gelangen aber auch alle jene, die die Geschichte der hellenischen Medizin mit wissenschaftlicher Objektivität untersuchen.

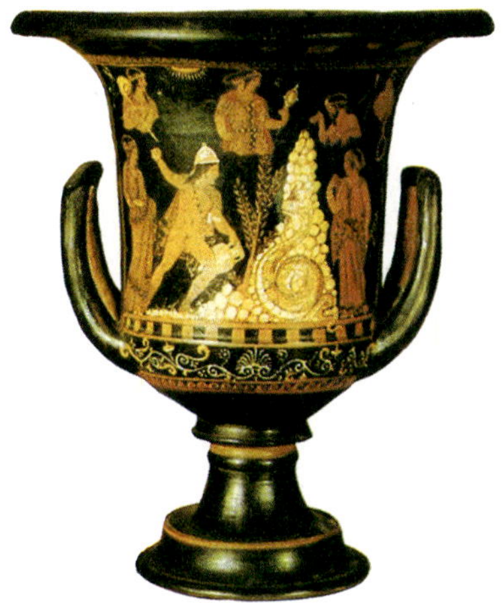

Abbildung 175
Kadmos tötet den Drachen von Theben, dessen Zähne er aussäen wird. Altitalische Vase.

In seinem Traktat *De vetere medicina* schreibt Hippokrates: »Alle Tiere, die ausreichend Nahrung an Pflanzen, Heu, Früchten und anderen Produkten der Erde finden, leben gesund und munter und benötigen keinerlei andere Nahrung. Ursprünglich ernährten sich auch die Menschen wie die Tiere. Die zubereiteten Speisen, derer sie sich heute bedienen, wurden erst im Laufe der Zeit erfunden, weil jene ursprüngliche Nahrung zu einfach war und den Menschen große Beschwerden bereitete. So hat die Notwendigkeit die Menschen gezwungen, eine ihrem Wesen gemäße Lebensführung zu suchen. Sie lernten, die Körner einzuweichen, zu enthülsen, zu sieben, zu mahlen und zu zerstoßen. Aus Weizen stellten sie Brot her, aus Gerste Teigwaren tausenderlei Art. Sie haben gekocht und gebraten, sie haben Gerichte zusammengestellt, Schwerverdauliches und Heißes durch Leichteres und Kühleres ergänzt und sich in allem nach der Natur und nach den Kräften des Menschen gerichtet.«

Diese Auffassung ist von bedeutenden Medizinhistorikern energisch zurückgewiesen worden. So schreibt Charles Victor Daremberg, der zahlreiche Werke antiker Ärzte übersetzt und herausgegeben hat, in seiner »Geschichte der medizinischen Wissenschaften«: »Es gibt kaum eine Lehrmeinung, die so sehr der

Abbildung 174 (gegenüber)
Fruchtbarkeitsgott. Terrakottaplastik mit geometrischen Motiven. Archaische Zeit.

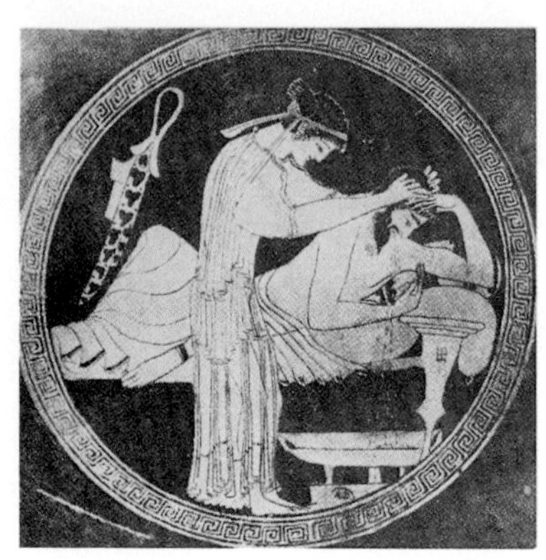

Abbildung 176
Die Mahlzeiten der Griechen fanden ihren Höhepunkt in einem Trinkgelage der Männer, die von Hetären umgeben waren. Exzesse waren an der Tagesordnung. Auf unserer Abbildung erbricht sich ein Zecher, während ihm die Gefährtin den Kopf hält. Griechische Vase.

Geschichte und der Physiologie widerspricht: Der Physiologie, weil wir weder über Zähne verfügen, mit denen man Heu zerkauen kann, noch über einen Magen, der dies verdauen würde; der Geschichte, weil ein solcher Grad an Primitivität, ärger noch als der des alten Amerika oder Ozeanien, einfach unvorstellbar ist. Wir wissen doch genau, was wirkliche Wilde können und wozu sie taugen: niemals verlassen sie ihr primitives Dasein durch eigene geistige Aktivität. Alle Anstrengungen der Zivilisation reichen gerade aus, damit einige ganz niedrige Hürden überwunden werden können. Der Fetischismus ist so tief verwurzelt, daß niemals eine medizinische Vorstellung in den Kopf eines Wilden eindringt und sich dort fortsetzt.«

Dennoch widersprechen sowohl die Geschichte als auch die Physiologie den Behauptungen dieses Gelehrten, der an ein plötzliches Aufblühen des griechischen Genies geglaubt hat.

Die Geschichte lehrt uns, daß Griechenland verhältnismäßig spät bevölkert wurde und daß seine Bewohner lange auf einer primitiven Kulturstufe gelebt haben. Thukydides und Pausanias berichten, daß die Bewohner von Hellas noch in Höhlen lebten und sich gegen die Unbill der Witterung nicht zu schützen wußten, während die ägyptische und die phönizische Kultur voll entwickelt waren. Zu den ältesten Zeugnissen menschlicher Anwesenheit in Hellas gehören außer Feuerstätten vor allem paläolthische Faustkeile, Handspitzen und andere Steinwerkzeuge aus dem südlichen Macedonien, Thessalien, Epiros, Mittelgriechenland und dem Peloponnes (Argolis und Elis).

Während die Völker Mesopotamiens und Ägyptens zur Zeit des Paläolithikums ins Licht der Geschichte treten, finden sich eindeutige Spuren einer Kultur in Griechenland erst in der Steinzeit (um 6000 bis 3000 vor unserer Zeitrechnung). Im 6. Jahrtausend v. Chr. geschah der entscheidende Durchbruch zur bäuerlichen Nahrungserzeugung und die damit verbundene Seßhaftigkeit. Auf dem Festland und den Inseln finden sich zahlreiche Zeugnisse der neolithischen Kultur wie geschliffene Beile aus Felsgestein, Geschosse aus Ton und Kalkstein, Geräte aus Feuerstein und Obsidian. Das Wohnen in Grotten reichte bis weit ins Neolithikum hinein. In den fruchtbaren Ebenen Mittel- und Nordgriechenlands entstanden aber Siedlungshügel (Magoulen). Die ersten festen Wohnungen waren Hütten aus Pfosten und Flechtwerk. Diesen folgten — wie die Ausgrabungen vor allem in Thessalien und Kreta zeigen — quadratische Häuser aus Lehmziegeln und dann große Megaronbauten, deren Ursprung im Vorderen Orient zu suchen ist.

Nach Hans-Günther Buchholz und Vassos Karageorghis, Altägais und Altkypros. Verlag Ernst Wasmuth, Tübingen, 1971

Charakteristisch für die Kultur des Neolithikums ist die reich vorhandene Idolplastik. Sie zeigt einen über Hellas hinausweisenden Glauben an eine mütterliche Gottheit. Die farbige Verzierung solcher Figuren deutet auf Körperbemalung bzw. Tätowierung hin. Das 3. Jahrtausend v. Chr. ist in Griechenland von großer Bedeutung gewesen. Gewerbe und Kunsthandwerk nahmen durch die Einführung der Metallurgie einen mächtigen Aufschwung.

Die Kykladeninseln spielten eine bedeutsame Rolle. Sie dienten als Bindeglied zwischen Kreta und der Akropolis von Troja. Auf Melos beutete man in den Steinbrüchen die Vorkommen an Obsidian aus, einem glasharten Gestein, das zur Herstellung von Schneidwerkzeugen und Waffen diente. Die Zeit der kretisch-kykladischen Kultur dauerte bis um 2300 v. Chr. Darauf folgte eine langanhaltende Epoche kretischer Vorherrschaft, das Vorspiel zu den großen

Völkerbewegungen, die die griechische Welt von neuem erschüttern sollten. In der Folgezeit drangen die Hellenen und die Achäer über Thessalien ein, vertrieben die Pelasger in das Gebirge und begründeten die mykenische Kultur. Sie gingen ihrerseits unter dem Ansturm der Dorer zugrunde und wurden zu den von Homer besungenen Helden.

Am Beispiel des Kyklopen Polyphem, der auf der bloßen Erde schläft und in den Seen badet, vermuten wir, daß die Körperpflege vollkommen einem natürlichen Leben entsprochen hat. Die Glaubensvorstellungen und die Rituale legen keineswegs die Vermutung nahe, daß es in der damaligen Zeit idyllisch zugegangen ist. Sie sind vielmehr voll von Grausamkeiten und Schrecken. Die Heroen des »göttlichen Maßes«, dieses erste Geschlecht, von dem Hesiod sagt, es sei aus Gold gewesen, lebten in einer dunklen, von Brutalität und Angst beherrschten Umgebung. Es ist die Zeit der Herrschaft des Kronos, der schon als Kind seinen eingeschlafenen Vater entmannt und dessen Geschlechtsorgane ins Meer wirft. Später verschlingt er jedes der ihm von seiner Gemahlin Rhea geborenen Kinder. Man hat Analogien zwischen diesen barbarischen Mythen und polynesischen Sagen aufzeigen können. Obwohl Polyphem den vorbildlichen Hirten schlechthin darstellt, scheint auch er sich bedauerlichen Ausschweifungen hingegeben zu haben, wenn man der Erzählung Homers Glauben schenkt (Odyssee, IX): »Durch seine Kehle gingen Ströme von Wein und Brocken von Menschenfleisch. Und er rülpste, wenn die Trunkenheit schwer auf ihm lastete.«

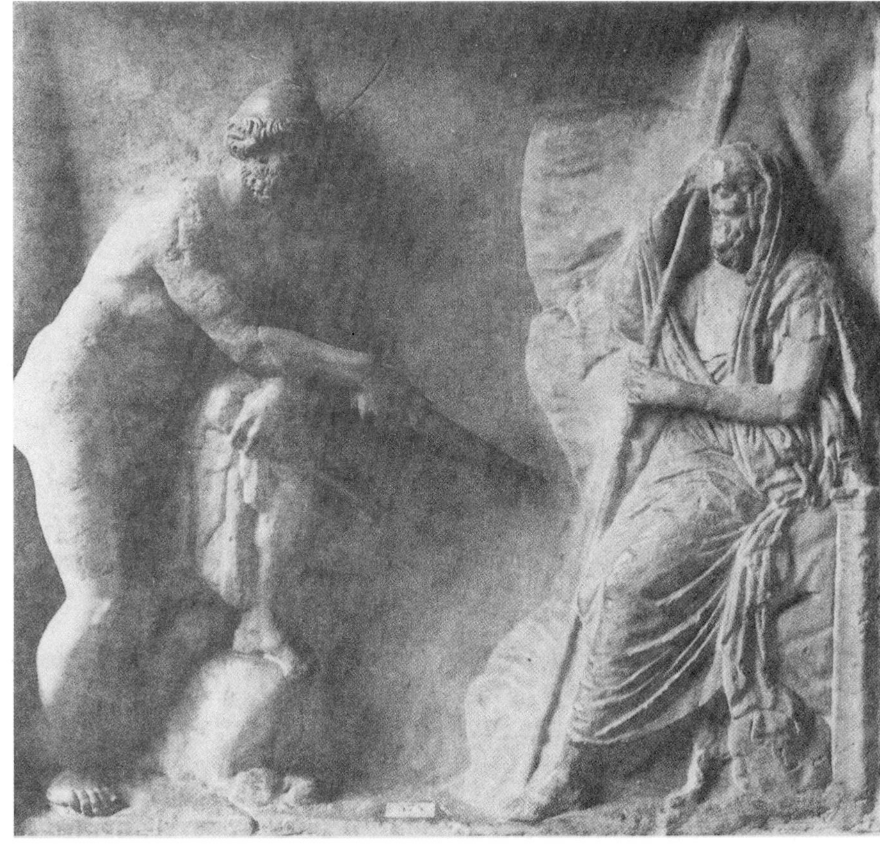

Abbildung 177
Odysseus befragt den blinden thebanischen Seher Teiresias. Dieser hält einen Hartriegelstock in den Händen und erteilt dem Helden der Odyssee seinen Rat.

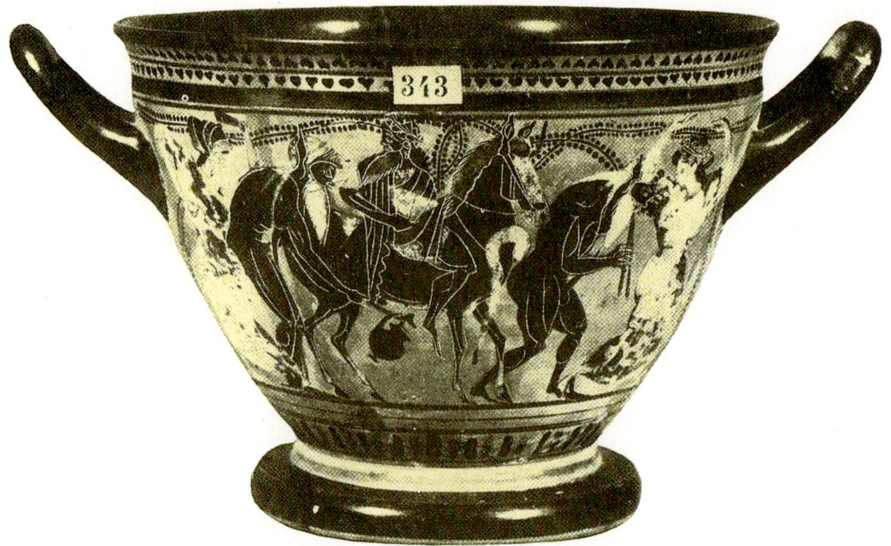

Abbildung 178
Dionysos, der Gott des Weines und der Fruchtbarkeit, ist eine der ranghöchsten Gottheiten im klassischen Griechenland. Er reitet auf einem Maulesel mit erigiertem Phallus und ist von tanzenden Silenen und Mänaden (»besessene Frauen«) umgeben. Kantharos in archaischem Stil.

Allgemein nahm man an, daß die Ureinwohner vor den Eindringlingen an nahezu unzugängliche Orte geflüchtet seien. In dieser Abgeschiedenheit hätten die Sitten ihre ursprüngliche Unschuld bewahrt. Deswegen könne man dort Aufschluß über die Unverdorbenheit der Urstämme finden. Neuere Untersuchungen haben diese hochherzigen Illusionen zerstört. Arkadien, in den Gesängen der Dichter die idyllische Heimat lieblicher Schäfer, kannte Menschenopfer. Man hat dort *Baityloi* (Kultsteine bisweilen meteoritischen Ursprungs) sowie grobgeschnitzte hölzerne Idole gefunden. Es ist wahrscheinlich, daß sich die Rituale der Ureinwohner nicht wesentlich von den religiösen Praktiken der Polynesier oder anderer Naturvölker Neuseelands und Neukaledoniens unterschieden haben.

In dieser noch vollkommen von magischer Mentalität geprägten Zeit glaubte der Mensch, daß die ihm unerklärlichen Naturerscheinungen einer bestimmten Ordnung der Dinge gehorchten, die man unmittelbar beeinflussen könne, sofern man über die entsprechenden Machtmittel verfüge. So standen Führer mit außergewöhnlicher Macht an der Spitze der in Wellen einwandernden Stämme. Es handelte sich um Propheten oder »Seher«, denen man den Rang von Gesandten der Gottheit verlieh. Diese Propheten bildeten »Familien«, in denen das metaphysische Wissen weitervererbt wurde. Der Name eines einzelnen Individuums, eines Königs oder eines Heros, wurde zum Geschlechtsnamen für den ganzen Stamm.

Alle diese Göttersöhne wiesen Gemeinsamkeiten auf. Sie waren gleichzeitig Dichter, Seher, Zauberer, Arzt, König und Gesetzgeber. Die Argiver hatten so ihren Melampus, die Thraker Orpheus, die Thebaner Teiresias, die Böotier Kadmos und die Spartaner ihren Bakis. Es entstand in groben Umrissen eine erste Zusammenstellung der geheimen Kenntnisse, der *Mysterien,* und eine bestimmte gesellschaftliche Klasse konnte aus ihrem Wissen einen Vorteil ziehen. Möglicherweise stellte der Priester, Arzt und König Hippokrates zu einer Zeit, in der die Epoche dieser eingeweihten Oberschichten historisch bereits abgeschlossen war, das personifizierte Symbol eines Mysteriums dar.

Während das unfruchtbare, kleinräumige Attika in eine Vielzahl von Kleinstaaten zerfiel, residierte im reichen, weiten Böotien bereits ein mächtiger

König auf den Hügeln von Theben. Bei dem in Keramopoulos (Kadmeia) gefundenen Palast handelt es sich um den Sitz des sagenhaften Kadmos.

Diese Führer der griechischen Frühzeit weisen noch einen gemeinsamen Zug auf: sie gelten als Stifter orgiastischer Kulte chtonischer Gottheiten. Kadmos, der nach dem Glauben unserer modernen Historiendichter auf dem Helikon die Quelle Hippokrene entdeckte und an der Eiche des Hermes den Drachen erstach, führte das Volk der Kabiren aus Phönizien hinweg, so wie Deukalion, der Sohn des Prometheus, die Kureten aus Baktrien mitnahm. Diese beiden Völker werden von den antiken Autoren immer wieder miteinander verwechselt.

Kadmos führte in den überlieferten Kult der Kybele die orgiastischen Wesenszüge ein, die übersteigerte Verzückung, die Gesänge, die obszönen Tänze und schließlich die Riten des Fruchtbarkeitszaubers. In vergleichbarer Weise begründete der Arzt und Zauberer Melampus den Dionysos-Kult bei den Argivern.

Melampus

Melampus konnte die Sprache der Vögel und der Schlangen verstehen. Die Schlangen hatten ihm die Ohren gereinigt und ihn in der Kunst unterwiesen, die Zukunft vorherzusagen. Wir werden später noch sehen, daß die Priester des Asklepios zahme Schlangen aufziehen, die, so Aristophanes, »die Kranken belecken und sie bisweilen ins Ohr zwicken«. Diese zwickenden und leckenden Schlangen leisten den Priestern unschätzbare Dienste im Rahmen verschiedener Behandlungsmethoden, bei denen psychologische Faktoren ins Spiel kommen. Sie finden sich seit der hohen Antike in den Kulten der Götter der Heilkunst.

Der Magier greift in das Walten der Natur ein. Er kennt die geheimnisvollen Eigenschaften der Pflanzen und der Mineralien, die dem Kranken die Gesundheit wiedergeben, nicht ohne bisweilen den Lauf seines menschlichen Daseins zu verändern. Zauberei und medizinische Therapie durchdringen sich wechsel-

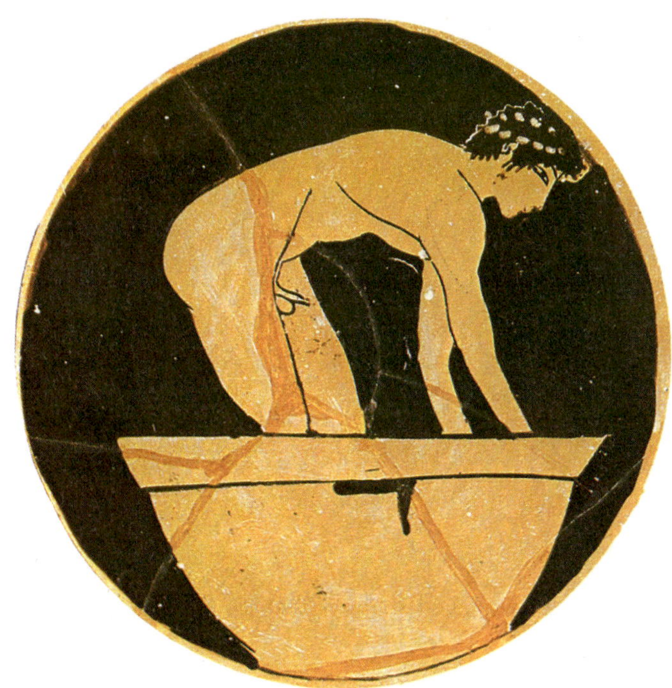

Abbildung 179
Ein Hermaphrodit wäscht sich in einem Terrakottabecken. Kylix aus dem 5. Jahrhundert v. Chr.

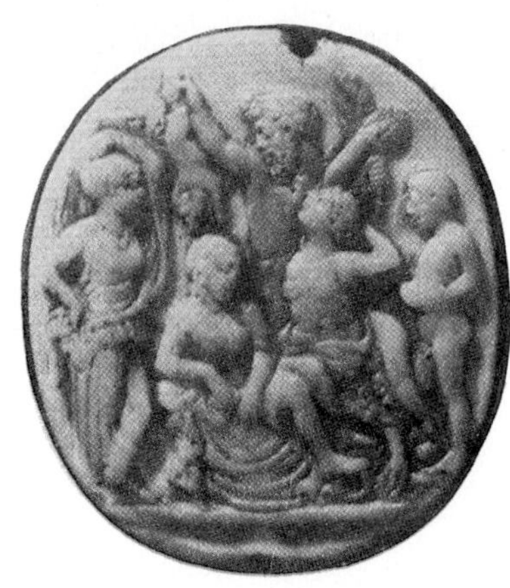

Abbildung 180 Melampus, hier umgeben von den Töchtern des Königs Proitos, ist einer der ersten griechischen Ärzte, dessen Vorgehen ebenso viele naturwissenschaftliche wie magische Elemente zeigt. Archaische Gemme.

Abbildung 181 (gegenüber) Göttin oder Priesterin mit Schlangen. Diese Fayencestatuette vermittelt uns eine Vorstellung von den Gewändern der kretischen Kurtisanen. Heraklion/Candia, um 1600 v. Chr.

seitig. Der Zauberer Melampus benutzte natürliche Medikamente. Er ordnete Heilverfahren an, bei denen Beschwörungsrituale und ärztliche Behandlung eng nebeneinander standen.

Die Heilung des Iphiklos klärt uns über die Behandlungsweisen des Melampus auf, bei denen, nebenbei gesagt, der Arzt Melampus zum Vorteil des Königs Melampus vorgegangen ist. Man kann nämlich offensichtlich parallel zur Geschichte seiner Heilerfolge die Geschichte seiner territorialen Erwerbungen verfolgen. — Pero war die Tochter von Chloris, deren Gatte Neleus auf dem Peloponnes das Königreich Pylos begründete. Bias, der Neffe dieses Königs, hatte sich in Pero verliebt. Um sie heiraten zu können, sollte er sich einer schweren Probe unterziehen, nämlich die Rinder des gefürchteten Tyrannen Iphiklos rauben. Bias fand überhaupt keinen Gefallen an dieser anstrengenden Aufgabe und übertrug sie deswegen seinem Bruder, dem schlauen Melampus. Melampus unternahm einen Versuch, dieser schlug fehl, er landete im Gefängnis. Aber seine Fähigkeit, in die Zukunft zu schauen, rettete ihn. Denn er verstand die Sprache der Reptilien. Während er im Gefängnis saß, hörte er eines Tages, wie die Würmer auf dem Dach des Gebäudes einander erzählten, daß die Pfeiler vollkommen angefressen seien und einstürzen würden. Weil das Gefängnis zusammenbrechen werde, beantragte Melampus unverzüglich beim Tyrannen seine Verlegung. Zur großen Verwunderung des Iphiklos erfüllte sich die Voraussage. Er ließ Melampus zu sich rufen. Iphiklos war nämlich von einem grausamen Leiden befallen: er war impotent, wünschte sich jedoch inständig, aus eigener Kraft seine Nachkommenschaft zu sichern. Melampus heilte ihn, indem er ihm Eisenoxyd verabreichte. Diese Heilmittelverordnung ist durchaus vernünftig und erscheint uns heute ziemlich naheliegend. Aber es gehörte viel Intuition, Kühnheit und Meisterschaft dazu, einen Menschen zum ersten Mal dazu zu bewegen, von einem alten Schwert abgekratzten Rost zu schlucken. Praktisches Ergebnis dieser Heilung: Melampus erhielt eine Rinderherde zum Geschenk, und sein Bruder konnte Pero heiraten.

Bezeichnender noch ist die Geschichte von Lysippe, Iphinoe und Iphianassa, den drei Töchtern des Proitos, des Königs von Argos. Sie waren von einer seltsamen Wahnvorstellung befallen, und zwar glaubten sie, in Kühe verwandelt worden zu sein. So liefen sie nackt über die Weiden und stießen sonderbare Laute aus. Darüber hinaus litten sie an einer Hautkrankheit, die die Alten mit dem Begriff »Lepra« bezeichneten. Nach der Beschreibung der Symptome dürfte es sich dabei aber um die Erscheinungsform der Syphilis im tertiären Stadium gehandelt haben. Hesiod berichtet: »Abscheuliche Flechten auf ihren Köpfen quälten sie sehr. Ihre gesamte Haut war mit linsenförmigen Blasen überzogen. Ihre Haare fielen aus. An die Stelle der wundervollen Locken trat die Kahlköpfigkeit.« Der Dichter nennt ein weiteres Symptom, das die Ursache der Krankheit noch deutlicher präzisiert: »Wegen ihrer schamlosen Unzucht ging die Frische ihres Teints verloren.« Apollodoros sagt, sie seien verrückt geworden, weil sie ehelos gehalten wurden. Eine ältere Tradition fügt hinzu, daß sie sich grenzenloser Selbstbefriedigung hingegeben haben. Wie dem auch sei, die Prinzessinnen litten offensichtlich unter hysterischen Krisen.

Dieser Zustand war unerträglich für einen König, der, wie Homer berichtet, von Zeus die Herrschaft über die Argiver erhalten hatte. Proitos, der auf der anderen Seite auch Schwierigkeiten mit seiner in Bellerophon verliebten Gattin hatte, faßte den Entschluß, der skandalösen Krankheit seiner Töchter ein Ende zu setzen: Er schickte Gesandte zu dem berühmten Seher und Arzt von Pylos.

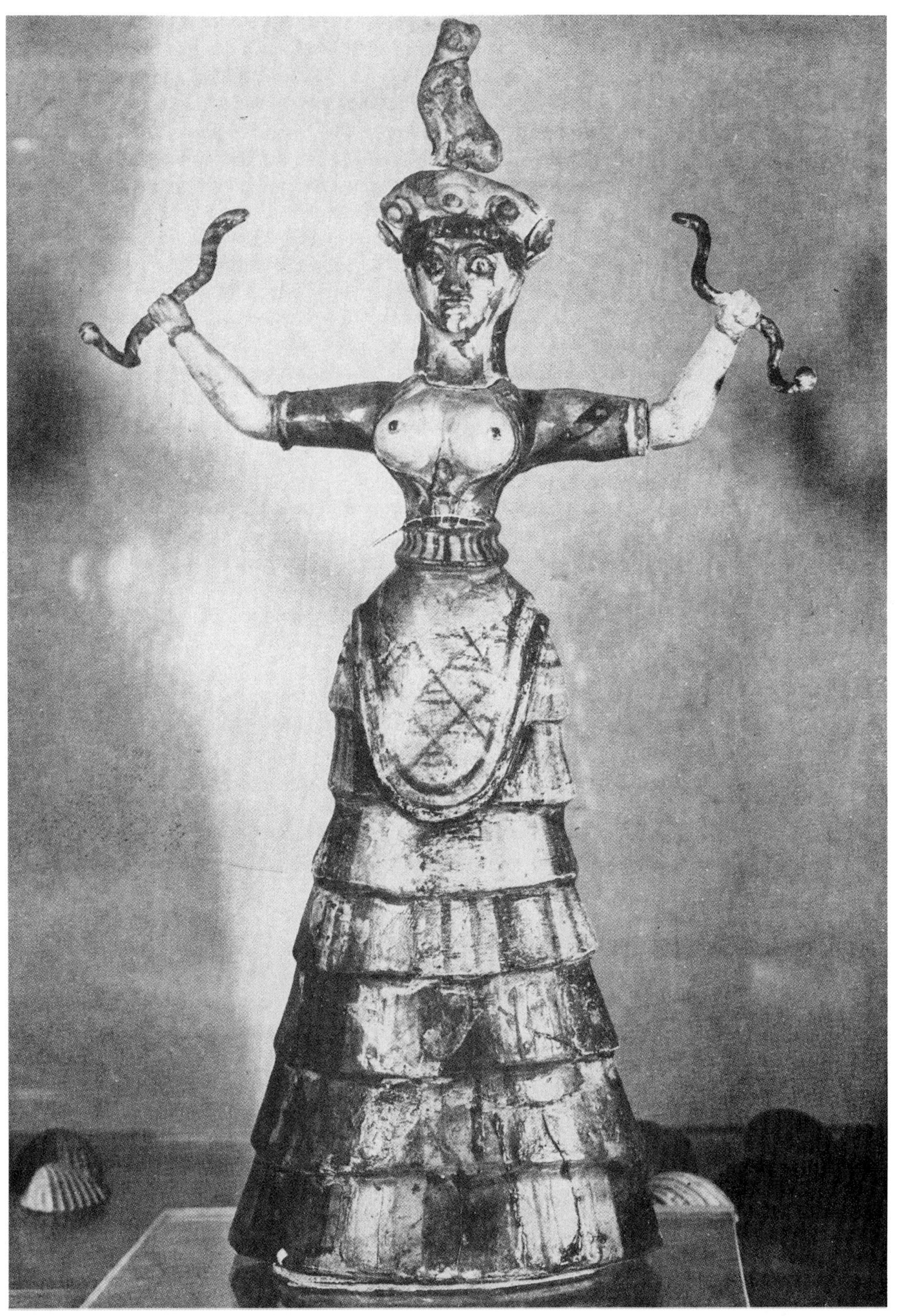

Nun setzten hartnäckige Verhandlungen über das Honorar ein. Melampus verlangte für seine Dienste ein Drittel vom Königreich des Proitos. Dieser lehnte ab. Die Krankheit der Töchter verschlimmerte sich über alle Maßen. Proitos erneuerte sein Hilfegesuch, aber Melampus verlangte nun zwei Drittel des Königreiches, ein Drittel für sich und ein Drittel für seinen Bruder Bias. Der König sah sich genötigt, dieser Honorarforderung zuzustimmen, denn ihm war klar, daß Melampus beim nächsten Ersuchen das ganze Reich verlangen würde.

Melampus wandte eine sowohl medizinische als auch eine psychotherapeutische Behandlung an. Schuhl sagt dazu: »Sein Verdienst scheint vor allem in der Fähigkeit bestanden zu haben, Herr über die Furie zu werden, indem er sie durch Tänze und Schreie übererregte, um sie dann desto besser disziplinieren zu können.« Wir finden hier wiederum einen Hinweis auf die Einweihungsriten in den Dionysos-Kult. Der Arzt ließ die Töchter des Proitos in einem Zuge durch Wälder und Gebirge laufen. Apollodoros berichtet: »Junge nackte Knaben, die tanzten und Schreie ausstießen, jagten die drei Mädchen auf dem zehn Meilen langen Weg.« Welche Bedeutung hat dieser Lauf, wenn nicht die einer phallischen Prozession mit obszönen dionysischen Ritualen? Danach ließ Melampus die schwitzenden Mädchen im Anibos baden, der schon damals oder zumindest seit diesem Ereignis in dem Ruf gestanden hat, die leprösen Leiden zu heilen. Anschließend machte der Arzt sogar von einem Zauberritus Gebrauch: er tötete ein Spanferkel über den Köpfen der drei Mädchen und begoß deren Stirn mit dem Blut. Dieser Ritus weist bestimmte Analogien zu einer assyrisch-babylonischen medizinischen Praxis auf. Georges Contenau, ein Fachmann für altorientalische Kulturen, hat uns den Exorzismus mit Hilfe eines Spanferkels beschrieben: Die Glieder und das Herz des Tieres werden gemäß den Vorschriften des Zauberritus auf dem Kranken ausgebreitet. So nimmt das Opfertier das Los auf sich, das dem Kranken bestimmt zu sein scheint.

Melampus hatte beobachtet, daß seine Ziegen Durchfall bekamen, wenn sie von der weißen Nieswurz gefressen hatten (die Nieswurz trägt noch heute den Namen *Melampodium).* Er verabreichte den drei Mädchen Milch von seinen Ziegen, die als mildes Abführmittel wirkte. Auf diese Medikation folgten heiße Bäder, die die Wirkung des Heilmittels unterstützen sollten. Lysippe, die älteste der Schwestern, wurde als erste geheilt; Melampus nahm sie zur Frau. Die beiden anderen genasen wenig später.

Seitdem er an der Spitze des Königreiches stand, führte Melampus offiziell den Dionysos-Kult ein und veranstaltete Phallophorien. Bei diesen Festen

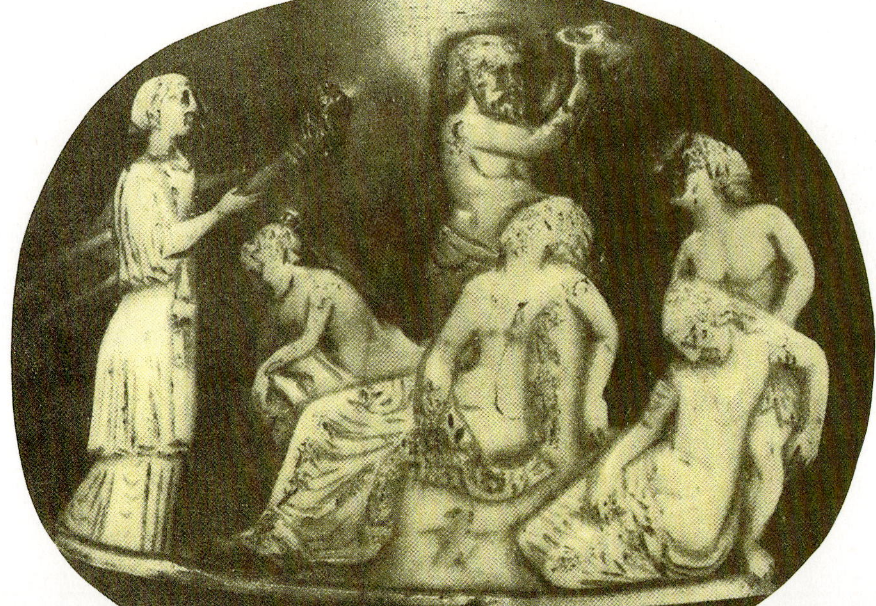

Abbildung 182
Auf dieser Abbildung hält Melampus möglicherweise ein zu magischen Zwecken verwendetes Spanferkel in den Händen. Um ihn herum die Töchter des Königs Proitos, die nach ihrem zügellosen Lauf erschöpft zusammengebrochen sind. Griechische Gemme.

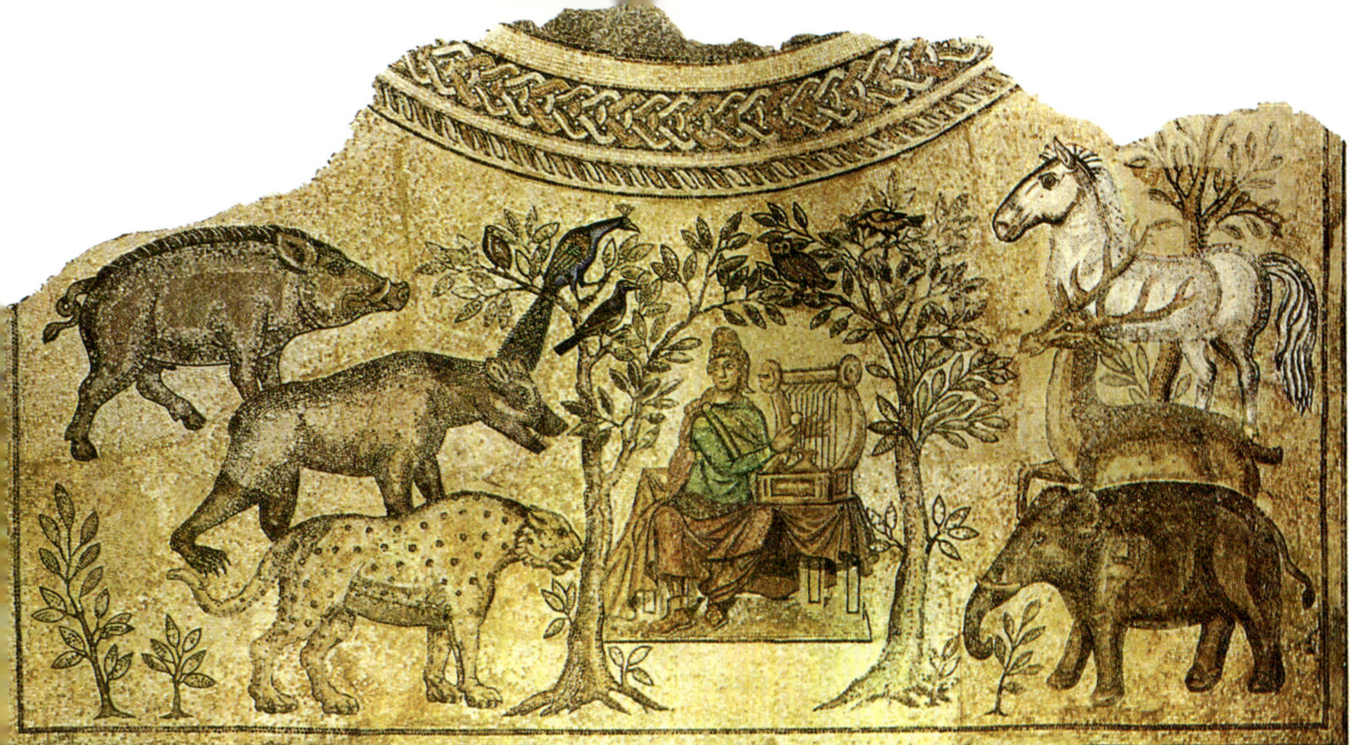

Abbildung 183
Orpheus, der Dichter und Sänger, der die Sprache der wilden Tiere verstehen konnte. Römisches Mosaik aus Blanzy.

führte man in feierlicher Prozession gewaltige Nachbildungen von *Phallos* und *Kteis,* des männlichen und des weiblichen Geschlechtsorgans, mit sich.

Heilungen, die noch zur Hälfte auf magischen Praktiken beruhen, die Einführung des Dionysos-Kultes asiatischen oder barbarischen Ursprungs, Gunstbezeigungen der Könige, Reichtum und günstige Ehebündnisse — all dies macht in den meisten Fällen die Geschichte jener wirklichen oder sagenhaften Personen aus, die als erste Ärzte im heroischen Zeitalter der Griechen gewirkt haben.

Orpheus

Einer der vielen Legenden nach war Orpheus der Sohn der Muse Kalliope und des Oiagros, des Königs von Thrakien. Von seinen Reisen brachte er aus Ägypten oder Indien Reinigungsrituale und den orgiastischen Kult des Dionysos Zagreus mit. Seine Theogonie zählt mit zu den ältesten, und Hesiod ist ohne Zweifel von ihr beeinflußt. In ihr werden auf die Urzeit zurückgehende Themen abgehandelt: Eros und das kosmische Ei, das an das Ei der Weden erinnert; dann erscheinen undeutlich Chaos, Aither und Chronos, der Protochronos hervorbringt, oder Pan, das allgemeine kosmische Prinzip, das Herz des Dionysos, der ewige Lebensgrund der Dinge. Herodot schreibt dazu: »Die beherrschende Gottheit des orphischen Kultes ist Zagreus. Es handelt sich dabei um einen barbarischen Namen phrygischer oder thrakischer Herkunft.«

Orpheus führte bei dem Volk der Kikonen, deren König er war, eine asketische Lebensweise ein. So verbot er ihnen den Genuß von Fleisch. Dieses Verbot steht in Zusammenhang mit den Bemühungen, die wilden, kannibalischen Sitten der frühen Griechen zu mildern. Später gab Orpheus diesem Verbot Reinigungswert und verband es mit dem Mythos von der Seelenwanderung.

In seiner Elegie für Phanokles sagt Apollodoros, daß Orpheus nach dem Verlust seiner Gattin Eurydike zum Weiberfeind geworden sei. Er soll als erster Liebe für heranwachsende Jünglinge gezeigt haben. Diese Sage, die auf die hohe Antike zurückgeht, scheint mir ein Hinweis auf die mit dem orgiastischen Charakter des Kultes verbundenen Praktiken zu sein. Dieser verzichtete ohne Zweifel auf keine Möglichkeit, die Menschen in einen rauschhaften Zustand zu

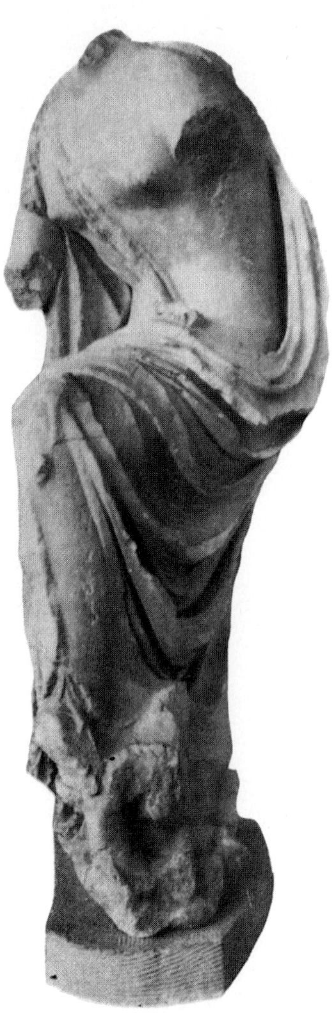

Abbildung 184
Hygieia, die Göttin der Gesundheit. Statue aus Epidauros, 6./5. Jahrhundert v. Chr.

versetzen. Die enthemmte Sexualität und die durch den Wein hervorgerufene Trunkenheit waren bei der Gefolgschaft des Dionysos selbstverständlich. Denn dieser Gott bedeutete das umfassende Ganze, die Offenbarung des Kosmischen sowie die Summe aller Lebensäußerungen und aller hemmungslosen Aufwallungen. In den ersten Jahrhunderten äußerten sich die Geschichtsschreiber noch mit einer gewissen Diskretion über die Praktiken dieses Kultes. Der Mönch Clemes von Alexandria aber enthüllt mit hinlänglicher Offenheit eines der Themen der Leidensgeschichte des Götterkindes, jenes unheimlichen Zagreus, der aus einer blutschänderischen Vergewaltigung der Persephone durch ihren Vater Zeus hervorgegangen ist:

»Dionysos wollte in den Hades hinabsteigen, aber er kannte den Weg nicht. Ein gewisser Prosymnos bot sich an, gegen Bezahlung den Zugang zu verraten. Die Entlohnung war keineswegs ehrenhaft. Doch die Schande kümmerte Dionysos nicht. Denn die Entlohnung, die Prosymnos verlangte, war eine Bezahlung durch Liebe, und Dionysos selbst stellte den Lohn dar. Der Gott nahm dieses Angebot an. Er versprach, sich bei der Rückkehr dem Prosymnos hinzugeben, und besiegelte dieses Versprechen durch seinen Eid. Danach stieg Dionysos in den Hades hinab. Als er zurückkam, fand er den Prosymnos nicht mehr vor, denn dieser war inzwischen verstorben. Nachdem Dionysos diesem seinen Leidenschaften hörigen Menschen geopfert hatte, streckte er sich auf dem Grabe aus und wurde von unreinen Begierden erfaßt. Er wollte die versprochene Handlung an sich erfüllen, schnitt von einem Feigenbaum einen Ast ab, bearbeitete ihn so, daß er die Form des männlichen Gliedes erlangte und setzte sich auf diesen aufgerichteten Gegenstand. So löste er den Eid ein, den er dem Verstorbenen gegeben hatte. Zur Erinnerung an diese Liebe werden in den Städten zu Ehren des Dionysos Abbilder des Phallos errichtet.« So ist das Wesen des Dionysos, des alles umfassenden Gottes, der Verkörperung des männlichen und des weiblichen Prinzips, des Gegenpoles zu Apoll, der für das neutrale Prinzip steht.

Die Orpheus zugeschriebenen Werke stammen aus ganz verschiedenen Epochen, denn die orphische Sekte stellt eine der Mysteriengemeinschaften dar, die sich am längsten halten konnten. Man kann keines dieser Werke auf die Urzeiten zurückführen. So ist es auch nicht angebracht, hier näher auf ein orphisches Gedicht über die *Steine* einzugehen, in dem Orpheus die zauberkräftigen und heilwirkenden Eigenschaften der Minerale erläutert. Aber seit frühesten Zeiten gilt Orpheus als Magier, der die Sprache der Mineralien und der wilden Tiere versteht. Ähnlich wie das Kind Dionysos von den Titanen zerstückelt wurde, wird Orpheus von den Mänaden zerfetzt, die seine Überreste in das Ägäische Meer werfen. Sein Haupt wird später an der Mündung des Meles gefunden; es singt noch immer.

Musaios

Musaios, Sohn des Antiphem, Zeitgenosse und Schüler des Orpheus, war ebenfalls ein bekannter Arzt, Dichter und Zauberer in einer Person. Aristophanes sagt über ihn: »Siehe, wie sehr haben sich doch seit der Frühzeit jene Dichter als nützlich erwiesen, die über eine edle Seele verfügten. Orpheus hat uns in den Mysterien unterwiesen und uns gelehrt, sich des Mordens zu enthalten. Musaios klärte uns über die Heilung der Kranken und die Deutung der Orakel auf.«

Ein noch berühmterer Seher als Musaios war Bakis, der in ganz Attika hoch geschätzt wurde. Er sagte den Krieg mit den Mediern mit einer solchen Genauigkeit voraus, als sei das Ereignis bereits eingetreten. Ferner soll er eine Spartanerin vom Wahnsinn geheilt haben.

Nach den Aussagen einiger Historiker soll Teiresias siebenmal die Geschlechtszugehörigkeit gewechselt haben. Vermutlich war er Hermaphrodit. Als Hera und Zeus miteinander über die Frage stritten, ob der Mann oder die Frau größeres Vergnügen bei der Liebe empfinde, wurde Teiresias als Schiedsrichter hinzugezogen. Seine Antwort mißfiel Hera, und sie strafte ihn mit Blindheit. Teiresias' Tochter Daphne erlernte von ihrem Vater die seherische Kunst. Da sie ihre Weissagungen im Trancezustand von sich zu geben pflegte, nannte man sie Sibylle.

Herakles

Zum langgewandeten Volk der Kureten, den Daktylern des Ida-Gebirges, gehört Herakles oder Herkules. Medaillen zeigen ihn als Oberpriester von Kos in Frauenkleidern. Sein gesamtes Priesterkollegium trägt lange Gewänder und gleicht damit den Kureten. Herakles hatte die Macht, Tote zum Leben zu erwecken. Er machte Alkeste wieder lebendig. Plutarch nimmt allerdings an, daß sie nur schwerkrank gewesen sei. Wie wir gesehen haben, befand sich die Medizin bislang immer noch in den Anfangsstadien. Sie stellte eine Art primitiver, von Zauberei durchsetzter Psychotherapie dar, zu der später eine auf den Eigenschaften bestimmter Pflanzen beruhende Heilbehandlung trat. Mit Herakles bildeten sich wohl die ersten Vorstellungen von Hygiene aus. Die Sterblichkeit war in jenen sumpfreichen Gebieten außergewöhnlich hoch. Seuchen, die als Ausdruck des Wirkens böser Mächte angesehen wurden, suchten die Menschen heim. Die Lebenserwartung stieg, als sich in der Gemeinschaft Vorstellungen von Sauberkeit durchsetzen konnten. Dies hatte aber eine gewandelte Mentalität zur Voraussetzung. Das Walten der Natur mußte den Charakter der Unantastbarkeit und Schicksalhaftigkeit verlieren.

Unabhängig davon, ob die ursprüngliche Sage nun indischer oder pelasgischer Herkunft ist, steht Herakles uns näher als die ihm vorangegangenen Therapeuten. Sein Vorgehen und die von ihm behandelten Krankheiten sind besser geschildert und erscheinen realistischer. Er war Arzt, wie es bei Hesiod und in den orphischen Dichtungen heißt. In Miletus galt er als *Alexicacos* (der die Krankheiten Vertreibende), da er die Ausbreitung einer schrecklichen Pest

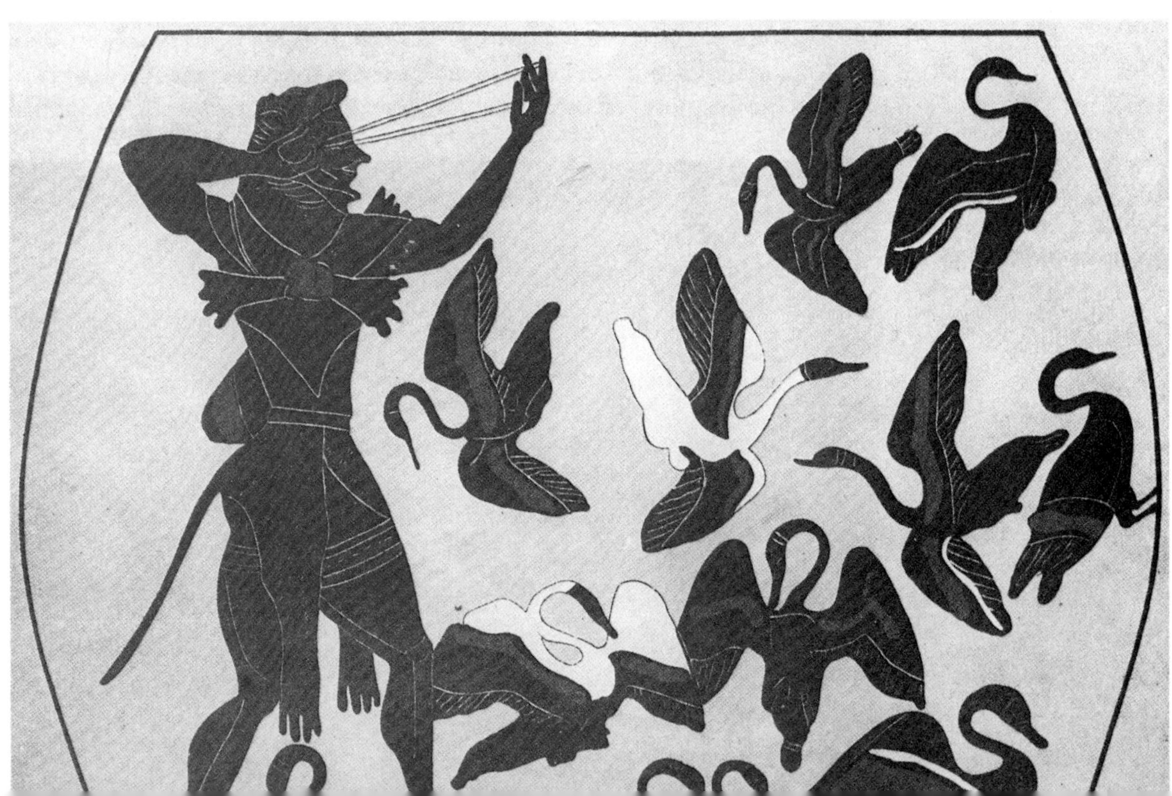

Abbildung 185
Herakles war der volkstümlichste der griechischen Heroen. Er wirkte als Arzt und wundersamer Erretter. Hier tötet er die menschenfressenden Vögel am See Stymphalis, die so zahlreich waren, daß sie den Himmel verdunkelten. Zeichnung aus dem 19. Jahrhundert nach der Malerei auf einer griechischen Vase im Museum von Boulogne.

zum Stillstand gebracht hatte. In Elis wurde er als *Soter* (Retter) bezeichnet, da er einer Epidemie Einhalt geboten hatte. Ebenfalls in Elis lenkte er den Fluß Alpheus um, der aus seinem Bett getreten war und verseuchtes Sumpfland hinterlassen hatte. Diesen Maßnahmen zur Hebung der Gesundheit muß man auch die Vernichtung der Vögel am See Stymphalos und den Kampf gegen die Hydra im Sumpf Lerna hinzurechnen, der als Symbol für die Trockenlegung der ausgedehnten Sumpflandschaften der Argolis steht. In Messina auf Sizilien wurde Herakles als Gott der Heilkunst verehrt. Es ist sehr wahrscheinlich, daß er die beruhigenden und schmerzlindernden Eigenschaften warmer Bäder entdeckt hat, die man *Herakleia* nannte. In Trachinien befanden sich dem Herakles geweihte Kurgärten mit Anlagen für heiße Bäder. Das Badehaus stellte etwas ganz anderes dar als die Palästra. In seinen *Wolken (Nubes)* schreibt Aristophanes: »Das Badehaus ist überfüllt, während die Palästren leer sind.« Auch die Scheindiskussion aus der gleichen Komödie über den Nutzen der heißen Bäder belegt, daß diese von Herakles begründet worden sind.

Die Ungerechte Rede (zu Philippides): »Sie wird dir nicht erlauben, sagt sie, dich in heißem Wasser zu baden.« (Zur Gerechten Rede gewandt:) »Hör mal, aus welchem Grunde bist du überhaupt gegen heiße Bäder?«

Die Gerechte Rede: »Ach, die ganze Sache taugt nichts. Sie macht die Männer nur schlaff.«

Die Ungerechte Rede: »Ha, nun bist du mir auf den Leim gegangen. Antworte mir mal: Welches unter allen Kindern des Zeus war am tapfersten? Wer hat die meisten Taten vollbracht? Na, sag schon!«

Die Gerechte Rede: »Ich schätze jedenfalls niemanden höher ein als Herakles.«

Die Ungerechte Rede: »Hast du jemals irgendwo gesehen, daß ein Bad des Herakles *(Herakleion)* kalt war? Und trotzdem, war jemand männlicher als er?«

Herakles selbst litt an einer Krankheit. Die Beschreibungen seiner Krisen weisen auf epileptische Anfälle hin. Die Kommentatoren haben diese Frage durch endlose Diskussionen immer komplizierter gemacht. Einige meinten, es habe sich um Krisen von Delirium tremens gehandelt, andere glaubten, man habe die Epilepsie »Krankheit des Herakles« genannt, weil sie ebenso unbezwinglich ist wie der Held. Aber weder Rauschzustände unter Alkoholeinfluß noch Paranoia entsprechen den genauen Beschreibungen, die die Alten, so Diodor von Sizilien, uns von den Leiden des Herakles gegeben haben. Wenn man

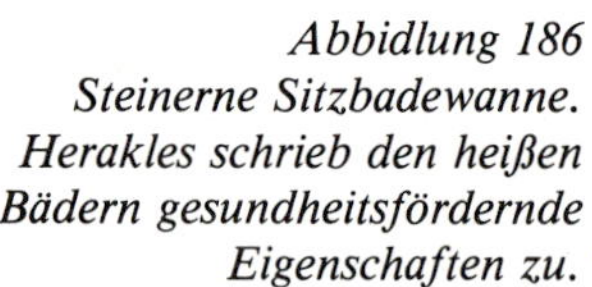

Abbildung 186
Steinerne Sitzbadewanne. Herakles schrieb den heißen Bädern gesundheitsfördernde Eigenschaften zu.

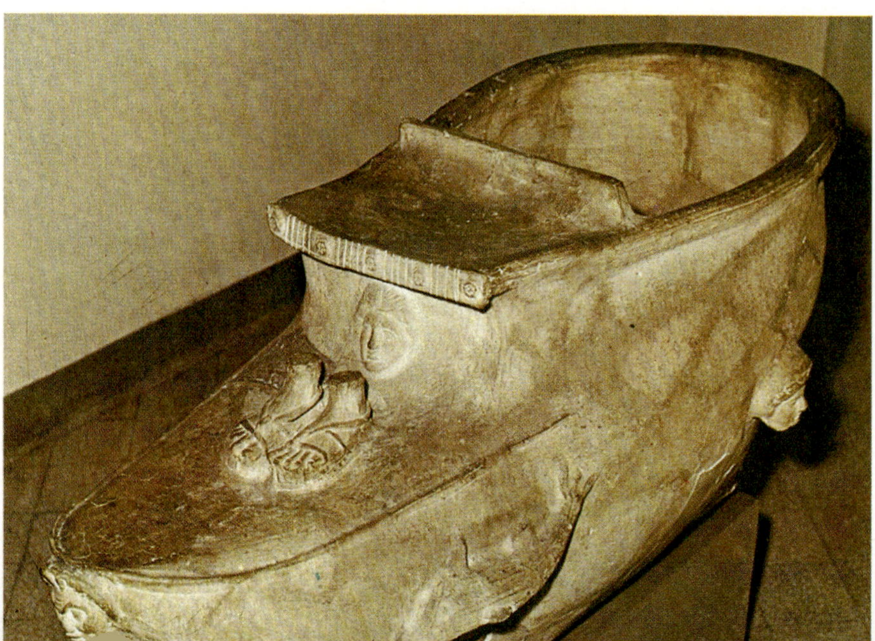

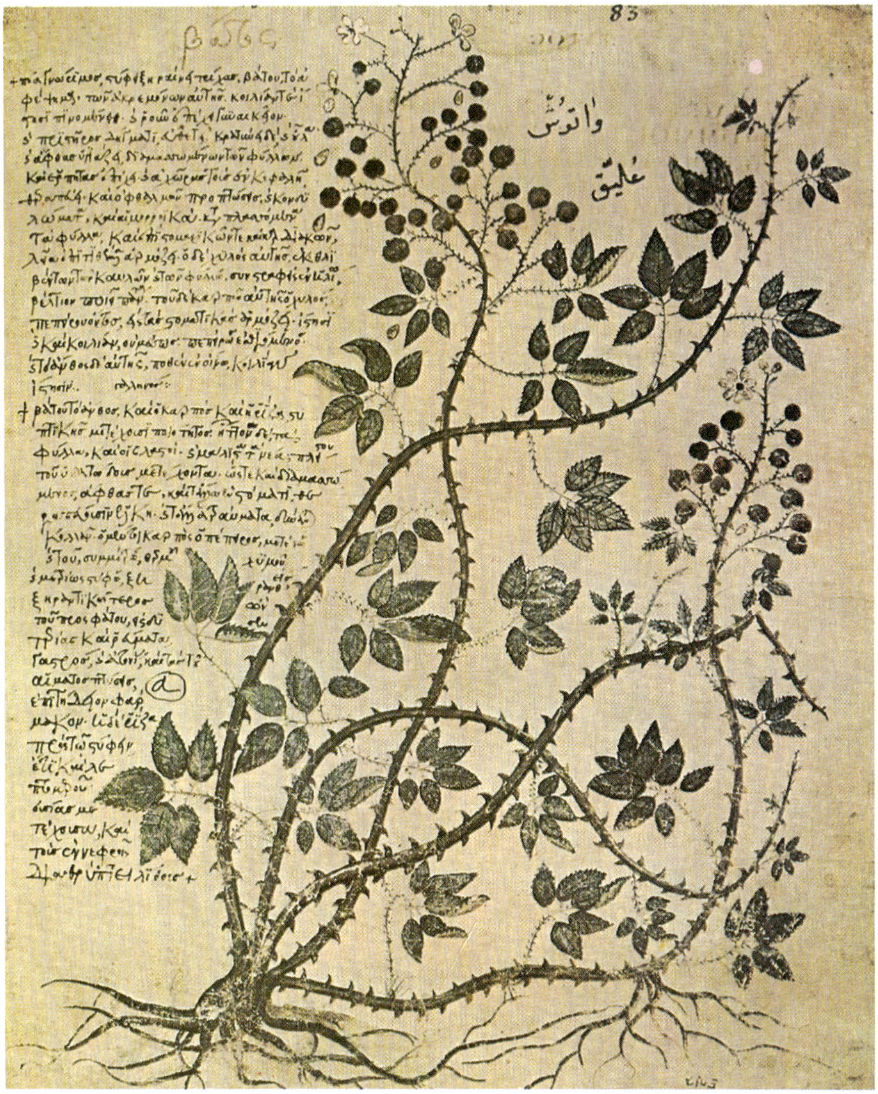

Abbildung 187
Der Brombeerstrauch. Seite aus einer Handschrift der »Materia medica« des Dioskurides. Dieser »Codex Medicus Grecus I« wurde um das Jahr 485 für Julia Anicia, die Tochter des Kaisers Flavius Anicius Olybrius, geschrieben und ausgemalt.

die Symptome dieser Krisen aufmerksam studiert, so stellt man fest, daß es sich in Wirklichkeit um epilepsieartige Anfälle handelt, die anstelle einer konvulsiven Krise, ohne Sturz, auftreten.

Es gibt mehrere diagnostische Anhaltspunkte, die auf einen epileptischen Anfall hinweisen: 1. Er tritt plötzlich auf. 2. Psychische Störungen äußern sich in übermäßiger Erregbarkeit, bisweilen in Verfolgungswahn oder wahnhaften Halluzinationen; gleichzeitig zeigt sich eine geistige Verwirrung pseudomanischen Charakters. 3. Der Anfall führt zu Gewalttätigkeiten bis hin zu körperlichen Angriffen oder gar Mord. 4. Die Krise hält nur kurz an. Es folgt eine totale Gedächtnislücke oder ein Dämmerzustand, währenddessen der Patient zum normalen psychischen Befinden zurückkehrt. 5. Ähnliche Anfälle treten wiederholt in regelmäßigen oder unregelmäßigen Abständen auf.

Im Falle des Herakles überkommt ein solcher Anfall den Kranken ganz plötzlich. Er erkennt die Leute in seiner Umgebung nicht mehr wieder und hält sie alle für seine Feinde. Er verwundet und massakriert selbst Menschen, die er über alle Maßen schätzt. Nach dem Anfall kann er sich nicht mehr an sein Verbrechen erinnern und ist völlig verzweifelt, sobald er sieht, was er getan hat. Er

Abbildung 188
Der für seine Kraft berühmte Herakles bezwingt die Hydra von Lerna; es ist dies eine seiner bekanntesten Heldentaten. Stich aus dem 19. Jahrhundert nach einem römischen Flachrelief.

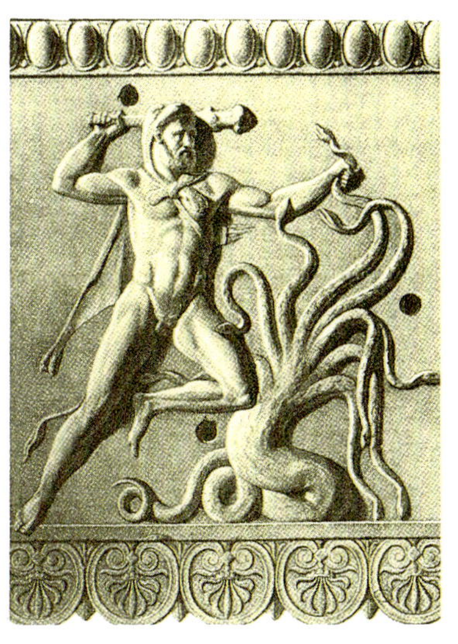

flüchtet aus der menschlichen Gesellschaft und lebt für lange Zeit in der Einsamkeit. So begeht Herakles, periodisch und immer nach dem gleichen Ablaufschema, die Morde an seinen Kindern, an seiner Frau, an Iphitos und an seinem Diener Lichas.

Auf ein epileptisches Leiden deuten auch sonstige triebhafte Verhaltensweisen hin, wie die dauernde Flucht, das rastlose Umherstreifen, der Exhibitionismus, der Priapismus (eine krankhafte, lang anhaltende Erektion) und andere in der übersteigerten Sexualität begründete Störungen. Diodor erzählt, daß Thespios die Kraft des Herakles bewunderte und wünschte, seine Töchter möchten Kinder von ihm bekommen. So lud er den Helden zu einem vorzüglichen Mahl ein und schickte ihm dann fünfzig Jungfrauen, eine nach der anderen. Herakles machte sich frohen Mutes ans Werk und wurde Vater von fünfzig Kindern. Auch wenn man bei dieser Sage die unverkennbare Übertreibung in Rechnung stellt, so muß doch die Zeugungskraft des Herakles das normale Maß überschritten haben. Sogar der Tod des Helden könnte als bewußter impulsiver Selbstmord, wie er auch als epilepsieartige Erscheinung vorkommt, angesehen werden. Somit verfügen wir mit den Erzählungen um Herakles über die erste klinische Beobachtung der Epilepsie oder »heiligen Krankheit« in der Geschichte.

Die Alten schrieben Herakles ferner die Entdeckung mehrerer Pflanzen zu: *Teucrium chamaepitys* (eine Gamanderart), *Hyoscyamus albus* (weißes Bilsenkraut) und die Gattung *Heracleum.*

Chiron

Um das Jahr 1270 v. Chr. lebte auf dem Berge Pelion in Thessalien der Zentaur Chiron. Durch Thessalien drangen die Kulturen des Donauraumes und Südrußlands nach Griechenland ein. Die dort lebenden Volksstämme waren ausgezeichnete Reiter. Die Thessalier konnten ebenfalls, als erste in Griechenland, Pferde zähmen. Als sie in den Tälern Magnesias auftauchten, brachten sie die Legende mit sich, nach der die Zentauren, die Söhne von Ixion und Nephele, mit den Stuten die Hippozentauren Thessaliens gezeugt hätten.

Bei Chiron handelte es sich um einen sanftmütigen Zentaur. Er trug zur Zivilisation der thessalischen Völkerschaften bei, praktizierte die Gastfreundschaft, beherbergte den verfolgten Peleus und den ausgestoßenen Jason. Ferner unterwies er die Leute in der Heilkunst sowie in zahlreichen Disziplinen der anderen Künste und Wissenschaften. Alle großen Persönlichkeiten der *Ilias* und der *Odyssee* haben Chiron zum Lehrer gehabt. Der Zentaur verfügte über umfassende Kenntnisse auf dem Gebiet der Heilpflanzen. Als erster säte er Samen von medizinischen Kräutern in Thessalien aus. So konnte er den blinden Phoenix, den Sohn Amyntors, heilen. Als er von den Lapithen verfolgt wurde, zog er sich nach Malis zurück. Chiron war am Fuß durch einen der Pfeile, die Herakles in das Blut der Hydra von Lerna getaucht hatte, verwundet worden. Er behandelte sich mit der Pflanze, die man *Centaurea (Centaurea cyanus,* blaue Kornblume) oder *Chironia* nennt. Aber an der Wunde bildete sich ein bösartiges, unheilbares Geschwür, an dem Chiron starb. Lange Zeit benannte man extensiv oder destruierend wachsende Geschwüre nach dem Zentaur Chiron. Auch die Behandlung mit Heilpflanzen ist seit jener Zeit ein fester Bestandteil der Medizin.

Asklepios

Asklepios, der Aesculapius der Lateiner, war ein Zeitgenosse Chirons und zugleich dessen berühmtester Schüler. Er wurde um 1260 v. Chr. in Thessalien

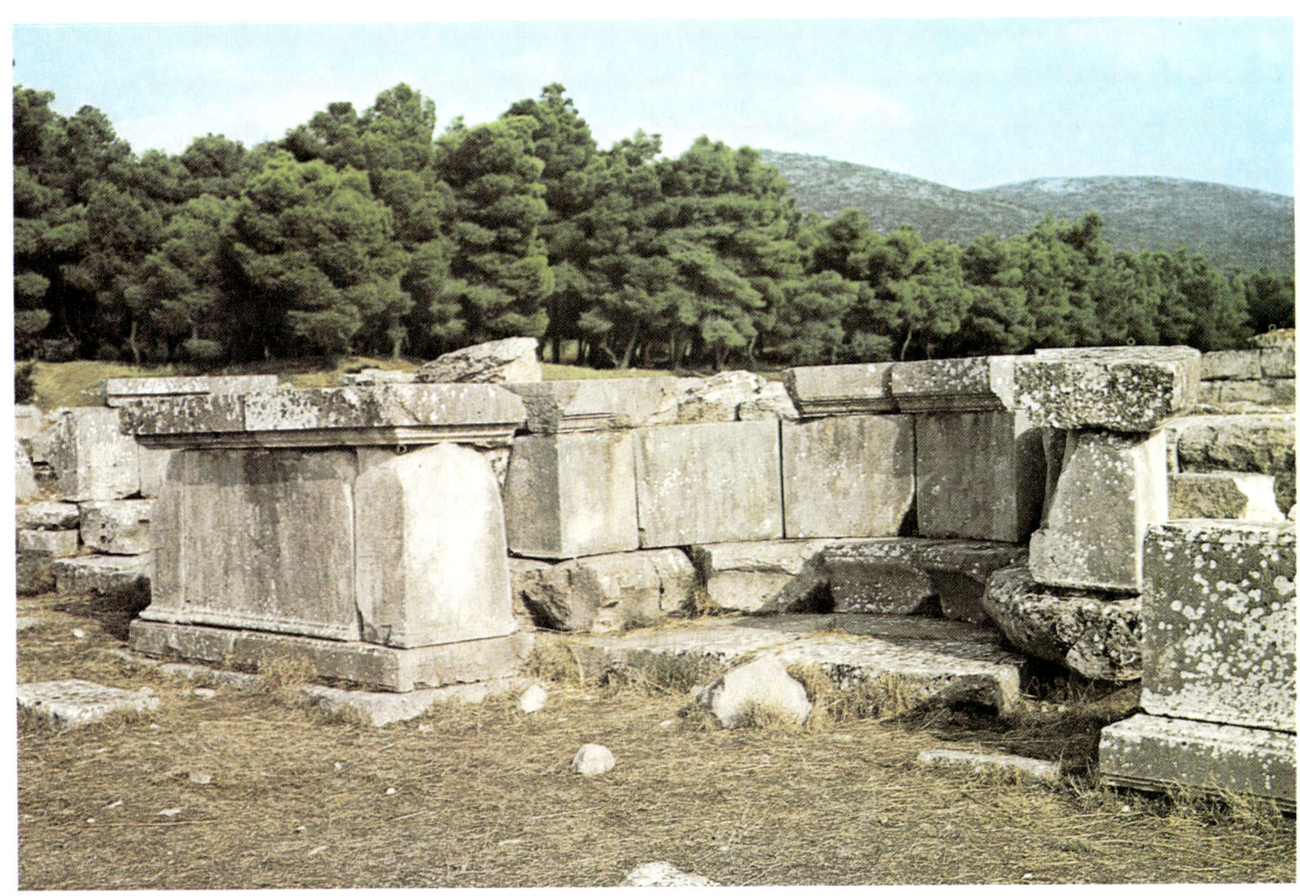

Abbildung 189
Ansicht des im 4. Jahrhundert v. Chr. errichteten Asklepios-Tempels von Epidauros; unweit davon liegt das berühmte Theater von Epidauros, das besterhaltene antike Theater Griechenlands. Asklepios empfahl, an Komödiendarbietungen teilzunehmen, um dadurch zu einer besseren Beherrschung der eigenen Leidenschaften zu gelangen.

geboren. Die älteste der sich um ihn rankenden Legenden berichtet, er sei mit Hilfe eines Kaiserschnitts zur Welt gekommen. Während der thessalische König Phleges auf dem Peloponnes Krieg führte, hatte seine Tochter Koronis, die nach einer Verbindung mit Apoll mit dem zukünftigen Asklepios schwanger ging, intime Beziehungen zu Ischys. Artemis führte ihren Tod herbei, indem sie mit Pfeilen auf Koronis schoß, als diese in ihrer thessalischen Residenz Lakeria am See Boibias, nahe der Quellen des Amyros, weilte. Als sich die Leiche bereits auf dem Scheiterhaufen befand, holte Hermes das Kind noch aus dem Mutterleib. Wir haben hier also einen Fall von Kaiserschnitt *post mortem matris* vor uns. Es gibt jedoch keine Beschreibung dieses Eingriffs. Allerdings kann es sich bei dieser von Pausanias und Ovid berichteten Begebenheit um eine dichterische Erzählung handeln, der keinerlei Fakten zu entnehmen sind.

Gleichwohl scheint Hermes in derartigen Eingriffen geübt gewesen zu sein. Denn ein anderes Mal riß er ein Kind von sieben Monaten aus dem Leib der Semele, die in den Flammen umgekommen war. Es handelte sich um Bacchos, der in der Lende seines Vaters Zeus ausgetragen wurde. Zeus erscheint hier als mythologisches Äquivalent eines künstlichen Brutkastens. Möglicherweise wurde bereits lange vor Caesar, von dem der Kaiserschnitt seinen Namen hat, durch diese Operation ein Kind aus dem Leib der verstorbenen Mutter geholt.

In seiner Eigenschaft als Arzt der Seefahrer nahm Asklepios an den Expeditionen der Argonauten teil. Orpheus, das heißt der symbolische Stellvertreter des Mysteriums Orpheus, begleitete ihn. Asklepios wurde von dem Zentaur Chiron in allen Künsten unterrichtet, besonders aber in der Kunst, äußerliche

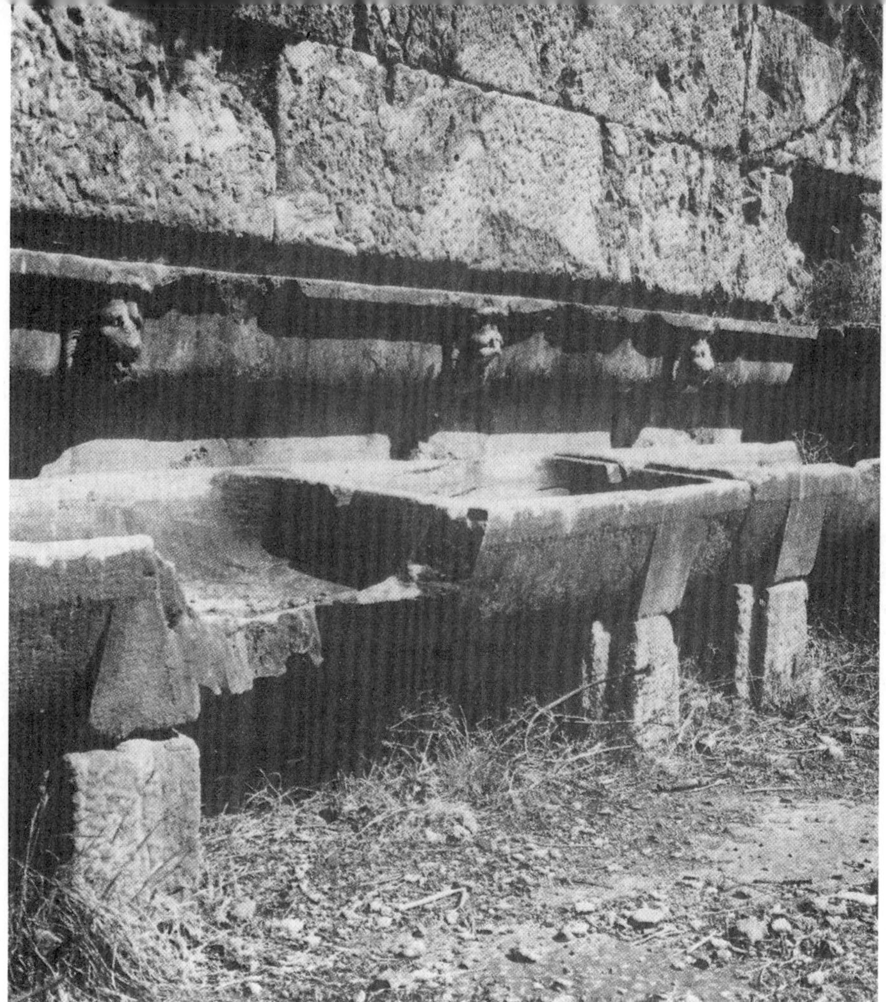

Abbildung 190
Waschbecken in der Ephebenschule von Priene aus dem 4. Jahrhundert v. Chr. Die Körperpflege bildete in hellenistischer Zeit eine der wichtigsten Grundlagen der Erziehung.

Wunden zu heilen. Pindar sagt: »Asklepios heilte durch das Wort, durch die Elemente und durch das Messer.« In diesem Satz sind die drei Aspekte der Therapie nach Asklepios zusammengefaßt, und zwar: Psychotherapie, Medikation und Chirurgie. Nun hat aber bereits Zarathustra gesagt: »Der Arzt heilt durch das Wort, durch die Pflanzen und durch das Messer.« Eine merkwürdige Verwandtschaft zwischen der Heilkunst der griechischen Antike und der Medizin des iranischen *Awesta,* für die es noch mehrere Beispiele gibt.

Die drei Aspekte der Behandlung nach Asklepios waren noch nicht sehr weit entwickelt. Der Arzt verband die Wunden, nahm Einschnitte vor und applizierte blutstillende Mittel. Wenn ein Patient Fieber oder Schüttelfrost hatte, half Asklepios mit einfachen pflanzlichen Heiltränken, ebenso bei akuten oder chronischen Geschwüren. Bei Hämorrhoiden wandte er ein hervorragendes Heilmittel an. Es bestand aus dem Schweiß der Lenden und der Achselhöhlen wilder Tiere, der Asche vom Kopf eines Hundes, einer in Essig eingelegten Schlangenhaut und Rosenhonig. Asklepios erfand eine Sonde, mit deren Hilfe man in die Wunde eindringen und diese untersuchen konnte. Wir werden dieses Instrument mehrmals bei Hippokrates finden. Die Versorgung dieser Wunden wie die Heilung schwerer Krankheiten vollzog sich bei Asklepios gleichzeitig mit einer psychischen Behandlung. Er beharrte auf dem Standpunkt, daß nur dann eine Heilung herbeizuführen sei, wenn man einen Weg zur Beherrschung der Leidenschaften fände. So wies er die Kranken an, Gesänge und Dichterlesungen zu hören oder an Komödienaufführungen teilzunehmen. Ferner empfahl er den Patienten, zu fechten, zu reiten und zu jagen.

Aristaios

Aristaios, ein anderer Schüler Chirons, genoß wegen seiner medizinischen Kenntnisse einen großen Ruf. Er war außerdem ein Fachmann auf dem Gebiet des Pflanzenanbaus und unternahm viele Reisen. Auf Sizilien lehrte er die Olivenkultur und die Imkerei. In Thrakien wurde er von Bacchos in dessen Mysterien eingeweiht. Auf der Kykladeninsel Keos im Ägäischen Meer konnte er der Pest Einhalt gebieten, indem er die Gottheit durch Opfergaben besänftigte.

Die griechische Frühzeit scheint von der Einwanderung benachbarter Völker, die sich bereits auf einer höheren Kulturstufe befanden, bestimmt zu sein. Ihre Anführer begründeten mächtige »Familien«, die den altüberlieferten Wissensschatz als Privileg für sich behielten. Ihre Kenntnisse erschienen in den Augen des Volkes als übernatürliche Fähigkeiten, was sie für ihre religiösen und politischen Zwecke zu nutzen wußten. Die Sage erhob in späterer Zeit diese Menschen in den Rang von Göttern oder Heroen.

Aus dieser vorgeschichtlichen Zeit gibt es mehr Berichte über medizinische Sachverhalte als über die Hygiene im eigentlichen Sinn. Demgegenüber wissen wir dank der in den letzten Jahrzehnten durchgeführten Ausgrabungen, daß die Hygiene auf Kreta bereits damals ein beeindruckend hohes Niveau erreicht hat.

Die Medizin auf Kreta

Die drei Hauptperioden der minoischen Kultur, das Frühminoische, das Mittelminoische und das Spätminoische, umfassen den Zeitraum von 2500 bis um 1400 v. Chr. Während dieser Zeit erlebte die kretische Kultur ihren Höhepunkt und ihren Niedergang. Zur minoischen Medizin sind nur wenige Dokumente erhalten. Nach Cumston sollen die Bewohner Kretas einige Heilmittel gekannt haben: das *Dictamen,* das über wundersame Eigenschaften verfügt; das

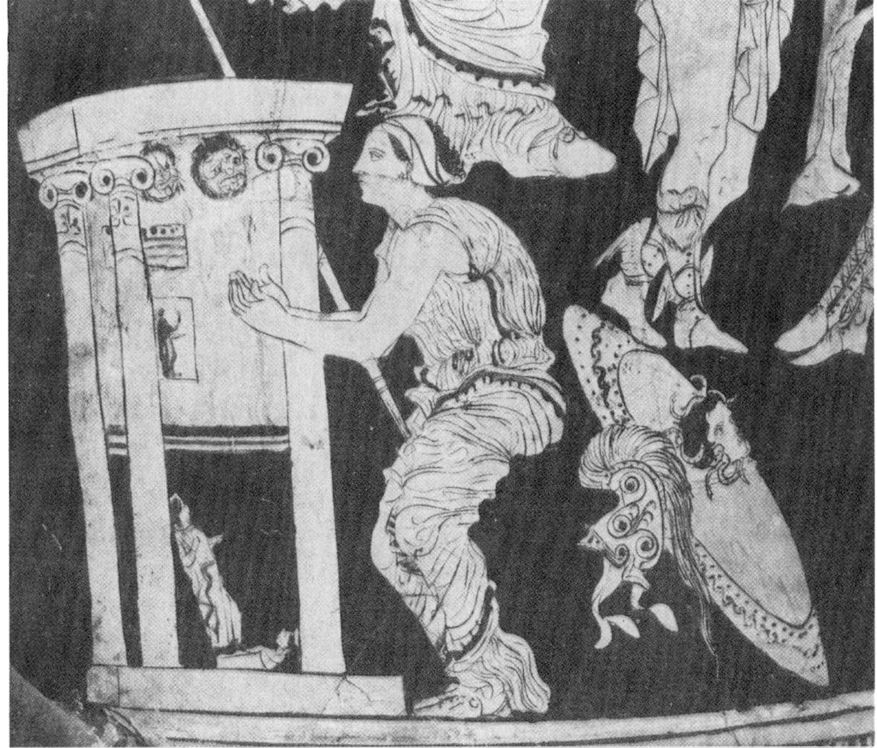

Abbildung 191
Athena liebt die männliche Handlungsweise — und die Sauberkeit. Auf unserer Abbildung hat sie die Arme entblößt und wäscht sich an einem Brunnen, der mit Votivbildern geschmückt ist. Vasenmalerei auf einem Weinmischkrug, (Krater): das Urteil des Paris.

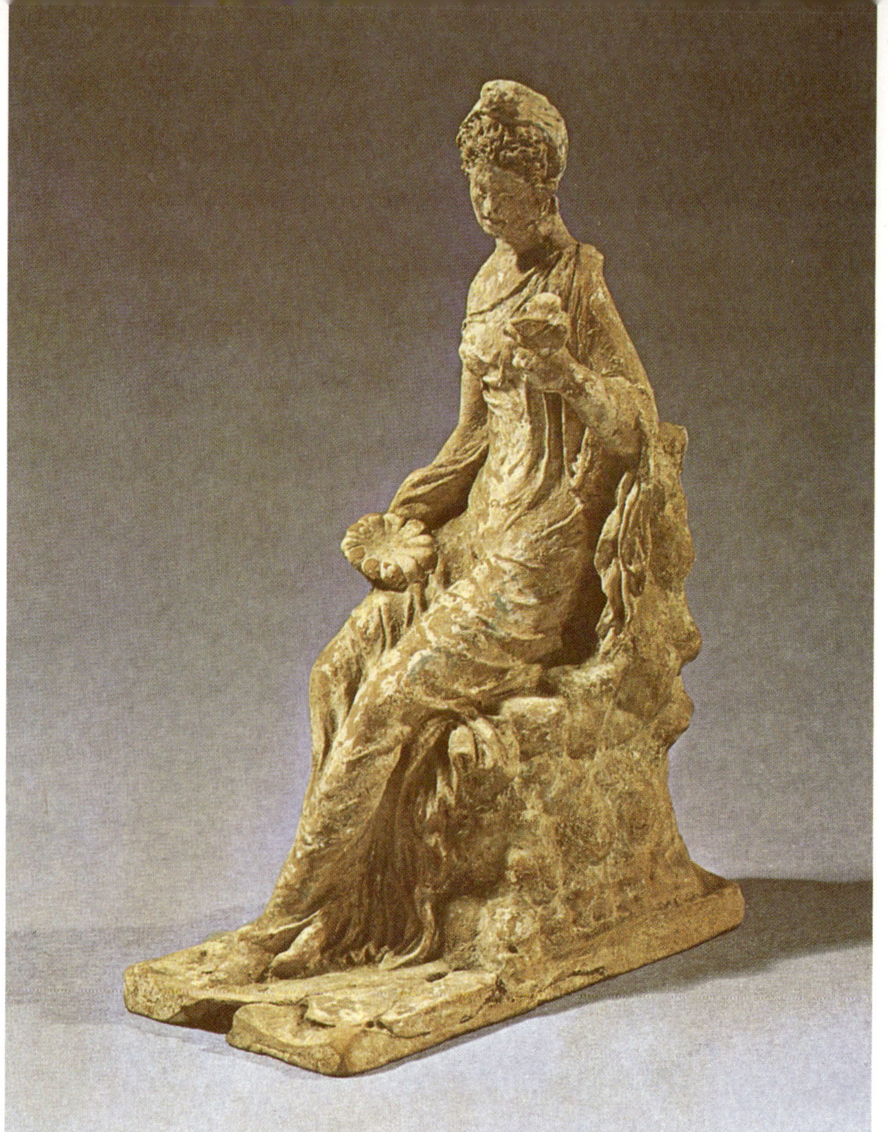

Abbildung 192
Toilette der Venus, Tanarafigur aus dem 4./3. Jahrhundert v. Chr.
Nicht wenige Darstellungen aus dem alten Griechenland betreffen die Toilette oder das Bad. Mit Methode und Einfallsreichtum haben die Hellenen die Körperpflege zu hohem Niveau geführt.

Daucus, das man mit Wein gegen Schlangenbisse nimmt; schließlich das *Asplerion,* eine Farnart, die bei Erkrankungen der Milz angezeigt ist.

Seit dem Mittelminoischen, der Epoche der ersten kretischen Paläste, also etwa seit dem 2. Jahrtausend v. Chr. (2000—1730), hat die Stadtkultur und mit ihr die Hygiene einen erstaunlichen Grad an Vollkommenheit erreicht. Das Regenwasser wurde über Terrassen geleitet und in Zisternen gesammelt. Die Abwässer der einzelnen Stockwerke wurden durch Schächte in ein unterirdisches Kanalisationssystem abgelassen. Diese Kloaken waren mit Mörtel verfestigt, flach gedeckt und so groß, daß ein Mensch darin ohne weiteres umhergehen konnte. In Knossos verfügten alle Gebäude des Palastes über gemörtelte Abwasserkanäle, die in große Becken aus Stein mündeten, die sich ihrerseits wieder in eine Hauptabwasserleitung entleerten. Ein ausgeklügeltes System sorgte dafür, daß das Regenwasser die schmutzigen Wässer und die Exkremente ableitete. Die Klosetts der königlichen Gemächer waren an vielfach verzweigte unterirdische Leitungen angeschlossen, die einerseits die Wasserspülung und andererseits eine gute Entlüftung gewährleisteten. Darüber hinaus hat man in einigen Gegenden Wasserleitungen aus ineinandergesteckten Terrakottaröhren gefunden. Diese Leitungen waren mit Mörtel verfugt, wiesen Stauräume auf und dienten dazu, das Wasser der Quelle am Berg Juktas den

Ansiedlungen zuzuführen. Schließlich entdeckte man in den Palästen und Privathäusern von Phaistos und Knossos Baderäume und Duschen.

Ganz langsam werden, entsprechend dem Ablauf der Jahrtausende des Bronzezeitalters, fester umrissene Sachverhalte greifbar, die eine Vorstufe jener auf Erfahrungen gegründeten Heilkunst darstellen, die wir später bei Homer wiederfinden. Aber vor dem ersten Jahrtausend verstreichen fünf Jahrhunderte, in denen Invasionen und Revolutionen das Bild der griechischen Halbinsel bestimmen. Immer weitere Reisen, die Aussiedlung von Teilen der Bevölkerung in den Norden, nach Groß-Griechenland, nach Sizilien und auf die Inseln, sowie die Expeditionen der Argonauten zum fernen Kolchis belegen die Entwicklung der Seefahrt, die durch die Erfindung der Kartographie und die Fortschritte in der Astronomie erleichtert wird. Der Weinbau, die Olivenkultur, die Imkerei und die Butterherstellung, Entdeckungen, die auf reisende Ärzte wie Aristaios zurückgehen, scheinen in ihren Anfangsgründen mit der Umformung des griechischen Subkontinents zwischen 2000 und 1700 v. Chr. zusammenzufallen. Um das Jahr 2000 haben die Achäer die Ufer des Kaspischen Meeres verlassen, den Nahen Osten und Ägypten heimgesucht, das wiederaufgebaute Troja zerstört und sind über Thessalien auch in Griechenland eingedrungen, wo sie die pelasgische Bevölkerung zurückdrängen. Selbst Kreta bleibt von den Erschütterungen nicht verschont und braucht drei Jahrhunderte, um seinen alten Glanz wiederzuerlangen. Aber dann wird der ägyptische Handelsplatz, Schauplatz innerer Wirren, geschlossen. Die kretischen Seefahrer wandern auf das nördliche Festland aus und setzen sich allmählich in

Abbildung 193
Verwundeter Krieger. Mit Meisterschaft hat der Künstler der Bewegung des zu Boden stürzenden Körpers Ausdruck verliehen. Bronzeplastik.

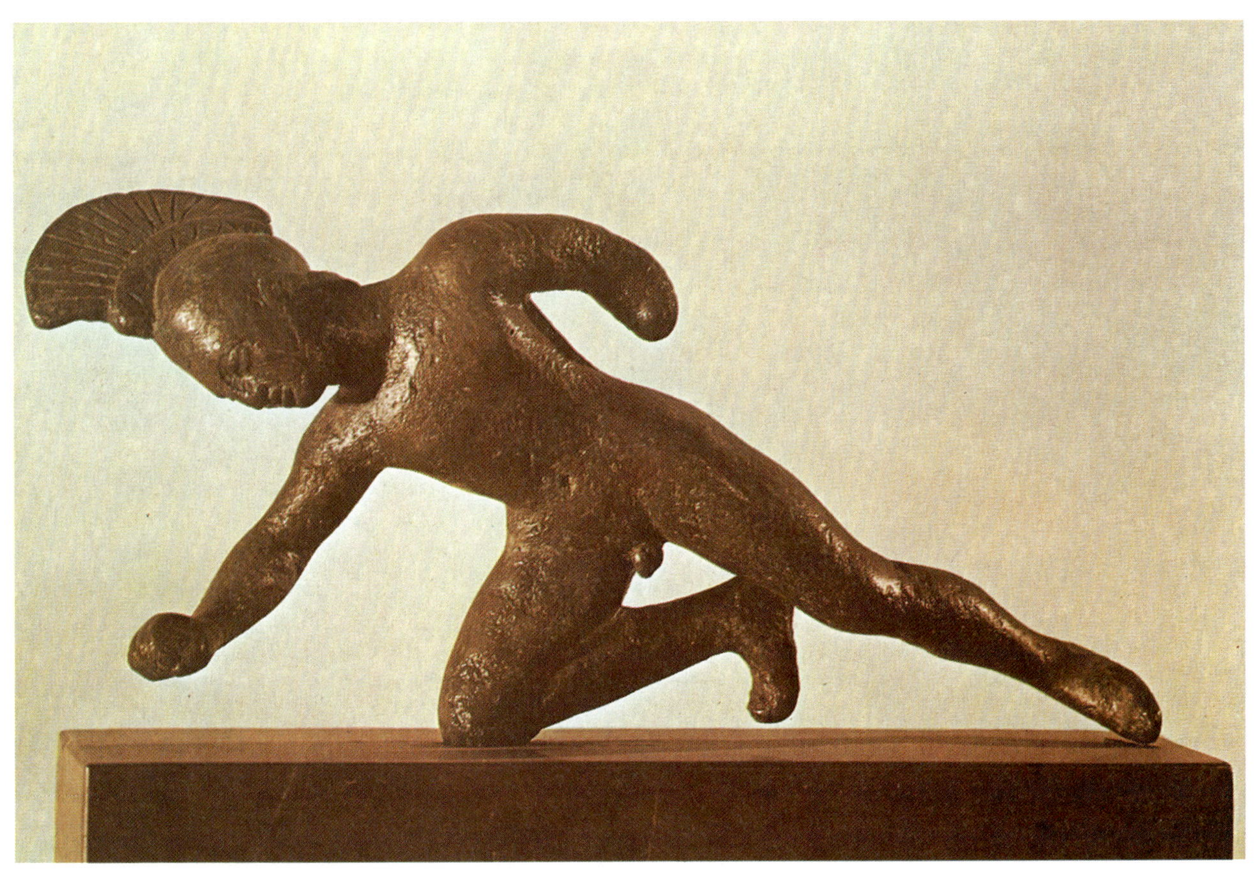

Hellas fest. Seitdem finden sich die Schauplätze der griechischen Kultur hauptsächlich auf dem Kontinent, nämlich in Mykene, auf dem Peloponnes.

Die mykenische Kultur trägt die Merkmale ihrer Ursprünge, die in Asien und auf Kreta liegen. Wir befinden uns nun in jener Epoche, in der die großen Zyklen der griechischen Mythologie ausgebildet werden und in der immer mehr phantastische und wundersame Elemente in die Erzählungen eindringen. Die kretische Göttin der Geburt, Eileithya, die Mutter des göttlichen Kindes Zeus, wird in Griechenland eingeführt. Ihre Züge vermischen sich mit denen der keuschen Artemis, die zur Göttin der Mutterschaft wird. Die durch Magie wirkenden Göttinnen sind asiatischen Ursprungs. Hekate entdeckt das Arzneimittel *Aconitin.* Sie hat zwei Töchter, Kirke und Medea. Diese beiden Magierinnen stellen Liebestränke aus giftigen Nachtschattengewächsen her. Die Tollkirsche, das Bilsenkraut und das Opium bringen Vergessen und Tod mit sich.

Es seien an dieser Stelle noch einige weitere Gottheiten der Heilkunst genannt: Nera, die Mutter der Eileithya; ferner Apollo, der Vater des Asklepios, der selbst Heilbehandlungen durchführte. Als Orion Hero vergewaltigt hatte, blendete der Vater des Mädchens den Missetäter. Apollo heilte ihn. Auch Athena, die den Beinamen Hygieia trug, vollbrachte außergewöhnliche Heilungen. Nachdem Paion die Genesung des von Herakles verwundeten Pluton herbeiführte, wurde er zum Arzt der Götter. Schließlich sei noch der Ägypter Hermes erwähnt.

Abbildung 194
Kirke verwandelt die Gefährten des Odysseus in Schweine. Stich aus dem 17. Jahrhundert für eine Ausgabe der Metamorphosen *des Ovid. Die* Odyssee *stellt ein Meisterwerk der Weltliteratur dar. Darüber hinaus ist sie auch deswegen von besonderem Interesse, weil sie uns Aufschlüsse über die griechische Medizin liefert.*

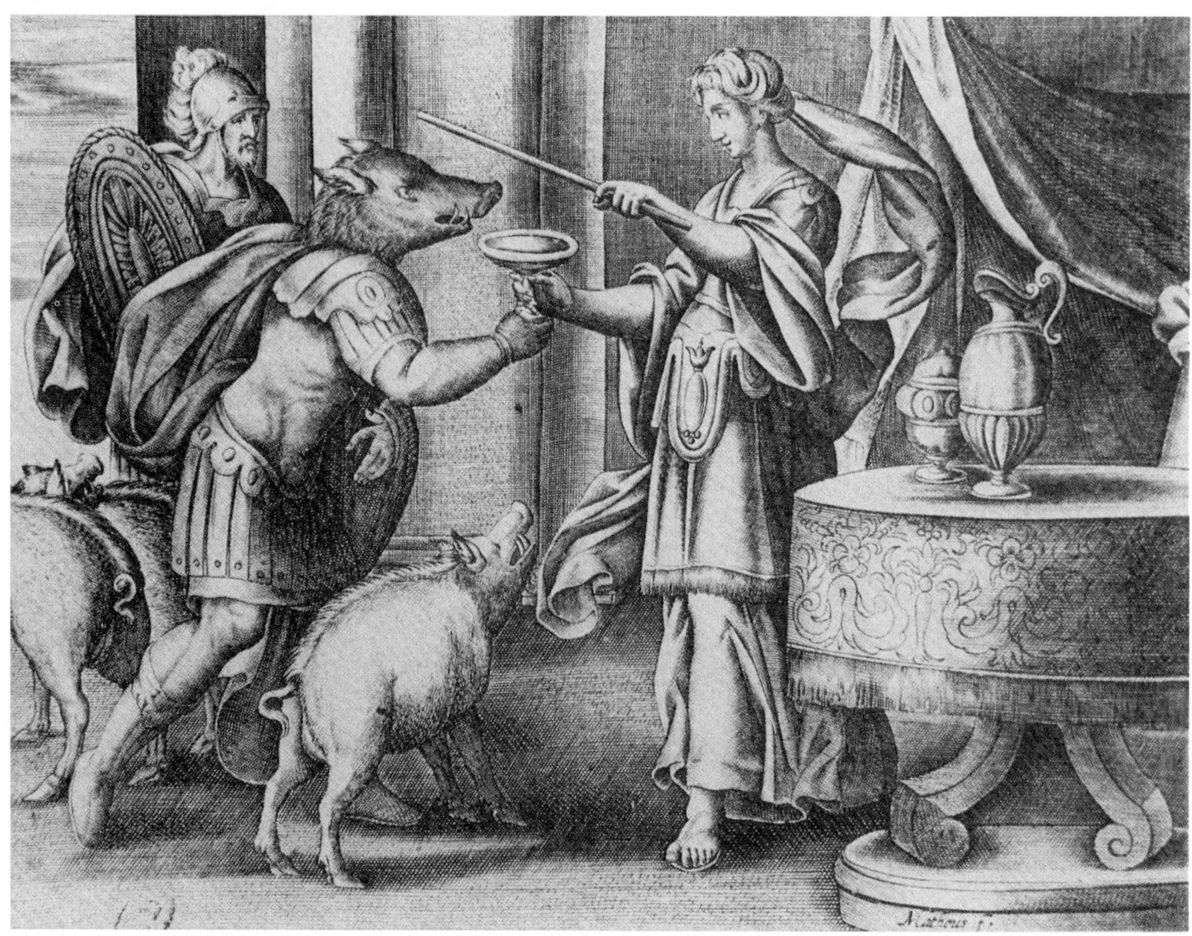

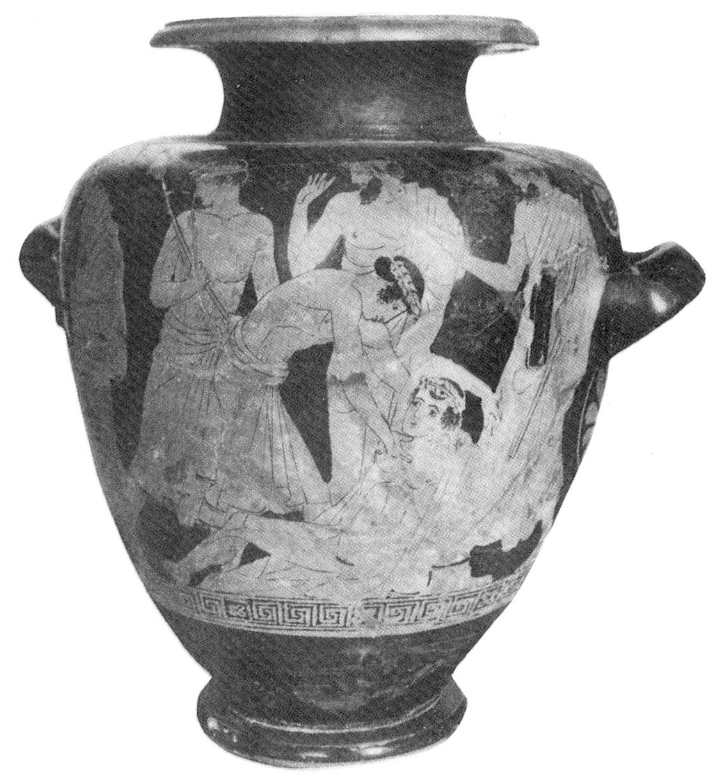

Abbildung 195
Philoktet ist soeben von der Schlange, die den Altar der Nymphe Chryseïs bewacht, gebissen worden. Ein Jüngling leistet ihm Beistand. Im Hintergrund stehen Agamemnon, Achilles und Diomedes. Auf Rat des Odysseus wird man Philoktet auf Lemnos zurücklassen. Attische rotfigurige Vase aus dem 5. Jahrhundert v. Chr.

Nach diesen Jahrhunderten, über die es nur wenige medizinische Zeugnisse gibt, erscheint um das Jahr 900 v. Chr. ein medizinisches Dokument ersten Ranges: die Dichtungen Homers.

Homer

Die *Ilias* und die *Odyssee* enthalten eine Fülle von äußerst wichtigen Angaben zur Heilkunst. Gleichwohl können wir den enthusiastischen Ausführungen Darembergs nicht zustimmen, der angenommen hat, daß bereits Homer wie später Hippokrates alle wichtigen inneren und äußeren Partien des menschlichen Körpers namentlich angeführt habe.

Die Dichtungen Homers interessieren uns hier unter anderen Gesichtspunkten als denen der Literatur. Zunächst einmal, weil sie ganz handgreifliche Fakten enthalten. Homer zeigt uns das Leben der Ärzte, ihre täglichen Aufgaben auf dem Schlachtfeld, im Lager und im Zelt. Er liefert uns die frühesten Dokumente zur Medizingeschichte, die sich jeder Strittigkeit entziehen. Er berichtet uns von Ärzten, die ein nicht im Umfeld religiösen Kults angesiedeltes, festumrissenes medizinisches Aufgabengebiet haben.

Bei der Beschäftigung mit den Homerischen Texten kann man zwei wichtige Beobachtungen machen. Erstens findet man zu einer Zeit, in der die Magie durchgehend die Heilkunst beherrscht, überhaupt keine Spuren magischer Behandlungsweisen in der Homerischen Medizin. Alles ist auf Erfahrungen und Tatsachen gegründet. Alles beruht auf der reinen, schlichten Wiedergabe der beobachteten Sachverhalte. Nur ein oder zwei Verse scheinen Reminiszenzen an Beschwörungsformeln oder okkulte Opferhandlungen zu enthalten. Wenn man davon einmal absieht, ist die Medizin an keiner Stelle von Religion oder Magie durchsetzt. Für Homer ist der Arzt nicht länger ein Magier, sondern ein Praktiker.

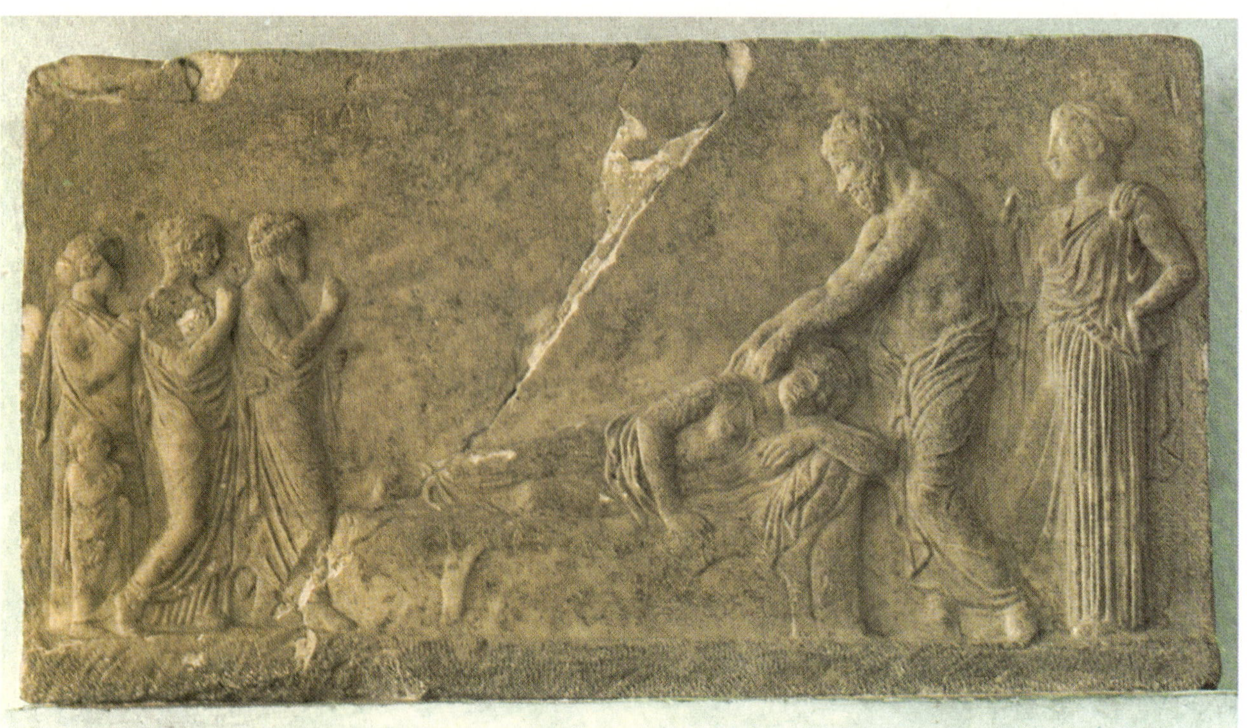

Abbildung 196
Asklepios untersucht eine Patientin.
Asklepios, der Gott der Medizin, wird in der Ilias *als unvergleichlicher Arzt dargestellt.*

Zweitens kann man feststellen, daß das mystische Element, das sich, parallel zu den auf Tatsachen gegründeten Forschungen, in den Mysterien von den primitiven Kulten bis zu denen von Eleusis manifestiert, auch in den Homerischen Heldendichtungen erscheint. Aber Homer enthüllt als erster die Aussagen über das Leben und die eschatologischen Geheimnisse, die die Grundlage der Mysterien bilden.

Über die Anatomie erfahren wir bei Homer nur elementare Sachverhalte im Zusammenhang mit der Untersuchung der Kriegsgefallenen, mit der Versorgung der Verwundeten und mit jenen Menschenopfern, die an ganz wenigen Stellen ihren Niederschlag in den Dichtungen gefunden haben. Niemals gehen die anatomischen Beschreibungen über das hinaus, was in einem fort während der Kampfhandlungen an Erfahrungen gesammelt werden konnte. Das folgende Zitat mag für den Normalfall stehen:

»Der heldenmütige Sohn des Menoitios trifft mit seiner Lanze die Flanke des Areilykos, der sich von ihm abgewandt hat. Die Lanze durchbricht den Knochen. Areilykos stürzt zu Boden. Erfüllt von kriegerischem Zorn durchsticht Menelaos die entblößte Brust des Thoas und nimmt ihm die Kraft und das Leben. Der Sproß des Phyleus sieht, daß Amphiklos auf ihn losgeht. Er kommt ihm zuvor und verwundet ihn am Bein. Der Wurfspieß hat die Nerven durchtrennt, und die Augen des Kriegers sind von dunkler Nacht umfangen. Die beiden Söhne Nestors vereinigen ihre Kräfte. Antilochos dringt mit seiner Lanze in die Eingeweide des Atymnios ein, so daß dieser tödlich getroffen zu Boden sinkt. Maris, der Bruder des Besiegten, bleibt voller Wut vor der Leiche stehen. Mit einer Lanze bewaffnet stürzt er sich auf Antilochos. In diesem Augenblick greift Thrasymedes wie ein Gott ein: er verwundet den Krieger mit seinem Wurfspieß, bevor dieser seinem Bruder den tödlichen Stoß versetzen kann. Er hat ihn an der Schulter getroffen, die Muskeln durchtrennt und den Armknochen gebrochen. Die Erde erzittert, als er, bereits eingetaucht in die Nacht des Todes, zu Boden fällt. Besiegt durch die beiden Brüder steigen also zwei Krieger in den Erebos hinab, zwei Krieger, die im Umgang mit dem Wurfspieß geübt waren, Freunde des Sarpedon und Söhne des Amisodares, der die Chimäre aufzog, jenes unbezwingliche Ungeheuer, das so vielen Sterblichen zum Verhängnis geworden ist.«

Wir finden bei Homer auch exakte Beschreibungen von Schädelfrakturen: »Meges trifft Peleus hinten am Kopf. Die spitze Lanze durchstößt die Kehle und zerfetzt die Zunge. Der Trojaner stürzt auf den Boden des Kampfplatzes und beißt mit den Zähnen auf das kalte Erz... Idomeneus trifft mit seiner Lanze den Mund des Erymas. Die Spitze der Lanze dringt bis zum Gehirn vor und durchbricht dabei die weißen Knochen (das Siebbein). Alle Zähne lösen sich, und Blut dringt in die Augen. Auch aus dem Mund und den Nasenöffnungen tritt das Blut heraus...« Eine Hüftfraktur und Verletzungen des Unterleibes: »Der Stein trifft unterhalb der Flanke auf, und zwar an jener Stelle, die als Gelenkpfanne bezeichnet wird, wo der Oberschenkel in den Hüftknochen eingepaßt ist. Der Knochen ist gebrochen, die beiden Nerven sind durchtrennt, und der rauhe Stein hat die Haut zerfetzt. Eine düstere Nacht... Er stieß ihm die Lanze in den Nabel, eine Stelle, an der die Verletzungen des Ares für die Sterblichen verhängnisvoll sind...« Gesichtsverletzungen: »Athena lenkte den Wurfspieß in die Nähe der Nasenöffnungen. Er drang unterhalb des Auges ein, wobei die Zähne zersplitterten. Das grausame Erz zerfetzte die Zunge an ihrer Wurzel. Seine Spitze trat unterhalb des Kinns wieder heraus...«

Wenn Stiche die drei wichtigsten Punkte, nämlich Schultern, Hals und Hüfte, bisweilen allerdings auch Brust und Unterleib treffen, so ist die Verwun-

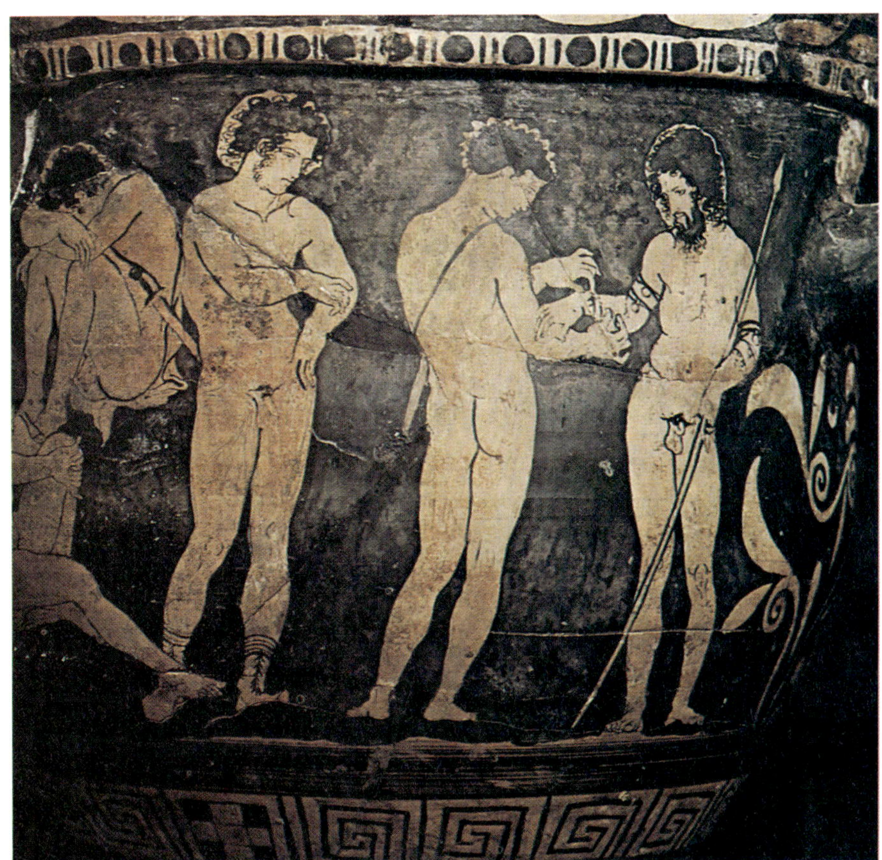

Abbildung 197
Verwundete Krieger verbinden sich nach einer Schlacht gegenseitig. Altitalischer Krater. Asklepios hatte zwei Söhne, die in Kriegszeiten die Verwundeten versorgten.

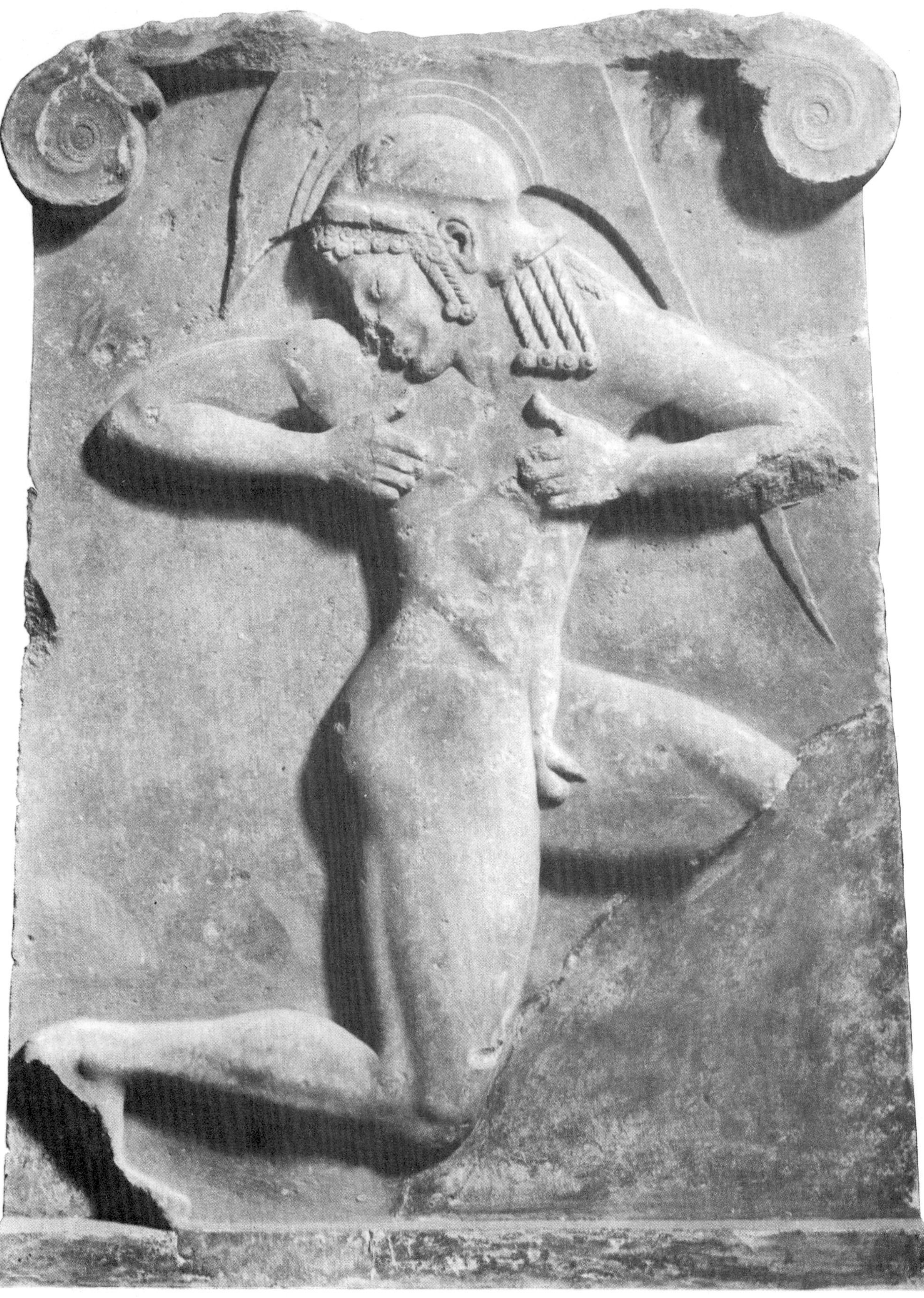

dung tödlich. Die unmittelbaren Folgen der Blessur, etwa die Krämpfe oder die Haltung, in der der Held stirbt, werden mit Akribie dargestellt. Der Dichter beschreibt Blutspucken, Bluterbrechen und Blutungen aufgrund von Gefäßverletzungen: »Antilochos bemerkt, daß Thoas fliehen will. Wutentbrannt setzt er ihm nach, erreicht ihn und durchsticht die Vene, die sich vom Rücken bis zum Kopf erstreckt.« Ob es sich nun um die *Vena cava* oder um die *Vena azygos* bzw. *hemiazygos* oder um die *Vena jugularis* handelt, Homer kannte die Blutgefäße, die in den Zervikalbereich bzw. in den oberen Brustbereich aufsteigen. Er kannte Atlas und Axis, »die Knochen, die den Hals mit dem Kopf verbinden«.

In der *Ilias* erscheint Asklepios nicht als Gott. Es handelt sich vielmehr um einen thessalischen König und vollkommenen Arzt, einen Schüler des Chiron. Seine beiden Söhne, Machaon und Podaleirios, wirken als Krieger und Ärzte. Sie nehmen am Kampfgeschehen teil und versorgen die Verwundeten und die Kranken. Wenn man den *Skolien* folgen will, den altgriechischen Tisch- und Trinkliedern, so haben sich die beiden Brüder die Arbeit geteilt. Machaon übte die Chirurgie aus, während Podaleirios als Allgemeinmediziner wirkte. Zweifellos stellten die beiden die Vorsteher der Ärzteschaft dar; neben ihnen dürften andere gewirkt haben, deren Namen wir nicht kennen. Auch Achilles und Patroklos waren Ärzte. An den letztgenannten wendet sich Eurypylos:

»Behüte mein Leben und führe mich in mein Zelt zurück. Entferne diese Waffe aus meiner Wunde. Wasche mit lauwarmem Wasser das Blut von meiner Wunde ab und bedecke sie mit heilsamen Verbänden. Achilles, der von Chiron, dem gerechtesten unter allen Zentauren, unterrichtet wurde, hat dich in dieser Kunst unterwiesen. Von den beiden Männern, die sich aus unserer Schar dieser Kunst geweiht haben, ist Machaon, soweit ich weiß, selbst verwundet und wartet auf eine kunstfertige Hand, die sich um seine verletzten Gefäße bemüht. Und Podaleirios kämpft noch an der Spitze seiner Truppen.« Das folgende Zitat gibt uns eine Zusammenfassung der Behandlung, die in diesem Fall angewendet wurde: »Er schneidet mit seinem Messer die scharfe und grausame Spitze aus seinem Fleisch, reinigt mit lauwarmem Wasser die Wunde vom Blut und trägt eine mit den Händen zerdrückte, schmerzlindernde, bittere Wurzel auf. Die Wunde wird trocken, das Blut kommt zum Stillstand, und die Schmerzen lassen nach.«

Man entfernt den Fremdkörper, indem man ihn mit Hilfe eines Messers herauslöst, bringt die Blutung zum Stehen und legt Verbände an. An einer anderen Stelle wird die Hand eines Kriegers von einem Wurfspieß durchbohrt: »Der hochherzige Agenor beeilt sich, die Waffe zu entfernen. Danach verbindet er die Hand mit einer vierlagigen Binde aus Schafwolle.«

Die Innere Medizin ist noch kaum entwickelt. Als Medikament oder häufiger noch als Stärkungsmittel verabreicht man einen öligen Süßwein, dem geronnener Ziegenkäse und Mehl beigemengt werden, oder eine ähnliche Mischung, bei der der Wein Honig und Zwiebeln enthält. Möglicherweise handelt es sich bei den beiden vorgenannten Mischungen auch um ein und dasselbe Getränk, denn die betreffende Textstelle der *Ilias* ist reichlich unklar. Obwohl diese Flüssigkeit Beimengungen wie die Blüten der Ceres-Früchte oder weißes Mehl enthielt, obwohl der Trank in einen prächtigen Kelch gegossen und auf einen schimmernden Tisch mit azurblauen Füßen gestellt wurde, und obwohl schließlich dieser Kelch von der anmutigen Hekamede den Kriegern mit der Ermahnung, ihn auch auszutrinken, zum Genuß gereicht wurde, fand dieses Gebräu nicht die Zustimmung der Kommentatoren. Sie wiesen seinen Geruch mit Abscheu

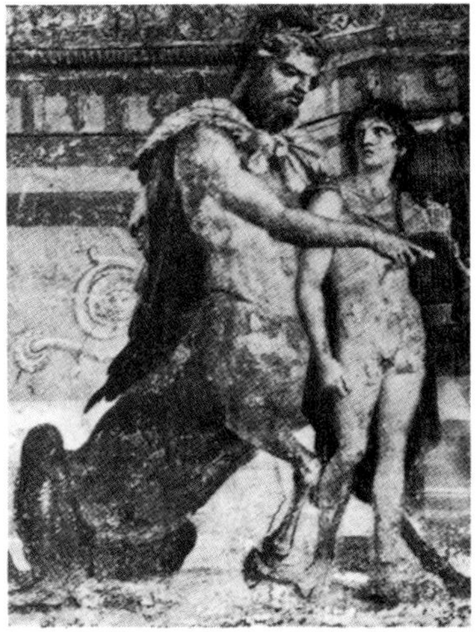

Abbildung 199
Achilles erlernt beim Zentaur Chiron die ärztliche Kunst.

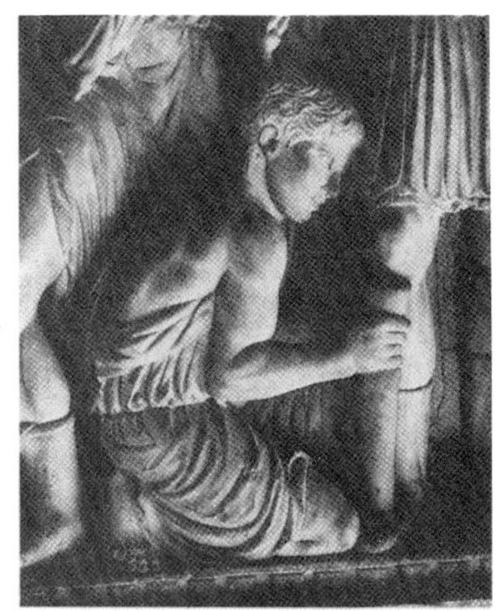

Abbildung 200
Der Sage nach wurde der verwundete Achilles von einem Kind versorgt. Sarkophagrelief aus dem 2. Jahrhundert v. Chr.

Abbildung 198 (gegenüber)
Ein Mann mit Helm stirbt während eines Laufes. Grabstele, 6./5. Jahrhundert v. Chr.

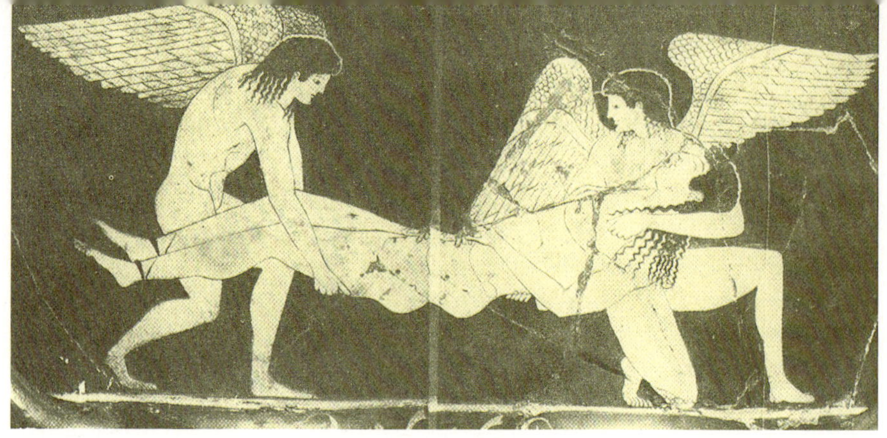

Abbildung 201
Hypnos und Thanatos, der Schlaf und der Tod, tragen einen Verstorbenen zu seiner ewigen Wohnstatt.

zurück. Ob wohl einer unter ihnen dieses Rezept einmal wirklich ausprobiert hat?

Außer der liebreizenden Hekamede erscheinen noch weitere Frauen als Ärztinnen, so die Halbgöttin Kirke, die blonde Agamede, die »alle auf der Erde wachsenden Heilkräuter kannte«, und die Ägypterin Polydamna, die Helena über die Eigenschaften zahlreicher Pflanzen unterrichtete, darunter das berühmte *Pharmakon Nepenthes,* das Medikament, das den Kummer vertreibt: »In das Gefäß, aus dem sie ihren Wein zu schöpfen pflegten, schüttete Helena einen wundersamen Saft. Er vertrieb allen Schmerz und alle Wut und machte alle Übel vergessen. Wer einmal aus einer Schale mit dieser Mischung getrunken hat, vergießt keine Träne und lacht den ganzen Tag über, selbst wenn sein Vater oder seine Mutter gestorben wäre, ja selbst wenn seinem Bruder oder seinem Lieblingssohn in seiner Gegenwart und unter seinen Augen mit der erzenen Waffe die Kehle durchgeschnitten würde.« Während man früher an Haschisch, Bilsenkraut, Tollkirsche, Stechapfel und Mandragora gedacht hat, scheinen die Fachleute heute in der Auffassung übereinzustimmen, daß es sich bei der dem Wein beigemengten Substanz um Opium gehandelt haben muß.

Abbildung 202
Herakles besiegt die Hydra. Vasenmalerei auf einem Lekythos aus dem 5. Jahrhundert v. Chr.

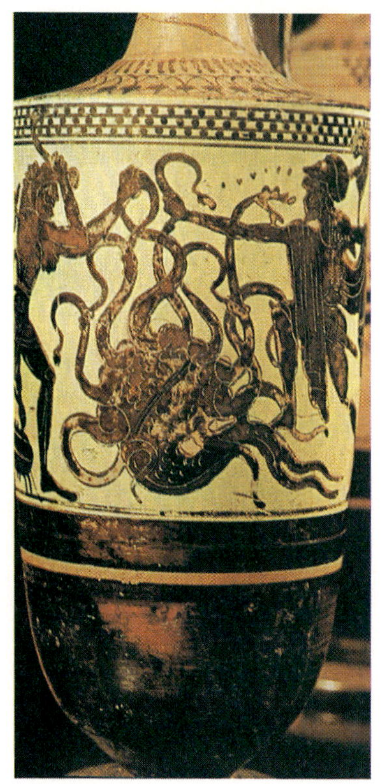

Dies ist der Stand der Medizin zur Zeit des Trojanischen Krieges. Wir müssen noch anfügen, daß man bei der Ausgrabung von Ilion Fötusse von vier bis sechs Monaten gefunden hat, die nur auf Abtreibungen oder auf Kaiserschnittoperationen zurückgehen können.

Bei Homer verläßt die Lehre über den Ursprung des Lebens zum ersten Mal den Bereich der Mysterien. Nach der Auffassung des Dichters befindet sich der Sitz des Lebens im Odem *(Thymos).* Fuchs führt dazu aus: »Für Homer stellt der Odem den Träger der geistigen Aktivität und der Leidenschaften dar. *Thymos* bedeutet Leben, Lebenskraft, Geist, Gefühle, Seele, Mut, Zorn, Sehnsüchte und Gedanken. Der Lebensgeist hat in den *Phrenes,* im Zwerchfell, seinen Wohnsitz. Im Moment des Todes wird er ausgehaucht oder entweicht aus den Wunden. *Psyche,* die Seele, verbringt ein Leben als Schattenwesen im Hades.« In seinem Buch »Die Eleusinischen Mysterien« hat Victor Magnien aufgezeigt, daß diese Auffassung mit der der orphischen Mysterien übereinstimmt. Die Seele schließt zwei Eigenschaften ein: *Thymos,* den Lebenstrieb, und *Epithymia* oder *Phrenes,* die Fähigkeit zu wünschen und zu fühlen. Der *Thymos* hat seinen Sitz im Herzen, die *Epithymia* in der Gegend des Zwerchfells und der Leber.

Die Mysterien verwenden sehr oft das Bild der Auster zur Erläuterung des Verhältnisses von Seele und Körper. Nach der Theorie der Eleusinischen Mysterien, in denen das Erbe der ältesten orphischen Mysterien zu finden ist, stellt der Körper, das *Soma,* eine an den Erdboden gefesselte Auster dar, ein

Organ, das muschelähnlich die Seele in sich schließt. Der Geist hat ursprünglich allein in der intelligiblen Welt, als Teil des ewigen Geistes, gelebt. Er ist dann in die Welt der sichtbaren Dinge herabgestiegen. Während dieses Abstiegs hat sie Elemente niederen Ranges angenommen: die Seele und den Körper. Im ätherischen Bereich hat der Geist die Seele mit dem Odem des Gedankens erhalten, im lunaren Bereich dann die Seele mit dem Lebensodem. Im irdischen Bereich schließlich ist die Seele in den Körper eingedrungen. Aus diesem Grund ist der Mensch Opfer von Schmerzen und Leidenschaften. Der Tod befreit den Geist aus seiner sterblichen Hülle. Sich reinigend und läuternd steigt er allmählich in immer vollkommenere Zonen auf.

Die Einweihung in die Mysterien stellt einen symbolischen Tod dar. Der Eingeweihte stirbt, um in einem Zustand der Reinheit und des vollkommenen Wissens wiedergeboren zu werden. Dies ist die idealistische Lehre der Mysterien, die in den gnostischen Sekten weiterlebt und deren letztes Echo wir zwei Jahrtausende später in der Häresie der Albigenser wiederfinden. So wie Dionysos, wie wir oben gesehen haben, den Weg zur Unterwelt sucht, so steigt Odysseus in den Hades hinab, um die Seelen der während des Trojanischen Krieges verstorbenen Helden zu treffen. Der Eingeweihte Teiresias erscheint mit seinem goldenen Zepter. Er gibt noch immer Weissagungen von sich, aber es dreht sich nicht um die Leiden des Odysseus. Elpenor beklagt sich und Tyro, ferner die unglückselige Jokaste, die Mutter des Ödipus, die ihren eigenen Sohn geheiratet hat, wie auch Leda und schließlich die Helden und Halbgötter Patroklos, Ajax, Minos und Herakles. Odysseus' ehrwürdige Mutter Antikleia wendet sich mit folgenden Worten an ihren Sohn: »Ach, mein Sohn, siehe, dies ist das Los der Sterblichen nach ihrem Hinscheiden. Sie besitzen weder Fleisch noch Knochen. Alles ist ein Opfer der verzehrenden Flamme, sobald der erblassende und erkaltende Körper den Lebensodem aushaucht. Die Seele flüchtet wie ein flackerndes Trugbild in das Reich der Schatten.«

So sind die Toten der ewigen Nacht geweiht. Der Anthropomorphismus der Götter Homers läßt vermuten, daß es sich dabei, wie in den Mysterien, um ganzheitliche Wesen mit den drei Elementen Geist, Seele und Körper handelt. In der Unterwelt herrscht kein Unterschied mehr zwischen Göttern und Menschen. Odysseus spricht mit den trojanischen Helden wie mit den göttlichen Wesen. Auch Herakles irrt zwischen ihnen umher. Das folgende Zitat mag die angedeuteten Verhältnisse beleuchten: »Schließlich erschien der vortreffliche Herakles vor mir, oder, um es genauer auszudrücken, sein Schattenbild. Denn der Halbgott selbst ruht im Olymp an der Tafel der Unsterblichen, trinkt Nektar und wird von der liebreizenden Hebe in den Armen gehalten.« Im

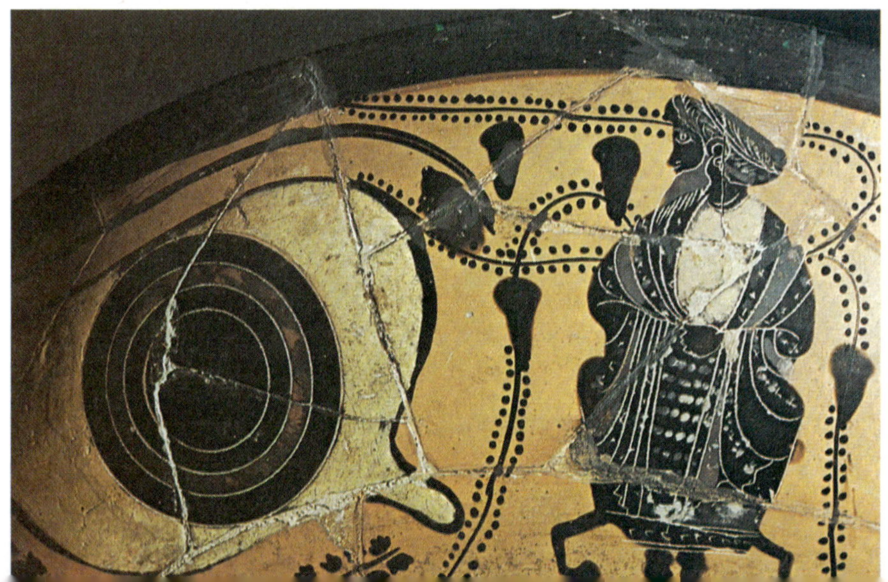

Abbildung 203
Bacchos oder Dionysos konzentriert auf das Abbild des Auges, dessen Funktion und Physiognomie Alkmaion zum ersten Mal untersucht hat. Griechisch-römischer Krater.

Erebos verbleibt also nur der Schatten des Körpers, die körperliche Hülle, alles das, was Seele und Körper als Reste hinterlassen, die ein funkelndes Bild der Person zu ihrem Aufenthaltsort in den höheren Regionen projizieren. Herakles als Seele befindet sich in der Unterwelt und ergeht sich in Lamentationen. Herakles als Geist aber hält sich in den himmlischen Sphären auf. Sein geläuterter Körper hat sich mit der Seele und der Idee zu einer vollkommenen Trias vereinigt. Er spürt nun in seinen Adern den Fluß des *immatriellen,* geistigen Blutes, »so, wie es durch die Körper der Seligen rinnt, denn sie essen kein Brot und trinken keinen funkelnden Wein«.

Nach dieser Vorstellung existiert keine Trennung zwischen Körper und Seele. Beide Elemente entspringen ein und demselben Wesen, und keines von ihnen kann ohne das andere existieren. Sie bestehen beide aus einer mehr oder weniger subtilen Materie. Aber darüber hinaus besitzen beide ein unsterbliches Gegenstück, mit dem sie sich wieder verbinden werden. Als Patroklos tödlich getroffen ist, »gießt man Ambrosia und roten Nektar in seine Nasenöffnungen, auf daß sein Körper unverweslich werde«. Wir sollten hierbei nicht übereilt auf eine unzureichende Einbalsamierung schließen, sondern viel eher annehmen, daß es sich um einen Einweihungsritus handelt, der den zukünftigen Aufstieg in die himmlischen Sphären ermöglicht.

Wie in den Kosmogonien und noch bei den frühen Naturphilosophen finden wir bei Homer zwei verschiedene Darstellungsweisen. Die eine entspricht dem materialistischen und positivistischen Denken. Es handelt sich dabei um den

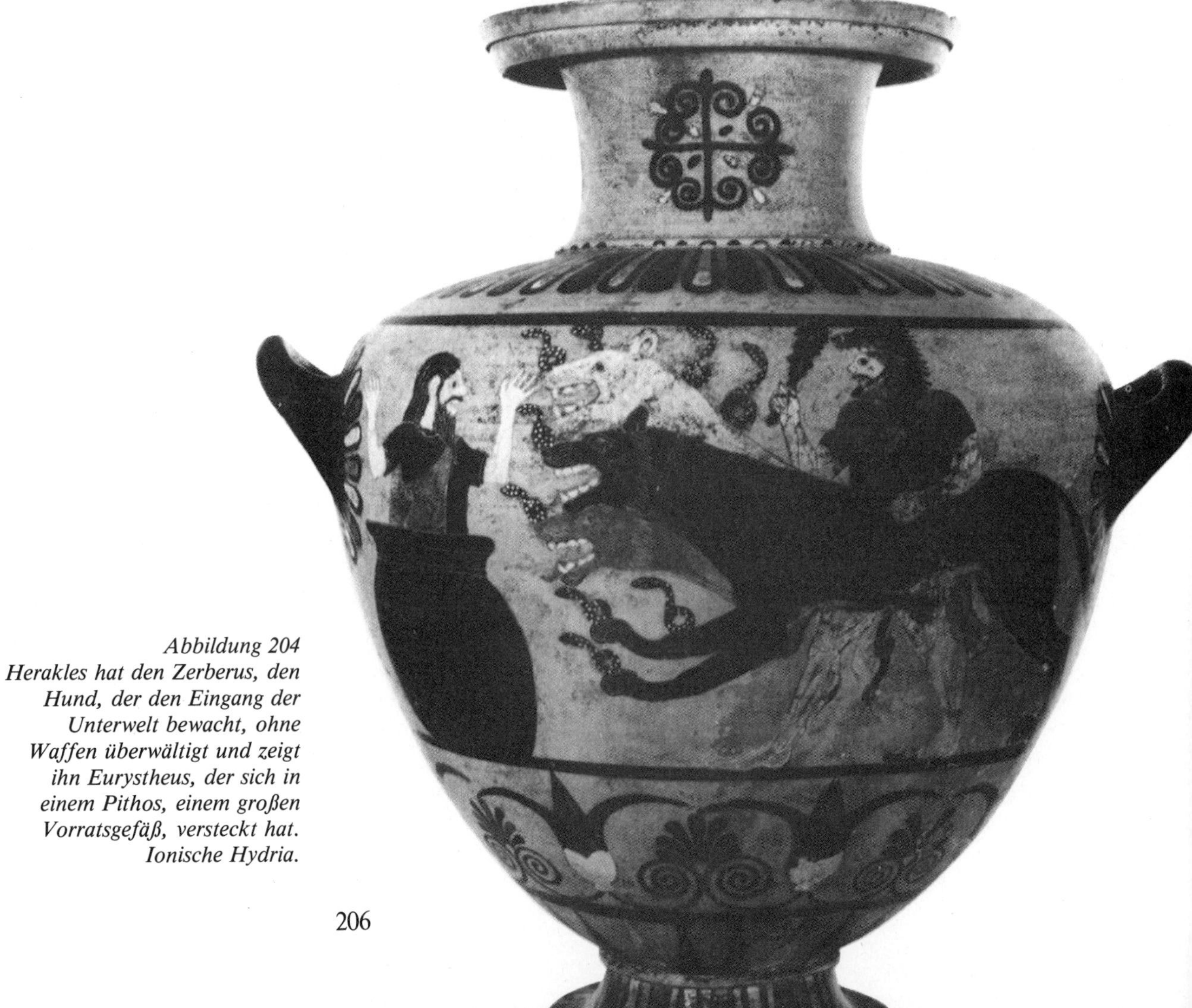

Abbildung 204
Herakles hat den Zerberus, den Hund, der den Eingang der Unterwelt bewacht, ohne Waffen überwältigt und zeigt ihn Eurystheus, der sich in einem Pithos, einem großen Vorratsgefäß, versteckt hat. Ionische Hydria.

eigentlichen Geist der Griechen, der aus den alten Mythen über das Chaos die ersten Naturgesetze ableiten wird. Die andere Darstellungsweise entspricht dem Wesen der Mysterien. Sie schließt magische Praktiken sowie Überlegungen zum Schicksal des Menschen nach dem Tode, zur Unsterblichkeit und zur Seelenwanderung mit ein. Diese Art zu denken führt dann und wann, in plötzlich einsetzenden Schüben oder, um Rivaud zu zitieren, in »energischen Rückbesinnungen« zu einer erneuten Blüte der Sagen und der primitiven Kulte. In der Theogonie Hesiods werden wir neben magischen Vorstellungsweisen auch das ernsthafte Bestreben nach einer rationalistischen Erklärung der Mythen des Chaos finden.

Hesiod

Hesiod wurde im Jahre 640 vor unserer Zeitrechnung geboren. Sein Vater, ein kleiner Reeder, hatte in Kyme im kleinasiatischen Äolien abgewirtschaftet und war nach Böotien geflüchtet, wo er am Fuß des Südabhanges des Helikon lebte. Hesiod hütete die Herden seines Vaters, arbeitete auf den Feldern und wirkte als Dichter. Er hat drei Werke verfaßt, die *Theogonie,* den *Schild des Herakles* und die *Werke und Tage.* In der letztgenannten Dichtung finden sich merkwürdige Vorschläge zur Erhaltung der Gesundheit. Hesiods Vorstellungen über die gesunde Kleidung wenden sich an die Menschen einer rauhen Landschaft, in der es schneit und in der Boreas der Thraker, ein kalter Nordwind, wütet: »Tragt einen weichen Mantel und eine lange Tunika. Webt euch mit lockerer Kette sehr dichte Stoffe und hüllt euch gut darin ein, damit ihr nicht fröstelt, so daß sich eure Körperhaare aufrichten. Tragt gutgearbeitete Lederschuhe, die mit Filz gefüttert sind. Schützt den Rücken durch Ziegenhäute aus dem ersten Wurf, die mit einem Faden aus Rinderdärmen zusammengenäht sind. Auf den Kopf gehört eine Filzmütze.« Für ein gesundes Verhalten während der drückenden Sommertage, »wenn die Ziegen fetter, der Wein besser, die Frauen leidenschaftlicher und die Männer kraftloser sind: Halte dich im Schatten eines Felsvorsprunges auf! Folgende Nahrung ist zu empfehlen: Wein aus Byblos, ein gut aufgegangener Fladenkuchen, Milch von Ziegen, die nicht mehr säugen, und das Fleisch von einem weiblichen Rind, das noch nicht gekalbt hat und dessen Weide im Wald liegt. Drehe das Gesicht in die Richtung, aus der der erfrischende Zephir weht. Schöpfe Wasser aus einer sprudelnden Quelle und nimm auf drei Viertel Wasser ein Viertel Wein ...«

Schließlich haben die Ratschläge bisweilen jeden praktischen Wert verloren. Wir stoßen auf rituelle Verbote, Überreste der primitiven Religionen, die sich auch in bestimmten pythagoreischen Tabus wiederfinden: »Uriniere niemals im Stehen, uriniere nicht in die Richtung der Sonne ... Uriniere nicht auf den Weg und auch nicht im Gehen außerhalb des Weges. Der ehrfürchtige und umsichtige Mann hockt sich zum Urinieren entweder hin oder tritt an die Mauer eines umschlossenen Hofes heran ... Zeige nicht in ungeziemender Weise deine mit Sperma beschmutzten Geschlechtsorgane in der Nähe einer Feuerstelle ... Setze das Gefäß zum Eingießen des Weines nicht an die Schale, solange man trinkt. Denn damit ist ein böses Geschick verbunden ... Lege auch kein zwölf Tage altes Kind auf heilige Gegenstände; dies ist nicht gut ... Ein Mann soll sich nicht mit dem Wasser waschen, in dem eine Frau gebadet hat. Auf diese Handlung folgt nämlich eine Strafe, die zwar zeitlich begrenzt, aber schmerzhaft ist ... Uriniere niemals an der Mündung eines Flusses. Bade dort auch nicht. Denn das ist nicht gut.«

Danach folgen einige Ratschläge zum Thema Ehe und Nachkommenschaft. Die Dreißiger sind für den Mann das geeignetste Heiratsalter. Die Frau soll vier Jahre geschlechtsreif sein und sich im fünften verheiraten, also bereits mit etwa fünfzehn Jahren. »Es gibt für einen Mann keinen besseren Gewinn als eine gute Frau und auf der anderen Seite kein schlimmeres Unglück als eine schlechte, die dauernd auf der Lauer liegt und ihren Gatten, sei dieser auch noch so widerstandsfähig, aufbraucht und vorzeitig altern läßt.«

Die *Theogonie* Hesiods nimmt die Prinzipien der milesischen Naturphilosophie vorweg. Wenn man die alten Mythen über die Entstehung des Kosmos in ihrer Gesamtheit betrachtet, kündigt sich schon hier die grundlegende Denkweise der Griechen, die *Dialektik,* an. Die *Dialektik* als Lehre von den allgemeinsten Bewegungs- und Entwicklungsgesetzen der Natur, der Gesellschaft und des Denkens ist keimhaft in den Mythen enthalten. Der Kosmos ist keine Schöpfung, sondern etwas Gewordenes. Der Zustand der Welt am Beginn der Theogonie ist Chaos. Das Chaos bringt *Nyx,* die Nacht, und *Erebos,* die Finsternis, hervor und geht dann zugrunde. Durch Selbstbefruchtung oder sukzessive Paarungen bringt die Nacht *Gaia,* die Erde, hervor, die ihrerseits wiederum die Gebirge und das Meer hervorbringt. *Chronos,* die Zeit, und *Eros,* der Fruchtbarkeitsspender, sind ebenfalls Götter, die geboren werden, altern und sterben. Wenn wir die Kosmogonien näher untersuchen, stellen wir fest: es gibt keine Grundlage, kein fortdauerndes Prinzip und keinen der Weltschöpfung vorangehenden Beweggrund. Es gibt allein Werden und Bewegung, und diese Entwicklung gehorcht nicht außerhalb des Prozesses stehenden Gottheiten, sondern inneren Kräften. Die Dinge werden ausschließlich unter dem Gesichtspunkt ihres Verhältnisses untereinander und ihrer Abfolge aufeinander behandelt. So erhält die zu Anfang chaotische Welt ganz allmählich eine Ordnung aus sich heraus, wobei die Götter sich vervollkommnen: Veränderung ist Prozeß und Fortschritt zugleich. Diese Auffassungen werden die griechische Physik und Physiologie bis hin zu der Philosophenschule der Eleaten bestimmen.

Lykurgos

Ein Jahrhundert nach Homer teilt uns Lykurg einige Einzelheiten zur Medizin und zur Gesundheitspflege mit. Man weiß nichts Sicheres über Leben und Taten dieser Persönlichkeit, aber man schreibt Lykurg die weise Gesetzgebung zu, die das öffentliche Leben in Sparta um das Jahr 750 v. Chr. beherrscht. Lykurg hat gymnastische Spiele organisiert, an denen jeder Bürger teilzunehmen hat. Angeblich um die sich ausbreitende Homosexualität auszurotten, die den Untergang Spartas herbeizuführen droht, müssen junge Männer und Mäd-

Abbildung 205
Epheben und Erzieher in der Palästra. Die Gesundheitspflege war mit der Ertüchtigung des Körpers verbunden. Die Vergnügungen des Gymnasions geboten darüber hinaus der Päderastie Einhalt. Schale des Duris, Anfang des 5. Jahrhunderts v. Chr.

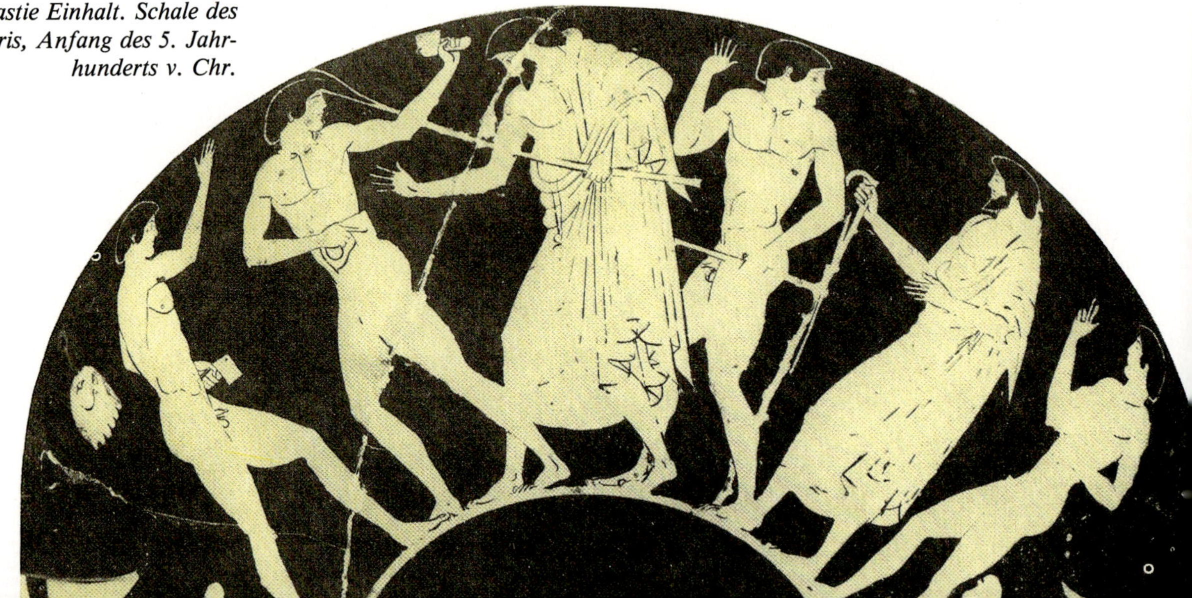

chen vollkommen nackt öffentlich miteinander kämpfen. Man hofft, daß die Jünglinge auf diese Art Geschmack an den harmonischen Formen ihrer Gegnerinnen finden werden. In Sparta müssen die Mahlzeiten gemeinschaftlich eingenommen werden. Die Ernährung ist frugal. Jedes Neugeborene wird einer medizinischen Untersuchung unterzogen, die über Leben oder Tod entscheidet. Sobald ein Kind sieben Jahre alt ist, muß es barfuß gehen, hat auf der bloßen Erde zu schlafen und darf nur mit einer knappen Tunika bekleidet sein. Auf dem Altar der Artemis Orthia werden die Heranwachsenden Geißelungen unterzogen, die ihren magischen Charakter verloren haben und nur noch Proben der Ausdauer darstellen. In Sparta ist alles auf die körperliche Ertüchtigung des einzelnen ausgerichtet.

Die Medizin in den Tempeln

Auf die da und dort isoliert wirkenden Magier der vorhomerischen Zeit folgten um das Jahr 800 v. Chr. die Priester. Sie übten die Heilkunst in den Tempeln aus. Asklepios wurde vergöttlicht und sein Kult aus Thessalien und Magnesia importiert. Seine Priester nannten sich Asklepiaden. Die ältesten Orte dieses Kults sind Epidauros und Titania bei Sikyonia, wo man thessalische Schlangen und bekleidete Statuetten gefunden hat; ferner Balagnia in der Cyrenaika, Tithoreia in Phokis, Kos, Knidos, Kyrene, Rhodos, Tarent, Pergamon, Naupaktos und Mantineia.

Abbildung 206
Der vergöttlichte Asklepios oder Äskulap wurde durch Bildwerke geehrt.
Eine Marmorstatuette des Gottes aus Philomelium in Phrygien.

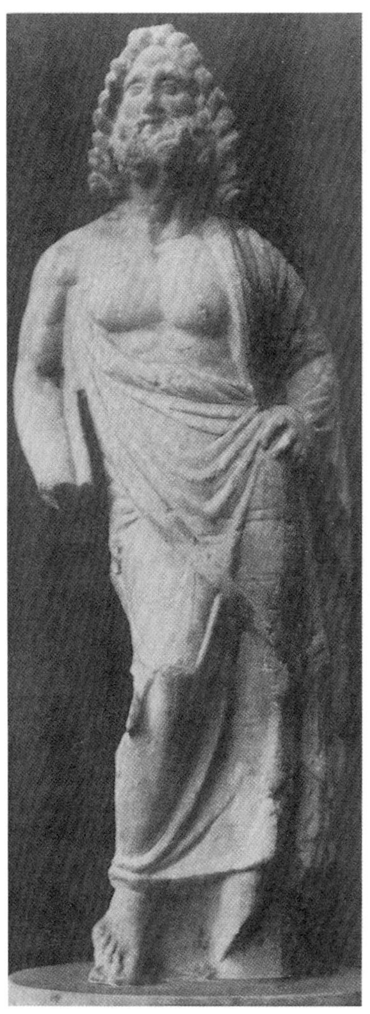

Die Kranken kamen in großer Zahl in die Tempel, um von den Göttern geheilt zu werden. Die wissenschaftlichen Kenntnisse der Asklepiaden waren esoterischer Natur und wurden auf dem Wege der Einweihung weitergegeben. Den Hauptzweig ihrer therapeutischen Aktivität bildete die Traumdeutung. Der Kranke bereitete sich durch Fasten vor und schlief in einem der Säle des Tempels, wo er sich möglicherweise magnetischen Praktiken unterzog. Am Morgen kam der Priester und deutete die Träume des Kranken. Anschließend legte er fest, welche Behandlung stattzufinden habe. Eine berühmte Passage aus der 388 v. Chr. entstandenen Komödie *Plutos* des Aristophanes liefert uns das anschaulichste Dokument der Praktiken in den Asklepios-Heiligtümern. Karion berichtet darin von einer Nacht im Tempel. Der Kranke hatte dem Gott geopfert und sich dann auf einem Lager aus Laub schlafen gelegt. Der Diener des Gottes löschte die Lampen und ermahnte die Kranken, Ruhe zu bewahren, was immer auch geschehen möge.

Karion: »Aber ich bekam kein Auge zu. Ich war ganz mit einem Topf voll Brei beschäftigt, der beim Lager einer alten Frau stand, direkt hinter ihrem Kopf. Ich hatte verdammte Lust, mich hinüberzuschleichen. Aber als ich die Augen hob, sah ich, daß ein Priester Kuchen und getrocknete Feigen vom Opfertisch klaute. Das ging dann an allen Altären so weiter. Er zeigte die größte Verehrung für den übriggebliebenen Kuchen, denn er schob alles in einen mitgebrachten Beutel. Da beschloß ich, diesem frommen Beispiel zu folgen und stand auf, um den Topf an Land zu ziehen.«

Die Frau: »Elender! Und du fürchtest nicht den Gott?«

Karion: »Aber ja doch, ehrlich, bei den Göttern! Ich hatte verdammt Angst, daß er plötzlich samt Krone auf dem Kopf hereinkäme und mir den Topf wegschnappen würde. Also, ich muß wohl zu laut gewesen sein, denn plötzlich streckte die Alte die Hand aus. Aber ich hab das Zischen der heiligen Schlange nachgemacht und sie in den Finger gebissen. Schwupp war die Hand weg. Die Alte zog die Decke über den Kopf und rührte sich nicht mehr. Aber vor Angst ließ sie verstohlen einen nach dem anderen fahren, so daß es stank wie der Teufel. Ich habe mir also den Brei reingeschoben, und als ich satt war, bin ich eingeschlafen.«

Die Frau: »Und der Gott kam nicht?«

Karion: »Doch, der ließ nicht lange auf sich warten. Und als er neben mir stand, tat der volle Bauch seine Wirkung. Ich hab' schrecklich gefurzt, denn ich hatte unheimliche Blähungen.«

Anschließend bereitete der Gott eine Salbe mit drei Knoblauchzehen aus Tenos, Feigenmilch und Essig aus Sphettos. Damit rieb er die Augen eines Blinden ein. Die heiligen Schlangen beleckten die Pupillen und die Wunden der Kranken.

Die von einem heiligen Hain umgebenen Asklepios-Tempel lagen in gesundheitlich besonders zuträglichen Gegenden, in Luftkurorten. Man hat dort unterirdische kohlensäurehaltige Quellen gefunden, ferner Grotten mit Grubendampf, in denen das Gas sich durch die Temperatur der Umgebung unsichtbar ausbreitete und unerklärliche Rauschzustände hervorrief. Nach und nach wurden die Tempel zu einer Art Klinik, in der die Kranken untergebracht werden konnten und wo man chirurgische Operationen vornahm.

Im Zuge der Ausgrabungen zur Freilegung eines Asklepios-Heiligtums in Epidauros hat man zahlreiche Fragmente von Stelen zutage gefördert. Nach Pausanias gab es dort sechs Stelen, auf denen in dorischem Dialekt die Namen der von Asklepios geheilten Kranken, die Krankheit, unter der sie gelitten hatten, und der Weg, auf dem sie geheilt worden waren, aufgeführt waren. Man hat zwei solcher Stelen fast zur Gänze rekonstruieren können. Sie wurden am Eingang zum *Abaton* entdeckt, also dort, wo die Pilger die Nacht verbrachten in der Hoffnung, der Gott werde ihnen im Traum erscheinen und sie entweder selbst heilen oder ihnen zumindest ein geeignetes Heilmittel nennen. Zwei dieser Inschriften seien im folgenden in der Übersetzung zitiert:

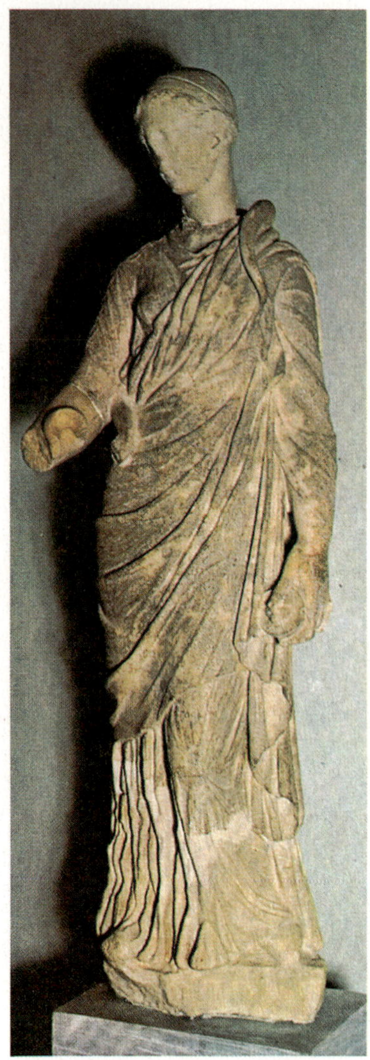

Abbildung 207
Eine ägäische Statue, die man in Epidauros gefunden hat.

»*Kleo war fünf Jahre schwanger.* Diese Frau war bereits seit fünf Jahren schwanger. Sie kam zu dem Gott, betete flehentlich zu ihm und legte sich dann im *Abaton* schlafen. Nachdem sie das *Abaton* verlassen hatte und sich außerhalb des *Hieron* befand, brachte sie einen Jungen zur Welt. Der schöpfte sofort nach der Geburt Wasser aus der Quelle, wusch sich selbst und schickte sich dann an, neben seiner Mutter herzutrippeln...«

»*Ambrosia aus Athen war auf einem Auge blind.* Diese Frau näherte sich flehentlich dem Gott. Als sie aber im *Hieron* spazierenging, spottete sie über einige der Heilungen und sagte, es sei unwahrscheinlich und unmöglich, daß Blinde und Lahme durch nichts anderes als einen Traum geheilt würden. Als sie dann schlief, hatte sie eine Vision. Es schien ihr, als würde der Gott sich über sie beugen und ihr sagen, daß sie zwar geheilt werde, als Votivgabe aber im *Hieron* ein silbernes Schwein zum Zeichen ihrer Dummheit aufstellen lassen müsse. Nach diesen Worten öffnete der Gott das kranke Auge und träufelte ein Heilmittel hinein. Als der Tag anbrach, verließ die Frau das Haus und war geheilt.«

Bei den Genesungen, von denen auf den Stelen des Tempels von Epidauros berichtet wird, handelt es sich fast ausschließlich um Wunderheilungen. Dank der Macht des Asklepios erhält ein durch einen Lanzenstoß Erblindeter das Augenlicht zurück, und Lahme fangen plötzlich an zu gehen. In einigen Fällen, wie etwa bei der obengenannten Kleo, die fünf Jahre schwanger gewesen sein soll, hat jedoch die Krankheit selbst etwas Wundersames an sich.

Abbildung 208 (gegenüber)
Das Abaton von Epidauros, das die Kranken aufgesucht haben, um Heilung zu erlangen.

Zweifellos hat die wirkliche Medizin zunächst kaum Platz in den Tempeln

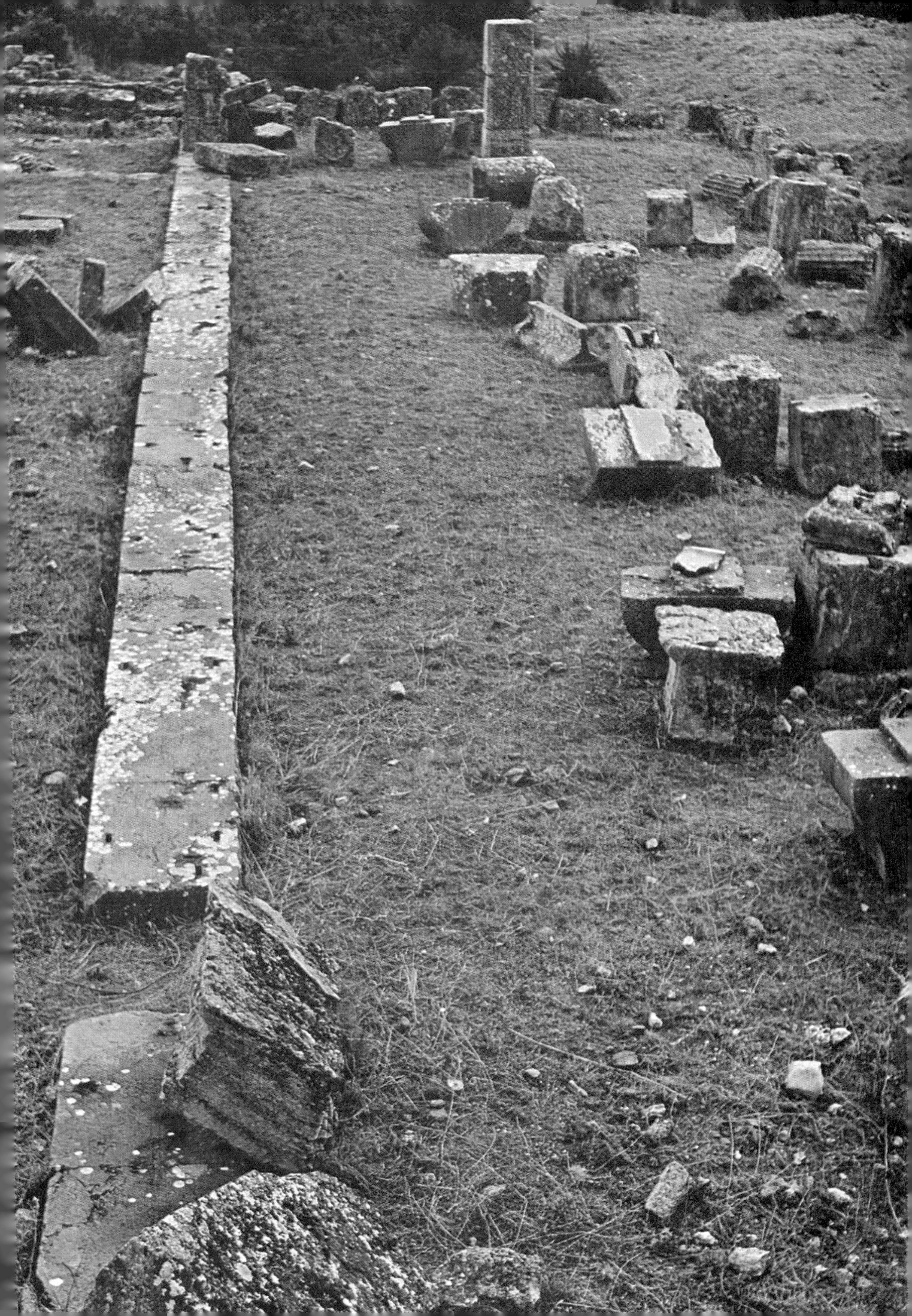

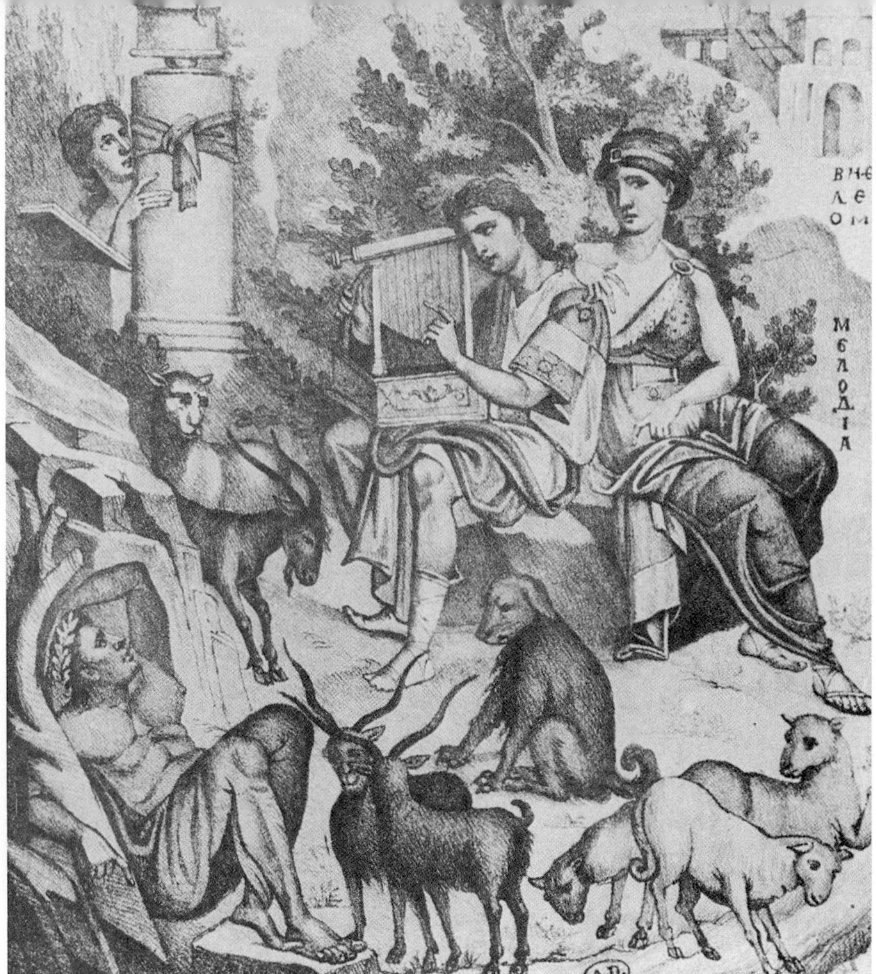

Abbildung 209
Orpheus bezaubert die Tiere mit seinem Gesang; Melodia sitzt an seiner Seite. Stich aus dem 19. Jahrhundert nach einem griechischen Manuskript des 9. Jahrhunderts n. Chr.

gefunden. Man reiste nicht nach Epidauros, um dort einen Praktiker zu konsultieren, sondern um einen Gott anzurufen, der Mitleid mit den Kranken empfand. Wenn auch die Diener dieses Gottes keine Ärzte waren, so gelangten sie doch durch die wiederholten Besuche der Schwachen und Kranken zu gewissen Kenntnissen über die verschiedenen Krankheiten und die entsprechenden Heilmittel. Auf diese Weise entstand ganz allmählich eine empirische Medizin. Sie war zweifellos oberflächlich und in einigen Fällen geradezu kindisch, aber sie genoß aufgrund des Patronats des göttlichen Asklepios die Gunst des Volkes. Die in einem Kollegium zusammengeschlossenen Asklepiaden, die einst nur psychotherapeutische Behandlungen vorgenommen hatten, eigneten sich schließlich die Diätetik und die Therapeutik an und wurden so zu wirklichen Ärzten.

Die Italiker

Zu Beginn des 7. vorchristlichen Jahrhunderts verschiebt sich das Zentrum der griechischen Kultur. In Ionien lassen die philosophischen Aktivitäten nach, während sie in den neuen und weiter entfernt gelegenen Gebieten, die Groß-Griechenland bilden, einen Aufschwung erleben. In Kroton gibt es bereits vor dem Auftreten des Pythagoras eine berühmte medizinische Schule.

Den Bemühungen des auf Erfahrungen und Tatsachen gegründeten wissenschaftlichen Denkens steht eine mystische und religiöse Strömung gegenüber. Die Tyrannen, die nach und nach überall der liberalen Aristokratie folgen, fördern die Wiederbelebung der volkstümlichen Kulte. Überall erheben sich neue Altäre, werden Tempel mit Wandmalereien geschmückt und Standbilder aus kostbaren Materialien errichtet. Die delphischen Priester, die später die führende Rolle bei der Kolonisation für sich beanspruchen, machen sich zum Vorkämpfer des Konservatismus und widersetzen sich allen fortschrittlichen Bestrebungen.

Die großen Seuchen, die Geißeln der Menschheit, Pest, Malaria und Cholera, treten immer häufiger auf. Die Apollo-Priester sind bestrebt, die Schwierigkeiten für ihre religiösen Anliegen zu nutzen. Sobald eine neue Epidemie ausbricht, verkünden sie, welcher Gottheit man zu opfern habe, und regeln das Opferritual mit aller Akribie. Die religiösen Dichter sind gegenüber den weltlichen äußerst feindselig eingestellt. Im Sikyonia des 7. Jahrhunderts ist es den Eingeweihten untersagt, die Dichtungen Homers vorzutragen. Man bringt die alten Kulte des Dionysos, der Demeter und des Orpheus erneut zu Ehren — Kulte, die ursprünglich ja gegenüber dem primitiven Aberglauben und der Verehrung plumper Idole einen wirklichen Fortschritt dargestellt haben. Man gräbt eine Vielzahl von Gottheiten wieder aus, die Naturgewalten repräsentieren. Diese Kulte bedeuteten einst einen Schritt in Richtung auf eine vernunftgemäße Erklärung der Fragen um Leben und Tod. Aber ihre Wiederbelebung steht für eine Rückkehr zum rituellen und spektakulären Element der Religion. Auf diese ungestüme religiöse Strömung trifft das Denken der vorhippokratischen Physiologen und Philosophen, das sich seinen Weg erst noch suchen muß. Es kommt notwendigerweise zu Auseinandersetzungen und Zusammenstößen.

Pythagoras

»Gott ist *eine* Art denkendes Tier, der Mensch eine andere, und Pythagoras stellt das Beispiel für eine dritte dar.« Dieser Ausspruch, den wir Aristoteles verdanken, gibt uns die treffendste Charakterisierung des Pythagoras. Er war eine erstaunliche Persönlichkeit, die wie Hippokrates als genialer Wanderer lebte und deren historische Existenz man bisweilen leugnen wollte. Pythagoras wurde um 582 v. Chr. auf Samos geboren. Im Alter von vierzig Jahren verließ er Ionien, um in Kroton zu leben. Als Lehrer soll er den Wunderheiler Aristeas von Prokonnesos, die delphische Pythia, Pherekydes von Syros sowie Anaximander gehabt haben. Aber all dies ist reichlich unsicher. Pythagoras reiste nach Persien, wo er die Bekanntschaft des Zaratas machte, und nach Gallien, wo er mit den Druiden zusammentraf. In Kroton wurde er durch Vorträge mit religiöser Thematik berühmt, so daß Schüler aus allen Regionen Italiens zusammenströmten und sich um ihn scharten. So bildete sich die Schule des Pythagoras, die die Unterweisung in einer neuartigen Lebensführung zum Ziel hatte. Diese Vereinigung, die erzieherische und moralische Absichten vertrat, gewann bald einen politischen Aspekt. Der Sitz der Muttergesellschaft war

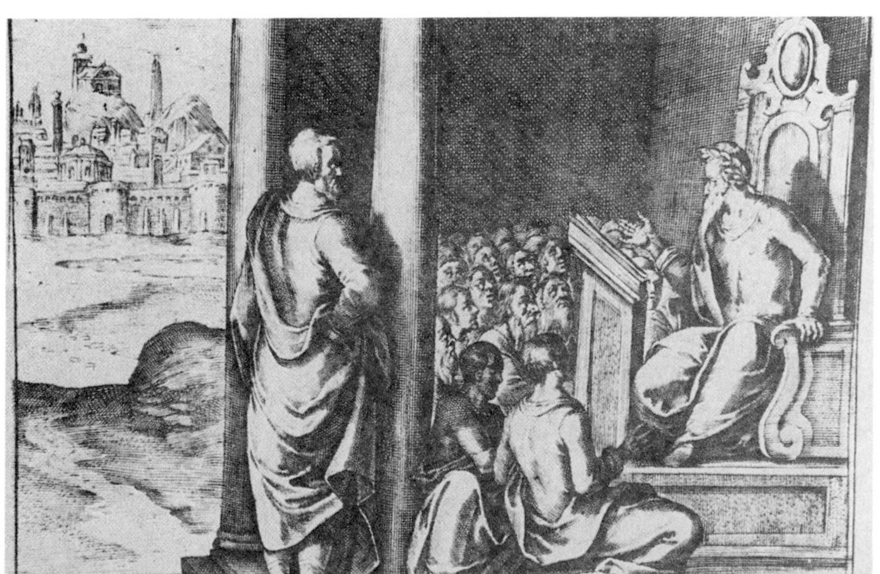

Abbildung 210
Nach langen Fahrten hat sich Pythagoras in Kroton niedergelassen und verkündet dort seine Lehre. Einige seiner Ideen haben ihn zum Genossen der Vegetarier und der Anhänger eines natürlichen Lebens werden lassen. Stich aus dem 17. Jahrhundert für eine Ausgabe von Ovids Metamorphosen.

Abbildung 211
Für das Opfer geschmückter Rinderkopf (Bukranion). Das Rind wurde den Göttern dargebracht. Nach Pythagoras war der Genuß des Opferfleisches erlaubt, da dieses Tier nicht der Seele zur Reinkarnation dienen konnte.

Kroton. Tochtergesellschaften gab es in Lokris, Rhegium, Agrigent, Sybaris und Tauromenium. Die Pythagoreische Lehre wurde nicht einmütig angenommen. Die Opposition führte Gegenmaßnahmen im Schilde. Eines Tages brach die Revolte aus, die von zwei vermögenden Bürgern Krotons, Onetes und Kylon, angeführt wurde. Das Haus des Milon, in dem sich die Gemeinschaft versammelt hatte, wurde belagert und angezündet. Mit Ausnahme von Archippos und Lysis kamen alle führenden Männer um. Lysis flüchtete nach Theben, wo er der Lehrer des Epaminondas wurde. Pythagoras wanderte nach Metapont aus, wo er nach vierzigtägigem Fasten starb.

Die Pythagoreer übernahmen vom Orphismus die Rituale und die dionysischen Mysterien. Zu welchen Anteilen pythagoreische und orphische Elemente eine Verbindung eingegangen sind, kann hier nicht erläutert werden. Der Orphismus stellte eine Art poetischer und mystischer Offenbarung dar, deren

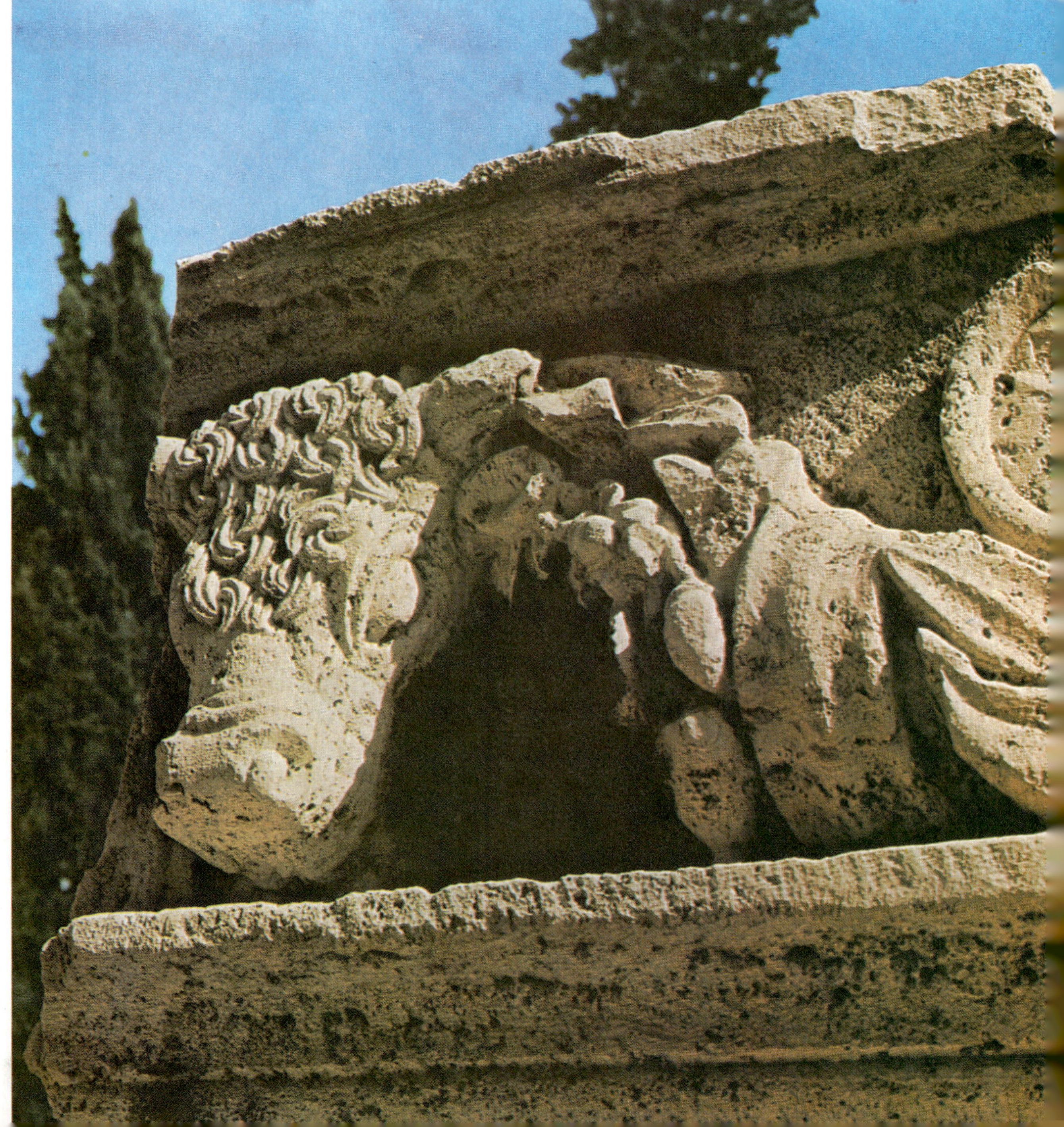

man durch Einweihungs- und Reinigungsriten teilhaftig werden konnte. Derartige religiöse Praktiken haben eine reale Bedeutung für die Medizin. Es sei nur darauf hingewiesen, daß Pythagoras noch immer Einfluß auf die Regeln für eine gesunde Lebensweise hat, die wir bei bestimmten modernen Sekten finden. Die Anhänger vegetarischer Kost und alternativer, naturbezogener Lebensführung zum Beispiel verehren Pythagoras als ihr frühes Vorbild.

Die Pythagoreische Lehre schließt sowohl mystische als auch rationale Tendenzen ein. Je weiter sich die Naturwissenschaften entwickeln, um so deutlicher wird der Gegensatz zwischen diesen beiden Elementen. Bald kommt es zu einer Trennung der Pythagoreer; auf der einen Seite steht die konservative Gruppe der *Akusmatiker,* die die Geheimnisse und den religiösen Geist der Sekte hüten; auf der anderen Seite stehen die *Mathematiker,* die den spekulativen Geist repräsentieren. Die aufgetretenen gegensätzlichen Standpunkte werden im Laufe des 6. und 5. Jahrhunderts immer schärfer herausgearbeitet, bis es gegen Ende des 5. vorchristlichen Jahrhunderts zu einer vollständigen Trennung kommt. Die Akusmatiker wollen die bedrohte Pythagoreische Lehre durch eine verstärkte Akzentuierung des religiösen Geistes, der Riten und Symbole retten, während die Mathematiker das Hauptgewicht auf den Aufschwung der Naturwissenschaften legen. Aus eben diesem Grunde wollen sie sich von einer Sekte lösen, die am Geheimnis der Einweihung sowohl auf religiösem Gebiet als auch im Bereich der spekulativen Wissenschaften festhält. Denn vom Standpunkt der Physiologie, der Medizin, der Mathematik und der Physik aus stellt das Geheimnis eine Absurdität dar, der der Philosoph den Krieg erklären muß.

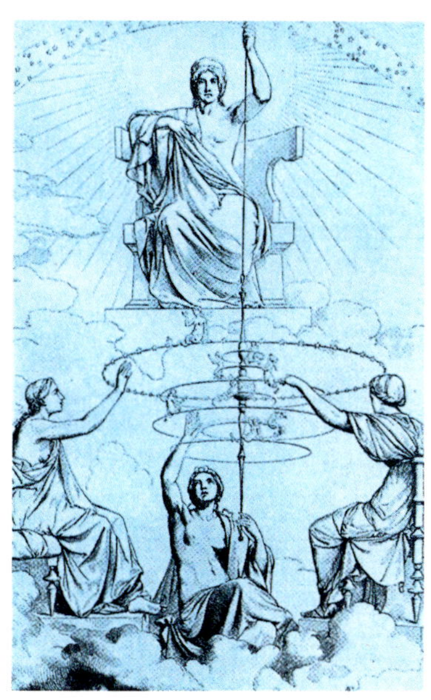

Abbildung 212
Die Spindel der Notwendigkeit. Illustration aus dem 19. Jahrhundert zu den Lehren des Pythagoras.

Die frühe Pythagoreische Lehre beruht auf der Vorstellung von der Seelenwanderung, oder besser noch: von der Wiedergeburt. Indem sie sich nacheinander in verschiedenen lebenden Körpern aufhält, wird die Seele geläutert, wobei sie aber auch verschiedene Züchtigungen über sich ergehen lassen muß. Es wird also ein Gegensatz zwischen *Soma* und *Psyche* deutlich, die, wie wir oben gesehen haben, bei Homer noch eine Einheit bilden. Die weiterlebende Seele differenziert sich in vergänglichen körperlichen Zuständen. Ein moralisches Gesetz, die *Dike,* regelt die aufeinanderfolgenden Inkarnationen. Auf den nüchternen Monismus der milesischen Naturphilosophie folgt als gegensätzliche Position der Dualismus der Akusmatiker mit seiner moralisierenden Tendenz.

Die antiken Autoren Eudoxos von Knidos, Onessikritos von Astypalaia und Timaios von Tauromenion haben behauptet, daß sich die Pythagoreer vollkommen des Fleischgenusses enthalten hätten. An dieser Lebensführung orientierten sich die entsprechenden medizinischen Praktiken. Die Pythagoreer enthielten sich aber nur bestimmter Fleischsorten. Deren Verbot stellte darüber hinaus keine Regel zur Erhaltung der Gesundheit dar, sondern einen religiösen Ritus. Unter bestimmten Umständen waren sie im Gegenteil zum Fleischgenuß verpflichtet, so wie es ihnen vorgeschrieben war, ausschließlich Kleider aus Leinen zu tragen, keine weißen Hähne zu opfern, nicht mit einem Messer im Feuer herumzustochern und nichts auf die Erde Gefallenes aufzulesen. »Spucke auf deine abgeschnittenen Nägel und Haare. Beseitige in der Asche die Spuren des Kochgeräts. Betrachte dich nicht im Spiegel in der Nähe einer Lampe . . .« Hier handelt es sich eindeutig um magische Vorschriften, die aus der Frühzeit überliefert und durch peinlich genaue Beobachtung unverändert erhalten geblieben sind. Die Deutung der Verbote in der Pythagoreischen Lehre, die so schwierig

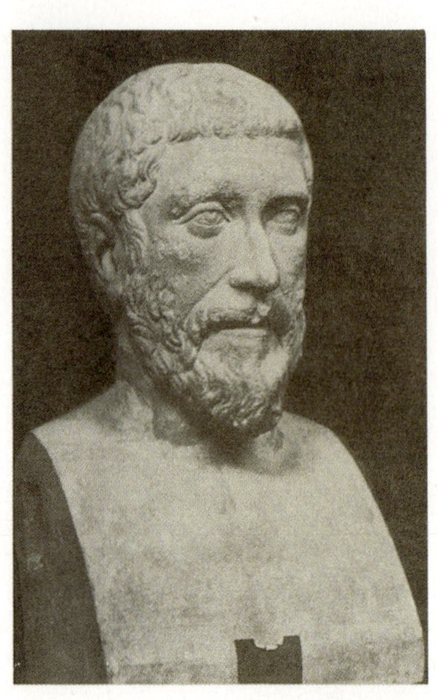

Abbildung 213
Porträtbüste des Pythagoras, 1616.

erscheint, wird unproblematisch, sobald man erkennt, daß diese Symbole nichts verbergen und daß hinter ihnen weder ein medizinisches noch ein physiologisches noch ein philosophisches oder moralisches Prinzip steht. Es handelt sich um Tabus, die man im Zusammenhang mit den bei Hesiod genannten Tabus sehen muß, also etwa jener absonderlichen Hygienevorschrift, die das Urinieren an der Mündung der Flüsse verbietet.

Manche Verbote erklären sich aus der Theorie der Seelenwanderung. Alle Lebewesen sind gleichwertig. Bestimmte Tiere dienen den Seelen bevorzugt zur Reinkarnation. Anderen wiederum ist es eigentümlich, daß sie keine Seele zur Inkarnation aufnehmen können. Diese Tiere bringt man den Göttern als Opfer dar. Das Fleisch des geopferten Tieres darf verzehrt werden. Aus der Reihe der unantastbaren Tiere erwähnen wir den Hund und den weißen Hahn, der eine sepulkrale Bedeutung besessen hat, wie Ausgrabungen in der mittelgriechischen Landschaft Lokris belegen. Von den Fischen können der Rötling, die Meeräsche und die Meernessel die menschliche Seele beherbergen. Schließlich muß man sich davor hüten, das Herz, die Gebärmutter oder das Hirn, wohin die Seele sich bevorzugt zurückzieht, zu essen. Die Stengel der Bohne, die keinerlei Knoten besitzen, sind den Seelen, die den Hades verlassen, eine Hilfe beim Aufstieg in das irdische Leben; deshalb ist die Bohne heilig. Diese Deutung finden wir bei Plinius. Iamblichos gibt eine andere. Der neuplatonische Philosoph legt dar, daß die Bohnen als Symbol der Demokratie gelten, da sie dazu dienen, die Magistrate durch das Los zu ermitteln. Man beweist also aristokratische Gesinnung, wenn man sich ihrer enthält.

Die milesischen Philosophen stellten die Behauptung auf, es gäbe ein allumfassendes Element, das allen Veränderungen vorwalte. Aber sie konnten sich über das Wesen dieses Elements nicht einig werden. Man nahm an, dieses Urelement (Arché) sei die Luft, das Wasser oder *Apeiron,* das »Unbegrenzte«. Von einem Experiment ausgehend versuchte Pythagoras, die Welt systematisch durch die *Zahl* zu erklären. Er nahm ein Monochord, ein Instrument, bei dem eine einzige Saite über einen Resonanzkasten gespannt ist. Ein beweglicher Steg erlaubt es, die Saite in Abschnitte unterschiedlicher Länge zu unterteilen. Jeder Teilung der Saite entspricht jeweils ein anderer Ton. Jedem Ton entspricht also eine festgelegte Länge. Doch die Physiker, die erregt über die Frage nach dem Leeren, dem Nichts diskutierten, konnten die Schwingungstheorie nicht ahnen. Pythagoras wußte nicht, daß der von einem Klangkörper erzeugte Ton durch Schallschwingungen zum Ohr vermittelt wird. Er hatte zwar die Gesetzmäßigkeit einer der drei physiologischen Qualitäten des Tons, nämlich die der Höhe erkannt; aber die Entdeckung, daß die Tonhöhe von der Frequenz, das heißt von der Anzahl der Schallschwingungen pro Sekunde abhängt, war ihm noch nicht möglich. Ausgehend von der jeweiligen Länge der Saite bei den einzelnen Tönen, stellte Pythagoras das Gesetz der musikalischen Intervalle auf. Die Beziehungen zwischen den Tönen waren somit zu einer Größe geworden, die man messen und berechnen konnte. Mit einem Schlag hatte Pythagoras ein qualitatives Faktum, nämlich den Ton, einem wissenschaftlichen Gesetz unterworfen. Wie alle griechischen Philosophen bemühte er sich, die Beziehungen zwischen den Dingen hinsichtlich des bewegenden Prinzips zu ergründen. Deshalb versuchte er, dieses Gesetz auch auf die organischen Erscheinungen auszudehnen. Er sprach den Beziehungen zwischen den Dingen eine reale Existenz zu. Er betrachtete also nicht die Dinge an sich, sondern sah sie in ihren Verhältnissen zueinander und in ihren wechselseitigen Wirkungen.

Wenn daher Pythagoras in der Zahl niemals die Vorstellung von einer absoluten Ziffer enthalten sieht, so stellt dies lediglich eine Konsequenz seines philosophischen Denkens dar. Es geht ihm immer nur um das Verhältnis. Die Einheit oder *Monade* schließt in sich den fundamentalen Gegensatz von Begrenztem und Unbegrenztem ein. Jedes Ding besteht aus dem Zusammenwirken zweier Gegensätze wie Weiß und Schwarz, Süß und Bitter oder Männlich und Weiblich. Die Zahl stellt einen Rhythmus dar. Alles ist nach harmonischen Gesetzen geordnet. Die Lebewesen etwa entwickeln sich in Zeiträumen, die der Zahl sieben entsprechen. Sieben ist der *Kairos,* der kritische Zeitpunkt. In dieser besonders hervorgehobenen Phase reift innerhalb des Geschehens die Entscheidung heran. Daraus erwächst bei Hippokrates die Bedeutung der Zahl sieben sowie der geraden oder ungeraden Zahlen für den spezifischen Verlauf der Krankheit oder für die Entwicklung des Körpers. Durch eine besondere Weise der graphischen Darstellung, von der Aristoteles in seiner *Metaphysik* berichtet, konnte Eurytos von Kroton das Vorhaben durchführen, die pythagoreische Zahl des Menschen und des Pferdes zu bestimmen. Der Rhythmus des Menschen findet sich im Universum wieder. Zwischen allem Seienden besteht ein harmonisches Verhältnis. Diese Entsprechung zwischen der Zahl des Kosmos und der Zahl des Menschen sollte zu einem späteren Zeitpunkt Ausgangspunkt für die Entstehung der zahlreichen Theorien über den Mikro- und den Makrokosmos werden.

Die Pythagoreer scheuten sich nicht, ihre philosophischen Prinzipien auf die Medizin zu übertragen. In den *Timalista* beschäftigt sich Pythagoras mit dem unterschiedlichen Vollkommenheitsgrad der Lebewesen und der Handlungen. Diese Vollkommenheit kennt drei Abstufungen. Die Medizin stellt die dritte Stufe der Vervollkommnung des menschlichen Wissens dar.

Pythagoras (oder sein Sohn Telauges) griff in einer Weiherede auch die arithmologischen Theorien alter Abhandlungen auf. Diese arithmologischen Vorstellungen waren möglicherweise sehr gebräuchlich, denken wir nur an die Rolle, die die Zahl sieben etwa bei Solon spielt! Bei einer Schwangerschaft von insgesamt neun Monaten gewinnt das Embryon nach 45 Tagen Gestalt, bei einer Schwangerschaft von sieben Monaten nach 35 Tagen. Diese Zahlen erhält man mit Hilfe der Sonnenuhr. Pythagoras schien zu glauben, daß das Datum der Geburt bereits bei der Empfängnis festgelegt werde.

Die Musik nahm in der Pythagoreischen Medizin einen weiten Raum ein. Man schrieb ihr einen Einfluß auf die menschlichen Leidenschaften zu. Indem die Musik anregte oder beruhigte, hatte sie eine ausgleichende Wirkung auf die

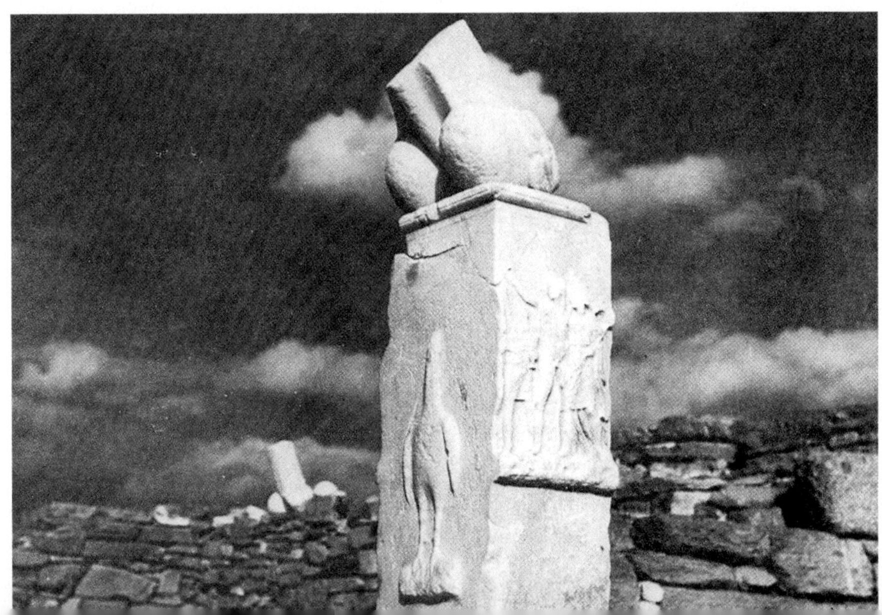

Abbildung 214
Während der Phallophorien, der Feiern zu Ehren des Dionysos, wurde der Phallus, das Symbol dieser Gottheit, bei Prozessionen mitgeführt. Diese skulpturale Darstellung des Phallus befindet sich in Delphi.

Abbildung 215
Der Satyr Marsyas hatte Apollo herausgefordert. Der Gott siegte und zog seinem Gegner die Haut ab. Diese Häutung wurde als eine der frühesten »medizinischen Taten« angesehen. Stich von 1536.

psychische Verfassung. Einige Ärzte, wie etwa der Bruder des Philistion von Lokris, griffen sogar bei der Behandlung von organischen Krankheiten wie Ischias und bei Blutungen auf die Musik zurück.

Man sieht in Pythagoras zumeist den ungewöhnlichen Führer einer hochmütigen, aristokratischen und konservativen Sekte, der so sehr am Überkommenen festgehalten habe, daß jede politische Neuerung in seinen Augen ein Verbrechen schien. Er soll derartig in seine eigene Lehre von der Proportion verliebt gewesen sein, daß er den Esel verachtete, weil dieses Tier als einziges in seinem Körperbau nicht den harmonischen Teilungsverhältnissen entspreche. Sich auf nichts anderes als auf den Gesichtspunkt der vollkommenen Schönheit stützend, soll Pythagoras in der Lage gewesen sein, die sphärische Form der Gestirne intuitiv zu entdecken. Die Lehre des Pythagoras ist jedoch unter ganz anderen Aspekten von Bedeutung. Kein Ding erscheint bei ihm losgelöst von seinen Zusammenhängen. Selbst die kleinste lebende Einheit spiegelt das Universum wider. Durch die Verbindung der beiden widersprüchlichen Kräfte hat der Philosoph den in allem Seienden eingeschlossenen Gegensatz definiert. Er hat die in der Zahl begründete Einheit der Welt verkündet. Indem er in der Zahl den Grund für die Realität der Dinge sah, das heißt den Grund für ihre Entwicklung, ihre Beziehungen und ihre Veränderungen, hat er die immer neuen Zustände von Gleichgewicht und Ungleichgewicht vorhergeahnt, die die in der Materie beschlossene ewige Veränderung bedingen. Wir sehen also, daß Pythagoras keineswegs dem Denken der milesischen Naturphilosophen widerspricht, für die alles Seiende Veränderung darstellt. Er bereitet vielmehr den Weg für Heraklits dialektisches Denken.

Alkmaion und der Sitz des Denkens

Alkmaion von Kroton (um 570—500 v. Chr.) gehörte der ersten Generation der Pythagoreer an. Aristoteles berichtet, Alkmaion sei noch ein Jüngling gewesen, als Pythagoras sich bereits im fortgeschrittenen Alter befunden habe. Die medizinische Schule von Kroton war sehr alt und bestand schon lange vor der Formierung der pythagoreischen Bruderschaft. Alkmaion war gleichzeitig Schulmediziner und Anhänger des Pythagoras. Als Physiker und Physiologe begründete er in der Biologie die eigentliche experimentelle Methode. Er erwei-

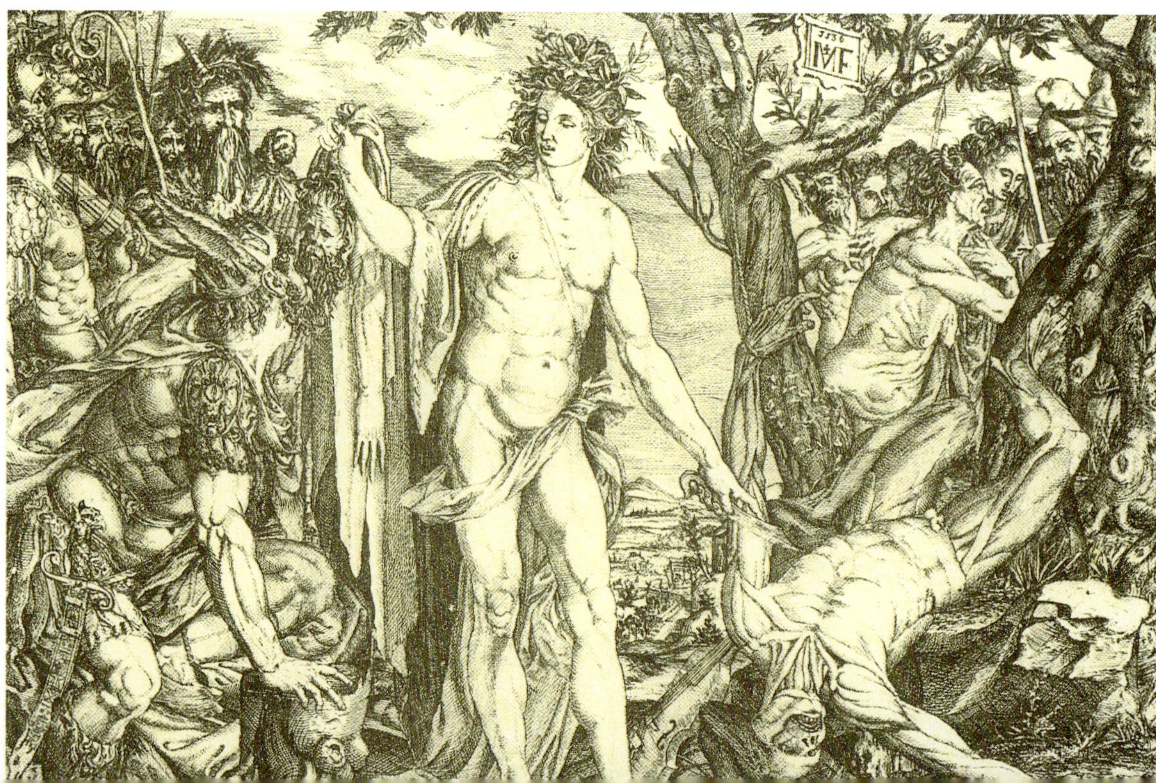

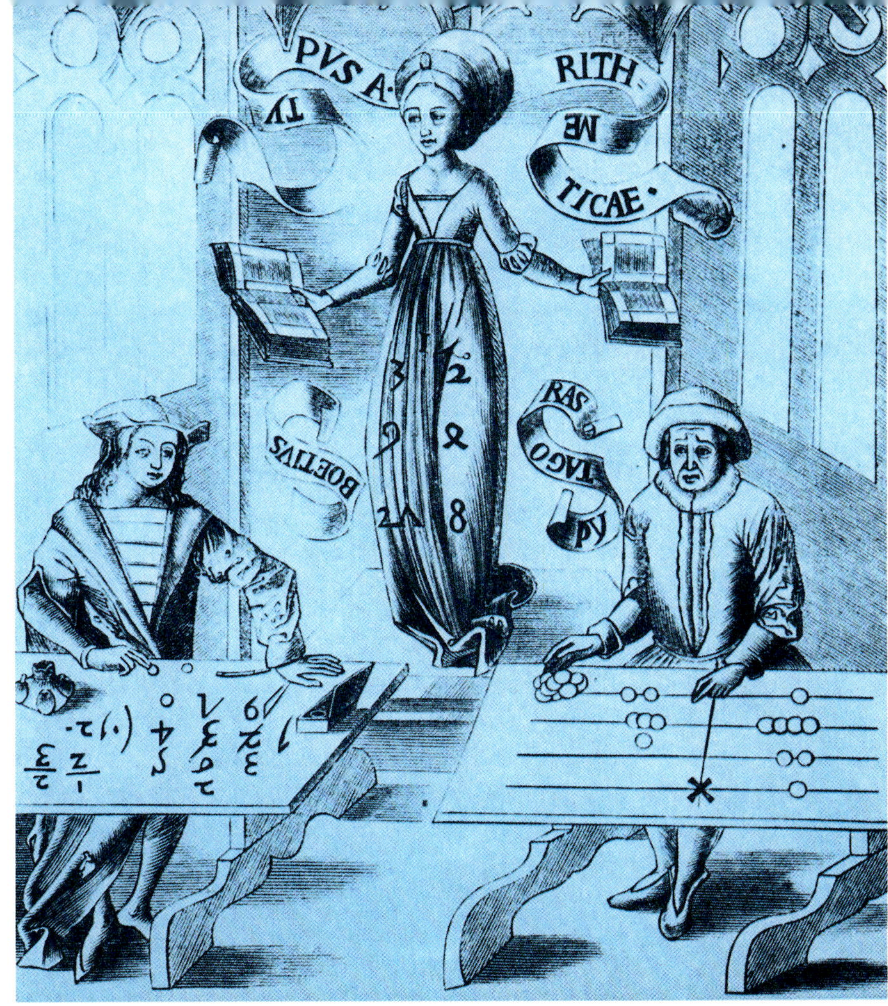

Abbildung 216
Pythagoras rechnet mit Hilfe eines Rechenbrettes, Boethius aber unter Verwendung von Ziffern. Aus der Margarita philosophica. *Stich von 1496.*

terte seine Kenntnisse, indem er zahlreiche Tierkadaver sezierte. Aufgrund dieses methodischen Vorgehens konnte er zwei Arten von Gefäßen im menschlichen Körper unterscheiden, nämlich die Venen *(Phlebes),* die das Blut führen, und die Arterien, die er beim Sezieren blutleer vorfand. Dieses Wissen ging in der Folgezeit wieder verloren, so daß man alle Gefäße miteinander verwechselte. Später unterschieden die alexandrinischen Naturwissenschaftler zwischen den das Blut befördernden Venen und den das *Pneuma* enthaltenden Arterien.

Alkmaion untersuchte ferner die Sinnesorgane. Er kam zu Schlußfolgerungen, die uns manchmal vielleicht reichlich naiv erscheinen mögen; wir müssen allerdings bedenken, daß es sich dabei um die frühesten Forschungen auf dem Gebiet der sinnlichen Wahrnehmung handelt. Sieht das Auge? Oder reflektiert es nur die Bilder? Ist es aktiv oder passiv? Dient das Ohr zum Hören oder zum Atmen? Derartige Überlegungen bildeten die kompliziertesten Fragestellungen. Es ist Alkmaions Verdienst, sich als erster überhaupt damit beschäftigt zu haben. Er glaubte, daß »das Sehen auf dem kontrastierenden Effekt der Durchsichtigkeit beruht«. Der christliche Neuplatoniker Chalkidios berichtet, daß Alkmaion sich eingehend mit der Anatomie des Auges beschäftigt und Exzisionen vorgenommen habe. Leider wissen wir nicht, ob diese Formulierung sich auf Extraktionen des Auges oder auf Sezierungen bezieht. Zum Gehörsinn meint Alkmaion: »Wir hören durch das hohle Innere der Ohren. Denn dort kommt es zum Widerhall, sobald der Atem eintritt. Alles, was ausgehöhlt ist, hallt wider.« Alkmaion glaubte, daß die Ziegen durch die Ohren atmen. Als er diese Tiere sezierte, fand er einen Gang, der das Innere des Ohres mit der Rachen verbindet. Sicherlich führte diese Beobachtung Alkmaion zu seiner These über die Ziegen. Aristoteles lehnte diese These ab und legte dar, daß die Eustachische Röhre des Ohres — denn darum handelte es sich bei Alkmaions Entdeckung — das Hörorgan darstellt. Über den Geschmackssinn schreibt Alkmaion: »Die Zunge unterscheidet die verschiedenen Geschmacksrichtungen, denn sie ist feucht, warm und weich.« Über den Geruchssinn: »Wir können Gerüche wahrnehmen, da das Gehirn beim Einatmen die verschiedenen Gerüche an sich zieht.« Mit dem Tastsinn scheint sich Alkmaion nicht sehr eingehend beschäftigt zu haben. Bei der Untersuchung der Sinnesorgane entdeckte er jedoch bestimmte Kanäle, die Nerven, die diese Organe mit dem Gehirn verbinden. Von diesen experimentellen Ergebnissen ausgehend, verkündete er seine Theorie: »Die beherrschende Rolle kommt dem Gehirn zu.« Vor Alkmaion nämlich glaubte man, daß das Herz den Sitz der Sinnesempfindungen und der Gedanken darstelle. Alle Philosophen von Homer bis Pythagoras hatten diese Auffassung vertreten. Zum ersten Mal stellte Alkmaion fest, daß das Gehirn Sitz des Denkens sei und für die sinnliche Wahrnehmung sorge. Dies stellte eine so erstaunliche Innovation dar, daß die Nachfolger, Empedokles, Aristoteles und die Stoiker, die Erkenntnis Alkmaions abstritten; demgegenüber wurde sie von Hippokrates übernommen und zum Prinzip erhoben.

Abbildung 217
Eine archaische Sphinx mit ihrem rätselhaften Lächeln.

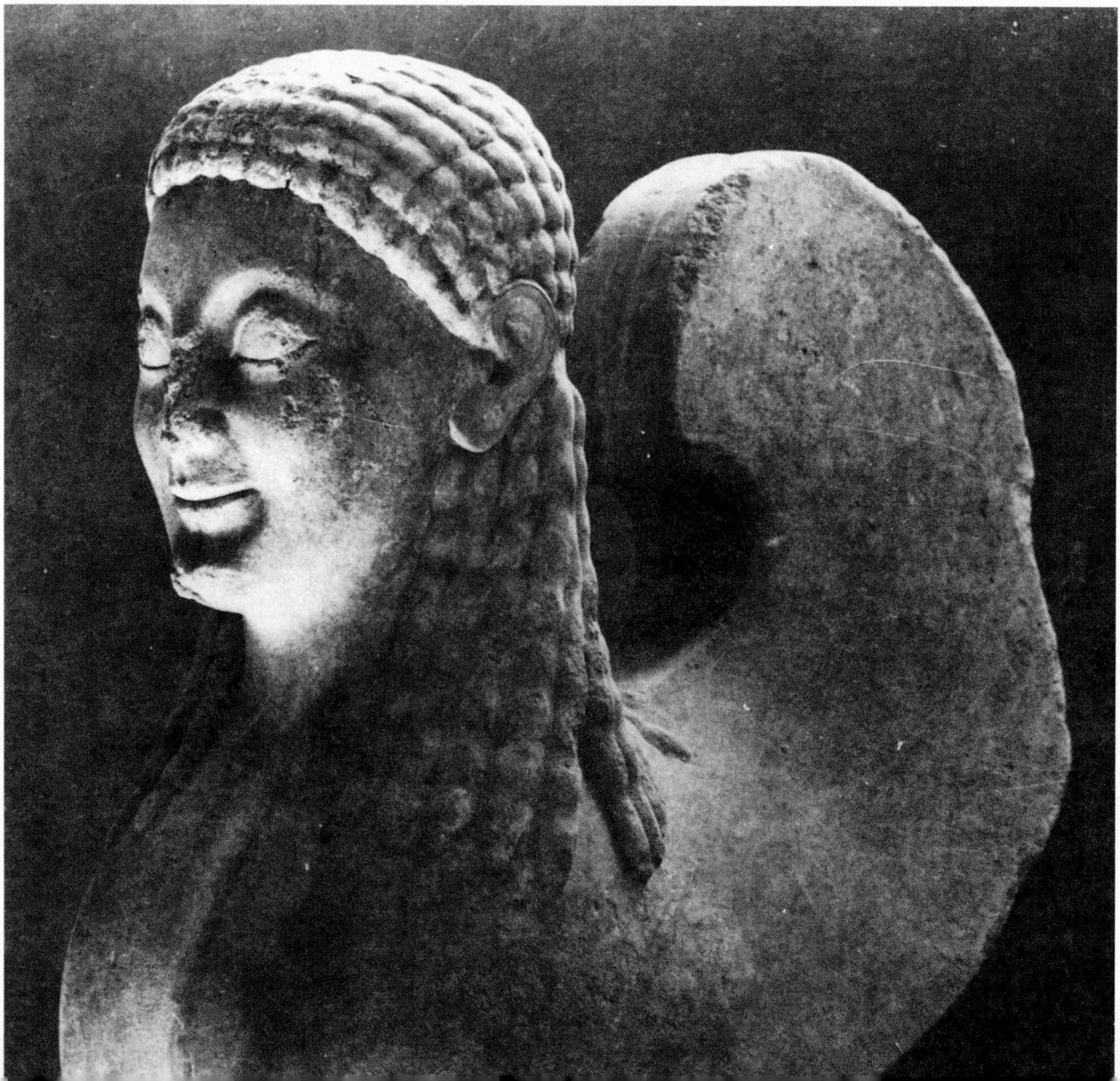

Die vorsokratischen Naturphilosophen

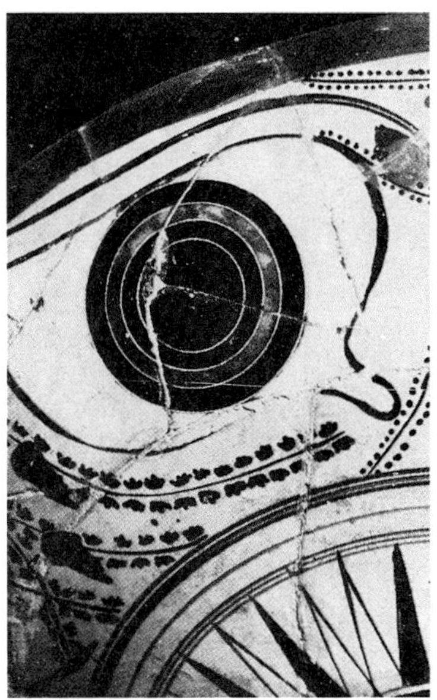

Abbildung 218
Das Auge. Sieht es? Reflektiert es Bilder? Als erster hat Alkmeon derartige Fragen gestellt. Ausschnitt aus einem griechisch-römischen Krater.

In der Frühzeit stellte die Magie den natürlichen Ausdruck medizinischer Bemühungen dar. Nach der Homerischen Epoche gewinnt die Medizin philosophische Gestalt. Die Menschen betrachten die Dinge ihrer Umgebung mit größerer Distanz und gewinnen dadurch neue Einsichten. Der Ursprung der Mythen wird in Frage gestellt. Die Naturgewalten verlangen nach einer anderen Erklärung als der überkommenen, wonach vielgestaltige Gottheiten in das Geschehen eingreifen. Man ist bestrebt, die der Welt und den Körpern der Lebewesen zugrunde liegenden Mechanismen zu erforschen. Woher kommt der Mensch? Woraus besteht er? Was ist das Wesen der Materie? Ist sie lebendig? Wie wirken die Mineralien und die Pflanzen auf den Organismus? Es geht nicht um Philosophie, Medizin oder Physik im engeren Sinne; vielmehr entsteht eine umfassende Wissenschaft von der Natur, die in kühner Weise alle Fragen anzupacken versucht. Von Anfang an tendiert sie dazu, vom Menschen auszugehen, um das Universum kennenzulernen, gleichzeitig aber doch die Kenntnis des Universums wiederum auf die Erforschung des Menschen anzuwenden. Man könnte sagen, daß die vorhippokratischen Philosophen — vom Standpunkt der Philosophie aus bezeichnet man sie als Vorsokratiker — gleichzeitig auch Physiologen, Mediziner und Biophysiker sind. Denn sie forschen nach den physikalischen Gesetzen, wenden diese auf die lebenden Organismen an und trennen so nicht die Physik vom Leben. Vor dieser Zeit gab es nur ein therapeutisches Vorgehen. Die Heilmittel fanden ihre ideologische Begründung in den volkstümlichen Kulten. Aufgrund eines dionysischen Rituals schluckte z. B. ein Kranker im 16. Jahrhundert v. Chr. Nieswurz oder unternahm einen ausgedehnten Lauf, um das gestörte Gleichgewicht der Körpersäfte wiederherzustellen.

Die beginnende wissenschaftliche Forschung führte zu einer Umwälzung der Medizin und der Therapie. Diese Umwälzung war das Werk der milesischen Naturphilosophen, der Pythagoreer von Kroton, Heraklits von Ephesos, Empedokles' von Agrigent sowie der Atomisten Leukippos und Demokrit. Innerhalb von zwei Jahrhunderten, die die wichtigsten der Medizingeschichte überhaupt darstellen, schufen sie die griechische Medizin, entwickelten sie weiter und gaben ihr den philosophischen Rahmen sowie das methodische Vorgehen. Sie vervollkommneten die Sektion von Tieren und die biologischen Versuche. Wer den Einfluß der Philosophen leugnet, verstellt sich den Blick für das Verständnis der griechischen Naturwissenschaft und der griechischen Medizin. Deshalb werden wir nicht umhinkönnen, im Rahmen unserer Ausführungen auch eine zusammenfassende Darstellung bestimmter philosophischer Systeme zu geben.

Die Ionier oder die Schule von Milet

Wir haben gesehen, daß bei Homer zwei gegensätzliche Strömungen zusammentreffen, die sich in aufeinanderfolgenden Schüben entwickelt haben. Da ist auf der einen Seite die mystische Richtung. Die Mysterien überliefern die dieser Strömung zuzurechnenden eschatologischen Erwartungen, während gleichzeitig die Mythen den Versuch einer theologischen Deutung der Welt darstellen. Auf der anderen Seite gibt es die auf Erfahrung und Wissen gegründete Richtung. Sie versucht die Gesetze der Welt durch Beweise zu erläutern und bringt

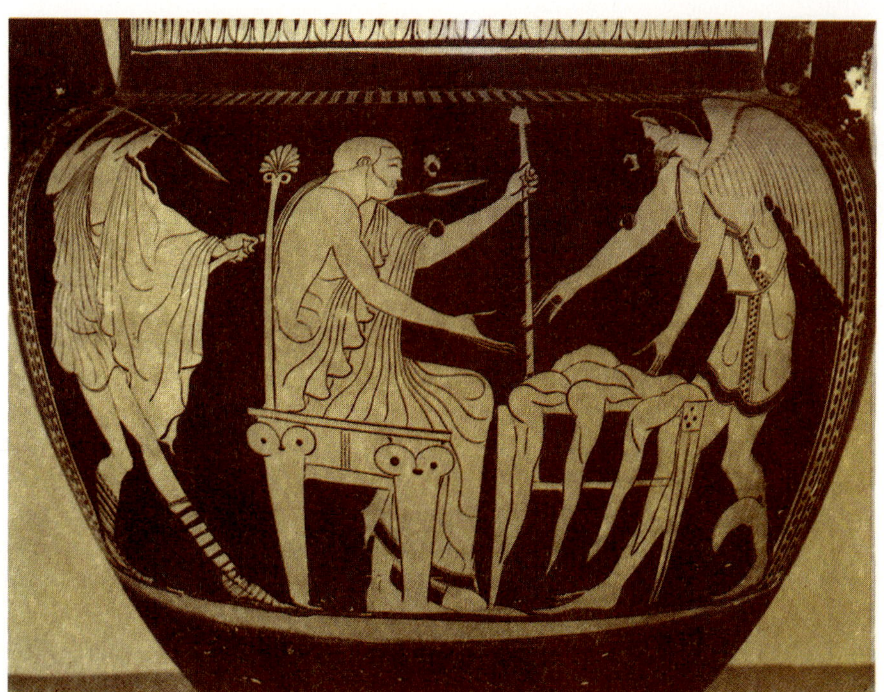

Abbildung 219
Der geblendete König Phineus sitzt vor seiner Mahlzeit. Der herantretende Boreade scheint sich der aufgetragenen Speise bemächtigen zu wollen, während ein Ephebe den König mit seiner Lanze schützt. Volutenkrater.

mit den Physikern der Schule von Milet die frühesten Naturphilosophen hervor. Im 6. vorchristlichen Jahrhundert gewinnt die letztgenannte Strömung die Oberhand aufgrund einer allgemeinen wirtschaftlichen und sozialen Umwälzung, in deren Rahmen auch die Erfindung der Schrift einzuordnen ist. Die Ausbreitung der Schrift vom 8. bis zum 6. Jahrhundert v. Chr. stellt gleichzeitig die Voraussetzung und die Folge der sehr lebhaften politischen und merkantilen Beziehungen innerhalb des Mittelmeerraumes dar, die ihrerseits wiederum den Hintergrund für die Entwicklung der Naturwissenschaften bilden.

Das materielle Leben in Griechenland ist beschwerlich. Düstere Auseinandersetzungen zwischen dem Adel, dessen Herrschaft das patriarchalische Regime des *Genos* abgelöst hat, und dem Volk bestimmen das Ende des Homerischen Zeitalters. Die Monarchie ist überall, in Sparta, in Athen, bei den Molossern, in Mykene und in Korinth, in Mißkredit geraten. Die Organisation einer Feudalherrschaft beruht auf dem System von Herren und Knechten. Der Adel will seine Privilegien verteidigen und entfernt sich immer mehr vom Volk, auf das er sich einst gestützt hat, um die Königsherrschaft zu besiegen. So gibt es auf der einen Seite allmächtige Adelsfamilien, auf der anderen aber jene gesellschaftlichen Gruppen, die nur unter Schwierigkeiten ihren Lebensunterhalt finden: die Handwerker, deren Verdienst gerade für das Nötigste reicht, die Eigentümer eines mageren Feldes, die Tagelöhner und schließlich die Sklaven. Dies ist »der düstere Alltag der Eisenzeit« (Hesiod).

Die Auswanderung stellt die einzige Lösung dar. Die ersten Auswanderer gründen Handelsniederlassungen für landwirtschaftliche Produkte. Die Kolonisatoren entstammen allen gesellschaftlichen Schichten. Hesiods Vater muß sein armseliges Dorf in der Nähe von Cyme verlassen, um bebaubares Land in Böotien zu finden. Eine Schar Korinther läßt sich auf Sizilien nieder, eine Gruppe von Megarern am asiatischen Ufer des Bosporus. Die Chalkidike, die Cyrenaika und Groß-Griechenland werden kolonisiert. Danach rufen die griechischen Stadtstaaten eine organisierte Kolonisation ins Leben. Der Staat vertraut die Kolonisten einem Führer, dem Oikisten, an. Die religiösen Kollegien, die aus der Kolonisation soviel Einfluß wie möglich herauszuschlagen versuchen, entsenden Priester und Seher in die Kolonien. Die delphischen Priester nehmen für sich die Rolle von Koordinatoren und Sachverständigen für die kolonisierbaren Gebiete in Anspruch.

Aber die Emigranten haben mit den Traditionen ihrer Metropolis gebrochen. Ein neuer Geist tritt befreit hervor. Er ist offen für spekulatives Denken, bereit, überkommene Werte zu revidieren; die religiöse Vorherrschaft kann sich seinem Aufschwung nicht mehr widersetzen. Bald erweitern die Inseln und die asiatischen Stadtstaaten mit Milet an der Spitze ihre Kolonisation nach Osten. Auf der entgegengesetzten Seite der »Säulen des Herkules«, der Felsen von Gibraltar, breitet sich der Pontos Euxeinos mit seinen undurchdringlichen Nebeln und seiner erschreckenden Trostlosigkeit aus. In der Küstenlandschaft des nördlichen Kleinasien befindet sich das Gebiet der Hyperboreer, das durch Wirbelstürme und blutgierige Völkerstämme verwüstet ist. Abenteurer und Goldsucher geben diesen Legenden neue Nahrung, damit die Gebiete, in denen sie ihre Edelmetalle finden, der Allgemeinheit unbekannt bleiben.

Die Achäer aus Hellas und vom Peloponnes, die Ionier aus Phokien und Samos, die Äolier und die Phönizier verbinden sich mit den Kariern in Milet und bilden eine starke und vielseitige Rasse. Milet stellt den Mittelpunkt des äußerst regen Handelsaustausches dar. Häute und Edelmetalle aus Lydien werden angekauft, verarbeitet und verkauft, ferner Purpur und Wolle aus Phrygien, Hanf aus Kolchis sowie Möbel und Vorratsbehälter für Wein oder Öl. Die Milesier wagen sich auf der Route der Eroberer des Goldenen Vlieses vor. Nach und nach erreichen sie Paphlagonien und Kolchis, gründen Olbia (646 v. Chr.), Tion, Sesamos, Cromma, Kytoros und Amisos und nehmen das taurische Chersones in Besitz. Sie verfügen schließlich im Gebiet des Pontos Euxeinos über neunzig Handelsniederlassungen, von denen aus sie Getreide, Stockfisch, Salinensalz aus Olbia, Sklaven, Rinder, Pferde, Rebhühner, Holz aus Bithynien, Eisenwaren der Chalyber, das von den Arimaspen den Greifen entrissene Gold, den von den Flüssen des Nordens angeschwemmten Bernstein und Weizen aus den skythischen Ebenen nach Griechenland liefern. Die Hellenen

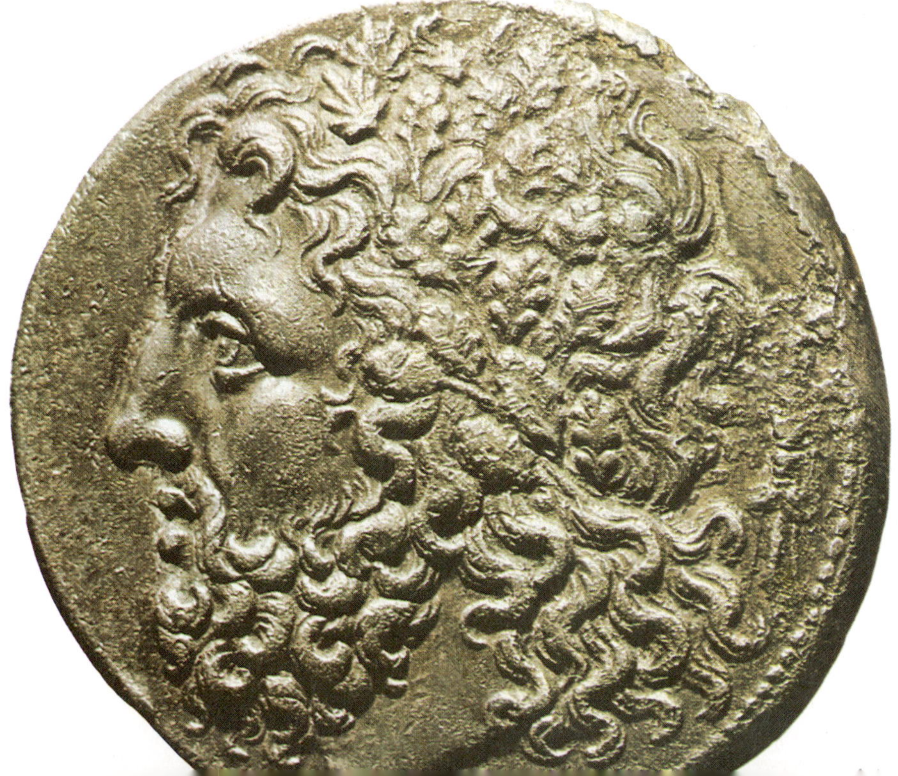

Abbildung 220
Münze des Pyrrhus, des Königs der Molosser in Epirus. Das Geldstück zeigt einen Jupiterkopf und stammt aus der Stadt Dodone in Epirus, die für ihr Zeus-Orakel berühmt war. Das Auftauchen von Geld als Zahlungsmittel ist ein Anzeichen für den wirtschaftlichen Aufschwung.

exportieren dagegen Amphoren mit Wein oder Öl, Kleidung und Luxusartikel bis in die Ebene von Kiew.

Der wirtschaftliche Aufschwung verlangt nach einem bequemen Tauschmittel. Das Geld entsteht, und man entleiht die Symbolik dafür den rituellen Gegenständen. In Homerischer Zeit bildete das Rind die Währungseinheit, dann folgte das gebratene Fleisch und anschließend aufgrund eines Abstraktionsprozesses der eiserne Spieß, an dem das Fleisch gebraten wird. So ein Bratspieß war einen Obolus wert, ein ganzes Bündel Spieße eine Drachme. Opferwerkzeuge wie die Doppelaxt und die Axt bezeichneten die Drachme. In der Folgezeit schlägt man Münzen aus Gold, Silber und Kupfer. Der im 7. vorchristlichen Jahrhundert entwickelte Kalender bringt die präzise Bestimmung der Zeiteinheiten und begünstigt die Entwicklung der Astronomie; schließlich bedingt die Kolonisation die Anfertigung geographischer Karten.

So können wir im 7. vorchristlichen Jahrhundert eine radikale Umwälzung der Wirtschaftsstruktur feststellen, die eine vollkommene Umwandlung der Naturwissenschaften nach sich zieht. Der kleine Stadtstaat Milet bringt Denker, Mediziner, Enzyklopädisten und Seefahrer hervor, die sich alle für die technische und empirische Erforschung der Natur interessieren. Der griechische Geist sucht nach der grundlegenden Einheit der Welt und bemüht sich, die physikalischen Gesetze zu entdecken. Rivaud schreibt dazu: »Die Problemstellungen sind nicht mehr die gleichen. Sie verlangen genauere und unmittelbarere Lösungen. Die geheimnisvollen Eigenschaften der Zahlen, das Wunder der Bewegung der Gestirne, die Gesetze des Lebens und die Eigentümlichkeiten der Sprache, all dies zieht jetzt das Interesse auf sich. Blitz und Donner, die Finsternis, der Wind, der Regen, der Zug der Vögel, die Krankheit und der Traum verlangen nach einer Erklärung. Überall versucht man, Vorschriften zum Gebrauch des Handelsreisenden, des Seefahrers, des Staatsmannes, des Magiers oder des Mediziners aufzustellen. So entsteht Stück für Stück die Physik, die Astronomie, die Medizin und die Rhetorik.«

Abbildung 221
Das Gymnasion von Milet. Wie Pythagoras unternahm auch Thales ausgedehnte Reisen. Dabei konnte er besonders die ägyptischen Naturwissenschaften studieren. Anschließend ließ er sich in Milet nieder, wo er die Vorstellung von der Physis *entwickelte, auf die seine wissenschaftliche Lehre gegründet ist.*

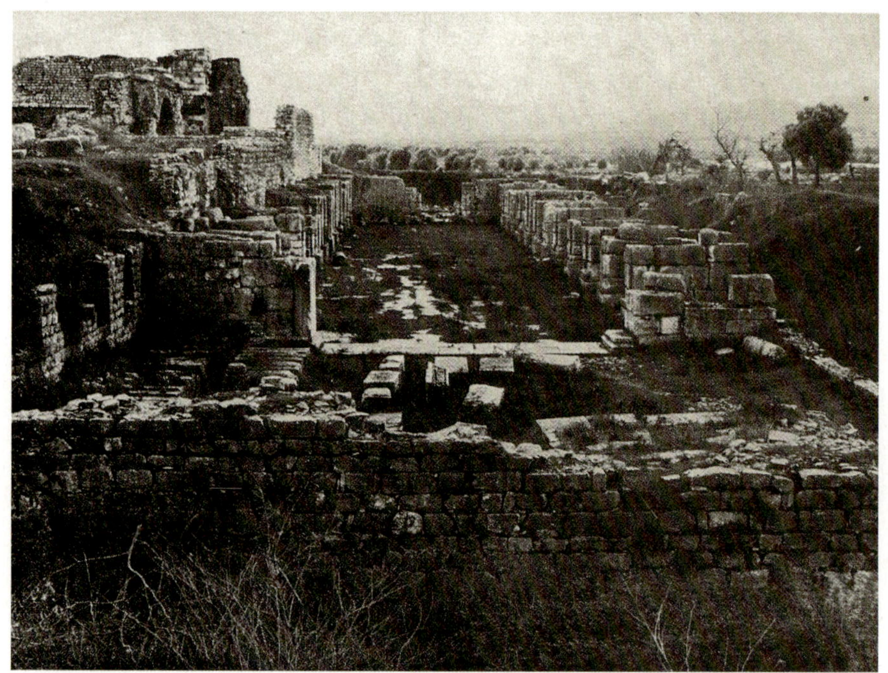

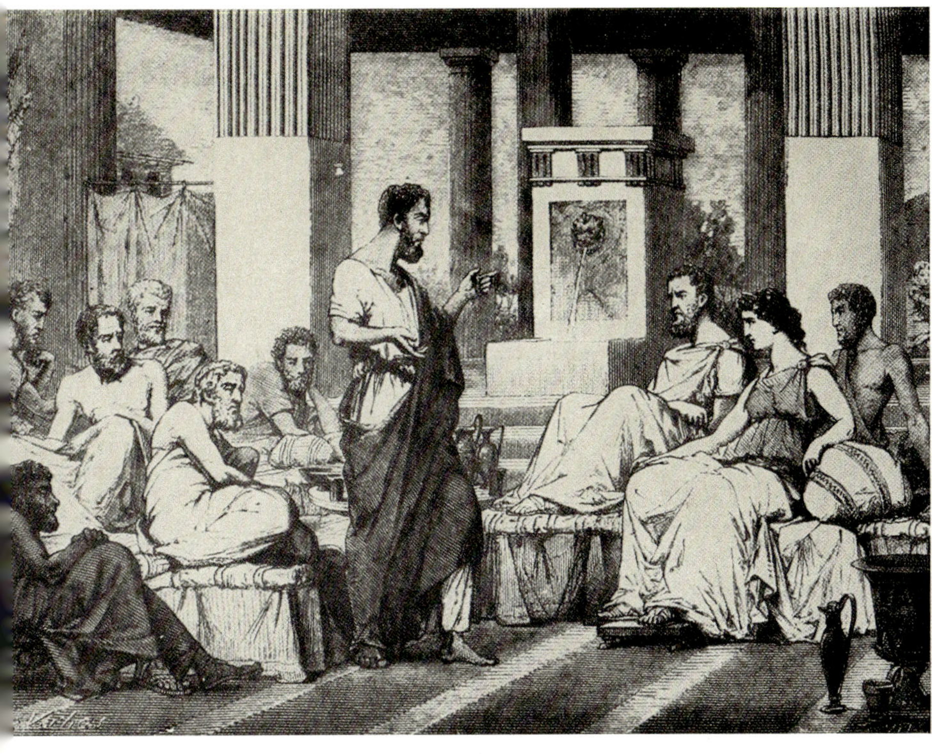

Abbildung 222
Das Gastmahl der Sieben Weisen Griechenlands nach der »Iconographie grecque« von Visconti.

Thales von Milet

Gibt es einen größeren Widerspruch, als daß ein und derselbe Mann völlig zerstreut bei der Betrachtung der Gestirne in einen Brunnen fällt, gleichzeitig aber so geschickt ist, daß er seine Kenntnisse zum persönlichen Vorteil einsetzen kann, und schließlich so viel politische Begabung zeigt, um einem kleinasiatischen Staat eine weise Verfassung geben zu können? Wir sprechen von Thales von Milet, der zwischen 630 und 531 v. Chr. gelebt hat. Er unternahm viele Reisen. Dabei studierte er die angewandte Naturwissenschaft der Ägypter und wies ihnen gleichzeitig in unlösbar scheinenden Schwierigkeiten, wie etwa der Höhenberechnung der Pyramiden, den Weg. Thales, das Haupt der Schule von Milet, war ein Enzyklopädist, der alle bislang gewonnenen Erkenntnisse einer nochmaligen Überprüfung unterzog. Wir können uns an dieser Stelle nicht mit seinen naturwissenschaftlichen Forschungen beschäftigen; im Bereich der Philosophie jedoch führte er einen neuen Begriff ein, den der *Physis,* der es erlaubte, das methodische Vorgehen der Wissenschaft im allgemeinen und das der Medizin im besonderen auf eine neue Basis zu stellen. Die *Physis* ist das Prinzip, das alle Dinge hervorbringt und für ihre Entfaltung sorgt; es findet sich als Einheit hinter der ewigen Bewegung und Veränderung der verschiedenen Qualitäten. Es handelt sich dabei um den reinen physischen Zustand eines Elements, aus dem alle anderen hervorgehen. Wie finden hier also zum ersten Mal eine objektive Vorstellung von der Ordnung der Dinge, die unabhängig von uns selbst existiert und im Gegensatz zu den mythologischen Weltdeutungen steht.

Ohne jeden Zweifel geht die wissenschaftliche Methode auf die Schule von Milet zurück. Mit dem Begriff *Physis* ist hier das Wasser gemeint. Thales erklärt nicht mehr die Verschiedenartigkeit der Welt durch anthropomorphische Darstellungen im Zusammenhang mit dem Mysterium des Chaos. Er stützt sich auf die Realität der Erfahrung. Seine Methode ist induktiv. Er geht von sichtbaren Tatsachen aus und unterscheidet sich darin vollkommen von den Kosmogonien. Aus dem uranfänglichen Wasser ist die Luft entstanden, die Erde und das Feuer. Alles geht aus dem Wasser hervor, und alles kehrt dorthin zurück. Die sinnlich wahrnehmbaren Gegenstände, wie etwa das Holz, das Eisen oder die Organe, stellen Erscheinungsformen, veränderliche Aspekte dieses Elements dar.

Anaximander

Anaximander (um 610—545 v. Chr.) war ebenfalls Mitglied des philosophisch-naturwissenschaftlichen Kollegiums von Milet. Er war ein Freund und Schüler des Thales und gilt als der eigentliche Begründer der wissenschaftlichen Beschäftigung mit der Natur bei den Griechen. Er hat sich eingehend den Fragen nach der Entstehung des Universums und der Lebewesen gewidmet. Seine Forschungsergebnisse faßte Anaximander in dem Traktat *Über die Natur* zusammen, den er im Alter von dreiundsechzig Jahren veröffentlicht hat und von dem uns nur ein Fragment erhalten ist. Den Urgrund der Dinge stellt hier nicht länger das Wasser dar, sondern eine nicht empirisch erfahrbare Ur- oder Grundsubstanz, das *Apeiron,* das *Unbegrenzte* oder *Unendliche,* ein Begriff, der bereits bei Homer und bei Hesiod *(Apeiron, Aperanton)* das Weitausgedehnte, Unzählbare und Unvergleichbare bezeichnet. Zweifellos glaubte Anaximander, im *Apeiron* das Urelement zu erkennen, das noch dem flüssigen Grundstoff und jeder anderen sichtbaren Gestalt vorausgeht. Es handelt sich um die alte Vorstellung vom Chaos, die hier der Physik angepaßt wird.

Fragen nach der Entstehung der Arten und der Entwicklung des menschlichen Körpers haben Anaximander ganz besonders beschäftigt. Nach seiner Ansicht sind die ersten tierischen Lebensformen aus dem Schlamm des Meeres

Nach der Überlieferung des Censorinus soll Anaximander angenommen haben, daß die Menschenkinder einst im Leib von Fischen bis zur Pubertät herangereift seien. »Dann zerriß die Umhüllung, und Männer und Frauen traten heraus, die in der Lage waren, sich selbst zu ernähren.«
Abbildung 223
Sternbild. Miniatur aus dem 13. Jahrhundert.

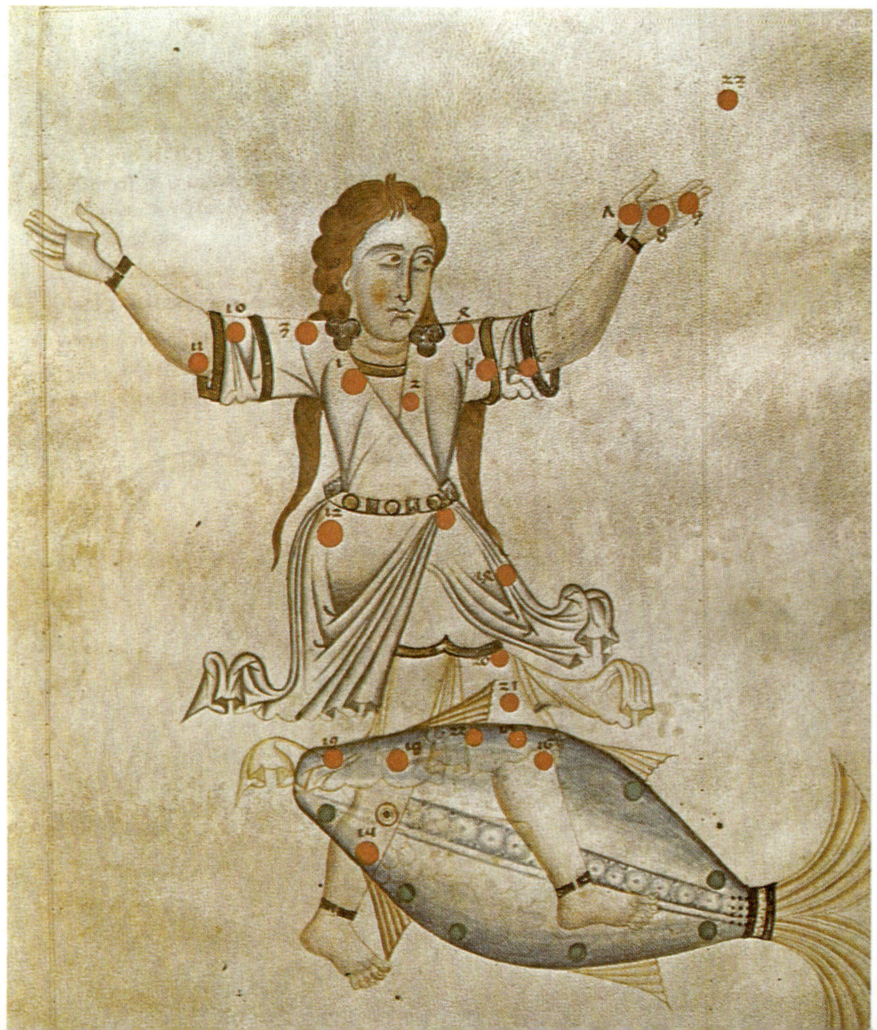

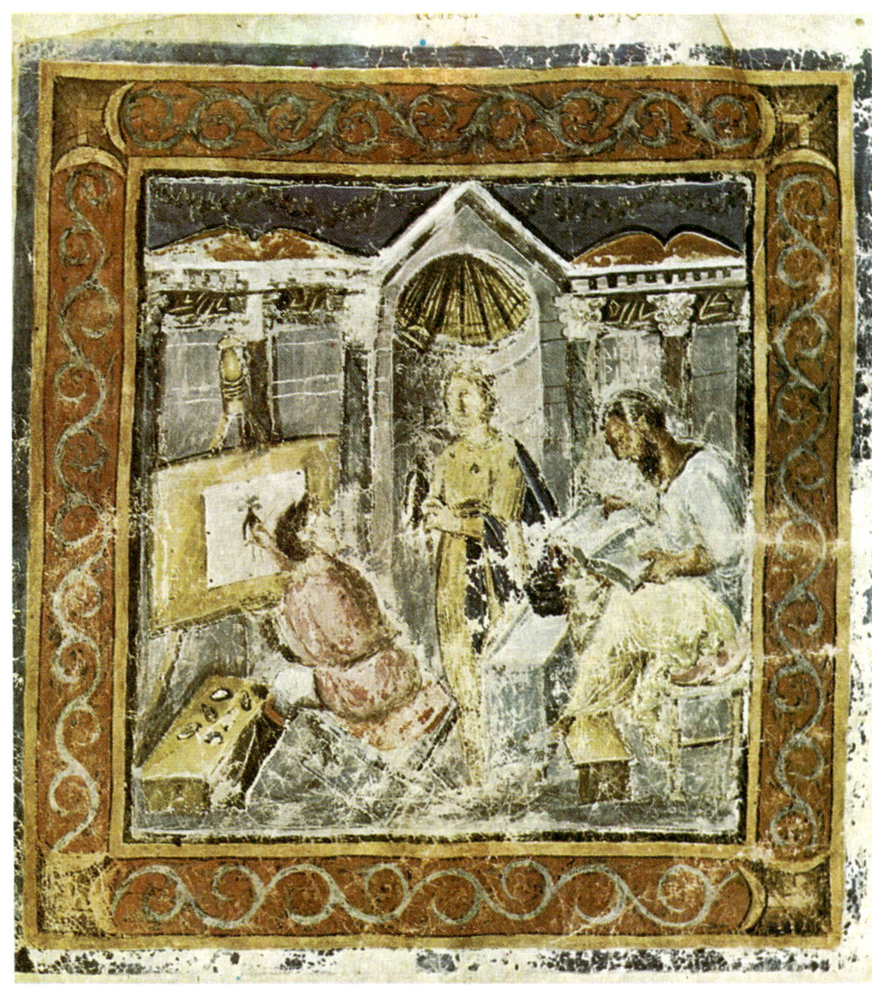

Abbildung 224
Auf der rechten Seite sitzt Dioskurides und liest in einem Buch. Auf der linken Seite sitzt ein Maler auf einem Klapphocker. Er malt eine Alraune, die ihm von Euresis, der Göttin der Erfindung, gezeigt wird. Codex des Dioskurides, 5. Jahrhundert.

hervorgegangen. Anaximander nahm an, daß der Tierkörper aus flüssigen und festen Bestandteilen zusammengesetzt sei. »Die frühesten Tiere schwammen im Wasser und waren mit einer stacheligen Haut überzogen. Als sie ein bestimmtes Alter erreicht hatten, kletterten sie ans Ufer. Die rindenartige Haut löste sich ab, und nach kurzer Zeit hatten sie ihre Lebensform gewechselt.« Censorinus, ein Grammatiker des 3. Jahrhunderts, schreibt dazu: »Anaximander nahm an, daß aus dem erhitzten Wasser und der erhitzten Erde einerseits die Fische und andererseits den Fischen sehr ähnliche Tiere hervorgegangen seien. In den letzteren wuchsen zu gleicher Zeit die Menschen heran. Sie blieben dort einem Fötus ähnlich eingeschlossen, bis sie die nötige Reife erreicht hatten. Dann zerriß die Umhüllung, und Männer und Frauen traten heraus, die in der Lage waren, sich selbst zu ernähren.« Hier sind Fragen der Physiologie und der Evolution mit aller Deutlichkeit angesprochen.

Die Aufeinanderfolge der organischen Lebensformen ist in Anaximanders Lehrgebäude nach bestimmten Rechtsvorstellungen geregelt. Jede individuelle Existenz stellt ein Unrecht dar. Alles Seiende verdient deshalb den Untergang. Allgemein hat Anaximander die Vorstellung von einer Art unkonturiertem und unbegrenztem Nebel, aus dem das Leben und die Elemente in andauernder Veränderung hervorgehen. Dabei gibt es nach Anaximander nicht nur unzählig viele Welten nacheinander, sondern auch nebeneinander.

Anaximenes

Anaximenes von Milet (um 580-520 v. Chr.) war nach antiker Tradition ein Schüler Anaximanders. Wie Thales stützt er sich auf ein konkretes, empirisch erfahrbares Element, um das den Dingen zugrunde liegende Prinzip zu erklären. Bei ihm ist dieses Element nicht länger das Wasser, sondern die Luft. Der Begriff *Aer* wird allerdings bei diesem Philosophen in einer sehr weitreichenden Bedeutung verwendet. Er bezeichnet die Winde, die Dämpfe, die Wolken, mit einem Wort die sichtbare Luft, die ihren Platz verläßt und unsichtbar wird, sobald sie ruht. Der Begriff bezeichnet ferner den Raum und auch die Atemluft. Die Luft scheidet durch Verdichtung oder Verdünnung verschiedene Substanzen aus. Wenn die Dichte abnimmt, entsteht Feuer. Die Winde stellen demgegenüber verdichtete Luft dar. Die Wolken werden durch Zusammendrücken der Luft gebildet, bei weiterer Verdichtung kommt es zu Regen. Wenn das Wasser sich noch weiter verdichtet, wird es zu Erde, wenn es sich schließlich so weit wie nur eben möglich verdichtet, »so wird es zu Stein«. Wärme und Kälte, bei Anaximander noch qualitative Zustände, werden bei Anaximenes zu quantitativen Werten, zu Erscheinungsformen von Verdichtung und Verdünnung. Zum ersten Mal wird versucht, die qualitative Veränderung mit der Vorstellung von Mengen in einen Zusammenhang zu bringen.

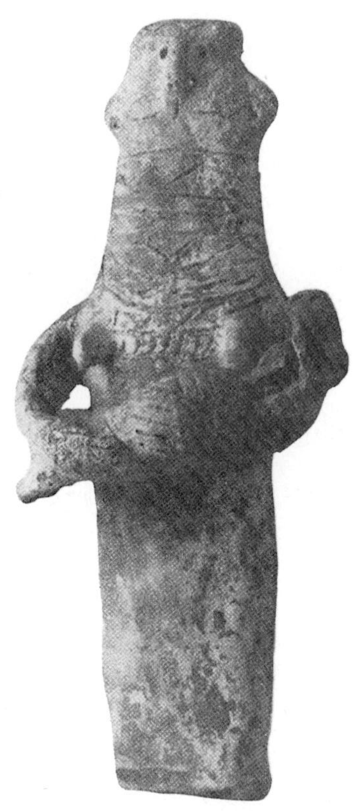

Abbildung 225
Prähistorische Darstellung von Mutter und Kind; Zypern.

Wir haben hiermit einen knappen Einblick in das Werk der milesischen Naturphilosophen erhalten. Sie haben sich mit der Frage nach der Entstehung der Welt beschäftigt, mit dem der Entwicklung der Dinge zugrunde liegenden Prinzip sowie mit dem Ursprung des Universums und der Lebewesen. Ihre technischen Untersuchungen über die Verdichtung und die Verdünnung oder die Wärme und die Kälte dienen als erstes wissenschaftliches System zur Erklärung der Funktionen des menschlichen Körpers und der Mechanismen der Krankheit. Ihre verschiedenen Interpretationen der *Physis* — Luft, Wasser, Feuer oder eine Mischung aus den verschiedenen Elementen — geben unterschiedlichen philosophischen Systemen Raum, nach denen das Wesen des Menschen auf das eine oder das andere dieser Elemente gegründet ist. Auf diese Weise erzeugt die Vorstellung von der Luft, die wir bei Anaximander finden, den Begriff des *Pneuma,* des Lebensodems, der den Organismus beseelt und das Leben hervorbringt.

Alle vorhippokratischen Physiologen seit Thales haben versucht, aus der Entstehung des Individuums das Prinzip des Lebens abzuleiten. Auch Alkmaion interessiert sich für Fragen der Zeugung und widmet der Entwicklung des Embryos ausgedehnte Untersuchungen. »Der Samen ist ein Teil des Gehirns. Bei den Mauleseln sind die männlichen Tiere unfruchtbar, weil ihr Sperma zu fein und zu kalt ist. Die weiblichen Tiere hingegen sind steril, weil sich ihre Gebärmutter nicht öffnet.«

Nach Censorinus hat Alkmaion gemeint, daß die Frau ebenso wie der Mann Sperma ejakuliere und das Geschlecht des Kindes durch das Übergewicht der mütterlichen oder der väterlichen Flüssigkeit bestimmt werde — eine Theorie, die wir bei Hippokrates wiederfinden werden. Alkmaion hat geglaubt, daß der Fötus sich mit seinem ganzen Körper ernähre, der wie ein Schwamm alle nährenden Substanzen aufsauge. »Der Kopf, der Sitz des allgemeinen Empfindungsapparates, bildet sich als erstes.« Alkmaion hat noch nicht die Ernährung des Fötus durch die Plazenta gekannt, die Empedokles später entdecken wird. Er legt eine Theorie über den Schlaf vor: »Der Schlaf tritt ein durch den Rückzug des Blutes aus den Venen. Sobald das Blut sich wieder ergießt, wird man wach. Wenn das Blut aber ganz zurückgehalten wird, tritt der Tod ein.« Alk-

Abbildung 226 (gegenüber)
Die stillende Göttin, eine Erscheinungsform der Demeter, gibt Zwillingen die Brust.

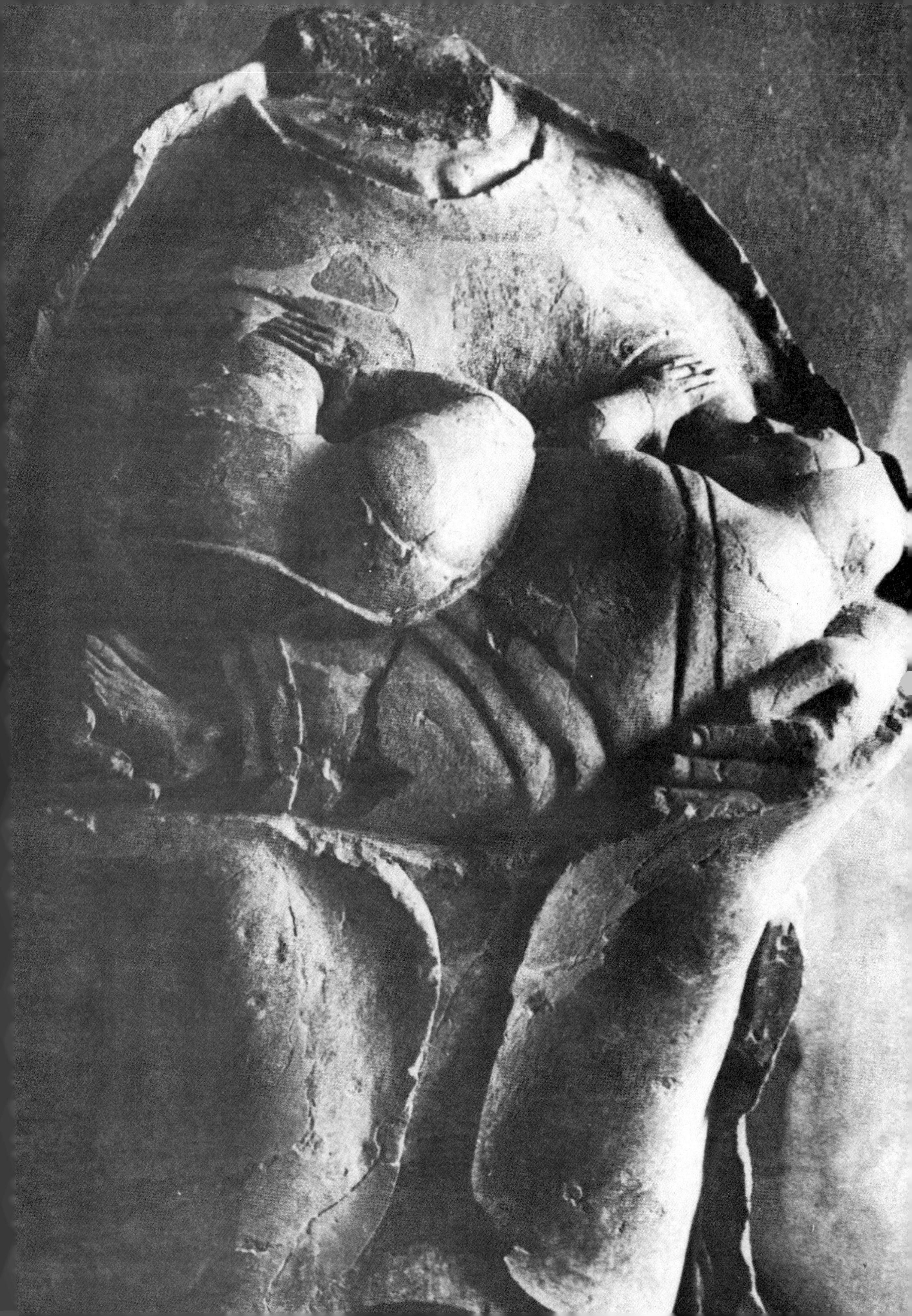

maion meint damit zweifellos eine totale Entleerung der Gefäße, einschließlich der Venen des Gehirns.

Schließlich hat Alkmaion eine Gesundheitslehre aufgestellt, die ebenfalls dem Hippokratischen Lehrgebäude eingegliedert werden sollte. Für Anaximander vollzieht sich die Entwicklung aller Dinge in der Zeit nach einem Prinzip der »Ungerechtigkeit«. Dasselbe Prinzip bestimmt die Entwicklung der Tiere und die Verbindung der Elemente. Demgegenüber glaubt Alkmaion, daß die *Dike,* die Gerechtigkeit, den normalen Zustand der Welt darstellt. Die Gesundheit beruht auf dem Gleichgewicht der Kräfte *(Isonomie)* und auf den angemessenen Proportionen der verschiedenen Qualitäten *(Krasis),* als da sind: feucht, trocken, kalt, warm, süß, bitter usw. Der abnorme Zustand, der durch die Übermacht einer dieser Qualitäten hervorgerufen wird, zieht die Krankheit nach sich. So wird Krankheit durch ein Übermaß an Hitze oder Kälte, durch

Abbildung 227
Ansicht des Parthenon auf der Akropolis von Athen.

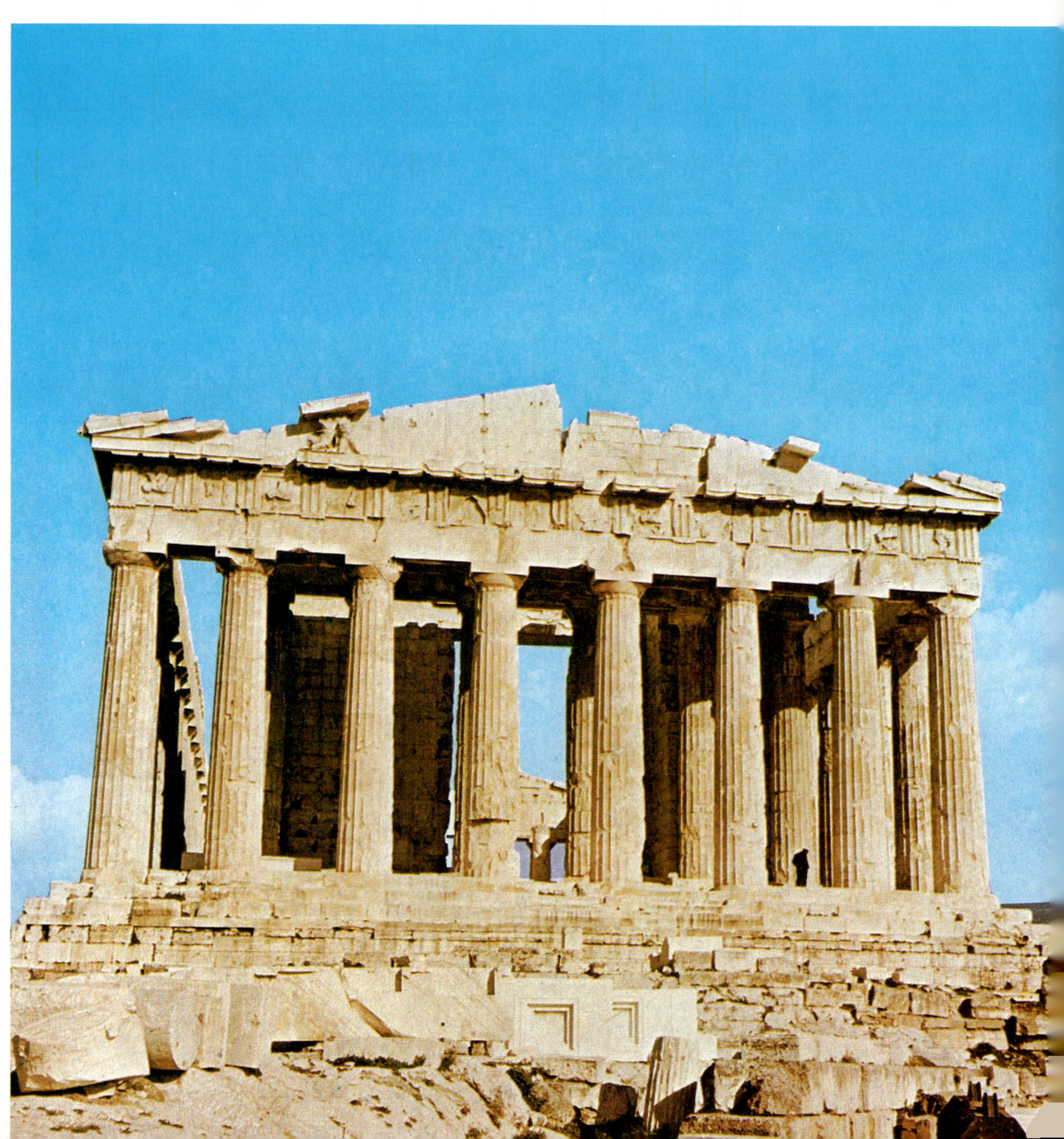

Nahrungsüberfluß oder Nahrungsmangel hervorgerufen. Die Krankheit hat ihren Sitz im Blut, im Rückenmark und im Gehirn. Sie kann durch äußerliche Gründe verursacht sein, wie die Beschaffenheit des Wassers und die von der Landschaft ausgehenden Einflüsse, oder durch körperliche Strapazen, Folterqualen und dergleichen. Diese Theorie zeigt eine gewisse Verwandtschaft mit dem Bild von der *Anarchie der Zellen,* mit dem in der modernen Wissenschaft die anormale Vermehrung von Krebszellen in einem gesunden Organismus erklärt wird. Doch während dieses Bild durch die Histologie seine Bestätigung findet, die die krankhafte Anarchie und die Infiltration ins Korium durch die Zellen beim Plattenopithalkarzinom sichtbar macht, bleibt die Lehre von der Übermacht einer der Qualitäten bei Alkmaion nur die hypothetische Erklärung einer allgemeinen klinischen Beobachtung.

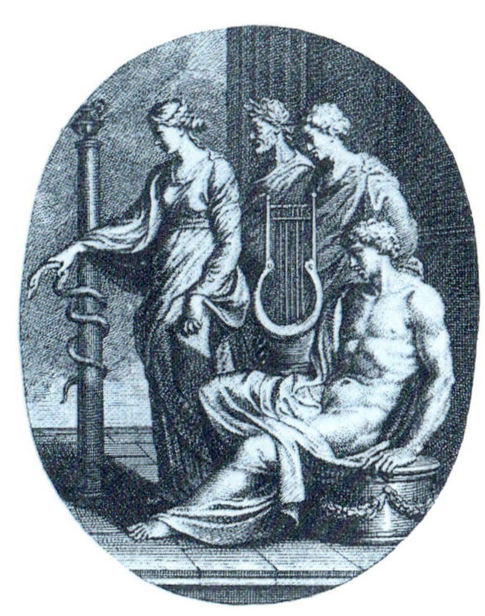

Abbildung 228
Ein Opfer zu Ehren des Asklepios, des Gottes der Heilkunst. Die Schlange war ihm heilig, da sie eine Reinkarnation des Gottes darstellte.

Die Untersuchungen des Alkmaion sind der Ausgangspunkt für eine Entwicklung des griechischen Denkens bei der systematischen Erforschung des Universums. Vor Alkmaion haben die Forscher der Kosmologie ein weites Feld eingeräumt, haben aber nur in geringem Ausmaß die Situation des Menschen berücksichtigt. Seit Alkmaion verliert die Kosmologie nach und nach ihre Bedeutung. Die Physiologie wird zum vorherrschenden Tätigkeitsfeld aller Vorhippokratiker. Die Medizin, die in der Frühzeit mit der Magie identisch war, verbindet sich nun mit der Biophysik. Alle Mediziner sind zugleich auch Physiologen. Diese Medizin basiert auf der Beobachtung von Fakten, die Fakten werden interpretiert, und aus der Interpretation ergibt sich eine zusammenhängende Lehre. Angeblich hat Alkmaion nur ein einziges Buch geschrieben, das von den Bibliothekaren in Alexandria den Titel *Über die Natur* erhalten hat. Es handelt sich dabei um das erste Buch über Medizin, in dem ein Grieche als Autor genannt wird. Es ist von Aristoteles in einer heute verlorenen Abhandlung heftig angegriffen worden. Der Traktat des Alkmaion hat schon zur Zeit des Simplicius, der im Jahre 594 n. Chr. gestorben ist, nicht mehr existiert. Er wird auch nur selten zitiert, obgleich Alkmaion *der wahre Vater der Medizin* ist und mit Sicherheit seine Schüler Empedokles, Anaxagoras, Hippokrates und Demokrit beeinflußt hat. Unter dem Einfluß Alkmaions haben ferner jüngere Pythagoreer wie Philolaos eine medizinische Lehre geschaffen, die sich vollkommen vom Regelkanon der Akusmatiker unterscheidet. Von den Ärzten der ersten Generation, den Zeitgenossen des Pythagoras, sei noch Epicharmos genannt, der im Kohl ein Universalheilmittel gesehen hat, ferner Brotinos, Kerkops und Hippasos.

Philolaos

Philolaos, um 550 v. Chr. geboren, knüpft an die Schule Alkmaions an. Man findet bereits bei diesem großen Vorläufer die Grundprinzipien des Platonismus. Philolaos ist Arzt und Physiologe. Seine medizinischen Vorstellungen beruhen auf der Theorie von der vollständigen Analogie zwischen dem Menschen und dem Universum. So wie die Welt ihr zentrales Feuer besitzt, so hat auch der Körper sein grundlegendes Prinzip in der Wärme. Die Wärme des Samens und die Wärme der Gebärmutter stehen am Anfang des Lebens. Der Körper hat das Bedürfnis, die Wärme durch Kälte zum Ausgleich zu bringen. Er nimmt die ihn umgebende Luft durch die Atmung auf. Da er aber Gefahr laufen würde, sich durch ein Übermaß an Kälte selbst zu zerstören, muß er diese Luft beim Ausatmen wieder abgeben. Auf diese Weise wird der Rhythmus der Atmung durch den abwechselnden und wechselseitigen Einfluß der beiden Elemente, der Wärme und der Kälte, bewirkt. Jede Veränderung dieses Austausches, möge sie nun auf einem Übermaß oder auf einem Mangel an Abkühlung beruhen, hat ihre Wirkung auf das Blut, auf die Säfte sowie auf die gelbe und schwarze Galle. Diese Veränderungen rufen die Krankheiten hervor. Damit erweist sich die Theorie von den Elementen des menschlichen Körpers — Erde, Feuer, Luft und Wasser — als geistiges Eigentum der Pythagoreer. Auch die Lehre von den Säften, Schleim und Galle, ist Pythagoreischen Ursprungs. Im *Timaios* legt Platon in folgender Weise die Pythagoreische Doktrin dar: Die Leber stellt den Spiegel dar, in dem sich die verstandesmäßige Seele reflektiert. Diese füllt bisweilen die Leber durch ein Übermaß an Galle mit Bitterkeit, bisweilen wirkt sie aber auch durch Süße lindernd. So ist sie für die Schau der Zukunft während der Träume prädisponiert. Die Milz sammelt die unreinen Stoffe der Leber.

Simmias von Theben, ein Hörer des Philolaos, behauptet, daß die Harmonie des Körpers die Seele konstituiere. Kebes, ein Schüler des Sokrates, drückt sich im *Phaidon* folgendermaßen aus: »Was spricht dagegen, daß auch die Seele geboren wird, daß auch sie ihrerseits sich bildet, daß sie besteht, bevor sie unseren Körper belebt, und daß sie schließlich ihre Existenz beendet und zugrunde geht, nachdem sie den Körper belebt und sich dann von ihm getrennt hat?« Wir finden hier also die Vorstellung von einer vergänglichen Seele, die nichts anderes darstellt als einen Körper, der wohl subtiler ist als der menschliche, der aber den gleichen Gesetzen der Vergänglichkeit untersteht. Diese jüngeren Pythagoreer entfernten sich allmählich von der Position der frühen Akusmatiker und näherten sich den Vorstellungen der Atomisten Leukippos und Demokrit an.

Die politischen und wirtschaftlichen Bedingungen der griechischen Kolonisation riefen in Kroton nachhaltige Veränderungen in der Entwicklung der Medizin hervor. Zwischen den italischen Häfen herrschte äußerste Rivalität. Die Kämpfe endeten mit der erbarmungslosen Ausrottung des Gegners. Um 530 v. Chr. verbündeten sich die reichen Städte Sybaris, Metapont und Kroton und besiegten Siris, das in die Botmäßigkeit des Achaiischen Bundes gelangte. Danach wurde Lokris besiegt und zerstört. Daraufhin standen sich die beiden Alliierten Kroton und Sybaris als Feinde gegenüber. Telys, der Tyrann von Sybaris, der die demokratische Partei unterstützte, wurde gestürzt. Kroton, das

Abbildung 229
Im »Timaios« entwickelt Platon die pythagoreische Lehre. Nebenstehend: Das berühmte Höhlengleichnis, die Allegorie aus der »Politeia«, in dem sich alles wissenschaftliche Bemühen und alle Suche nach der Wahrheit wiederfinden kann. Stich von 1604.

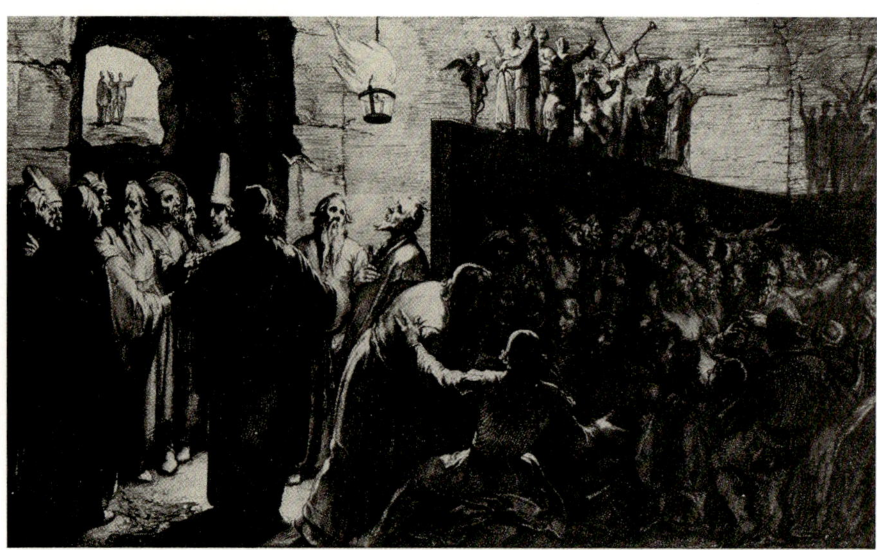

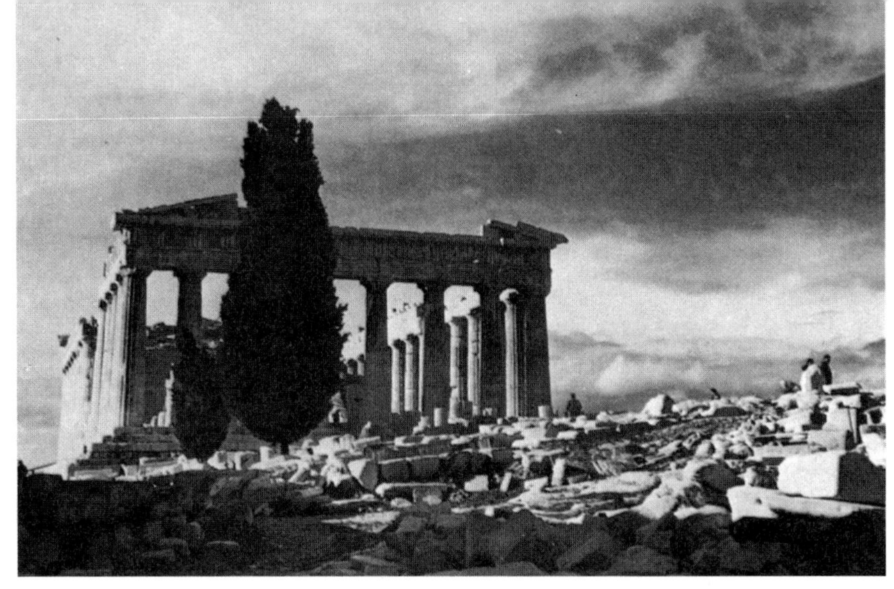

Abbildung 230
Die Akropolis von Athen, davor Zypressen.

von der den ganzen Adel umfassenden politischen Sekte der Pythagoreer beherrscht war, bot den Opfern Asyl. Das bedeutete das Zeichen zum Krieg. Um 510 v. Chr. wurde Sybaris besiegt; die Einwohner wurden niedergemetzelt und die Stadt in Brand gesteckt, so daß nichts mehr davon übrigblieb. Ein Schrei des Entsetzens erhob sich, der bis nach Kleinasien widerhallte (Herodot, Diodor von Sizilien, Strabo). Kroton sollte seinen Sieg bereuen. Jetzt, wo Siris und Sybaris zerstört waren, gab es keinerlei Schutz mehr gegen die Einfälle der Barbaren.

Gleichwohl bildete sich in Kroton eine immer stärker werdende Opposition gegen die politische Bruderschaft der Pythagoreer heraus. Außerdem ließen sich deren geheime Gesetze der mathematischen und medizinischen Wissenschaft immer schwieriger verborgen halten. Der Goldene Schnitt stellte eines der grundlegenden Geheimnisse der Pythagoreer dar. Hippasos von Metapont wurde im Jahre 430 v. Chr. aus der Sekte ausgeschlossen, weil er aufgezeigt hatte, daß das Einschreiben eines Dodekaeders in eine Kugel danach verlangt, daß die ersten Teilungspunkte eines Segments der Proportion des Goldenen Schnittes folgen. Zur gleichen Zeit wurde Hippokrates von Chios feierlich aus der Gesellschaft ausgestoßen, weil er enthüllt hatte, daß die Konstruktion des regelmäßigen Fünfecks, das den Pythagoreern als Erkennungszeichen diente, ebenfalls auf dem Goldenen Schnitt beruht.

Durch den unmittelbaren Kontakt mit den Menschen löste sich die Medizin schnell vom doktrinären Lehrgebäude der Akusmatiker. Um mit den Tempelärzten konkurrieren zu können, hatten die Schulmediziner die Opfer und die magischen Handlungen weiter aufrechterhalten. Aber allmählich sahen sie ein, daß die Heilung auf natürlichen Vorgängen beruhte. Die volkstümliche Heilkunst trat immer mehr in Gegensatz zu den in den Tempeln und im Kreis der Pythagoreer gepflogenen geheimnisvollen Praktiken. Die Revolution der Bürger von Kroton gegen die pythagoreische Bruderschaft begünstigte die praktische Medizin. Das Kollegium wurde aufgelöst und der überwiegende Teil seiner Mitglieder niedergemacht. Iamblichos berichtet, daß der uneingeweihte Laie Metrodoros von Kos, der Sohn des Thyrsos, das Wissen dieser Sekte über die Medizin enthüllt habe. In der Folgezeit traten Ärzte auf, die man *Periodeuten* nannte und die als Reisende ihre Kunst lehrten. Zu ihnen gehörte Demokedes von Kroton, der erste praktische Arzt, von dem wir noch zu sprechen haben werden.

Heraklit von Ephesos und das Werden

Weitab vom lebhaften Treiben der Hafenanlagen und der Schiffswerften liegt das verträumte Ephesos in einem Gebiet mit üppiger Vegetation. Man kennt dort kaum einen Winter. Die Epheser waren durch die asiatischen Sitten verweichlicht und lebten träge und lässig vor allem ihrem Vergnügen. Hier ist um das Jahr 550 v. Chr. Heraklit geboren. Er verbrachte seine einsame Kindheit damit, in dem hügeligen Gelände, das seine Heimatstadt umgibt, umherzustreifen. Aktive Beschäftigung, soziale Kontakte oder körperliche Arbeit sagten ihm nicht zu. Er gab sich ganz seinen tiefgehenden Meditationen hin und wurde zum menschenscheuen Einzelgänger. Als sein Vater, einer der führenden Beamten von Ephesos, gestorben war, legte Heraklit das Amt zugunsten seines Bruders nieder, um sich ganz der Philosophie widmen zu können. Er war mehr Philosoph als Mediziner und verdient seinen Beinamen »der Dunkle« sowohl wegen seines zurückgezogenen, verschlossenen Charakters als auch wegen der Undurchsichtigkeit seiner Schriften. Als er eingeladen wurde, sich an den Hof des Dareios (522—486 v. Chr.), des Sohnes des Hystaspes, zu begeben, schlug er dieses Angebot aus. Wie alle Philosophen seiner Zeit versagte er sich den ausländischen Herrschern, denen sich nach und nach sämtliche Städte Kleinasiens unterwerfen mußten. Er stand auch mehrmals gegen seine eigenen Mitbürger auf und tadelte vor allem deren verweichlichten Lebensstil: »Möge euch nie der Reichtum ausgehen, Epheser, damit eure Schlechtigkeit an den Tag kommen kann.« Aber er wandte sich nicht nur gegen seine Heimat; in den Augen Heraklits war »die schönste (Welt-)Ordnung sozusagen ein Haufen von aufs Geratewohl ausgeschüttetem Kehricht«. Er griff einige Male in das politische Geschehen seiner Heimatstadt ein und trug dazu bei, Ephesos vor den Persern zu retten. Von den Menschen verachtet und gemieden, zog sich Heraklit schließlich auf einen Hügel zurück und beschloß, im Mist begraben zu werden. Er starb 480 v. Chr. im Alter von siebzig Jahren.

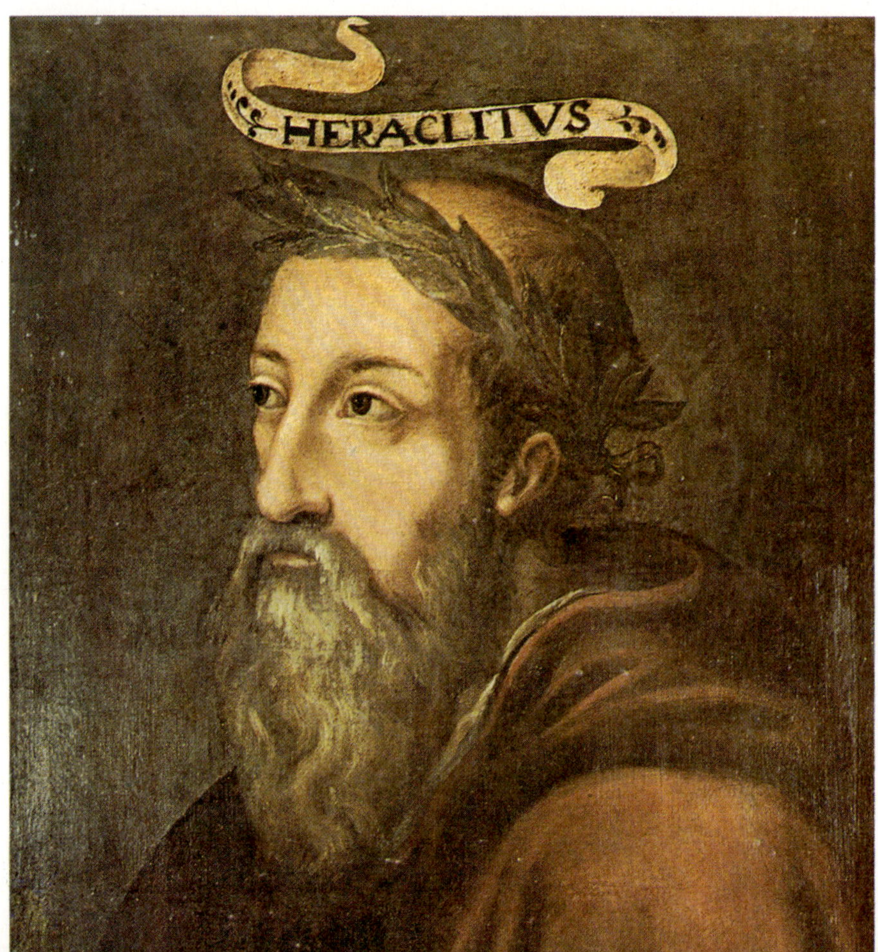

Abbildung 231
Imaginäres Porträt Heraklits, der »der Dunkle« genannt wird und dessen größtes Verdienst darin besteht, der Medizin eine Methode gegeben zu haben.

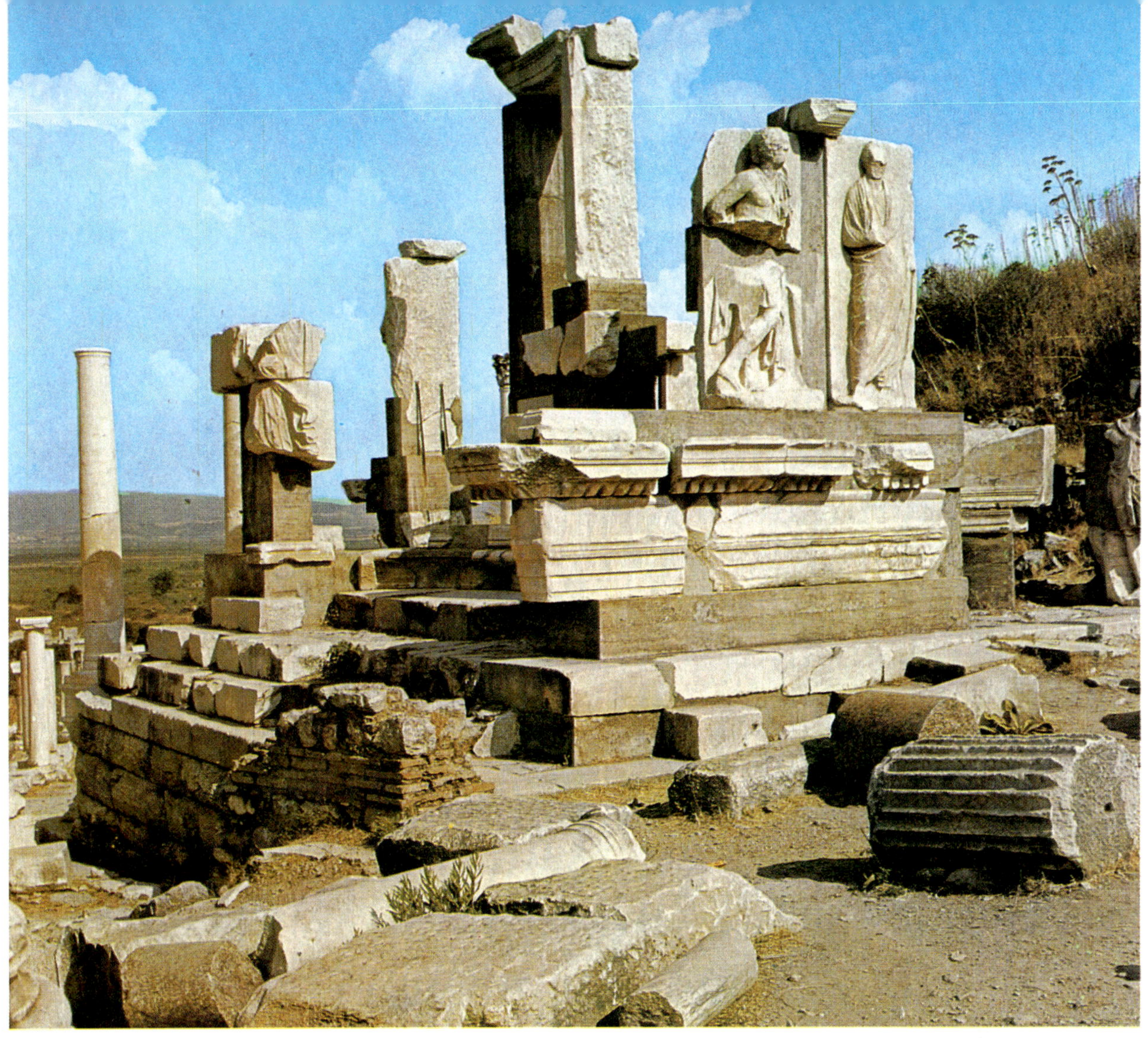

Abbildung 232
Das Denkmal des Gaius Memmes, der Jugurtha nach Rom kommen ließ. Als Heraklit an den Hof des Dareios eingeladen wurde, schlug er dieses Angebot aus, da er sich der ausländischen Herrschaft verweigerte (Ephesos, 1. Jahrhundert v. Chr.).

Heraklits Einfluß auf die Medizin beruht darin, daß er ihr eine Methode gegeben hat. Um diese Methode und ihren Wert für die Heilkunst verständlich zu machen, müssen wir zusammenfassend einige Gesichtspunkte seiner Philosophie darlegen. Bei Heraklit finden wir zum ersten Mal die dialektische Denkweise ausdrücklich definiert. Wie bereits gesagt, verstehen wir unter *Dialektik* die Lehre von den allgemeinen Bewegungsgesetzen, sowohl denen des Körpers als auch denen des Denkens und der Naturerscheinungen. Auf diese Weise unterscheidet sich das dialektische Denken vom metaphysischen Denken, das sich mit den Dingen in der Ruhelage und unabhängig von ihren jeweiligen Beziehungen untereinander beschäftigt. Seit den Eleaten, den Vorläufern und Anhängern der vor allem von Parmenides betriebenen Seinsphilosophie, wird der Terminus *Dialektik* in der Diskussion häufig in dem begrenzten Sinn der Herausbildung eines Gedankens in der Zeit mittels des Dialogs verwendet. Aristoteles gibt dem Wort eine abschätzige Bedeutung, indem er es auf die Spitzfindigkeiten einer Diskussion beschränkt. Im Rahmen unserer Darstellung werden wir den originalen Sinngehalt beibehalten.

Heraklit hat die Vorstellung vom Wandel, die die Basis der gesamten griechischen Philosophie darstellt, am tiefsten durchdrungen und entwickelt. Die organischen und natürlichen Prozesse gehen in ihrer unbegrenzten Verschiedenheit auf ein einziges Prinzip, auf eine Verbindung von gleichwertigen Substanzen zurück. Als dieses Prinzip, als die Inkarnation der Verwandlung selbst, sieht er das *Feuer* an. Eine Veränderung der Temperatur zieht auch eine Veränderung der anorganischen Körper nach sich, so daß sie vom festen in den flüssigen und schließlich in den gasförmigen Zustand übergehen. Weder das Wasser noch die Luft greift in all die Veränderungen innerhalb der Natur ein. Die Wahl des Feuers als Prinzip stellt durchaus einen Fortschritt dar. Thales hat sich für das Wasser entschieden, konnte seine Lehre aber nur auf die Überschwemmungen des Nil gründen. Anaximander hat mit seinem *Apeiron* eine abstrakt begriffliche und noch allgemeinere Bestimmung gewählt. Im Rahmen der Phänomene der Verdichtung und der Verflüssigung, die bereits von Thales beobachtet worden sind, verwandelt sich das Feuer in die verschiedenen Elemente Erde, Wasser und Luft und verwirklicht damit einen Zyklus. »An der Peripherie des Kreises fallen Anfang und Ende zusammen.« Diese Elemente stellen nichts anderes dar als vorübergehende Kombinationen entsprechend dem Gesetz der Welt, das Veränderung heißt. »Das Feuer verwandelt sich und wird zum Meer. Eine Hälfte des Meeres wiederum wird zu Erde und die andere zu feurigem Odem (Gas?). Die Erde zerfließt als Meer, und dieses erhält sein Maß nach demselben Sinn, wie er galt, bevor es zu Erde wurde.« Das Prinzip des immerwährenden Kreislaufs bestimmt die gesamte Philosophie Heraklits. Da er kein einziges Naturphänomen angetroffen hat, das den Beweis für eine unveränderliche Materie darstellt, leugnet Heraklit diese unveränderliche Materie und erhebt das Gesetz des Werdens zum höchsten Gesetz.

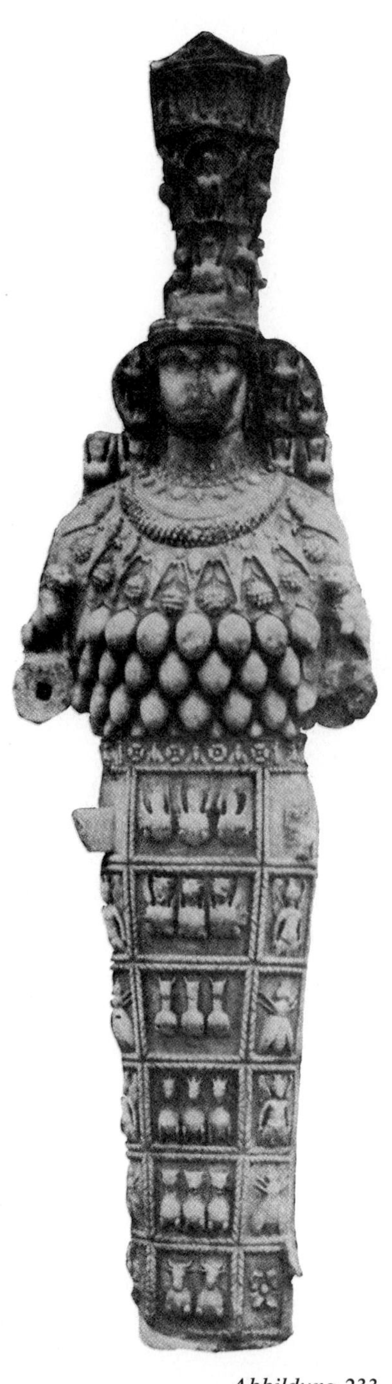

Abbildung 233
Artemis, die der Fruchtbarkeitsgöttin von Ephesos angeglichen wurde. Sie schenkte nicht nur Fruchtbarkeit, sondern beschützte auch die Neugeborenen. In der Folgezeit wurde sie zu der berühmten jungfräulichen Göttin der Jagd. Kolossalstatue aus Ephesos.

Jedes Ding verändert sich aufgrund der Koexistenz von Gegensätzlichem. Jedes Element enthält zwei konträre Prinzipien. So umschließt das Lebewesen die Prinzipien des Heranwachsens und des Sterbens. »Unser einzelnes Leben ist ein Sterben.« In jedem Augenblick sind Geburt und Tod in uns, Aneignung und Ausscheidung. Diese Gegensätze schließen einander nicht aus, sondern bedingen einander wechselseitig. Das Gegensätzliche fügt sich zusammen. Die ewige Auflösung des Widerspruchs bringt Bewegung und Leben hervor. Diese Auflösung ist voller Heftigkeit. Es handelt sich dabei um das, was Heraklit mit dem Begriff *Zwieklang* bezeichnet. »Aus dem widereinander Strebenden wird schönster Einklang, aus dem Zwieklang gehen alle Dinge hervor.« Die ständig wechselnde Bewegtheit der Welt folgt nach Heraklit den ewigen Gesetzen des *Logos,* des Weltgesetzes. Dieser Begriff impliziert gleichzeitig Rede, Wort, Vernunft, Beziehung und Harmonie.

So ist den Dingen nichts Festgelegtes und nichts Endgültiges zu eigen, nicht einmal dem Leben und dem Tod. Indem der Mensch stirbt, wird er wiedergeboren. Es handelt sich hierbei nicht länger um die pythagoreische Seelenwanderung, sondern um den ewig währenden Kreislauf von Tod und Wiedergeburt aller Dinge. Hades, der Tod, und Dionysos, das männliche und das weibliche Prinzip des Lebens, sind ein und dieselbe Gottheit. Das berühmte *panta rhei* (»Alles fließt«) drückt ebenso wie das folgende bekannte Zitat das ewige Werden und Vergehen aus: »Wir können nicht zweimal in denselben Fluß steigen. In dieselben Flüsse steigen wir und steigen wir nicht, wir sind und wir sind nicht.« Heraklit drückt die Relativität aller Dinge deutlich aus: »Der schönste Affe ist häßlich, sobald man ihn mit dem Menschen vergleicht. Der weiseste unter den Menschen wird, mit der Gottheit verglichen, wie ein Affe erscheinen, sowohl in Weisheit, Schönheit und allem anderen. Schweine erfreuen sich am Dreck mehr als an reinem Wasser. Die Esel ziehen das Stroh dem Gold vor.« Der Philosoph gelangt zu der Vorstellung von der Einheit des Kosmos. »Aus

Allem Eins und aus Einem Alles.« Auf diese Weise löst Heraklit den Gedanken des Werdens aus mystischen Zusammenhängen und verleiht ihm eine neue Bedeutung. Er stützt sich ausschließlich auf die Erfahrung, hält nur an dem unmittelbar Bezeugten fest: »Alles, wovon es Gesicht, Gehör, Kunde gibt, das ziehe ich vor.« Dabei sind die »Augen genauere Zeugen als die Ohren«.

Alles uns Umgebende enthält ein Stückchen Vernunft. Unsere Atmung nimmt diese Vernunft auf, und so werden wir vernünftig. Der *Logos,* der kosmische Geist, den Heraklit häufig mit dem Urfeuer identifiziert, ist auch menschlicher Geist, und zwar in jenem Maße, in dem das menschliche Denken am universellen Strom teilhat und sich aus seiner individuellen Beschränkung befreit. Der Mensch gehorcht den Gesetzen des Universums. Die Seele stellt wie der Logos nicht ein idealistisches Prinzip dar, sondern ist ein Teilchen des Feuers. Während des Schlafes sind alle Öffnungen, die uns zur sinnlichen Wahrnehmung dienen, verschlossen. Deshalb können wir nicht mit der uns umgebenden universalen Vernunft kommunizieren. Beim Erwachen sieht unser Geist durch die Sinnesöffnungen wie durch ein Fenster. Er saugt den kosmischen Geist auf, erlangt das Gedächtnis zurück und gewinnt die Fähigkeit zu vernünftigem Denken wieder. Wir befinden uns allerdings grundsätzlich in einem wirklichen Zustand des Wachseins, denn tot oder lebendig, schlafend oder nicht schlafend schauen wir die Einheit des Kosmos.

Indem er vom Leben selbst und der Beobachtung der physischen Erscheinungen ausgeht, gelangt Heraklit zu einer eigenständigen und fruchtbaren Denkmethode, der Dialektik. Sie betrachtet die Welt und alle Ereignisse als einen fortlaufenden Prozeß, einen Wirrwarr von Handlungen und Beziehungen, wo-

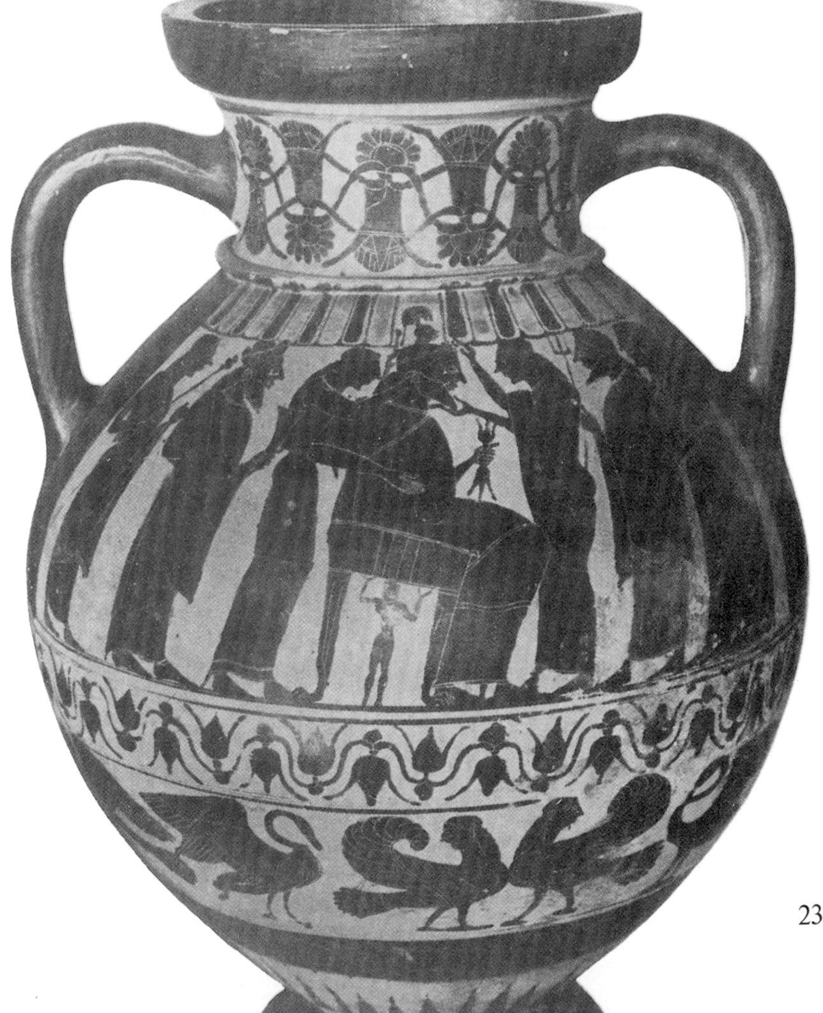

Abbildung 234
Die Geburt der Athena. Eileithyia, die Göttin der Niederkunft, hält den Kopf des Zeus. Die Göttin Athena bleibt ebenfalls jungfräulich, aber im Gegensatz zu Artemis flieht sie nicht vor den Männern. Amphora aus dem 6. Jahrhundert v. Chr.

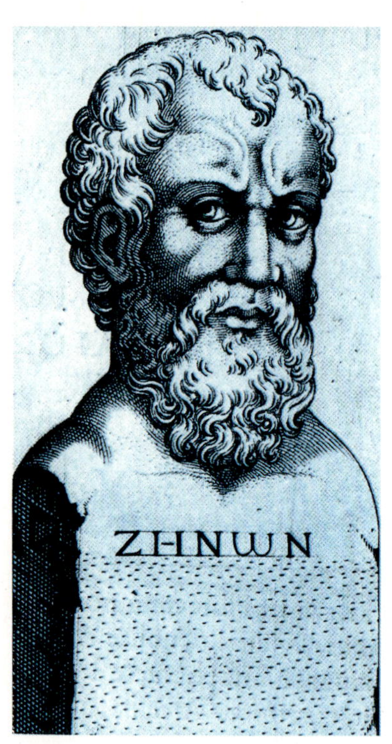

Abbildung 235
Zenon von Elea. Die Argumente oder Paradoxa dieses Philosophen haben nichts von ihrer Aktualität eingebüßt.

bei nichts in der Ruhelage bleibt. Dieses Denken ist zwar wissenschaftlich exakt, verharrt jedoch zu sehr im Allgemeinen. Um das Gesetz der Veränderung in allen sinnlich wahrnehmbaren Erscheinungen zu erkennen und die Welt in ihrer Totalität zu ergründen, muß man sich an die Spezialwissenschaften halten. Man muß die Physiologie, die Biologie, die Physik, die Mathematik, die Chemie und vieles andere kennenlernen. Diese Methode, die auf alle Zweige der Naturwissenschaften angewandt werden soll, betrifft die Medizin ganz unmittelbar. Wenn man das Urteil fällt, Heraklit habe nichts weiter als eine Denkmethode entwickelt, verfällt man gerade hinsichtlich der Bedeutung dieses Philosophen für die Medizin einem Irrtum. Während die physiologischen und pathologischen Forschungen in der Entwicklung begriffen waren, verlangte die Medizin nach einer exakten Methode. Diese Methode hat Heraklit beigebracht. Man kann den tieferen Sinn des Hippokratischen Werkes nicht verstehen, wenn man diesen »dunklen« Sucher außer acht läßt, der nur für jene dunkel ist, die nichts anderes als das Kriterium des gesunden Menschenverstandes gelten lassen wollen.

Heraklits Einfluß reicht bis in unsere Gegenwart. Er steht am Beginn einer geistigen Tradition, die von einer empirischen Welterfahrung ausgeht, während die entgegengesetzte Richtung an der Einwirkung einer außerhalb des Systems stehenden Ursache festhält. Dies ist bei jener Theorie der Fall, die sich in der Erforschung der Genese der Welt auf das Unvergängliche beruft.

Bald zeichnet sich eine heftige Reaktion gegen die Theorien Heraklits ab. Sie gewinnt in der Schule von Elea Gestalt, deren führende Repräsentanten, Xenophanes von Kolophon, Zenon von Elea und Parmenides, die Bewegung leugnen.

Die Eleaten

Der Dichter Xenophanes von Kolophon (570—um 475 v. Chr.) verließ im Alter von 25 Jahren seine Vaterstadt und wanderte 67 Jahre lang als Rhapsode durch Hellas und Groß-Griechenland. Im Jahre 536 v. Chr. kam er nach Elea. Xenophanes war ein radikaler wissenschaftlicher Geist, der die Überlieferung und die allgemein vertrauten Auffassungen angriff und damit die seinem Volk teuren Vorstellungen umwälzte. Er entwickelte die dialektische Philosophie, die zum Wesensmerkmal der Schule von Elea geworden ist.

Parmenides (um 515—um 445 v. Chr.) schrieb ein umfassendes Lehrgedicht mit dem Titel *Über die Natur,* das in zwei Teile zerfällt: die Lehre von der *Wahrheit* und die Lehre vom *Scheine.* Parmenides' Lieblingsschüler, Zenon von Elea (um 490—430 v. Chr.), schrieb ebenfalls ein Werk mit dem Titel *Über die Natur.* Sein Weltbild war wie das seiner Schüler materialistisch. Diese Philosophen sahen sich allerdings einem Widerspruch gegenübergestellt, den sie nicht lösen konnten. Nach Heraklit ist eine Sache und ist doch wieder nicht. Um sich zu bewegen, muß ein Ding an einem vorgegebenen Ort sein und doch wieder nicht sein, usw. Parmenides verweigerte dieser Theorie seine Zustimmung und erklärte: »Jene, die das Sein und das Nicht-Sein zunächst als eine einzige Sache ansehen, dann aber als zwei verschiedene Sachen, sind stumm, blind und doppelköpfige Philosophen.« Parmenides formulierte explizit das *Gesetz des Widerspruchs:* es gibt keine Koexistenz von Ja und Nein. Oder, um es anders auszudrücken: eine Sache ist entweder, oder sie ist nicht. Das Sein ist; es besteht keine Möglichkeit, daß es nicht ist. Das Nicht-Sein, die totale Negation des Seins, kann nichts hervorbringen. Da das Sein ist, kann es nicht aus

Abbildung 236 (gegenüber)
Dioskurides beschreibt die Eigenschaften der Mandragora, der Alraunwurzel, die ihm von Euresis, der Göttin der Erfindung, dargereicht wird; im Vordergrund ein Hund, der von der Mandragora gefressen hat und stirbt. Codex des Dioskurides, 5. Jahrhundert n. Chr.

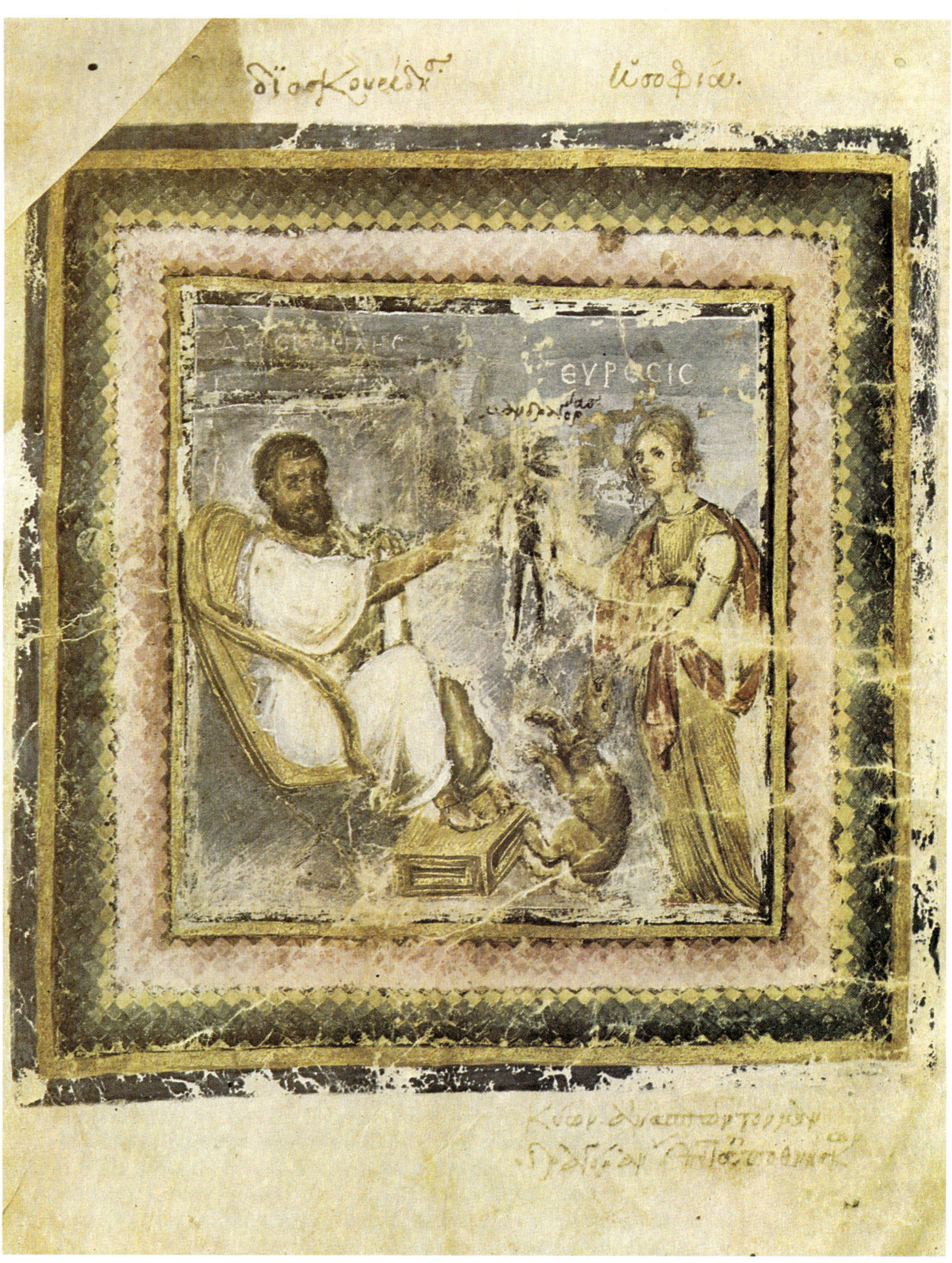
ΕΥΡΕϹΙϹ

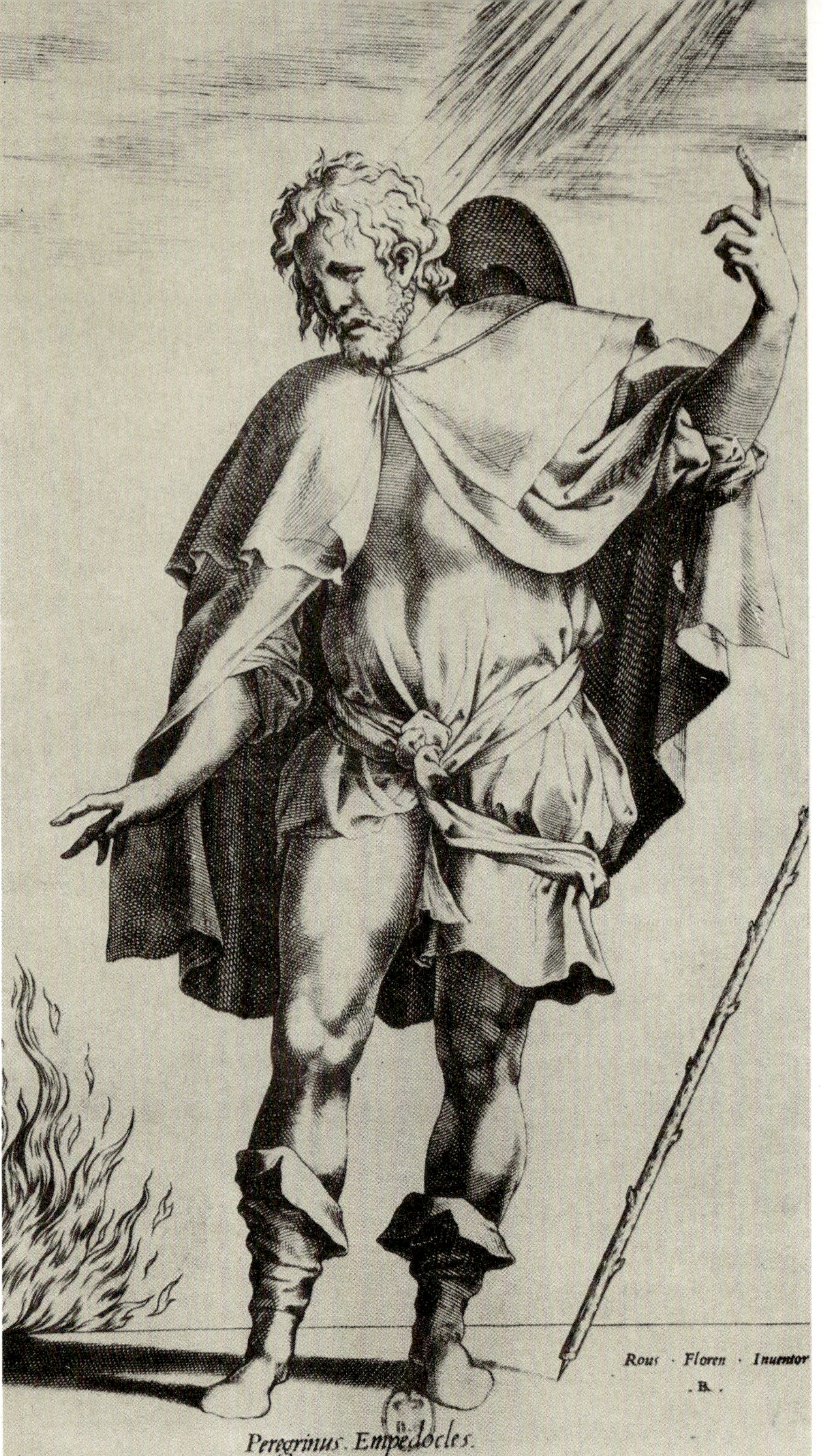

Abbildung 237
Empedokles war Arzt, Gesetzgeber, Seher, Sittenwächter, Wundertäter und Dichter in einer Person. Im Bereich der Biologie hat er die Evolutions- und Selektionslehre vorausgesehen. Nach seinen eigenen Worten betrachteten ihn die Leute als Gott. Stich aus dem 17. Jahrhundert

dem Nicht-Sein hervorgegangen sein, da dieses nicht ist. Das Sein ist ungeboren und unvergänglich, unbeweglich, vollkommen und abgeschlossen. Es gibt kein Hervorbringen und auch kein Zerstören. Es gibt also kein Werden. Wenn die Dinge sich zu bewegen scheinen, so täuscht uns unsere Erfahrung. Denn es gibt weder Bewegung noch Leere, da der Raum gefüllt ist.

Zenon von Elea übertrug das Prinzip des Widerspruchs auf das Streitgespräch. Er benutzte es zur Verwirrung seines Diskussionsgegners. Sobald er ihn in Widersprüche verwickelt hatte, hatte er gesiegt, denn der Gegner hatte zugleich auf Ja und auf Nein erkannt. Dieses Vorgehen bezeichnet man mit dem Begriff *eleatische Dialektik*. In diesem Zusammenhang hat der Begriff Dialektik eine eng abgegrenzte Bedeutung und ist mit ganz anderen Vorstellungsinhalten verknüpft als bei Heraklit. Die Dialektik Heraklits geht ja davon aus, daß Ja und Nein immer in ihrem Zusammenhang zu sehen sind und in jedem Ding koexistieren; ebenso definiert er das auf dem Prinzip des Widerspruchs gründende metaphysische Denken — zwischen diesen beiden Polen wird auch die Entwicklung medizinischen Denkens voranschreiten.

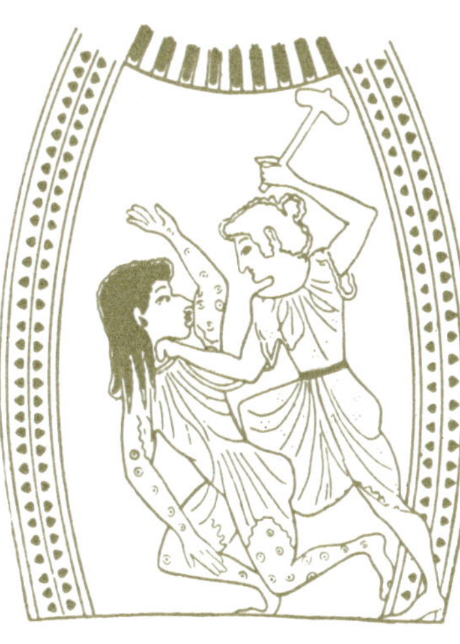

Abbildung 238
Darstellung der Dialektik vom Kampf zwischen Recht und Unrecht. Nach einem Bild auf einer griechischen Vase.

Wie alle großen Philosophen waren auch die Eleaten Ärzte. Parmenides lehrt, daß der Mensch aus dem Schlamm der Erde hervorgegangen ist. Wie alle anderen Dinge, so stellt auch der Mensch eine Verbindung aus Wärme und Kälte dar. Die Vorherrschaft der Kälte sichert den Fortbestand der sinnlichen Wahrnehmung. Der Charakter des Denkens wird von der vorhandenen Menge an Wärme oder an Kälte bestimmt. Das Alter wird als Folgeerscheinung des Wärmeverlustes begriffen. Wenn der Mensch gestorben und bereits alle Wärme aus seinem Körper entwichen ist, hat er gleichwohl noch die Sinneswahrnehmungen von Kälte, Stille und Dunkelheit. Was die Fortpflanzung anbelangt, so ist Parmenides der Meinung, daß das Geschlecht des Fötus vom jeweiligen Übergewicht des männlichen oder des weiblichen Samens abhängt. Die männliche Nachkommenschaft geht aus der rechten Hälfte von Hoden und Gebärmutter hervor, die weibliche aus der linken. Das weibliche Geschlechtsorgan ist, wie auch nach der medizinischen Lehre der Knider, am wärmsten, denn es enthält das meiste Blut. Hierin liegt der Grund für die Regelblutung der Frau. Die Verschiedenartigkeit der Sinneswahrnehmungen wird mit den Ausdünstungen erklärt, die das Bild des Objekts an die Poren des Subjekts herantragen. Das Subjekt ist jedoch ebenfalls aktiv. Das Auge sendet Strahlen aus, die wie eine Hand die außerhalb des Subjekts befindlichen Objekte berühren.

Der letzte Repräsentant der Eleatischen Schule, Melissos von Samos, der von Hippokrates zitiert und kritisiert wird, ist ionischer Herkunft. Dies beweist die Ausbreitung der Philosophie Groß-Griechenlands; sie erreicht nun die ursprüngliche Wiege des philosophischen Denkens. Melissos glaubt an die Einheit und Unbeweglichkeit des Seins. Nun vermittelt uns aber die Erfahrung den ununterbrochenen Wandel der Dinge. Demgegenüber behauptet der Philosoph, daß die Sinne uns täuschen.

Empedokles von Akragas und die vier Elemente

Empedokles von Akragas (Agrigent) ist um 500 v. Chr. geboren und um 430 gestorben. Er ist der erste Philosoph aus jener Gelehrtengeneration, die selbst vielleicht keine Entdeckungen mehr gemacht hat, wohl aber im Schnittpunkt unterschiedlicher wissenschaftlicher Strömungen den Ausgleich der Meinungen herbeizuführen und das Wesen jeder Strömung in Gesetze zu fassen wußte. Seine Lehre ist von vier verschiedenen philosophischen Richtungen beeinflußt: der theogonisch-kosmogonischen Dichtung der Orphik, der Lehre der Eleatischen Schule, der Heraklitischen Vorstellung vom Werden und dem Atomismus seines Zeitgenossen Leukippos.

Empedokles war gleichzeitig Arzt, Gesetzgeber und Dichter. Die Bewohner der in vollster Blüte stehenden Handelsstadt Agrigent hatten sich übertriebenem Luxus und einem ausschweifenden Lebenswandel hingegeben. Der Philosoph bemühte sich um eine Veränderung der Regierungsform und um eine

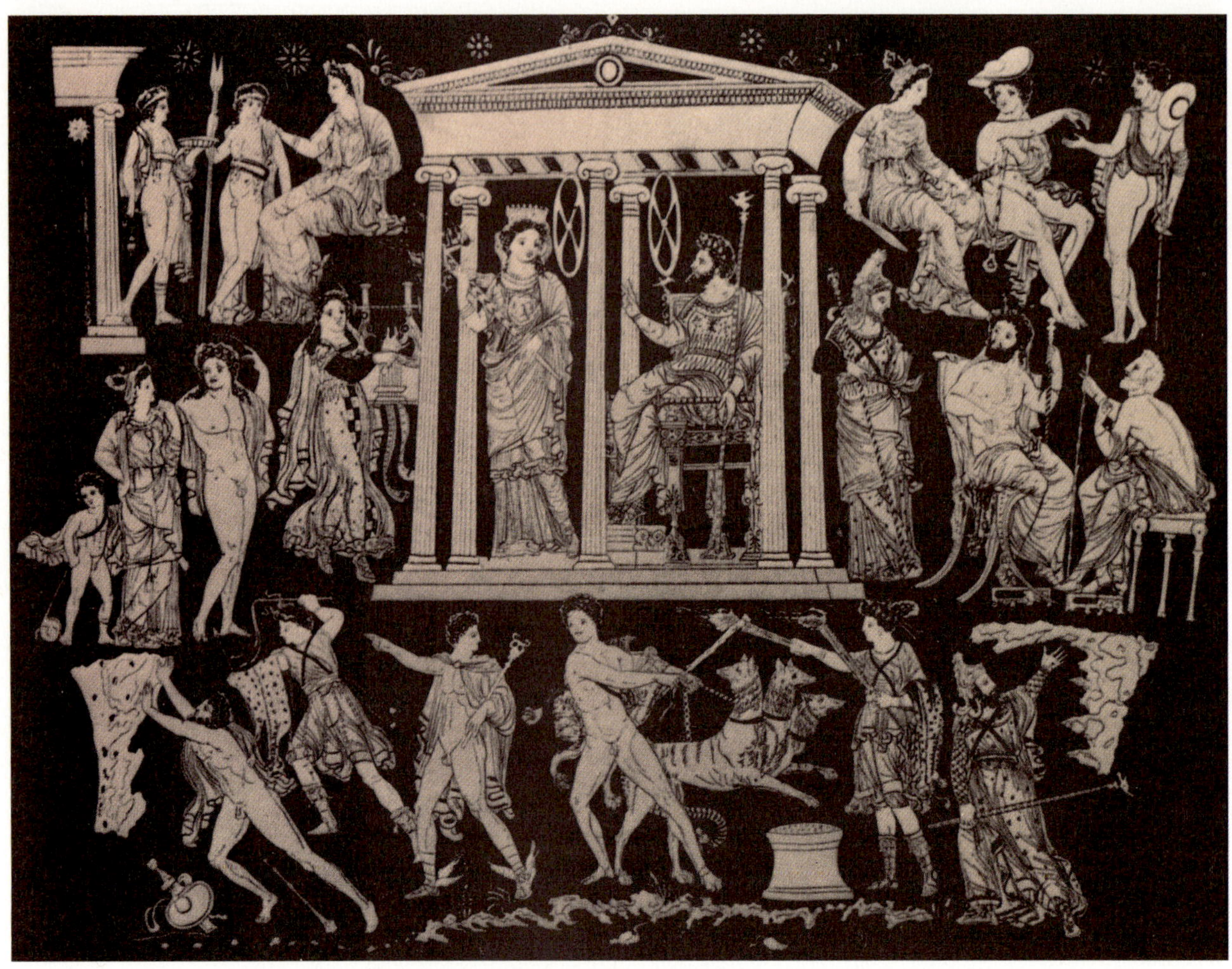

Abbildung 239
Hades, der Gott der Unterwelt. Nach Diogenes Laertios konnte Empedokles dem Tod Weisung erteilen. Er soll auch der Autor einer heute verlorenen Abhandlung mit dem Titel »Rede über die Medizin« gewesen sein. Zeichnung aus dem 19. Jahrhundert nach einer Amphora aus Canusium, dem heutigen Canosa, in der Alten Pinakothek in München.

Reformierung der Sitten. Er stammte wohl aus einer Adelsfamilie, doch führten ihn sein geradliniger Charakter und sein Bestreben nach gleichen Rechten für alle auf die Seite des Volkes. Er engagierte sich im Interesse der Demokratie und setzte sein ganzes Vermögen zum Wohl seiner Mitbürger ein. Seine Persönlichkeit hatte etwas Missionarisches, Übermenschliches und Geheimnisvolles an sich. In jener Zeit diente der Mystizismus der Befreiung von den überkommenen rituellen Praktiken und den abergläubischen Kulten. Empedokles wurde aus seiner Heimatstadt vertrieben und mußte ins Exil gehen, ähnlich wie Anaxagoras, der Schöpfer der idealistischen Philosophie, der verfolgt wurde, weil er den Göttern nicht die erforderliche Ehrerbietung bezeigt haben soll.

Nach Empedokles bietet sich das physikalische Wissen zur vollkommenen Beherrschung der Natur an. Nach Diogenes Laertios soll der Philosoph den Gang der Natur angehalten und dem Tod Weisungen erteilt haben; er war es auch, der die Winde beherrscht: Alexanemos. Er brachte den ungestümen Schirokko zum Stillstand, der das Land verwüstete und schreckliche Epidemien nach sich zog. Die Überlieferung berichtet, daß Empedokles eine Stadt gerettet habe, indem er den durch Regen hervorgerufenen Sturzbächen, die sie zu überfluten drohten, Einhalt gebot. Ferner soll er eine Bergspalte verstopft haben, aus der giftige Dämpfe entwichen. Empedokles erscheint als Held der frühesten Berichte über die Bekämpfung schwerer Epidemien wie Malaria, Cholera und Pest. Plinius erzählt, daß Empedokles während einer Pestepidemie viele

Kranke durch Ausräucherungen mit zu magischen Zwecken errichteten Scheiterhaufen gerettet habe. Die Einwohner von Selinus (Selinunte), der westlichsten griechischen Kolonie an der Südküste Siziliens, wurden oft durch Seuchen heimgesucht, da die Zuflüsse des Hypsas stagnierten und verseucht waren. Diodoros von Ephesos berichtet, Empedokles habe Süßwasserkanäle angelegt, die in den Fluß führten. Dieser Zustrom frischen Wassers vertrieb das faulige, stehende Wasser des Hypsas und damit auch die Quelle der Seuchen. Es sieht so aus, als seien die großen Epidemiologen der Antike wie Heraklit, Empedokles oder Hippokrates nicht vor der Umlenkung von Flußläufen und der Auffüllung von Tälern zurückgeschreckt, um die gesundheitlich ungünstigen Bedingungen einer Region zu verbessern. »Du läßt die Seele eines bereits Verstorbenen den Hades verlassen. Du veranlaßt, daß zum Wohle der Menschheit die Trockenheit auf den Regen folgt«, sprach der Philosoph zu seinem Schüler Pausanias. Tatsächlich rief Empedokles eine scheintote Frau ins Leben zurück, die man bereits seit mehreren Stunden für verstorben hielt.

Empedokles schrieb drei Bücher *Über die Natur,* deren Fragmente von Mullach und von Hermann Diels zusammengestellt worden sind. Diogenes Laertios berichtet, daß Empedokles auch der Autor eines medizinischen Werkes mit dem Titel *Rede über die Medizin* sei. Dieser Traktat mit Regeln und Hinweisen zur Vermeidung von Krankheiten und Unfällen ist leider verlorengegangen. Die Grundlage der Naturlehre des Empedokles ist die Doktrin von den vier Elementen, die der Philosoph als *die vier Wurzeln aller Dinge* bezeichnete. Bei ihrer Formulierung machte Empedokles weitgehende Anleihen bei den Pythagoreern und der Schule von Milet. Diese Theorie stellte eine der Grundlagen der Hippokratischen Lehre dar. Ihr Einfluß reicht bis zu den Forschungsarbeiten von Antoine Laurent Lavoisier, dem Begründer der neuzeitlichen Chemie. Empedokles ging sogar so weit, sich von den die Urzeit betreffenden Themen des mythischen Chaos inspirieren zu lassen. Für ihn ist das Universum aus zwei verschiedenen Zuständen, nämlich dem Chaos und dem Kosmos, gebildet. Der erste löst sich auf, um dem zweiten Platz zu machen, wobei die Welt entsteht. Danach vereinigen sich diese beiden Seinsformen aufs neue, wobei die Welt zerstört wird. Die Pythagoreische Schule hat zehn Prinzipien festgelegt, um

Hermann Diels: »Die Fragmente der Vorsokratiker«, 1903; 6. verbesserte Auflage 1953.

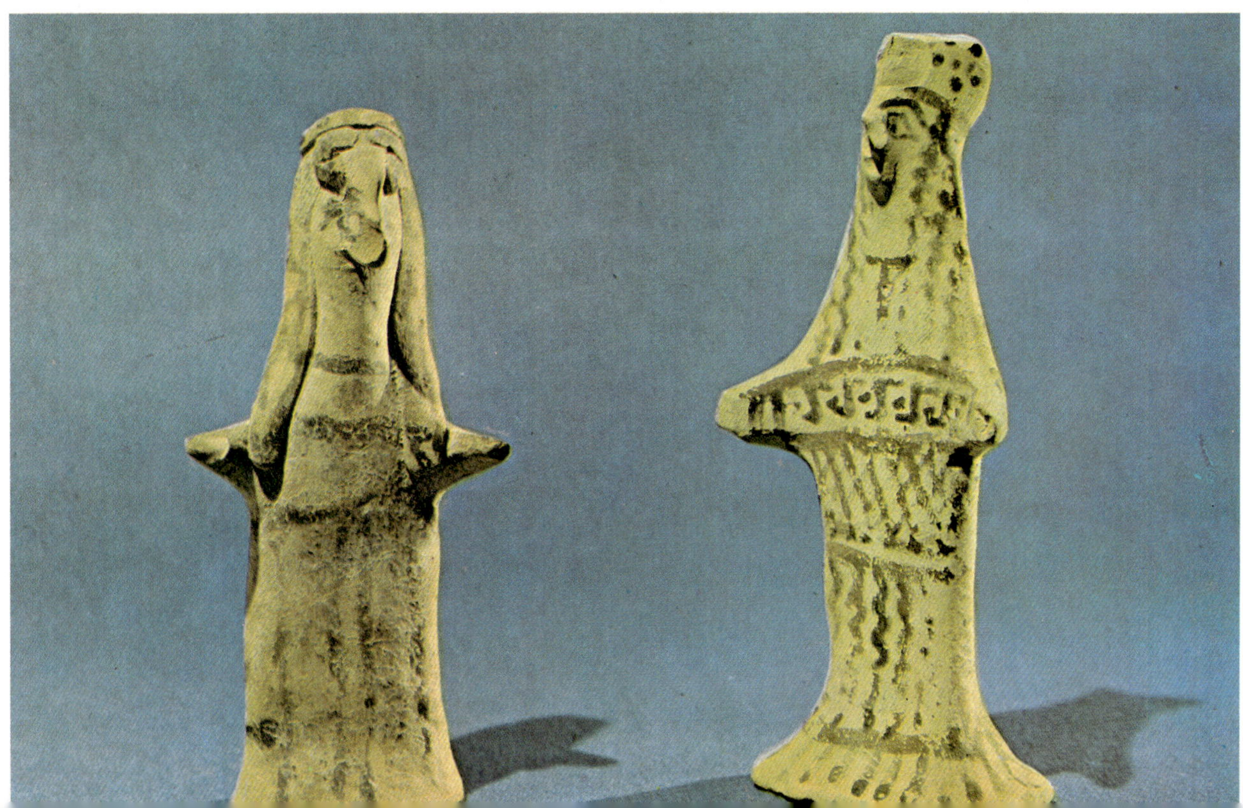

Abbildung 240
Vogelschnäbelige Figurinen. Terrakotta, Böotien, 6. Jahrhundert v. Chr.

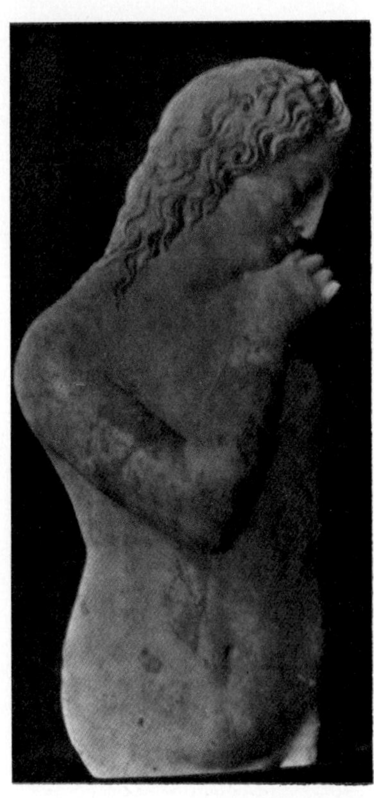

Abbildung 241
Hermaphrodit. Durch den Verweis auf diese Zwitter, die gleichzeitig männlichen und weiblichen Geschlechts waren, sowie auf halb tierische und halb menschliche Wesen suchte Empedokles seine Evolutionslehre zu stützen.

deretwillen alles hervorgebracht wird. Es handelt sich dabei um die *Enantioses,* nämlich um Paare von Gegensätzen, und zwar: endlich — undendlich, gerade — ungerade, Einheit — Vielheit, rechts — links, männlich — weiblich, fest — beweglich, gradlinig — gekrümmt, hell — dunkel, gut — schlecht und regelmäßig — unregelmäßig. Anstelle dieser zehn *Enantioses* nahm Empedokles nur zwei an: heiß — kalt und trocken — feucht. Sie stellen die Eigenschaften der Elemente dar. Das Feuer ist heiß, die Luft kalt, die Erde trocken und das Wasser feucht. Die vier Elemente Feuer, Luft, Erde und Wasser bedingen somit die vier grundlegenden Beschaffenheiten der Säfte: warm, kalt, trocken und feucht.

Als bewegende Kräfte für eine Aktion oder Reaktion der Körper werden die Liebe und der Haß bzw. der Streit genannt. Auf diese Weise setzt Empedokles an die Stelle der einheitlichen Materie der milesischen Naturphilosophen verschiedene Determinanten, die hinfort den Beweggrund des Werdens bilden. So gibt es am Anfang eine Vielzahl von unveränderlichen und spezifischen Prinzipien. Wie kann man diese Vielzahl mit der Einheit versöhnen? An diesem Punkt kommt die bemerkenswerte Theorie von der *Mischung und Entmischung* zum Tragen. Die Elemente sind hinsichtlich Quantität und Qualität unveränderlich. Sie stellen ganz kleine Einheiten dar. Sie fügen sich aneinander wie die Steine bestimmter Mosaike. So kommt es zu einer vollkommen mechanischen Mischung. Wenn sie sich gruppieren, so herrscht das Chaos, von dem wir gesprochen haben, wenn sie sich jedoch trennen, so entsteht das Universum, der Kosmos. Implizit geht Empedokles davon aus, daß die Elemente sich bei der Trennung in verschiedene Gruppen aufteilen, um dadurch die einzelnen Körper zu bilden. Es gibt also keine eigentliche Kombination der Elemente, somit weder Geburt noch Tod. Es herrscht nur Trennung und Verbindung. Auf diese Weise macht sich Empedokles die atomistische und mechanistische Theorie zu eigen, die wir bei Leukippos finden werden. Die *Keime* oder *Wurzeln* allerdings, von denen bei Empedokles gesprochen wird, stellen keine einfachen Atome dar. Es handelt sich eher um eine Art unteilbarer »Moleküle«. Die unitaristische Theorie des Empedokles verbindet sich mit der des Parmenides. »Es gibt nichts als die Mischung und den Austausch zwischen den durchmischten Dingen. *Erschaffen* ist ein Begriff, den die Menschen erfunden haben. Indem die Elemente einander nachlaufen, gewinnen sie ihre sinnlich wahrnehmbare Gestalt, die unbeweglich erscheint.« Erklärend schreibt Aristoteles: »Für Empedokles, den Agrigenter, werden die Elemente andauernd gestört, während sie unbeweglich sind.«

Auf welche Weise vollzieht sich der doppelte Prozeß von Verbindung und Trennung? Nun wird ein Gedanke eingeführt, der innerhalb der Geschichte der Medizin von äußerster Wichtigkeit ist. Diese Vorstellung könnte einen sehr alten alchimistischen Ursprung haben und von bestimmten Völkern Ostasiens, etwa den Chinesen, stammen. Auf jeden Fall stoßen wir hier zum ersten Mal in der griechischen Geschichte auf die Formel: *Gleiches wird von Gleichem angezogen, Gegensätze stoßen sich ab.* Hippokrates drückte diese Idee für das Gebiet der Medizin mit den Worten *Similia simibilus curentur* aus. Sie stellt gleichzeitig ein homöopathisches, alchimistisches und hylozoistisches Konzept dar (Hylozoismus: Lehre der ionischen Naturphilosophie, die als Substanz aller Dinge einen belebten Urstoff, die *Hyle,* angenommen hat). Die Partikel gruppieren sich in der Elementenlehre des Empedokles nach diesen beiden Gesetzen (Affinität des Gleichartigen, Abstoßung des Gegensätzlichen) und bilden so die

Welt. Mit diesen Gedanken erweist sich Empedokles als unmittelbarer Vorläufer des Hippokrates, der aufgrund pharmakologischer Versuche diese Lehre über die Entstehung des Kosmos auf die Medizin ausgeweitet hat.

Wie alle Physiologen und Ärzte seiner Zeit beschäftigte sich Empedokles mit zwei schwierig zu bewältigenden Themenkreisen: dem der Entwicklung der Welt und dem der Zeugung. Der Evolutionismus des Empedokles stützt sich auf seine grundlegende Theorie über die Affinität und die Abstoßung. Das Entstehen von Tieren beruht auf vollkommen mechanischen Ursachen. Deshalb hat es auch in der Frühzeit ganz unvollständige Wesen gegeben. Die Dichtung des Philosophen gewinnt bei der Beschreibung dieser frühen Monster eine seltsame Größe: »Der Erde entsproßten viele Köpfe ohne Hälse, nackte Arme irrten hin und her ohne Schultern, und Augen allein schweiften umher, bar der Stirnen. Vereinzelt irrten die Glieder umher, gegenseitige Vereinigung suchend« (zitiert nach Hermann Diels). Das Gesetz der Affinität führte zum Zusammenschluß dieser unvollständigen Körper. Wie sie gerade zufällig aufeinandertrafen, verbanden sich etwa die Glieder und die Augen, und zwar aufgrund der bewegenden Kraft der Liebe. Da gab es »Geschöpfe, schleppfüßige, mit nicht zu sondernden (zahllosen) Händen. Da wuchsen viele Geschöpfe hervor mit doppeltem Gesicht und doppelter Brust, Kuhsprößlinge mit Menschenvorderteil, andere wieder tauchten umgekehrt auf als Menschengeschöpfe mit Ochsenköpfen, Mischwesen, hier von Männern, dort nach Frauen Art mit beschatteten Schamgliedern versehen.«

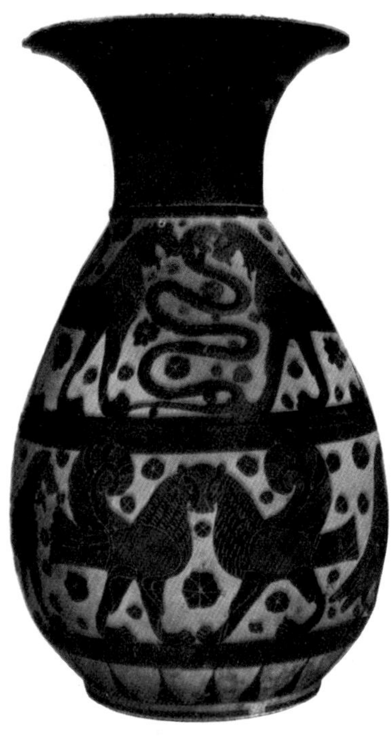

Abbildung 242
Nach Empedokles lassen sich aus dem auf eine bestimmte Temperatur erhitzten Schlamm Tiere formen. Korinthische Terrakottavase in geometrischem Stil.

Unter diesen frühen Lebewesen gab es einige, die zufällig durch Fortpflanzung für die Aufrechterhaltung des Lebens sorgen konnten. Die anderen, die dazu nicht in der Lage waren, fielen bald ins Chaos zurück. Demnach wurde der tierische Körper nicht durch eine intelligente Kraft herausgebildet. Vielmehr hat ihn der reine Zufall — Empedokles insistiert mehrfach auf diesem Wort — hervorgebracht. Die Wirbelsäule war ursprünglich ein fester, ununterbrochener Stamm; Unfälle und Brüche führten die Fragmentierung in einzelne Wirbel herbei. Den Körper durchlaufende Wasserströme schufen während der Entstehungszeit die Höhlungen des Unterleibs, die Därme und das Urogenitalsystem. Ein komprimierter Luftzug hat die Nasenöffnungen geformt. Ausschließlich die vier Elemente werden benötigt, um allen Körpern Leben und Gestalt zu verleihen. Empedokles stellt sogar die Behauptung auf, daß man Schlamm auf eine bestimmte Temperatur erhitzen und dann Tiere daraus formen könne.

Der Philosoph wendet seine Grundsätze ebenso auf die Tiere wie auf die Pflanzen an. Wie Thales behauptet er, daß alles von göttlichem Geist durchdrungen sei. Er sagt zwar, daß die Pflanzen eine Seele hätten, aber diese Seele stellt nichts anderes dar als das psychische (Er)leben, das beim Menschen, in der Pflanzen- und in der Tierwelt gleich ist. Außerdem nennt Empedokles Analogien zwischen den vorgenannten Bereichen. Die Blätter gleichen den Haaren und die Federn den Schuppen. Aristoteles gibt uns genauere Auskünfte zu diesem Gesichtspunkt der Physiologie des Empedokles: Die Pflanze ist mit einem eigenen Willen begabt, sie kann Trauer und Freude empfinden. Hier erweist sich deutlich der Einfluß der Pythagoreischen Lehre. Wenn Empedokles von Pflanzen spricht, so verwendet er ein Vokabular, das lebenden Wesen zukommt: die Pflanze trägt Eier und legt sich zum Schlafen nieder. In der Urzeit scheinen die Tierwelt und die Vegetation nahezu identisch gewesen zu sein. In dieser frühesten Phase der Welt suchten Luft, Wasser, Feuer und Erde sich aus der Mischung zu befreien. Zuerst entstanden vegetabile Gestalten, die ganz aus einem Stück erstellt waren; dann folgten entsprechende animale Gestalten ohne jede Spezifikation. Sie verfügten über keine anderen organischen Funktionen als über den Austausch von Wärme und Feuchtigkeit. Diese frühen Bildungen waren noch geschlechtslos. Deshalb konnten sie aus nichts anderem als aus dem Schlamm der Erde erzeugt worden sein. Nachdem das Warme und das Feuchte sich voneinander getrennt hatten, erschienen die Organe für die Atmung und die Nahrungsaufnahme, dann die Geschlechtsorgane, die, abhängig von der Wärmemenge, männlich oder weiblich waren. Überall auf der Welt entwickelte sich das Leben. »Und unter der Erde brannten viele Feuer und leiteten die stumpfsinnigen Schwärme fruchtbarer Fische.«

Empedokles' Atmungstheorie zeugt ebenfalls von bemerkenswerten interpretativen Bemühungen. Der Philosoph stützt sich auf die Sezierung zahlreicher Embryos und verbindet seine Beobachtungen mit der allgemeinen Lehre von den vier Elementen. Der erste Atemzug wird durch den Leerraum hervorgerufen, der entsteht, wenn der bislang vom Fruchtwasser umgebene Embryo sich davon bei der Geburt befreit. Die Luft nimmt nun in den Gefäßen jenen Platz ein, an dem sich zuvor die Feuchtigkeit befunden hat. Vorher tendierte die innere Wärme dazu, beim geringsten Widerstand nach außen zu strömen, und schob eine Blutwelle vor sich her. Sobald allerdings die Luft schlagartig durch die Poren eindringt, kann das Blut nicht mehr nach außen strömen und kommt zum Stillstand. Die von außen eindringende Luft drückt das Blut zurück, so daß es wieder in die Gefäße gelangt. Der Rhythmus des Ein- und Ausatmens entsteht somit durch Druckaustausch zwischen dem Inneren des Körpers und der Luft der Atmosphäre. Empedokles erläutert seine Theorie am Beispiel eines physikalischen Experiments:

»Es ist, wie wenn ein Mädchen mit einer *Klepsydra* (einem Wasserheber) spielt aus glänzendem Erze: Solange es des Halses Mündung gegen die wohlgeformte Hand gedrückt hält und so die *Klepsydra* in den weichen Bau des sil-

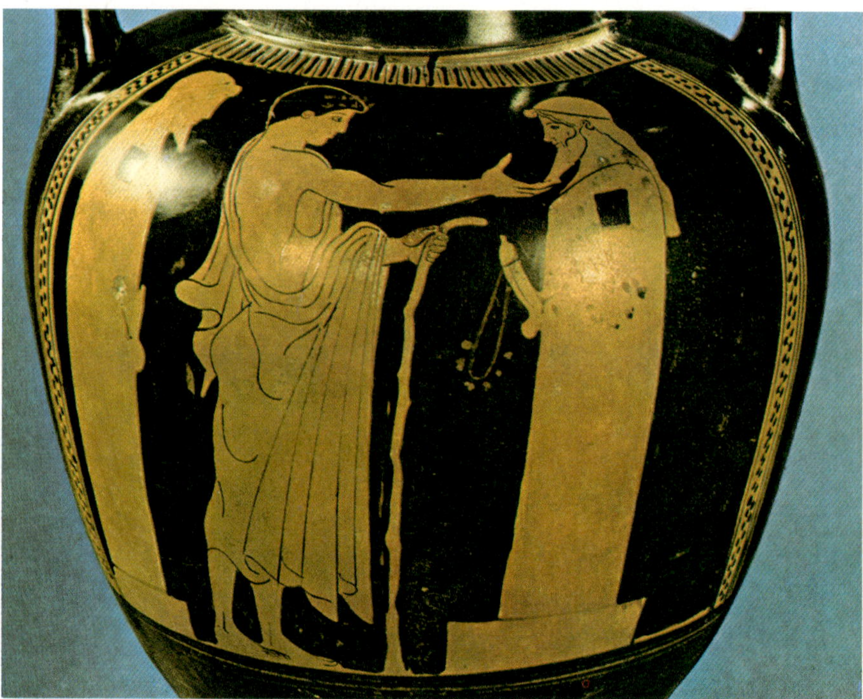

Abbildung 243
Ein Ephebe zwischen zwei Hermen. Attische Amphora aus Nola in Kampanien.

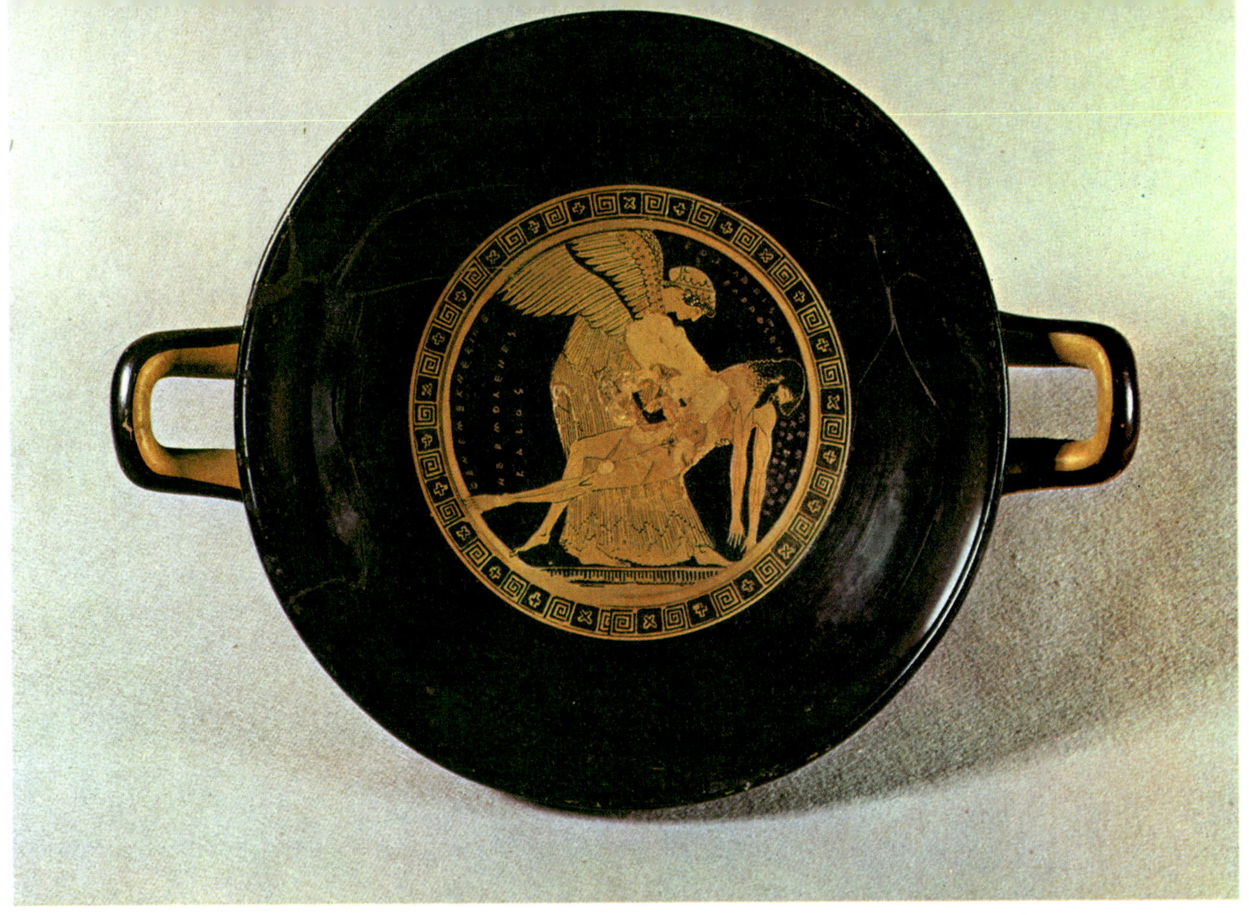

Abbildung 244
Eos, die Göttin der Morgenröte, nach Homer »mit rosenroten Fingern und mit einem safranfarbenen Gewand bekleidet«, trägt den Leichnam ihres Sohnes Memnon, der von Achilles getötet worden ist. Von Duris bemalte Schale.

bernen Wassers eintaucht, tritt kein Naß in das Gefäß ein; dies verhindert das Gewicht der Luft, die von innen auf die dichtgefügten Löcher (des Siebes) stürzt, bis das Mädchen durch Abdecken den verdichteten Luftstrom befreit; aber dann, da die Luft eine Lücke läßt, tritt das entsprechende Maß Wasser ein. Ebenso aber, wenn Wasser den Bauch des Erzgefäßes füllend bedeckt, während der Hals und auch die Mündung verstopft ist durch die menschliche Haut — die Luft aber, die von außen nach innen strebt, hält das Naß zurück, da sie an den Toren des gurgelnden Siebes die Oberfläche beherrscht, bis das Mädchen die *Klepsydra* mit der Hand freigibt; dann läuft, umgekehrt wie früher, während die Luft von oben einstürzt, unten das entsprechende Maß Wasser aus. Ebenso aber das zarte Blut, das durch die Glieder rauscht: wenn es rückwärts gewandt wegstürzt nach dem Innern, so geht sofort der Luftstrom hinab in wogendem Schwalle, wenn es dagegen zurückspringt, so geht beim Ausatmen ein gleicher Luftstrom wieder zurück« (zitiert nach Hermann Diels).

Empedokles hat ebenso das Phänomen der Zeugung untersucht und einen Erklärungsversuch im Rahmen der Elementenlehre unternommen. Die Anziehung der verschiedenen Teilchen des männlichen und des weiblichen Samens begründet nach seiner Ansicht die Liebe zwischen den Geschlechtern. Mann und Frau produzieren Sperma in ihrem Körper. Der Mann ist warm und trocken, die Frau jedoch kalt und feucht. Die Geschlechtszugehörigkeit des gezeugten Kindes hängt von dem Grad der Wärme des Samens ab; prinzipiell bedeuten Wachstum und Ernährung eine Zunahme der Wärme, der Schlaf jedoch eine Abnahme und der Tod schließlich ihren vollkommenen Verlust. Im Gegensatz zu Empedokles wird Hippokrates allerdings das jeweilige Übergewicht von männlichem Sperma oder weiblicher Samenflüssigkeit zum Kriterium erheben. Der Embryo erhält seine Gestalt vom Vater oder von der Mutter,

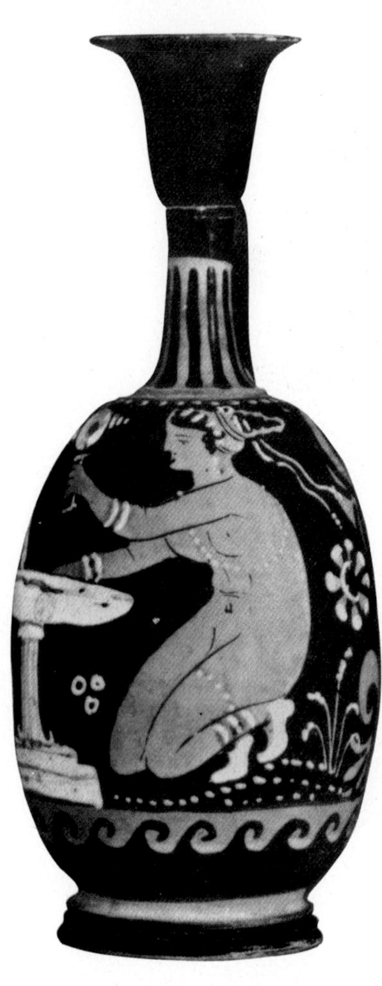

Abbildung 245
Eine unbekleidete Frau macht Toilette und betrachtet sich dabei im Spiegel.

was wiederum vom Übergewicht im vorgenannten Sinne oder von der Stärke der Imagination der Frau abhängig ist. Empedokles fügt hinzu, daß das Kind ein Junge sein wird, wenn das Sperma in eine warme Gebärmutter eingebracht wird, daß aber ein Mädchen entsteht, wenn dieses Organ kalt ist. Auch wenn die Frau kalte und feuchte Nahrung zu sich nimmt, wird sie ein Mädchen zur Welt bringen. Je eher der Zeugungsakt auf die letzte Monatsregel folgt, desto größer sind die Chancen, daß das Kind weiblichen Geschlechts sein wird. Für Empedokles ist im Gegensatz zu den Behauptungen Hesiods die Zeit unmittelbar vor der Regel am günstigsten für die Empfängnis. Zwillinge entstehen, wenn übermäßig viel Samenflüssigkeit herausgeschleudert und gleichmäßig auf beide Seiten des Uterus verteilt wird.

Die Abtreibung war zur Zeit des Empedokles nicht verboten, so daß dieser zahlreiche Fötusse sezieren und die frühesten gesicherten Aussagen über die Entwicklung des Embryos machen konnte. Alle Teile des Embryos werden zwischen dem sechsunddreißigsten und dem vierundvierzigsten Tag ausgebildet. Als erstes entsteht das Herz, ganz zum Schluß die Nägel und die Zähne. Der gesamte Embryo bildet sich in vierzig Tagen; bei Knaben geht dies etwas schneller als bei Mädchen. Die Geburt findet sieben bis zehn Monate nach der Empfängnis statt; allerdings beruht diese Rechnung auf dem Mondkalender. Der Embryo erhält seine Nahrung über die Plazenta, nimmt sie also nicht mit dem gesamten Körper auf, wie Alkmaion irrtümlich gelehrt hat. In der Gebärmutter ist der Embryo in einer Haut eingeschlossen, die auch das Fruchtwasser enthält und *Amnion* genannt wird, ein Terminus, der sich seit dieser Zeit bis heute erhalten hat. Die Seele bildet sich zusammen mit dem Embryo und ruht im Blut. Sie besteht selbst aus Blut. Sie bewegt sich wie alle unendlichen Partikel der Dinge durch Kanäle, die *Poroi* (Poren) genannt werden. Die Muskeln entstehen durch eine Mischung der vier Elemente zu gleichen Teilen, die Sehnen *(Neura)* durch eine Mischung, bei der Feuer und Erde überwiegen, und die Knochen bei einem übermäßigen Anteil von Wasser und Erde. Die Nägel sind nichts anderes als *Neura,* das mit der Luft in Berührung gekommen ist.

Die Vorstellungen des Empedokles über die Sinnesorgane und ihre Funktionen sind ebenfalls von großer Bedeutung. Denken und Fühlen ist das gleiche. Hierbei spielen die kleinen Kanäle, die *Poroi* genannt werden, eine wichtige Rolle. Sie übermitteln dem Körper die Wahrnehmung der Gegenstände. Von jedem Objekt der Außenwelt lösen sich winzige Partikel ab, die durch die Porenöffnungen in den Körper eindringen. Die Organe sprechen auf die Gegenstände an, denn es gibt eine schon vorher bestehende Affinität zwischen den Elementen, die die Dingwelt bilden, und jenen, aus denen die Sinnesorgane zusammengesetzt sind. »Wir sehen die Erde mit Hilfe der Erde, das Wasser mit Hilfe des Wassers. Wir betrachten den göttlichen Äther mit Hilfe des Äthers und das leuchtende Feuer mit Hilfe des Feuers.« Empedokles hat erkannt, daß das Licht eine geringe Zeitspanne benötigt, um von einem Punkt zu einem anderen zu gelangen. Zum Zwecke der Sichtbarkeit verfügt jedes sinnlich wahrnehmbare Objekt des Universums über ein ihm eigentümliches Licht, dessen Strahlen das Auge erreichen. Diese Lichtemanationen, die aus winzigen Teilchen bestehen, haben eine Affinität zum inneren Licht des Auges. Das Sehen konstituiert sich, indem ein von außen kommender Strahl das Auge trifft, die Teilchen des inneren Augenfeuers die des Objektlichtes erkennen und ein Bild produzieren. In gleicher Weise wird die Funktion aller Sinne erklärt. So wird der Ton vom Ohrlabyrinth wahrgenommen und hängt von den Poren ab, an denen er sich entlangbewegt. Empedokles beschreibt die Schnecke *(Cochlea),* die nach seiner Ansicht im inneren Ohr das eigentliche Hörorgan darstellt.

Hinsichtlich der Frage nach dem Sitz der Sinneswahrnehmungen verfällt Empedokles einem großen Irrtum, indem er die Theorie Alkmaions ablehnt, nach der das Gehirn den hauptsächlichen Sitz darstellt. Für Empedokles befindet sich der Sitz des Denkens und der sinnlichen Wahrnehmung im Herzen. Im Vorhergehenden konnten wir die geistige Spannweite des Empedokles bewundern sowie seinen Versuch der Verschmelzung unterschiedlicher Auffassungen und seine hartnäckigen Bemühungen zur Schaffung einer wahrhaft wissenschaftlichen Medizin. Diese Leistung wird um so deutlicher, wenn wir die Schwierigkeiten berücksichtigen, die er in der Frühzeit der Naturwissenschaften überwinden mußte, um Erkenntnisse zu formulieren, die uns heute als selbstverständlich erscheinen.

Abbildung 246
Die Fruchtbarkeitsgöttin schwingt Ährengarben, denen sich zwei Ziegen entgegenrecken. Mykenisches Trinkgefäß von den Ausgrabungen in Ras Schamra/Ugarit.

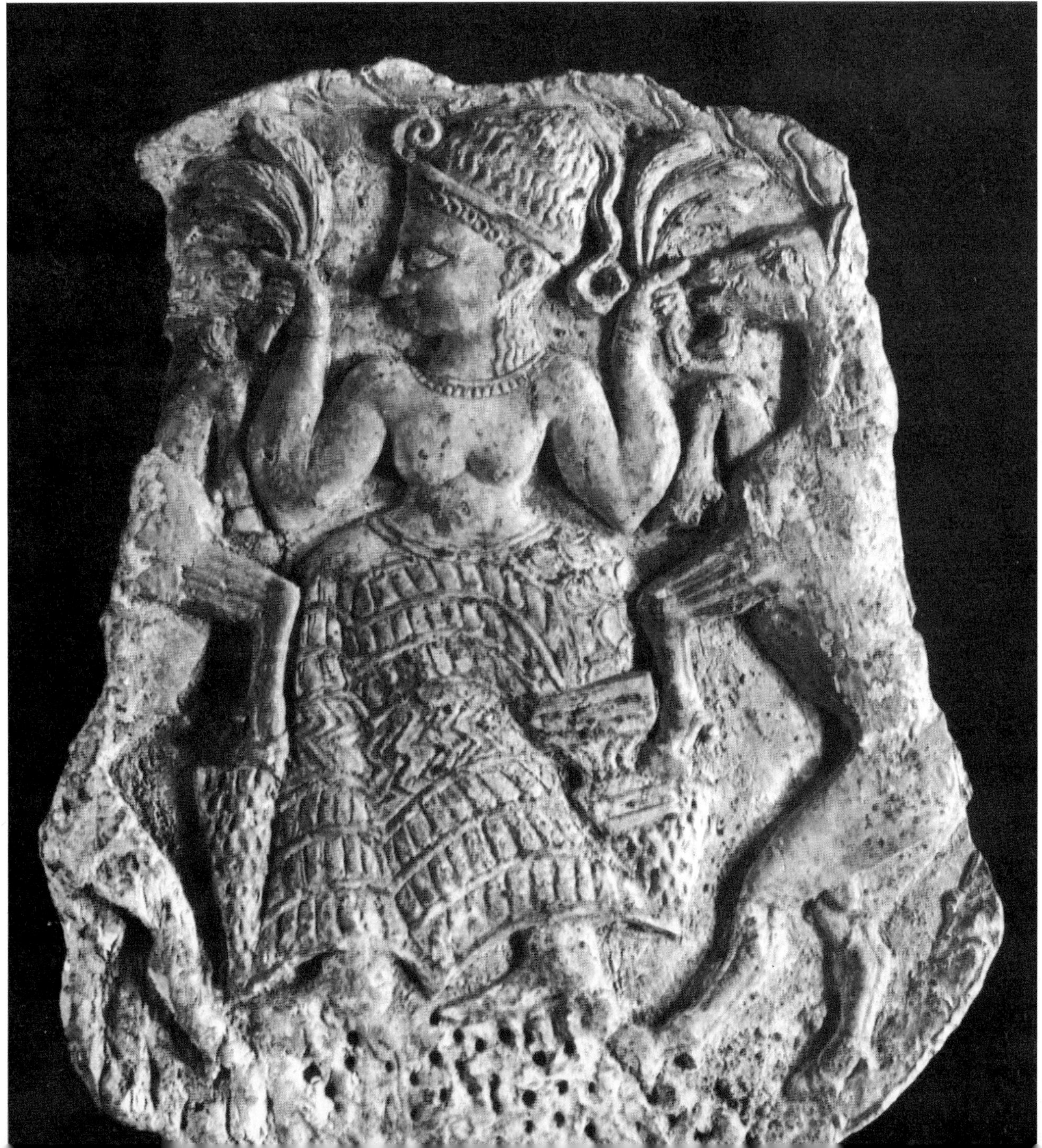

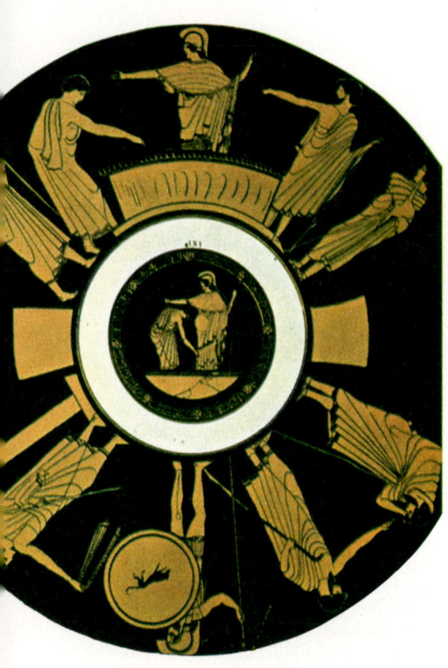

Abbildung 247
Ein Orakel der Athena, der Minerva der Römer. Nach einem Bild auf einer griechischen Vase.

Empedokles soll einen Schüler mit Namen Akron von Agrigent gehabt haben, der ebenfalls eine in Athen wütende Pestepidemie zu bannen vermochte, indem er große Scheiterhaufen anzündete und Ausräucherungen vornahm, wie uns Suidas in seinem enzyklopädischen Lexikon überliefert. Eine andere Aussage desselben Suidas gibt an, daß Akron eine Abhandlung mit dem Titel *Die Lebensweise der Gesunden* in dorischem Dialekt geschrieben haben soll. Akron war also ein Hygieniker. Man kann den uns überlieferten Ausführungen entnehmen, daß er den einzelnen Naturerscheinungen größte Bedeutung beimaß. Diesem Umstand ist es zu verdanken, wenn man ihn fälschlicherweise zum Begründer der empirischen Sekte gemacht hat. Akron war mit Sicherheit ein Wanderarzt, ein *Periodeutes* (von periodeuein — herumgehen).

Empedokles war das Haupt der Schule von Agrigent, die manchmal auch Schule von Sizilien genannt wird. Unter den Vorhippokratikern und selbst unter allen Begründern der Medizin kommt den beiden Praktikern Empedokles und Alkmaion ein ganz hervorragender Platz zu. Sie haben große Anstrengungen unternommen, um die Natur wissenschaftlich zu erklären. Mit der Theorie von den vier Elementen ist es möglich, eine Unmenge von Phänomenen zu erklären. Sie war der Ausgangspunkt zahlreicher fruchtbarer Entwicklungen. Ein überzeugendes Beispiel dafür kann bereits die Hippokratische Lehre von den Temperamenten abgeben. Man kann mit Recht sagen, daß selten eine derartig umfassende Hypothese aufgestellt worden ist, die gleichzeitig für die Physik, die Chemie, die Medizin und die Entwicklungsgeschichte Relevanz besitzt. Empedokles war mit einem sehr klarsehenden und scharfsinnigen Geist begabt. Er scheute sich auch nicht, der herrschenden Meinung zu widersprechen oder das unmittelbare Zeugnis der Sinneswahrnehmungen in Frage zu stellen. Er ergänzte seine allgemeine Doktrin von der Affinität — Gleiches wird von Gleichem angezogen — durch manche treffende Erläuterungen wie etwa im Falle der Ausdünstungen.

Vielleicht erscheinen uns einige Passagen in den Texten der Philosophen von Agrigent reichlich naiv und konfus. Wir müssen uns aber in Erinnerung rufen, daß sie in einem Stadium der Entwicklung dem menschlichen Denken neue Wege gewiesen haben. Wir müssen außerdem berücksichtigen, daß diese Philosophen in einer Epoche reger wissenschaftlicher Aktivität gelebt haben, als zur gleichen Zeit zahlreiche und oftmals widersprüchliche medizinische Systeme entstanden sind. Das 5. vorchristliche Jahrhundert verlangte jedenfalls nach einer Persönlichkeit wie Empedokles, der unterschiedliche Richtungen zu verschmelzen wußte, seinen Zeitgenossen das methodische Rüstzeug lieferte und wissenschaftliche Erkenntnisse vermittelte, die zum Aufblühen der Forschung in allen Bereichen führten.

Die Schule von Abdera und der Atomismus

Die Ausbreitung des forschenden Denkens von Groß-Griechenland nach Ionien tritt zur Zeit des Melissos von Samos mit Nachdruck hervor. Mit Leukippos und Demokrit von Abdera verschiebt sich der Brennpunkt der griechischen Kultur nach Ionien. Danach verlegt Anaxagoras dieses Zentrum von Kleinasien nach dem griechischen Festland und macht schließlich Athen zum Mittelpunkt der griechischen Philosophie.

Leukippos erblickte zwischen 500 und 480 v. Chr. in Elea das Licht der Welt. Er war ein Schüler des Parmenides und gründete in Abdera eine wissenschaftliche Schule, die der sogenannten Atomisten, deren philosophische Themenstellungen Einfluß auf die Medizin gewannen. Als erster Schüler ging Demokrit aus der Schule von Abdera hervor. Aus diesem Grund ist es oft schwer, seine Arbeiten von denen Leukippos' zu unterscheiden. Leukippos schrieb eine *Große Weltordnung* und eine Abhandlung *Vom Geiste.* Er war ein Zeitgenosse des Empedokles, gehörte also der Demokrit und Anaxagoras voraufgehenden Generation an.

Man hat darüber diskutiert, ob Empedokles innerhalb seines medizinischen Systems die Vorstellung vom Leeren gekannt hat. Eine solche Diskussion ist müßig, denn in diesem Punkt kann man niemals zu irgendeiner Lösung gelangen. Leukippos nämlich kommt das Verdienst zu, die Frage nach dem Leeren mit aller Deutlichkeit gestellt zu haben. Leukippos und Demokrit sehen das »Volle« und das »Leere« als die Wurzeln aller Dinge an. Die Welt des Seienden setzt sich aus folgenden Bestandteilen zusammen: aus dem *Etwas* oder den Atomen, und dem *Nicht-Etwas,* das heißt dem Leeren. Nach der Auffassung Leukippos' sind sowohl die Atome als auch das Leere reale Existenzen. Sie stellen die einzigen Gegenstände der *authentischen* Erkenntnis dar. Die rein quantitativen Zustände, Verhältnisse und Bewegungen der Atome sind die Grundlage der qualitativ vielfältigen und bewegten Erscheinungswelt. Diese nennt man das *Sein der »Satzung«,* das ist das durch die herrschende Meinung gegebene Sein. »Der Satzung nach« gibt es Süß und Sauer, Wärme und Kälte sowie die Farben.

Das »Volle« besteht aus unendlich vielen kleinen und unteilbaren Körperchen, den *Atomen (Atoma).* Sie sind unveränderlich und ewig. Sie unterschei-

Abbildung 248
Der Planet Merkur nach einem Stich aus dem 18. Jahrhundert.

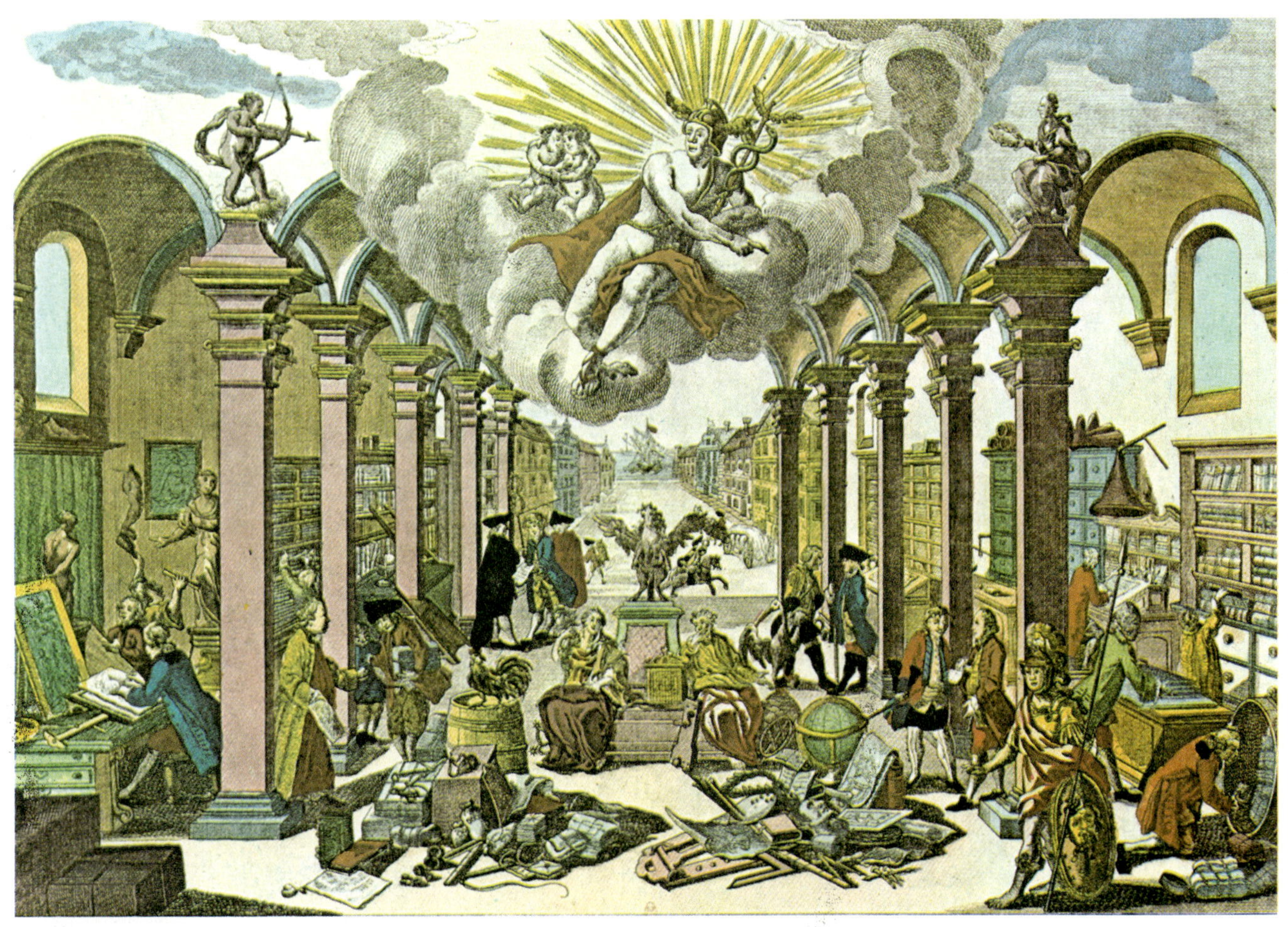

den sich voneinander: erstens durch die *Gestalt;* deswegen gibt Leukippos ihnen den Namen *Formen* oder *Idole.* Die einen sind eckig, die anderen glatt und rund, wieder andere spitz. Die Atome unterscheiden sich zweitens durch die *Ordnung,* zu der sich Teilchen gleicher Gestalt zusammenfinden. Ein drittes Merkmal ist die *Lage,* denn zwei Atome gleicher Gestalt können unterschiedliche Positionen einnehmen. Viertens und letztens sind die Atome von unterschiedlicher *Größe.* Diese Größenordnungen stehen außerhalb der sinnlich erfaßbaren Welt. Die Atome sind nach Belieben unendlich klein oder weltengroß, bleiben aber gleichwohl außerhalb des Bereiches unserer Wahrnehmung, da sie immer noch unendlich viel kleiner sind, als daß unser Auge sie sehen könnte.

Durch das An- und Abprallen der Atome entstehen Seiten-, Kreis- und Wirbelbewegungen. Die Seele wird materiell vorgestellt: sie besteht aus feinen, glatten und runden Atomen. Sie manifestiert sich in der Atmung, bei der die seelenbildenden Atome in den Körper eindringen und ihm die Fähigkeit zur Bewegung, zur Wahrnehmung und zur Empfindung verleihen. Die hauptsächliche Ursache der Bewegung der Atome ist der räumliche Abstand zwischen ihnen. Der real existierende leere Raum ist die Voraussetzung dafür, daß die Atome überhaupt einzeln existieren. Wir können diese Vorstellungen hier zwar nicht weiter ausführen, es wird aber doch bereits deutlich, daß es nicht ein finales Prinzip ist, das die Welt bewegt oder auch die Krankheiten hervorruft. Diese Vorgänge werden vielmehr einer ganz mechanischen Vorstellung unterworfen. »Jede Sache wird aufgrund einer Notwendigkeit hervorgebracht«, sagt Leukippos.

Demokrit überträgt diese allgemeinen Erkenntnisse auf die einzelnen Teilwissenschaften, um daraus praktische Folgerungen ziehen zu können. Nach seinem eigenen Zeugnis hat er viele Reisen unternommen: »Unter meinen Zeitgenossen ist niemand so weit gereist wie ich. Meine Forschungen sind umfassender als die jedes anderen. Ich habe mehr Länder und Klimata erlebt und

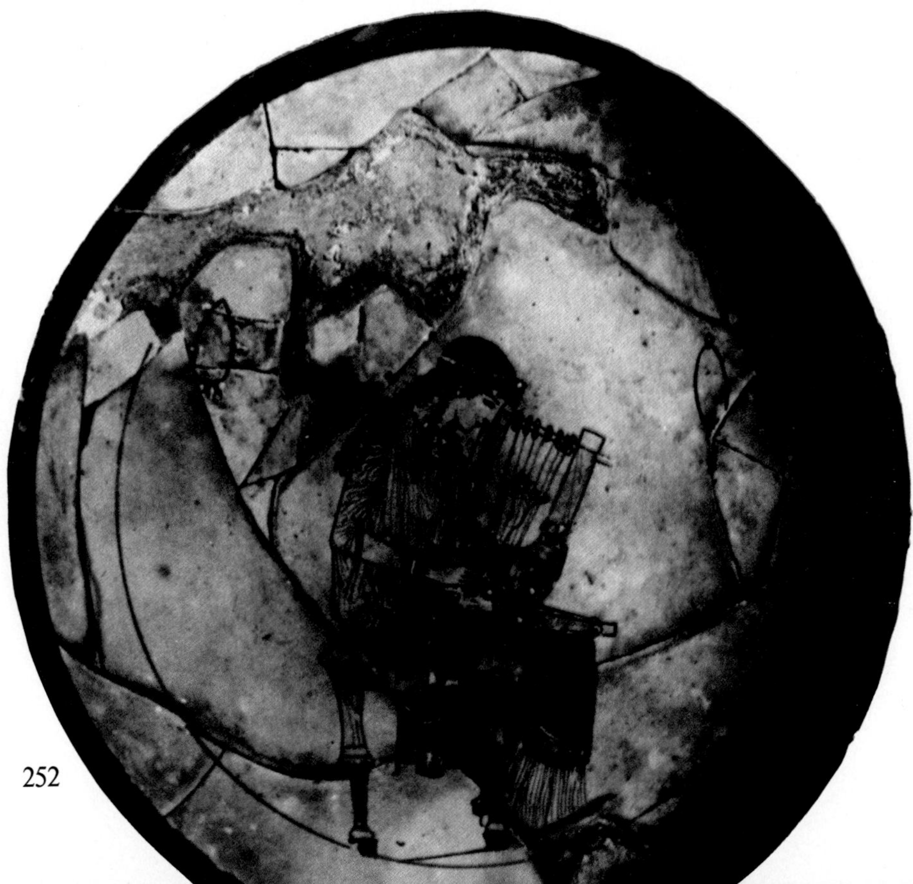

Demokrit schrieb eine Abhandlung mit dem Titel »Von den Rhythmen«, in der er den heilkräftigen Einfluß der Musik aufzeigte.
Abbildung 249
Kithara-Spielerin auf einem weißgrundigen Trinkgefäß attischen Stils.

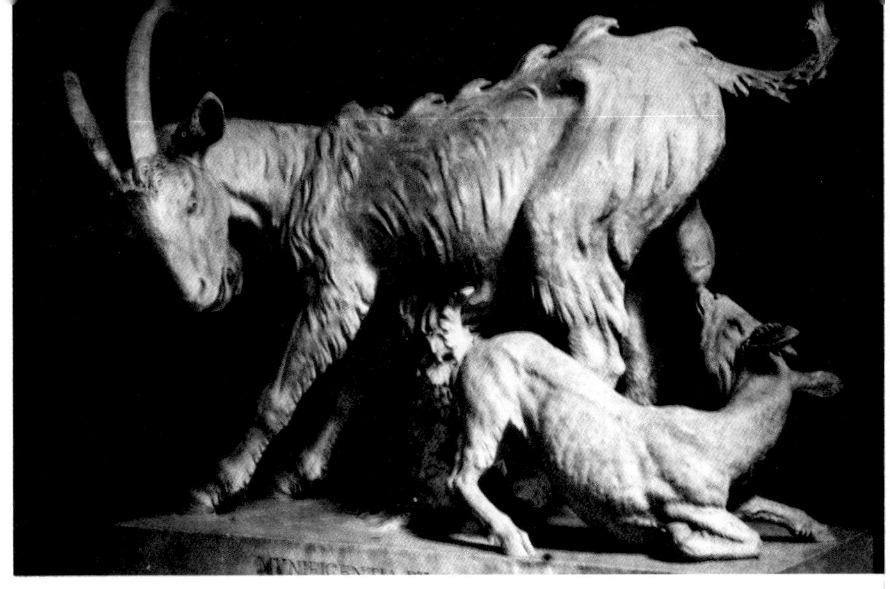

»Aus nichts geht nichts hervor«, schreibt Demokrit. Abbildung 250 Eine Ziege und ihr saugendes Junges.

habe mehr Vorträge von sachverständigen Leuten gehört. Niemand hat mich in der Komposition von Liniensystemen mit entsprechenden Beweisen übertroffen, nicht einmal die ägyptischen Seilknoter (Feldmesser).« Demokrit galt als Alchimist und Zauberer. Als junger Mann veröffentlichte er eine *Kleine Weltordnung.* Seine weiteren Werke sind: *Die Natur des Menschen, Medizinische Ansichten, Sympathien und Antipathien, Die Anatomie des Chamäleons, Die Seuchen, Das Fieber, Der Husten, Der Emprosthotonos, Der Zorn, Die Elephantiasis, Die Epilepsie, Die Prognose, Die Diät, Die Heilmittel* (Pflanzenextrakte als Heilmittel sowie Heilmittel für Tiere), *Von den Rhythmen* (eine Abhandlung über die heilkräftige Wirkung der Musik), *Der Alchimist* und *Der Ackerbau.* Demokrit hat der Forschungsarbeit der Schule von Abdera entscheidende Impulse gegeben und eine umfangreiche Bibliothek angelegt. In dieser wurden seine eigenen Werke mit denen Leukippos' durcheinandergebracht. Für uns aber ist Demokrit aufgrund seiner Bemühungen auf dem Gebiet der Medizin, von denen etwa Diogenes Laertios und Plinius berichten, von besonderer Bedeutung.

Nach Demokrit sind die lebenden Organismen aus dem Schlamm hervorgegangen. Der Forscher hat in großem Umfang Sezierungen vorgenommen. Als Hippokrates ihn eines Tages in seinem Garten in Abdera besuchte, sezierte Demokrit gerade ein Chamäleon. In seiner Nähe war eine Kuh aufgehängt, und Demokrit tauchte seine Hände in die Eingeweide der Tiere. Mit Hilfe der atomistischen Theorie suchte er bis dahin ungeklärte medizinische Fragen zu erhellen. Die Epidemien entstanden seiner Meinung nach dadurch, daß Teile von Himmelskörpern auf die Erde herabstürzten. Demokrit erklärte den Namen und das Wesen der Phlegmone mit dem Vorhandensein einer klebrigen Masse, des *Phlegmas.* Als einziger beobachtete er in der Antike die Elephantiasis. Er beschrieb diese Krankheit und erklärte sie mit dem Eindringen verhärteten Phlegmas in die kleinen Gefäße sowie der Blutgerinnung. Ausführlich beschäftigte sich der Forscher und Philosoph auch mit der Diätetik. Hinsichtlich der Zeugung folgte Demokrit wie Empedokles der Theorie, nach der ein Übergewicht von männlichem Sperma die Geburt eines Jungen, ein Übergewicht von weiblicher Samenflüssigkeit aber die eines Mädchens zur Folge habe. Das Sperma selbst stellt den wirksamsten Bestandteil des Menschen dar und spielt eine Rolle im Rahmen der Seele, deren Atome denen des Feuers gleichen. Beim Embryo wird als erstes der Nabel ausgebildet, der Sammelbehälter der Leibesfrucht. Dann entstehen Kopf und Unterleib, schließlich die Organe.

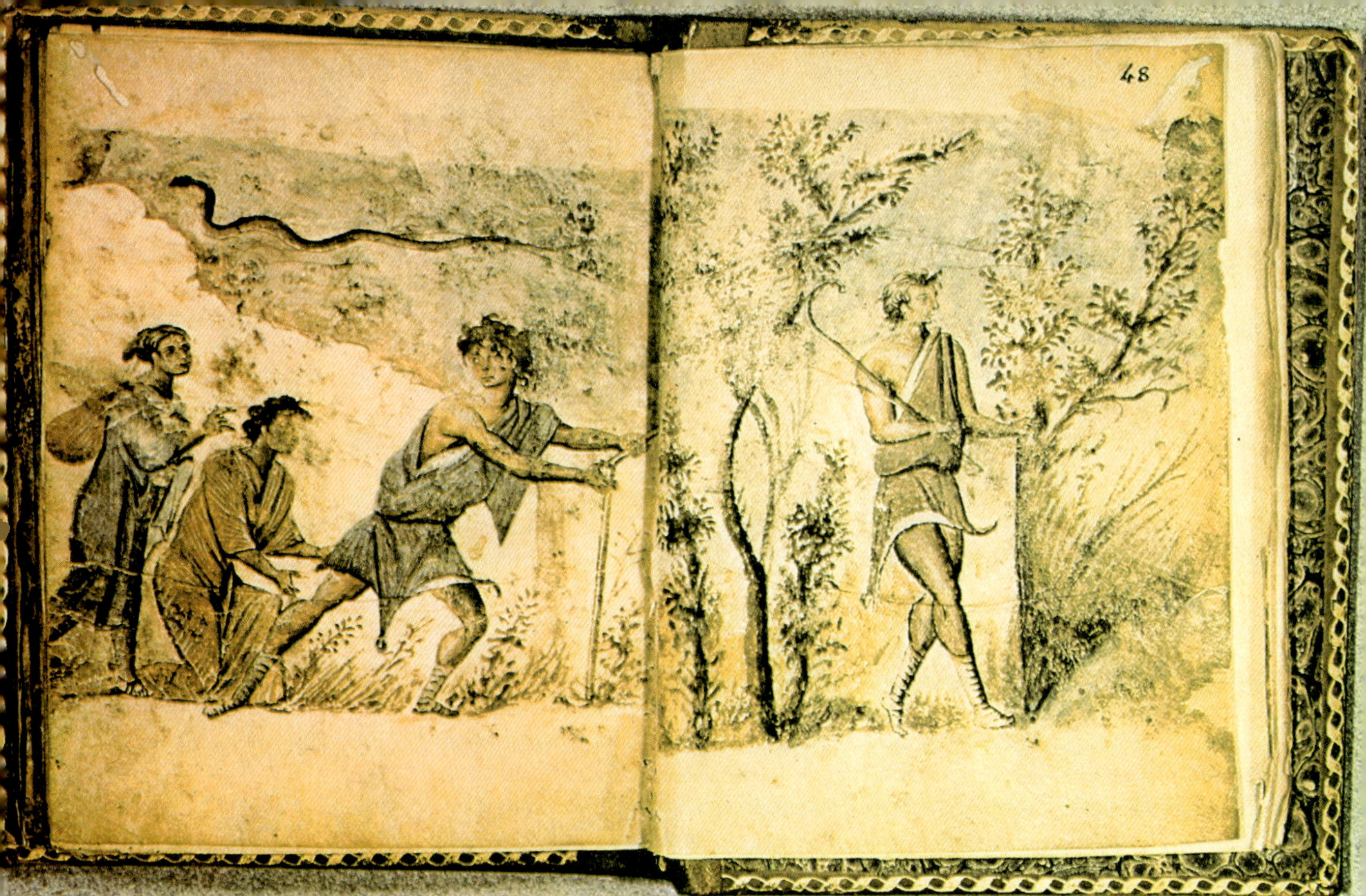

Abbildung 251
Byzantinische Bauern beim Sammeln von Heilkräutern. Im Hintergrund windet sich eine Schlage am Boden. Demokrit scheute sich nicht, Nattern zur Herstellung seiner Medikamente zu verwenden. Nikandros-Handschrift aus dem 9. Jahrhundert n. Chr.

Demokrit beschäftigte sich ebenso mit der Erklärung des Phänomens der sinnlichen Wahrnehmung. Nach seiner Theorie ist das Sehbild eine Folge des Objektbildes. Zwischen dem Auge und dem sichtbaren Objekt zieht sich die Luft zusammen und nimmt eine Form an. Es entsteht ein farbiges Relief aufgrund der gleichzeitigen Wirkung der vom Objekt und der vom Auge ausgehenden Strahlen, denn jeder Körper gibt dauernd derartige Ausströmungen von sich. Wenn sich die Luft in dieser Weise konkretisiert hat, zeichnet sie unter Einsatz von Feuchtigkeit ein Bild auf dem Auge. Die Feuchtigkeit ist notwendig, denn nur durch sie kann die Zeichnung fixiert werden. Ein gutes Auge muß eine sehr dünne und gleichwohl dem Druck widerstehende Hülle haben sowie eine gleichmäßig feuchtwarme Flüssigkeit einschließen, die weder dickflüssig noch fett sein darf.

Wenn wir einen Ton hören, so verbinden die in der Luft verteilten Atome sich mit den im Ohr befindlichen Luftteilchen. Die Atome, die für die Geschmacksempfindung sorgen, hielt Demokrit für rund. Einige Dinge werden als süß empfunden, da sie ebenfalls aus runden Atomen zusammengesetzt sind, andere jedoch als sauer, weil ihre Atome eine spitze Form haben. Wenn der Einfluß der *Formen* oder *Idole* auf den Geist aufhört, kommt es zum Schlaf. Träume und Vorahnungen erklärte Demokrit auf folgende Weise: Wenn eine Bewegungen hervorrufende Sache zum Stillstand gekommen ist, kann die Bewegung der Luft und des Wassers noch eine Zeitlang fortdauern und Sinneswahrnehmungen auslösen. Die Gabe der Zukunftsschau geht auf *Idole* zurück, die über ein intelligentes Wesen verfügen.

Demokrit hat den Versuch einer Klassifizierung der Medikamente unternommen. Er unterteilte sie aufgrund der zu seiner Zeit zu Kriterien erhobenen Eigenschaften in saure, süße, bittere Medikamente usw. Um aber diese Klassi-

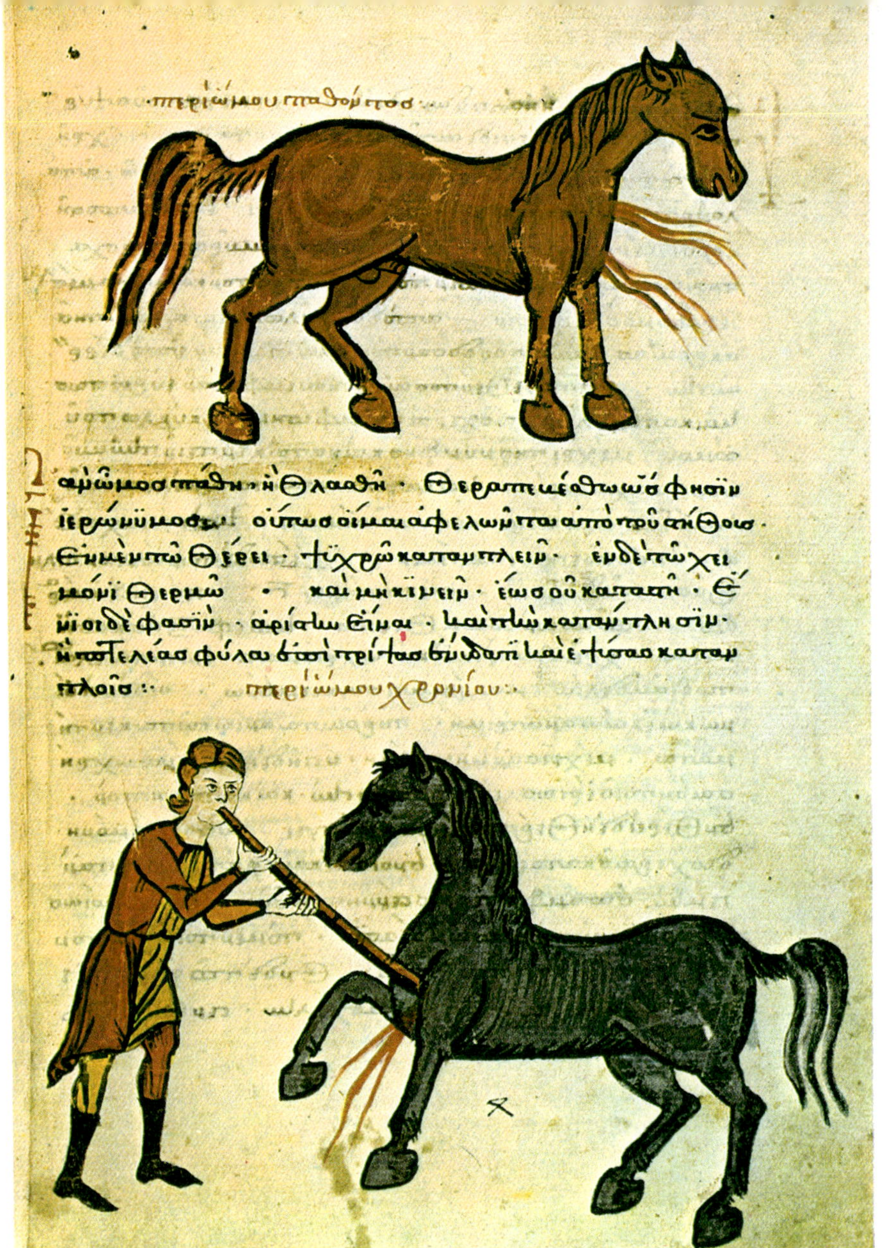

Abbildung 252
Ein Veterinärmediziner behandelt ein Pferd. Aus einer griechischen Handschrift des 14. Jahrhunderts.

fizierung mit seinen eigenen atomistischen Theorien verbinden zu können, stellte er ein scharfsinniges System auf. Ein saures Medikament ist aus eckigen, kleinen, gekrümmten und sehr feinen Atomen zusammengesetzt, die sich schnell verteilen und deren Unebenheiten die Organe zusammenziehen. Diese organischen Spasmen rufen Leerräume hervor. Da die Leere aber Hitze herbeiführt, erwärmt sich der Körper. Ein süßes Medikament besteht aus runden Atomen, die sich ohne Zusammenstöße langsam in allen Organen verbreiten. Sie dringen in die verschiedenen Körperteile ein, zerstören deren Gleichgewicht und verflüssigen sie. Die Flüssigkeit läuft in den Darm, wo die Leere größer ist als in allen übrigen Körperteilen. Zusammenziehende Mittel sind hakenförmig und setzen sich in den kleinen Venen fest, verstopfen diese und hemmen den Darmfluß. Das Bittere besteht aus glatten, klebrigen Kügelchen, die an den Seitenwänden der Gefäße haften bleiben. Das Salzige ist aus Atomen von großer Gestalt zusammengesetzt, von denen sich einige miteinander verketten. Aus diesem Grund schwimmt die salzige Flüssigkeit immer an der Oberfläche, wenn sie einer anderen beigegeben wird. Ein Medikament mit brennender Wirkung

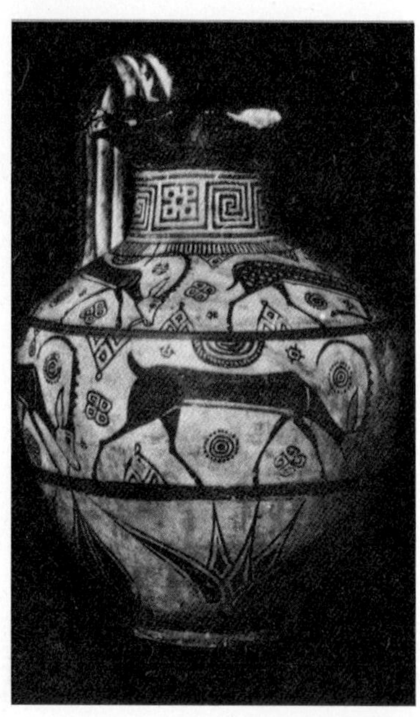

Abbildung 253
Pflanzliche und tierische Motive dienen häufig als Vasenschmuck, wobei die Künstler die Szenen oftmals mit liebenswürdigen Details belebt haben. Auf dieser rhodischen Oinochoë, einem Weinkrug, vergießt ein Tier aus Kummer eine Träne.

besteht aus sehr kleinen, abgerundeten Atomen, die zwar hakenförmig sind, sich jedoch nicht miteinander verketten. Die rauhen Stellen der Haken erhitzen sich, wenn die Atome die Gefäße durchlaufen, und so empfindet man ein Brennen an den Gefäßwänden. Das Fette ist rund, klein und ohne Haken.

Zur Anwendung der Medikamente gibt uns der Ältere Plinius Tausende von Beispielen in seiner *Naturgeschichte.* Demokrit verbietet den Genuß der Rübe. Der Rettich wirkt als Aphrodisiakum. Als Amulett getragen, heilt die *Trichinia* Milzschwellungen. Knochen vom Kopf eines Bösewichts sind zur Heilung bestimmter Krankheiten wirksamer als die vom Kopf eines Freundes. Auch die Ringelnatter kommt in der Zusammensetzung von Demokrits Medikamenten vor. Sie führt zum Verständnis der Sprache der Vögel.

Der Philosoph verwirft die Vergnügungen der Liebe als eine allzu ungestüme Handlung, bei der sich ein Mensch auf den Körper eines anderen stürzt. Plinius ist nicht ganz seiner Meinung: »Sicherlich darf man nur selten von diesen Vergnügungen Gebrauch machen. Gleichwohl geben sie schwerfälligen Athleten mehr Spannkraft und schenken einer verschleierten Stimme die ursprüngliche Klarheit.«

Auf dem Gebiet der Pharmakologie hat Demokrit das *Nyctegreton (Coesalpinia pulcherrima)* unter die seltenen Wundermittel eingereiht. Plinius schreibt dazu: »Nach Demokrit ist diese Pflanze von scharlachroter Farbe. Sie windet sich am Boden. Man reißt sie nach der Tagundnachtgleiche des Frühlings heraus und trocknet sie anschließend dreißig Tage bei Mondlicht. Wenn sie so behandelt wird, leuchtet sie in der Nacht. Die Magier und die Partherkönige benutzten diese Pflanze, wenn sie Beschwörungen aussprachen.« Wir dürfen nicht vergessen, daß Demokrit die Alchimie ausgeübt und über diese Materie die Abhandlung *Von der heiligen Kunst* geschrieben hat. Er soll die Einweihungsriten des alchimistischen Vuleanustempels in Memphis empfangen haben und mit Ostanes, Pammenes sowie Maria der Ägypterin persönlich bekannt gewesen sein. Ihm waren mit Sicherheit auch die Hermetischen Schriften bekannt, die Bücher des Hermes Trismegistos, des Künders geheimer Weisheiten und Stifters der Wissenschaften. Aber eine Vielzahl von Gliedern in der Überlieferungskette fehlt uns, um die ganze Persönlichkeit eines so universell gebildeten Geistes wie Demokrit erfassen zu können. Jedenfalls hat der Gelehrte auch eine Zusammenstellung von magischen Heilmitteln für die Tiere unter dem Titel *Cheirokmeta* verfaßt.

Der Philosoph, der, wenn man einmal von Pythagoras absieht, am meisten von der Lehre der Magier verstanden hat, berichtet von noch seltsameren Dingen als der Erfinder des Goldenen Schnittes. Er beschreibt das *Chenamýche,* dessen bloßer Anblick die Gänse zur Flucht veranlaßt, sowie das *Hippophobas,* das deswegen so genannt wird, weil die Pferde Angst davor haben. Das *Theombrotion* wächst am Fluß Choaspes in Asien. Die Perserkönige nahmen es bei körperlichen Unpäßlichkeiten und geistigen Störungen. In Armenien und Kappadozien gibt es eine Pflanze, deren bloßer Anblick die Löwen mit aufgerissenem Maul umfallen läßt. Das in der kleinasiatischen Landschaft Mysien wachsende *Therionarce* bewirkt bei allen Tieren eine Erstarrung, die erst nachläßt, wenn man sie mit dem Urin einer Hyäne begießt. Das *Ophiussa* ist eine fahle, garstige Pflanze, die bei einem Menschen eine derartige Angst vor Schlangen bewirkt, daß er sich selbst tötet, um nur ja niemals einer Schlange begegnen zu können. Palmwein stellt das entsprechende Gegenmittel dar. Wenn man das an den Ufern des Indus wachsende *Thalassägle* in einem Getränk aufgelöst zu sich nimmt, versinkt man in einen Wahnzustand und sieht unvorstellbare, außergewöhnliche Dinge. Die *Theangelis* verleiht den Magiern die Befähigung zur Zukunftsschau. Die *Gelotophyllis* ruft, mit Myrrhe oder mit Wein eingenommen, in der Einbildung seltsame Figuren hervor. Man kann nicht aufhören zu lachen, ehe man nicht Pignolen mit Pfeffer und Honig zu sich genommen hat — eine Mischung, bei der einem ganz sicher das Lachen vergeht. Das *Hermesias* bewirkt die Zeugung schöner und guter Kinder; diese Mixtur ist aus Pignolen, Honig, Myrrhe, Safran und Palmwein zusammengesetzt, das Ganze vermischt mit *Theombrotion* und Milch. Männer müssen dieses Mittel vor dem Liebesakt zu sich nehmen, Frauen sofort danach und während der Schwangerschaft.

Damit erweist sich das im Bereich der physikalischen und pathologischen Forschungen dermaßen wissenschaftliche Denken Demokrits auf dem Gebiet der praktischen Behandlung als der Magie verhaftet. Allerdings könnte das soeben Dargestellte auch auf Verzerrungen durch die volkstümliche Überlieferung zurückzuführen sein.

Anaxagoras von Klazomenae

Anaxagoras (um 500—428 v. Chr.) war mit Sicherheit bereits ein erwachsener Mann, als er seine Heimat verließ, um nach Athen zu gehen, wo er dreißig Jahre gelebt hat. Auf diese Weise verlagerte der Schüler der milesischen Naturphilosophen das Zentrum der griechischen Philosophie endgültig nach Athen. Man weiß, daß Anaxagoras ein Freund des Perikles war und ins Exil flüchten mußte, um einer Anklage wegen Gottlosigkeit zu entgehen, die sein Leben bedroht hätte. So starb er, von allen verehrt, in Lampsakos im Alter von zweiundsiebzig Jahren. Viele Dichter und Gelehrte haben Anaxagoras in seinem Exil einen Besuch abgestattet. Möglicherweise hat der Philosoph sogar in Lampsakos eine Schule gegründet.

Anaxagoras stimmt mit den Eleaten darin überein, daß es ein ewiges und unveränderliches Sein gibt. Er leugnet das Werden und nimmt mit Empedokles die Pluralität der Elemente an. Dennoch hat er in die Philosophie einen ganz neuen Gedanken eingebracht, der der vorausgegangenen Physik zumindest partiell widerspricht: die Lehre vom *Nous*. Der *Nous* stellt eine Vernunftkraft dar, die allen lebendigen Bewegungen ordnend vorsteht. Die Eleaten haben mit logischer Argumentation ein schwerwiegendes Problem deutlich gemacht: es ist unmöglich, das *Sein* aus dem *Nicht-Sein* hervorgehen zu lassen. Und es ist

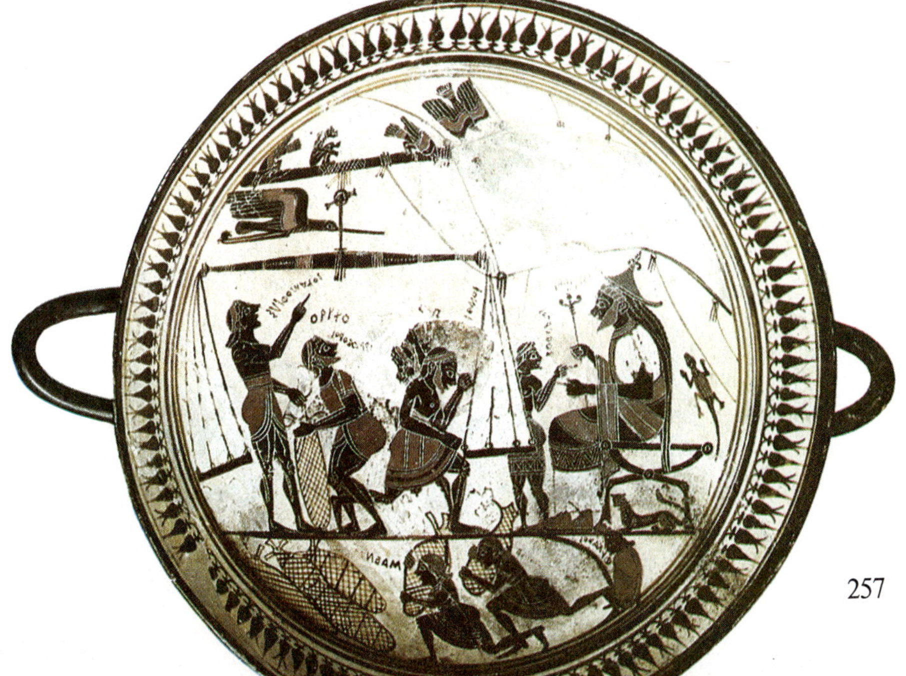

Abbildung 254
Das Silphion wird abgewogen, verpackt und versandt. Durch Einschnitte in Wurzeln und Stengel dieser Pflanze wurde ein Milchsaft (Succus cyrenaicus) gewonnen, der als Würze und Heilmittel diente. Diesen im 1. Jahrhundert n. Chr. durch Raubbau ausgerotteten Stauden verdankten die Könige von Cyrene in Nordafrika hauptsächlich ihren Reichtum.

Lakonische Trinkschale aus dem 6. Jahrhundert v. Chr.

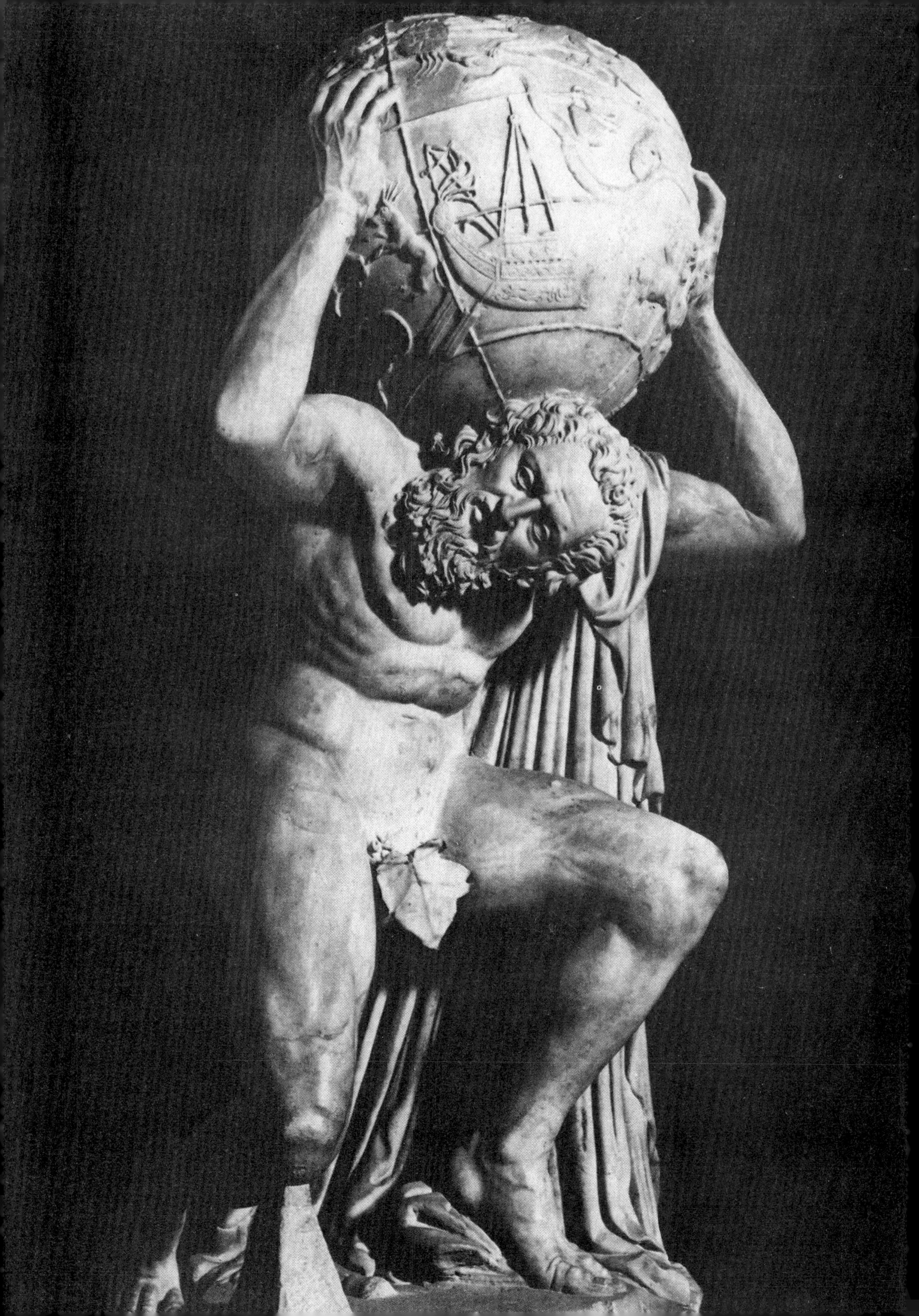

ebenso unmöglich, das wirkliche Sein mit dem dafür gehaltenen gleichzusetzen, also mit dem von unseren sinnlichen Wahrnehmungen hervorgerufenen Trugbild. Die Schule von Abdera wollte das *Sein* in der Masse der in Veränderung begriffenen, hinsichtlich Wesen und Anzahl aber unveränderlichen Atome entdecken. Empedokles suchte es in der Phase der Zurückdrängung des Chaos und der Entstehung der vier Elemente. Das bei Parmenides ausgesprochene Prinzip der Gegensätze wirft unüberbrückbare gedankliche Hindernisse auf: Wie soll Knochen aus Nicht-Knochen hervorgehen? Wie können unsichtbare Atome einen farbigen Gegenstand bilden? Wie, so fragte Anaxagoras, sollte Haar aus Nicht-Haar und Fleisch aus Nicht-Fleisch werden? Dem widerspricht auch die durch das Experiment gewonnene Erfahrung; denn ein in unendlich viele Teilchen zerbrochener Knochen wird weder zu Erde noch zu Wasser oder Feuer, sondern bleibt immer noch Knochen mit allen entsprechenden Merkmalen. Man wird feststellen, daß die äußerst beschränkten Möglichkeiten der Physik jener Zeit solche Argumente, die heute überhaupt kein Gewicht hätten, nicht zurückweisen konnten.

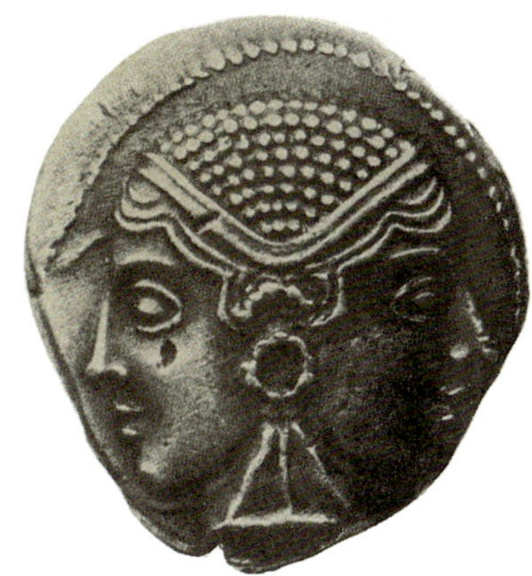

Abbildung 256
Münze aus Lampsakos, einer kleinasiatischen Stadt, die als Kolonie des ionischen Phokaia gegründet wurde und im 6. Jahrhundert v. Chr. mit Milet rivalisierte. In Lampsakos verkündete Anaxagoras sein Wissen.

Anaxagoras ging also von unendlich kleinen Bestandteilen bei allen Dingen aus und entwarf nach dieser Vorstellung sein Lehrgebäude. Die verschiedenen Eigenschaften wie Farbe, Wärme, Feuchtigkeit usw. existieren in kleinsten Teilchen, von denen es so unendlich viele gibt, daß sie nicht mehr zu unterscheiden sind. Diese Teilchen unterteilen sich ihrerseits wiederum in immer kleinere Partikel, denn ebenso wie der Größe sind auch der Kleinheit keine Grenzen gesetzt. »Im Bereich des Kleinsten gibt es keinerlei Beschränkung, weil sonst das Sein aufhören würde zu sein.« Auf diese Weise finden sich in jedem Organismus beherrschende Eigenschaften, die für uns erkennbar sind. Gleichzeitig ist aber eine unbegrenzte Zahl von Eigenschaften nur in Latenz vorhanden. Davon wird für uns erst etwas sichtbar, wenn sich Gleiches mit Gleichem in ausreichendem Maß zusammenfindet. Diese kleinsten Teilchen, die ihrerseits wieder in unendlich viele Partikel zerfallen, wurden *Homöomerien* (Dinge, die gleiche Teile haben) genannt. Nach dieser Vorstellung kommt alles in allem vor, Unterschiede zwischen den einzelnen Dingen beruhen allein auf dem jeweiligen quantitativen Anteil der verschiedenen Seinspartikel. Der Knochen enthält das Prinzip des Grases und die Erde das Prinzip des Windes. Anaxagoras lehnte die Existenz des Vakuums ab. Er verwies in diesem Zusammenhang auf angeblich leere Schläuche und zeigte auf, daß in ihnen Luft enthalten ist.

Wenn nun aber alles gefüllt ist, wenn »alles aus allem zusammengesetzt ist und alles an allem teilhat«, wie ist dann die Bewegung dieses »alles« zu denken? An dieser Stelle setzt die Vorstellung vom *Nous* ein, dem feinsten und reinsten aller Stoffe, dem Denkstoff. Diese Vorstellung taucht nicht abrupt in der griechischen Philosophie auf. Bei Thales ist das Wasser bereits ein flüssiger Samen, bei Anaximenes die Luft ein beseelter Odem und bei Anaximander das *Apeiron* ein bleibender Urstoff, ein unvergängliches Unendliches. Aber hier hat sich die Vorstellung von einer geistigen Existenz, einem Gedanken, einer Intelligenz, einer Seele außerhalb der Welt präzisiert und verselbständigt, wenn sie auch letztlich als materiell im Sinne einer Feinstofflichkeit aufzufassen ist. Der *Nous* ist das reine Wissen, der reine Denkstoff, der die *Homöomerien*, die Seinspartikel, die der Unterscheidung durch uns Menschen entzogen sind, kennt, voneinander unterscheidet und ordnet. Der *Nous* gibt dem unbewegten *Ganzen* den ersten Anstoß. Es entsteht eine kreisende Bewegung, die sich vom

Abbildung 255 (gegenüber)
Atlas trägt das Himmelsgewölbe auf seinen Schultern. Römische Plastik.

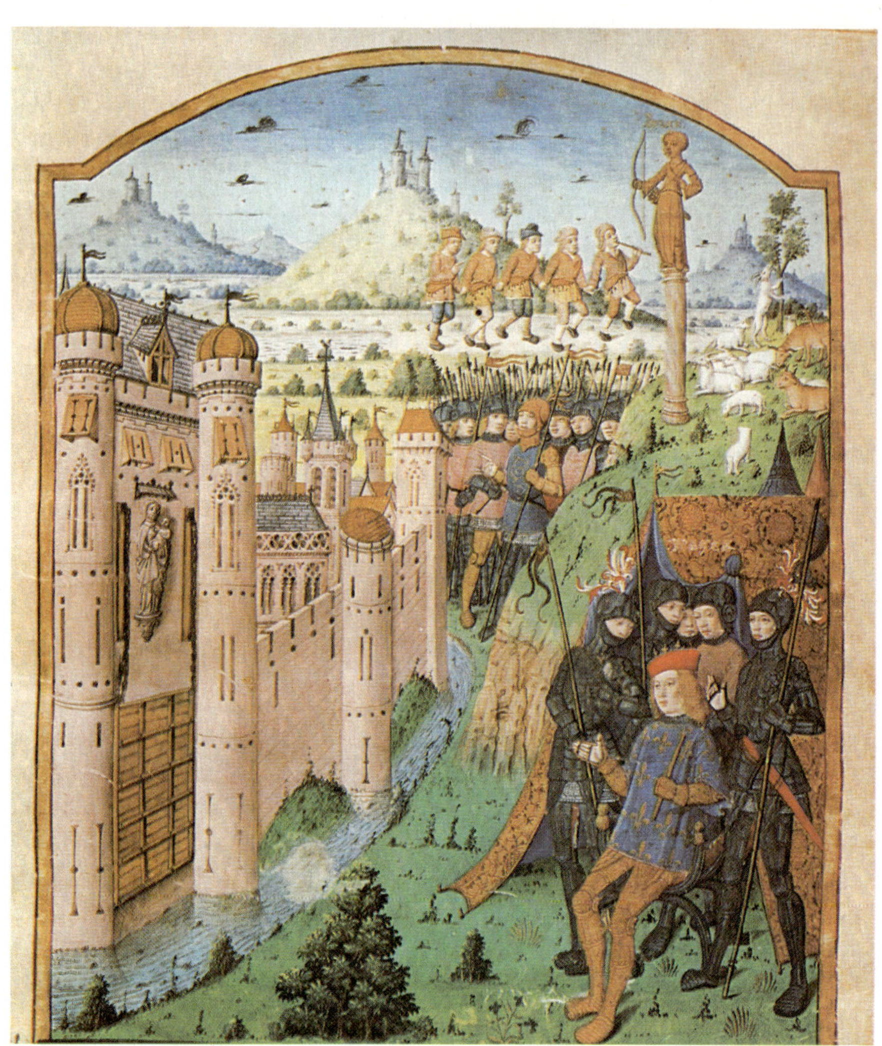

Abbildung 257
Xerxes belagert die Griechen, die in der Stadt eingeschlossen sind und daher Diana kein Opfer bringen können. Diana wurde von den Römern mit der griechischen Artemis gleichgesetzt, die die Schutzgöttin der Geburt darstellte. Aus einer Vergil-Handschrift von 1469.

Zentrum zur Peripherie hin ausbreitet. Diese Zentrifugalkraft schleudert das Warme und Trockene zu den Rändern, so daß das Feuchte und Kalte in der Mitte verbleibt. Durch Komprimieren und Trennen bilden sich Äther, Luft, Wasser und organische Körper. Für Thales war noch alles von göttlichem Geist erfüllt. Bei Anaxagoras, der es übrigens vermieden hat, den *Nous* geradezu Gott zu nennen, trennt sich die Gottheit von der von ihr selbst herbeigeführten Bewegung.

Diese in die Philosophie neu eingeführte Vorstellung von einer geistigen Grundursache hat eine Fülle von Einwänden aller Art sowie große Verwirrung hinsichtlich der Deutung zur Folge. Der Philosoph selbst verwechselt in seinem Vokabular andauernd *Nous* und *Psyche.* Dieser *Nous,* gleichzeitig Gedanke, Geist, Odem, Seele und Wissen, ist zwar von der grob stofflichen Welt getrennt; gleichwohl bleibt er aber dem materiellen Bereich, dem er gegenüberstehen soll, zugehörig, hat Anteil an den Dingen, die vom Geist beherrscht werden, wie etwa der Atmung. Hier vermischt sich der Geist oder Odem, der außerhalb der Verbindung der unendlichen Masse der stofflichen Partikel steht, doch mit den Partikeln des Atems. Der in dem System der Eleaten angelegte Widerspruch zwischen Nicht-Sein und Sein wird also keineswegs aufgehoben, sondern nur um eine Stufe weiter hinausgerückt. Anaxagoras fragt, wie aus dem Nicht-Haar das Haar entstehen könne. Nun hält man ihm vor, wie denn die Bewegung aus dem Unbewegten hervorgehen könne. Die Bewegung war nicht und ist doch; damit fällt ein Hauptargument des von Anaxagoras aufgezeigten Widerspruchs auf ihn selbst zurück. Empedokles hat eine derartige gedankliche Sackgasse vermieden. Der Tod ist bei ihm nur die Trennung vorübergehend verbundener Elemente. Das Sein ist nicht in den Elementen, sondern in der Kontinuität der Bewegung selbst begründet. Diese Theorie erweist sich als unangreifbar. Für Anaxagoras aber ist das Sein und ist doch wieder nicht. Das Sein ist unbeweglich und bewegt sich dennoch, wobei allerdings die Dialektik Heraklits fehlt, der sein philosophisches System auf den in jedem Ding enthaltenen Gegensatz gegründet hat. Auch Simplicius, ein neuplatonischer Philosoph des 6. nachchristlichen Jahrhunderts, hat im *Nous* eine Verlegenheitslösung gesehen. In gleichem Sinne haben schon Platon, Aristoteles und Sokrates beanstandet, daß Anaxagoras zur Entflechtung einer verwickelten Situation auf der Bühne der Philosophie gleichsam einen *Deus ex machina* erscheinen lasse, einen durch eine Theatermaschine herabgelassenen Gott, der wieder in den Kulissen verschwindet, sobald er seine Funktion erfüllt hat.

Anaxagoras war ein selbstloser Arzt von hohem Rang, dem man bisweilen aus Dankbarkeit sonst ausschließlich den Göttern vorbehaltene Kulte gewidmet hat. Er betrieb weitreichende Forschungen über die Tier- und die Pflanzenwelt. Seine medizinischen Vorstellungen spiegeln die verschiedenen Theorien seiner Zeit wider. Die Lebewesen gehen aus dem Schlamm der Erde hervor. Sie sind mit Geist erfüllt, der selbst mit den so unvollkommenen Sinnesorganen zur Erkenntnis der Phänomene gelangt. Jede Aktivität sinnlicher Wahrnehmung ist von Unlust begleitet. Zur Empfängnis kommt es aufgrund der Wärme des Samens. Allein der Mann spendet den Samen, die Frau stellt lediglich das Gefäß mit dem Raum für die Entwicklung des Fötus dar. Das Gehirn bildet sich als erstes. Die Jungen entwickeln sich auf der rechten, die Mädchen auf der linken Seite der Gebärmutter. Die wesentlichen und akuten Krankheiten werden durch eine Anhäufung von Galle in Lungen, Venen und Pleura hervorgerufen. Es gibt schwarze und gelbe Galle. Der Schlaf stellt ausschließlich eine Ruhepause des Körpers dar; in dieser Zeit bleibt die Seele aktiv, selbst während der Träume. Nach Galenus ist Anaxagoras der Vater der Krisentheorie. Er erklärt die Phänomene ohne Rückgriff auf Übernatürliches. So kündigt er den Absturz des Meteoriten von Aigos-Potamos an, dessen chemische Zusammensetzung er schließlich untersucht. Plutarch berichtet, daß man eines Tages einen Bock mit nur einem Horn in der Mitte der Stirn zu Perikles gebracht habe. Der Seher Lampon wollte darin ein Vorzeichen des Sieges der politischen Partei des Perikles über die des Thukydides sehen. Anaxagoras jedoch sezierte den Schädel des Bocks und wies nach, daß dieses einzelne Horn einer Anomalie entsprach. Die Mißbildung beruhte darauf, daß das Tier nur über einen Gehirnventrikel verfügte.

Zusammenfassend kann man sagen, daß das Wesentliche der Lehre des Anaxagoras in der Versöhnung der Negation des Leeren mit der Existenz der Bewegung liegt, und zwar durch die Einführung eines Prinzips, das außerhalb der erfahrbaren Welt gedacht wird.

Die Ausläufer der Naturphilosophie, die Eklektiker, Sophisten und Rhetoren

Den auf Anaxagoras folgenden Philosophen war die Inkonsequenz seines Systems bewußt. Sie reagierten mit einer Rückbesinnung auf die milesische Naturphilosophie, die Quelle aller philosophischen Bemühungen zur Erklärung der *Physis.* Außerdem war der führende Schüler des Anaxagoras, Archelaos von Athen (um 480—410 v. Chr.), gleichzeitig ein Schüler der Milesier. Er versuchte, beide Tendenzen in einem reichlich blassen philosophischen System zu versöhnen. Er lehrte, daß die Luft die Urmaterie darstelle, aus der das wärmespendende Feuer und das kältebringende Wasser hervorgegangen seien. Archelaos machte aus dem *Nous* eine verschiedene Züge miteinander verbindende Existenz, die die Verdichtung und Verdünnung der Materie ordnet.

Das System des Archelaos rief um die Mitte des 5. vorchristlichen Jahrhunderts eine Gruppe von Naturphilosophen gleichen Schlages auf den Plan, die von der Lehre der Milesier ausgingen, ihr aber aus neueren philosophischen Systemen ausgewählte Errungenschaften beigaben. Man nennt sie wegen dieser ihrer Vorgangsweise auch *Eklektiker.*

Abbildung 258
Die Liebesgöttin Aphrodite, die später mit der römischen Venus gleichgesetzt wurde. Diese Göttin symbolisierte den körperlichen Genuß der Liebe, nicht die Fesseln der Ehe. Es gibt zahlreiche widersprüchliche Berichte über ihre Geburt.

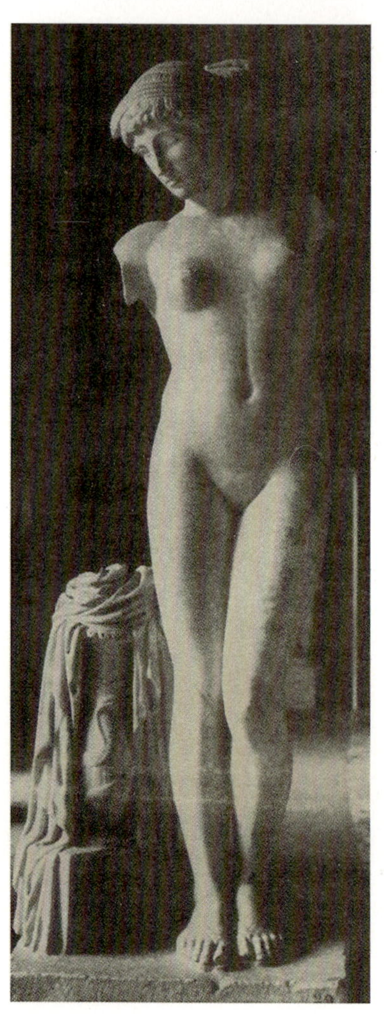

Der vorsokratische Naturphilosoph Diogenes von Apollonia (um 460—390 v. Chr.) lehrte in Athen. Er hat eine Abhandlung *Über die Natur* geschrieben, die eine Meteorologie und eine Anthropologie umfaßt. Die Luft stellt das Urprinzip und den Ursprung der Bewegung dar, da sie selbst ewig bewegt ist. Um diese Auffassung mit der Lehre des Anaxagoras versöhnen zu können, wertet Diogenes die Luft auf, setzt den *Nous* ihr gleich und nennt ihn geradezu Gott. Somit ist alles geregelt, und Diogenes von Apollonia kann sich in aller Ruhe dem Studium der Biologie und des Blutkreislaufs der Tiere zuwenden. Blut und Luft oder *Pneuma* vereinigen sich in den Gefäßen. Die Luftzufuhr zum Gehirn erklärt die Sinneswahrnehmungen, den Schlaf, die Erinnerung und die unterschiedliche Intelligenz der Menschen. Diogenes untersucht ferner die Atmung, die er für alle Lebewesen, »die Fische eingeschlossen«, für notwendig erachtet. Die Feuchtigkeit ruft Trunkenheit, Schlaf und Vollblütigkeit (plethora) hervor. Die trockene, reine Luft wird mit der Intelligenz in Zusammenhang gebracht. »Die Vögel atmen eine reine Luft ein. Ihr Wesen aber gleicht dem der Fische. Ihr Fleisch ist so verdichtet, daß die Luft nicht bequem im ganzen Körper zirkulieren kann. Sie wird vielmehr in der inneren Körperhöhle festgehalten. Außerdem verschlingen die Vögel hastig ihre Nahrung und besitzen keinerlei Vernunft.« Diogenes hat sich auch mit der Atmung der Austern beschäftigt. Die Metalle verfügen über eine der Atmung analoge Fähigkeit, denn sie absorbieren Dämpfe und sondern ebensolche ab. Die Pflanzen haben keine Vernunft, da sie keine Luft aufnehmen. Man findet hier den milesischen *Hylozoismus,* die Lehre von der Beseeltheit der Materie, verbunden mit den materialistischen Interpretationen der pflanzlichen und tierischen Seele durch die verschiedenen aufeinanderfolgenden philosophischen Schulen.

Das Werk des Diogenes von Apollonia über die Venen stellt den frühesten Traktat zur Anatomie und zur *Angiologie,* der Lehre von den Blutgefäßen und ihren Erkrankungen, dar. Diogenes untersucht nicht die topographische Anatomie, sondern spezialisiert sich auf das gesamte Venensystem. Die bei Alkmaion auftauchende Unterscheidung von Venen und Arterien kommt bei Diogenes nicht vor. Er beschreibt unter dem Terminus »Vene« hauptsächlich die Arterien. Zwei dieser Venen oder Arterien sind dicker als alle übrigen. Die eine geht von der Leber aus, die andere von der Milz. Beide folgen der Wirbelsäule, laufen nahe am Schlüsselbein entlang und kreuzen die Kehle. Nach unten führen sie in die Beine, die eine in das linke, die andere in das rechte. Die beiden

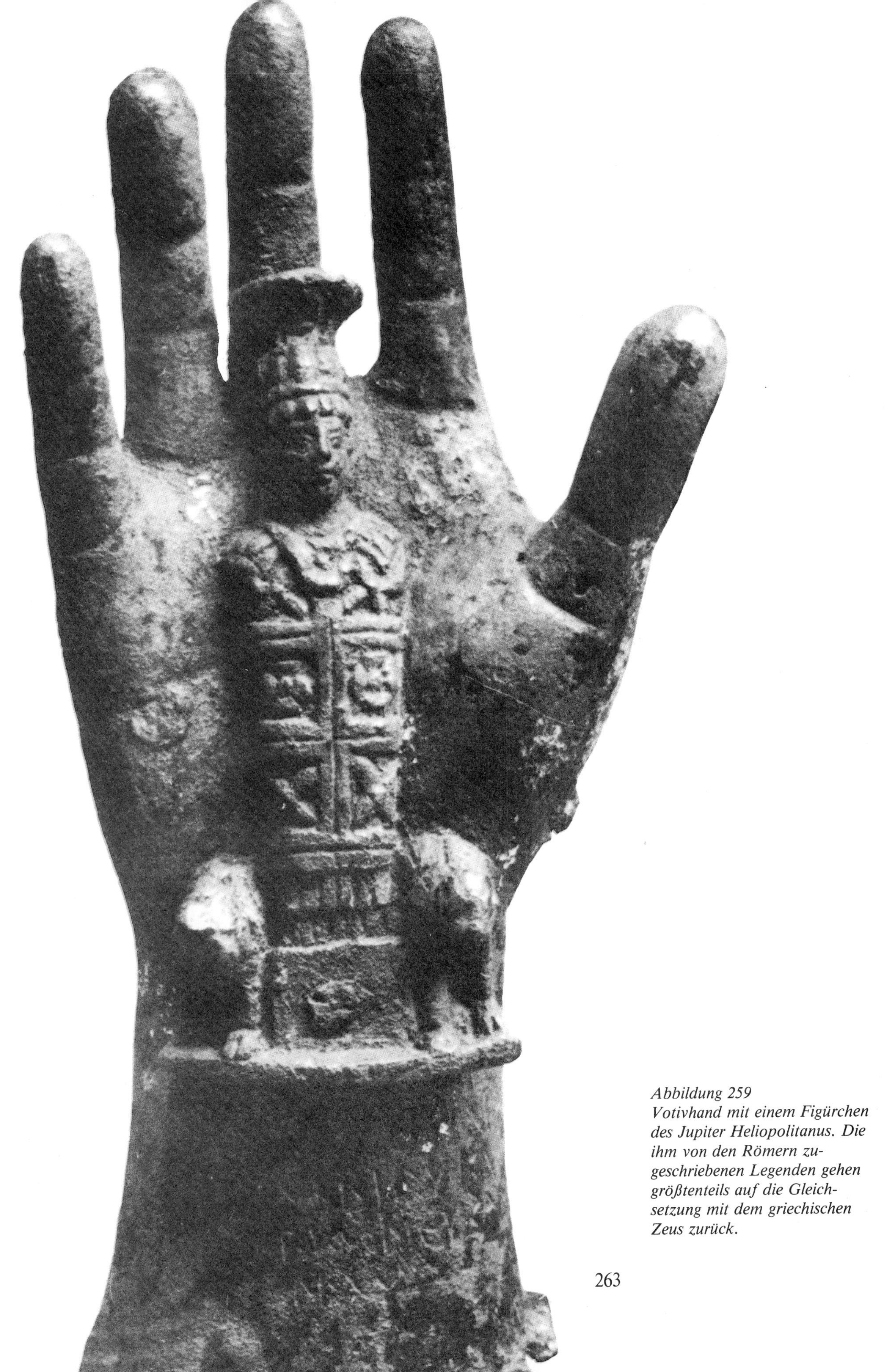

Abbildung 259
Votivhand mit einem Figürchen des Jupiter Heliopolitanus. Die ihm von den Römern zugeschriebenen Legenden gehen größtenteils auf die Gleichsetzung mit dem griechischen Zeus zurück.

Venen verzweigen sich mehrmals, so daß alle anderen von ihnen ausgehen. Diogenes beschreibt die Aorta, die *Vena cava inferior* (untere Hohlvene), die *Vena subsclavia* sowie die *Arteria brachialis* (Armarterie) und die *Arteria femoralis* (Oberschenkelarterie). Die Handvene teilt sich in zwei Zweige, von denen der eine zur Mittelhand und der andere zur Handwurzel läuft. Von diesen beiden Zweigen gehen die Kapillargefäße aus, die sich ihrerseits innerhalb der Hand unzählige Male verzweigen. Diogenes beschreibt ferner die *Arteria profunda femoris,* die *Arteria femoralis,* die *Arteria lienalis* (Milzarterie), die *Arteria hepatica communis* (Leberarterie), die *Arteria renalis* (Nierenarterie), die *Arteria carotis externa* und die *Arteria carotis interna* sowie die *Arteria thoracica interna* und die *Arteria testicularis.* »In der Nähe der Milz- und der Lebervene befinden sich andere, wesentlich kleinere Venen. Sie werden von den Ärzten zur Bekämpfung subkutaner Schmerzen geöffnet.« Diese detaillierte Abhandlung stellt ein interessantes Dokument über Anatomie aus dem 5. vorchristlichen Jahrhundert dar.

An keiner Stelle untersucht Diogenes die Gefäße hinsichtlich ihres Zusammenhanges mit den Nerven, dem Knochengerüst oder den Muskeln. Diese Fragen berührten erst in wesentlich späterer Zeit die Begründer des Organizismus. Für Diogenes von Apollonia stellt die im Gehirn befindliche Luft den Sitz der Sinneswahrnehmung dar. Der Philosoph vervollkommnet und vertieft die Vorstellung vom Sehvorgang. Die erste Voraussetzung des Sehens ist die Erscheinung des Bildes auf der Pupille. Die Wahrnehmung wird durch eine Vermischung des Bildes mit der Luft des Gehirns hervorgerufen, das durch die Venen mit der Pupille verbunden ist. Diogenes sucht diese These dadurch zu belegen, daß bei einer Behinderung der Blutgefäße durch Kongestion oder Entzündung das Sehen außer Kraft gesetzt wird, obgleich das Bild weiterhin vorhanden ist. Die der Augenfarbe entgegengesetzten Helligkeitsstufen werden am besten wahrgenommen. Dunkle Augen sehen somit besser am Tag, helle in der Nacht. Diogenes von Apollonia versteht unter der Entzündung der Gefäße einen Prozeß, der die Erblindung nach sich zieht. Leute mit ganz hellen Augen sind seiner Ansicht nach Albinos. Mit Hilfe des Systems der Vermischung von Luft und Blut werden auch die anderen Sinneswahrnehmungen erklärt. Eine harmonische Mischung bewirkt Wohlergehen und Gesundheit. Ein Übermaß an Blut jedoch ruft Krankheit und Schmerz hervor. Die Zunge wird als Kreuzungspunkt aller Gefäße verstanden. Deswegen können an diesem Organ Störungen im harmonischen Mischungsverhältnis am besten festgestellt werden. Die Zunge liefert also wertvolle Symptome für die Diagnose der Krankheiten.

Nach Diogenes von Apollonia sei noch Hippon von Rhegion (um 470—400 v. Chr.) genannt, der sich mit der Embryologie und der Medizin beschäftigt und einen Traktat über den Ursprung aller Quellen im Wasser des Meeres verfaßt hat.

Damit kommen wir zum Ende der Naturphilosophie. Die Physik, die Biologie und die Medizin, die mit der Philosophie eine Einheit gebildet haben, werden sich in der Folgezeit vom gemeinsamen Stamm lösen und sich als autonome Zweige weiterentwickeln.

Die Sophisten

Nach dem Sieg über die Perser erlebte Athen, das zum Zentrum der griechischen Welt geworden war, rasch aufeinanderfolgende Umwälzungen. Nach einer kurzen Periode archaisierender Reaktion, die auf eine Zwangsherrschaft des Areopag hinauslief, wurde das Werk des großen Reformers Kleisthenes durch Perikles fortgesetzt, der der Demokratie vollends zum Durchbruch verhalf.

Ihr Interesse, durch Bildung und Redegewandtheit zu glänzen, bewog die jüngere Generation, sich der Schule der Sophisten anzuschließen. Die Sophisten gingen wie die Periodeuten, die wandernden Ärzte, von Stadt zu Stadt, um ihre Kunst zu lehren. Sie waren in purpurne Gewänder gekleidet und ließen sich ihren Unterricht in Gold bezahlen. Der erste, der sich den Titel *Sophist* (»Lehrer der Weisheit«) zulegte, war Protagoras. Danach kamen Prodikos von Keos, Hippias von Elis und Antiphon der Sophist, der Physik und Geometrie lehrte und sich mit der Traumdeutung beschäftigte.

Das Jahr 450 v. Chr. bedeutete für Athen einen entscheidenden Wendepunkt. Der Sieg, den die Stadt im Peloponnesischen Krieg errungen hatte, brachte ihr eine gewaltige Beute und sicherte gleichzeitig die Einheit Griechenlands, das nun in seine Zeit höchster Blüte eintrat. In den Sitten und Gebräuchen wurde der orientalische Einfluß zurückgedrängt. Man gab die weich fließenden, aufwendig wallenden Gewänder zugunsten des kurzen und schlichten Chitons auf. Griechenland hatte seine Eigenständigkeit auf allen Gebieten erlangt. Athen konnte als einzige Stadt die Größe Griechenlands gewährleisten.

Abbildung 260
Darstellung griechischer Gelehrter im Codex des Dioskurides. In der Mitte sitzt Galenus. Auf der linken Seite sehen wir von oben nach unten den Botaniker Krateuas, den alexandrinischen Arzt Apollonios Mys und Andreas von Karystos. Auf der rechten Seite, ebenfalls von oben nach unten, sitzen Dioskurides, Nikandros von Kolophon und Rufus von Ephesos.

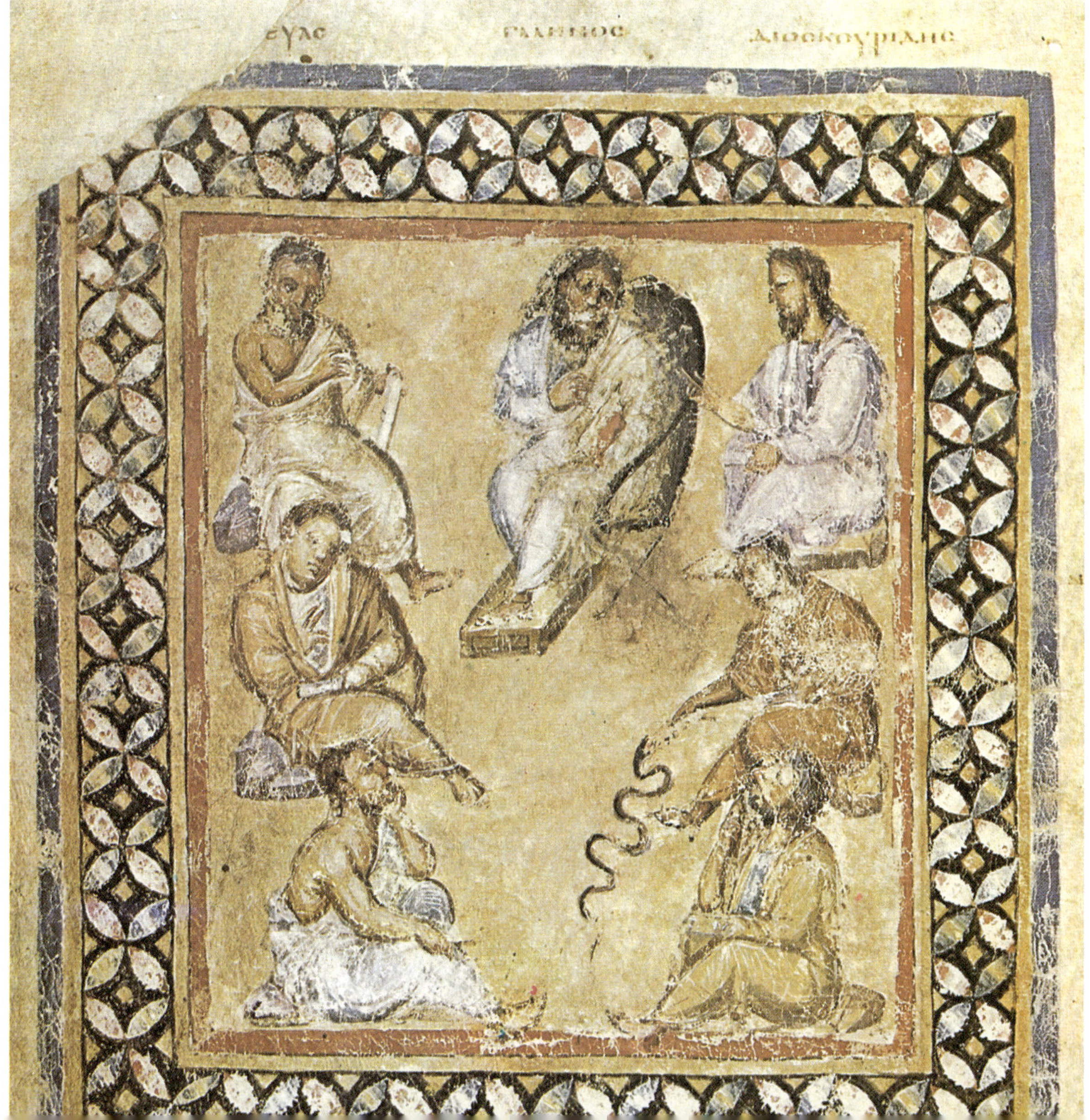

Die Vorherrschaft der Athener nahm ihre endgültige Gestalt an, und im Innern wurde der Demokratie zum Sieg verholfen.

Dieser imperialistischen Phase entsprach eine radikale Wandlung der geistigen Einstellung. Vor dem Jahr 450 hatte man sich für das Wesen der Natur und die Bestimmung der Welt interessiert. Jeder Philosoph stellte sein Wissen unter Beweis, indem er eine Abhandlung *Über die Natur* schrieb. Nach dem Jahr 450 verschwand die Gattung der Naturphilosophen. Das Volk interessierte sich für die freie Meinungsäußerung, für das individuelle Leben des mündigen Bürgers und für die Spezialwissenschaften. Es schätzte die praktische Anwendung der Naturwissenschaften, die psychologische Erforschung des Menschen und seines Lebens innerhalb der Gesellschaft. Man wollte nichts weiter von der Physiologie des Menschen erfahren und schon gar nichts mehr über seine Stellung innerhalb des Universums. Es ging nun um seine Haltung zu und seine geistige Reaktion auf die gesellschaftlichen Erfordernisse. Archelaos sagt über die Athener: »Sie sind kaum neugierig auf die Geheimnisse der Natur. Die Gesetze der Menschen bilden vielmehr den Gegenstand ihrer Unterhaltungen.«

Seitdem die Beratungen auf der Agora an Bedeutung gewonnen haben, interessieren sich die Athener für die herausragenden Rednerpersönlichkeiten, selbst wenn diese reden, ohne eigentlich etwas zu sagen. Zu dieser Zeit haben einige Lehrer, Rhetoriker oder Rhetoren genannt, die Idee, die natürliche Beredsamkeit durch eine zu erlernende Kunst zu ersetzen, deren Regeln für eine überzeugende Rede den Schülern vermittelt werden können. Einer dieser Lehrer, Gorgias von Leontinoi, reformierte den Stil und entsprach damit den neuen Anforderungen an den Ausdruck, die die neue Gesellschaft stellte. Der Rhetor Gorgias war gleichzeitig politischer Redner und Dialektiker. Als Physiker spezialisierte er sich darüber hinaus auf die Optik und suchte mit Hilfe der Prinzipien des Empedokles die Gesetze des Hohlspiegels zu erklären. Gorgias zählte Hippokrates zu seinen Schülern. Zwei Anliegen bewegten ihn ganz besonders: erstens wollte er die Lehren der alten Schulen in ein richtiges Verhältnis zueinander bringen; zweitens suchte er die Erforschung des Menschen einem allgemeinen Relativismus zu unterstellen, für den Heraklit die Grundlage geliefert hat.

Beide Anliegen werden wir später noch nachdrücklicher formuliert bei Hippokrates wiederfinden, wo sie sogar zum Erkennungszeichen seines Jahrhunderts geworden sind. Aber bevor wir uns Hippokrates zuwenden, wollen wir sehen, daß die gleichen Anliegen und Bestrebungen die Wesenszüge der Lehre des Sokrates ausmachen. Der geniale Mediziner und der berühmte Philosoph, beide glanzvolle Deuter ihrer Zeit, haben zwar verschiedene Wege beschritten, haben sich aber gegen Ende ihres Lebensweges einander genähert. Ihr wissenschaftliches Suchen hatte den gleichen Ausgangspunkt: beide sind von der Erforschung des Menschen ausgegangen, um das Universum kennenzulernen.

Abbildung 261
Das Gymnasion von Delos aus dem 3. Jh. v. Chr., hellenistische Epoche.

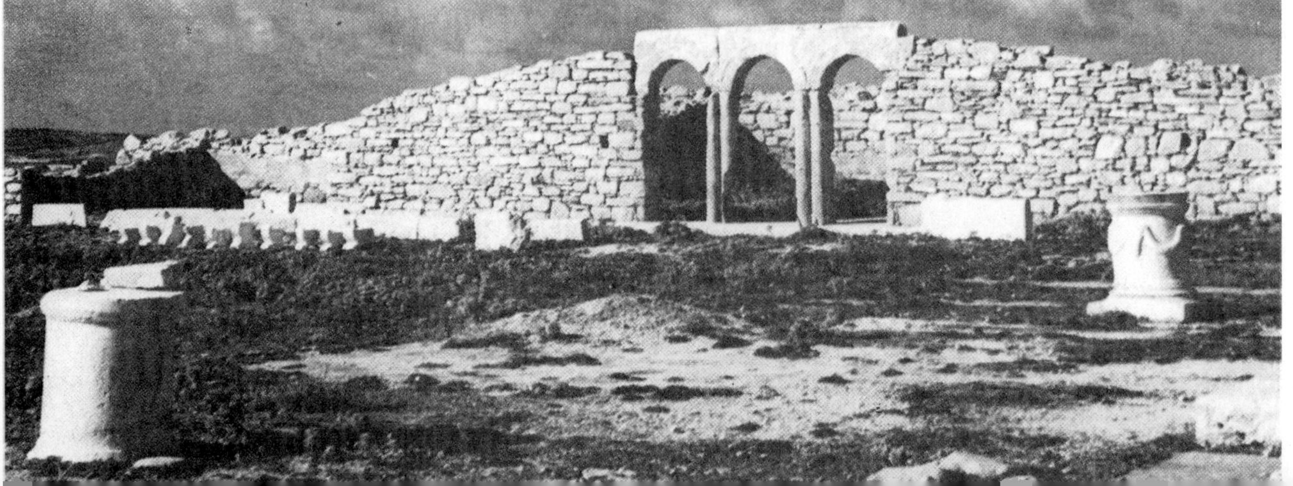

Medizinische Schulen, Kliniken und Gymnasien

Neben den verschiedenen philosophischen Strömungen gab es in Griechenland auch zahlreiche medizinische Schulen. Sie unterschieden sich zwar von denen der Philosophen, standen jedoch in engen Beziehungen zu ihnen. Die älteste dieser Medizinschulen ist die von Cyrene, einer griechischen Kolonie, die 631 v. Chr. an der weit entfernten nordafrikanischen Küste gegründet wurde. Cyrene entwickelte sich zur zweiten großen Stadt Nordafrikas. Es verdankte seinen Reichtum dem Verkauf von *Silphion,* einem kostbaren Doldenblütengewächs, das auf den Hügeln in der Umgebung der Stadt gedieh und als Gewürz- und Heilpflanze vor allem nach Griechenland exportiert wurde.

Die Schule von Kroton und Demokedes

Kroton, eine achäische Kolonie in der südlichsten Landschaft des alten Italien, an der Ostküste von Bruttium an der Mündung des Aesarus gelegen, besaß eine medizinische Schule, die noch älter war als die Schule des Pythagoras. Sie ist möglicherweise von Kalliphon, dem Vater des Demokedes, gegründet worden, der sie jedenfalls ihrem Höhepunkt entgegengeführt hat. Die Pythagoreer studierten hier die Heilkunst, die sie in der Folgezeit ihrem philosophischen System eingliederten. Alkmaion und Philolaos gingen als Ärzte aus dieser Schule hervor. Iamblichos erwähnt in seiner *Vita des Pythagoras,* daß Hippasos (Mitte des 5. vorchristlichen Jahrhunderts) ein Mediziner aus der Schule von Kroton gewesen sei und seine Kunst auch in Metapont ausgeübt habe.

Dank Herodot und Iamblichos sind wir über Demokedes einigermaßen unterrichtet. Dieser kam um 520 v. Chr. in Kroton zur Welt und wurde der erste praktische Arzt. Er übte seinen Beruf mit Erfolg in seiner Heimatstadt aus. Es gibt eine Überlieferung, nach der Demokedes' Vater, Kalliphon von Knidos, das Haupt der Schule von Kroton, voller Mißgunst war und seinen Sohn dazu getrieben habe, die Stadt zu verlassen. Man wird allerdings eher dem Bericht des Iamblichos Glauben schenken dürfen, nach dem bei der Revolution der Krotoniaten gegen die Pythagoreer ein Großteil der Angehörigen dieser Sekte umkam und die Überlebenden fliehen mußten. Zu ihnen gehörte Demokedes. Die Aufständischen, die schließlich an die Macht gelangten, setzten drei Talente auf seinen Kopf aus. Demokedes ließ sich in Aigina nieder. Hier gebot er zwar nicht über ein seinem Rang entsprechendes öffentliches medizinisches Amt, erwies sich aber bereits im ersten Jahr als »der beste Arzt«. Wahrscheinlich trug sein Titel eines Mediziners der Schule von Kroton zu seinem guten Ruf bei. Die Stadt Aigina ernannte ihn schließlich zum Arzt für die öffentliche Gesundheitspflege und erhob eine Steuer von einem Talent zur Bezahlung seiner Honorare. Doch Demokedes wählte für sich selbst die Laufbahn eines Periodeuten, eines wandernden Mediziners, der von Stadt zu Stadt zog, um die Leute in seiner Kunst zu unterrichten. Schon bald ging er nach Athen, wo er von der Stadt die Summe von einhundert Minen als Entlohnung erhielt. Ein Jahr später konnte ihn der Tyrann Polykrates von Samos um ein Honorar von zwei Talenten pro Jahr gewinnen. Demokedes lebte am Hof des Tyrannen, bis dieser im Jahre 522 v. Chr. von dem persischen Satrapen Oretes am Kreuz hingerichtet wurde. Der Satrap nahm Demokedes als Sklaven nach Sardis an den Hof des Perserkönigs Dareios I. mit.

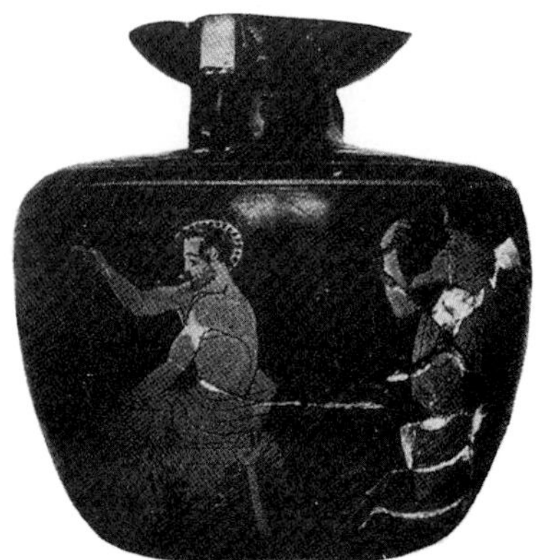

Abbildung 262
Kranke warten auf die Konsultation. Ausschnitt aus dem Vasenbild auf dem Aryballos Peytel, einer attischen rotfigurigen Vase.

Eines Tages fiel Dareios, der Sohn des Hystaspes, während der Jagd vom Pferd und verrenkte sich den Fuß so unglücklich, daß »das Sprungbein das Gelenk verließ«. Der König hatte ägyptische Ärzte in seinem Gefolge. Diese behandelten ihn, indem sie an dem Bein so straffe Verbände anbrachten, daß der Herrscher sieben Nächte lang nicht schlafen konnte. Die Beschwerden wurden immer schlimmer, bis schließlich sogar das Leben des Königs bedroht war. Irgend jemand hatte indes gehört, daß sich in Sardis ein Arzt aus Kroton befände. Er teilte dies Dareios mit, und dieser gab Befehl, den Mann kommen zu lassen. Man fand Demokedes in größtem Elend vor und nahm ihn, wie er war, mit schmutzigen Kleidern und Ketten an Händen und Füßen, zum Herrscher mit. Der Arzt wollte seine Kunstfertigkeit zunächst nicht eingestehen, denn er befürchtete, man würde ihn bei Hofe festhalten, so daß er niemals seine Heimat wiedersehen könnte. Als der König sein Zögern durchschaute, ließ er Peitschen und andere, stachelige Folterwerkzeuge bringen. Demokedes entschloß sich angesichts dieser »Argumente« zur Ausübung seiner Kunst. Er ersetzte die harte Behandlung der Ägypter durch ein sanftes Verfahren, befreite das Bein von den straffen Verbänden und machte Umschläge mit schmerzlindernden Medikamenten. Dareios fand seinen Schlaf wieder und war kurze Zeit später völlig genesen. Zum Dank schenkte er Demokedes zwei goldene Fesseln, die zugleich aber einen dezenten Hinweis darauf darstellten, daß ein Gefangener weder fliehen noch befreit werden konnte. Schließlich schickte der König den Arzt in seinen Harem, auf daß er ein wenig Zerstreuung fände. Jede Haremsdame füllte ein Trinkgefäß mit Goldstücken vom doppelten Gewicht einer Drachme und überreichte dieses Präsent Demokedes. Auf diese Weise gelangte der Arzt zu einem beträchtlichen Vermögen, konnte sich ein prachtvolles Haus kaufen und wurde schließlich der Tischgenosse des persischen Großkönigs.

Abbildung 263
Szene aus einer Klinik des 5. vorchristlichen Jahrhunderts. Über einem großen Bronzebecken behandelt der Arzt einen Kranken, indem er mit Hilfe eines Messers einen Aderlaß vornimmt. Ausschnitt aus dem Aryballos Peytel.

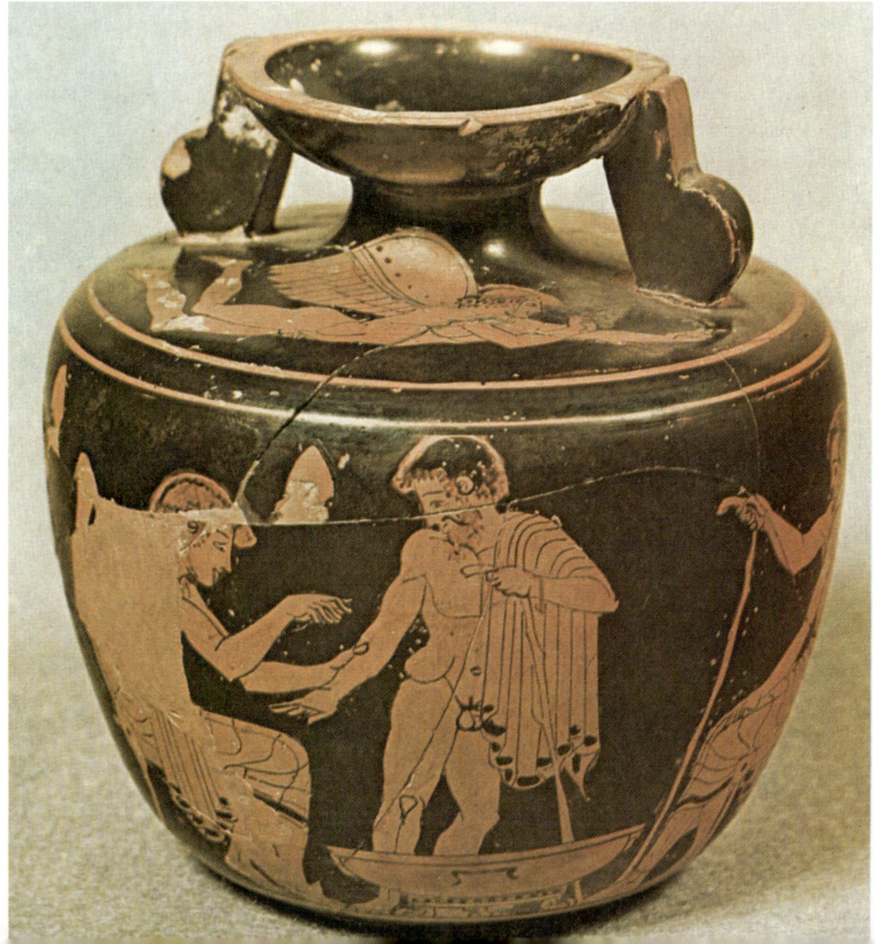

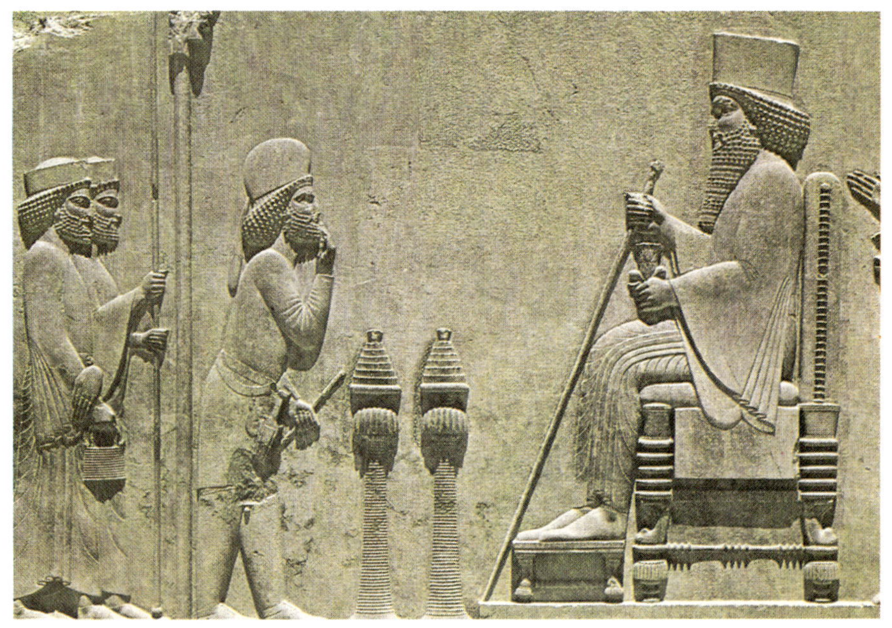

Abbildung 264
Ein medischer Würdenträger huldigt dem Perserkönig Dareios I., den Demokedes mit Erfolg behandelt hat.

Wir sehen also, wie weit man mit der erfolgreichen Anwendung von Umschlägen mit Schweineschmalz kommen kann! Ein Arzt, der versagte, riskierte demgegenüber allerdings den Tod. Auch die ägyptischen Ärzte entgingen der Hinrichtung durch Pfählen nur dank der ausdrücklichen Fürsprache des Demokedes, dem man nichts verweigern konnte, nicht einmal die Gunst der königlichen Gattinnen. Die Freiheit jedoch, nach der Demokedes sich sehnte, wurde ihm als einziges nicht gewährt.

Eine der Frauen des Dareios, Atossa, litt an einer Mastitis, die sich immer mehr verschlimmerte, weil sie aus Scham ihre Beschwerden geheimgehalten hatte. Die Brustschwellung verwandelte sich in ein Geschwür. Demokedes konnte die Frau heilen und wurde zur Belohnung als Leiter einer wissenschaftlichen Gesandtschaft nach Griechenland geschickt. In Tarent ließ König Aristophiles das Steuerruder des Schiffes entfernen und die Perser als Spione verhaften. So gelangte Demokedes schließlich nach Kroton zurück. Bald danach entließ Aristophiles auch die Perser in die Freiheit. Sie gingen nach Kroton und bemächtigten sich dort auf dem Marktplatz des Demokedes. Die Krotoniaten waren zunächst der Ansicht, es sei besser, den Arzt auszuliefern, um dem Zorn des persischen Großkönigs zu entgehen. Dann ging ihnen jedoch eine solche Feigheit gegen den Strich, und sie hieben in aller Heftigkeit mit Stöcken auf die Perser ein.

Die ganze Szene mag nicht ohne einen gewissen Reiz gewesen sein: der kleine Platz liegt in der gleißenden Sonne. Die persischen Gesandten mit ihren wallenden Gewändern und ihren langen Haaren müssen Prügel einstecken, halten aber den entsprungenen Arzt krampfhaft fest und beschwören den Zorn des Königs der Könige. Endlich einmal ein spannendes Schauspiel, das die gelangweilte Menge der krotoniatischen Müßiggänger auf die Beine bringen konnte! Das Theater wird sich über mehrere Stunden hingezogen haben. Die Prügel wechselten ab mit Ausflüchten und Drohungen. Demokedes hatte so reichlich Zeit, die Perser zu ersuchen, ihrem Großkönig seine Verlobung mit der Tochter des Milon anzuzeigen, eines bekannten Ringkämpfers, der auf den öffentlichen Plätzen seine Muskeln zur Schau stellte. Damit wollte er den Persern beweisen, daß er in seiner Heimatstadt wohlangesehen war.

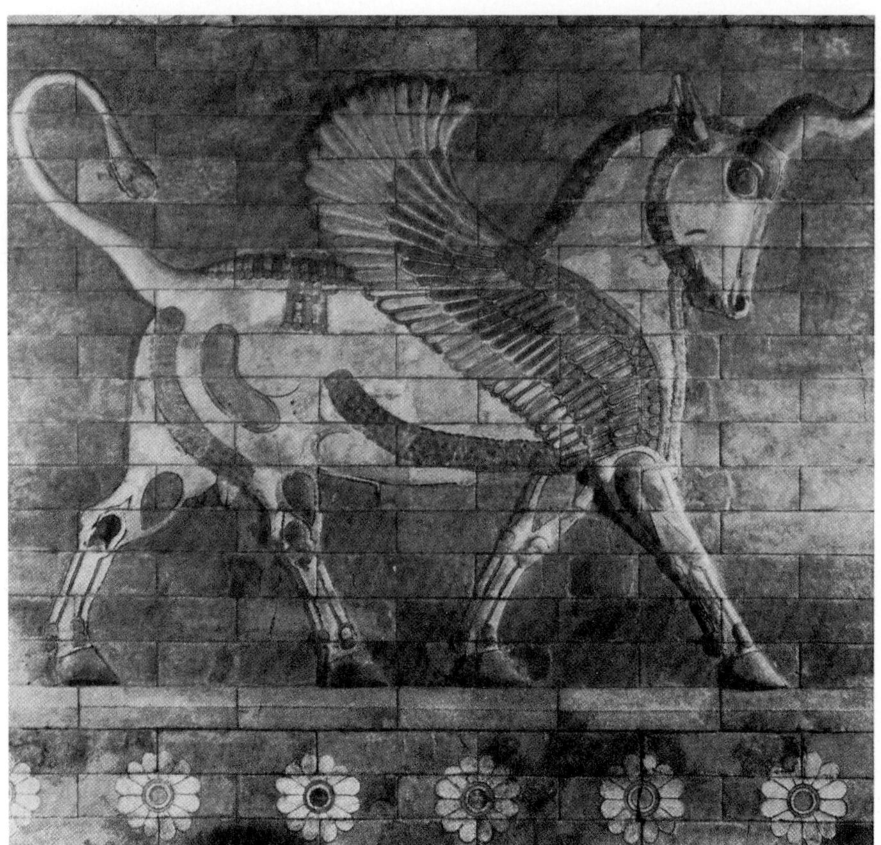

Abbildung 265
Geflügelter Stier. Flachrelief aus glasierten Farbziegeln vom Palast des Dareios in Susa. Achämenidische Kunst, 5. Jahrhundert v. Chr.

Demokedes heiratete schließlich das Mädchen, gewann Abstand zu seinen Abenteuern und vollendete in Kroton friedlich seine Tage. Alles in allem war er wohl ein Wandermediziner wider Willen. Ohne wie Hippokrates die Synthese seines Lebens in einer letzten Reise ohne Wiederkehr verwirklichen zu können, war Demokedes eher ein Praktiker, den der väterliche Zorn und die sich überstürzenden Ereignisse zu einem Wanderleben genötigt hatten.

Wie bereits oben dargelegt, gehörten Philistion, Empedokles, Pausanias und Akron der Schule von Sizilien oder der Schule von Agrigent an.

Die Schule von Rhodos war sehr alt und entfaltete über einen langen Zeitraum hinweg eine rege Tätigkeit. Ihre Geschichte liegt im dunkeln. Die einzigen vorhandenen Zeugnisse beziehen sich auf ihre lange Existenz. Die rhodische Schule verschwand, als die beiden rivalisierenden Schulen von Kos und Knidos voll im Aufschwung begriffen waren.

Die Schule von Knidos: Ktesias und Euryphon

Knidos liegt auf der Knidischen Halbinsel und ist mit dem kleinasiatischen Festland durch eine lange Landzunge verbunden, deren Unterbrechung ein Orakel verboten hat. Die Schule von Knidos erhob sich direkt gegenüber ihrer Rivalin, der Schule von Kos, auf der etwa dreißig Kilometer entfernt gelegenen Insel Kos. Poseidippos, Aristeides, Demognetos und Theopompos haben über Knidos geschrieben, aber von ihren Werken ist nichts erhalten. Wir wissen nur, daß Theopompos eine zwölf Bände zählende Abhandlung über die beiden rivalisierenden Schulen verfaßt hat. Darin führte er aus, daß die Ärzte von Kos wie von Knidos Anhänger des Asklepios waren und daß die ersten Nachkommen des Podalirios aus Kyrnos, dem heutigen Korsika, kamen. Die Asklepiaden von Knidos praktizierten die Medizin als religiöse und volkstümliche Kunst, deren Prinzipien sie in ihren Schriften niederlegten. Auf Täfelchen notierten sie ihre Beobachtungen über jeden Kranken. Die Sammlung dieser Notizen wird die *Knidischen Sentenzen* in den Hippokratischen Schriften bilden.

Ktesias, ein berühmter Arzt aus Knidos, diente um das Jahr 405 v. Chr. in dem Heer, das gegen den Perserkönig Artaxerxes II. aufgestellt worden war. Er geriet in Gefangenschaft, wurde Leibarzt am persischen Hof, wo er eine Kriegsverletzung des Großkönigs mit Erfolg behandelte, und blieb siebzehn Jahre an der Residenz des Artaxerxes. Nach seiner Rückkehr veröffentlichte er 23 Bücher, zusammengefaßt unter dem Titel *Persika,* ein romanhaft fesselndes Werk über die Geschichte der Assyrer und der Perser.

Ktesias hat auch ein bedeutsames Dokument über den Gebrauch des kritischen Geistes in der Medizin hinterlassen, eines der wenigen Beispiele, wo ein Arzt die Grenzen seiner Kunst erkennt und daraus Schlußfolgerungen für die therapeutischen Maßnahmen zieht. Den hier zitierten Text hat uns Oreibasios von Pergamon, ein spätantiker medizinischer Enzyklopädist, überliefert: »Zur Zeit meines Vaters und meines Großvaters wurde die Nieswurz nicht bei jeder Gelegenheit verabreicht. Denn damals kannte man weder die richtige Mischung noch das Maß oder das Gewicht für eine sinnvolle Anwendung. Wandte man jedoch dieses Heilmittel an, so wurde der Kranke vorbereitet, als wenn er sich in große Gefahr begäbe. Viele, die es einnahmen, starben, und nur wenige wurden gesund. Heute scheint die Anwendung viel sicherer...« »Die Nieswurz wurde nicht ... verabreicht« bedeutet, daß man sie den Kranken nur selten gegeben hat. Das Medikament war noch nicht fester Bestandteil des therapeutischen Repertoires, da man, wie aus dem Zusammenhang hervorgeht, seine Wirkung nicht genau kannte. Wir wissen, daß die Nieswurz seit der frühen griechischen Antike verwendet wurde. Es handelte sich dabei allerdings um Magier wie Melampus, die ihre persönlichen Geheimnisse und Beobachtungen als zauberkräftige Mittel hüteten.

Ktesias beanstandete auch die Methode, die Hippokrates von Kos zur Behandlung von Hüftgelenkluxationen anwandte, weil die Ausrenkung sich angeblich unmittelbar nach einer solchen Behandlung wiederholen werde.

Ktesias war Leibarzt von Kyros dem Jüngeren, dann von Artaxerxes II. Mnemon. Er hatte Zugang zu den Archiven des Palastes von Susa und schrieb unter dem Titel Persika *eine Geschichte der Assyrer und der Perser.*
Abbildung 266
Gefallener Krieger.

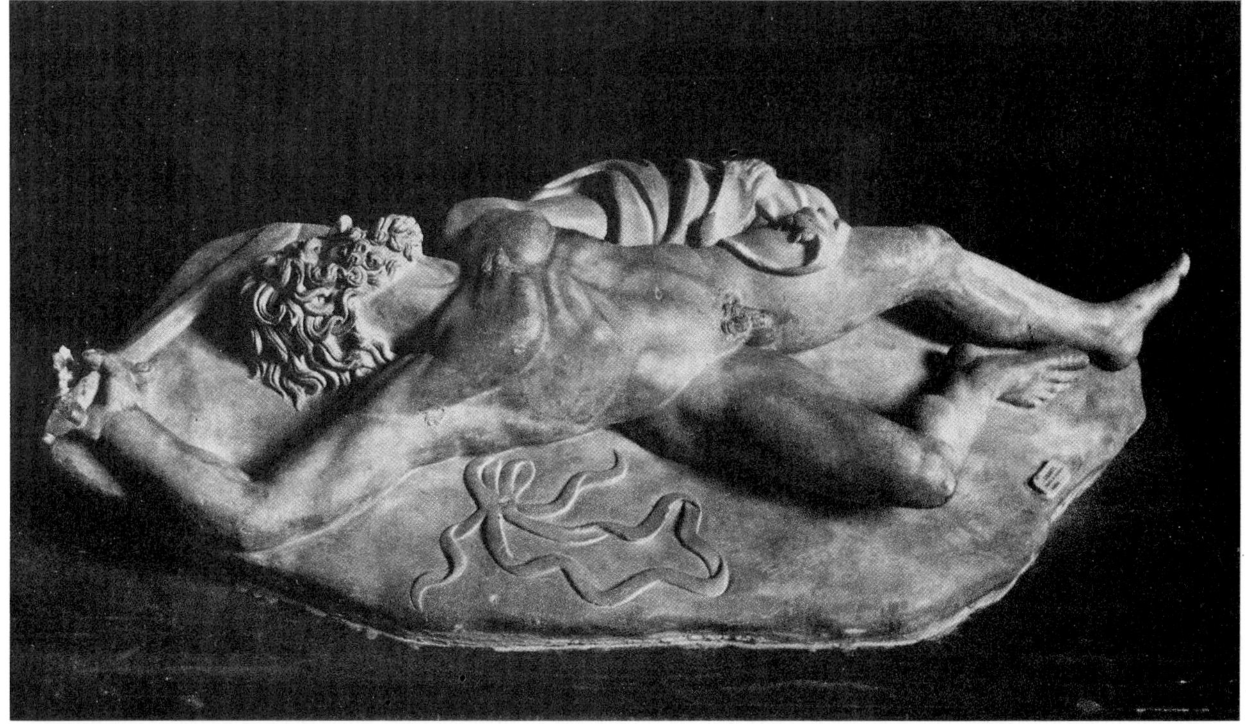

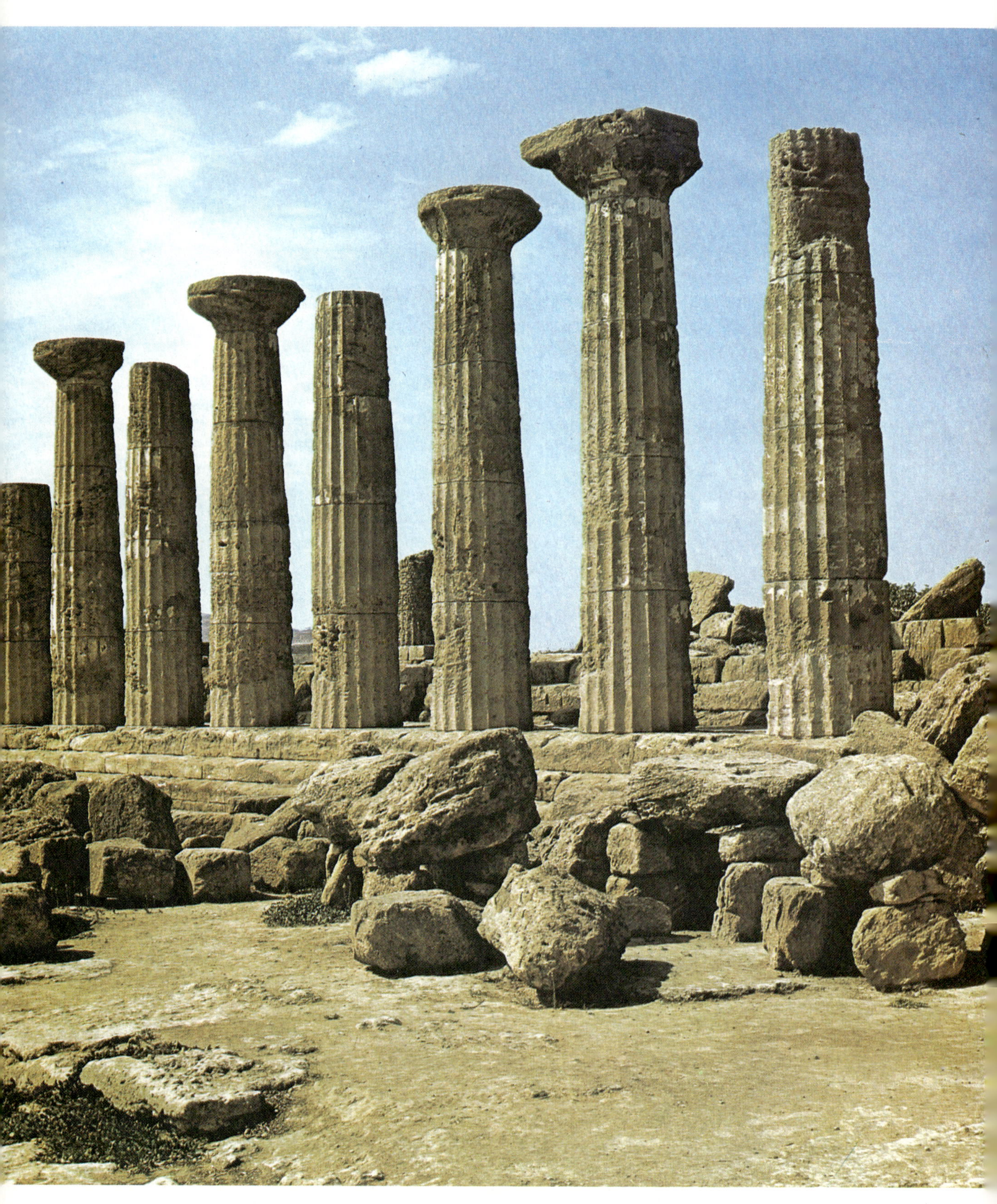

Euryphon ist ein sehr berühmter Arzt aus der Schule von Knidos. Er verfügte über besondere Kenntnisse auf dem Gebiet der Anatomie. In seiner Beschreibung des Blutergusses unterstrich er, daß das Blut auch durch die Arterien fließt, und setzte sich damit in Gegensatz zu Hippokrates. Euryphon behandelte die Schwindsucht mit Frauen- oder Eselsmilch sowie mit Ätzungen. Bei Gebärmuttervorfall empfiehlt er, die betreffende Frau vierundzwanzig Stunden mit dem Kopf nach unten an einer Leiter festzubinden und sie während dieser Zeit mit einem Getreidebrei zu ernähren. Danach solle man sie mit aller Kraft auf den Rücken fallen lassen. Zur Beschleunigung der Abstoßung der Plazenta schreibt Euryphon Pessare vor oder empfiehlt, die an einer Leiter festzubindende Wöchnerin durchzuschütteln.

Abbildung 267 (gegenüber) Herakles-Tempel in Agrigent auf Sizilien.

Euryphon war älter als Hippokrates. Die beiden begegneten einander aber am Krankenbett des makedonischen Königs Perdikkas II., der seit langer Zeit an einer mysteriösen Krankheit litt. Die von den beiden Ärzten angewandte Behandlung — zuerst behandelte Euryphon, dann Hippokrates, da Euryphon keinen Erfolg hatte — stellt ein symbolisches Zeugnis der Rivalität und des absoluten Gegensatzes hinsichtlich der medizinischen Lehre zwischen den beiden benachbarten Schulen von Kos und von Knidos dar.

Die Schule von Kos

Von allen medizinischen Schulen ist die von Kos am berühmtesten geworden. Diesen Ruhm verdankte sie vor allem dem großen Hippokrates. Vom Beginn des 6. vorchristlichen Jahrhunderts an finden sich Zeugnisse für das Bestehen dieser Schule. Die Asklepiaden, die die Schule von Kos leiteten, führten ihre väterlichen Ahnen auf Asklepios, ihre mütterlichen jedoch auf Herakles zurück. Nach einer alten Überlieferung soll Herakles von Hera nach der Zerstörung von Troja nach Kos ins Exil geschickt worden sein. Er tötete Euryphylos, den König dieser Insel, der sich auf räuberische Überfälle spezialisiert hatte, und raubte dessen Tochter Chalkiope, mit der er einen Sohn, Thessalos, zeugte. Ein Brief des Hippokrates berichtet von einer Erzählung, die eben dieser Thessalos vor dem Areopag in Athen vorgetragen hat:

Die Bewohner der Nachbarstadt von Delphi, Kirrha, gelüstete es nach den Schätzen des Tempels von Delphi. Sie brachen gewaltsam in das Heiligtum ein, plünderten es und verschleppten die Priester als Gefangene. Die Amphiktyonen von Delphi rüsteten sofort zu einem Kriegszug gegen Kirrha und belagerten die Stadt. Aber sie kamen nicht zum Ziel, da sich eine schwere Epidemie unter den Belagerern ausbreitete. Man befragte daraufhin das Delphische Orakel, das folgende Antwort gab: »Die Stadt wird sich ergeben, sobald man die Unterstützung des Sohnes des Hirschen aus Kos sowie des Goldes gewonnen hat.« Die Bewohner von Delphi schickten eine Gesandtschaft nach Kos, wo sich alle Leute versammelten und nach der Lösung des Rätsels suchten. Da stand einer der Asklepiaden der Schule von Kos mit Namen Nebros auf und erklärte, er sei vom Orakel bestimmt worden. Denn *Nebros* ist das griechische Wort für Hirschkalb (der »Sohn des Hirschen«), und der Sohn dieses Nebros hieß *Chrysos,* was Gold bedeutet. Nebros begab sich also zusammen mit seinem Sohn in das Lager der Amphiktyonen, um diesen zum Sieg zu verhelfen. Er brachte die Epidemie zum Abklingen; allerdings wissen wir nicht, auf welche Art. Gleichzeitig sorgte er dafür, daß nun bei den Belagerten eine Epidemie ausbrach, indem er die außerhalb gelegenen Quellen verdarb, deren Wasser in die Stadt geleitet wurde. Die Bewohner von Kirrha bekamen Durchfall und andere Darmbeschwerden, die schließlich so ernst wurden, daß sie sich ergeben

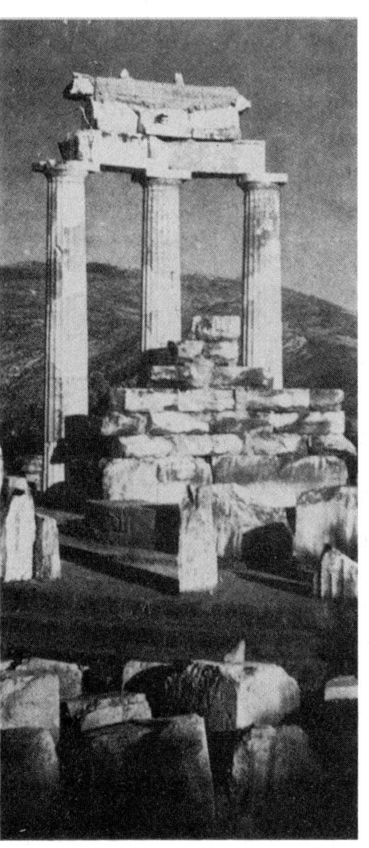

Abbildung 268 Rundtempel aus dem heiligen Bezirk der Athena Pronaia in Delphi.

mußten. Es dürfte sich entweder um eine Vergiftung des Wassers oder um eine Verseuchung, zum Beispiel durch Typhuserreger, gehandelt haben. Pausanias berichtet, daß die Belagerer das Wasser des die Stadt Kirrha durchlaufenden Flusses, des Kleistos, so sehr verdorben hätten, daß unter den Einwohnern eine schwere Epidemie ausgebrochen sei. Man hätte aber schon gewaltige Mengen toxischer Substanzen in das Wasser schütten müssen, um die gesamte Bevölkerung zu vergiften. Viel einfacher war es, zu diesem Zweck die Exkremente der zahlreichen Kranken des Lagers zu verwenden. Wenn auch der diese Ereignisse schildernde Brief des Hippokrates als apokryphe Schrift gilt, so müssen doch die Fakten selbst als verbürgt angesehen werden; denn die gleiche Erzählung wird ebenso von anderen Autoren, etwa durch Stephanos von Byzanz, überliefert. Aus ihr geht das gute Einvernehmen hervor, das zwischen den Priestern von Delphi und den Asklepiaden von Kos geherrscht hat.

Nach diesen Urvätern der Schule von Kos sei Apollonides von Kos genannt, der am Hof des Perserkönigs lebte und lebendig begraben wurde; ferner Heraklit, der sich besonders mit der Diätetik beschäftigte; Ainaios, der Großonkel des Hippokrates, dessen Bildnis mit Widmungsinschrift eine in Athen gefundene Diskusscheibe aus Marmor schmückt und damit das hohe Ansehen der Ärzte aus Kos seit dem 6. vorchristlichen Jahrhundert dokumentiert; Hippokrates I. und schließlich sein Sohn, Hippokrates II., der große Hippokrates, der Vater der Medizin. Außer ihm gehörten seine Söhne Thessalos und Drakon sowie sein Schwiegersohn Polybios der Schule von Kos an.

Die bürgerlichen Ärzte

Die von gewöhnlichen, bürgerlichen Ärzten ausgeübte Heilkunst scheint genauso alt zu sein wie die von den Priestern praktizierte Medizin. Sie fristete ihr Dasein allerdings lange im dunkeln und vollzog sich unter erbärmlichen Umständen. Denn der isoliert arbeitende Arzt unterstand anfangs keinem besonderen Schutz. Er konnte sich gegenüber Scharlatanen, Quacksalbern und Zauberern nur schwer abgrenzen, und er kam nicht in den Genuß der Vorteile einer korporativen Organisation wie die Priester-Ärzte durch ihre Kollegien. Dieser bürgerliche Arzt mußte seinen Stand an Straßenkreuzungen aufschlagen. Hier verkaufte er seine Heilmittel gegen bescheidenes Geld dem kleinen Mann und lehrte dazu abergläubische Praktiken, die die Wirkung des Medikaments verstärken sollten. Diese Methoden hatten nichts mit den medizinisch-religiösen Riten gemein, die in den Tempeln gepflogen wurden. Außerdem konnte ein solcher Arzt schnell zum reinen Scharlatan werden. In den *Thesmophoriazusen,* einer Komödie von Aristophanes, laufen die Leute durch die Straßen und Läden, um ein Mittel zur Erleichterung der Niederkunft zu finden. Aber wenn sich die Ärzte auch des öfteren durch Unwissenheit oder Scharlatanerie hervortaten, so wurden sie doch im alten Griechenland geehrt. Man nannte den Arzt *Iatros,* den Heilenden. Selbst in Athen errang der bürgerliche Arzt seit dem 5. vorchristlichen Jahrhundert hohes Ansehen.

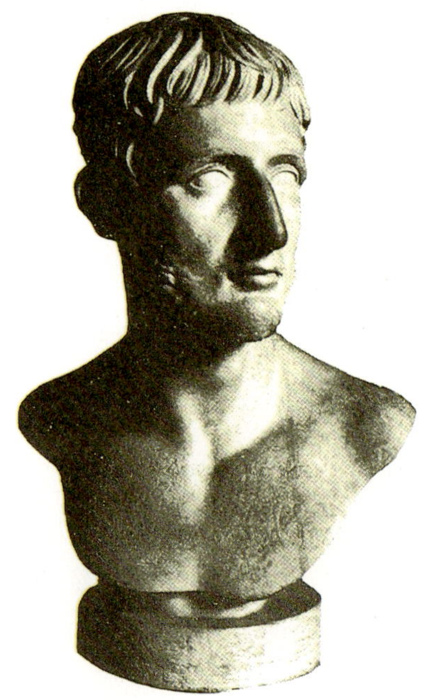

Abbildung 269
Modios Asiatikos, ein bürgerlicher Arzt. Marmorne Porträtbüste aus Smyrna.

Die Ärzte übten ihre Kunst entweder auf eigene Rechnung oder im Dienst des Staates aus. Sie waren dann Beauftragte der öffentlichen Gesundheitsfürsorge. Nach den Angaben, die wir bei Diodor von Sizilien finden, muß das erste die öffentliche Gesundheitsfürsorge betreffende Dekret Charondas (um 600 v. Chr.) zugeschrieben werden. Dieser berühmte Gesetzgeber legte in seinen Gesetzen für Katane fest, daß die Kranken ab sofort zu Lasten des Staates behandelt werden sollen.

Platon erwähnt in seiner *Politeia,* daß die Ärzte sich an bestimmte Regelungen halten mußten und dem Staat gegenüber für Fehler und Nachlässigkeiten bei der Behandlung der Kranken verantwortlich waren. Deutlicher drückt sich Xenophon in seinen *Memorabilien* aus: die jungen Ärzte, die sich im Gebiet des Staates von Athen niederlassen wollten, mußten zunächst um eine Zulassung ersuchen und zu diesem Zweck einen öffentlichen Vortrag halten. Hierbei nannten sie ihre Lehrer, berichteten über ihre bisherigen Behandlungsmethoden und zählten ihre Heilerfolge auf.

Der Arzt wurde den *Demiurgoi,* den Arbeitern zum Nutzen der Gemeinschaft zugerechnet, war also ein Diener der Öffentlichkeit. Die Ausbildung verlief ursprünglich folgendermaßen: Der Großvater, der Vater oder ein Verwandter unterrichtete das Kind schon im frühesten Alter von der Gestalt, dem Aufbau und den Funktionen des menschlichen Körpers, weiter in Physik und Naturgeschichte, in der Astronomie, in der Lehre von den Krankheitsursachen und dem Ursprung der Epidemien sowie in gesunder Lebensführung. Darüber hinaus wurde der Heranwachsende mit an das Krankenbett genommen, so daß Theorie und Praxis aufs engste miteinander verbunden waren.

In dieser Weise praktizierten die Asklepiaden ihre Ausbildung. Gewohnheitsmäßig trat diese Körperschaft zweimal im Jahr zusammen, um dem Gott Asklepios ein gemeinschaftliches Opfer zu bringen. Außerdem versammelte sie sich zu Familienfesten. Nach und nach stießen andere Mitglieder zu diesem Zirkel. Ohne eigentliche Berechtigung führten sie sich ein, indem sie sich als Asklepiaden ausgaben. So bemühten sich die Asklepiaden über lange Zeit, den Kreis der Eingeweihten auf das eigene Geschlecht zu beschränken, damit ihr Wissen nicht durch Uneingeweihte unter das Volk gebracht würde. Dennoch begannen die Asklepiaden sich um das 5. vorchristliche Jahrhundert über ganz Griechenland auszubreiten. Sie publizierten sogar ihre Forschungsergebnisse. Unter dem Einfluß der neuen Lehrmeister, ganz besonders unter dem Eindruck des Hippokrates, trat das Bestreben, ihre Ausbildung zum Privileg einer Kaste zu machen, schließlich immer mehr zurück. Auch die Söhne von gewöhnlichen Bürgern wurden nun zu den Asklepiaden-Schulen zugelassen. Sie traten in

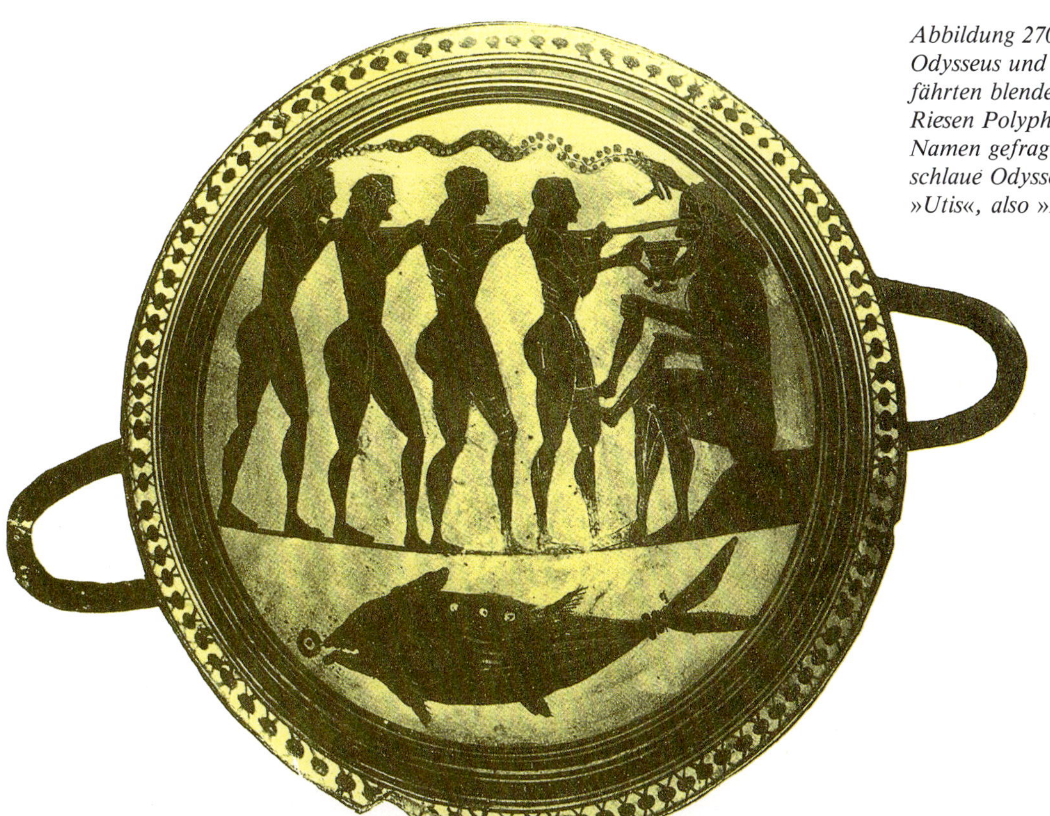

Abbildung 270
Odysseus und drei seiner Gefährten blenden den einäugigen Riesen Polyphem. Nach seinem Namen gefragt, antwortet der schlaue Odysseus, er heiße »Utis«, also »Niemand«.

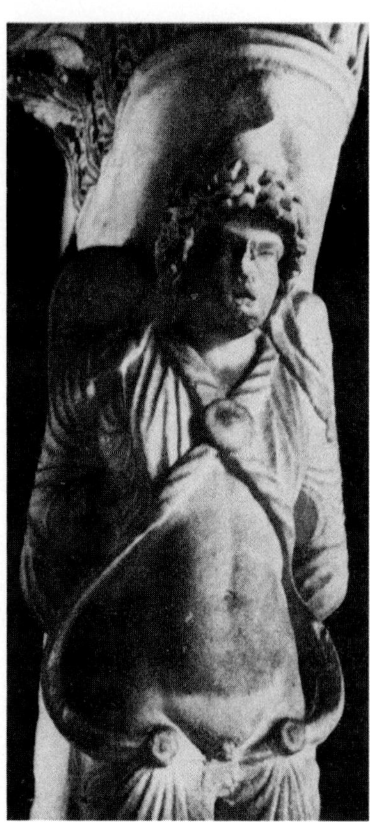

Abbildung 271
Attis, der sich in der Raserei selbst entmannt hat. Seine Geschichte lieferte den Stoff für eine Dichtung Catulls, in der ein Mann sich während der Ekstase entmannt.

Abbildung 272
Gegenüber: Kirke reicht Odysseus den Zaubertrank dar. Auf der rechten Seite sieht man ihren Webstuhl. Kabirische Keramik, 5. Jahrhundert v. Chr.

jugendlichem Alter in die Schule ein und wurden später als Ärzte in die Körperschaft aufgenommen, wobei sie einen Eid abzulegen hatten, von dessen Bedeutung wir noch hören werden. Schließlich entwickelte sich die Gattung der Periodeuten, der Wandermediziner, zu denen Demokedes und Hippokrates sowie später Alexander von Tralleis und Paulus von Ägina gehörten. Sie zogen von Tür zu Tür, von Land zu Land, behandelten die Kranken und erteilten Unterricht in ihrer Kunst.

Die Heilkunst durch bürgerliche Mediziner wurde auf zwei verschiedene Arten ausgeübt. Der Arzt begab sich entweder ans Krankenbett oder — dies trifft besonders für Chirurgen zu — er empfing die Kranken in seinen Behandlungsräumen, dem *Jatreion.* Es kam allerdings auch vor, daß ein und derselbe Arzt seinen Beruf in beiden genannten Formen ausübte.

In den medizinischen Behandlungszentren versorgte man die Kranken, operierte die Verwundeten und teilte Medikamente aus. Es handelte sich um ansehnliche Gebäude an den Hauptstraßen, die hohe Türen besaßen und deren Inneres lichtdurchflutet war. Es gab dort große Läden, denen der Kräuterhändler vergleichbar, in denen der Arzt alle wichtigen Medikamente, Abführmittel und äußerlich anzuwendenden Heilmittel vorfand — alle jene Dinge also, von denen Hippokrates berichtet, sie seien nach Art und Größe geordnet gewesen. Die Anlagen umfaßten Räume für die Kranken, für die Frischoperierten und für die Gehilfen des Arztes, die oft Sklaven waren. Reiche Leute konnten längere Zeit dort bleiben, um ihre Genesung nach einer Operation abzuwarten.

Pollux in seinem *Onomastikon* und Hippokrates liefern uns eine Aufstellung der in diesen medizinischen Behandlungsräumen gebrauchten Gerätschaften: kupferne Badewannen, Salbentöpfe, Medikamentengefäße, Fußgestelle, Schröpfköpfe, Katheter, Bronzemesser, Skalpelle, Ohrlöffel, Meißel, Sonden, Zahnzangen, Ohrensonden, Bürsten, Schalen, Schwämme, Binden, Kompressen, Klistierspritzen, Brenneisen, Staphylotome zum Abtrennen des Zäpfchens und Trepane (Schädelbohrer). Daraus ist zu ersehen, daß selbst komplizierte Operationen in den Behandlungsräumen durchgeführt worden sind. Wir verfügen jedoch über keinerlei Statistiken, die über Erfolg oder Mißerfolg solcher Behandlungen Aufschluß geben könnten. Schädeltrepanationen zum Beispiel müssen aber auch mit Erfolg praktiziert worden sein, da Hippokrates eigens berichtet, daß er eines Tages aufgrund eines diagnostischen Irrtums fälschlich den Schädel eines Kranken geöffnet habe, der daraufhin gestorben sei.

In den Operationssälen dienten Vertiefungen in den Wänden als Widerlager für Hebel, Leitern und Querbalken, die man bei der Einrichtung von Luxationen benötigte. An diese klinische Werkstatt schloß sich ein kleiner Nebenraum an, wo verschiedene Gerätschaften, Öfen und Feuerholz aufbewahrt wurden. Man konnte also bestimmte Substanzen heiß zubereiten.

Die Läden der Ärzte waren Schauplatz des öffentlichen Treibens. Man ging dorthin, um sich zu unterhalten und sich vergnüglich miteinander die Zeit zu vertreiben. Das Wartezimmer bildete allem Anschein nach den Treffpunkt der Neugierigen, der Stimmungsmacher und Lästermäuler.

Dem Arzt standen zwei Gruppen von Gehilfen zur Seite: zum einen die Studenten, die selbst Ärzte werden wollten, zum anderen die Sklaven, deren Aufgabe vor allem darin bestand, die Kranken zu pflegen. In Athen war den Sklaven durch ein Gesetz die Ausübung der Heilkunst auf eigene Rechnung verboten. Auch die Frauen durften nicht praktizieren; hingegen konnten sie pflegerischen Tätigkeiten nachgehen und als Hebammen arbeiten.

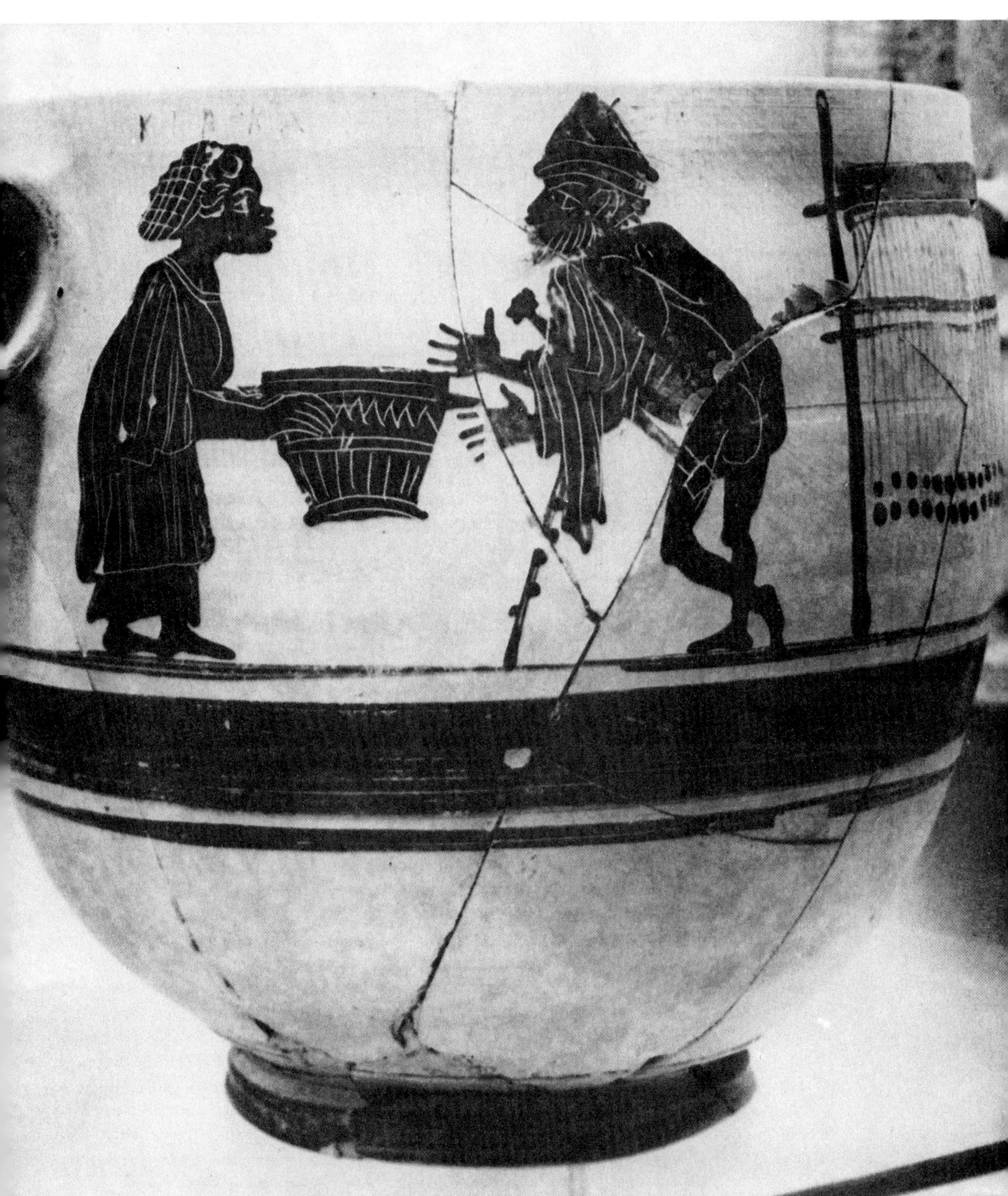

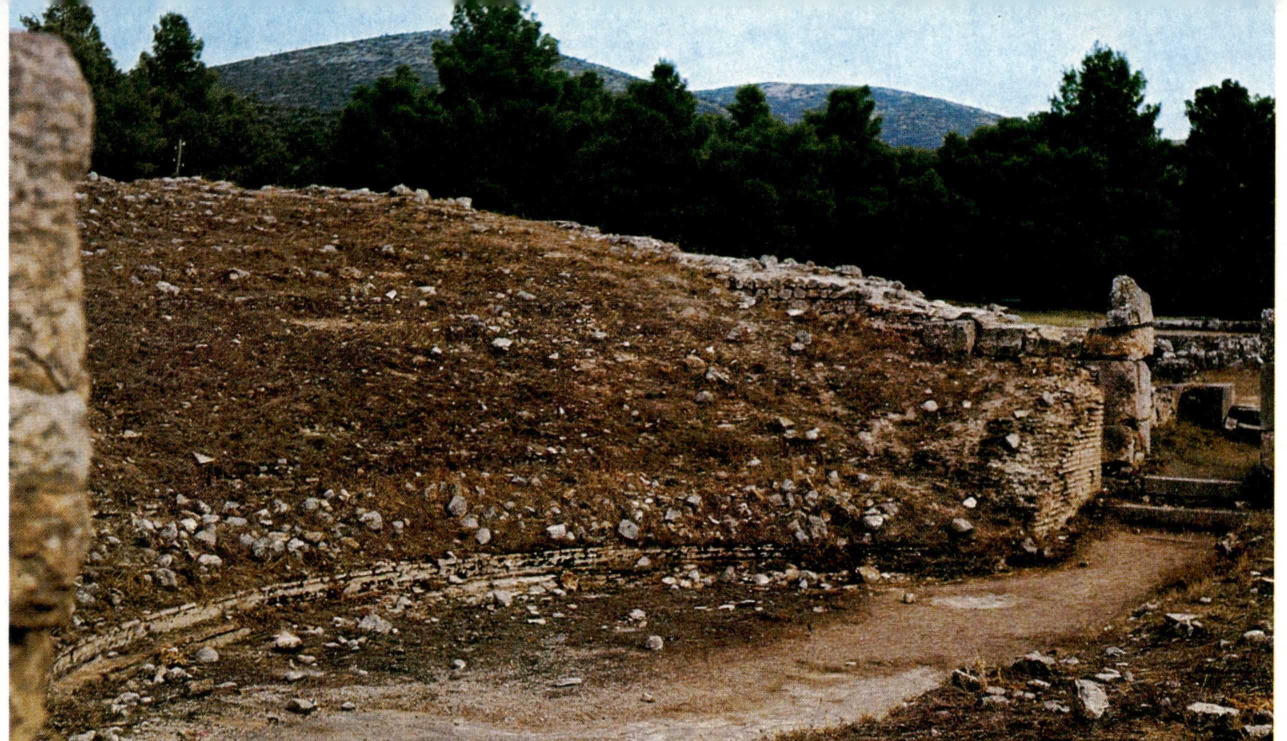

Abbildung 273
Athen, Agora und Theseus-Tempel.

Es gab keine spezialisierten Ärzte im engeren Sinne. Dennoch besaßen einige besondere Kenntnisse in der Diätetik oder auf einem anderen Sachgebiet. Hippokrates hat all die verschiedenen Zweige der Medizin mit gleicher Intensität studiert.

Schon seit der frühen griechischen Antike bezogen die Ärzte für ihre Bemühungen Honorare. Wir haben bereits gesehen, daß Melampus zwei Drittel des Reiches des Proitos erhielt, nachdem er die Töchter des Königs geheilt hatte. Demokedes bekam in einem Jahr ein Talent, das wären heute etwa sechstausend Dollar, im darauffolgenden einhundert Minen und im dritten Jahr zwei Talente. Am Hofe des Dareios konnte ein Mann wie Demokedes dank der von den Haremsdamen dargebrachten goldgefüllten Trinkschalen ein Vermögen ansammeln. Gleichwohl wird Aristophanes später ausrufen: »Wie soll man in einer Stadt Ärzte finden, wo sie doch nahezu überhaupt nicht bezahlt werden?« Die Honorare der in der öffentlichen Gesundheitspflege tätigen Ärzte dürften demnach zwischen lächerlichen Handgeldern und wahren Vermögen geschwankt haben. Die Bevölkerung wurde allerdings kostenlos behandelt. So wird ein Arzt namens Euenor vom Staat öffentlich ausgezeichnet, weil er das Geld zur Herstellung der Heilmittel für das Volk aus eigener Tasche bereitgestellt hat. Die Ärzte konnten für ihre Bemühungen Honorare, öffentliche Ehren oder Schenkungen erhalten. Man konnte sie von den Steuern befreien, sie auf Kosten des Staates in die Mysterien einweihen oder ihnen im *Prytaneion,* dem Versammlungshaus der regierenden Behörden, eine lebenslange Versorgung zukommen lassen. Die Eroberer von Troja beschlossen die Errichtung eines Behandlungsgebäudes zu Ehren von Machaon und Podaleirios. In Athen und Delphi wurde eine Steuer, der *Iatrikon,* zur Bezahlung der Ärzte und der übrigen Kosten der öffentlichen Gesundheitspflege eingehoben. Eine Inschrift in Teos besagt, daß alle Neubürger auf zehn Jahre von allen Steuern mit Ausnahme jener für den Arzt bestimmten befreit sind.

Außer der medizinischen Versorgung der Bevölkerung leitete der zur öffentlichen Gesundheitspflege bestellte Arzt im Falle von Epidemien den Kampf gegen diese Geißel der Menschheit.

Nur die Bürger der Stadt hatten Anspruch auf eine Behandlung im *Iatreion.* Für die Fremden unterhielt man große Asyle, in denen Gastfreundschaft und ärztliche Hilfe gewährt wurden. Soviel zur Stellung der Medizin in der griechischen Gesellschaft des 6. und 5. Jahrhunderts vor unserer Zeitrechnung.

Die Gymnasien

In seiner *Politeia* sagt Platon, daß der unter naturgemäßen Umständen lebende Mensch außer bei äußerlichen Verletzungen und Epidemien keinen Arzt benötigt. Die Medizin würde überhaupt nicht existieren, wenn sich die Menschen nicht dem Überfluß hingegeben hätten. Allerdings kannte man in der Frühzeit weder Gymnastik noch Diätetik, und gleichwohl gibt es bei Homer Verwundete und Kranke, die mit Umschlägen, chirurgischen Behandlungen und Heiltränken aus Wein und Käse vorliebnehmen müssen. Schon in heroischer Zeit wurden Faust-und Ringkämpfe ausgetragen, doch niemand dachte dabei an die Vervollkommnung des menschlichen Körpers. Wir kennen den Entwicklungsgang der Gymnastik nicht; aber bereits im 6. und zu Beginn des 5. Jahrhunderts vor Christus, zur Zeit des Hippokrates, nahm die Körperkultur einen zentralen Platz im griechischen Leben ein. Das Palästren- und Gymnasienwesen erlebte eine Zeit der Blüte. Zu den Asklepios-Tempeln in Titania, Epidauros und Kos gesellten sich Stadien, Gymnasien und Palästren. Die beiden letzten Begriffe bezeichnen nicht streng voneinander unterschiedene Einrichtungen. Der Name *Gymnasion* findet sich weit häufiger als der der *Palästra,* der den Ort bezeichnet, an dem die Athleten trainiert haben.

Im Gymnasion trafen sich die Philosophen, die Sophisten, die Rhetoren und die Schaulustigen. Die Schüler trugen ein Gewand, das die gesamte rechte Körperseite frei ließ. Sie wurden in den Gymnasien sowohl in der körperlichen Ertüchtigung als auch in der nationalen Überlieferung, in Geschichte, Grammatik, Geometrie und — falls sie sich für die Medizin entschieden — in Anatomie sowie der Diätetik unterwiesen. Diese Schule vermittelte sittliche und körperliche Bildung und erzog zu Ausdauer bei Schmerz und Entbehrungen. Sie war dazu bestimmt, aktive Bürger und mutige Krieger heranzubilden. Platon faßte die Aufgaben der körperlichen Ertüchtigung zusammen: die körperliche Entwicklung für die Kinder, die Aufrechterhaltung der Gesundheit für die Erwachsenen, eine gute körperliche Konstitution für alle. Die Gymnasien hatten bei den Griechen einen hohen Rang. Hier kam man zusammen, um seine Widerstandsfähigkeit, den kämpferischen Geist und die Schönheit der Körper-

Abbildung 274
Das Gymnasion von Epidauros in der Nähe des Asklepios-Heiligtums.

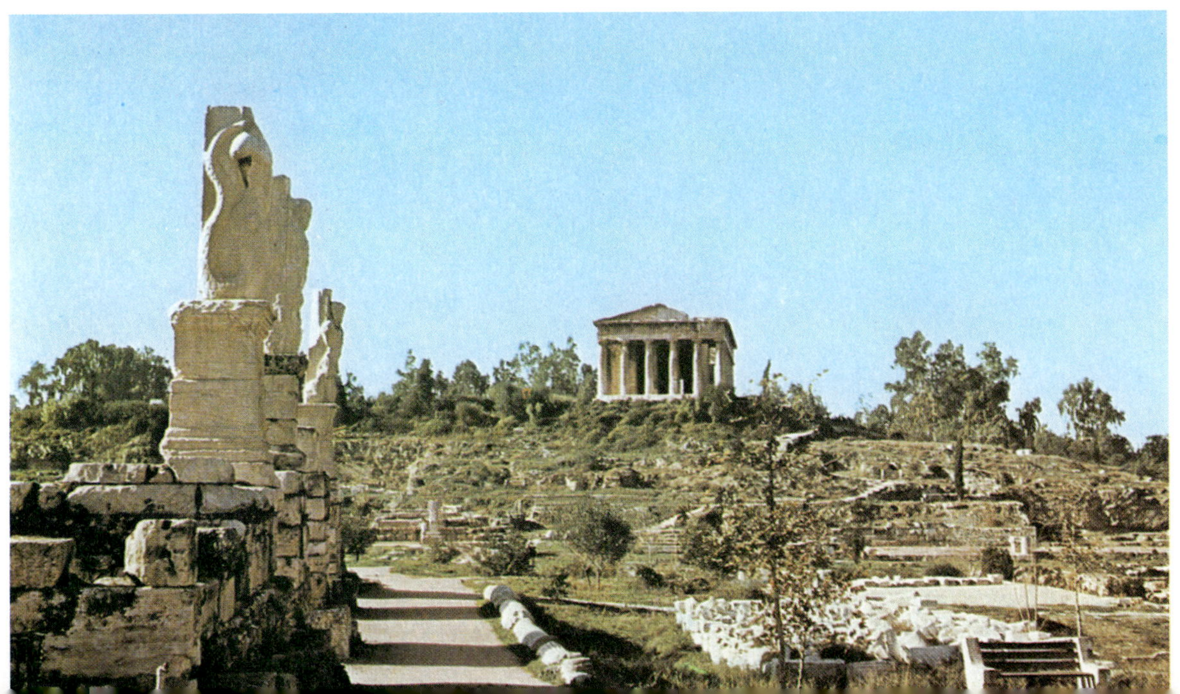

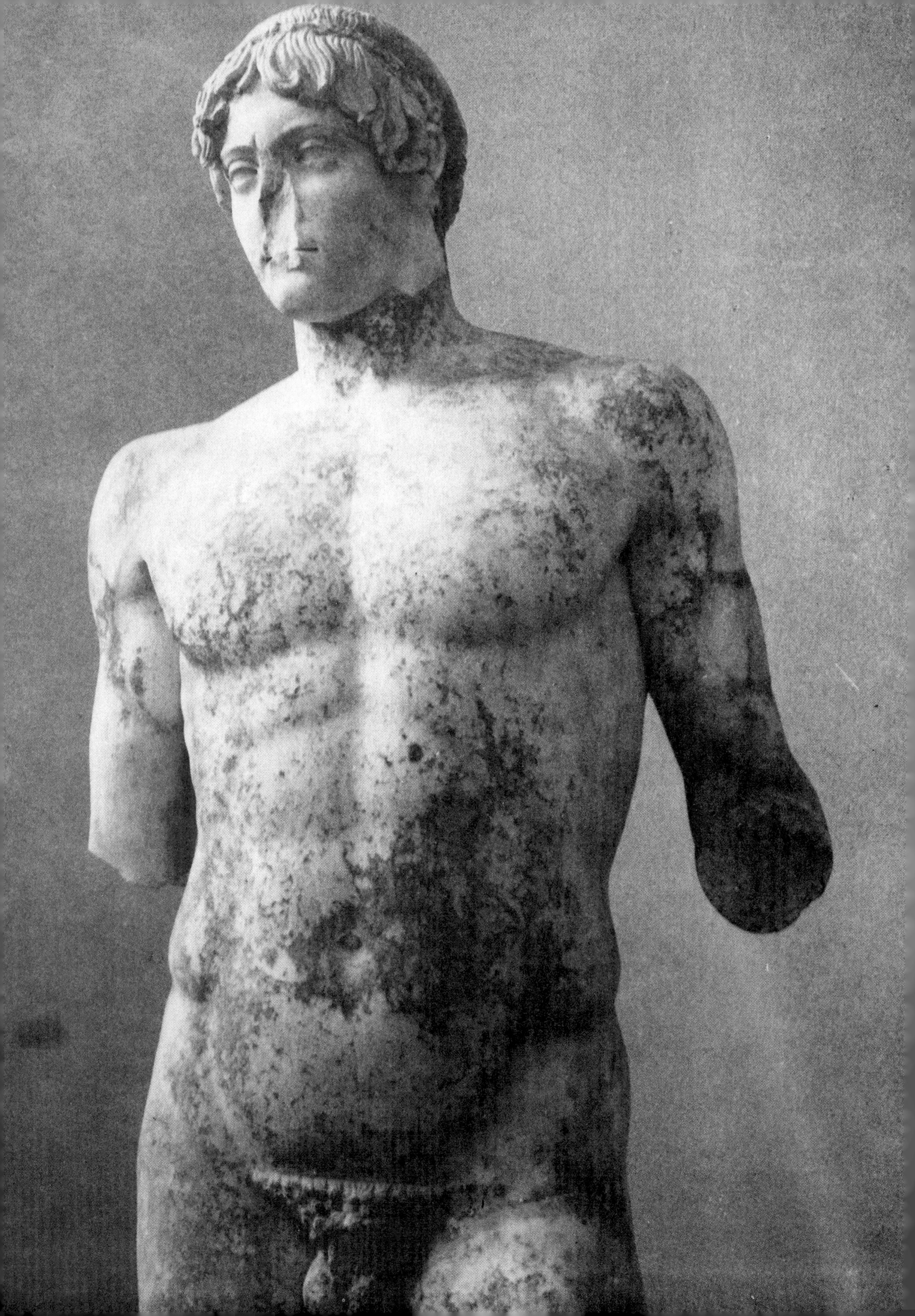

formen zu pflegen. In den Gymnasien verbanden sich körperliche Übungen in sinnvoller Weise mit dem Studium aller Wissensbereiche. Erst wenn ein Schüler durch Training Kraft und einen harmonischen Körperbau erlangt hatte, wurde er zu einem öffentlichen Amt in der Stadt zugelassen. Nach diesen Prinzipien wurde auch Hippokrates erzogen.

Abbildung 275
Linke Seite: Apoll. Diese statuarische Darstellung, der Alexikakos (Abwender des Übels) des Kalamis, wurde an der Südseite der Akropolis gefunden, die den Glück und Gesundheit spendenden Gottheiten vorbehalten war.

Die Bedeutung der Körperkultur lag aber nicht nur in der individuellen Entwicklung und in der Widerstandsfähigkeit, die sie diesem kleinen Volk gegen den äußeren Feind verlieh. Sie bildete auch ein Bindeglied zwischen den zahlreichen Einzelstaaten des damaligen Griechenland. Zunächst alle sieben, dann alle vier Jahre strömte eine beträchtliche Volksmenge aus allen Staaten von Hellas zusammen, um an den Olympischen Spielen teilzunehmen, die seit 776 v. Chr. bei Olympia in der Landschaft Elis ausgetragen wurden. Weiters gab es die Pythischen Spiele in Delphi (seit 590), die Nemeischen Spiele beim Wald von Nemea in Argolis (seit 573) oder die Spiele von Korinth (seit 582 v. Chr.). Hier wurden alle Sportarten praktiziert. Gleichzeitig fanden Malereiausstellungen sowie Wettbewerbe für Dichter und Geschichtsschreiber statt.

Das Stadion für die Läufer befand sich in der Mitte eines rechteckigen Komplexes. Dieser war im Norden durch doppelte Säulenhallen begrenzt. Auf der Südseite lagen ebenfalls Portiken, die *Xysta,* an die sich Dampfbäder, kühle Räume, Heiß- und Kaltbäder sowie in der Mitte das *Ephebeion* anschlossen. Um den Portikus erstreckten sich gedeckte Wandelgänge, in denen das Publikum und die Lehrer promenierten. Schließlich gab es stufenförmig ansteigende Tribünen, von denen aus die Masse die Wettkämpfe verfolgen konnte.

Der einfache Lauf oder *Dromos* führte einmal durch das Stadion und maß einhundertzwanzig Schritt (192,25 Meter). Beim doppelten Lauf oder *Diaulos,* der erstmals 724 v. Chr. erwähnt wird, kehrte der Läufer zum Startpunkt zurück, nachdem er an einem Pfosten mit anfeuernden Inschriften wie *Beeile dich! Wende schnell!* kehrtgemacht hatte. Die Laufstrecke maß genau 384,50 Meter. Schon im Jahr 720 v. Chr. gab es dann den Langstreckenlauf *Dolichos,* der über verschiedene Distanzen bis zu 4600 Meter gehen konnte.

Der Ringkampf wurde seit 708 v. Chr. ausgetragen. Es war ein reiner Standkampf; wer dreimal zu Boden gerissen wurde, galt als besiegt. Die Kämpfer fet-

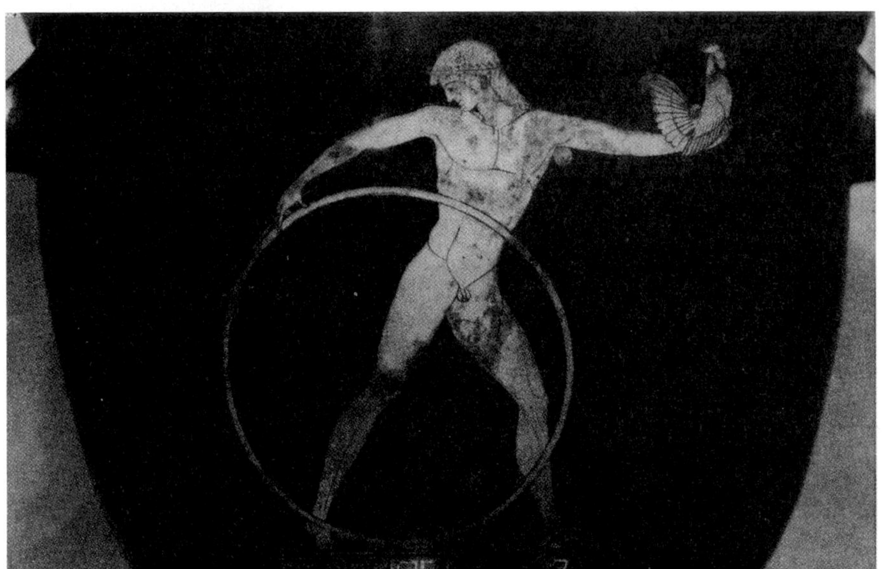

Abbildung 276
Ganymed spielt mit dem Reifen, eine der bevorzugten Übungen in den Gymnasien. Der Jüngling hält dabei einen Kampfhahn in der linken Hand.

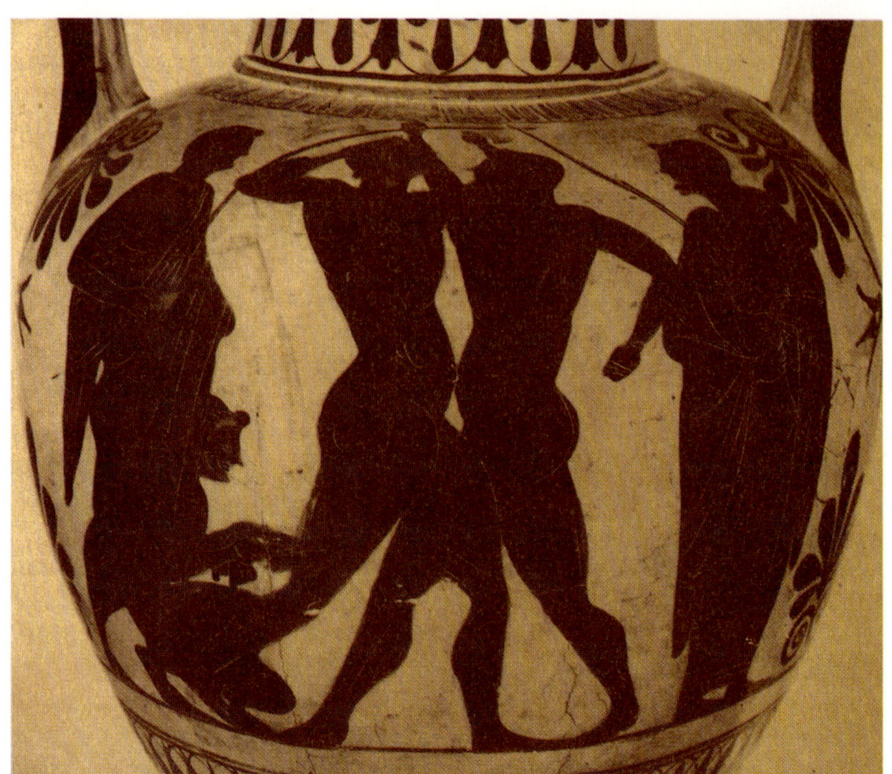

Abbildung 277
Szenen aus dem Gymnasion. Zwei Athleten im Faustkampf zwischen zwei Trainern mit ihren Stöcken. Amphora aus dem 6. Jahrhundert v. Chr.

teten sich ein, alle Kniffe wurden gutgeheißen. Der antike Ringkampf ist am ehesten dem heutigen Freistil vergleichbar.

Der Faustkampf gehört zu den ältesten sportlichen Wettkämpfen. Die Faustkämpfer waren in heroischer Zeit mit einem langen Hemd bekleidet, später erschienen sie vollkommen nackt. Sie trugen keine Handschuhe, sondern wickelten sich lediglich einen drei Meter langen schmalen Lederriemen um Handgelenk und Unterarm. Das Boxen war hart und oft brutal; viele Kämpfer erlagen ihren Verletzungen. Man kannte auch das Schattenboxen; Trainingsgeräte wie die Maisbirne und ein mit Feigenkernen, Mehl oder Sand gefüllter Sack wurden verwendet.

Das *Pankration,* das in jüngster Zeit — im Catchen — wieder zu Ehren gekommen ist, stellte eine Mischung aus Faust- und Ringkampf dar. Der Pankratiast hatte seinen Gegner kampfunfähig zu machen, wobei alle Mittel erlaubt waren. Das Pankration gehörte seit 648 v. Chr. zum Programm der Olympischen Spiele; der Pankrationsieger galt als der würdigste aller Gewinner.

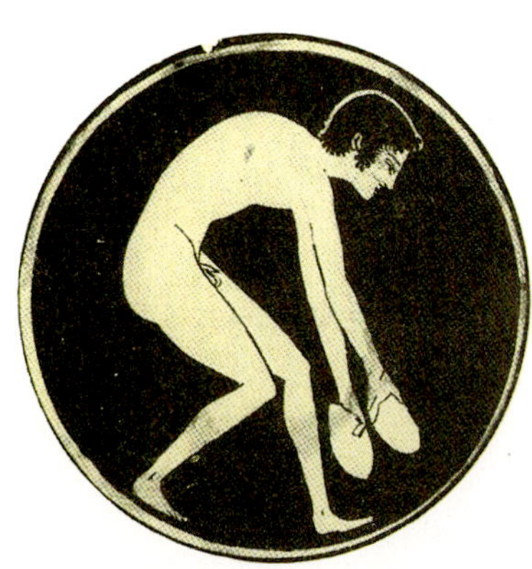

Abbildung 278
Ein Athlet hebt zwei Wuchtkolben. Dem Energidesmaler zugeschriebenes Vasenbild auf einer Trinkschale aus dem 5. Jahrhundert v. Chr.

Zum *Pentathlon* oder Fünfkampf, seit 708 v. Chr. im Programm der antiken Festspiele, gehörte neben Lauf, Ringkampf, Weitsprung und Speerwurf auch der Diskuswurf. Als Material für den Diskus wurde Stein, Holz, Kupfer oder Bronze verwendet. Der Diskuswerfer hielt die Scheibe so, daß die untere Kante in der Hand lag und von den vier Fingern umschlossen wurde, während die Oberseite vom Daumen und der Handfläche gestützt wurde. Beim Diskuswurf drehte sich der Kämpfer einmal um sich selbst oder schleuderte die Scheibe nur mit dem Unterarm, eine Technik, die der heutigen gleichkommt. Das gleiche gilt für den Speerwurf.

Die Knaben wurden auch im Fechten, in der Taktik, im Bogenschießen, im Steineschleudern und im Schwimmen unterwiesen. Der Fingerkampf bestand darin, den Gegner zu besiegen, indem man ihm einen Finger aus dem Gelenk riß oder die Hand brach. Bestimmte Kampfmittel wie Beinstellen oder Strangulation waren verboten. Die Maßnahmen zum Parieren der Schläge wurden vor Beginn des Kampfes festgelegt.

Alle athletischen und gymnastischen Übungen waren rhythmisch. Die Athleten trugen Hanteln und führten zum Klang der Flöte festgelegte Übungen aus. Der Gesang stellte eine Übung zur Kräftigung der Brust dar. Nach der Beschreibung, die Hippokrates vom Kehlkopf und von der Unterstützung der Tonbildung durch Zwerchfellstöße gibt, kann man mit Sicherheit schließen, daß es sich um einen schlanken und biegsamen Falsettgesang gehandelt hat. Deshalb legte man besonderen Wert auf die Ausbildung des Zwerchfells, auf Ruhepausen der Stimmbänder zur Vermeidung von Kehlkopfentzündungen sowie auf eine gute Entwicklung der Mund- und Gesichtsmuskulatur. Reitübungen, Spaziergänge ohne oder mit besonders warmer Kleidung, ruckartige Bewegungen des Körpers, besondere Gesten oder rhythmische Gebärden der Hand konnten die vokalen Übungen begleiten, schließlich auch Versuche im Anhalten des Atems.

Vor dem Wettkampf, der mit nacktem Körper bestritten wurde, rieben sich die Athleten mit wohlriechendem Olivenöl ein, das eine Art Schutzhaut bildete. So läßt Xenophon den Sokrates sagen: »Der eine Wohlgeruch kommt dem Manne zu, während der andere der Frau angemessen ist. Ohne Zweifel gefällt das Parfüm den Frauen, aber der Geruch des im Gymnasion verwendeten Öles möge ihnen noch mehr schmeicheln!« Die Kruste aus Staub, Sand, Schmutz und Körperschweiß wurde vor dem reinigenden Bad abgeschabt. Man gebrauchte dieses Pulver als Zaubermittel.

Dank des Schauspiels, das die Kämpfer mit ihren dauernd wechselnden Haltungen boten, machte die Medizin in der Kenntnis der Struktur des menschlichen Körpers, also in Morphologie und Anatomie, rasche Fortschritte. Die Beobachtung der Sportler sollte selbst dem großen Hippokrates bei seiner Unterscheidung der verschiedenen Temperamente eine besondere Hilfe werden. Die gymnastischen Übungen dienten der Erhaltung der gesunden Konstitution, während die Medizin im Zustand der Krankheit Abhilfe schaffen sollte. Um einen Körper von vollendeter Schönheit zu bewahren, mußte man strengen Lebensregeln folgen, sich einer Diät unterwerfen und eine hochentwickelte Körperpflege betreiben. Das Leben nach diesem umfassenden Regelwerk vermittelte dem Heranwachsenden die vollkommene Beherrschung seines Körpers. Er mußte fasten, durfte ausschließlich Fleisch und Bohnen zu sich neh-

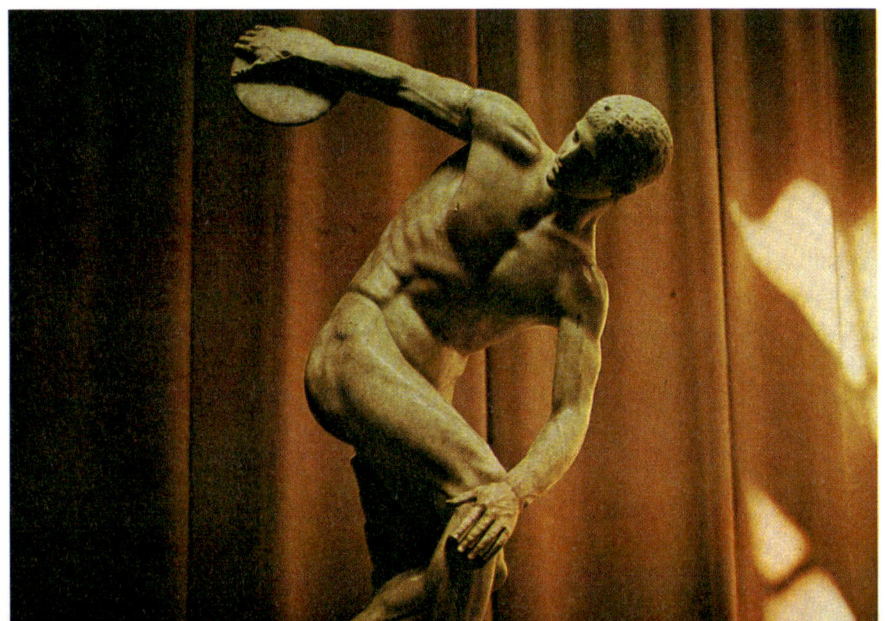

Abbildung 279
Diskobol (Diskuswerfer) des Myron. Original um 450 v. Chr.; römische Kopie, Marmor.

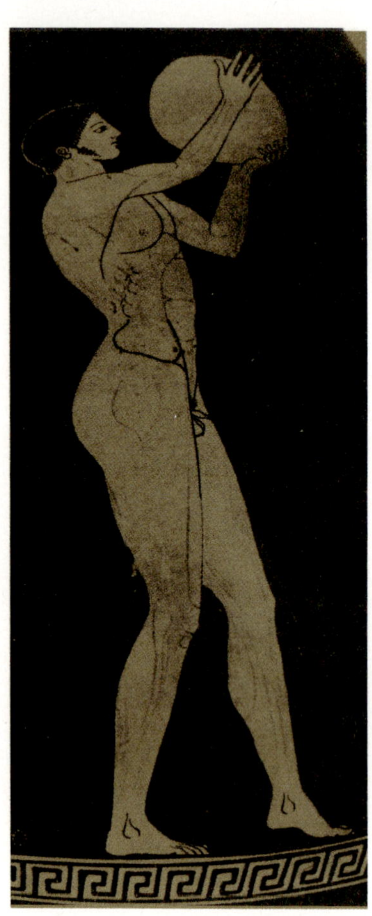

Abbildung 280
Ein Diskobol bereitet sich auf den Wurf vor. Amphora aus dem 1. Jahrhundert v. Chr.

men, mußte auf Brot verzichten und so essen, als ob es unter Zwang und ohne Appetit geschähe. Er sollte Lachen und Seufzen durch den Willen kontrollieren, seinen Atem während des Einölens anhalten und vieles andere mehr.

Auch die chirurgischen Kenntnisse entwickelten sich dank des Gymnasions. Manche Übungen waren sehr hart und hatten schwere Verletzungen sowie Frakturen aller Art zur Folge. »Zerquetschte Ohren« waren ein charakteristisches Zeichen des Ringkampfs. Es gab Verletzungen an den Augen, an der Nase, am Kinn und Zahn. Ohrenschützer sollten die Schläge auffangen. Der Kampf zwischen Pollux und Amykos, von dem Apollonios berichtet, gibt uns einen Eindruck von der Härte der Kämpfe. Der Faustkämpfer Androléon büßte die Ohren und sein Sehvermögen ein. Olympikos verlor gar die Augen, die Ohren, das Kinn, die Brauen, die Nase — und schließlich noch einen Prozeß vor Gericht, weil man sein Gesicht nicht mehr identifizieren konnte.

Alle Bediensteten des Gymnasions waren natürlich in Erster Hilfe geschult und machten sich die medizinischen Erkenntnisse nutzbar. Die Verwundeten wurden sofort an Ort und Stelle von den Gymnasten behandelt. Sie konnten Verrenkungen und Frakturen einrichten. Ferner konsolidierten sie mit Hilfe eines goldenen Fadens die bei einer Kinnverletzung durcheinandergeratenen Zähne. Da die Gymnasten sich schließlich auch um die Ernährung und die Lebensweise der Schüler kümmerten, erfüllten sie mehr oder weniger die Funktion von Ärzten und Chirurgen. Trotzdem waren sie für gewöhnlich keine ordentlichen Ärzte, denn diese übernahmen die abschließende Behandlung und wurden in besonders schweren Fällen gerufen.

Einer der berühmtesten Gymnasten war Ikkos von Tarent, der um 470 v. Chr. in Olympia tätig war. Er stellte eine Theorie über die Mäßigung bei der Ernährung auf. Platon tadelte seine Methode und behauptete, Ikkos habe sophistische Gedankengänge hinter seinen Ausführungen zu Diätetik und körperlichen Übungen versteckt.

Herodikos von Selymbria, ein Lehrer des Hippokrates und Bruder des Gorgias von Leontinoi, ging noch weiter. Er wandte erstmals die Gymnastik zur Behandlung von Krankheiten an. Da er über eine recht schwächliche Konstitution verfügte, kam Herodikos auf die Idee, sich durch sportliche Übungen zu kräftigen. Er war damit so erfolgreich, daß er ein hohes Alter erreichte. Er nannte sich seitdem Gymnast und Arzt und widmete sich der Behandlung chronischer Erkrankungen. Er ließ seine Kranken ausgedehnte Läufe unternehmen, zum Beispiel von Athen nach Megara und zurück ohne Pause. Herodikos bekämpfte die Wassersucht durch Abführmittel. Bei Brechreiz nach den Mahlzeiten wandte er lauwarme Umschläge an und klopfte den aufgeblähten Unterleib mit gefüllten Schläuchen. Hippokrates hat seine Methode abgelehnt: »Herodikos brachte die Fieberkranken durch Läufe, zahlreiche sportliche Kämpfe und Dampfbäder um. Eine schlechte Behandlung. Kämpfe, Spaziergänge, Läufe und Friktionen sind bei fieberhaften Zuständen vollkommen unangebracht. Denn dies bedeutet, das Leiden durch das Leiden zu behandeln. Bei diesen Kranken sind die Venen aufgebläht, Röte wechselt mit Fahlheit, die Gesichtshaut ist gelb; sie klagen über Rippenschmerzen, die nicht auf eine Entzündung zurückgehen...« Herodikos hat die Meinung geäußert, daß der Nahrungstransport im Körper durch sportliche Übungen reguliert werde. Hier liegt nach seiner Auffassung die Ursache für die angemessene Verteilung von Wärme und Kälte im Körper und damit letztlich für die Gesundheit. Galenus weist ebenfalls nach — wobei er sich Platons Aussagen bedient —, daß Herodikos aus Prinzip sehr ermüdende Spaziergänge befohlen hat. Er unterläßt dabei allerdings die Angabe, ob dieser Herodikos aus Leontinoi oder Selymbria stammt. Hermann Diels meint, es habe sich um den Knider gehandelt, Fuchs belegt, daß sehr wohl Herodikos von Selymbria gemeint ist; aber im Grunde ist diese Frage für uns kaum von Bedeutung.

Aristoteles schreibt, daß Herodikos tatsächlich mit seiner Methode die Leute bei Gesundheit gehalten habe, daß diese Gesundheit ihrerseits aber wiederum eine Art Krankheit darstelle. Denn die Bewahrung der Gesundheit sei nur möglich, wenn der Mensch auf alles verzichte, um dessentwillen er auf Erden weile. »Herodikos hat für sich selbst wie für seine Patienten eine niemals endende Krankheit erfunden. Sein System ist der übergroßen Besonnenheit der Natur zuwider, da jede Ausschweifung sofort eine Störung nach sich zieht. *Diese lächerliche Kunst* schenkte Herodikos ein bitteres Leben bis ins hohe Alter.« Als Bonmot ist dieser Satz genial; falls es sich aber um einen ernsten Vorwurf handelt, so irrt Aristoteles, wenn er annimmt, die strenge Beachtung der Regeln zur Erhaltung der Gesundheit sei wider die Natur. Das Ausmaß der menschlichen Vergnügungen hängt vom jeweiligen Zustand des Körpers ab. Ausschweifungen haben für einen gerade genesenen Menschen einen anderen Stellenwert als für den, der von ihnen beherrscht wird. Die Lustempfindung selbst ist bestimmten Wandlungen unterworfen. Die Bedeutung der körperlichen Ertüchtigung, so wie sie von Herodikos, Hippokrates und den Griechen überhaupt zutiefst begriffen worden ist, liegt darin, dem Menschen ein klares Bewußtsein seines körperlichen Gleichgewichts zu vermitteln. Dann aber wird ihm selbst ein Leben mit andauernden Ausschweifungen, ein Leben in Faulheit, Völlerei, Alkoholismus und mit übermäßigem Geschlechtsverkehr uner-

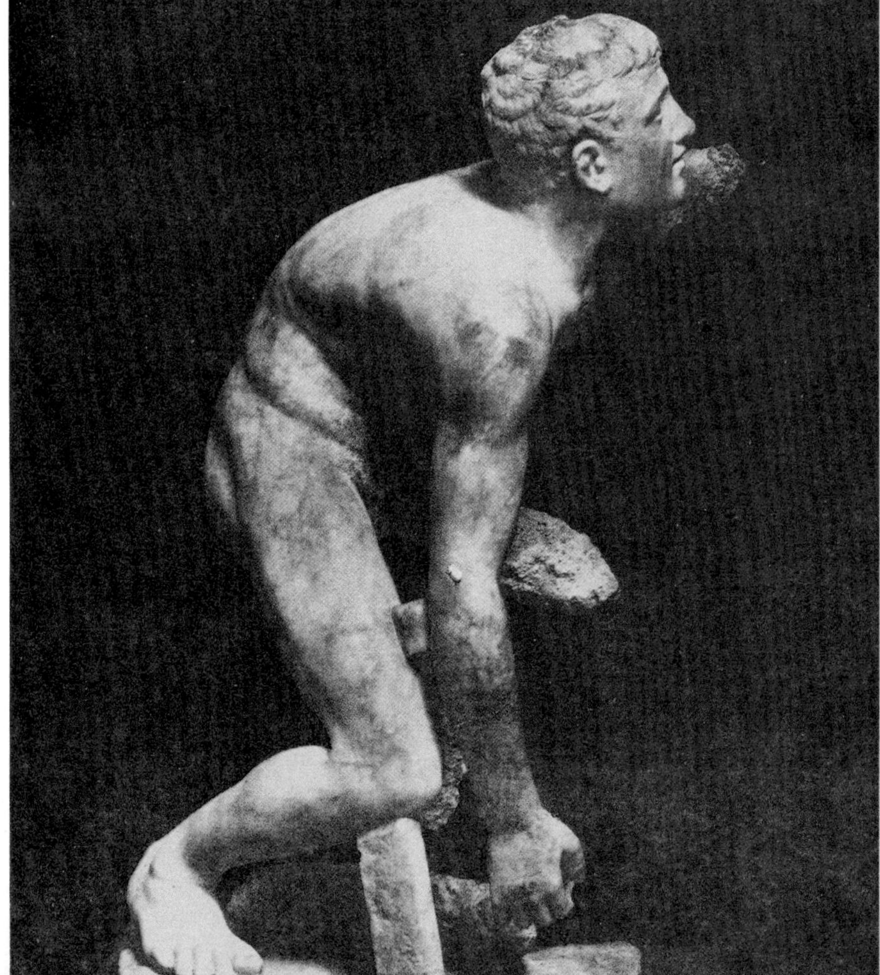

Abbildung 281
Der Diskobol verfolgt nach dem Abwurf die Flugbahn des Diskus.

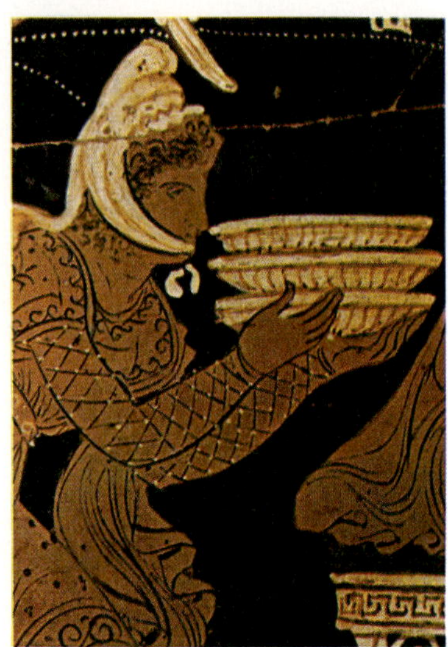

Abbildung 282
Ein Diener am Hofe des Perserkönigs Dareios trägt die Speisen auf.
Die griechischen Ärzte haben häufig sportliche Übungen als Ausgleich zu den üppigen Mahlzeiten empfohlen. Krater aus dem 4. Jahrhundert v. Chr.

Abbildung 283 (gegenüber)
Theseus, der sagenhafte König von Athen, bezwingt den marathonischen Stier. Attische Schale.

träglich. Allerdings erlaubt Hippokrates, dem kein menschliches Bedürfnis verborgen geblieben ist, von Zeit zu Zeit Exzesse auf einem der genannten Gebiete. Sie sollen dazu dienen, ab und zu »Dampf abzulassen«, wenn wir es einmal mit dieser volkstümlichen Redeweise ausdrücken wollen.

Hippokrates bezieht Krankheit und Gesundheit auf das Verhältnis der beiden gegensätzlichen Kräfte Ernährung und körperliche Beanspruchung. Wenn sich beide Kräfte im Gleichgewicht halten, so herrscht Gesundheit, wenn nicht, dann Krankheit. Doch ist dieses Gleichgewicht nur sehr schwer aufrechtzuerhalten: »Dem Menschen, der Nahrung zu sich nimmt, kann es nicht gutgehen, wenn er nicht gleichzeitig auch seinen Körper durch sportliche Ertüchtigung beansprucht. Ernährung und Sport haben gegensätzliche Qualitäten; sie tragen allerdings beide zur Erhaltung der Gesundheit bei. Man muß nicht allein ... diese Qualitäten ... kennen, sondern auch das richtige Verhältnis zwischen dem Maß an körperlicher Ertüchtigung und der Nahrungsmenge, dem Wesen des Individuums, dem Alter, der Jahreszeit, dem Wechsel der Winde, der Lage des Ortes sowie den Umständen des jeweiligen Jahres. Man soll den Auf- und Untergang der Sternbilder verfolgen, um sich vor schädlichen Ernährungsumstellungen sowie einem Übermaß an Speisen, Getränken und Einwirkungen der Winde dieser Erde zu schützen. Denn dies sind Umstände, die Krankheiten nach sich ziehen können.«

Hippokrates weist darüber hinaus darauf hin, daß er eine bedeutende Entdeckung gemacht habe: nur scheinbar bricht eine Krankheit plötzlich aus. Er selbst habe vielmehr Mittel gefunden, um eine drohende Krankheit zu entdecken und die unsichtbaren Vorgänge, deren Intensivierung den überraschenden Einbruch in den Zustand der Gesundheit bewirken, zum Stillstand zu bringen.

All denen, die zu einem unregelmäßigen Lebensstil gezwungen sind, empfiehlt Hippokrates für die Zeit zwischen dem Untergang der Pleiaden, dem nördlichen Siebengestirn im Sternbild des Stiers, und der Tagundnachtgleiche des Frühlings — für die Zeit des Winters also — folgende Lebensweise: »Treiben Sie reichlich Sport, und zwar die verschiedensten Disziplinen. Laufen Sie, wobei die Strecke allmählich zu steigern ist. Unternehmen Sie Ringkämpfe mit eingeöltem Körper, deren Dauer ebenfalls allmählich zu steigern ist. Beginnen Sie immer mit einer leichten Übung. Nach dem Sport im Gymnasion ist ein schneller Spaziergang zu empfehlen. Gehen Sie langsam, wenn es heiß ist und Sie gerade zu Mittag gegessen haben. Am frühen Morgen können Sie ausgedehnte Spaziergänge unternehmen. Man beginnt mit ruhigem Schritt, beschleunigt dann den Gang und geht zum Schluß wieder langsamer. Man schläft besser auf einem harten Bett. Ferner soll man Märsche und Läufe während der Nacht unternehmen. Denn alles dies führt zu einer gesunden Erhitzung und Erschöpfung. Man reibe sich reichlich mit Öl ein. Wenn man sich nach sportlichen Übungen in der Palästra waschen will, so benutze man kaltes Wasser. Nach allen anderen Sportarten ist jedoch warmes Wasser zu empfehlen. Während dieser Jahreszeit sollte man öfter den Beischlaf praktizieren, und zwar sollten dies Männer von einem gewissen Alter an häufiger tun als jüngere Männer.«

Für andere Umstände und andere Jahreszeiten faßt Hippokrates auch andere sportliche Übungen ins Auge. Nacheinander zählt er die neun Fälle auf, in denen sportliche Übungen die Nahrungsaufnahme ausgleichen, dann die sechs Fälle, wo dem nicht so ist. In mehreren seiner Abhandlungen hat Hippokrates der Ausübung der Gymnastik zahlreiche Seiten gewidmet. Für ihn bildet die

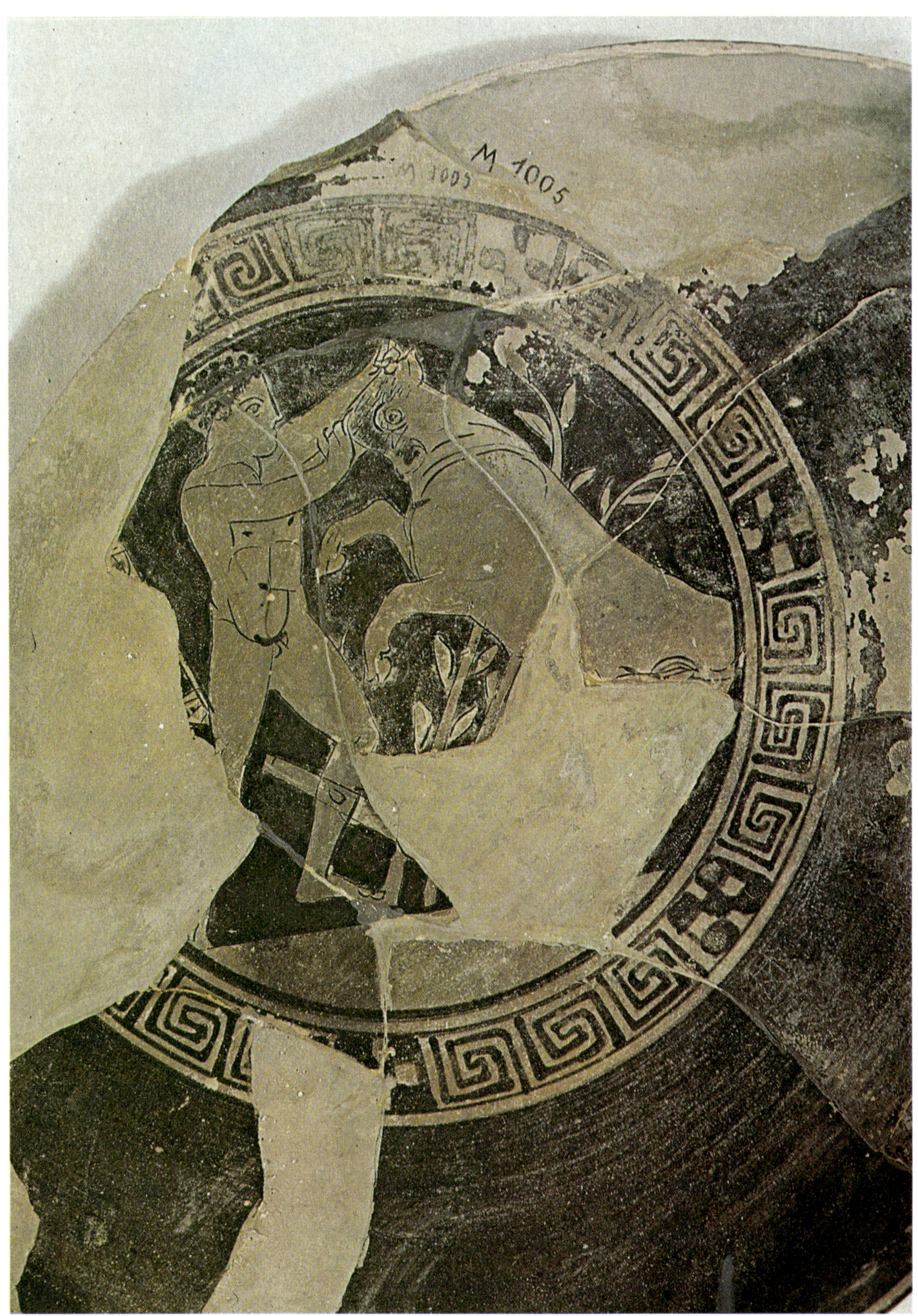
M 1005

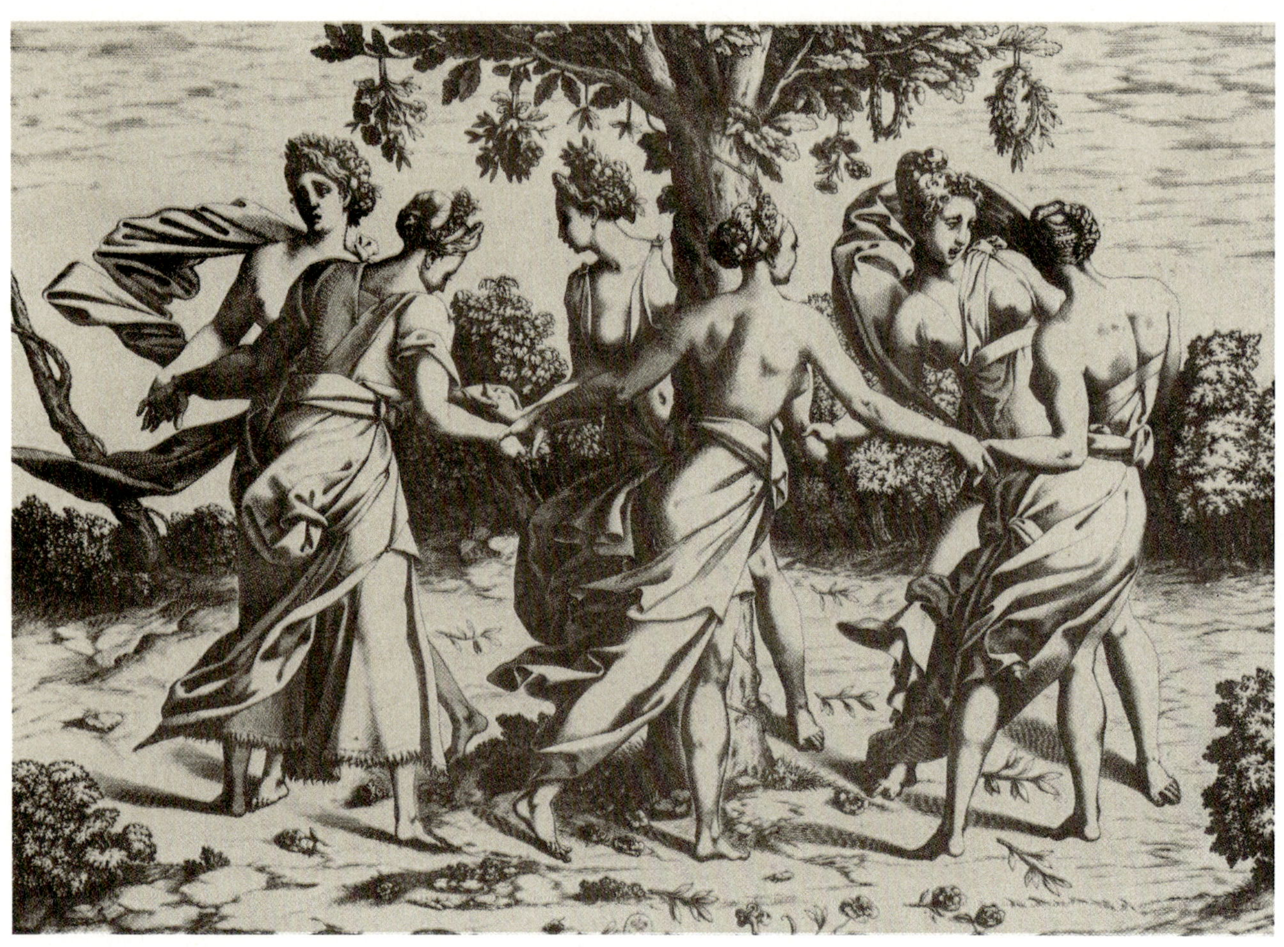

Abbildung 284
Die Mänaden tragen für gewöhnlich Kronen aus Efeu oder Eichenlaub. Entgegen der landläufigen Meinung haben sie über eine beträchtliche Körperkraft verfügt. Ihr Körperbau erinnert an die einseitige, übertriebene Muskelbildung bei Sportlern, die bereits von den griechischen Ärzten getadelt worden ist. Stich aus dem 16. Jahrhundert nach Rosso Fiorentino.

sportliche Betätigung eine der wesentlichen Grundlagen der Therapie wie der vorbeugenden Gesundheitspflege.

In jedem Gymnasion gab es einen Leiter, den Gymnasiarchen oder *Palaistrophylax,* der das Sportwesen der Gesunden beaufsichtigte. Gymnasten kümmerten sich um die Kranken und verordneten Heilmittel. Eine untergeordnete Funktion erfüllten die *Aleìptaï.* Sie nahmen Ölungen und Aderlässe vor, verabreichten Bäder und verbanden die Wunden. Die Knaben wurden durch Gymnasten unterwiesen, die in privaten oder staatlichen Diensten standen. Die beiden Gymnastiklehrer von Teos erhielten 500 Drachmen jährlich. In Athen wählte die Volksversammlung den Vorsteher der Gymnopedien, der seinerseits zwei Vorturner und vier Waffenmeister für die Epheben ernannte. Schließlich gab es noch einen Aufseher, der für Disziplin zu sorgen hatte.

Wir stellen also fest, daß die Körperkultur im griechischen Leben einen hohen Stellenwert hatte. Leider trat allmählich eine durch Eigenbrötelei und Prestigesucht charakterisierte Mentalität an die Stelle der Idee von der überstaatlichen Zusammenarbeit bei den Olympischen Spielen. Um einen Sieg nach Hause zu tragen, stachelte man den Ehrgeiz der Schüler an und spezialisierte sie auf eine Sportart. So wandelte sich die Gymnastik zur Athletik, deren Motive mit der körperlichen und sittlichen Schönheit nichts mehr zu tun hatten. Körperpartien wurden einseitig und übertrieben ausgeformt, bei den Läufern die Schenkel und bei den Faustkämpfern die Schultern. Unaufhörliche Schmeicheleien trieben die jungen Menschen an. Dennoch erhoben sich Schriftsteller und

Philosophen gegen den übersteigerten Kult um den Athleten und seine Muskeln. Als einer der ersten äußerte Xenophanes von Kolophon ätzende Kritik. Euripides wird im *Autolykos* nicht weniger deutlich als Xenophanes: »Obwohl in Hellas Nichtsnutze ohne Zahl herumlaufen, gibt es doch nichts Ärgeres als die Bande der Athleten.« Isokrates beklagt sich, daß man die Athleten mehr feiere als die Helden des Geistes. Xenophanes läßt Sokrates sagen: »Soll ich sportliche Übungen betreiben und riskieren, so auszusehen wie die Läufer, die dicke Schenkel und magere Schultern haben? Oder wie die Ringer, deren Schultern immer breiter und deren Schenkel immer dünner werden?« Schließlich die Meinung des Hippokrates, der sicher am meisten um den Nutzen des Gymnasions wußte: »Was versteht man heute unter dem Gymnasion und der dort praktizierten Kunst der Kindererziehung? Man lernt dort, wie man gesetzeskonform einen Meineid schwört. Man lernt, sich legal ungerecht zu verhalten, zu täuschen, zu stehlen, zu rauben, mit Gewalt das Schönste und das Häßlichste an sich zu reißen. Derjenige, der dies nicht mitmacht, gilt als schlecht. Der, der alles mitmacht, ist gut. Dort zeigt sich die Unvernunft des Pöbels. Man kommt als Zuschauer, wählt aus allen Sportlern einen als besonders gut aus, und gleich gelten die übrigen als schlecht. Viele sind begeisterte Anhänger, aber nur wenige verstehen etwas von der Sache.« Genau wie heute galten bisweilen die Gewinnsucht der Trainer und der Chauvinismus des Sieges um jeden Preis mehr als die vernünftigsten Prinzipien. Gegen Ende des 2. Jahrhunderts v. Chr. war die Gymnastik schon lange in Verfall geraten, wie der Traktat des Philostratos von Lemnos *Über die Gymnastik* beweist, der eine Apologie dieser Wissenschaft zum Inhalt hat.

Im 6. vorchristlichen Jahrhundert fanden somit drei Elemente zur Ausbildung der Medizin zusammen: die Forschungsarbeit der Naturphilosophen, die Heilkunst der Asklepiaden und die Gesundheitspflege in den Gymnasien. Die Gymnasien förderten die Kenntnis der menschlichen Anatomie und führten zur

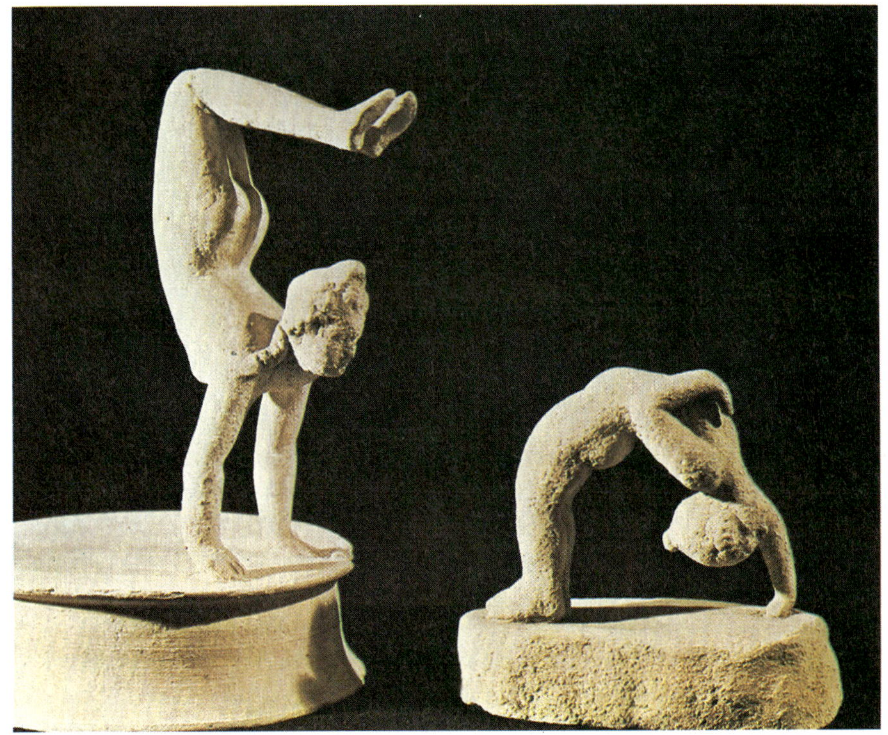

Abbildung 285
Mit voller Berechtigung hat Hippokrates die Bedeutung der Gymnastik für die Erhaltung der Gesundheit hervorgehoben. Sie war, wie diese beiden Figürchen zeigen, nicht ausschließlich den Männern vorbehalten.

Eingliederung der Körperkultur in die medizinische Wissenschaft. Dank ihrer geheimen Satzungen bewahrten die Asklepiaden ihre medizinischen Errungenschaften. Sie bauten ihren Wissensschatz zugunsten ihrer Kaste aus und gaben ihn in der Folgezeit an die medizinischen Schulen und klinischen Zentren Griechenlands weiter.

Die wirklichen Begründer der Medizin allerdings waren die Philosophen des 7. und 6. vorchristlichen Jahrhunderts. Vor ihnen beruhte die Heilkunst nur auf vereinzelten, rein empirischen Untersuchungen, wobei es um die sofortige Linderung der Beschwerden von Kranken und Verwundeten ging. Versuche und Beobachtungen waren an kein Gesetz gebunden. Mit der Entwicklung der griechischen Kultur konnte dieser primitive Empirismus jedoch nicht mehr befriedigen. Grundsätzliche Fragen stellten sich: Woher kommt der Mensch? Die evolutionistischen Theorien Anaximenes' und Anaximanders gaben eine Antwort auf diese Frage. Welchen Platz nimmt der Mensch innerhalb der Welt ein? Man mußte sich mit dem Bau des Universums beschäftigen, feststellen, daß der Mensch eine unerklärliche und in ihrer Genese einzigartige Schöpfung darstellt. Man wollte wissen, ob die Erde den Mittelpunkt des Weltalls bildet. Die Astronomen gaben mit der Entdeckung der Sphärensysteme und der Sonne als Weltmittelpunkt eine Antwort. Sind bestimmte Phänomene dieser Welt wie Landplagen, Hagel, Regen, Epidemien und schwere Krankheiten als Manifestationen der Götter anzusehen? Anaximander führte Hagel und Regen auf die Verdichtung der Dämpfe zurück. Demokrit wandte seine atomistische Vorstellung von der Materie auch auf Seuchen an. Woraus besteht der menschliche Körper? Ist ihm eine besondere Natur zu eigen? Sind die Organe voneinander isoliert? Die Philosophen antworteten, daß ein oder vier Elemente sich in allen Dingen befinden und eine Einheit bilden, mit der alle organischen Phänomene in Zusammenhang stehen. Sie führten aus, daß der Mensch aus Wasser, Erde, Luft und Feuer zusammengesetzt ist. Wie sind die menschlichen Funktionen zu erklären? Als permanenter Austausch von Wärme und Kälte, Trockenheit und Feuchtigkeit. Was bedeutet Gesundheit, was Krankheit? »Das Bemühen, einen physischen Gleichgewichtszustand zu erreichen«, sagt Alkmaion. Was heißt Leben, was Tod? Es gibt weder Leben noch Tod, sondern nur die andauernde Bewegung der Elemente. Sie verbinden sich nach Maßen und lösen sich wieder nach Maßen. Existiert somit nichts Festes, ist den einzelnen Gegenständen kein Sein zu eigen? Pythagoras und Heraklit zeigen auf, daß allein den Beziehungen zwischen den Dingen wie etwa den Zahlen Seinscharakter zukommt und daß kein Gegenstand so ist, wie er zu sein scheint, sondern vielmehr seinen eigenen Widerspruch in sich trägt.

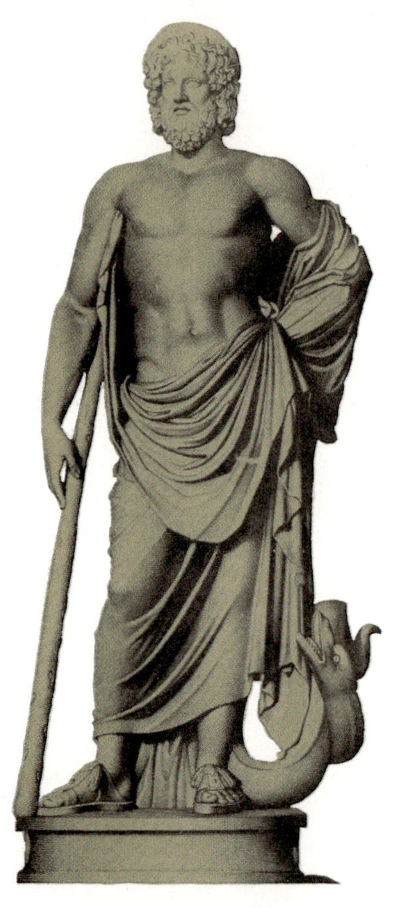

Abbildung 286
Die Asklepios-Heiligtümer haben wesentlich zur Entstehung der Medizin mit beigetragen. Dieser Stich aus dem 19. Jahrhundert gibt eine antike Asklepios-Statue wieder.

Damit erweisen sich die Vorsokratiker von Thales bis Demokrit als tatsächliche Begründer der Medizin. Man geht sicher am Kern der Sache vorbei, wenn man ihre Erkenntnisse vernachlässigt und darauf verweist, daß sie sich nicht ausschließlich mit Medizin beschäftigt, sondern die Erforschung des Menschen unlösbar mit der des gesamten Kosmos verknüpft haben. Ohne die Vorsokratiker wäre die Medizin wie in Ägypten eine ausschließlich praktische Wissenschaft geblieben, eine Sammlung von Heilvorschriften, die im Laufe der Zeit immer mehr erweitert worden ist. Ohne die Kenntnis der frühen Philosophen könnte man die Bedeutung bestimmter hippokratischer Texte wie etwa des folgenden nicht ermessen: »Die Dinge werden ebenso wie der Mensch und die Tiere auf der Oberfläche der Erde von einer kreisförmigen Bewegung mit-

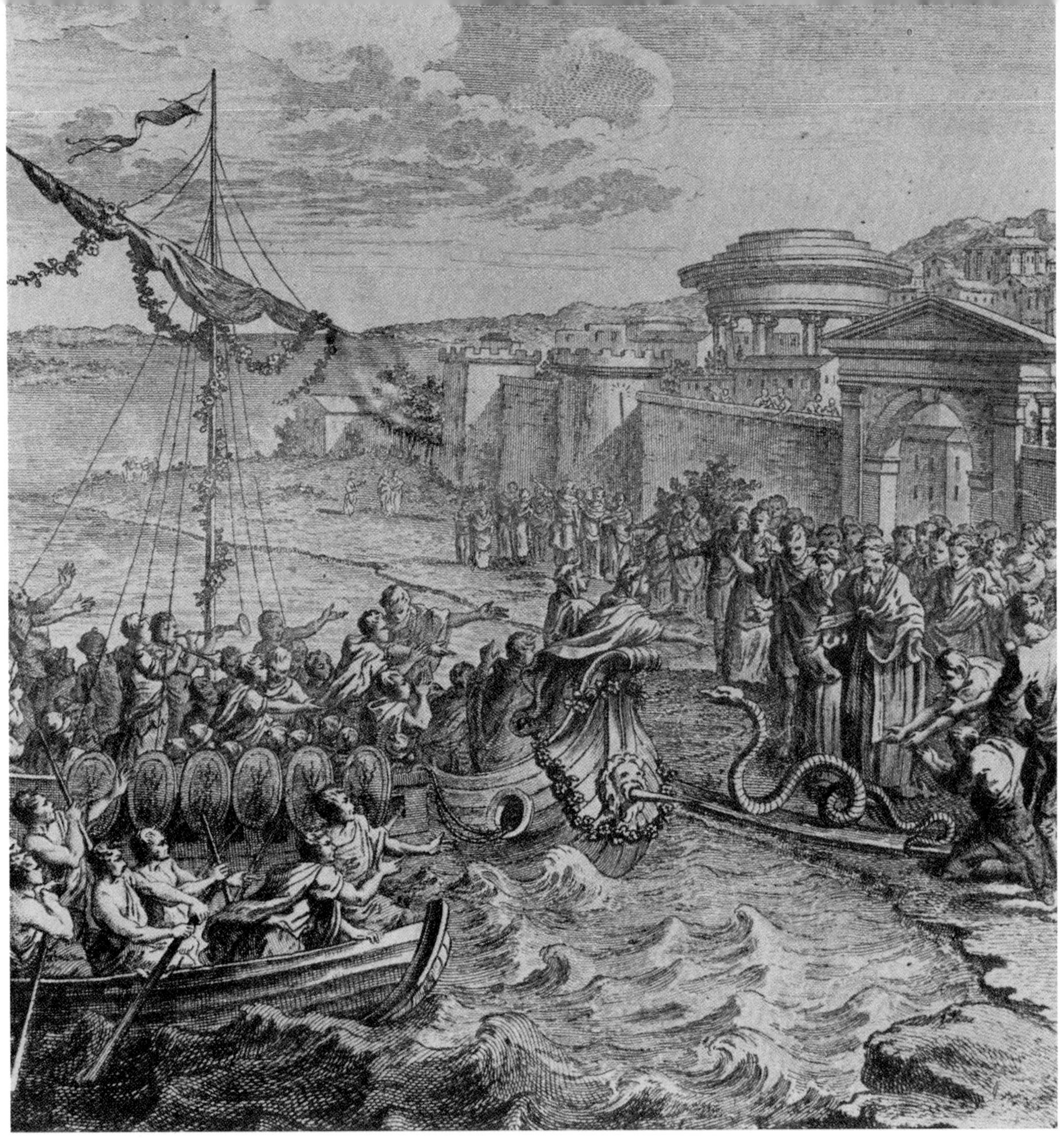

gerissen. Gleichzeitig erfüllt aber ein jedes seine jeweilige Bestimmung, indem es durch die Organe das Trockene in Feuchtes und das Feuchte in Trockenes verwandelt.«

Die Naturphilosophen haben vier grundlegende Vorstellungen entwickelt, die der griechischen Medizin und der Lehre des Hippokrates zugrunde liegen. Die erste ist der Hylozoismus, dem zufolge es keinen Unterschied zwischen den Körpern ohne Lebensäußerung und den lebenden Körpern gibt. Diese Lehre erlaubt die Anwendung des physikalischen Verständnisses der Materie auf die Physiologie. Nach der zweiten grundlegenden Vorstellung ist die Welt aus vier Elementen zusammengesetzt. Daraus geht die Lehre von den vier Temperamenten und den vier Körpersäften hervor. Drittens wird die Welt als dauernder Austausch von Aktion und Reaktion begriffen. Daraus ergibt sich eine Entsprechung zwischen dem Menschen und dem Universum. Nach der vierten Vorstellung schließlich »entwickelt sich alles in der Zeit«. Daran schließt sich die hippokratische Prognostik an, die Lehre von der Entfaltung der Krankheit in der Zeit.

Abbildung 287
Der Sage nach soll Asklepios bei seiner Reinkarnation die Gestalt einer Schlange angenommen haben, als sein Kult im Jahre 293 v. Chr. nach Rom übertragen wurde. Stich aus dem 18. Jahrhundert.

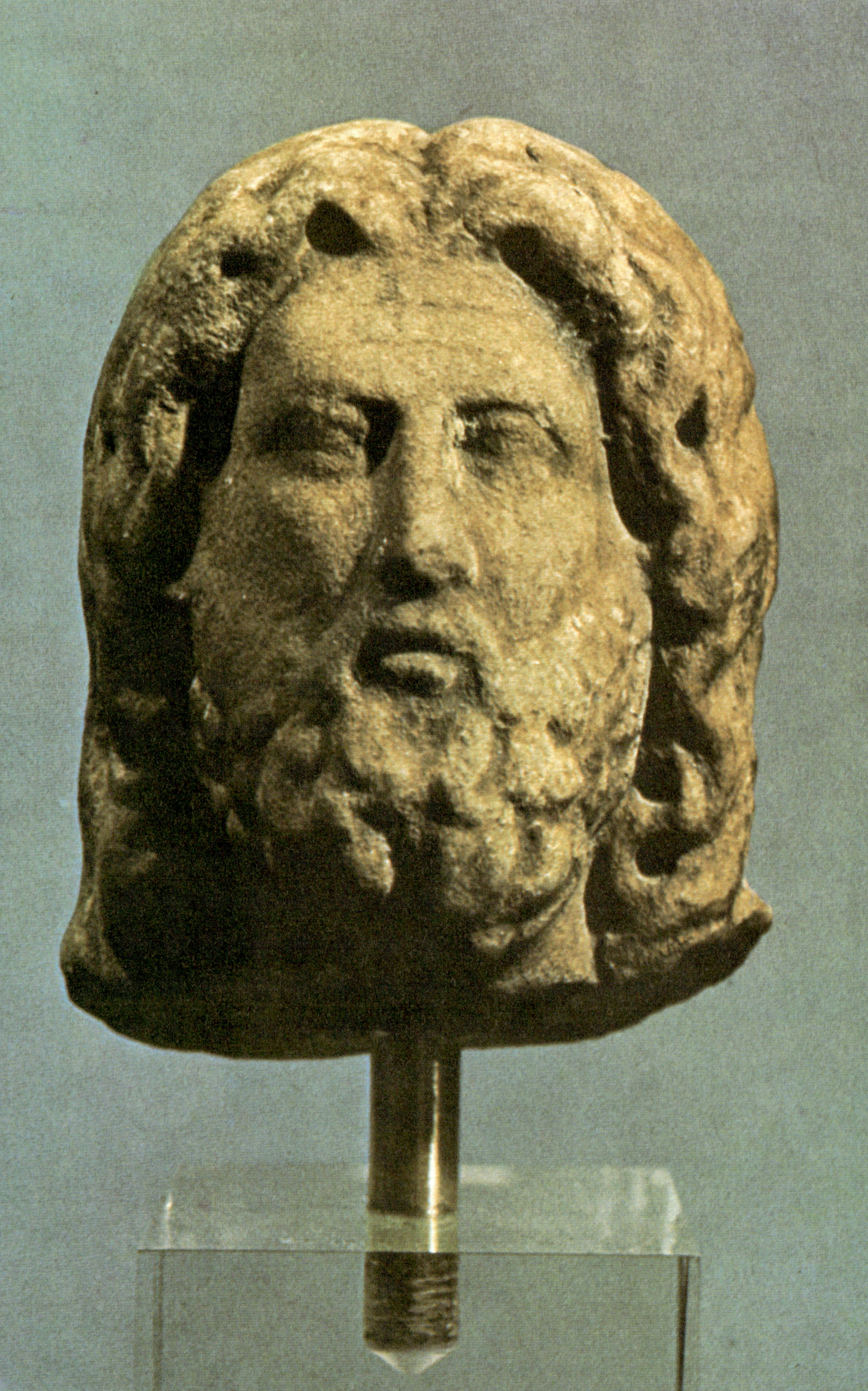

Hippokrates: Mutmaßungen über seinen Lebenslauf

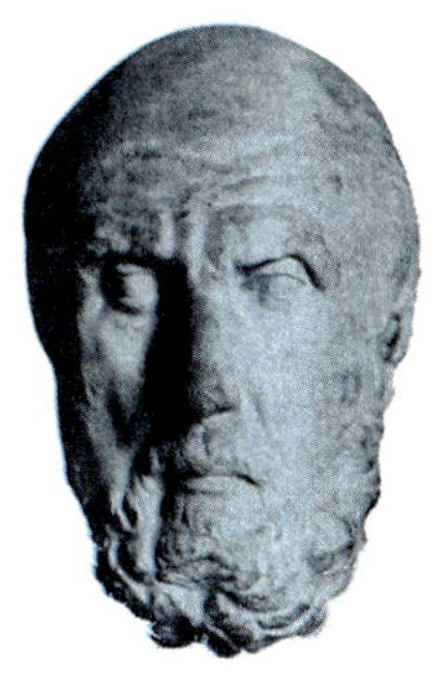

Abbildung 289
Hippokrates

Hippokrates soll im Jahre 460 v. Chr. auf der Insel Kos geboren worden sein, einem kleinen, zum Dodekanes gehörenden griechischen Territorium in der Nähe der kleinasiatischen Küste und der Stadt Knidos. Im Mittelalter wurde Hippokrates als »Vater der Medizin« angesehen. Aristoteles nannte ihn »den Großen«, Apollonius »den Göttlichen« und Galen »den bewundernswürdigen Erfinder alles Schönen«.

Bis zum 19. Jahrhundert war Hippokrates der berühmteste Mediziner überhaupt. Seine tatsächlichen oder apokryphen Schriften regen bis heute auf die griechische Literatur spezialisierte Altphilologen und Medizinhistoriker zu Forschungsarbeiten an. So konnte Théodore Vetter eine Sammlung anlegen, die bislang mehr als vierhundert Wiederveröffentlichungen der Werke des Hippokrates umfaßt sowie seine Lehre betreffende Studien, die im 18. Jahrhundert in Europa erschienen sind.

Dem Arzt, Philosophen und Sprachwissenschaftler Émile Littré verdanken wir eine auch im deutschen Sprachraum grundlegende Übersetzung des *Corpus Hippocraticum* samt kritischem Apparat. In diesem Corpus finden sich neben den Schriften des Hippokrates die seiner Söhne, seines Schwiegersohnes und seiner Schüler. Littré hat bereits den Versuch unternommen, deren Anteil von dem Werk der Vorgänger in der Schule von Knidos zu scheiden. Littrés und Darembergs Übersetzungen werden zur Zeit von Philologen einer Revision unterzogen. Viele Punkte bedürfen noch einer Erhellung. Das gleichermaßen durch Realität und Mythos geprägte Bild des Hippokrates sollte als Symbol fortbestehen. Sein berühmter Eid, den noch immer viele zeitgenössische Ärzte schwören müssen, hat mit Sicherheit an Aktualität verloren. Seine allgemeinen Prinzipien jedoch legen nach wie vor Zeugnis ab von der hohen Berufung des Arztes.

Der Eid des Hippokrates

»Ich schwöre bei Apollon, dem Arzt, und Asklepios und Hygieia und Panakeia und allen Göttern und Göttinnen, die ich zu Zeugen anrufe, daß ich diesen Eid und diese Verpflichtung nach bestem Wissen und Können erfüllen werde.

Ich schwöre, den, der mich diese Kunst gelehrt hat, gleich meinen Eltern zu ehren und ihm Anteil an meinem Lebensunterhalt zu geben, und wenn er in Schulden geraten sollte, ihn zu unterstützen und seine Söhne meinen Brüdern gleich zu halten und sie diese Kunst zu lehren, falls sie den Wunsch haben sollten, sie zu erlernen, und zwar ohne jede Vergütung und ohne jede schriftliche Verpflichtung. Und an Vorschriften, am Vortrag und an allen sonstigen Belehrungen werde ich meine Söhne und die meines Lehrers teilnehmen lassen, wie auch die mit mir eingeschriebenen Jünger der Kunst, die durch den ärztlichen Eid gebunden sind, aber niemanden sonst.

Und ich werde meine Verordnungen nach bestem Wissen und Können zum Heile der Kranken treffen, nie zu ihrem Verderben oder Schaden.

Ich werde auch nie jemandem eine Arznei geben, die den Tod herbeiführt,

Abbildung 288 (gegenüber)
Hippokrates, der berühmteste Arzt aller Zeiten. Kopf einer Marmorstatuette, Ephesos, 1. Jahrhundert v. Chr.

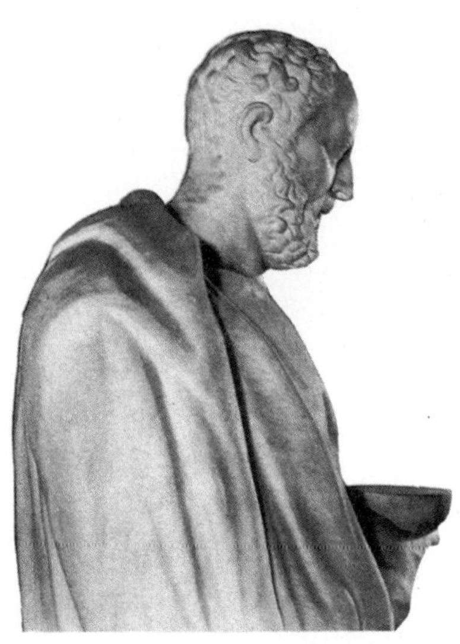

Abbildung 290
Porträtbüste des Hippokrates.

auch nicht, wenn ich darum gebeten werde, und auch nie einen Rat in dieser Richtung erteilen. Ich werde keiner Frau ein Mittel zur Vernichtung keimenden Lebens geben.

Ich werde mein Leben und meine Kunst stets lauter und rein bewahren. In welche Häuser ich auch gehe, ich werde es nur zum Wohle der Kranken tun. Ich werde mich jeglicher eigennützigen und verderblichen Handlung enthalten. Ich werde vor allem niemals eine Frau oder einen Knaben verführen, handle es sich nun um Freie oder Sklaven.

Was ich in meiner Praxis sehe und höre und außerhalb dieser im Verkehr mit Menschen erfahre, was niemals anderen Menschen mitgeteilt werden darf, darüber werde ich schweigen in der Überzeugung, daß man solche Dinge stets geheimhalten muß.

Wenn ich nun diesen Eid treu halte und nicht entweihe, dann möge mir in meinem Leben und meiner Kunst Segen und Erfolg beschieden sein, und ich möge bei allen Menschen zu jeder Zeit in hoher Achtung stehen. Wenn ich ihn aber verletze und eidbrüchig werde, dann möge mich das Gegenteil hiervon treffen.«

Nach der Überlieferung soll Hippokrates vier Jahre lang gleichzeitig religiöse und weltliche Studien betrieben haben. Am Ende dieses Zeitraumes, im Alter von siebzehn Jahren, wußte er alles, was damals im Unterricht vermittelt wurde. Er beschloß deshalb, den Bereich seiner Kenntnisse noch mehr auszuweiten. Er fuhr nach Ägypten, wo er angeblich drei Jahre lang blieb. Er ging nach Memphis und nach Kanopus, wo sich das größte Heiligtum des Heilgottes Serapis befand. Dort bildete er sich durch Beobachtung und die Lektüre von Fachliteratur weiter. Wie angeblich auch Pythagoras wurde Hippokrates in die Weisheiten der Priester und den Wissensschatz der Schreiber eingeweiht. Er konnte Patienten untersuchen, die an exotischen Krankheiten litten und Gesundheitsschäden aufwiesen, die in Griechenland völlig unbekannt waren. Durch die Berührung mit der von den Priestern ausgeübten Medizin Ägyptens soll Hippokrates ferner vertiefte Kenntnisse auf dem Gebiet der Traumdeutung erworben haben. In seinem Traktat *Über die Träume,* der auch der Schule von Kos zugeschrieben werden könnte, hat Hippokrates bemerkenswerterweise der Psychoanalyse einen gewissen Platz eingeräumt.

Man kann die Persönlichkeit des Hippokrates eher zu erahnen versuchen, wenn man sich mit seinem Denken beschäftigt, als wenn man sklavisch Fakten zu einem System zusammenzufügen bemüht ist. Man muß allerdings sein eigenes Denken dauernd hinterfragen. Wie ein Seefahrer der Antike, der sein Schiff durch eine enge Fahrrinne zwischen Klippen und Untiefen steuert, bewegt man sich auf dem unsicheren Fluß der Gedanken weiter, nicht auf dem festen Terrain gesicherten Wissens. Ähnlich den Helden des Odysseus, die zwischen den beiden Meerungeheuern Skylla und Charybdis hindurchfahren mußten, wagt sich der moderne Forscher zwischen dem Schlund der Leichtgläubigkeit und den Klippen des Skeptizismus auf den wildbewegten Wogen des historischen und wissenschaftlichen Zweifels vor. In einer Nacht voller Dunkelheit kann er den wirklichen, den historischen Hippokrates kaum ausmachen. Sein Lehrgebäude jedoch weist ihm wie ein Sternbild den Weg. Das Leben des großen Arztes mit seinen vielen Ereignissen gewinnt erst dann Gestalt, wenn man sein Denken als Gußform für eine entsprechende Rekonstruktion heranzieht.

Abbildung 291 (gegenüber) Die Allegorie der Natur krönt eine Denkmalbüste des Hippokrates. Stich aus dem 19. Jahrhundert.

Nachdem Hippokrates auf dem Seeweg aus Ägypten nach Kos zurückgekehrt war, soll er ein von dieser Insel stammendes Mädchen geheiratet

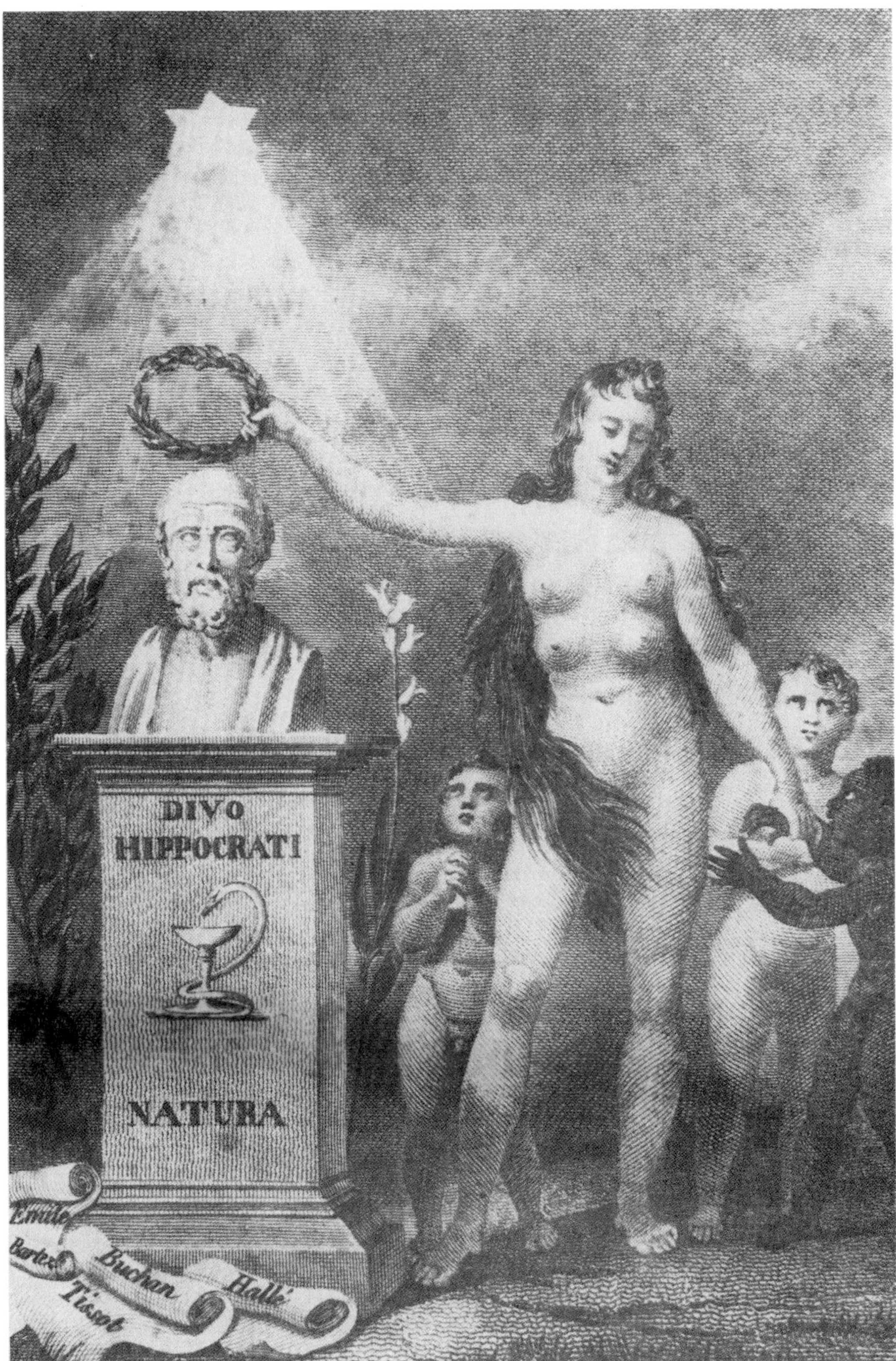
DIVO
HIPPOCRATI
NATURA
Emile
Bartez
Buchan
Hallé
Tissot

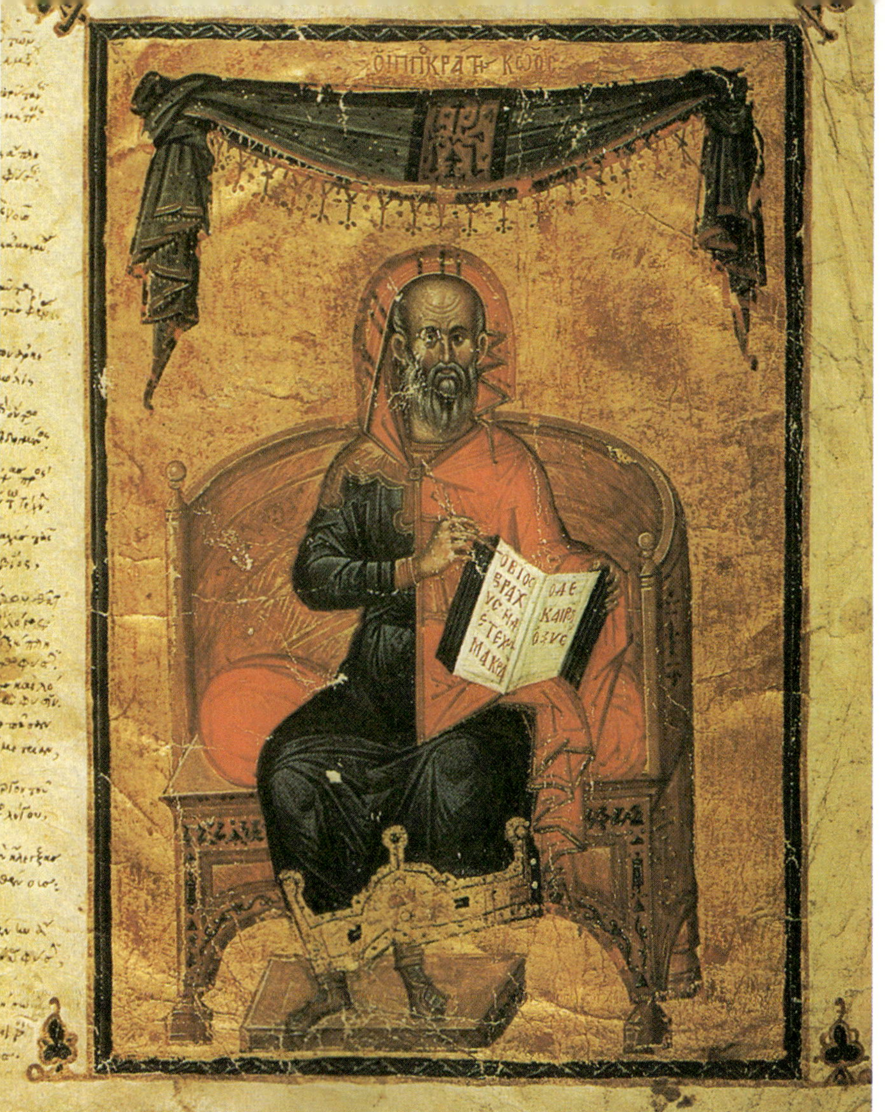

Abbildung 292
Hippokrates. Miniatur in einer byzantinischen Handschrift aus dem 14. Jahrhundert.

haben. Sie hat ihm zumindest drei Kinder geboren, deren Namen uns überliefert sind. In dieser Zeit widmete sich Hippokrates der weiteren Entfaltung der medizinischen Schule von Kos. Danach unternahm er erneute Studienreisen. Er arbeitete als praktizierender Arzt auf den Inseln des Ägäischen Meeres, auf Rhodos, Knidos und Delos, sowie in Thessalien.

Es war also schon damals ähnlich wie heute. Auch wir modernen Ärzte haben oftmals kein Sitzfleisch, fahren zu Kongressen oder unternehmen Forschungsreisen. Der Mediziner will sich immer weiterbilden. Vor allem aber überkommt ihn von Zeit zu Zeit das Bedürfnis, die Zwänge und die Eintönigkeit der beruflichen Praxis einmal wenigstens für ein paar Tage hinter sich zu lassen.

Als Hippokrates sich im Jahre 429 v. Chr. auf dem Rückweg nach Kos befand, brach in Athen eine Pestepidemie aus, die in die Geschichte eingegangen ist. Nach den Angaben der Historiker raffte die Pest fünfzigtausend Menschen, darunter auch Perikles, hinweg. Die Straßen waren voll von Toten und Sterbenden. Man hat die Annahme geäußert, daß Hippokrates sich zu diesem Zeitpunkt gerade in Athen aufgehalten habe. Thukydides erwähnt nichts davon. Wir wissen also nicht, ob Hippokrates derjenige war, der die Athener veranlaßt hat, an allen Kreuzungen und in den Straßen gewaltige Scheiterhaufen aus Holz und wohlriechenden Pflanzen anzuzünden. Jedenfalls wurde die

Epidemie gebannt. Entweder setzten die Feuer die Ansteckungsgefahr herab, indem sie die Menschen voneinander isolierten, oder sie hatten eine reinigende Wirkung auf die Luft. Möglicherweise ist die Epidemie aber auch auf ganz natürlichem Wege abgeklungen.

Hippokrates wurde allmählich überall berühmt. Die Sage neigt dazu, alle berühmten Persönlichkeiten in einen Zusammenhang mit bedeutenden Herrschern zu bringen. So ist auch von Hippokrates eine hübsche orientalische Geschichte überliefert. König Perdikkas II. von Makedonien litt an einer schweren Krankheit. Die nicht besonders fähigen makedonischen Ärzte erklärten ihn für unheilbar. Darauf ließ der Herrscher Hippokrates herbeirufen. Als dieser am königlichen Hofe eintraf, hatte sich bereits ein hervorragender Kollege, Euryphon von der rivalisierenden Knidischen Schule, um den Kranken bemüht. Euryphon hatte eine ausschließlich somatische Behandlung vorgenommen, was sich jedoch als erfolglos erwies. Hippokrates untersuchte den König, führte mit Perdikkas ein offenes Gespräch unter vier Augen und deutete vielleicht auch seine Träume. Dann erklärte er dem Herrscher, daß seine durch Apathie charakterisierte Krankheit ihre Ursache in der »verdrängten« Liebe zur schönen Phila, der Konkubine seines Vaters, habe. Zunächst war der König wütend über diese Enthüllung; allmählich aber ließ seine aggressive Reaktion nach, denn er erkannte die Richtigkeit der Worte des Hippokrates. Perdikkas befriedigte seine Leidenschaft und wurde gesund.

Die gleichzeitige Anwesenheit von Hippokrates und Euryphon am Krankenbett des makedonischen Königs ist ein Symbol für den methodischen Antago-

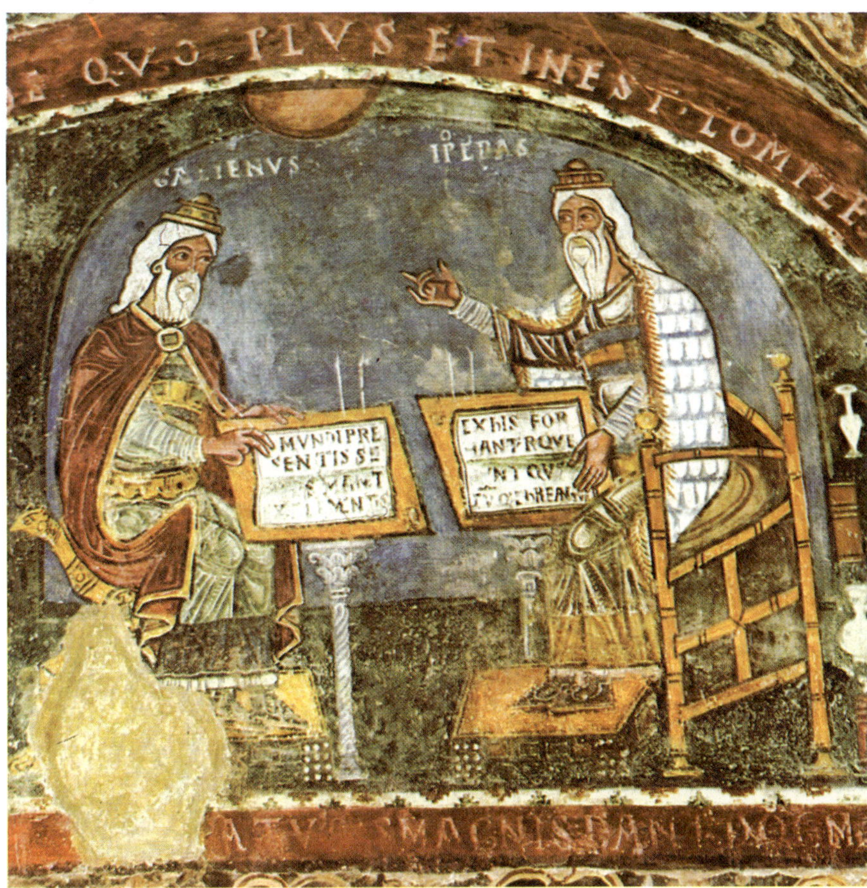

Abbildung 293
»Hippokrates sagt ja, aber Galen sagt nein«, heißt es in einer von Regnard zitierten sprichwortartigen Redewendung. Allein die Vorstellungskraft eines Künstlers konnte die beiden großen Ärzte in dieser mittelalterlichen Darstellung der Wissenschaft miteinander disputieren lassen. Fresko (1231 bis 1255) in der Krypta der Kuppelkirche von Anagni, Latium.

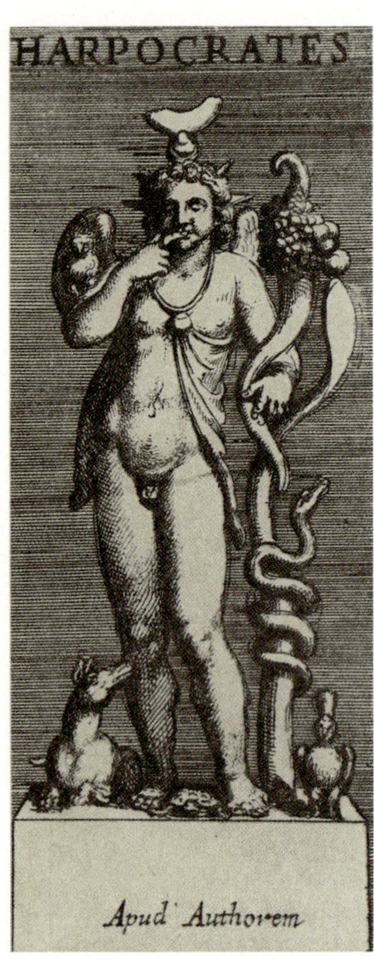

Abbildung 294
Harpokrates, der Horusknabe, wurde im Zuge der Ausbreitung des Isis- und Serapiskultes von den Griechen als Sonnen- und Fruchtbarkeitsgott verehrt. Hippokrates hat sich drei Jahre in Unterägypten aufgehalten.

nismus der Schulen von Knidos und Kos. Die Anekdote zeigt auf, welchen medizinischen Tendenzen in den beiden rivalisierenden Schulen jeweils der Vorrang eingeräumt wurde. Euryphon hatte den König mit seinen üblichen Klistieren und Aderlässen behandelt, damit jedoch keinen Erfolg erzielt. Hippokrates prüfte die allgemeinen Anzeichen und beobachtete die geringsten Symptome. Dabei erkannte er, daß das Leiden des Königs Perdikkas eine seelische Ursache hatte. Er enthüllte durch eine zugegebenermaßen übereilte und nicht sehr schulmäßige »Psychoanalyse« einen die Krankheit begründenden Sachverhalt, der dem Herrscher selbst unbekannt war. Als die Gesundheit des Königs der Makedonier wiederhergestellt war, wurde Hippokrates mit Ehren und Geschenken überhäuft. Perdikkas versuchte auch, allerdings vergeblich, den berühmten Arzt an seinen Hof zu binden. Diese Geschichte, die durchaus einen wahren Kern haben kann, gilt es im Kopf zu behalten; sie belegt nämlich, daß bereits in der Antike die Psychotherapie praktiziert wurde. Wir können hier wieder den Einfluß dieser Behandlungsmethode verfolgen, die ihre Ursprünge bei Melampus und Asklepios hat und später in der Tempelmedizin gepflegt wurde.

In der Folgezeit soll sich Hippokrates in Athen niedergelassen haben. Im Gymnasion des Chirurgen Herodikos von Selymbria machte er die Bekanntschaft der hochberühmten athenischen Philosophen, besonders die des Sokrates, dessen Freund er wurde.

Eines Tages brach im Heer des Perserkönigs Artaxerxes I. die Pest aus. Der Herrscher ersuchte Hippokrates um Hilfe. Er ließ ihm eine schriftliche Mitteilung zugehen, in der von nichts anderem die Rede war als von Gold, das der König dem Arzt im Überfluß in Aussicht stellte. Hippokrates fühlte sich dadurch in seinem Stolz verletzt und verfaßte folgende Antwort an den persischen Herrscher: »Die Weisheit verfügt bei mir über eine größere Macht als das Gold. Ein solches Angebot kann ich nicht annehmen. Ich werde nicht hingehen und Barbaren heilen, die Feinde der Griechen sind.« Die Geschichte von Hippokrates, der die Geschenke des Artaxerxes ausschlägt, stellt eine Neuauflage des Abenteuerberichts dar, wonach Heraklit den Perserkönig Dareios I. nicht behandeln wollte. Beide Episoden zeugen vom Charakter der Beziehungen zwischen dem persischen Herrscherhaus und den griechischen Kolonien.

Der Sage nach brachten die Athener dem Hippokrates eine goldene Krone im Wert von einhundert Goldstücken dar, als sie ihn in Eleusis zusammen mit seinem Sohn Thessalos empfingen und ihn einluden, an den Mysterien teilzunehmen. Nach Karl Kerényi, dessen zahlreiche literarische Werke vor allem der Erforschung der griechischen Mythologie gelten, ist »die Goldkrone stets ein Nimbus, ein Zeichen der Sonne. Eine derartige Ehrung, selbst wenn sie nur durch die Sage überliefert ist, unterstreicht vom Gesichtspunkt der Mythologie das besondere Wesen des berühmten Arztes im Rahmen der Asklepios-Religion. In der Tat glaubten die Asklepiaden, von ihrem Ahnherrn, dem Sohn des Sonnengottes selbst, einen ganz außerordentlichen medizinischen Schatz ererbt zu haben. Es handelte sich weder um eine religiöse noch um eine philosophische Wissenschaft und schon gar nicht um eine einfache Spezialdisziplin. Es handelte sich vielmehr um ein unmittelbar erlangtes, tiefes Wissen um die Dinge, das weder durch die Krankheit noch durch den Heilvorgang erworben werden kann. Es ist eine glanzvolle Wissenschaft, die auf der Fähigkeit des Menschen, sich aus den Niederungen zu erheben, beruht. Durch Beobachtungen, praktische Erfahrungen und Studien konnte eine große Kunst entstehen, eine wahre therapeutische Wissenschaft. Die Religion der Ärzte von Kos stand im Bannkreis dieses Feuers und seines Glanzes, der dem eines Sonnenaufgangs gleichkam.«

Es ist nicht sicher, ob auch Hippokrates von einem solchen Mystizismus durchdrungen war, falls ihm die Ehre der Einweihung in die Mysterien wirklich widerfahren sein sollte.

Als Perikles gestorben war, mußten sich seine Freunde unverzüglich ins Exil begeben. Da seine Schule in Kos unter der Leitung seiner Schüler klaglos funktionierte, konnte sich Hippokrates dafür entscheiden, sein altes Leben als Wandermediziner wiederaufzunehmen. Er reiste umher und heilte die Kranken. Er ging von Land zu Land, sammelte neue Erfahrungen und erteilte Unterricht in der Heilkunst. Er zog hinauf in den Norden bis zu den Skythen.

Hippokrates hielt sich auch im Land der Amazonen auf. Seine anthropologische Beschreibung zeugt von gründlicher Beobachtung. Er muß längere Zeit bei diesen wilden Völkern gelebt haben, um zu einer derart umfassenden Kenntnis ihrer Sitten und Gebräuche gelangen zu können. Dann kehrte er auf seine Insel zurück.

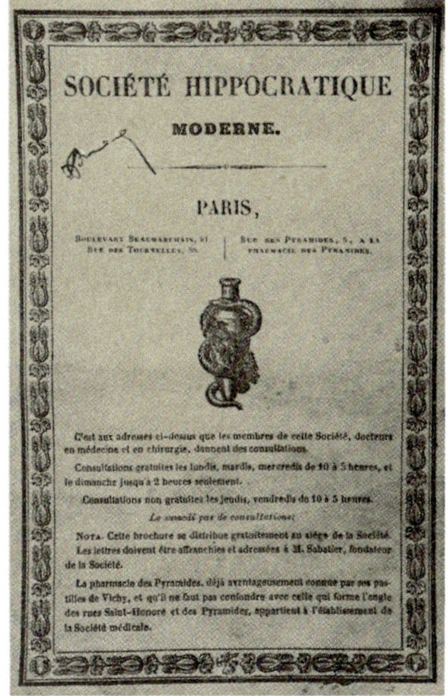

SOCIÉTÉ HIPPOCRATIQUE

MODERNE.

PARIS,

Boulevart Beaumarchais, 91 | Rue des Pyramides, 5, à la
Rue des Tournelles, 58. | pharmacie des Pyramides.

C'est aux adresses ci-dessus que les membres de cette Société, docteurs en médecine et en chirurgie, donnent des consultations.

Consultations gratuites les lundis, mardis, mercredis de 10 à 5 heures, et le dimanche jusqu'à 2 heures seulement.

Consultations non gratuites les jeudis, vendredis de 10 à 5 heures.

Le samedi pas de consultations;

Nota. Cette brochure se distribue gratuitement au siége de la Société. Les lettres doivent être affranchies et adressées à M. Sabatier, *fondateur* de la Société.

La pharmacie des Pyramides, déjà avantageusement connue par ses pastilles de Vichy, et qu'il ne faut pas confondre avec celle qui forme l'angle des rues Saint-Honoré et des Pyramides, appartient à l'établissement de la Société médicale.

Abbildung 295
Eine Broschüre aus dem 19. Jahrhundert als Beispiel für den Neuhippokratismus.

Im Sommer des Jahres 378 v. Chr. ist der Tempel von Kos durch einen Brand zerstört worden. Auch die Bibliothek wurde vernichtet. Plinius berichtet, daß viele Gegner des Hippokrates daraufhin den berühmten Arzt anklagten, das Feuer gelegt zu haben, um alle Originaldokumente anderer Autoren, mit deren Hilfe er seine Bücher zusammengestellt hatte, zu zerstören. Die Rivalität der Gelehrten ist allen geschichtlichen Zeiten zu eigen. Aus diesem Grunde mag die erwähnte Anklage durchaus einen historischen Sachverhalt darstellen und nicht bloß einer ausschmückenden Erzählung zuzurechnen sein. Auch Hippokrates war nur ein Mensch. Er wartete nicht darauf, sich verteidigen zu müssen, sondern verließ nach dem Tod seiner Frau die Insel Kos. Er verließ den Tempel und seine Klinik. Vorbei war die Zeit, wo er im Schatten der berühmten Platane gesessen, seine Schüler unterrichtet oder an seinen Büchern geschrieben hatte.

Danach soll er von den Bürgern von Abdera nach Thrakien gerufen worden sein. Sie wollten wissen, ob Demokrit tatsächlich verrückt sei. Hippokrates beruhigte sie. Er unterwies sie in der Kunst des philosophischen Zweifels, denn da sie Demokrit nicht folgen konnten, hatten sie ihn mißverstanden. Nebenbei sei an dieser Stelle noch einmal auf das Genie und auf das möglicherweise unerhörte Glück Demokrits hingewiesen: er ist der Vater der atomistischen Theorie, und damit hat er als einziger bei dem großen Lotteriespiel der wissenschaftlichen Hypothesen jener Zeit das Große Los gezogen.

Nach diesem Zusammentreffen mit Demokrit will man Hippokrates unter anderem in der böotischen Stadt Tanagra, in Makedonien und in Thessalien gesehen haben. Nach der Überlieferung sollen im Jahre 346 v. Chr. Hirten in der Nähe von Larissa in Thessalien einen alten Mann ausgestreckt am Straßenrand liegend gefunden haben. Er hatte den rechten Arm unter den Kopf gelegt und einen Zipfel des Mantels über das Gesicht gezogen. Nach verschiedenen Forschern ist Hippokrates von Kos im Alter von hundertneun, nach anderen im Alter von hundertzwölf Jahren gestorben. Wieder andere lassen ihn bereits mit achtzig Jahren sterben. Alle diese Angaben sind sehr unsicher. Bald nach dem Tode des Hippokrates begann die Legendenbildung. So erzählte man etwa, daß die Bienen, deren Honig die Aphthen der Kleinkinder heilt, noch lange in Schwärmen über seinem Grab zusammengekommen seien.

Abbildung 296
Alexander der Große und sein Arzt. Stich aus dem 18. Jahrhundert nach einem Gemälde von Eustache Le Sueur.

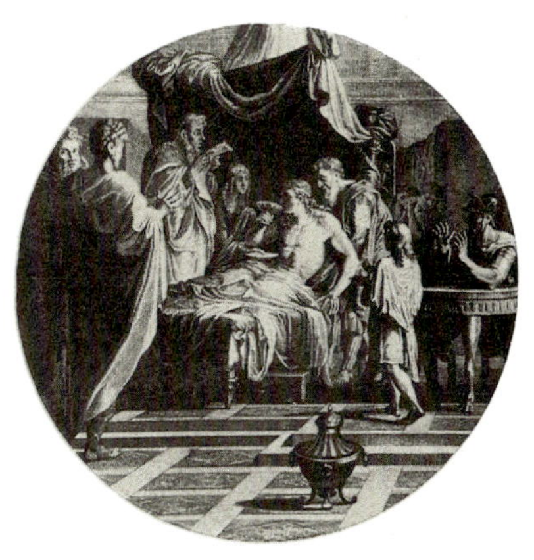

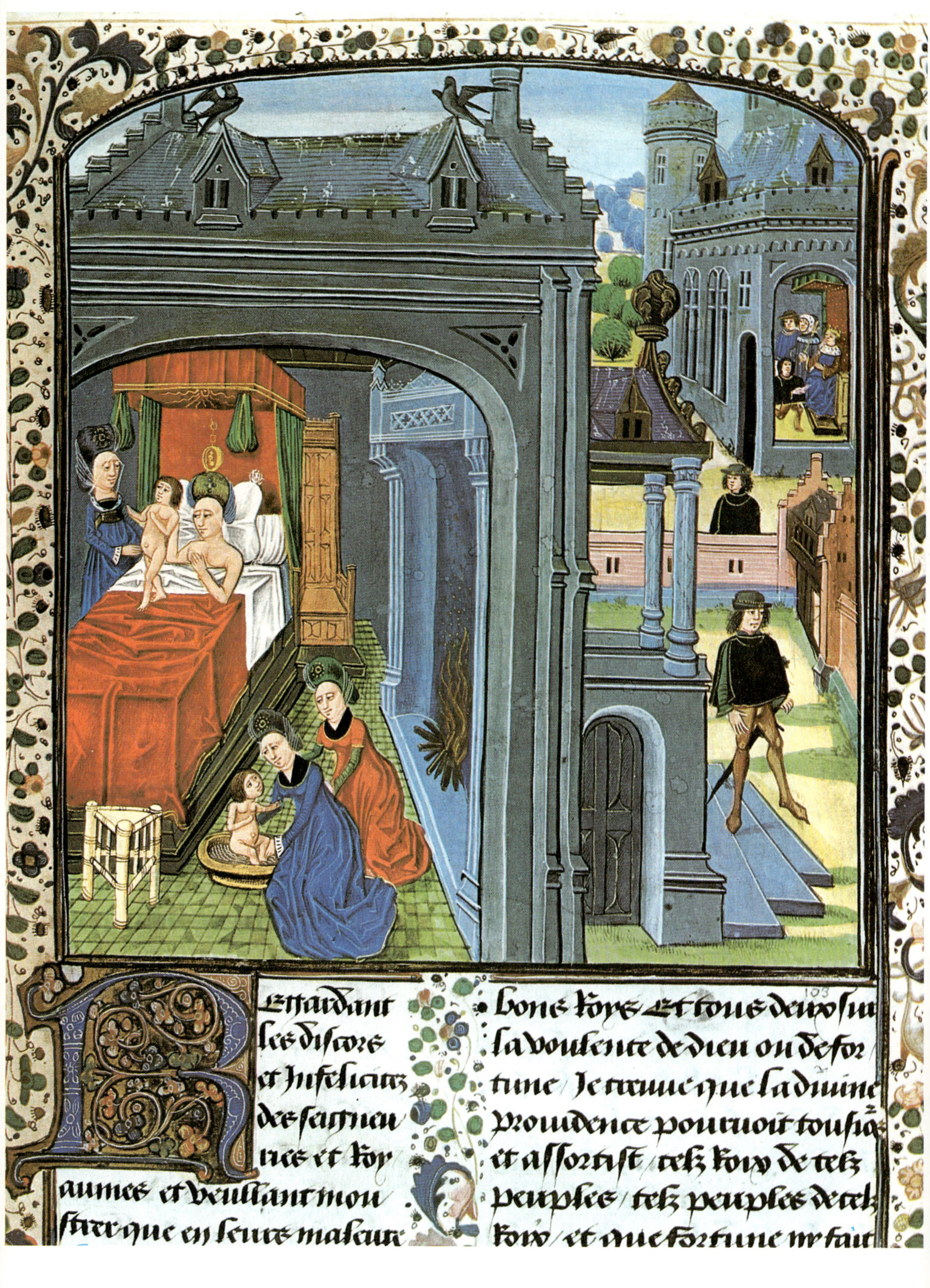
Regardant
les discors
…infelicitez
des seigneu
ries et roy
aumes et veullant mon
strer que en
bons roys et tous deux soubz
la voulente de dieu ou de for
tune Je treuve que la divine
providence pourvoit tousjours
et assortist telz roys de telz
peuples telz peuples de telz
roys et que fortune ne fait

Hippokrates und die griechische Medizin des klassischen Zeitalters

von Louis Bourgey und Marcel Martiny

»Das Leben ist kurz, aber die Kunst währt lange. Die Gelegenheit ist flüchtig, die Erfahrung und das Urteil trügerisch schwer. Man muß nicht nur selbst das Angemessene tun, sondern sich auch darum bemühen, daß der Kranke, die Helfer und die Umstände zusammenwirken« *(Aphorismen I).*

Die griechische Medizin des 5. und 4. Jahrhunderts vor unserer Zeitrechnung zeigt sich hauptsächlich von der bedeutenden Persönlichkeit des Hippokrates bestimmt. Dies drückt sich in etwa sechzig medizinischen Abhandlungen aus, die im Zeitraum zwischen 450 und 350 v. Chr. entstanden sein müssen und von denen viele fast vollkommen erhalten sind.

Außerhalb dieses Rahmens finden sich natürlich noch einige weitere Traktate von untergeordneter Bedeutung. Alles zusammen bildet das, was heute *Corpus Hippocraticum* genannt wird. Doch erweist sich das hier gewählte Adjektiv als trügerisch. Die in diesem Corpus zusammengefaßten Werke sind von sehr unterschiedlichem Charakter und spiegeln bisweilen sogar vollkommen gegensätzliche Standpunkte wider. Sie können also keineswegs in ihrer Gesamtheit Hippokrates zugeschrieben werden, nicht einmal seiner eigenen Schule.

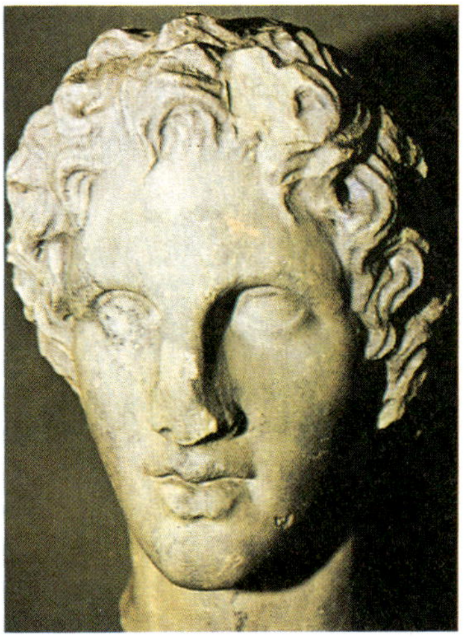

Abbildung 298
Idealporträt Alexanders des Großen, 4. Jahrhundert v. Chr.

In Wirklichkeit bietet uns das *Corpus Hippocraticum* vielmehr ein umfassendes, wenngleich nicht ganz vollständiges Bild der hellenischen Medizin jener Zeit, da der griechische Geist zu seiner höchsten Blüte und Entfaltung gelangt ist.

Das Corpus mit seinen sechzig Abhandlungen gewinnt seinen inneren Zusammenhang allein durch seine Entstehungszeit, durch die Epoche der Vollendung jenes Wunders, das die griechische Kultur innerhalb der Menschheitsgeschichte darstellt, eher ein gewaltiges Wetterleuchten als der Glanz der Morgenröte.

Der *Hexacontabiblos* ist auf dem Weg über die Bibliothek von Alexandria auf uns gekommen. Die Überführung der Schriften nach Alexandria gibt einen *Terminus post quem* für dieses Sammelwerk; damit ist aber nichts über seine Zusammenstellung ausgesagt. Wir wissen auch nicht mit letzter Sicherheit, wann genau das *Corpus Hippocraticum* in die Bibliothek von Alexandria gelangt ist. Diese Bibliothek gilt als die umfangreichste, die jemals auf der Welt bestanden hat. In ihrer Glanzzeit umfaßte sie mehr als siebenhunderttausend Buchrollen. Die aufgrund ihrer Erkenntnisse auf dem Gebiet der Anatomie berühmte Schule von Alexandria hat viel für die Erhaltung der hippokratischen Schriften geleistet.

Im Jahre 323 v. Chr. starb Alexander der Große. Sein ehemaliger Statthalter Ptolemäus I. Soter übernahm als Satrap von Ägypten das Regiment über die Stadt Alexandria. Glücklicherweise war dieser hohe Militär ein Freund der

Abbildung 297 (gegenüber)
Die Geburt Alexanders des Großen. Miniatur für eine Handschrift der »Faits du Grand Alexandre« (Historiae Alexandri Magni Macedonis) *des Quintus Curtius Rufus, 15. Jahrhundert.*

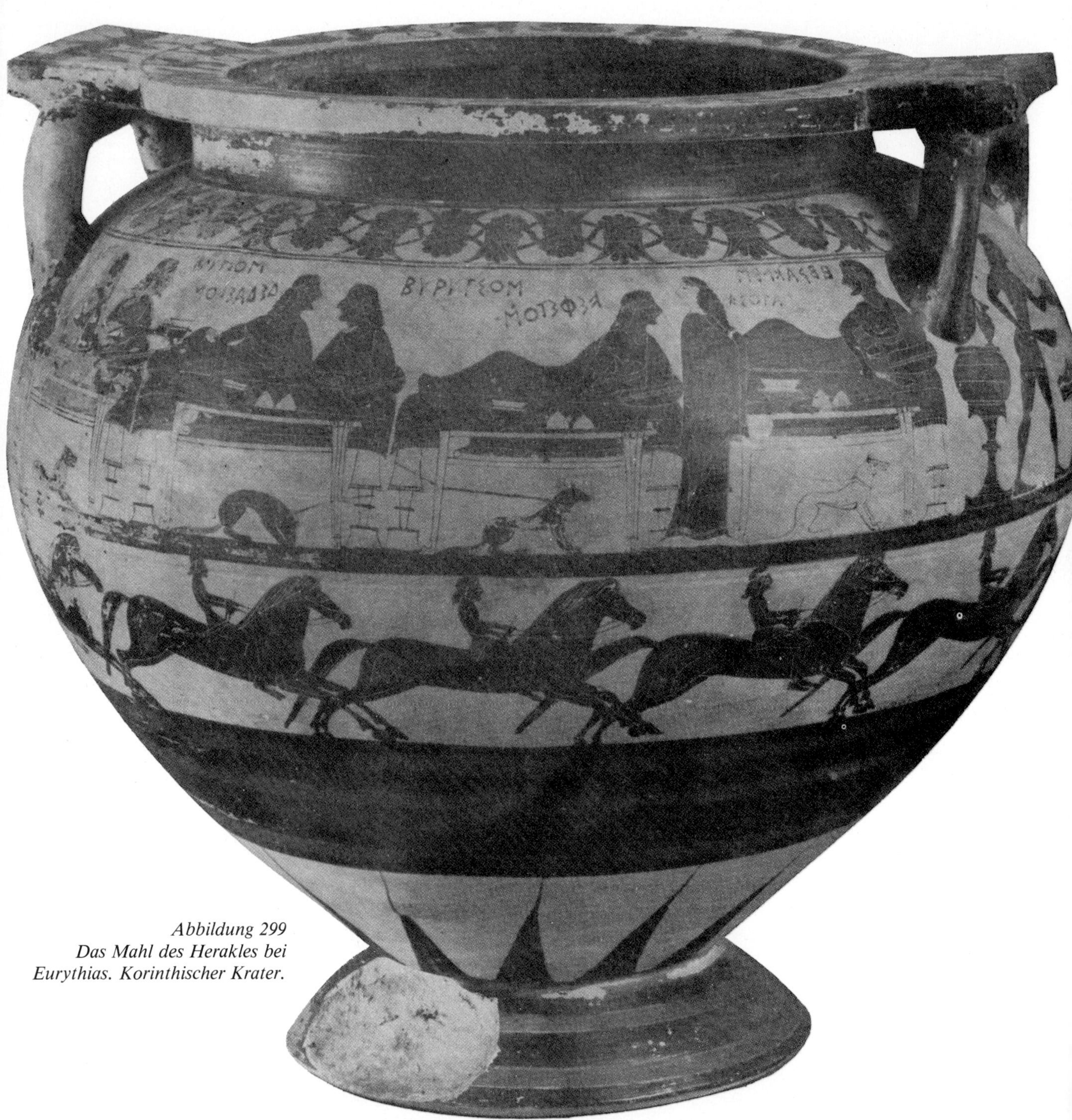

Abbildung 299
Das Mahl des Herakles bei Eurythias. Korinthischer Krater.

Künste und Wissenschaften. Zusammen mit dem Philosophen Demetrios von Phaleron, der von 317 bis 307 v. Chr. die Stadt Athen regierte, machte Ptolemäus I. Soter zu dem Zeitpunkt, da der kulturelle Glanz Griechenlands erlosch und seine politische Bedeutung nachließ, aus Alexandria den geistigen Mittelpunkt des Hellenismus. Er entfaltete im gesamten Mittelmeerraum eine aufwendige Tätigkeit zur Rückgewinnung von Kulturschätzen. Seine Beauftragten reisten durch alle Landschaften, erwarben alte Bibliotheken und bezahlten in Gold.

Die von Ptolemäus I. begründete Pharaonendynastie setzte sein Werk fort; man denke an seine Nachfolger Ptolemäus II. Philadelphos und Ptolemäus III. Euergetes. Der letztgenannte setzte die zahlreichen Seefahrer, die Alexandria ansteuerten, als Vermittler und Ankäufer ein. So erhielt das *Buch der Seeleute* seinen Namen, ein wichtiger Teil des *Corpus Hippocraticum,* der mit Sicherheit auf dem Seeweg nach Alexandria gelangt ist.

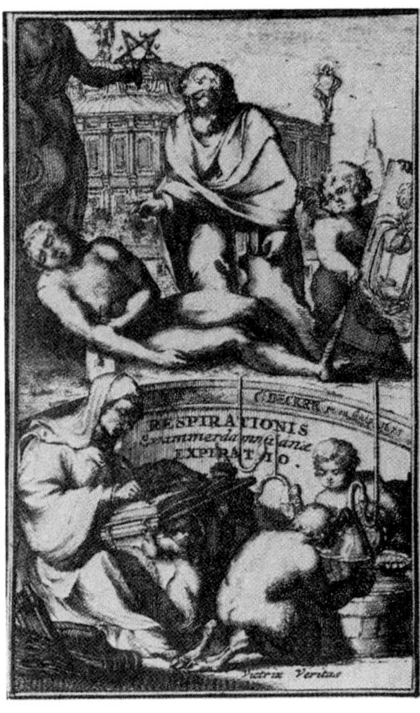

Abbildung 300
Hippokrates. Titelkupfer eines Buches aus dem Jahre 1673.

Die Schriftrollen haben allerdings wohl nicht immer den Namen des Verfassers getragen. Nur so ist es zu erklären, daß zahlreiche heilkundliche Bücher verschiedenen Inhalts unter dem Namen des Hippokrates zusammengefaßt werden konnten. Papyrus war ein kostbares Material. Deshalb haben die mit dem Kopieren mehrerer Bücher betrauten Schreiber wohl bisweilen den nächsten Text unmittelbar an den vorhergehenden angeschlossen. Pierre Theil hat darauf hingewiesen, daß die Kopisten erst in wesentlich späterer Zeit dazu übergegangen sind, einen Titel an den Anfang eines jeden Werkes zu setzen. Die Auswahl dieser Überschriften war wie die Kapiteleinteilung ihrem Scharfsinn und ihrer Phantasie überlassen oder fiel in den Zuständigkeitsbereich des Archivars.

Als die Bibliothek von Alexandria mit an Sicherheit grenzender Wahrscheinlichkeit in den Jahren 330 bis 310 v. Chr. den noch ungeordneten Nachlaß des Hippokrates und seiner Schule erwarb, trugen die Schriftrollen weder Titel noch Autorennamen. Außerdem gab es niemanden, der eine genaue Auswahl hätte treffen können. Auf diese Weise wurde alles en bloc katalogisiert. Die Persönlichkeit des Hippokrates stellte eher den allgemeinen Bezugsrahmen der Überlieferung dar als den konkreten Verfasser des jeweiligen Einzelwerks.

Wie können wir nach der Gelehrsamkeit von Jahrhunderten Licht in dieses Sammelwerk verschiedener Schriften bringen?

Zu diesem Forschungsgebiet hat das Lebenswerk zweier Autoren von ganz unterschiedlichem wissenschaftlichem Werdegang Erhebliches beigetragen. Der eine war ein engagierter Arzt, Professor an der École d'Anthropologie in Paris und Erbe einer humanistischen Tradition. Sein Zugang zu Hippokrates war vielleicht von seiner Erfahrung als praktischer Arzt für allgemeine Medizin sowie von seiner Kenntnis der neueren medizinischen Techniken belastet. Der andere ist Philosoph, Historiker und Philologe. Er hat über Jahrzehnte hinweg die alten Texte, von denen er berichtet, wieder und wieder gelesen und sich bemüht, mit ihnen vollkommen vertraut zu werden. Durch diese geduldige Forschungsarbeit hat er sich ein objektives Wissen erworben, das gleichwohl immer wieder zu bewundernden und begeisterten Äußerungen führt.

Die beiden Autoren dieses Kapitels wollen ihre Ausführungen mit einer Hommage an die beiden großen Vorgänger eröffnen.

Der erste ist Émile Littré. Er widmete siebenundzwanzig Jahre seines Lebens einer kritischen Edition des *Corpus Hippocraticum* samt Übersetzung ins Französische. Auch für die deutschsprachige Forschung ist diese in Amsterdam 1961 bis 1963 nachgedruckte griechisch-französische Gesamtausgabe mit reichhaltigsten Einführungen und Einzelerörterungen bis heute unentbehrlich. »Ich habe dieses Werk als junger Mann begonnen und vollende es im Alter.« Diese schlichten Worte setzte Littré an den Anfang des zehnten und letzten Bandes, der 1861 erschienen ist. Eine Arbeit ähnlichen Umfangs und mit derart zahlreichen Kommentaren ist bislang in diesem Forschungsgebiet noch nicht wieder unternommen worden.

Abbildung 302 (gegenüber) Der Eid des Hippokrates. Ausschnitt aus einer griechischen Handschrift.

Der zweite Gelehrte ist von ganz anderer Art. Es handelt sich um Gaston Baissette, einen zeitgenössischen Arzt, einen Mann, der voll und ganz von der mediterranen Kultur durchdrungen ist. Sein Werk *Leben und Lehre des Hippokrates,* eine Monographie über den berühmten Arzt, erschien im Jahre 1931 (in deutscher Übersetzung 1932 und in einem Neudruck 1970) und ist von Eifer und Begeisterung geprägt. Baissette hat dazu beigetragen, das Werk des großen griechischen Praktikers in medizinischen Fachkreisen wieder nachdrücklich ins Bewußtsein zu rufen und für Hippokrates bei seinen Kollegen von heute Interesse und Bewunderung zu erwecken.

Das *Corpus Hippocraticum* als Dokument unterschiedlicher medizinischer Strömungen

Wenn man das *Corpus Hippocraticum* mit etwas Aufmerksamkeit in seiner Gesamtheit überfliegt, wird man sich mit Sicherheit über die Rolle wundern, die die Polemik hier spielt.

Damit befaßt sich eine unlängst erschienene Spezialstudie von J. Ducatillon mit dem Thema *La Polémique dans quelques traités de la Collection hippocratique* (Paris, Sorbonne, 1976). Es handelt sich dabei nicht allein um die Diskussion mehr oder weniger wichtiger Einzelfragen, wie es bei jedem wissenschaftlichen Werk der Fall ist; die Fragestellung der Arbeit reicht wesentlich tiefer. Ducatillon weist nach, daß man seinerzeit zwischen fundamental entgegengesetzten medizinischen Konzepten und einander ausschließenden therapeutischen Vorgangsweisen wählen mußte.

»Alle jene, die den Versuch unternommen haben, im mündlichen Vortrag oder in schriftlichen Werken eine Abhandlung über die Medizin zu geben, schufen sich als Grundlage ihres eigenen Denkens die Hypothese vom Warmen und Kalten, vom Feuchten und Trockenen oder von irgendeiner anderen wirkenden Kraft, ganz nach ihrem Belieben. Sie vereinfachten die Dinge und schrieben Krankheit und Tod des Menschen einer oder zwei dieser jeweiligen Wirkkräfte zu, gleichsam als ob es ein Urprinzip gäbe, das immer gleich bleibt. Aber sie haben sich offensichtlich in vielen Punkten, die sie zur Lehre erhoben, geirrt. Sie sind um so nachdrücklicher zu tadeln, je mehr sie irrtümlichen Auffassungen auf dem Gebiet einer bereits existierenden Kunst erlegen sind, einer Kunst, die man überall bei den wichtigsten Dingen anwendet und der man besonders in der Person des Künstlers und des hervorragenden Praktikers hohe Achtung zollt.« Diese Worte lesen wir am Anfang des Traktates *Über die alte Medizin* (Littré I, 570).

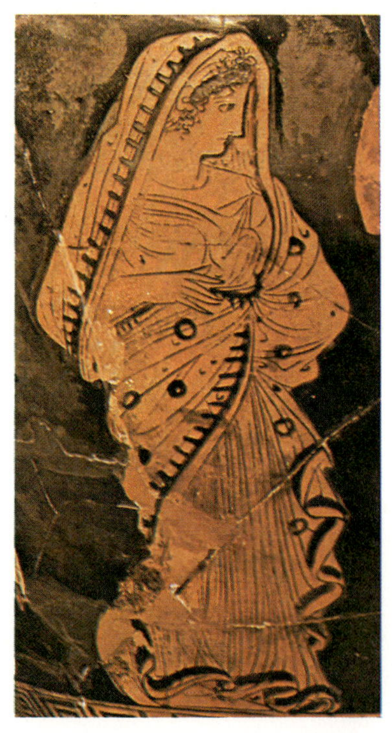

Abbildung 301 Eine mit einem Himation bekleidete Frau (im Gespräch mit einem Epheben). Kantharos aus dem 4. Jahrhundert v. Chr.

Zwei verschiedene medizinische Richtungen stehen hier einander gegenüber. Die eine ist auf willkürlich herangezogene und zur Vereinfachung neigende Hypothesen gegründet; die andere hat ihre Grundlage in der im Laufe von Jahrhunderten gewonnenen und durch Überlegungen angereicherten Erfahrung. Jede dieser beiden Richtungen ist innerhalb des Corpus durch eine bestimmte Anzahl von Abhandlungen vertreten.

Die deduktive und theoretische Position erreichte ihre höchste Ausformung in der zweiten Hälfte des 5. und zu Beginn des 4. Jahrhunderts v. Chr. In dieser Zeit stand die Sophistik, zu der bestimmte Verbindungen bestehen, in voller Blüte.

Ein Traktat wie derjenige *Über das Fleisch* (Littré VIII, 584—615) fällt unter die im obigen Zitat ausgesprochene Kritik an der alten Medizin. Der Verfasser dieser Abhandlung zieht nämlich eine Hypothese heran, die er an einer anderen Stelle als seine eigene bezeichnet. Er geht von der Existenz des Warmen als einer immerwährenden und das ganze Universum durchdringenden Realität

οἱ δὲ τοῦ φιλαποδήμου ἕνεκεν ἐκεῖνον· οἱ δὲ τῆς ἐν τοῖς συγγράμμασιν ἀσαφείας· οἱ δὲ ὡς περιστασίν, τοῦ δεῖν καὶ τοῖς ἰδιώταις φυλάσσεσθαι τὰς λέξεις αὐτοῦ. Γίνεται δὲ ὅτι χειρίζων, [illegible] χειρῶν [illegible] ἀπὸ λίθου, [illegible] ἐπείθει τὴν ἀφήν. Περὶ δὲ τῶν συγγραμμάτων αὐτοῦ, πολλὴ γέγονε διαφωνία [illegible] δοξασάντων [illegible] ἁμαρτεῖς [illegible] αὐτῶν ἀποφήνασθαι. Διὰ τὸ πολλὰς αἰτίας ἐπισυμβαίνειν [illegible]· πρῶτον, τὴν ἐπωνυμίαν· δεύτερον, τὸ δύνασθαι τὸν χαρακτῆρα τῆς φράσεως τηρεῖν· τρίτον, διὰ τὸ [illegible] αὐτοῦ, [illegible] μακρῷ παλαιότερον, ἄλλο τι ἀδέσποτον, διὰ τὴν ἡλικίαν συγγραφῆναι. Καὶ ἄλλας δὲ πλείονας τούτων αἰτίας ἔστιν εὑρεῖν· ἀφίλαργυρος ἦν δέ, καὶ τὸν τρόπον σεμνός· καὶ φιλέλλην ὑπῆρχεν· ὅτι καὶ τοὺς ὁμοεθνεῖς ἐθεράπευσεν [illegible], ὡς καὶ λοιμῶν ὅλας ῥύσασθαι πόλεις [illegible]. Ὅθεν καὶ λαμπρῶν ἔτυχε τιμῶν, οὐ παρὰ Κῴοις μόνον, ἀλλὰ καὶ παρ' Ἀργείοις καὶ Ἀθηναίοις. Παῖδας δὲ κατέλιπε Θεσσαλὸν καὶ Δράκοντα, καὶ μαθητὰς παμπληθεῖς. [illegible] λέγεται γενέσθαι.

Ἱπποκράτους ὅρκος

Ὄμνυμι Ἀπόλλωνα ἰητρὸν καὶ Ἀσκληπιὸν καὶ Ὑγείαν καὶ Πανάκειαν καὶ θεοὺς πάντας τε καὶ πάσας ἵστορας ποιεύμενος, ἐπιτελέα ποιήσειν κατὰ δύναμιν καὶ κρίσιν ἐμὴν ὅρκον τόνδε καὶ ξυγγραφὴν τήνδε· ἡγήσασθαι μὲν τὸν διδάξαντά με τὴν τέχνην ταύτην ἴσα γενέτῃσιν ἐμοῖσι, καὶ βίου κοινώσασθαι, καὶ χρεῶν χρηΐζοντι μετάδοσιν ποιήσασθαι, καὶ γένος τὸ ἐξ ωὐτέου ἀδελφοῖς ἴσον ἐπικρινεῖν ἄρρεσι, καὶ διδάξειν τὴν τέχνην ταύτην, ἢν χρηΐζωσι μανθάνειν, ἄνευ μισθοῦ καὶ ξυγγραφῆς, παραγγελίης τε καὶ ἀκροήσιος καὶ τῆς λοιπῆς ἁπάσης μαθήσιος μετάδοσιν ποιήσασθαι υἱοῖσί τε ἐμοῖσι καὶ τοῖσι τοῦ ἐμὲ διδάξαντος, καὶ μαθηταῖσι συγγεγραμμένοις τε καὶ ὡρκισμένοις νόμῳ ἰητρικῷ, ἄλλῳ δὲ οὐδενί. Διαιτήμασί τε χρήσομαι ἐπ' ὠφελείῃ καμνόντων κατὰ δύναμιν καὶ κρίσιν ἐμήν, ἐπὶ δηλήσει δὲ καὶ ἀδικίῃ εἴρξειν. Οὐ δώσω δὲ οὐδὲ φάρμακον οὐδενὶ αἰτηθεὶς θανάσιμον, οὐδὲ ὑφηγήσομαι ξυμβουλίην τοιήνδε· ὁμοίως δὲ οὐδὲ γυναικὶ πεσσὸν φθόριον δώσω. Ἁγνῶς δὲ καὶ ὁσίως διατηρήσω βίον τὸν ἐμὸν καὶ τέχνην τὴν ἐμήν. Οὐ τεμέω δὲ οὐδὲ μὴν λιθιῶντας, ἐκχωρήσω δὲ ἐργάτῃσιν ἀνδράσι πρήξιος τῆσδε. Ἐς οἰκίας δὲ ὁκόσας ἂν ἐσίω, ἐσελεύσομαι ἐπ' ὠφελείῃ καμνόντων, ἐκτὸς ἐὼν πάσης ἀδικίης ἑκουσίης καὶ φθορίης, τῆς τε ἄλλης καὶ ἀφροδισίων ἔργων ἐπί τε γυναικείων σωμάτων καὶ ἀνδρῴων, ἐλευθέρων τε καὶ δούλων. Ἃ δ' ἂν ἐν θεραπείῃ ἢ ἴδω ἢ ἀκούσω, ἢ καὶ ἄνευ θεραπηίης κατὰ βίον ἀνθρώπων, ἃ μὴ χρή ποτε ἐκλαλέεσθαι ἔξω, σιγήσομαι, ἄρρητα ἡγεύμενος εἶναι τὰ τοιαῦτα. Ὅρκον μὲν οὖν μοι τόνδε ἐπιτελέα ποιέοντι, καὶ μὴ ξυγχέοντι, εἴη ἐπαύρασθαι καὶ βίου καὶ τέχνης δοξαζομένῳ παρὰ πᾶσιν ἀνθρώποις ἐς τὸν αἰεὶ χρόνον· παραβαίνοντι δὲ καὶ ἐπιορκοῦντι, τἀναντία τουτέων.

Ἱπποκράτους νόμος

E Ἰητρικὴ τεχνέων μὲν πασέων ἐστὶν ἐπιφανεστάτη· διὰ δὲ ἀμαθίην τῶν τε χρεομένων αὐτῇ, 7
καὶ τῶν εἰκῇ τοὺς τοιούτους κρινόντων, πολὺ τι πασέων ἤδη τῶν τεχνέων ἀπολείπεται. Ἡ δὲ τοῦδε ἁμαρτάς, τὰ μάλιστα μοι δοκέει ἔχειν αἰτίην τοιήνδε· πρόστιμον γὰρ ἰητρικῆς μούνης ἐν τῇσι

aus. Durch das Zusammenfügen des Warmen mit der Erde, durch die Verbindung mit dem Trockenen und dem Kalten haben sich seinerzeit alle Lebewesen samt ihrem Gewebe und den sie konstituierenden Organen herausgebildet.

Demgegenüber bleibt der Traktat *Über die Winde* (oder *Über den Atem*) auf dem wesentlich engeren Gebiet der Medizin im eigentlichen Sinne. Der Autor entwickelt kein kompliziertes System, das als willkürlich errichtetes Gedankengebäude erscheinen könnte. Dennoch betrachtet er den Wind oder die Luft als grundlegendes Prinzip, das für alle Bewegungen in der Natur verantwortlich ist und am Anfang aller Krankheiten steht. Die Darstellung zeigt einen eleganten Stil, sie ist gut gegliedert (Littré VI, 90—115) und beginnt mit einem Vorwort über Größe und Schwierigkeit der Medizin. Man kann dort nachlesen, daß die Allgemeinheit die Sonnenseiten der Heilkunst ohne Schwierigkeiten kennenlernen kann. »Ganz anders aber ist es mit den Schattenseiten. Diese Schattenseiten zeigen sich nur dem Arzt und nicht der Allgemeinheit. Denn sie werden nicht mit den Augen des Leibes, sondern mit den Augen des Geistes wahrgenommen. Was die chirurgischen Operationen betrifft, so soll man eine gewisse Übung und Erfahrung darin erlangen. Dies ist wichtig, denn die Übung stellt den besten Lehrmeister für die Hand dar...«

Derselbe Geist, den wir im Traktat *Über die alte Medizin* kennengelernt haben, durchzieht auch die umfangreicheren und berühmteren Werke des *Corpus Hippocraticum,* so die Abhandlungen *Über die Kopfverletzungen, Über die Einrenkung der Gelenke* und *Über die Frakturen,* nach allgemeiner Einschätzung ein chirurgischer Traktat von hohem Niveau. In allen Fällen findet sich am Anfang kein spezifisches Konzept des Gelenksystems oder der Zusammensetzung des menschlichen Körpers. Die Ärzte verlangen nur, daß der Kranke sich bemüht, das betreffende Glied in die natürliche Position zu bringen, in der es sich befindet, wenn der Körper unversehrt und in Ruhelage ist. Zugleich streben die Chirurgen danach, die Umstände, unter denen der Unfall passiert ist, möglichst genau kennenzulernen. Sie operieren unter dem Leitgedanken, Komplikationen (Wundgefahr) zu vermeiden, indem sie den Knochen in seine Normalposition einrichten. Aus diesem Grund ist es wichtig, einen gleichzeitig starken und gut ausgebildeten Helfer als Mitarbeiter zu haben (Littré III, 412—563; IV, 78—327).

Ähnliche Auffassungen vertritt der Autor der Abhandlung *Über die Lebensweise (Diät) bei akuten Krankheiten.* Er beobachtet mit minutiöser Genauigkeit den Verlauf des Fiebers vom allmählichen Ansteigen über Perioden der Verschlimmerung oder des Abfalls bis zum Augenblick der Krise. Er führt aus, daß man die Lebensweise bzw. die Diät nicht aus theoretischen Ansichten (Nahrung geben — keine Nahrung geben) ableiten dürfe, sondern sie jeweils nach den Umständen festlegen müsse. Zu Beginn der Abhandlung gibt eine kurze Formel den Schlüssel zum Verständnis der Einstellung des Verfassers: »Nach meiner Auffassung ist es angemessen, in allen Bereichen der medizinischen Kunst den jeweiligen Sachverhalt mit entsprechenden Überlegungen anzugehen. Was gut und regelmäßig getan werden soll, muß man gut und regelmäßig tun. Was schnell getan werden soll, muß man schnell tun. Was mit Reinlichkeit getan werden soll, muß man mit Reinlichkeit tun. Was mit der Hand schmerzlos getan werden soll, muß man mit der Hand unter größtmöglicher Vermeidung von Schmerzen tun. Und so ist es mit allen übrigen Dingen auch. Man muß sich bemühen, die anderen auszustechen, indem man alles besser macht als sie« (Littré II, 230—232).

Wir begegnen also beim Studium jenes Corpus, das »hippokratisch« genannt wird, zwei verschiedenen Typen von Medizinern.

Die einen Autoren haben sich darauf festgelegt, entweder von einer allgemeinen Theorie oder von einem der beiden Prinzipien auszugehen, die von der zeitgenössischen Philosophie inspiriert sind. Allerdings verharren sie nicht vollkommen unnachgiebig in dieser Position.

Die anderen stützen sich auf die medizinische Erfahrung im engeren Sinne. Ihre Erkenntnisse sind in den meisten Fällen durchaus zutreffend, bisweilen sogar sehr beachtlich.

Die erste Gruppe, die der Theoretiker, steht in der direkten Nachfolgeschaft der vorsokratischen Naturphilosophen. In einem geringeren Maße zeigt ihr Denken auch eine Verwandtschaft mit den Sophisten. Ohne Rückgriff auf diese Bezüge ist eine genaue Deutung ihrer zahlreichen Schriften nicht möglich.

Die zweite Gruppe ist vor allem an spezifisch medizinischen Erfahrungen interessiert, da die Heilkunst — um wieder den Autor der Abhandlung *Über die alte Medizin* zu zitieren — »seit langer Zeit über alles Notwendige verfügt. Wir besitzen nämlich ein Prinzip und haben eine Methode gefunden [das empirische Vorgehen]. Von diesem Prinzip und dieser Methode geleitet, sind im Laufe der

Abbildung 303
Der griechische Arzt Demokedes von Kroton gelangte als Sklave an den Hof des Perserkönigs Dareios und konnte den Herrscher nach einem Jagdunfall heilen. Illustration für ein Buch von J. W. C. Moemsen aus dem Jahre 1771 über berühmte Ärzte.

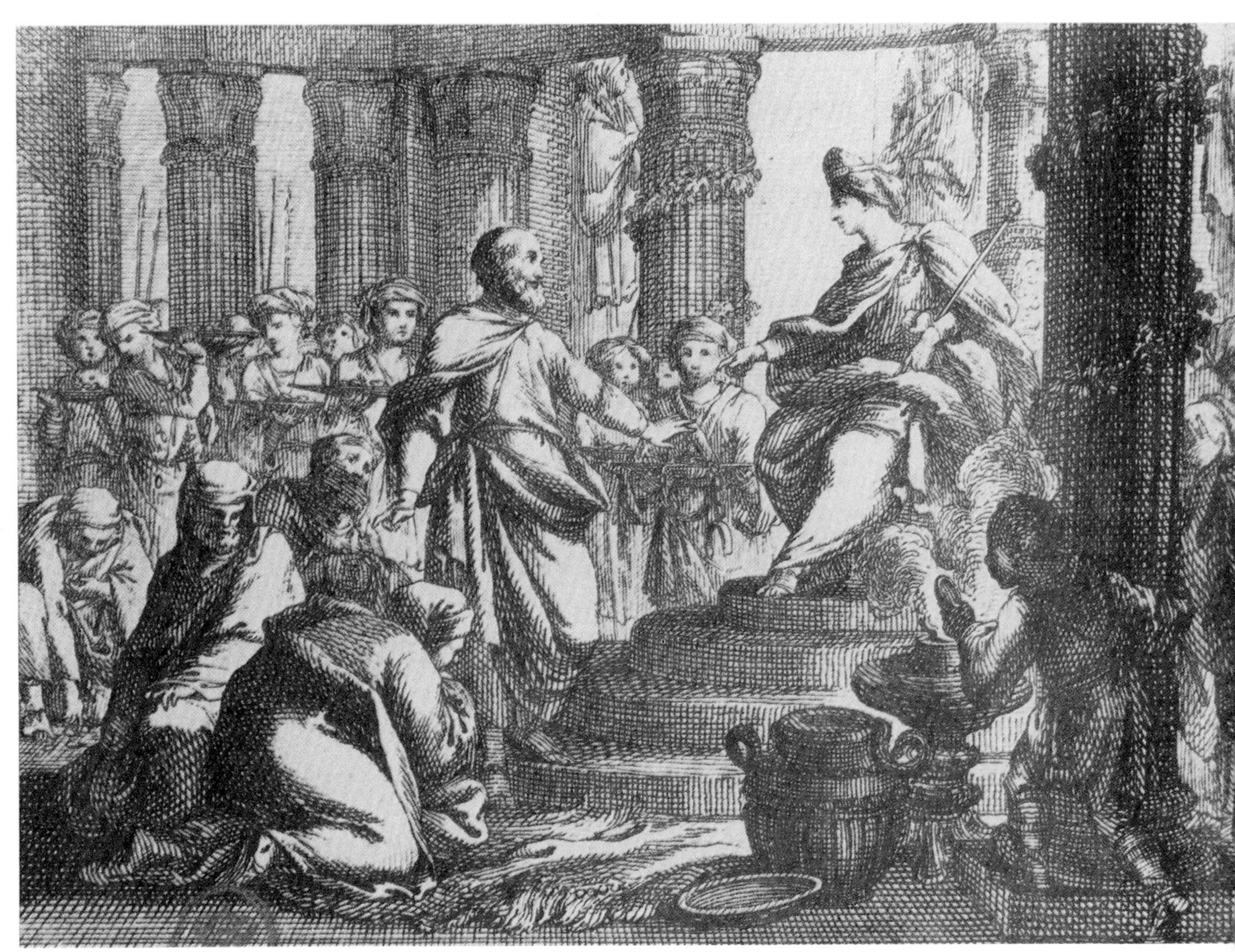

vielen Jahrhunderte zahlreiche hervorragende Entdeckungen gemacht worden. Und auch das Verbleibende wird noch entdeckt werden, wenn nur befähigte Männer in den alten Erkenntnissen unterwiesen werden und diese zum Ausgangspunkt ihrer eigenen Forschungsarbeit machen...« (Littré I, 572).

Doch dieses im Hinblick auf Absicht und Ergebnis zutiefst der medizinischen Wissenschaft angemessene Vorgehen hat in zwei rivalisierenden medizinischen Schulen jeweils unterschiedliche Ausformungen gefunden. Die ältere dieser Schulen ist die von Knidos, die berühmtere jedoch die von Kos.

Galen spielt in seinem Traktat *Über die therapeutische Methode* direkt auf diesen Sachverhalt an und erweitert die von uns bereits aufgezeigten Perspektiven. Er schreibt: »Es gab seinerzeit drei berühmte Gruppen von Ärzten, die miteinander im Wettstreit lagen. Die meisten und bedeutendsten Medizinerpersönlichkeiten gehörten der Gruppe von Kos an. Nach ihnen kamen die Ärzte der Gruppe von Knidos. Aber auch die italische Gruppe verdient eine hohe Wertschätzung.«

Innerhalb des *Corpus Hippocraticum* nimmt die Rivalität der Schulen an den räumlich eng benachbarten Orten Kos und Knidos einen wichtigen Platz ein; der Einfluß der dritten Gruppe zeigt sich demgegenüber nur am Rande. Die Mediziner Süditaliens blieben zwar ihrem Objektivitätsanspruch treu, scheinen allerdings weit mehr als ihre anderen Kollegen den Lehren der Pythagoreer, die in dieser Region nachhaltig Fuß fassen konnten, und dem Einfluß außergewöhnlicher Männer wie Alkmaion von Kroton oder Empedokles von Agrigent erlegen zu sein.

Wir wollen nun versuchen, mit Hilfe der uns zur Verfügung stehenden Dokumente, von denen einigen eine ganz entscheidende Bedeutung zukommt, den Gegensatz zwischen Kos und Knidos zu erhellen.

In seinem *Kommentar* zu dem Traktat *Über die Lebensweise (Diät) bei akuten Krankheiten* zitiert Galen eine Passage aus einem berühmten Werk, den *Knidischen Sentenzen,* das anscheinend den Rang eines grundlegenden Buches besessen hat (Jacques Jouanna, *Hippocrate et l'école de Cnide,* Paris 1974). Nun ist die Abhandlung *Über die Lebensweise (Diät) bei akuten Krankheiten* aber das Werk eines Arztes aus Kos, der von der ersten Seite an die *Knidischen Sentenzen* mit aller Heftigkeit angreift. Dies wird bei der Interpretation des Textes unmittelbar deutlich und ist auch von den damit befaßten Forschern erkannt worden, deren Auffassungen Robert Joly in seiner Ausgabe (Paris 1972) des besagten Traktats beipflichtet. (Vgl. Hermann Grensemann: Knidische Medizin Teil I. Berlin/New York 1975.)

Unser Arzt aus Kos also formuliert zahlreiche genau umrissene Beanstandungen. Seiner Ansicht nach ist das in den *Knidischen Sentenzen* wiedergegebene Wissen über die Krankheiten vollkommen oberflächlich und dem Deskriptiven verhaftet, da es sich, abgesehen von der direkten Beobachtung, nur auf das Zeugnis der unmittelbar Beteiligten stützt. Die vorgeschriebenen Behandlungen laufen bisweilen den Interessen der Kranken geradezu zuwider, da sie zu einförmig sind und zumeist auf Klistieren sowie der ständigen Verwendung von Milch und Buttermilch beruhen. Schließlich wird eine und dieselbe Krankheit auf künstliche Weise in zahllose Arten untergliedert (Littré II, 224—228).

Im *Kommentar* des Galen sind Beispiele für derartige Unterteilungen genannt: sieben Gallen-, zwölf Blasen- und vier Nierenkrankheiten, vier verschiedene Formen des Harnzwanges, drei des Wundstarrkrampfs, vier der

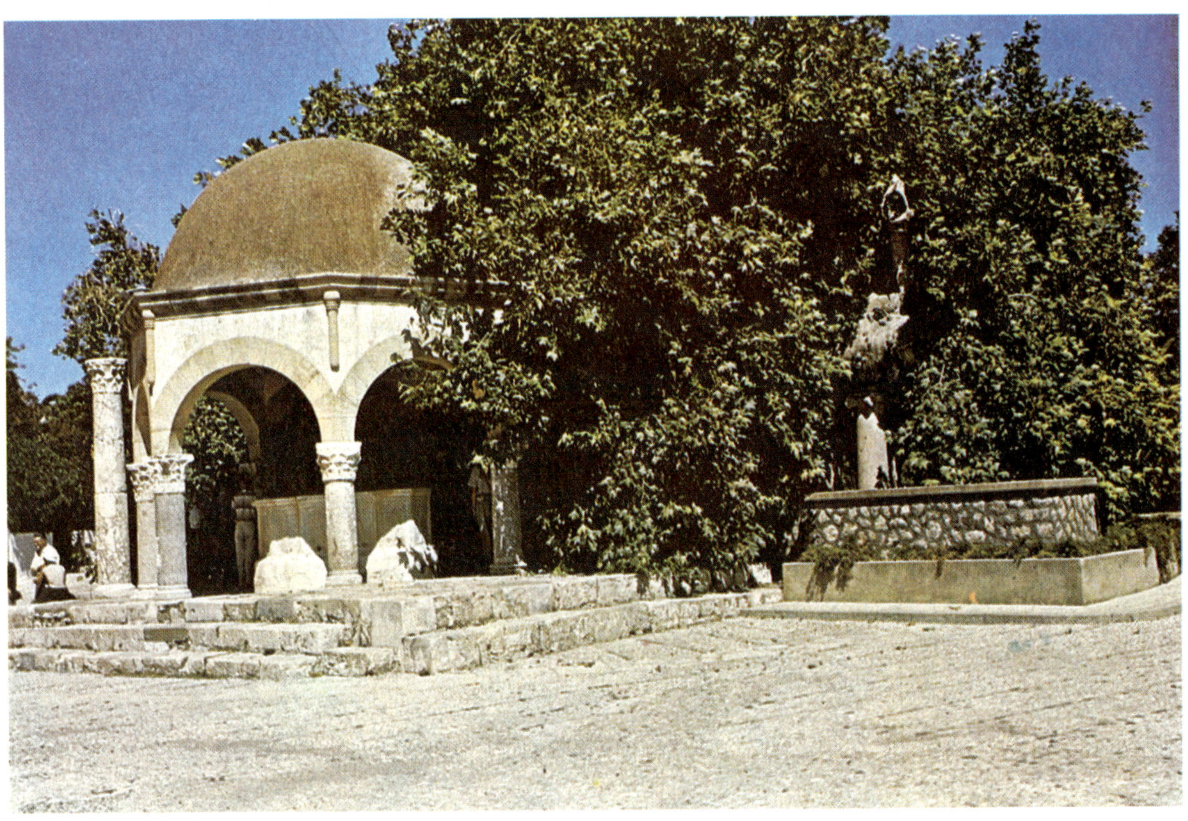

Abbildung 304
Die berühmte »Platane des Hippokrates« auf der Insel Kos. In ihrem Schatten unterrichtete der Meister seine Schüler oder schrieb an seinen Büchern.

Gelbsucht und drei der Schwindsucht. Auch ein Werk innerhalb des *Corpus Hippocraticum* mit dem Titel *Über die inneren Krankheiten* beschreibt detailliert, wenngleich in anderer Reihenfolge, drei Arten der Schwindsucht (Littré VII, 188—198), vier Nierenkrankheiten (202—210), vier Formen der Gelbsucht (252—260) sowie drei Arten des Wundstarrkrampfs (298—302). Ferner wird in einem anderen Werk des Galen, dem *Kommentar* zum 6. Buch *Über die Epidemien,* wörtlich eine Passage — diesmal aus den *Knidischen Sentenzen* — zitiert, wo es um ein Leiden geht, das »livide bzw. bläulich-fahle Krankheit« genannt wird. Diese Passage findet sich ebenfalls im Abschnitt 68 des Traktats *Über die Krankheiten II* (Littré VII, 104), einer Abhandlung, die in Stil und Darstellungsweise jener *Über die inneren Krankheiten* gleicht. Da zu allem Überfluß die Traktate *Über die Krankheiten II* und *Über die Krankheiten III* einander ähneln, besitzen wir also innerhalb des *Corpus Hippocraticum* eine Sammlung von Werken der Knidischen Schule, deren allgemeinen und besonderen Nutzen wir im folgenden genauer zu umreißen versuchen werden.

Aber bereits jetzt erkennen wir die Komplexität der medizinischen Sachverhalte innerhalb des von uns erforschten Zeitraums. Wir können zwischen einzelnen Schulen unterscheiden, die vom geographischen Gesichtspunkt nicht weit voneinander entfernt gelegen haben, die sich jedoch sowohl im Geist als auch in den Methoden klar voneinander abgrenzen, wobei sich allerdings jede um eine ernsthafte und gründliche Arbeit bemüht hat.

Daneben gab es unabhängige Ärzte, die ihre Kunst auf eigene Verantwortung ausübten. Je nach ihrem intellektuellen Temperament spielten sie eine mehr oder weniger bedeutende Rolle auf dem Gebiet der medizinischen Spekulation ihrer Zeit. Sie unterstrichen ferner die Autonomie und die Würde der Heilkunst. Ihre Zahl wuchs im Laufe der Jahrzehnte.

Alles in allem scheinen die Praktiker in keiner anderen Epoche der Antike so nachhaltig ihre Meinung zum Ausdruck gebracht und so vieles schriftlich niedergelegt zu haben. »Die Werke der Ärzte sind beträchtlich«, stellt Xenophon in seinen *Memorabilien* fest. Etwas später finden wir bei Aristoteles im Schlußteil der *Nikomachischen Ethik* einen genauen Hinweis auf jene medizinischen Traktate, in denen vernunftgemäße Behandlungsweisen niedergelegt sind. Die erhaltene medizinische Literatur stellt ohne Zweifel nur einen Ausschnitt aus einem wesentlich umfangreicheren Ganzen dar, so daß unser Wissen von der Heilkunst jener Zeit notwendigerweise Lücken besitzt.

Um im Bereich des historisch Gesicherten zu bleiben, wollen wir gegen Schluß dieser allgemeinen Darstellung noch zwei Anmerkungen anfügen, die in diesem Zusammenhang als wesentlich erscheinen.

Die erste Anmerkung betrifft die theoretischen Mediziner. Es ist nicht richtig, wenn man sie, ausgehend von den zahlreichen kritischen Bemerkungen des Traktats *Über die alte Medizin,* ausschließlich negativ beurteilt. Ganz im Gegenteil stößt man in ihren Abhandlungen neben allerlei zugegebenermaßen seltsamen Behauptungen auf sehr sinnvolle Erkenntnisse und äußerst scharfsinnige Beobachtungen. So stellt der Verfasser des Traktats *Über das Fleisch* fest, daß das Rückenmark vom Knochenmark zu unterscheiden sei, daß das Auge eine wäßrige Flüssigkeit besitzt und daß durchsichtige Häute die Retina schützen. Die Stimme wird mit Luftvibrationen in den oberen Körperhöhlen erklärt.

Den Traktat *Über die Lebensweise* (Littré VI, 466—662) haben wir bislang überhaupt noch nicht erwähnt. Seine vier Bücher sind ganz im Geist der theoretischen Medizin gehalten und von den vorsokratischen Naturphilosophen inspiriert. Es geht um die Wirkung des Feuers und des Wassers im Rahmen einer willkürlich aufgestellten Kosmologie und Anthropologie. Trotzdem findet man in dieser Abhandlung zur Frage der gesunden Lebensweise ziemlich vernünftige Grundsätze. Der Autor weist auf die Bedeutung eines angemessenen Verhältnisses zwischen körperlicher Ertüchtigung und Nahrungsaufnahme hin, wobei auch dem jeweiligen Lebensalter und der Jahreszeit Rechnung zu tragen ist. Außerdem sind die mannigfaltigen Eigenschaften der verschiedenen Getreidesorten und die Unterschiede zwischen dem Fleisch der verschiedenen Tiere sehr genau geschildert.

Abbildung 305
Die Gottheiten der Gesundheit. Fassade eines hellenistischen Tempels in Thrakien, dem heutigen Bulgarien.

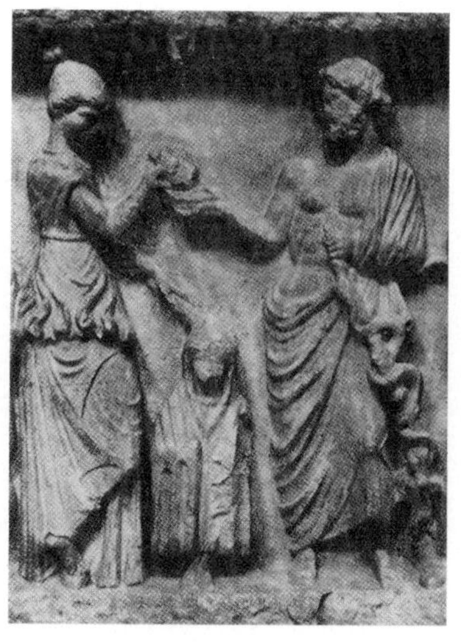

So haben auch diese Praktiker, die man in der Annahme, es drehe sich in ihren Werken ausschließlich um reine Spekulation, nur allzuleicht zu mißachten geneigt ist, feinsinnige Beobachtungen angestellt und daraus brauchbare Schlüsse gezogen.

Man hat den Eindruck, das Griechenland des klassischen Zeitalters zeige das Ergebnis einer zeitlich und räumlich beschränkten einmaligen Gunst der Geschichte. Alle geistigen Aktivitäten durchdringen sich wechselseitig im Sinne einer höheren Ordnung. So können die Forscher, die Künstler und die Techniker, jeder auf seine Weise, in ihren Werken über sich selbst hinauswachsen.

Die zweite Anmerkung betrifft die Tempelmedizin. Sie wurde keineswegs in aller Heimlichkeit ausgeübt und stellte auch keine Randerscheinung dar. Sie wurde vielmehr mit Erfolg in aller Öffentlichkeit praktiziert. In der Zeit, in der die großen Abhandlungen des *Corpus Hippocraticum* geschrieben wurden, erlebte sie sogar eine beachtliche Fortentwicklung.

Als Pindar im Jahre 474 v. Chr. seine *III. Pythie* schrieb, sah er in Asklepios, dem Aeskulap der Lateiner, noch einen gewöhnlichen Heros, der Wunderheilungen vollzog. Diese Auffassung ist mit jener der *Ilias* Homers (Gesang IV, Vers 194) eng verwandt. Ein halbes Jahrhundert später, im Jahre 422 v. Chr., wurde die Statue des gleichen Asklepios, der inzwischen zum Gott erhoben worden war, in feierlichem Zuge nach Athen eingeholt, wo man ihm einen Tempel weihte. Im 4. Jahrhundert v. Chr. erlebte Epidauros, das ein Heiligtum besaß, von dem der Asklepios-Kult ausgegangen war, die größten Besucherströme. Und in dieser Zeit wurde ein weiterer Tempel in Kos, der Heimat des Hippokrates, errichtet. Es ist ohne weiteres möglich und sogar sehr wahrscheinlich, daß der große Arzt, immer auf Erweiterung seines Wissensschatzes bedacht, den heiligen Bezirk mehrfach aufgesucht und über die dort aufgestellten Weihegeschenke Reflexionen angestellt hat. Wir finden für diese Annahme zwar keinerlei Bestätigung in den Texten; sie widersprechen ihr allerdings auch nicht.

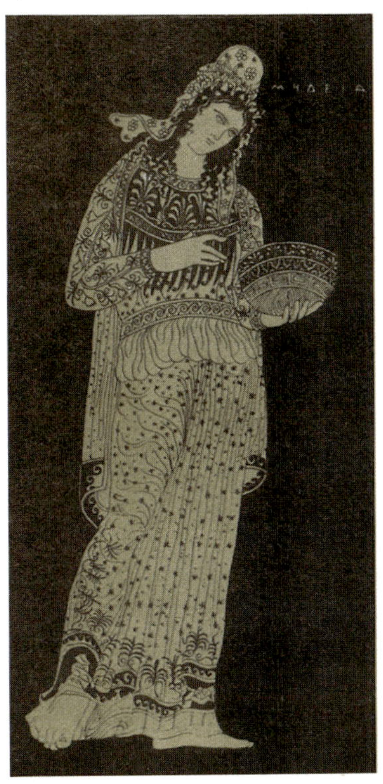

Abbildung 306
Die schlaue und kunstfertige Medea hält eine Schale mit einem Zaubertrank in der Hand. Stich nach einem antiken Vasenbild.

Auf jeden Fall gibt es zwei Traktate, die die Frage berühren, ob man bestimmte Krankheiten auf einen göttlichen Ursprung zurückführen muß. Die Abhandlungen *Über die Umwelt* (Littré II, 76) und *Über die heilige Krankheit* (Littré VI, 356—364) wenden sich, ausgehend von der Impotenz zahlreicher skythischer Nomaden bzw. der sogenannten heiligen Krankheit, der Epilepsie, direkt dieser Problematik zu.

Eine genauere Prüfung dieser beiden Traktate führt zu der Erkenntnis, daß sie nicht vom gleichen Autor verfaßt sein können. Doch ihr Denken stimmt in einem Punkt deutlich überein: es gibt keine Krankheit göttlichen oder heiligen Ursprungs, denn alles wird entsprechend den Naturgesetzen hervorgebracht. Gleichwohl impliziert diese Feststellung keineswegs eine atheistische Auffassung. Der Autor der Abhandlung *Über die heilige Krankheit* legt dar, daß die Gottheit notwendigerweise von Reinheit und Heiligkeit umgeben ist. Diese Vorstellung führt den Gedanken ad absurdum, die Gottheit könne die direkte Ursache für eine Krankheit wie die Epilepsie sein. Aristoteles, der mit Nachdruck die Existenz einer Kausalität in der Natur vertreten hat, dachte in diesem Punkt nicht anders.

Die Ergebnisse dieser bereits philosophischen Denkanstöße in sich aufnehmend, haben sich die beiden von uns aufgezeigten medizinischen Strömungen, die weltliche und die religiöse, nebeneinander entwickelt, wobei jeder dieser Strömungen zumindest zu einem gewissen Teil ein spezifisches psychologisches Empfindungsvermögen zu eigen war. Die eine Strömung war auf rational nachvollziehbare Beweise ausgerichtet und gab dem Denken den Vorrang; die andere war vor allem auf die geheimnisvollen und dunklen Kräfte bedacht, die auf den Menschen durch die Natur einwirken und die, wie man glaubte, durch bestimmte Prozeduren (Reinigungsriten, Beschwörungen usw.) herbeigerufen oder abgewendet werden können.

Für die Verfasser des *Corpus Hippocraticum* gab es bei der Entscheidung für eine dieser beiden Strömungen keine Zweifel. Obwohl sie durchaus verschiedenen geistigen Traditionen entstammten, ordneten sie sich auf der Seite der verstandesmäßigen Erforschung der Welt ein. Das neutrale griechische Wort *Theion,* das Göttliche, wird zwar bisweilen gebraucht; die Heilung jedoch wird immer mit Hilfe natürlicher Mittel angestrebt. An keiner Stelle können wir innerhalb des *Corpus Hippocraticum* die Spuren eines Priester-Arztes mit sei-

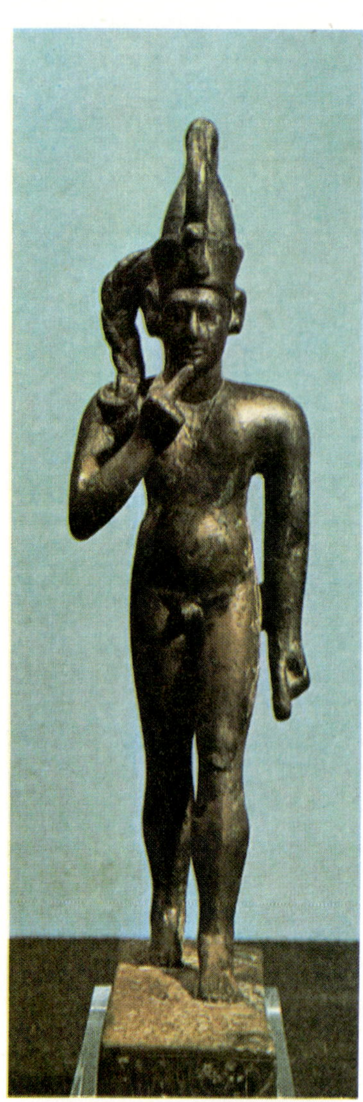

Abbildung 307
Die ägyptische Gottheit Harpokrates, der Horusknabe, wurde unbekleidet dargestellt. Der Knabe führt einen Finger zum Mund, um daran zu lutschen. Die Griechen mißdeuteten diese kindliche Geste und machten aus Harpokrates den Gott des Schweigens. Er wurde besonders von den Mystikern unter den Philosophen verehrt.

nen Wunderheilungen ausmachen (A. Thivel, *Le Divin dans la Collection hippocratique,* Leiden 1975).

Zum Schluß dieser ersten Darstellung des *Wesens* der Medizin zur Zeit des Hippokrates erscheint ein Blick auf die materiellen und gesellschaftlichen Bedingungen der *Ausübung* dieser Medizin in jener Epoche angemessen.

Zu diesem Aspekt besitzen wir nur vereinzelte, bescheidene Hinweise. Ein Einblick in die Verhältnisse an den Schulen von Knidos und Kos ist allerdings nicht ganz so schwer. Wir wissen, daß es sich bei diesen Schulen nicht um einfache Unterrichtsstätten gehandelt hat, in denen ausschließlich die Berufsausbildung vermittelt wurde. Sie stellten vielmehr den Rahmen dar für alle Aktivitäten des medizinischen Praktikers. Die Beziehungen zwischen dem Meister oder den Meistern und den Schülern waren außerordentlich eng und beständig. »Ich werde meinen Lehrer wie meine Eltern ehren«, heißt es in dem berühmten Eid, »ich werde ihm Anteil an meinem Lebensunterhalt geben und, wenn er in Schulden geraten sollte, ihn unterstützen. Ich werde seine Söhne meinen Brüdern gleich halten . . .« Diese Art Freundschaft war mehr als ein einfacher Gemeinschaftsgeist. Durch ein umfassendes, wechselseitiges Engagement bildete sie für den einzelnen Arzt eine wirksame Stütze bei der Ausübung seines risikoreichen Berufs.

In der Schule von Knidos scheinen diese Bindungen ganz besonders eng gewesen zu sein. Das grundlegende Werk dieser Schule, die *Knidischen Sentenzen,* wurde von mehreren Autoren verfaßt. Die Überarbeitung zur zweiten Ausgabe stellte eine ähnliche Gemeinschaftsleistung dar. Die einzelnen Krankheiten werden immer nach dem gleichen Schema dargestellt: auf die Überschrift folgt eine kurze Zusammenfassung, dann werden die jeweiligen Symptome aufgezählt und die therapeutischen Maßnahmen angeführt; bisweilen werden die Ursachen genannt und kurze Prognosen gegeben. Das gesamte Werk ist von den gleichen stilistischen Eigentümlichkeiten gekennzeichnet.

Die Abhandlungen der Schule von Kos sind nicht von einer derartigen Uniformität bestimmt. Die erhaltenen Traktate weisen einen ganz unterschiedlichen literarischen Stil auf. Die Schriften *Über die Epidemien II, Über die Epidemien IV* und *Über die Epidemien VI* beruhen offensichtlich auf Notizen des Praktikers am Krankenbett. Die Schriften *Über die Einrenkung der Gelenke, Über die Frakturen* und selbst *Über die Epidemien I* stellen ungemein sorgfältige Gemeinschaftsarbeiten dar. In allen Werken der Schule von Kos tauchen immer wieder die gleichen Grundvorstellungen in jeweils anderer Konstellation auf. In den einzelnen Abhandlungen hat immer wieder der eine Autor vom anderen die Beispielsfälle übernommen, wir finden gleichlautende Formeln und identische Beobachtungen im Überfluß. Auch hierin manifestiert sich die gemeinschaftliche Arbeit.

Es ist ganz normal, daß der Arzt von der Ausübung seines Berufs lebt. Die delikate Frage nach der Höhe des Honorars der Mediziner taucht allerdings erst in einem relativ späten Traktat auf, jenem *Über die Vorschriften.* Das Problem wird differenziert und mit viel Taktgefühl angegangen (Littré IX, 254—258).

Innerhalb des Gesamtwerkes *Corpus Hippocraticum* wird häufig der Name und der Beruf des Kranken genannt; dabei handelt es sich überwiegend um Leute in bescheidenen Verhältnissen. Auch Sklaven und Fremde werden erwähnt, die anscheinend genauso gut wie die Griechen ärztlich behandelt worden sind.

Die griechische Medizin ist von einer hohen Achtung vor der Person des Patienten bestimmt. Wir zitieren nochmals den ärztlichen Eid: »In welche Häuser ich auch gehe, ich werde es nur zum Wohle der Kranken tun. Ich werde mich jeglicher eigennützigen und verderblichen Handlung enthalten. Ich werde vor allem niemals eine Frau oder einen Knaben verführen, handle es sich nun um Freie oder Sklaven.«

In Athen und Delphi schließlich gab es bereits zu jener Zeit ein organisiertes öffentliches Gesundheitswesen, das von der Stadt finanziert wurde. Zu diesem Zweck erhob man eine spezielle Steuer, aus deren Aufkommen auch die Arzneimittel bezahlt wurden. Es ist sehr wohl möglich, daß unabhängige Ärzte sich ganz besonders um eine Anstellung im öffentlichen Gesundheitswesen bemüht haben, da sie so ihren Beruf mit einer besseren materiellen Absicherung ausüben konnten. Um als Arzt im städtischen Gesundheitswesen zugelassen zu werden, mußte man in Athen eine öffentliche Vorlesung halten. Die Bewerber führten dabei ihre jeweiligen Lehrer an, zählten ihre Heilerfolge auf und erläu-

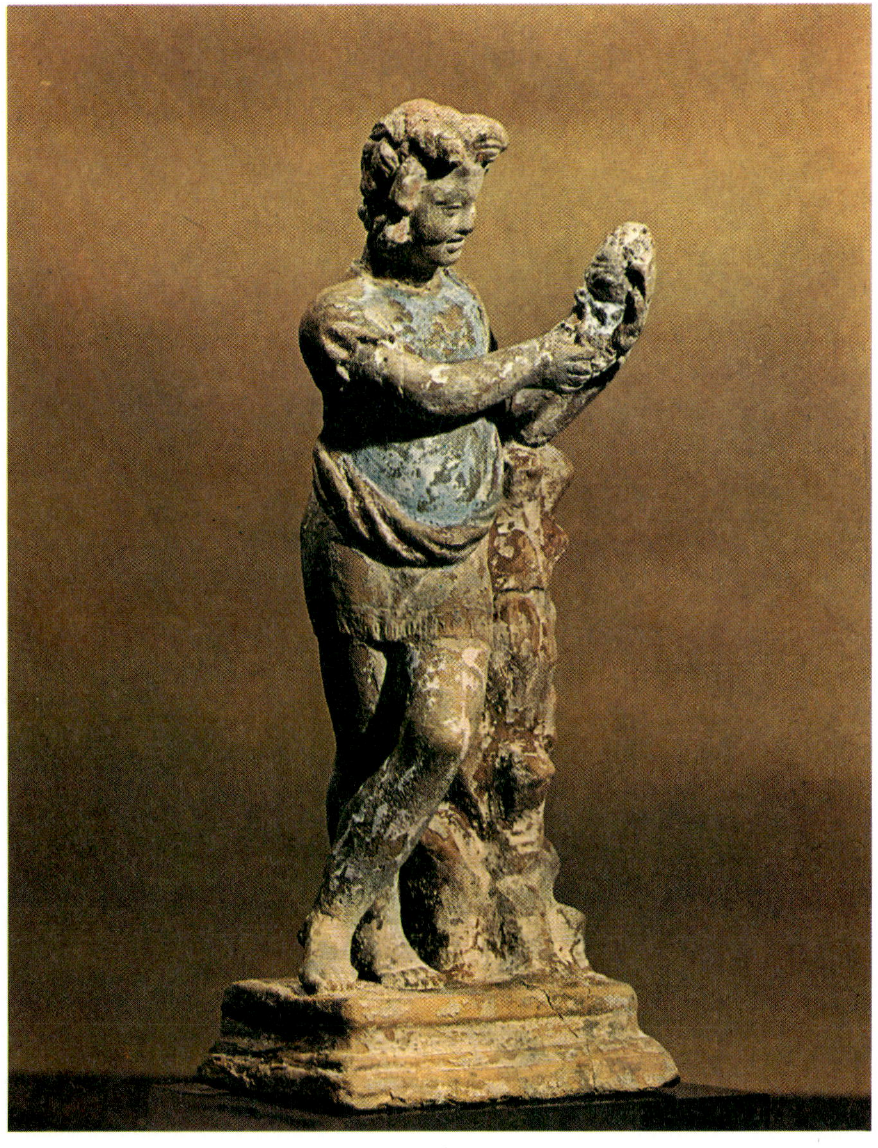

Abbildung 308
Ein Kind betrachtet eine bizarre Maske, wie sie auf dem Theater zur Charakterisierung eines niedrigen, gemeinen Charakters getragen wurde. Die Ärzte empfahlen häufigen Theaterbesuch zur Bekämpfung bestimmter Krankheiten. Tanagrafigur, 4. Jahrhundert v. Chr.

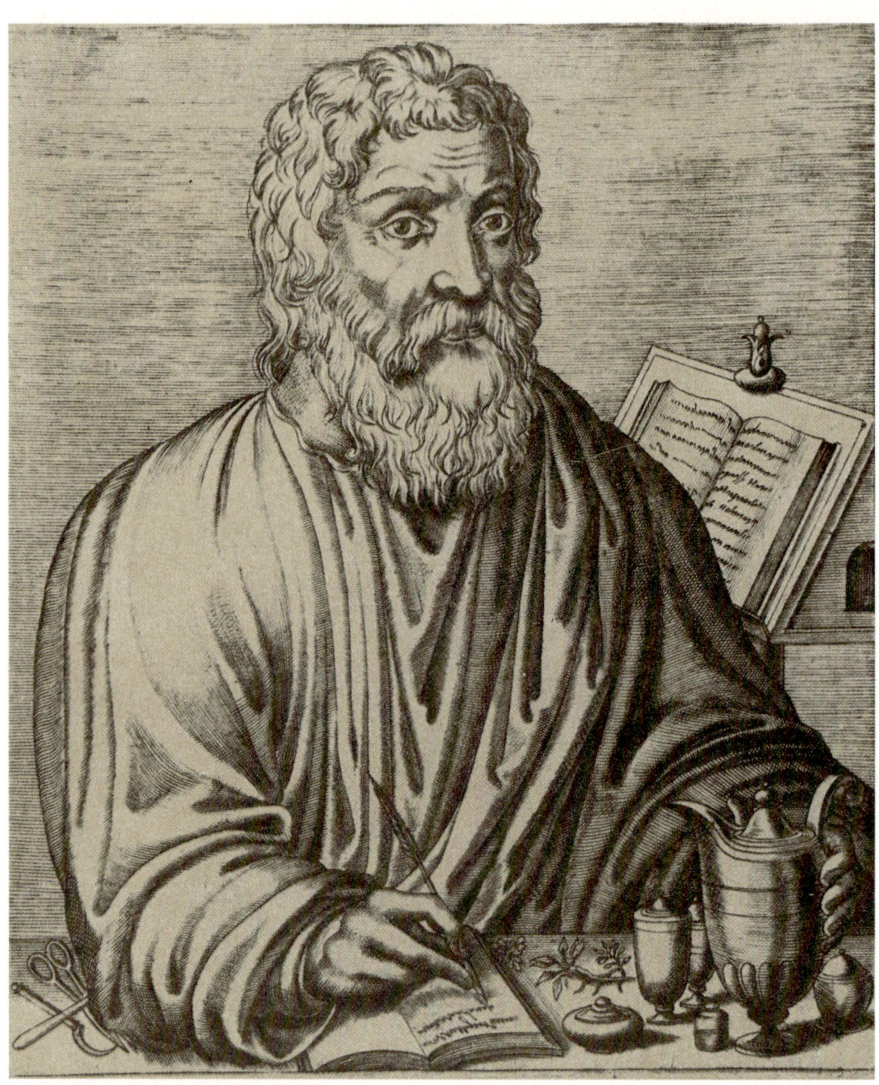

Abbildung 309
Hippokrates. Imaginäres Porträt aus der Chronik Thévets, 16. Jahrhundert.

terten ihr Vorgehen in diesen Fällen. Wie Gaston Baissette mit Recht feststellt, ging es alles in allem darum, mit viel Redegewandtheit zu einem Titel zu gelangen.

Innerhalb des *Corpus Hippocraticum* haben mehrere kleinere Traktate — wir denken etwa an die Schriften *Über die Winde* und *Über die Kunst* — durchaus den Charakter einer medizinischen Vorlesung. Möglicherweise stellen sie Beispiele für die gerade genannte Praxis der Bewerbungsvorlesung dar, die zu einer Zeit, in der die Sophistik zur Blüte gelangt war und die Rhetorik entwickelt wurde, eine wichtige Rolle gespielt haben mag.

Abschließend sei noch das *Iatreion* erwähnt, das dem Arzt zur Verfügung stand. Es handelte sich dabei um Räumlichkeiten zur Ausübung seines Berufs, die eine Apotheke, einen Raum zum Anlegen von Verbänden, einen Operationssaal, möglicherweise auch ein Dispensatorium und ein Konsultationszimmer umfaßten. Diese Arztpraxis, die aus Räumlichkeiten innerhalb eines noch anderweitig genutzten Hauses oder aus einem eigenständigen Gebäude bestand, gehörte fest zum Ärztewesen der griechischen Antike.

Zur Person des Hippokrates

Bei der Betrachtung dieser komplexen, vielgesichtigen, gegensatzreichen und farbigen Geschichte der griechischen Medizin hat die Welt eigentlich nur einer einzigen Persönlichkeit ganz besondere Aufmerksamkeit geschenkt. In der abendländischen Überlieferung jedenfalls erscheint Hippokrates als Inkarnation der Universalmedizin.

Da dieser Mann nicht der Sagenzeit zuzurechnen ist, sondern eine historische Figur darstellt, erscheint es sinnvoll, ihn zunächst geschichtlich einzuordnen, um dann die Etappen seines erstaunlichen Aufstiegs besser verstehen zu können.

Die bekannteste Vita des Hippokrates hat uns Soranus überliefert. Über diesen Autor weiß man nichts Genaues, aber es spricht vieles dafür, daß es sich um Soranos von Ephesos handelt, einen Arzt und Methodiker des ersten nachchristlichen Jahrhunderts. Er schrieb eine Medizingeschichte mit dem Titel *Viten, Schulen und Schriften der Ärzte* und kam nach Rom, wo er zur Zeit der Regierung der Kaiser Trajan (98—117) und Hadrian (117—138) die Heilkunst ausübte. Aus diesem Grunde finden wir seinen Namen oftmals in der latinisierten Form Soranus. Sein Werk ist in der Folgezeit verlorengegangen. Aufgrund der Berühmtheit des Hippokrates erscheint es aber durchaus möglich, daß der ihm gewidmete Teil der Medizingeschichte mit besonderer Sorgfalt aufbewahrt wurde. Wie dem auch sei, Soranus von Ephesos, dessen Schrift wir besitzen *(Corpus Medicorum Graecorum IV, 175—178)* weist darauf hin, daß er sich auf ältere Autoren bezieht, und nennt besonders einen Soranos von Kos, der Nachforschungen auf seiner Heimatinsel angestellt habe.

Demnach wurde Hippokrates um 460 v. Chr. auf Kos geboren. Er gehörte zu der ärztlichen Familie der Asklepiaden. Sein väterlicher Mentor war selbst der Sohn eines anderen Hippokrates. Unser Hippokrates hatte ebenfalls Ärzte in

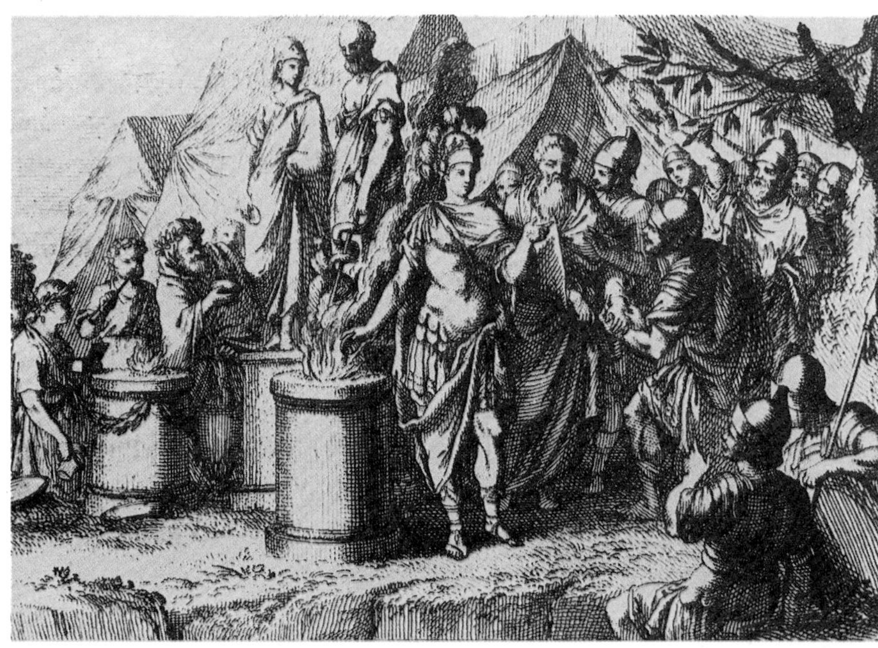

Abbildung 310
Alexander der Große und Philippos. Illustration für ein Buch von Moemsen über berühmte Ärzte, 1771.

der Nachkommenschaft, darunter seinen Schwiegersohn Polybius, den Aristoteles in seiner *Historia animalium* erwähnt.

Eine lange Lebenszeit ist für Hippokrates verbürgt, die Daten selbst sind allerdings ungenau. Nach den Angaben einiger Forscher hat er 82 Jahre gelebt, nach anderen über hundert. Hippokrates dürfte jedoch zwischen 380 und 370 v. Chr. gestorben sein, also mit über achtzig Jahren. Sein Grab lag in der Nähe von Larissa. Diese Daten sind wohl am fundiertesten und stimmen mit den Angaben überein, die man im *Corpus Hippocraticum* selbst findet.

Wie viele Praktiker seiner Zeit übte Hippokrates seine Kunst aus, indem er durch ganz Griechenland, ja sogar über dessen Grenzen hinaus Reisen unternahm. Er war ein Wanderarzt, ein *Periodeutes,* der von Stadt zu Stadt zog, wobei er sich an jeder Wirkungsstätte, wie das Corpus beweist, längere Zeit aufgehalten hat.

Die Zeitgenossen des Hippokrates haben uns wertvolle Hinweise auf das Leben dieses berühmten Arztes überliefert. Von herausragender Bedeutung ist hier Platons Dialog *Protagoras.* Der *Protagoras* stellt eines der frühesten Werke Platons dar und wurde vielleicht schon vor dem Tod des Sokrates (399 v. Chr.) niedergeschrieben.

Im Morgengrauen kommt ein junger Mann zu Sokrates, weckt ihn und teilt ihm mit, daß Protagoras zur Zeit in Athen sei. Er selbst wolle gerne den großen Sophisten kennenlernen. Sokrates ersucht sofort seinen Gesprächspartner, einmal gründlich nachzudenken. Dann folgt die für unseren Zusammenhang wichtige Passage:

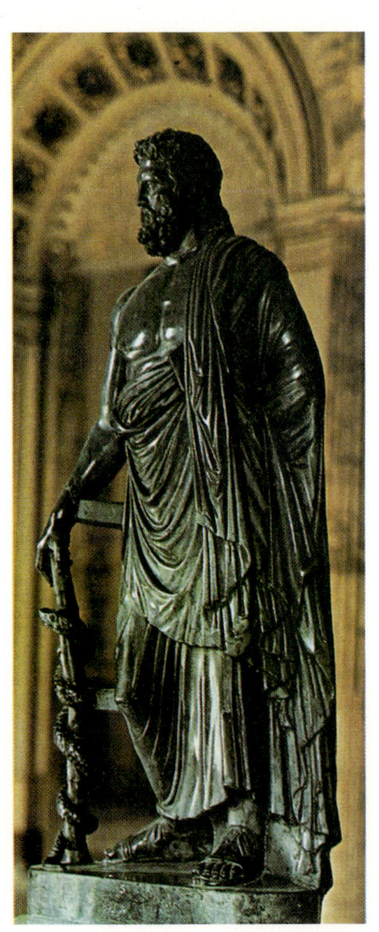

Abbildung 311
Asklepios, der Gott der Heilkunst. Römische Statue.

»Wenn du die Absicht hast, dich zu deinem Namensvetter Hippokrates von Kos, dem Asklepiaden, zu begeben, um ihm in einem persönlichen Anliegen ein Honorar zu zahlen, und wenn du, Hippokrates, dieses Geld dem Hippokrates übergibst, in welcher Eigenschaft erhält er dann von dir dieses Geld? Nun, was antwortest du?«

»Ich würde sagen, ich gebe ihm das Geld in seiner Eigenschaft als Arzt.«

»Und welche Absicht hast du dabei?«

»Ich hätte die Absicht, Arzt zu werden.«

»Und wenn du nun vorhättest, dich zu Polyklet von Argos und Phidias von Athen zu begeben und ihnen ein Lehrgeld für dich selbst mitbrächtest und jemand sollte dich fragen: ›In welcher Eigenschaft erhalten Polyklet und Phidias dieses Geld von dir?‹, was würdest du antworten?«

»Ich würde sagen, daß sie es in ihrer Eigenschaft als Bildhauer erhalten.«

»Und welchen Berufswunsch hättest du in diesem Falle?«

»Bildhauer zu werden, natürlich« (Platon, *Protagoras,* 311 bc).

Dieser wichtige Text liefert uns zunächst drei historisch gesicherte Fakten: Hippokrates ist ein Zeitgenosse des Sokrates. Er stammt aus Kos und gehört den Asklepiaden an. Er hat Schüler, die er gegen Entgelt in der medizinischen Wissenschaft unterrichtet.

Aber die Bedeutung dieses Dialogs reicht noch weiter. Hippokrates muß bereits ein sehr berühmter Mann gewesen sein, denn die Erwähnung seines Namens findet sofort eine Resonanz bei dem jungen Athener, der wohl in medizinischen Dingen kaum bewandert ist. Darüber hinaus wird Hippokrates auf seinem Gebiet den größten Künstlern seiner Zeit, Polyklet und Phidias, gleichgestellt.

Ein weiteres Zeugnis Platons hat für uns einen noch höheren Rang. Diesmal handelt es sich um eine Stelle aus dem Dialog *Phaidros,* der rund dreißig Jahre

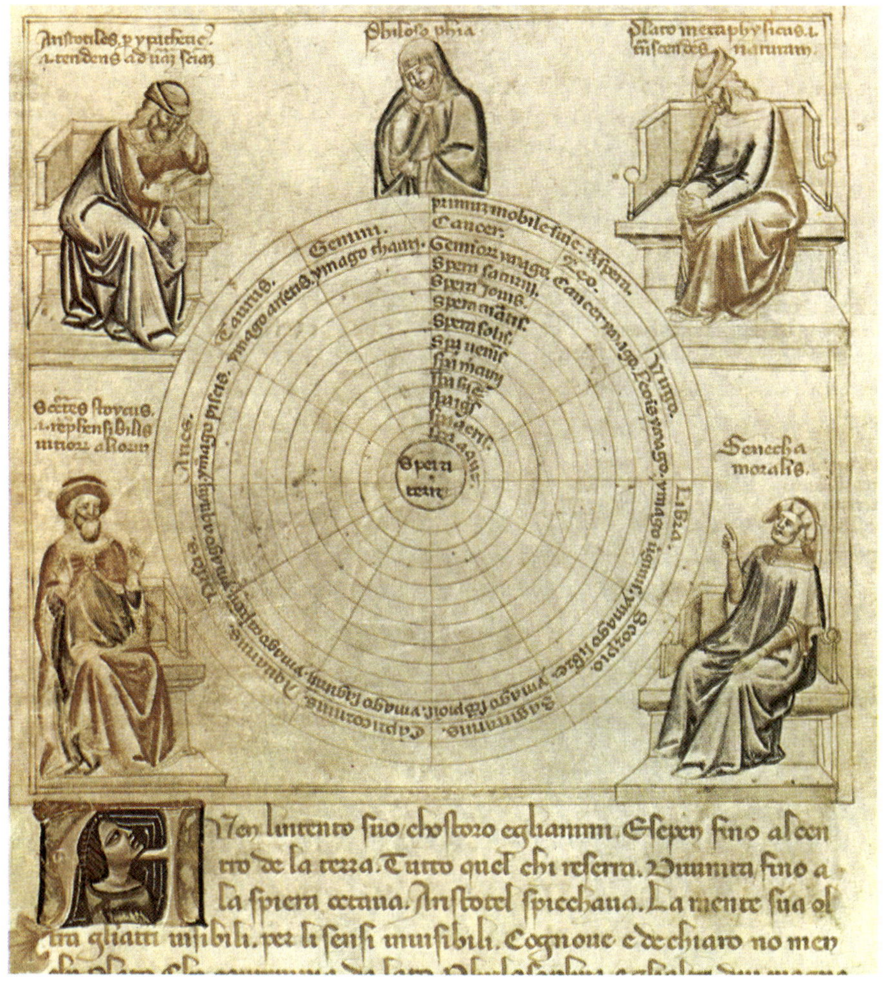

Abbildung 312
Die Allegorie der Philosophie, umgeben von Aristoteles, Platon, Sokrates und Seneca. Panegyrikus des Bruzio Visconti.

später als der *Protagoras* niedergeschrieben worden sein muß. Die Dialektik, die Kunst, in Rede und Gegenrede durch Aufdecken der Widersprüche zur Wahrheit zu gelangen, hat hier einen hohen Grad der Vollendung erreicht.

Sokrates: Ich glaube, daß es sich mit der ärztlichen Kunst genauso verhält wie mit der Rhetorik.

Phaidros: Was willst du damit sagen, Sokrates?

Sokrates: In beiden Fällen muß man von der Analyse des Wesens ausgehen. In dem einen Fall vom Wesen des Körpers, in dem anderen vom Wesen der Seele. Unter dieser Voraussetzung, die sich nicht allein durch Übung und Erfahrung ergibt, sondern selbst eine Kunst ist, wird es möglich, dem Körper Nahrungs- und Heilmittel zuzuführen, um ihm Gesundheit und Stärke zu verleihen, und an die Seele die Fähigkeit der Gesprächsführung und der rechten Wirksamkeit heranzutragen, um ihr zur gewünschten Überzeugungskraft und Vollkommenheit zu verhelfen.

Phaidros: Zum mindesten scheint es so, als wenn du recht hättest, Sokrates.

Sokrates: Nehmen wir einmal an, dem sei so. Glaubst du, daß man auf wirklich vernünftige Weise das Wesen der Seele erfassen kann, ohne das Wesen des Ganzen zu erfassen?

Phaidros: Wenn man Hippokrates, dem Asklepiaden, in dieser Angelegenheit glauben darf, so kann man ohne diese Methode nicht einmal das Wesen des Körpers erfassen.

Sokrates: Betrachte also aufmerksam, was uns sowohl Hippokrates als auch die rechte Vernunft über die Erfassung des Wesens einer Sache lehrt. Unabhängig davon, wie dieses Wesen geartet ist, muß man doch auf folgende Weise gedanklich vorgehen: Man muß zunächst einmal erwägen, ob der Gegenstand, den wir uns vornehmen, einfach oder kompliziert ist. Wenn wir dies vernunftgemäß erkannt haben, müssen wir die Fähigkeit erlangen, unser Wissen anderen zu vermitteln. Wenn nun der Gegenstand einfach ist, werden wir anschließend seine wesenhafte Beschaffenheit prüfen und untersuchen, auf welche Dinge dieser Gegenstand einwirkt und von welchen Dingen er wiederum selbst beeinflußt ist. Wenn der Gegenstand jedoch kompliziert ist, muß man dann nicht zuerst seine verschiedenen Teile aufzählen, um dann mit jedem dieser Teile genau das zu machen, was man auch mit dem einfachen Gegenstand gemacht hat? Also die wesenhafte Beschaffenheit jedes dieser Teile prüfen und daraufhin untersuchen, welche Wirkungen dieser Teil auf was ausübt und welchen Einflüssen von welcher Seite dieser Teil ausgesetzt ist.

Phaidros: Offensichtlich muß man auf diese Weise vorgehen, Sokrates.

Sokrates: Zumindest würde unsere Methode ohne diese Verfahrensweise dem Gang eines Blinden gleichkommen (270 b—e).

Die eben zitierte Passage und der weiter oben angeführte Text unterscheiden sich in einem Detail, dem eine gewisse Bedeutung zukommt: Hippokrates wird nicht mehr durch die Nennung seines Geburtsortes, seine Heimatinsel Kos, näher bezeichnet, obwohl der Name des Arztes im damaligen Griechenland durchaus häufig vorgekommen ist. Dies ist ein sicheres Zeichen seiner gewachsenen Berühmtheit.

Gleichwohl ist diese Beobachtung nur am Rande von Interesse. Der entscheidende Unterschied zwischen den zitierten Texten betrifft einen anderen Punkt. Im *Protagoras* wird Hippokrates von außen betrachtet; es geht dort um die Art, wie er seinen Beruf ausübt, die der anderer Ärzte seiner Zeit gleicht. Im *Phaidros* aber werden wir in die Denkweise des großen Arztes eingeführt. Wir lernen sein methodisches Vorgehen kennen, erfahren etwas über Hippokrates' Art und Weise, dem Wesen der Dinge nachzugehen, indem er scharfsinnige Einzelanalysen zu einem sinnvollen Ganzen zusammenfügt. Aus diesem Grund kann Platon die Methode des Hippokrates der rechten Vernunft *(Orthos Logos)* gleichstellen. Diesem verhaltenen Lob kommt eine außerordentliche Bedeutung zu. Hippokrates wird somit zum Beispiel, ja sogar zum Vorbild eines philosophischen Denkers.

Auch bei Aristoteles findet sich ein direkter Hinweis auf Hippokrates. Das siebte Buch der *Politeia* stellt eines der am frühesten niedergeschriebenen Bücher des gesamten Werkes über den Staat dar; es ist mit Sicherheit um 340 v. Chr. entstanden. Auf Hippokrates bezogen, schreibt Aristoteles: Wenn jener *der Große* genannt wird, so meint dieser Beiname nicht den Mann, sondern den Arzt (VII, 4; 1326 a 15). Selbst diese lakonische Bemerkung kann uns zeigen, welche Berühmtheit der Meister von Kos einige Jahrzehnte nach seinem Tod erlangt hat. Sie bezeugt außerdem, daß auch ein so nüchterner und vernunftbestimmter Geist wie Aristoteles, selbst Sohn eines Arztes und zu beißender Kritik durchaus fähig, ohne Zögern Hippokrates als bedeutend anerkennt.

»Es gibt eine Regel«, schreibt Gaston Baissette, »deren Zuverlässigkeit in uns den Eindruck einer gewissen Gesetzmäßigkeit erweckt. Und zwar können mittelmäßige Geister niemals die allgemeine Bedeutung einer ihr enges Gebiet übersteigenden Sache erkennen.«

Platon und Aristoteles aber, die ganz verschiedene geistige Fähigkeiten besessen und in manchen Punkten eine geradezu gegensätzliche Lehre vertreten haben, finden in der gemeinsamen Bewunderung für Hippokrates zusammen.

Wir wollen das 4. vorchristliche Jahrhundert nicht verlassen, ohne zuvor noch Diokles von Karystos erwähnt zu haben. Dieser Arzt, der zu seiner Zeit berühmt war und zahlreiche Schriften verfaßt hat, legt auf seine Weise ebenfalls Zeugnis ab für Hippokrates. Diokles hat in Athen unterrichtet. Es sind uns die Titel von sechzehn seiner Werke überliefert, und wir besitzen 193 Fragmente seiner Schriften. Wenngleich diese Fragmente im Umfang beschränkt sind, so finden sich in ihnen doch Anspielungen auf mindestens zehn Traktate des *Corpus Hippocraticum*. Diokles greift Hippokrates direkt an, und zwar wegen einem seiner Aphorismen, der Nr. 34 des zweiten Abschnitts: »Was die Krankheiten betrifft, so laufen die Leute, die ein Leiden haben, das in Zusammenhang mit ihrer Veranlagung, ihrer Leibesbeschaffenheit, ihrem Alter oder der Jahreszeit steht, weniger Gefahr als jene, bei denen Zusammenhänge solcher Art nicht gegeben sind« (Littré IV, 480). Diokles kann nun dieser Behauptung auf keinen Fall zustimmen. Unversehens befinden wir uns im Bereich der puren Polemik. Der akademischen Querele ist freier Lauf gelassen, was aber die Persönlichkeit des Hippokrates nur noch plastischer werden läßt. Wir sehen, daß es auch ihm nicht erspart geblieben ist, zum Gegenstand von Streitereien unter seinen zeitgenössischen oder nahezu zeitgenössischen Kollegen zu werden. Er gilt zwar schon als bedeutender Mann, ist aber noch nicht der über jeden Angriff erhabene Held der Legende, sondern ein ganz bestimmter Arzt, den wir in sein zeitliches Umfeld einordnen können und von dem wir einige Angaben über seinen Wirkungsbereich besitzen.

Nun stellt sich uns eine wichtige Frage: Welche Werke hat der Meister von Kos geschrieben? Da kein Traktat des *Corpus Hippocraticum* mit einem Autornamen versehen ist, wird die Antwort äußerst diffizil. Aufgrund von Zitaten, Anspielungen und Paraphrasen in anderen Texten darf man jedoch einige Mutmaßungen anstellen.

Der Text des Diokles liefert bereits einen ersten Anhaltspunkt für eine Antwort. Die *Aphorismen* müssen von Hippokrates selbst stammen. Es handelt sich dabei nicht einfach um ein Werk, dessen Ruhm die Jahrhunderte überdauert hat; innerhalb einer Sammlung von Lebensregeln voller Weisheit und Erfahrung ist es eine gestraffte Zusammenfassung der medizinischen Lehre der Schule von Kos, wie sie sich auch in den Traktaten ausdrückt, die der Abhandlung *Über die alte Medizin* unmittelbar verwandt sind.

Der knidische Arzt Ktesias wird in der *Anabasis* des Xenophon erwähnt und stellt somit einen unmittelbaren Zeitgenossen des Hippokrates dar. Ktesias tadelt seinen berühmten Kollegen, weil dieser den unnützen Versuch unternimmt, Hüftgelenkluxationen einzurichten, da der Oberschenkelkopf doch sofort nach dieser Maßnahme in die alte Lage zurückkehre. Die Kritik des Ktesias wird uns von Galen in dem *Kommentar* zum Traktat *Über die Einrenkung der Gelenke* (Bd. XVIII, A 731 in der Ausgabe von Kuhn) überliefert. Da diese Schrift über die Gelenke eine enge Verbindung zur Abhandlung *Über die Frakturen* aufweist, müssen aller Wahrscheinlichkeit nach beide Werke von ein und demselben Autor stammen, nämlich von Hippokrates. Die Schriften *Über die Kopfverletzungen, Über die Behandlungsräume des Arztes* und *Das Buch vom*

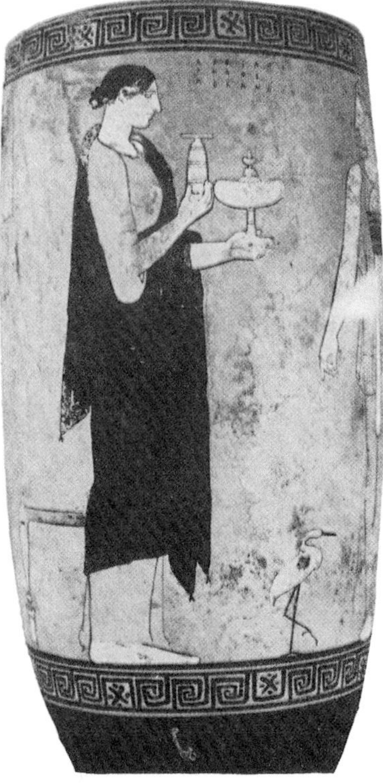

Abbildung 313
Eine Dienerin bringt Gefäße mit Salben; ein Ibis schreitet ihr voran. Von Timon bemalte Vase.

Hebel (Mochlikon) gehören ebenfalls zu dieser in sich geschlossenen Reihe chirurgischer Traktate, die zweifellos unvollständig auf uns gekommen sind, deren genaue Beobachtung und methodische Folgerichtigkeit jedoch unsere Bewunderung hervorruft.

Liest man die vorgenannten Werke mit ein wenig Aufmerksamkeit, so überraschen sie fast alle durch ihre gedankliche Konsequenz, durch das sorgfältige und sinnvolle Bemühen um jedes Detail sowie durch die größere Zusammenhänge eröffnende Weite des Horizonts. Der Mensch wird in allen seinen Bereichen gesehen. Die Einbeziehung der Natur reicht bis zu den Sternbildern, deren Stand die verschiedenen Jahreszeiten markiert. Die Einbindung des Menschen in die immense Weite des Weltenraumes wird ganz konkret verstanden und geschieht mit großer Folgerichtigkeit. Trotz ihrer ehrwürdigen Tradition ist diese Medizin lebendig und zukunftsorientiert. Sie fordert den Geist durch immer neue Denkanstöße heraus.

Nach dem gegenwärtigen Stand unseres Wissens hat die Lehr- und Forschungstätigkeit des Hippokrates in den Jahren 410 bis 400 v. Chr. ihre *Akme* erreicht, wie die alten Griechen sagten, oder, um es mit heutigen Worten auszudrücken, ihren Höhepunkt. Etwa in diesem Zeitraum sind nach den Schlußfolgerungen der Historiker die fundiertesten und bemerkenswertesten Teile des *Corpus Hippocraticum* entstanden. Damals sind der Traktat *Über die Epidemien I* und die eng daran anschließende Abhandlung *Über die Epidemien III* geschrieben worden. Man kann diese Schlußfolgerungen ziehen, weil die Namen der Kranken genannt werden. Diese Werke haben nicht allein die bereits erwähnte grundlegende Bedeutung, sondern zeigen an vielen Stellen bündige Formeln von tiefem Sinngehalt, die Ausdruck der Vollendung einer Entwicklung sind und schon die Handschrift des Meisters tragen.

»Sei nützlich, oder zumindest schade nicht. Die ärztliche Kunst spielt sich zwischen drei Größen ab: der Krankheit, dem Kranken und dem Arzt. Der Arzt ist ein Diener seiner Kunst« (Littré II, 634—636).

Der Gesamtheit der sieben Traktate, die unter dem Titel *Über die Epidemien* überliefert sind, kommt grundlegende Bedeutung hinsichtlich unserer Kenntnisse über die Schule von Kos zu. In ihnen herrscht die gleiche medizinische Lehre und der gleiche, von der völligen Hingabe an den Menschen bestimmte Geist. Die fünf Abhandlungen allerdings, zu denen wir keine näheren Ausführungen gemacht haben, gehören alle ins 4. Jahrhundert v. Chr. Die letzten beiden Traktate, *Über die Epidemien VI* und *Über die Epidemien VII,* können nicht vor dem Jahre 358 v. Chr. geschrieben worden sein, denn in ihnen wird ein Soldat namens Tychon erwähnt, der bei der Belagerung der Stadt Datos tödlich verwundet wurde; diese Belagerung hat in eben jenem Jahr stattgefunden. Zu dieser Zeit muß Hippokrates bereits tot gewesen sein, aber der von ihm ausgegangene Anstoß hat noch nichts von seiner Kraft verloren. Erst in der zweiten Hälfte des 4. vorchristlichen Jahrhunderts erlebt die Schule von Kos einen Niedergang, vielleicht unter dem Andrang einer neuen, mehr individualistisch geprägten Medizin, als deren typischer Vertreter möglicherweise eine Persönlichkeit wie Diokles von Karystos angesehen werden kann. Auf jeden Fall beginnt jetzt das Zeitalter, das wir als das hellenistische bezeichnen. Nach Hippokrates tritt eine neue Generation in eine neue Phase der Geschichte ein und erschließt sich neue Räume.

Wir besitzen weder eine genaue Vorstellung von der äußeren Erscheinung des Hippokrates, noch können wir mit letzter Sicherheit die Ereignisse seines

Lebens und auch seine Werke in eine chronologische Reihenfolge bringen. Dieser Mann scheint seine Person angesichts der zu bewältigenden Aufgaben immerzu in den Hintergrund gestellt zu haben. Dennoch finden sich innerhalb des *Corpus Hippocraticum* und in den sich auf dieses Corpus beziehenden Zeugnissen einige genaue und inhaltlich übereinstimmende Hinweise, die ein über bloße Mutmaßungen hinausgehendes Bild der Persönlichkeit dieses großen griechischen Arztes erlauben.

Vor unserem geistigen Auge sehen wir, wie der Asklepiade von Kos seine heimatliche Insel verläßt. Mit einem wachen Geist begabt, erfaßt er die einzelnen Symptome der Krankheiten wie den Gesamtzusammenhang ihrer Entstehung. So durchstreift er Griechenland und die angrenzenden Landschaften. Bisweilen hält er sich für längere Zeit in einer der Städte auf, wo er meist ein wichtiges medizinisches Werk niederschreibt. Man kann sich vorstellen, mit welcher Autorität, zugleich aber auch mit welch unendlicher Behutsamkeit — denn keiner wußte besser als er um die Grenzen der ärztlichen Kunst — Hippokrates die Kranken untersucht, ihr Leiden diagnostiziert und ihre Behandlung geleitet haben muß. Mit welcher Ehrfurcht, ja mit welchem Zartgefühl und welcher Feinsinnigkeit konnte er den Menschen begegnen! Schließlich kann man sich ein Bild vom Eifer und von der Begeisterung seiner Schüler machen. Alles in allem drängt sich ein Vergleich mit Sokrates unmittelbar auf, und es hat sogar den Anschein, als sei die Leistung des Arztes auf seinem Gebiet noch umfassender gewesen als die des Philosophen. Denn er war nicht nur Auslöser dafür, daß Menschen sich zu einer Tätigkeit als Arzt berufen fühlten, sondern er arbeitete auch als Praktiker und war zudem ein Schriftsteller von höchster Vollendung.

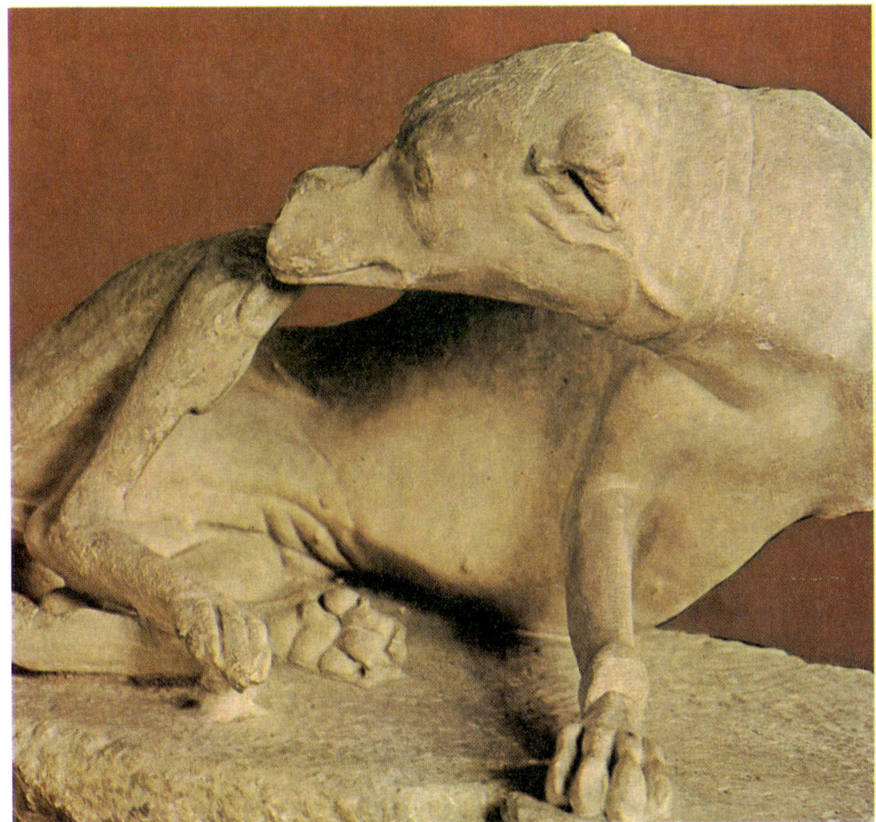

Abbildung 314
Eine Hündin leckt ihre Wunden. Römische Kopie aus Marmor, möglicherweise nach einem bronzenen Original des Lysipp.

Die Schule von Knidos und ihr Fortwirken

Von allen medizinischen Strömungen, die das *Corpus Hippocraticum* widerspiegelt, scheint die Heilkunst der Schule von Knidos die älteste zu sein. Eine Schrift wie der Traktat *Über die Lebensweise (Diät) bei schweren Krankheiten* wendet sich gegen die wesentlich früher entstandenen *Knidischen Sentenzen.*

Die anderen vollkommen knidischen Werke des Corpus, wie *Über die Krankheiten II, Über die inneren Krankheiten* und selbst *Über die Krankheiten III,* zeigen eine gewissenhafte und an der unmittelbaren Erfahrung ausgerichtete Heilkunst, die sich in plastischen und farbigen Darstellungen niederschlägt.

Bestimmte Praktiken waren noch reichlich grob: Ausbrennungen wurden mit einem glühenden Eisen vorgenommen. Man schüttelte den Körper heftig, um durch Geräusche zu Hinweisen auf die Krankheit zu gelangen. Polypen wurden aus der Nase mit Hilfe eines Drahtes entfernt, der um einen Metallstab gewickelt war. Schließlich benutzte man den »Geißfuß« als Instrument für die Zahnextraktion.

Die geistige Aufarbeitung der Erkenntnisse blieb allerdings in einem elementaren Stadium stecken. Die oft sehr langen Auflistungen von Heilmaßnahmen verlassen kaum je das Niveau einfacher Rezepte, so auch bei den erfrischenden Zubereitungen, die bei Fieber verabreicht werden sollen *(Über die Krankheiten III;* Littré VII, 156—161).

Die *Knidischen Sentenzen,* das Hauptwerk der Knidischen Schule, sind verlorengegangen. Aber Galen hat uns davon einen winzigen Auszug überliefert, der sehr wertvoll ist, da er auch im Abschnitt 68 des Traktats *Über die Krankheiten II* eingefügt wurde. Hier die Übersetzung:

»*Livide Krankheit:* zeitweise auftretendes Fieber, Kälteschauer, Kopfschmerzen, Leibschmerzen, Erbrechen von Galle. Wenn die Schmerzen den Kranken einmal ergriffen haben, kann er nichts mehr unterscheiden, denn er ist zu schwerfällig. Sein Leib ist ausgetrocknet und seine Haut an der gesamten Oberfläche fahl. Seine Lippen gleichen genau denen eines Mannes, der Maulbeeren gegessen hat. Das Weiße der Augen ist sehr trübe. Er hat weit aufgerissene Augen, als wenn er gewürgt worden wäre. Bisweilen ist dieses Symptom weniger stark ausgeprägt. Außerdem wechselt der Zustand des Kranken häufig« (Littré VII, 104).

In der Abhandlung *Über die Krankheiten II* finden wir das gesamte Kapitel über die »livide Krankheit«. Auf die gerade zitierte, ausdrucksstarke Schilderung der Symptome folgt der therapeutische Teil, dem sich eine kurze Prognose anschließt: »Einem solchen Kranken verabreicht man ein Medikament, das zu einer Entleerung durch den oberen und den unteren Ausgang führt. Man veranlaßt, daß er Waschungen vornimmt, und reinigt seinen Kopf. Er soll sich möglichst wenig mit warmem Wasser waschen. Nach der Waschung muß er sich in der Sonne wärmen und je nach Jahreszeit Buttermilch oder Eselsmilch trinken. Er soll weiche und kühle Nahrung zu sich nehmen, aber keine scharfen oder gesalzenen Speisen. Die Mahlzeiten sollen ausreichend Öl enthalten, süß und fett sein. Für gewöhnlich findet die Krankheit erst mit dem Tod des Kranken selbst ein Ende« (Littré VII, 104, 7—13).

Der Stil ist klar, schematisierend und ohne jede sprachliche Eleganz. Es handelt sich in erster Linie um eine Anweisung für den Praktiker, die sich gleichwohl um eine treffende Ausdrucksweise bemüht, wenn es um gewisse Gesichtspunkte, um bestimmte Details der Beobachtung geht. Ferner kann man feststellen, daß es zwar zahlreiche Vorschriften zur Therapie gibt, daß diese jedoch in einer reinen Aneinanderreihung und ohne einen übergeordneten Leitgedanken erkennen zu lassen zusammengestellt sind.

Dieser geradezu rührenden Hervorhebung einzelner beobachteter Krankheitsmerkmale begegnen wir andauernd in den Traktaten *Über die Krankheiten II* und *Über die inneren Krankheiten.* Bei einer der verschiedenen Formen der »Schwindsucht«, von denen diese letztere Abhandlung spricht, »füllt sich die Kehle mit einer Art Flaum. Es kommt zu einem Atemgeräusch, als wenn man durch ein Rohr pfeift« (Littré VII, 190). An einer anderen Stelle führt der Verfasser über den gleichen Fall aus, daß die Lungen sich infolge von Wundbrand blähen. »Der Patient öffnet die Nasenlöcher wie ein galoppierendes Pferd. Er läßt die Zunge heraushängen wie ein Hund, der im Sommer unter der Gluthitze der Luft leidet« (Littré VII, 184). Es ist denkbar, daß es sich bei der hier beschriebenen Krankheit um Asthma handelt.

In gleicher Weise spricht der Autor der Abhandlung *Über die Krankheiten II* über ein angeblich tödlich verlaufendes Fieber. »Die Augen liegen ganz tief in ihren Höhlen« (Littré VII, 102). »Der Körper wird mit Papeln wie bei der Nesselsucht überzogen«, heißt es über eine auf das »Phlegma« (Schleim) zurückgehende Krankheit, die Urticaria (Littré VII, 106). Und bezüglich einer »schwarzen Krankheit«, bei der der Patient »niemals sein Wohlbefinden wiedererlangt«, wird ausgeführt: »Ist er nüchtern, dann geben die Eingeweide kollernde Geräusche von sich. Der Speichel schmeckt bitter. Hat er gegessen, dann empfindet er ein schweres Druckgefühl in den Eingeweiden. Es kommt ihm so vor, als würde man seine Brust und seinen Rücken mit Nadeln durchstechen«

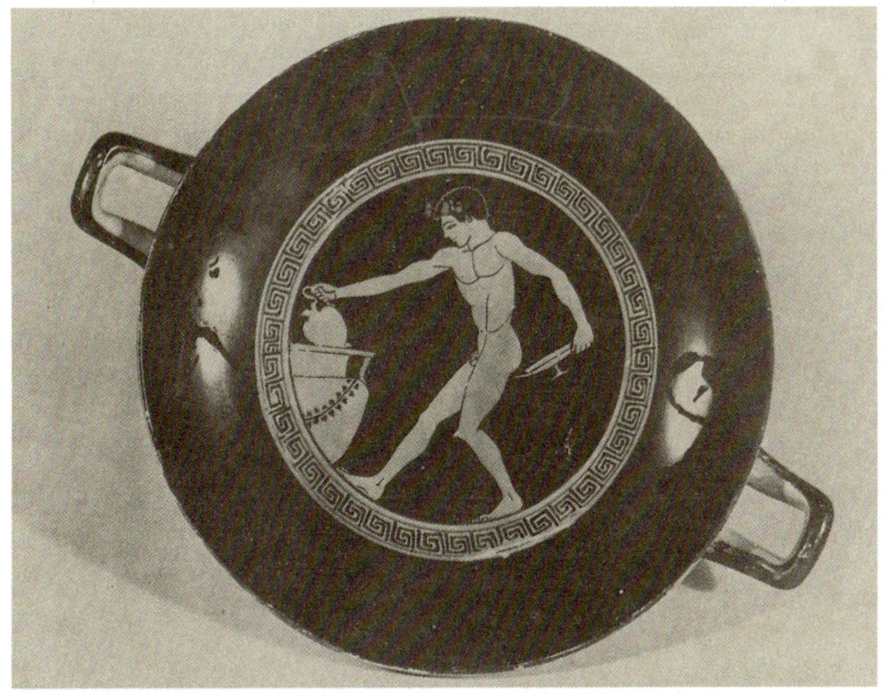

Abbildung 315
Ein Ephebe schöpft Wein mit einem Krater. Vasenbild auf einer griechischen Schale.

(Littré VII, 110). Hier handelt es sich offensichtlich um Gastritis oder Meteorismus.

Man könnte noch zahlreiche Beispiele für Anleihen aus oder Übereinstimmungen mit den *Knidischen Sentenzen* anführen.

Die Annäherung an die Krankheit in dieser frühen Form, nämlich allein auf dem Wege der Empirie, birgt neben allen Vorteilen auch eine Gefahr, die unmittelbar ins Auge springt. Wenn man sich nahezu ausschließlich auf die wahrnehmbaren Details konzentriert, riskiert man eine Fülle von Untergliederungen desselben pathologischen Zustandes und bezeichnet letztlich jedes einzelne Symptom als eine eigenständige Krankheit. Diesen Vorwurf haben bereits die Mediziner der Schule von Kos den knidischen Ärzten gemacht, und wir sehen nun, daß er sehr wohl begründet war. So werden in der Abhandlung *Über die inneren Krankheiten* (Littré VII, 188—200) drei Arten der Schwindsucht unterschieden. Die erste äußert sich nach den Worten des Verfassers im Verderb des »Phlegmas« (des Schleimes) und dessen Eindringen in die Lunge, die zweite in Ermüdung und Erschöpfung, die dritte jedoch darin, daß Galle und Blut ins Rückenmark gelangen. Diese willkürlichen und auch falschen Darstellungen stehen zudem in keinerlei Zusammenhang mit den tatsächlichen Beobachtungen. Die innige Verbindung von Erfahrung und kreativem Denken, Grundlage aller Wissenschaft, ist noch nicht erreicht.

Gleichwohl darf man nicht voreilig zu dem Schluß gelangen, daß die knidischen Mediziner vollkommen versagt hätten. In geduldiger Gemeinschaftsarbeit schenkten sie den durch Erfahrung zu gewinnenden Erkenntnissen große Aufmerksamkeit. Auf diese Weise konnten sie trotz ihrer methodischen Unzulänglichkeiten zu einigen bedeutenden Resultaten gelangen, denen innerhalb der Medizingeschichte durchaus ein gewisser Rang zukommt.

Am bemerkenswertesten ist ohne Zweifel die Entdeckung und Anwendung der Auskultation, das Abhören von Geräuschen des Körperinneren (Herz, Lunge etc.). Der berühmte Mediziner René Théophile Hyazinthe Laënnec, der nach eigenen Angaben das Griechische ohne jede Schwierigkeit lesen konnte, hat seine im Jahre 1804 vorgelegte Dissertation der Lehre des Hippokrates gewidmet. Laënnec gibt in seiner eigenen Abhandlung über die medizinische Auskultation bereitwillig zu, daß ihm eine Passage aus dem Traktat *Über die Krankheiten II* (Littré VII, 94) den Weg zu seiner bedeutenden Entdeckung gewiesen habe. Hier die betreffende Passage im Wortlaut: »Lungenwassersucht: Wenn sich eine Wassersucht in der Lunge herausbildet, so hat der Kranke Fieber und Husten. Der Atem ist beschleunigt. Die Füße schwellen an. Alle Nägel verkümmern... Wenn man das Ohr an die Brust legt und lange Zeit horcht, so gärt es darin wie Essig *(Knisterrasseln)*.«

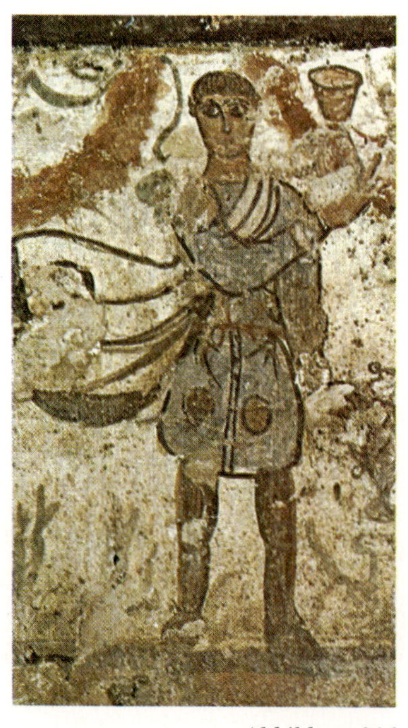

Abbildung 316
Szene aus dem Familienleben, Ausschnitt. Römisches Fresko aus dem 4. Jahrhundert n. Chr.

Das Horchen auf Geräusche im Körper wurde von den knidischen Ärzten übrigens ebenso beharrlich wie zuverlässig praktiziert. So konnten sie etwa einen Erguß im Pleuraraum genau lokalisieren, bevor sie einen Eingriff wagten. Der Kranke wurde dazu auf einem festen Sitz plaziert. Ein Gehilfe hielt seine Hände fest. Der Arzt ergriff ihn bei den Schultern und versetzte ihm einen Stoß, wobei er das Ohr auf die Rippen legte, um den Hydrothorax zu erkennen.

Da überhaupt keine Hilfsgeräte zur Verfügung standen, erforderte die reine Beobachtung durch die Sinnesorgane in diesem und in anderen Fällen einen hohen Grad an Konzentration und ständige Übung. Um diese Methoden praktizieren und noch weiter verbessern zu können, benötigten die Ärzte zweifellos

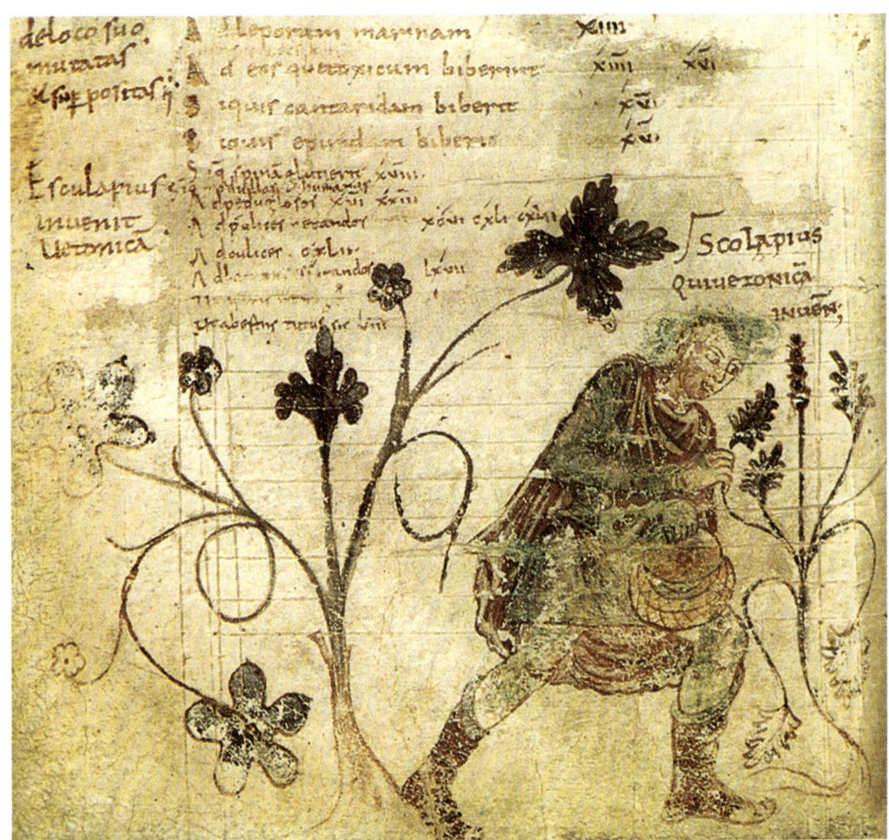

Abbildung 317
Asklepios entdeckt die Betonie, die schließlich zum Volksheilmittel wird. Miniatur aus dem Traktat Herba Vettonica, *einer Handschrift aus dem 8. Jahrhundert.*

eine Schule zur Überwachung der Regeln und zur Sicherung eines festen Zusammenhalts zwischen den Mitgliedern der Zunft.

So wichtig sie auch sein mag, die Auskultation stellt nicht den einzigen bedeutsamen Beitrag der Knidischen Schule zur Medizin dar. Da die Praktiker von Knidos immer darauf bedacht waren, von der Beobachtung auszugehen und Behandlungsmethoden von großer Effizienz zu entwickeln, gelang es ihnen, eine Reihe von Krankheiten zu entdecken; allerdings haben sie ihnen nicht die angemessenen Bezeichnungen gegeben, und ihre Ursachen waren ihnen unbekannt. Hingegen verfügten sie über eine ernstzunehmende und durchaus beachtenswerte chirurgische Praxis.

Erwähnen wir jedoch zunächst einige ihrer Entdeckungen auf dem Gebiet der Pathologie. So zum Beispiel die Spermatorrhöe, die fälschlich als Rückenmarksschwindsucht bezeichnet wurde (Littré VII, 78—80). Man könnte in diesem Fall auch an die Pottsche Krankheit mit ihrem offenen Abszeß in der Beckengegend denken. Der fortgeschrittene Gelenkrheumatismus mit Schwellungen an den Gelenken wird von dem knidischen Autor »Typhus« genannt (Littré VII, 266—270). In dem Traktat *Über die inneren Krankheiten* (Littré VII, 224—226) wird ferner der Hydrops des Pleuraraumes erwähnt. Zur Behandlung wird eine Durchtrennung der Rippe empfohlen. »Ein Hydrothorax wird durch »berstende Wasseransammlungen« in der Brust hervorgerufen. Der Verfasser hat mehrfach vergleichbare Wasseransammlungen bei Rindern, Hunden und Schweinen beobachtet. Er folgert daraus, daß sie auch häufig beim Menschen vorkommen und eine der Ursachen für die Wassersucht darstellen ...«

Hier ist bereits der Tätigkeitsbereich des Chirurgen berührt, dessen Eingreifen bei vielen Krankheitszuständen entscheidende Bedeutung zukommt, man denke nur an die Entleerung von Eiteransammlungen. Nieren- und Pleurapunktionen werden häufig angewandt.

Im Fall einer schweren zerebralen Krankheit, die insbesondere Schwachsinn nach sich zieht, empfiehlt der knidische Arzt und Verfasser der Abhandlung *Über die Krankheiten II* (Littré VII, 26—28) sogar eine Inzision »des Kopfes am Vorderhauptspunkt«, eine Durchbohrung »bis zum Gehirn« und den Versuch einer Trepanation »mit der Säge«.

Wir können an dieser Stelle festhalten, daß sich die Schule von Knidos innerhalb der Medizingeschichte einen verdienstvollen Platz erworben hat, indem sie sich auf ernstzunehmende Überlieferungen stützte und in hohem Maße um die unmittelbare Beobachtung bemüht war. Kann man noch weiter gehen und behaupten, daß diese Ärzte als Begründer der pathologischen Anatomie anzusehen sind? Da in den von ihnen zusammengestellten Krankheitslisten in den meisten Fällen die jeweilige Krankheit mit einem bekannten Organ in Verbindung gebracht wird, liegt der Gedanke nahe. Gleichwohl muß man auf diesem Gebiet mit schnellen Schlußfolgerungen vorsichtig sein. Zahlreiche Krankheiten sind nur unvollkommen beschrieben, viele tragen eine unbestimmte Bezeichnung, werden sogar unter dem Namen eines ganz anderen Leidens geführt; wieder andere werden mit so obskuren Begriffen wie »livide Krankheit« oder »schwarze Krankheit« umrissen.

Tatsächlich lagen die Fähigkeiten der Ärzte von Knidos auf einem anderen Gebiet. Sie waren gewissenhafte Praktiker, die sich mit vollkommener Hingabe ihren Kranken widmeten. Frappierend und scheinbar außergewöhnlich ist die Beobachtung, daß man in den ältesten der bekannten knidischen Traktate niemals auf das Pronomen in der ersten Person stößt. Der einzelne Arzt tritt vollkommen hinter der Größe des gemeinschaftlichen Dienstes an der leidenden Menschheit zurück, den er in enger Zusammenarbeit mit seinen Mitbrüdern verrichtet, ohne Zweifel ein sehr beeindruckendes Beispiel für ein hohes ethisches Niveau.

Bevor wir uns der nächsten Entwicklungsstufe des medizinischen Denkens der knidischen Ärzte zuwenden, die sich trotz aller unmittelbaren Kontinuität sehr wohl von der ersten unterscheidet, erscheint ein Überblick über die weitere Geschichte der Schule von Knidos angebracht.

Die eingehende Beschäftigung mit den beiden Traditionen, die in die Abhandlung *Über die Krankheiten II* eingegangen sind, und die genaue Untersuchung der Ausführungen des Traktats *Über die Lebensweise (Diät) bei akuten Krankheiten,* dessen Verfasser die älteste Version der *Knidischen Sentenzen* gekannt hat, geben uns eine genauere Vorstellung über das erste Stadium der Schule von Knidos.

Ursprünglich hielt der Praktiker nur das fest, was er selbst beobachtet hatte oder was ihm der Kranke als seine eigene Beobachtung mitteilte. Die ärztliche Ethik bestand in der gewissenhaften Berücksichtigung der Fakten und der Befolgung der von der Schule aufgestellten Regeln. Dies schlug sich auch in der schriftlichen Darstellung der Krankheiten nieder. Dieses Postulat hat etwas von einem Absolutheitsanspruch an sich. Die erste Entwicklungsstufe war keineswegs nutzlos und verdient alles andere, als mißachtet zu werden. Innerhalb der gesamten Medizingeschichte hat sie sich im Gegenteil als sehr fruchtbar erwiesen.

Doch ziemlich schnell tauchte das Bedürfnis auf, die Fakten nicht nur zu beobachten, sondern auch zu erklären. Erklären aber heißt nach den Ursachen forschen. Diese Geisteshaltung schlägt sich bereits in der Abhandlung *Über die inneren Krankheiten* nieder. Und in seltsamer Übereinstimmung finden wir hier zum ersten Mal die vorsichtige Verwendung des Pronomens in der ersten Person (Littré VII, 214—224). Tatsächlich kann ja die Ursache einer Krankheit — einmal abgesehen von jenen Fällen, in denen wie beim Schock oder bei der Verwundung das Leiden durch äußere Einwirkung hervorgerufen wird — niemals unmittelbar beobachtet werden. Sie wird vielmehr durch Nachforschen, durch Deduktion oder besser noch durch Induktion erkannt.

So drang ein bedenkliches Element in die fundamentale Methode der Schule von Knidos ein, dessen Bedeutung man erst dann voll erfassen kann, wenn man bedenkt, daß die Beobachtung als das unmittelbar und direkt Gegebene angesehen wurde, und sie war, zumindest in der Frühzeit, nicht mit einer methodischen Aktivität der Vernunft verknüpft. Diese Trennung von Vernunft und Empirie sollte weitreichende Konsequenzen haben. Wir werden sehen, daß in späteren knidischen Traktaten ein neues, immer deutlicher umrissenes Lehrgebäude und der alte, oft konfuse und komplizierte Empirismus der Tradition nebeneinanderstehen. Eine bedeutende Zahl von Abhandlungen des *Corpus Hippocraticum* in der auf uns gekommenen Form zeigt diesen Dualismus.

Ein frühes Beispiel stellt die Serie der sogenannten gynäkologischen Traktate dar, also *Über die Frauenkrankheiten I, Über die Frauenkrankheiten II, Über die unfruchtbaren Frauen* und *Über die Natur der Frau,* sowie einige andere sehr kurze Werke, etwa *Über die Krankheiten der Mädchen, Über die Überfruchtung* und *Über die Zerstückelung des Embryos.* Schon das flüchtige Studium der Texte enthüllt, daß hier ein Hauptverfasser mit breiter Sachkenntnis am Werke war, dem andere Ärzte oder einfache Gehilfen, die ihrerseits bescheidenere Traktate abfassen konnten, bei der Niederschrift zur Hand gegan-

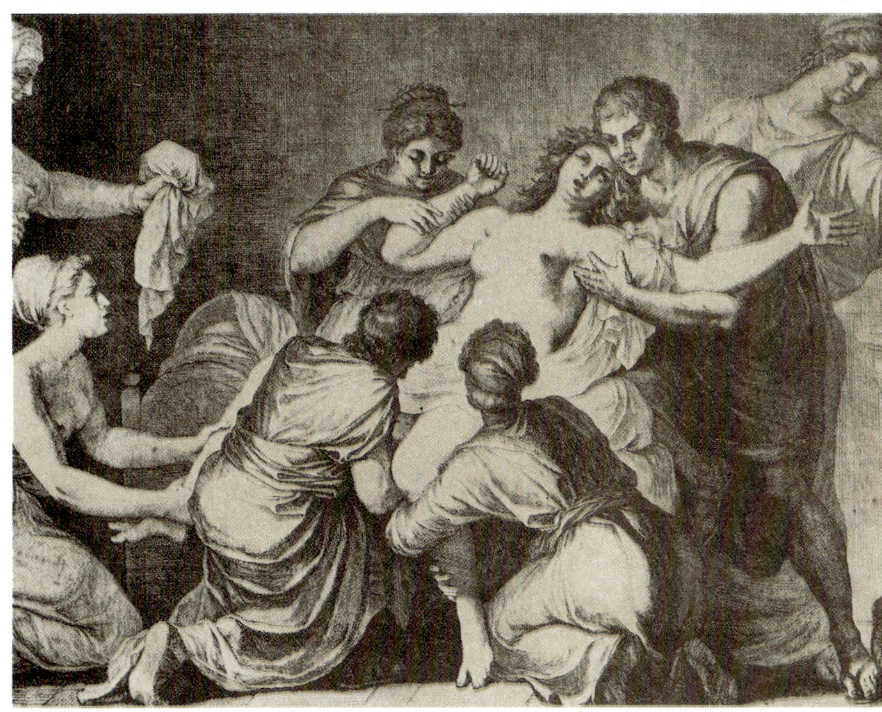

Abbildung 318
Darstellung einer Geburt im Altertum. Kupferstich nach einem Gemälde des ausgehenden 18. Jahrhunderts in der medizinischen Fakultät der Pariser Universität.

gen sind. Hinzu kommen noch die Hebammen, die ebenfalls an der Formulierung der Abhandlungen unter der Leitung des Arztes beteiligt waren.

Sofort erkennt man in diesen Texten den Stil der knidischen Autoren. Die Indikationen sind kurz und präzise ohne Verbindung aufgezählt. Es wird eine Vielzahl von Heilmitteln genannt, die so viele sich gegenseitig beeinflussende, einander widersprechende oder aufhebende Wirkungen zeigen, daß man unmöglich erkennen kann, welches System diese Praktiker geleitet haben mag.

Immer wieder finden sich die gleichen Grundheilmittel, Injektionen und Infusionen, Ausräucherungen und Vergärungen, Breiumschläge und Arzneimitteltränke. Die Zusammensetzung dieser Zubereitungen wechselt dauernd. Von den unterschiedlichsten Pflanzen wird ausgiebig Gebrauch gemacht; Lotos, äthiopischer Kümmel, Lorbeer, Myrte, Saubrot, Bingelkraut, Rosmarin und anderes mehr wird verwendet. Auch bestimmte Insekten wie die spanische Fliege oder der Prachtkäfer und Ausscheidungsprodukte wie der menschliche Harn dienen als Ingredienzen. Offensichtlich haben die Ärzte häufig Heilmittel angewandt, ohne deren Wirkung genau zu kennen, gleichsam um festzustellen, was passiert. Die aufschlußreiche Formulierung »Verabfolge es versuchsweise« taucht unentwegt in den Texten auf.

In diesen neueren Traktaten erscheinen noch immer die falschen Angaben der frühen knidischen Abhandlungen. Vielleicht hat die Darstellung jetzt aufgrund des gewachsenen Wissensschatzes ein höheres Maß an Anschaulichkeit gewonnen; die grundlegenden Eigentümlichkeiten der knidischen Medizin werden jedoch bewahrt und sogar bestätigt. Die Beobachtung ist sehr präzise, ja sie verzichtet mehr und mehr auf unnötige Details, um sich auf das Wesentliche zu konzentrieren. Bei der Erläuterung der verschiedenen Formen der Palpation, der besonders in der Gynäkologie große Bedeutung zukommt, unterscheidet der Verfasser zwischen Palpieren, vorsichtigem Befühlen im Dunkeln, leichtem Abtasten der Oberfläche und der Berührung mit dem Finger. So konnten Gebärmutter und Cervix klar erkannt werden. Auf die gleiche Weise konnte man feststellen, ob der Muttermund geschlossen, weit geöffnet, gekrümmt, glatt, scirrhös oder voll von Granulationen war.

Die wichtigsten Krankheiten, die unser Autor nennt, werden nicht mehr im Sinne willkürlicher Unterscheidungen systematisiert, sondern eindeutig als spezifische Beschwerden des weiblichen Geschlechts erkannt. Dazu gehören das Ausbleiben der Regel oder die zu häufig auftretende Periode, ferner weiße Ausflüsse sowie Entzündungen und Stellungsanomalien der Gebärmutter (Dextroposition, Sinistroposition und vor allem Gebärmuttervorfall).

Die allgemeinen Ausführungen des Arztes zu Beginn des Traktats *Über die unfruchtbaren Frauen* (Littré VIII, 408—414) sind klar und deutlich und zeugen von großem Sachverstand. Diese Abhandlung macht sinnvoll zusammengestellte ältere Beobachtungen für die Praxis nutzbar. Obwohl es nur unvollständig erhalten ist, bildet das Werk eine wertvolle Arbeit über die Ursachen der weiblichen Unfruchtbarkeit. Der Autor unterstreicht, daß der bei der Geburt assistierende Arzt über manuelles Geschick verfügen muß, ebenso wenn bestimmte kleinere Operationen wie die Aufrichtung des Uterus mit Hilfe kleiner Stäbchen notwendig werden.

Die Erweiterung des medizinischen Horizonts manifestiert sich an zahlreichen Stellen der Abhandlungen. Oft wird zu Anfang eines Werkes festgestellt: »Im folgenden ist das niedergelegt, was ich zum Wesen der Frau und zu ihren Krankheiten zu sagen habe. Das Göttliche ist der Urgrund allen menschlichen

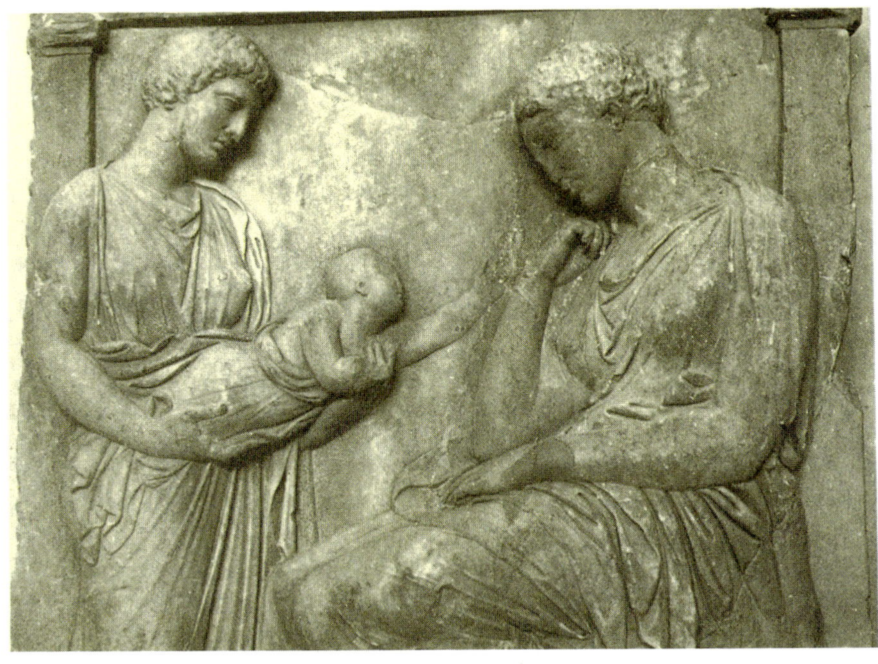

Abbildung 319
Die junge Mutter, ihr Kind und dessen Amme, eine Sklavin.

Seins. Die Menschen aber unterscheiden sich in ihrer jeweiligen körperlichen Beschaffenheit. Eine weitere Unterscheidung ergibt sich durch die weiblichen Geschlechtsteile sowie deren Farbe« *(Über die Natur der Frau;* Littré VII, 312).

»Der Ausgangspunkt der Medizin liegt für mich in der Beschaffenheit der ewigen Dinge. Denn man kann unmöglich das Wesen der Krankheiten kennenlernen, das doch den Forschungsgegenstand unserer Kunst bildet, wenn man nicht die Natur selbst und den in ihrer Entwicklung sich manifestierenden Urgrund kennt« *(Über die Krankheiten der Jungfrauen;* Littré VIII, 466).

Und selbst innerhalb eines Traktats, mitten in der Darlegung seiner praktischen Erkenntnisse, scheint dem Verfasser folgender Verweis auf das Allgemeine angebracht: »Versuche Rücksicht zu nehmen auf die Konstitution und Kraft der Frau und ein Arzt zu sein, der sich in Übereinstimmung mit der Natur befindet« *(Über die unfruchtbaren Frauen;* Littré VIII, 442—444).

Und um noch eine Passage zu zitieren: »Ferner ist es wichtig, die Konstitution, die Hautfarbe und das Alter der betreffenden Frau sowie die jeweilige Jahreszeit, die Beschaffenheit des Ortes und die Einwirkung der Winde in Erwägung zu ziehen« *(Über die Frauenkrankheiten II;* Littré VIII, 238).

Diese Indikationen stimmen, wenngleich sie nicht allzu zahlreich auftauchen, voll mit der gedanklichen Entwicklung des betreffenden Textes überein. Wir stoßen hier auf eine Art des medizinischen Denkens, das das abzuhandelnde Spezialgebiet in größere Bezüge einzuordnen weiß, ganz im Gegensatz zu den Traktaten *Über die Krankheiten II* und *Über die inneren Krankheiten.* Diese Feststellung findet ihre Bestätigung, wenn wir uns einer anderen Gruppe von Traktaten zuwenden, die mit den gerade interpretierten unmittelbar verwandt sind, und zwar den Abhandlungen *Über die Zeugung, Über die Entstehung des Kindes* und *Über die Krankheiten IV.*

Littré hat nachgewiesen, daß diese drei Bücher das Werk ein und desselben Autors sind; dieser Auffassung ist bislang nicht widersprochen worden. Sie bilden in der Tat eine Einheit und stellen sich durch eine Fülle von Bezugnahmen den großen gynäkologischen Traktaten an die Seite. Ohne sich dem Vorwurf

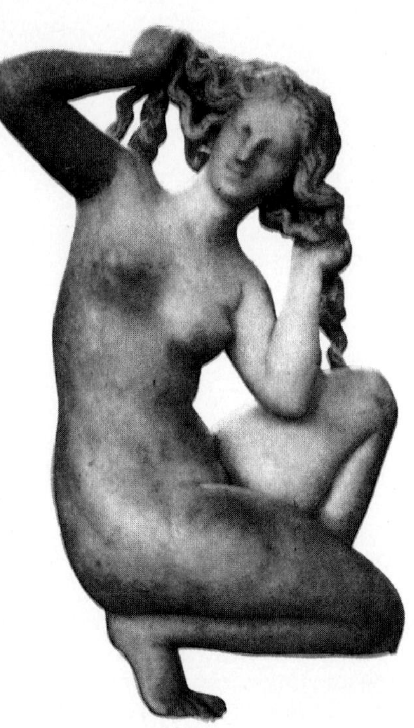

Abbildung 320
Aphrodite, die Göttin der Liebe. Skulptur aus Rhodos.

der Willkür auszusetzen, könnte man sogar die Hypothese aufstellen, daß beide Serien vom gleichen Verfasser stammen. Aber selbst, wenn dem nicht so sein sollte, liegen sie doch räumlich und zeitlich ganz offensichtlich dicht beieinander.

Der Autor der Abhandlungen *Über die Zeugung, Über die Entstehung des Kindes* und *Über die Krankheiten IV* erweist sich fast ebensosehr als Philosoph wie als Mediziner, das heißt, er versucht den Dingen auf den Grund zu gehen. Hier einige der Fragestellungen, die ihn ganz besonders interessieren: Bildung und Wesen des Spermas, Entwicklung des Embryos und des Kindes; Ursachen der verschiedenen Krankheiten. So rückt bei diesem Arzt das Bemühen, Erklärungen zu finden, in den Vordergrund. Gleichwohl steht er aber noch immer in der knidischen Tradition. Seine Forschungsarbeit gründet sich auf die Beobachtung des menschlichen Körpers. Daneben geht er von Analogien in der Pflanzenwelt oder, noch häufiger, von ausschließlich zu diesem Zweck vollzogenen rein natürlichen Versuchen aus *(Über die Krankheiten IV;* Littré VII, 556—560).

Diese Bemühungen sind für uns von großem Interesse. Denn sehr oft nimmt die Methode, die dieser knidische Arzt empfiehlt, bestimmte Aspekte des heutigen methodischen Vorgehens vorweg. So wird etwa die Entwicklung des Hühnerembryos beobachtet, um dadurch zu Analogieschlüssen für den menschlichen Bereich gelangen zu können. Der griechische Arzt schlägt folgenden Versuch vor: Zwanzig etwa gleichzeitig gelegte Eier werden einer oder zwei Hennen zum Brüten untergelegt. Jeden Tag wird ein Ei geöffnet, so daß man die Entwicklung des Embryos bis zu seiner vollkommenen Ausbildung verfolgen kann (*Über die Krankheiten IV;* Littré VII, 530).

Wir können den Bereich des Fragenkreises Gynäkologie, Zeugung und Entwicklung des Kindes nicht verlassen, ohne zuvor einen zumindest flüchtigen Blick auf zwei kurze Traktate geworfen zu haben, nämlich *Über das Achtmonatskind* und *Über das Siebenmonatskind.* Diese Abhandlungen stammen von einem anderen Verfasser als dem der gerade besprochenen Werke. Der Stil der Darlegung medizinischer Sachverhalte ist ein anderer, und auch die theoretischen Überlegungen, denen ein wichtiger Platz eingeräumt ist, gehen in eine andere Richtung. Hier dreht es sich in erster Linie um Zahlenverhältnisse, worin man ein Indiz für einen pythagoreischen Einfluß sehen mag, der in Unteritalien sehr stark war.

Die verschiedenen Ärzte waren Männer von großem Sachverstand. Sie wußten die Probleme zu meistern und sie in angemessener Weise darzustellen, auch wenn ihr Denken im Detail nicht immer frei von Fehlern gewesen sein mag. Ein schönes Beispiel bietet hier ein Text, der wegen seiner reizvollen Darstellung oft zitiert wird und der die Gefahren behandelt, denen das Kind ab dem Moment seiner Geburt ausgesetzt ist.

»Die Ernährung und die Atmung, die nun auf eine andere Weise stattfinden, bringen Risiken mit sich. Wenn die Kinder etwas zu sich nehmen, das eine Krankheit hervorruft, so geschieht dies durch den Mund oder durch die Nasenlöcher. Auch ist die Ernährung nicht mehr gerade ausreichend und ohne Überfluß; vielmehr bekommt das Kind Nahrungsmittel in größerer Menge. Aufgrund dieses Übermaßes und wegen der Veranlagung des kindlichen Körpers tritt ein Teil wieder durch Mund und Nasenlöcher heraus, der andere durch die unteren Öffnungen des Darmes und der Blase, Ausscheidungen also, die vor der Geburt überhaupt nicht stattgefunden haben. Ebenfalls vor der Geburt war das Kind in der Gebärmutter von Winden und Säften umgeben, die ganz hervorragend auf seine Bedürfnisse abgestimmt sind. Nun ist es auf Dinge angewiesen, die ihm ganz fremd sind, wesentlich härtere, wesentlich trockenere und weniger dem Menschen angepaßte Dinge. Daraus ergeben sich zwangsläufig viele Leiden, und zahlreiche Säuglinge sterben. Denn selbst beim erwachsenen Menschen stellen Klimawechsel und veränderte Ernährungsweise oftmals die Ursache einer Erkrankung dar.

Ähnlich ist es mit der Kleidung. In der Gebärmutter sind die Kinder in warmes, feuchtes und ihren Bedürfnissen angepaßtes Fleisch und in eine ebensolche Flüssigkeit eingehüllt, nach der Geburt aber in die gleichen Stoffe wie die Erwachsenen. Die Nabelschnur stellt den einzigen Verbindungsweg zwischen dem Kind und dem es versorgenden Körper dar. So kann es in der Gebärmutter ernährt werden. Ansonsten sind beim Kind bis zu dem Augenblick, da es den Mutterleib verläßt, alle Körperöffnungen geschlossen. Dann aber öffnet sich alles beim Kind, während die Nabelschnur sich schließt und austrocknet« *(Über das Achtmonatskind;* Littré VII, 456—458).

Es ist nur schwer vorstellbar, daß der Mann, von dem diese Worte stammen, kein bedeutender Arzt gewesen sein sollte. Er versteht nicht nur den Sachverhalt darzustellen, sondern kann in klarer und bilderreicher Sprache seinem Leser mitteilen, warum der Übertritt des Kindes aus dem Mutterleib in die Außenwelt schwere Gefahren mit sich bringt, wenn nicht angemessene Vorsichtsmaßnahmen getroffen werden. Der Vorgang selbst ist natürlich, dennoch ist das Verlassen des Mutterleibes für das Kind mit großem Mißbehagen verbunden. Unser Verfasser kommt zu theoretischen Überlegungen von hohem Niveau. Sie sind Ausdruck einer aus der Erfahrung gewonnenen Weisheit.

Abbildung 321
Das Handwerk der Bäckerinnen. Sie kneten den Teig, während eine von ihnen auf der Doppelaulos, einer Schalmei, den Rhythmus der Bewegungen vorgibt. Terrakottaplastik aus dem 4. Jahrhundert v. Chr.

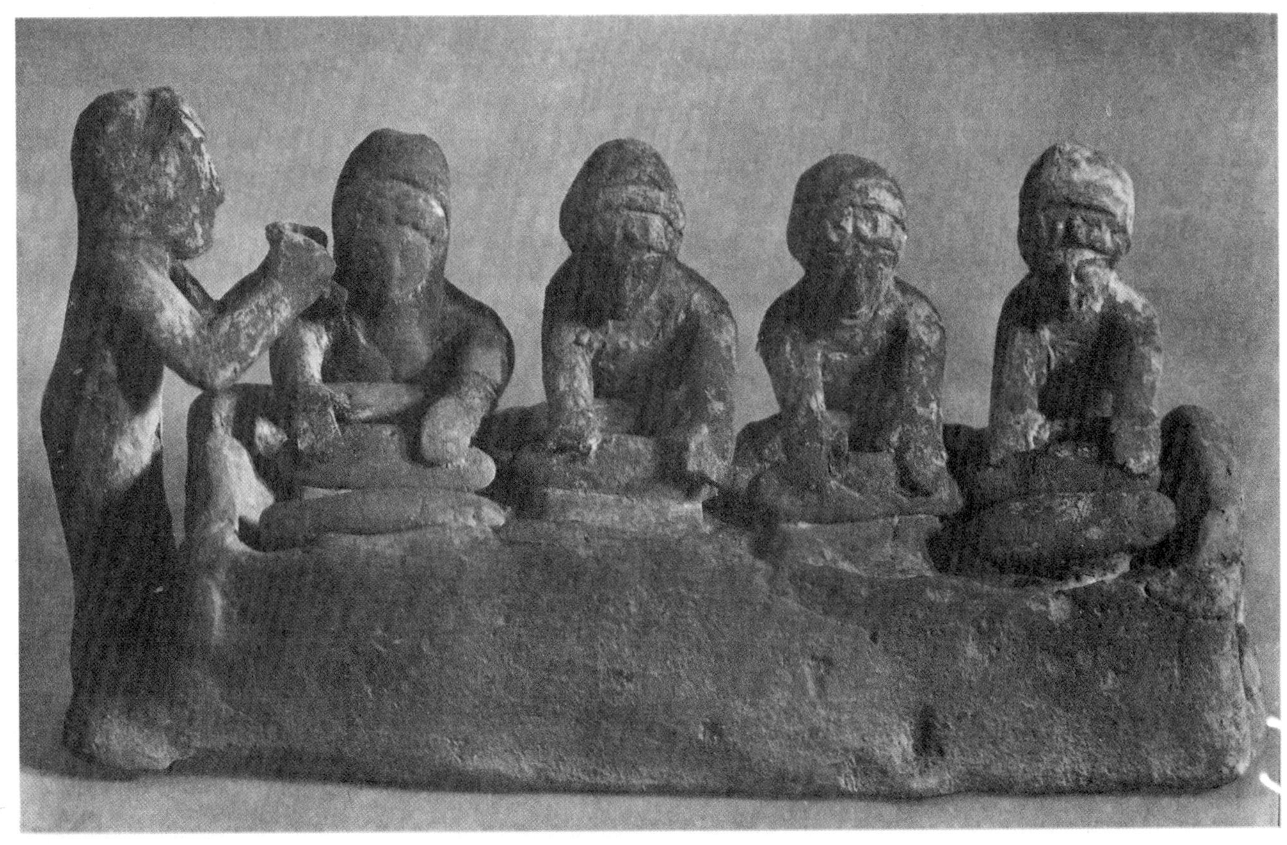

Nach den jüngsten philologischen Arbeiten von Joly, Grensemann und Jouanna sind alle diese Werke in das ausgehende 5. Jahrhundert vor unserer Zeitrechnung zu datieren. Wir neigen sogar dazu, sie ein wenig später anzusetzen, da zwischen ihnen und den frühen Verbindungen der Theorien von Knidos und Kos doch ein gewaltiges Stück Weges liegt. Ein Traktat wie der *Über die Stellen am Menschen* (Littré VI, 276—348), über den wir bislang noch nicht gesprochen haben, ist in diesem Zusammenhang von besonderem Interesse. Denn er scheint genau an der Berührungsstelle der verschiedenen theoretischen Ausrichtungen zu liegen. Eine Formel wie »Die natürliche Veranlagung ist der Ausgangspunkt des medizinischen Denkens« hat ihren Ursprung sicher in Kos (Littré VI, 278). Der Stellenwert, der den Krankheitsursachen im Rahmen der Therapie zugemessen wird, sowie die peinlich genaue Beobachtung der Fakten geht hingegen auf die Schule von Knidos zurück. Bestimmte Unterscheidungen hinsichtlich des Einflusses von Wissen und Schicksal sind unmittelbar dem Bereich des philosophischen Denkens zuzuordnen (Littré VI, 342f). Auch ein solcher Traktat kann unmöglich genau klassifiziert werden.

Die kleine Abhandlung *Über das Herz* stellt eines der bemerkenswertesten anatomischen Werke des gesamten Altertums dar. Der Verfasser weiß um die Funktion der Epiglottis, die die Luftröhre während des Schluckvorganges verschließt. Er unterscheidet Venen und Arterien. Er versteht das Herz zu Recht als sehr kräftigen Muskel, der über zwei Kammern und zwei Öffnungen verfügt, wobei die linke Kammer ein dickeres Gewebe besitzt und keine direkte Kommunikation zwischen der linken und der rechten Herzhälfte stattfindet. Mit erstaunlicher Präzision beschreibt dieser Arzt die verschiedenen Klappen und übertrifft in seinen Ausführungen Galen bei weitem. Doch trotz seiner bewundernswerten Beobachtungsgabe kann unser Autor nicht zu einem wirklichen Verständnis der Funktion des Herzens gelangen. Nach einer Hypothese Leboucqs könnte die Abhandlung *Über das Herz* Philistion von Lokris zugeschrieben werden, einem in der ersten Hälfte des 4. Jahrhunderts v. Chr. lebenden Arzt, der ein Mitglied der berühmten süditalienischen Medizinschule war. Trotz ihrer Knappheit ist die Abhandlung *Über das Herz* von großer Bedeutung und stellt ein Kleinod des *Corpus Hippocraticum* dar. Dieses kurze Werk führt uns das hohe Niveau des wissenschaftlichen Lebens in jener Periode der griechischen Geschichte eindringlich vor Augen.

Abbildung 322
Ein Sieb zum Durchseihen der Arzneimittelaufgüsse, wie sie von den griechischen Ärzten vorgeschrieben wurden. Terrakottagerät aus Persien.

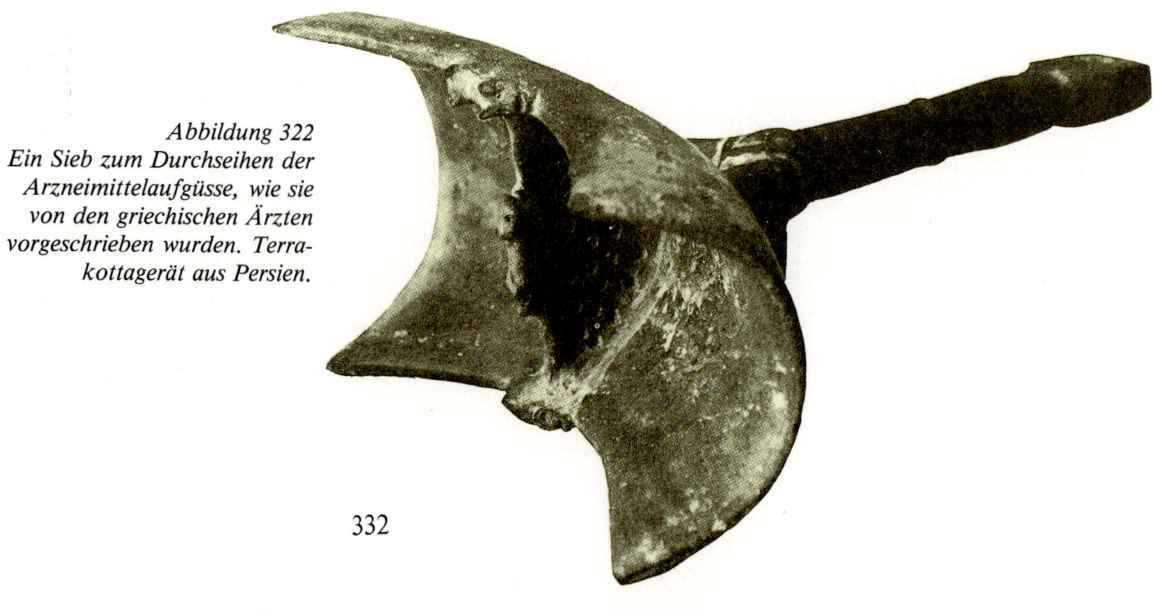

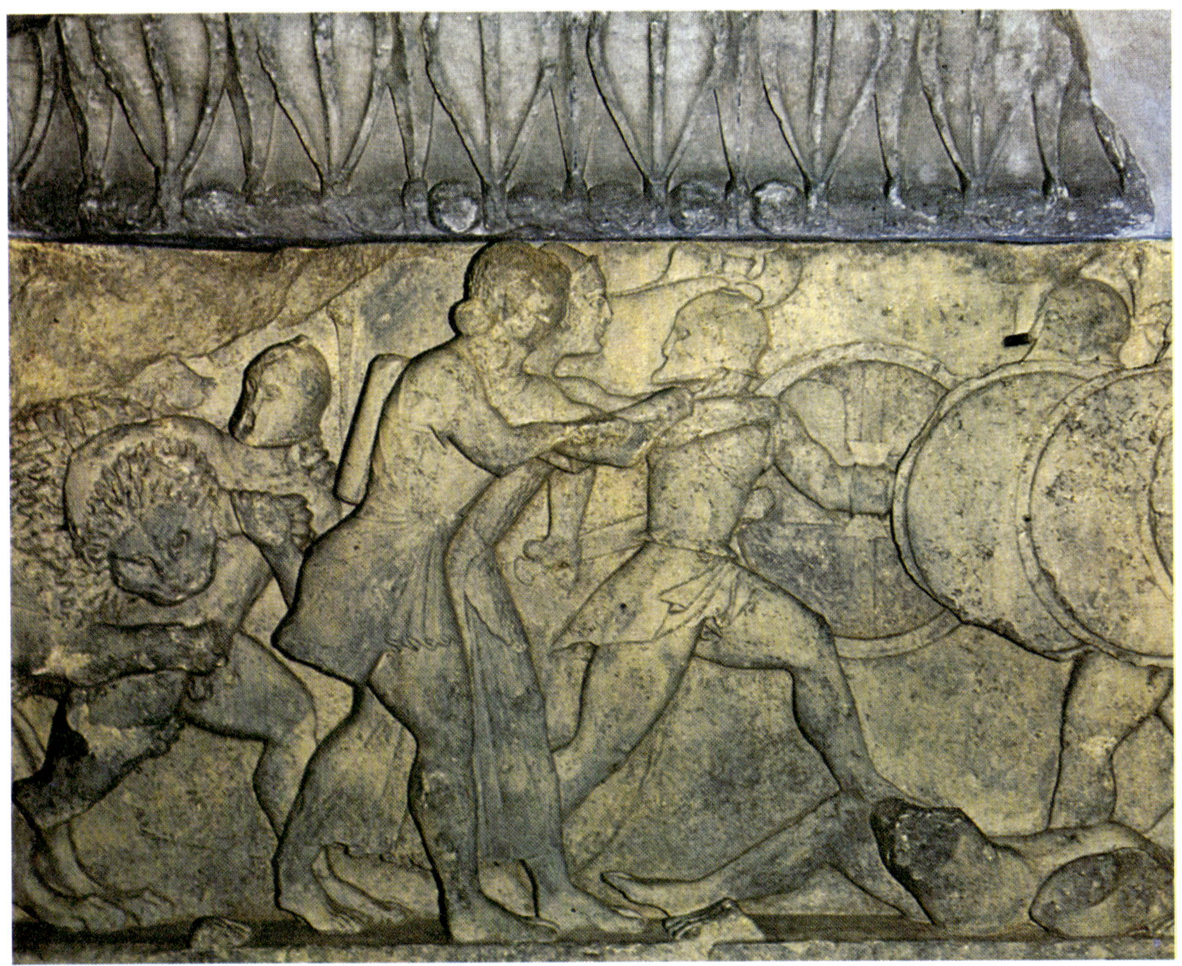

Die Schule von Kos

Hippokratisches Wissen und hippokratische Weisheit

Bereits zweimal haben wir uns mit der medizinischen Schule von Kos und ihrer Bedeutung befaßt. Beim ersten Mal ist es darum gegangen, die großen gedanklichen Strömungen aufzuzeigen, die im Griechenland des 5. und 4. Jahrhunderts bei den Ärzten aufeinandertreffen. Beim zweiten Mal haben wir den Versuch unternommen, die historische Stellung und den moralischen Einfluß der Persönlichkeit des Hippokrates näher zu umreißen.

Ohne Zögern kann man sagen, daß Hippokrates allein bereits die gesamte Schule von Kos repräsentiert. Er hat sie animiert, er hat sie inspiriert; sein Leben und sein Werk verkörpern sich in ihr. Doch um den vollen Sinn der damals verkündeten Botschaft verstehen zu können, muß man weiter ausholen, eingehender über die medizinische Lehre nachdenken und gewissermaßen den Bereich der Geschichte im engeren Sinn verlassen.

Um unseren Ausführungen größere Klarheit zu verleihen, wollen wir eine zugegebenermaßen künstliche und keineswegs verbindliche Unterscheidung treffen: Auf der einen Seite, der methodologischen, geht es um Hippokrates und sein Verhältnis zur Medizin; auf der anderen Seite, der philosophischen, um Hippokrates und sein Verhältnis zum Menschen und dessen Wesen schlechthin.

Abbildung 323
Der Kampf zwischen Göttern und Giganten. Nordfries am Schatzhaus von Siphnos in Delphi, 6. Jahrhundert v. Chr.

Eine grundlegende Vorschrift der medizinischen Praxis bezieht sich auf die Beobachtung. »Untersuchung des Kranken: Man muß den Körper des Patienten mit dem Auge, mit dem Ohr, mit dem Geruchssinn, mit dem Tastgefühl und mit dem Verstande untersuchen« *(Über die Epidemien VI,* 17; Littré V, 350). Und in der Schrift *Über die Behandlungsräume des Arztes* (Littré III, 272) können wir lesen: »Untersuche den Patienten von Anfang an auf Übereinstimmungen mit oder Abweichungen von dem Zustand völliger Gesundheit. Berücksichtige dabei zunächst jene Faktoren, die sich am deutlichsten manifestieren, somit am leichtesten zu erkennen und allen Formen der Beobachtung zugänglich sind. Als Mittel zu dieser Untersuchung bietet sich der Augenschein an sowie das Abtasten und das Abhören. Dann kommt das, was man darüber hinaus durch Sehen, Berühren, Hören, Riechen, Schmecken und durch die Anwendung des Verstandes wahrnehmen kann. Am Schluß wird das geprüft, was durch alle uns zur Verfügung stehenden Hilfsmittel erkannt werden kann.«

In den gerade zitierten Ausführungen muß man zwischen dem unmittelbar durch die Sinneswahrnehmung — das sinnlich Wahrnehmbare im aristotelischen Sinne — und dem nur mittelbar durch sie Erfahrenen unterscheiden. In diesem speziellen Punkt erweist sich der griechischen Text als von einer ganz außerordentlichen Präzision. Aber nicht allein die gesamte Persönlichkeit des Arztes wird gefordert; die Verschiedenheit und das Ausmaß der Dinge, auf die sich so sein Blick richten soll, verdient ebenfalls unsere Aufmerksamkeit.

»In der Auseinandersetzung mit der Krankheit lernt man, diagnostische Schlüsse gemäß den folgenden Erwägungen zu ziehen: Man geht von der allgemeinen Natur des Menschen wie von der komplexen Persönlichkeit des jeweiligen Kranken aus, in gleicher Weise vom Wesen der Krankheit im allgemeinen und von der betreffenden Krankheit im besonderen, schließlich auch von der Heilmittelverordnung im allgemeinen wie von den für diesen konkreten Fall angeordneten Maßnahmen. Ferner berücksichtigt man die allgemeine Beschaffenheit der Atmosphäre und die Besonderheiten des Himmels über der jeweiligen Landschaft, dann die Gewohnheiten in Ernährung und Lebensführung sowie das Alter des Patienten. Ebenso muß man die medizinischen Abhandlungen mit ihren divergierenden Ansichten erwägen. Endlich gilt es folgende Gesichtspunkte zu beachten: die Ruhe, die den Kranken beschäftigenden Gedanken, Schlaf oder Schlaflosigkeit, Träume hinsichtlich Inhalt und Zeitpunkt ihres Auftretens, Bewegungen der Hände, Juckreiz, Tränen, das Wesen abwechselnder heftiger Anfälle, den Stuhl, den Urin, Auswürfe, Erbrechen, Veränderungen innerhalb der einzelnen Krankheitssymptome, Ansätze in Richtung auf die Zurückdrängung der Krankheit und einen günstigen Ausgang, Schweißausbrüche, Unterkühlung, Schüttelfrost, Husten, Niesen, Schluckauf, Aufstoßen, die Art der Atmung, geräuschvoll oder still abgehende Winde, Blutfluß und Hämorrhoiden. Man muß um die Untersuchung dieser Krankheitsmerkmale wissen und ihre Bedeutung kennen« *(Über die Epidemien I;* Littré II, 668—670).

Wir haben mit Absicht diese lange Passage im vollen Wortlaut zitiert. Man kann diese Bemühung um eine gründliche, genaue und zur wachen Beobachtung anleitende Information nicht genug bewundern. Überall zeigt sich die Fähigkeit zur Synthese und das unermüdliche Bedürfnis, dem Kranken zu helfen. Die innere Triebkraft der hippokratischen Medizin, ihre fundamentalen Tugenden und deren Auswirkung auf den ärztlichen Alltag bestätigen sich hier. Die Werke, die unmittelbar aus der Schule von Kos hervorgegangen sind, die chirurgischen Abhandlungen, die sieben Bücher *Über die Epidemien, Prognostikon* und die *Aphorismen* können als Zeugnisse der gleichen inneren Geisteshaltung angesehen werden.

Wenn auf die Erfahrung verwiesen wird, so geschieht das in einer anderen Weise als in den knidischen Traktaten. Die Beobachtungen beruhen nicht auf dem Zufall. Die Darstellungen gehen über eine Archivierung von Fakten weit hinaus. Alle Sinne des Arztes auf der einen Seite und alle Momente im Krankheitsverlauf auf der anderen finden in der Diagnose zusammen: »Lasse nichts deiner Beobachtung entgehen, überlasse nichts dem Zufall.«

Die zahlreichen individuellen Krankheitsgeschichten in den Abhandlungen *Über die Epidemien* zeugen von dem Wunsch, ein hohes Maß an Vollständigkeit zu bieten, ohne sich dabei in nichtssagende Details zu verlieren.

Der Leitsatz der medizinischen Theorie der Schule von Kos wird mehrfach wiederholt; er gebietet dem Arzt, »die Reflexion auf alle Bereiche der medizinischen Kunst anzuwenden« *(Über die Lebensweise [Diät] bei akuten Krankheiten;* Littré II, 230; *Prognostikon;* Littré II, 174).

Diesem Leitsatz folgte der Praktiker von Kos, wenn er eine bestimmte Theorie oder eine originale Behandlungsweise in Anwendung brachte.

In diesem vernünftigen Denken liegt der Grund für den normativen Rang des klassischen Zeitalters und die universale Bedeutung des griechischen Volkes, das als erstes das wissenschaftliche Denken herausgebildet hat. Dieser klassische Geist manifestiert sich in allen Lebensbereichen des damaligen Griechenland. Er bestimmt den ästhetischen Kanon, das Recht und die Rechtsprechung, die sittlichen Werte und die Lehre von den Pflichten. Alles ist durch die übergeordnete Vernunft geregelt.

Mehr als jeder Kommentar vermögen uns die brillanten und zugleich lapidaren Worte zu sagen, die André Malraux angesichts der Akropolis ausgesprochen hat:

»Man kann es nicht oft genug sagen, man kann es nicht deutlich genug hervorheben: was auch immer ein so verwirrendes Wort wie Kultur für uns alles abdecken mag — die Gesamtheit der Schöpfungen der Kunst und des menschlichen Geistes —, Griechenland kommt die Ehre zu, daraus ein höheres Mittel zur Verwandlung des Menschen gemacht zu haben. In dieser ersten Zivilisation, die nicht mehr eines heiligen Buches als Grundlage bedarf, bedeutet das Wort Geist »befragen und erforschen«. Durch diese Haltung konnte der Mensch von so vielem Besitz ergreifen. Er eroberte den Kosmos durch das Denken. Er unterwarf sich das Schicksal durch die Tragödie. Er wurde Herrscher über das Göttliche durch die Kunst und indem er den Menschen selbst zum Maß aller Dinge machte.

Unsere moderne Kultur ist, wie die des antiken Griechenlands, eine Kultur der Exploration. Aber sie hat bislang noch nicht den exemplarischen Menschentyp, sei er nun vergänglich oder ideal, gefunden, ohne den keine Kultur eine festumrissene Gestalt annehmen kann.

Die im finstern tappenden Träger der Gewalt, die unsere Kultur bestimmen, scheinen kaum zu ahnen, daß Gegenstand einer wirklich großen Kultur nicht die Macht allein ist, sondern auch ein klares Bewußtsein davon, was diese Macht vom Menschen erwartet. Diese unbezwingbare Seele, aufgrund derer Athen, obwohl unterworfen, Alexander in den Wüsten Asiens bedrängte: welche Mühen, Athener, um euch als eures Lobes würdig zu erweisen!«

Dieser exemplarische Menschentyp, dieses klare Bewußtsein, diese unbe-

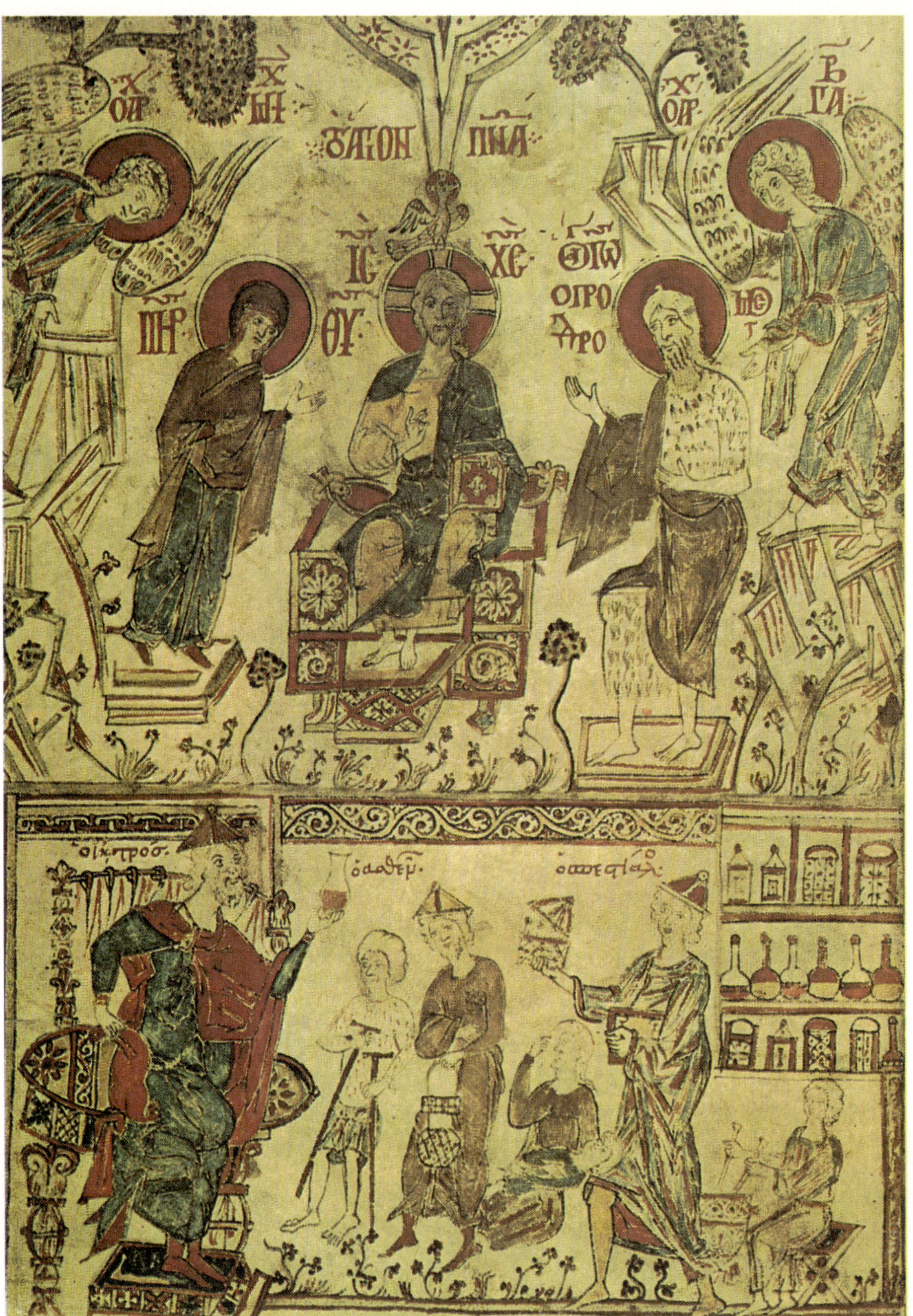
ΙC
ΧC
ΘΥ

zwingbare Seele — es scheint so, als würden Legende und Geschichte ein Bündnis eingehen, um alles dies ohne jeden Abstrich dem Meister von Kos, Hippokrates, zuzusprechen.

Eine Würdigung der Beobachtung und der Erfahrung finden wir in einer Passage des Traktats *Über die alte Medizin* (Littré I, 588—590). Es geht dort um den schweren Augenblick der Entscheidung für eine Behandlungsweise. Die richtige Maßnahme »findet man weder mit Hilfe eines Gewichtes noch einer Zahl, auf die man sein Urteil beziehen könnte, um eine Bestätigung zu finden. Sie gründet sich allein auf die Wahrnehmungsfähigkeit unseres Körpers. In harter Arbeit kann man zu einer Präzision des Urteils gelangen, um das Ziel nicht, und sei es auch nur geringfügig, zu verfehlen.«

Den wirklichen Arzt macht sein klinischer Verstand und sein theoretisches Wissen aus. Eine Lehre, die nur eine Hypothese des Geistes darstellt, hat, selbst wenn sie sehr wahrscheinlich ist, niemals den Wert eines unmittelbar wahrgenommenen und damit bewiesenen Faktums.

Auf der anderen Seite aber sind die Fakten, auf die der Arzt sich stützt, nicht immer gesichert. Der erste Aphorismus aus den *Aphorismen* des *Corpus Hippocraticum,* der bei uns schon fast zu einem geläufigen Merkspruch geworden ist, weist uns mit aller Deutlichkeit auf diese Problematik hin: »Das Leben ist kurz, die Kunst währt lange, die Gelegenheit ist flüchtig, die Erfahrung trügerisch, das Urteil schwierig.« Man versteht die zahlreichen Reflexionen über die Ansprüche der ärztlichen Kunst: »Schlechte Ärzte sind wie nutzlose Pflanzen; sie kommen am häufigsten vor ... Im Verlaufe der Untersuchung muß die Vernunft immer hellwach und auf den Gegenstand gerichtet sein.«

Die Untersuchung der Bedingungen, unter denen die Erfahrungen gemacht werden, zeigt uns, daß man in keinem Fall den leichteren Weg gewählt hat. Natürlich ist es einfacher, sich Spekulationen hinzugeben als genau zu beobachten, besonders was das Wesen, die Natur der Krankheiten betrifft.

Knidos hatte diesen Weg beschritten, und bald verfiel diese Schule auf willkürliche Behauptungen.

Hippokrates aber ist vor allem daran interessiert, daß sich die einzelnen Schritte des Vorgehens bei der ärztlichen Behandlung durch gedankliche Aufgeschlossenheit und ernsthafte, eigenständige Überlegungen auszeichnen. Den ersten Schritt stellt die Beobachtung dar. Sie gilt als wichtigster Ausgangspunkt aller Forschungen auf diesem Gebiet. Als zweiter Schritt kommt die Prognose. Ausgehend von der eindringlichen Beobachtung des gegenwärtigen Zustandes seines Patienten zieht der Arzt Rückschlüsse auf die Vorgeschichte der Krankheit. So kann er Vermutungen über die künftige Entwicklung äußern. Auf diese Weise gewinnt er einen nachhaltigen und für die Behandlung nützlichen Einfluß auf den Kranken *(Prognostikon,* erster Abschnitt; Littré II, 110—191).

Fünf Werke des *Corpus Hippocraticum* beschäftigen sich unmittelbar mit diesem Problemkreis: die *Koischen Prognosen, Prognostikon, Prorrhetikon I* und *Prorrhetikon II* sowie die *Aphorismen.*

Die Prognose faßt die Ergebnisse zahlreicher Untersuchungen zusammen. Dabei muß der Arzt ein gutes Unterscheidungsvermögen an den Tag legen, weil die äußeren Umstände eines Leidens sich niemals in der gleichen Konstellation wiederholen und so verschiedene Momente das klare Erscheinungsbild einer Krankheit trüben können.

Die knidischen Ärzte waren bestrebt, ihre Patienten hinsichtlich der Erkrankung in ein starres Klassifikationssystem einzuordnen. Anders die Mediziner

Abbildung 324 (gegenüber) Der byzantinische Arzt Myrepsos empfängt Patienten (unteres Bildfeld). Handschrift aus dem 13. Jahrhundert.

von Kos. Die Prognose kann sich über eine längere Zeit erstrecken und voller Ungewißheiten sein. Sie stellt ein besonders herausragendes Moment innerhalb des ärztlichen Bemühens dar, denn sie erlaubt dem Mediziner, in der Folgezeit mit größerer Effizienz vorzugehen. Aufgrund eines verwickelten Spiels der Umstände ist dem Arzt die Möglichkeit gegeben, sich ein Urteil über den weiteren Verlauf der Krankheit zu bilden. Tatsächlich gibt es Prognosen von zwingender Eindeutigkeit. Die berühmteste hängt mit einer tiefgehenden Veränderung der Gesichtszüge zusammen, die bei bestimmten Krankheiten den baldigen Tod ankündigt (Littré II, 112—114). Bei schweren Krankheiten wird sich der Arzt besonders auf folgende Beobachtungen stützen: Zuerst wird das Gesicht des Patienten einer Prüfung unterzogen, um festzustellen, ob seine Physiognomie der eines gesunden Menschen und ganz besonders seiner eigenen in gesunden Tagen gleichkommt. Je mehr das der Fall ist, um so besser sind die Aussichten für den Kranken. Wenn der Arzt allerdings stärkere Abweichungen feststellt, muß der Zustand des Patienten als gefährlich angesehen werden. Die Gesichtszüge haben den höchsten Grad an Veränderung gegenüber dem Normalzustand erreicht, wenn die Nase spitz wird, die Augen tief in ihren Höhlen liegen, die Schläfen einfallen, die Ohren kalt und zusammengezogen sind, die Ohrläppchen dünner werden. In diesem fortgeschrittenen Stadium ist die Haut an der Stirn trocken, angespannt und stumpf, die gesamte Gesichtshaut gelblich, schwärzlich, fahl oder bleifarben. Wenn bereits zu Anfang der Erkrankung das Gesicht die vorgenannten Erkennungsmerkmale aufweist und zudem die übrigen Symptome keine eindeutige Diagnose erlauben, so soll man den Kranken fragen, ob er möglicherweise übernächtigt ist, starken Durchfall gehabt hat oder Hunger leide. Kann er eine dieser Fragen bejahen, so ist die von der Erkrankung ausgehende Gefahr als weniger drohend anzusehen... Wenn der Patient jedoch eine gegenteilige Antwort gibt und die Krankheit außerdem innerhalb eines bestimmten Zeitraums keine Besserung erkennen läßt, so muß mit dem baldigen Tod gerechnet werden.

Bei gewöhnlichen Erkrankungen ebenso wie bei schweren Leiden müssen die einzelnen Anzeichen detailliert, gründlich und unter Zuhilfenahme von Vergleichen geprüft werden. In einer der Abhandlungen *Über die Epidemien* führt der Verfasser aus: »Bei allen gefährlichen Krankheiten muß man die abgehenden Säfte auf Krankheitsstoffe, welcher Art sie seien und woher sie kommen mögen, sowie auf kritische Ansammlungen von Stoffen untersuchen. Die Krankheitsstoffe geben Aufschluß darüber, ob die Krise bald eintritt und ob eine Genesung zu erwarten ist. Die Säfte aber, die keinerlei Krankheitsstoffe aufweisen und sich in unangenehme Ansammlungen verwandeln, kündigen das Ausbleiben der Krise, einen Rückfall, Schmerzen, eine lange Leidenszeit oder den Tod an. Aber man muß auch noch andere Anzeichen berücksichtigen, um eine der gerade angeführten Entwicklungen vorhersagen zu können. Man muß die Vorgeschichte der Krankheit kennen, den gegenwärtigen Zustand genau prüfen und die künftig eintretenden Ereignisse voraussagen. Und bei alledem sollte man immer ein Ziel vor Augen haben: ›Sei nützlich, oder zumindest schade nicht!‹« (Littré II, 632—636).

Abbildung 325 (gegenüber) Eine Zauberin bereitet einen Liebestrank für zwei junge Frauen. Auf dem Tisch sind ein Gefäß, eine Räucherpfanne und ein Lorbeerzweig zu erkennen. Mosaik aus Pompeji.

Der Leser wird sicher bemerkt haben, daß im letzten Teil des zitierten Textes die drei Momente der Prognostik: erstens die Anamnese, das heißt die Vorgeschichte der Krankheit, zweitens die Diagnose des gegenwärtigen Zustandes und drittens die Voraussage der künftigen Entwicklung, noch einmal mit aller Deutlichkeit herausgearbeitet worden sind. Noch wichtiger aber ist der Nach-

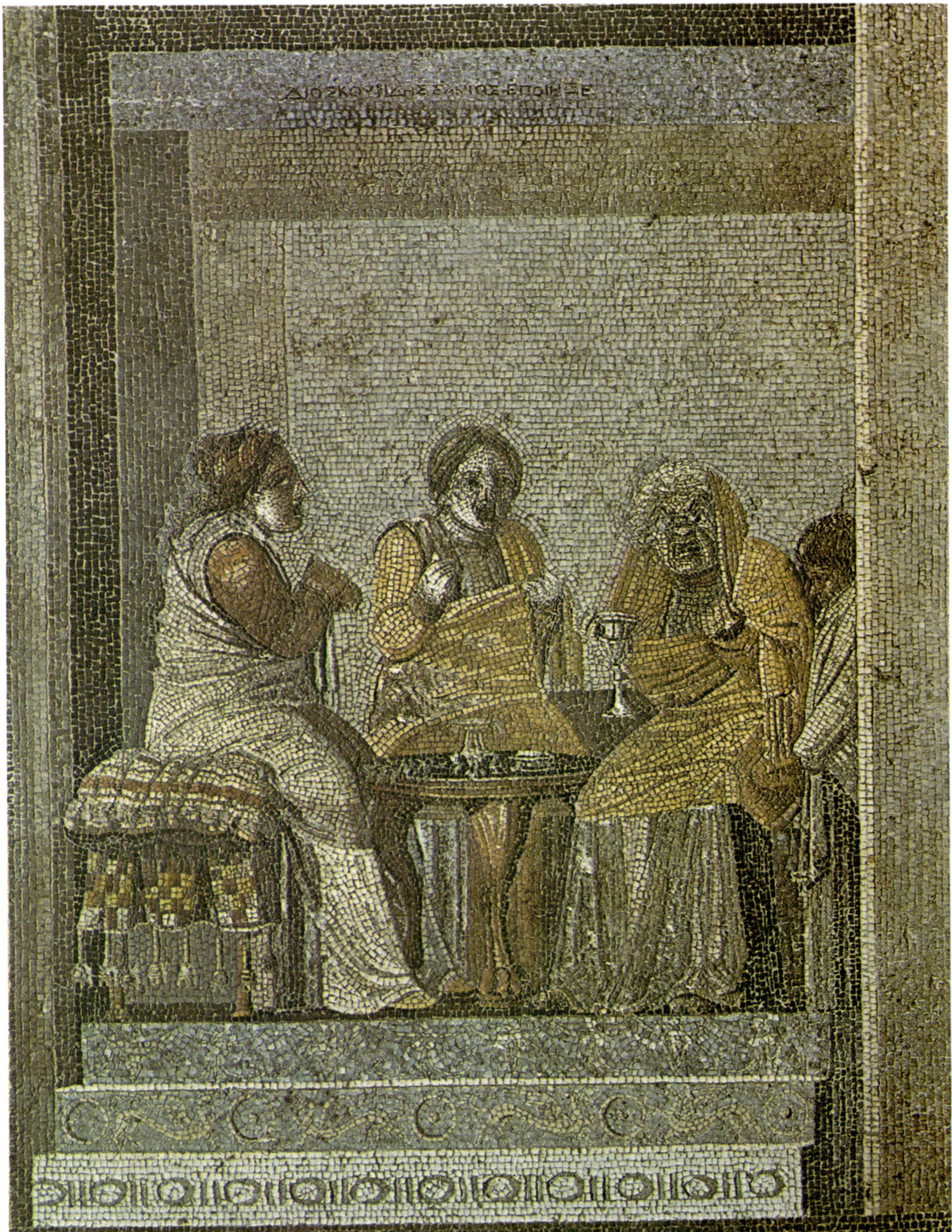

druck, mit dem unser Verfasser auf die Reflexion, auf die geistige Auseinandersetzung mit den Indizien abzielt. Das Denken selbst stellt eine Kunst dar, und der Arzt muß seine eigenen gedanklichen Schritte dauernd hinterfragen.

Darüber hinaus finden sich in der zitierten Passage mehrere Termini technici der hippokratischen medizinischen Fachsprache. Wir treffen dort etwa auf die Begriffe Krankheitsstoff, Ansammlung, Krise, Rückfall oder Saft. Diese und andere Ausdrücke tauchen immer wieder bei der Beschreibung von Krankheitsabläufen auf. Sie sind Schlüsselbegriffe einer allgemeinen Pathologie, die sich mit der Krankheit unter dem Gesichtspunkt ihrer Entwicklung innerhalb der Zeit beschäftigt. Die Ärzte der Schule von Kos sind zu dieser Lehre allein über die Praxis der Prognose gekommen. Sie haben den Ablauf der verschiedenen Erkrankungen aufmerksam verfolgt und die Ergebnisse miteinander verglichen. Man darf übrigens nicht vergessen, daß es zu jener Zeit überhaupt keine chemischen Medikationen gegeben hat und damit der normale Krankheitsverlauf wesentlich klarer zu erkennen war.

Hippokrates mißt den Krisen große Bedeutung bei. Sie können eine Wendung zum Guten bringen oder auch nicht. Tatsächlich wird aber meistens die Krise als Wendepunkt zu einer günstigen Entwicklung herbeigesehnt. Im gegenteiligen Fall soll sie angeblich nicht mit aller Deutlichkeit auftreten beziehungsweise von unheilvollen Anzeichen begleitet sein oder schließlich ganz einfach ausbleiben *(Über die Epidemien I).*

Ferner gibt es innerhalb des Krankheitsablaufes Perioden der Verschlimmerung oder der Besserung, die in regelmäßige, durch kritische Tage begrenzte Intervalle eingeteilt werden können. In diesem Fall kann der Arzt gezielt eingreifen (Littré II, 168—180).

Metastasen bilden sich immer dann, wenn eine pathologische Stoffansammlung oder gar die gesamten Symptome einer Krankheit ihren Sitz wechseln und von einer Körperregion in eine andere wandern. So kann sich beispielsweise eine Anschwellung in der Umgebung des Ohres zum Schambein hin verlagern (Littré V, 120). Diese Auswirkungen von Krankheiten waren der modernen Medizin bis zur Entdeckung der psychosomatischen und somatopsychischen Phänomene in jüngerer Zeit unbekannt. Die somatosomatischen Zusammenhänge hingegen sind schon lange bei der Veranlagung zur Gicht beobachtet worden.

Alle jene Anzeichen, auf die der griechische Praktiker aus dem Jahrhundert des Perikles zur Charakterisierung der Krankheiten verweist, finden sich gleichwohl nicht in allen Fällen. Bisweilen bleibt sogar das allem Anschein nach wichtigste Moment des Krankheitsverlaufes, die Krise, aus. Der Arzt, der seine Kunst auf der Insel Thasos ausgeübt und das erste Buch *Über die Epidemien* geschrieben hat, berichtet von den zahlreichen Formen, unter denen das Fieber damals aufgetreten ist: »Die kürzeste Frist, innerhalb der das Fieber in die entscheidende Phase kommt, beträgt zwanzig Tage, in den meisten Fällen vierzig, sehr oft aber auch achtzig Tage« (Littré II, 612). Das Fieber fällt danach ohne Krise und ohne bleibende Schäden zu hinterlassen.

Ein wahrer Abgrund trennt also diese Ärzte der Schule von Kos von jenen Medizinern, die wir eingangs kennengelernt haben. Für sie hat es nur ein einziges Prinzip, eine einzige Erklärung der Krankheit gegeben, wie zum Beispiel die Winde oder die Wärme. Hier aber entscheiden Fakten über die Entwicklung des Ganzen.

Die hochberühmte, fast über Gebühr bekannte Säftelehre erklärt die Gesundheit aus einem glücklichen Gleichgewicht der flüssigen Massen des Organismus. Die knidischen Ärzte, immer darauf bedacht, die Krankheitsursachen zu systematisieren, haben auf diesem Punkt mehr insistiert als die behutsam und umsichtig vorgehenden Anhänger des Hippokrates.

Von all den Texten, die unmittelbar die Doktrin der Schule von Kos widerspiegeln, enthält nur der Traktat *Über die Natur des Menschen* eine Klassifizierung der Säfte. In dieser Abhandlung werden vier Säfte unterschieden: das Phlegma (der Schleim), das Blut, die gelbe Galle und die schwarze Galle (Littré VI, 38—40). Hier ist noch keineswegs von den berühmten vier Temperamenten die Rede, dem phlegmatischen, dem sanguinischen, dem cholerischen und dem melancholischen. Die Lehre von den Temperamenten ist erst in wesentlich späterer Zeit entwickelt worden. Der Verfasser der Abhandlung *Über die Natur des Menschen* — sie wird übrigens Polybos, dem Schwiegersohn des Hippokrates, zugeschrieben — stellt nur die Säfte heraus, um die Komplexität der das Gleichgewicht des Körpers bestimmenden Faktoren besser herausarbeiten zu können. Immer wieder kommt er in seinen Ausführungen auf diesen Punkt zurück.

Tatsächlich schien die Säftelehre, so unvollkommen und so ungenau sie war, nach der damaligen Meinung den Fakten am meisten Rechnung zu tragen. Sie wurde jedoch keineswegs als ein in sich geschlossenes System von unbedingter Gültigkeit angesehen. Und trotzdem: wie war es möglich, daß ein so weiser Mann wie Hippokrates oder so sachverständige Leute wie die Ärzte seiner Schule einem derartigen Irrtum unterliegen konnten? Um diese Frage umfassend beantworten zu können, müssen wir ihren einzelnen gedanklichen Schritten folgen:

Der Schleim, der unter dem Zeichen des Kalten und Feuchten steht, ist ursprünglich, in nichtgekochtem Zustand, dünnflüssig. Er verdickt sich beim Kochen, wird schließlich wieder flüssig, versiegt und verschwindet durch die Reinigungskanäle des Körpers. Der morgendliche, schwere und klebrige Schleim begleitet das saure Aufstoßen vom Magen her. Man findet ihn als Darmschleim und als weißen Ausfluß bei Frauen (Leukorrhöe). Wenn man bestimmte Patienten palpiert, die davon mehr oder weniger durchsetzt sind, so kann man diese schleimige Masse innerhalb der dicken Schicht ihres subkutanen Gewebes ertasten. Man kann diesen Körpersaft dickflüssig heraustreten sehen, wenn der Ductus thoracicus durchtrennt wird. Im Fall einer schweren Schädelverletzung hat man gesehen, wie dieser Saft unverdickt und rein wie Quellwasser aus der Schädelfontanelle hervorsprudelt und wie das Gehirn von einem Flüssigkeitspolster umhüllt wird. Die Cerebrospinalflüssigkeit konzentriert sich an der Schädelbasis in der Höhe des Türkensattels *(Sella turcica).* Dies ist die Erklärung für den Begriff Schleimdrüse, mit dem seinerzeit die Hypophyse bezeichnet wurde.

Das Blut, das unter dem Zeichen des Warmen und Feuchten steht, wird im Fall von Verletzungen und krankheitsbedingten Blutungen deutlich erkennbar. Es ist dann der Anschauung in einem so hohen Maße unmittelbar zugänglich, daß man die Art und Weise des Blutkreislaufs in den Gefäßen völlig verkannt hat. Man wußte nicht um die Rolle des Herzens als Pumpe, und zwar zweifellos deshalb, weil die Vorstellung, das Herz sei die Quelle dieses purpurfarbenen Körpersaftes, den Blick verstellen mußte. Man maß ferner dem Puls überhaupt keine Bedeutung bei — ein nahezu unverständlicher Irrtum, wenn man bedenkt, welch hohen Rang das Abtasten des Pulses zu dieser Zeit in der chinesischen Medizin schon gehabt hat. Im damaligen Griechenland mußten die Verwundeten an Blutungen zugrunde gehen. Man konnte nicht wissen, daß der Blutverlust zu einem Mangel an roten Blutkörperchen führt. Hippokrates schrieb dieses Symptom einem Entweichen der Luft aus den Arterien zu, ein Phänomen, das deutlich erkennbar in den blutleeren Gefäßen einer Leiche auftritt.

Die gelbe Galle, bitter und brennend, steht unter dem Zeichen des Trockenen und Warmen. Man fühlt sie im Magen und in den Organen des Unterleibs. Man sieht sie, wenn Blutergüsse schließlich aufgehen, ferner bei schwarzem Auswurf. Heute wissen wir, daß es sich in diesen Fällen um zersetztes Blut handelt. Wenn die gelbe Galle nicht in den Körper eindringt, um der Haut und den Augen Farbe zu verleihen, wird sie zum Bestandteil des Erbrochenen und der Fäkalmasse. Man kann annehmen, daß die gallehaltigen Stühle, die Hippokrates erwähnt, aber an keiner Stelle beschreibt, nichts anderes als die gelblich gefärbten, wässerigen Stühle bei starkem Durchfall darstellen, die zu irrigen Deutungen Anlaß gegeben haben. Auch die bräunliche Färbung des Urins wurde auf die Galle zurückgeführt. Die Leber sah man als Quell der gelben Galle an.

Die schwarze Galle, die unter dem Zeichen des Kalten und des Trockenen steht, betrachtete man als Ursache der Melancholie. Man glaubte, eine krank-

Abbildung 326
Die Angehörigen tragen Opfergaben zum Grab des Verstorbenen. Malerei auf einer archaischen Vase.

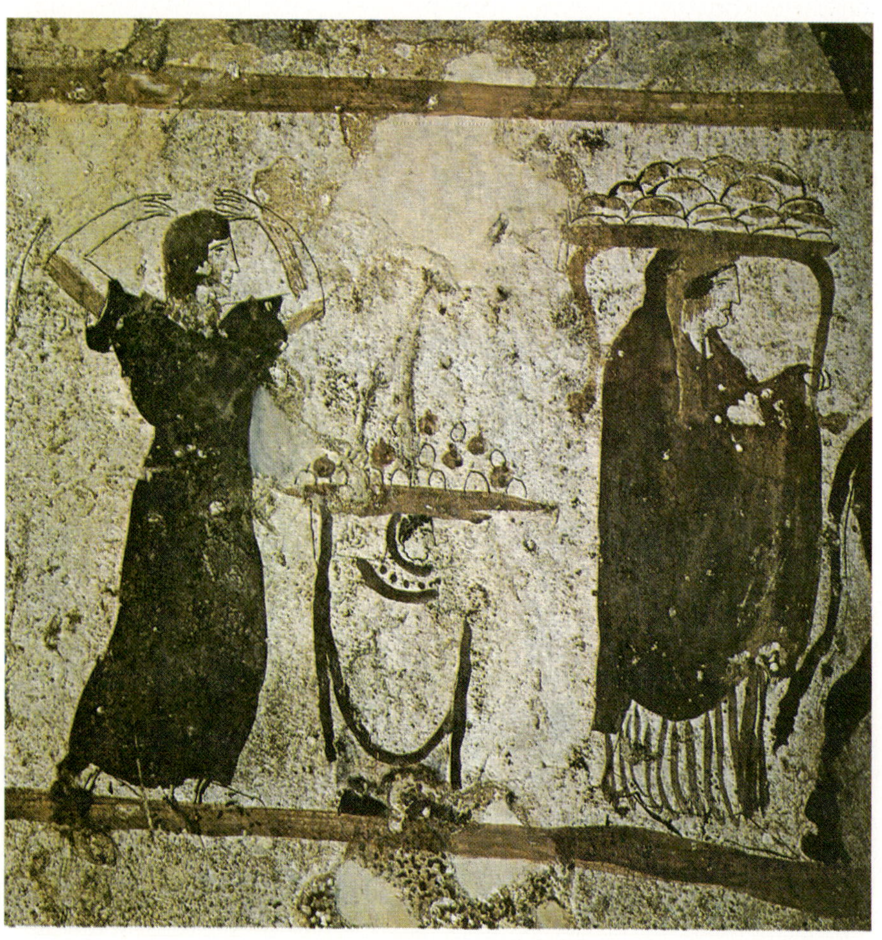

haft veränderte oder vermehrte Form dieser Galle besonders bei solchen Leuten feststellen zu können, die eine erdigfahle Hautfarbe und ein trauriges, schwermütiges Wesen besitzen. In späterer Zeit werden die Engländer vom Spleen sprechen und die Franzosen von Hypochondrie. Vor einigen Jahren hat Professor Chiray das Auftreten dieser schwarzen Galle bei Patienten festgestellt, die unter Gallensteinen, Koliken oder Geschwüren litten und bei denen deshalb eine Magensondierung vorgenommen wurde. Wenn die Milz durchgeschnitten wird, zeigt sie ein Inneres, das schwarz wie Sepiatinte ist. Dieses Phänomen wurde zufällig bei einem Milzriß festgestellt. Möglicherweise konnte man deswegen dieses Organ als den ursprünglichen Sitz jenes geheimnisvollen Saftes ansehen. Heute wissen wir, daß es sich dabei um zerstörte rote Blutkörperchen handelt. Die schwarze Galle ist also in weit höherem Maße eine Schöpfung des Geistes als die drei anderen Körpersäfte; sie beruht mehr auf Einbildung als auf Erfahrung.

Da die Ärzte von der Antike bis zum 18. Jahrhundert nicht um die Sekretion der Schleimhäute wußten und nichts anderes als die Exkretion kannten, glaubten sie, daß sich innerhalb des Körpers Behälter befinden müßten, aus denen die Säfte allmählich abgegeben würden. Eine dauernde Neubildung konnte man sich nicht vorstellen. Aus diesem an sich winzigen Versehen erwuchs ein gewaltiger und folgenschwerer Irrtum.

Dennoch gilt für uns, die wir um das Grundsätzliche bemüht sind, Hippokrates als in die Zukunft weisender Arzt, als Vorläufer aller heute nur weiter differenzierten Spezialwissenschaften der Medizin. Trotz vereinzelter Fehleinschätzungen war er ein an der Erfahrung orientierter, wahrhaft wissenschaftlicher Gelehrter.

In den vorhergehenden Abschnitten haben wir gesehen, wie eine Methode, die auf strenger Beobachtung und kritischem Denken beruht, sich immer mehr präzisiert. Im folgenden werden wir feststellen, daß die medizinische Lehre der Schule von Kos außerdem durch ein kluges Einfühlungsvermögen in das Wesen und die Bedürfnisse des Menschen charakterisiert ist. Das vierte Buch *Über die Epidemien* stellt nichts anderes dar als eine Sammlung von Beobachtungen, die am Krankenbett festgehalten worden sind. Bisweilen werden allerdings weiterführende Reflexionen eingeschoben. So stoßen wir unter anderem auf eine Maxime, die — in wörtlicher Übersetzung — so lautet: »Die Natur ist der beste Arzt des Kranken« (Littré V, 314).

Der flüchtige, nichteingeweihte Leser wird vielleicht glauben, daß es sich hier um die Doktrin von der *Natura medicatrix* handelt, eine Lehre, die den Menschen von der Sorge um den Kranken entbindet und das genaue Gegenteil des ärztlichen Bemühens impliziert. Tatsächlich aber ist in diesem Zitat etwas ganz anderes gemeint.

Zwei weitere Passagen können uns hier den Weg weisen. Die eine stammt aus dem ersten Buch der *Aphorismen:* »Man muß (als Arzt) nicht nur selber das Notwendige tun, sondern auch der Kranke muß das Notwendige tun und ebenso alle in seiner Umgebung« (Littré IV, 458). Die andere Passage stellt einen Auszug aus dem Traktat *Über die Epidemien I* dar: »Die ärztliche Kunst spielt sich zwischen drei Größen ab, der Krankheit, dem Kranken und dem Arzt. Der Arzt ist ein Diener seiner Kunst. Es ist aber unerläßlich, daß der Kranke mit der Hilfe des Arztes gegen seine Krankheit ankämpft« (Littré II, 636).

Die drei zitierten Texte gehen alle in die gleiche Richtung. So ergibt sich für die obengenannte Maxime folgende Deutung: Die Natur des Kranken, sein Wesen, seine innere Haltung, wirkt wie ein Arzt mit beim Kampf gegen die Krankheit.

Ensprechend der Veranlagung des Kranken interveniert das jeweilige dem Körper eigene Wesen als erstes zur Verteidigung des Organismus. Wenn der Angriff der Krankheit auf den Organismus jedoch ein bestimmtes Maß an Heftigkeit überschreitet, reicht dies nicht mehr aus. Nun müssen der Arzt und das Bewußtsein sowie die Willenskraft des Kranken zusammenarbeiten. Es ist übrigens bemerkenswert, daß ein Kranker in den hippokratischen Texten nicht als »Patient« bezeichnet wird, obwohl im Griechischen ein entsprechendes Wort existiert, sondern als »geschwächter Mensch« — so stark war das Bedürfnis der damaligen Mediziner nach der Hervorhebung der eigenständigen Rolle des Kranken im Prozeß der Genesung.

Schließlich faßt ein Satz das gesamte Wissen und die gesamte Weisheit der hippokratischen Medizin zusammen: »Dort, wo die Liebe zum Menschen herrscht, herrscht auch die Liebe zur Kunst.«

Hippokrates stellt eine ganz außergewöhnliche Persönlichkeit innerhalb der Geschichte der Heilkunst dar. Obwohl die antiken, mittelalterlichen und neuzeitlichen Philologen große wissenschaftliche Anstrengungen unternommen haben, erschien Hippokrates noch vor einem halben Jahrhundert als mythisches Wesen, zumindest aber als bedeutendster Arzt im Zeitalter des Perikles. Das umfangreiche Werk, das Gaston Baissette 1931 dem Meister von Kos gewidmet hat (die deutsche Übersetzung ist 1932 erschienen), führt uns in einer Darstellung von romanhafter Intensität die Persönlichkeit des Hippokrates als eines Menschen aus Fleisch und Blut vor Augen. Man kann annehmen, daß das Bild, das die traditionelle Legende von diesem Arzt zeichnet, der Wahrheit durchaus nahekommt.

Wir haben uns hier jedoch die Aufgabe gestellt, Hippokrates in die griechische Medizin des klassischen Zeitalters einzuordnen.

Wie wir gesehen haben, kann man zwei große medizinische Strömungen unterscheiden. Der einen Strömung gehören die theoretischen Mediziner des späten 5. und frühen 4. Jahrhunderts an. Ihr Denken ist von einem deduktiven Geist bestimmt. Diese Praktiker sind, ohne daß ihnen dies eigentlich recht bewußt gewesen wäre, in einem hohen Maße durch den Sophismus und vor allem durch die vorsokratische Naturphilosophie geprägt. Die Strömung umfaßt die um größtmögliche Objektivität bemühten Ärzte, deren medizinisches Vorgehen dem der theoretischen Mediziner grundsätzlich überlegen ist. Die zweite Strömung zeigt ein doppeltes Gesicht: da ist zum einen die ionische Schule von Knidos auf der Halbinsel von Halikarnass; sie kann auf ihr Alter verweisen. Da ist zum anderen die dorische Schule von Kos; ihr kommt ein größeres Maß an Berühmtheit zu.

Man darf aber auch die medizinischen Gruppierungen von Rhodos und Groß-Griechenland, also Süditalien samt Sizilien, nicht vergessen, deren Auffassungen denen von Kos und Knidos ziemlich eng verwandt sind. Die pythagoreische Vorstellung von den Zahlen und ihren Bezügen lenkt die Aufmerksamkeit dieser Ärzte ganz besonders auf die Vorhersage des Tages, an dem, vor allem bei einer schweren Krankheit, die Krise mit ihrer Wendung zum Guten oder zum Schlechten eintritt.

Der Glaube an bestimmte Rhythmen hat sich bis in jüngere Zeiten erhalten, ja eigentlich bis zur Einführung der Antibiotika und der Chemotherapeutika.

So gab es die Krise bei der Lungenentzündung am neunten Tag. Man untersuchte den Auswurf bei Typhus während der gefürchteten ersten sieben Tage. Und bei Malaria gab man acht auf die Fieberanfälle, die in Abständen von drei oder vier Tagen auftreten. Gleichwohl wird der Bedeutung der Rhythmen heute in anderer Form Rechnung getragen. So hat man unter anderem festgestellt, daß bestimmte Lebensvorgänge einem biologischen Rhythmus von 24 Stunden unterliegen, dem Zirkadianrhythmus.

Neben dieser sachlichen Form der Medizin existierte im alten Griechenland eine im wesentlichen religiös bestimmte Praxis. Am berühmtesten war in diesem Bereich die Heilkunst der Asklepiaden von Epidauros. Das Unbewußte im Menschen ist für jede Form einer geheimnisvollen Inszenierung empfänglich. In den Tempeln hielten die Patienten entsprechend den heiligen Riten einen Tempelschlaf. Die dabei hervorgerufenen Träume und Halluzinationen sollten den Weg zur Genesung weisen. Die Heilung muß wohl oft als unerklärliches Wunder erschienen sein, denn die Kranken versäumten nicht, ihre Dankbarkeit durch eine Fülle von Votivgaben zu bekunden. Die Traumdeutungen in der Abhandlung *Über die Träume,* die ohne jeden Zweifel koischen Ursprungs ist, legen die Vermutung nahe, daß rationale und irrationale Verfahrensweisen,

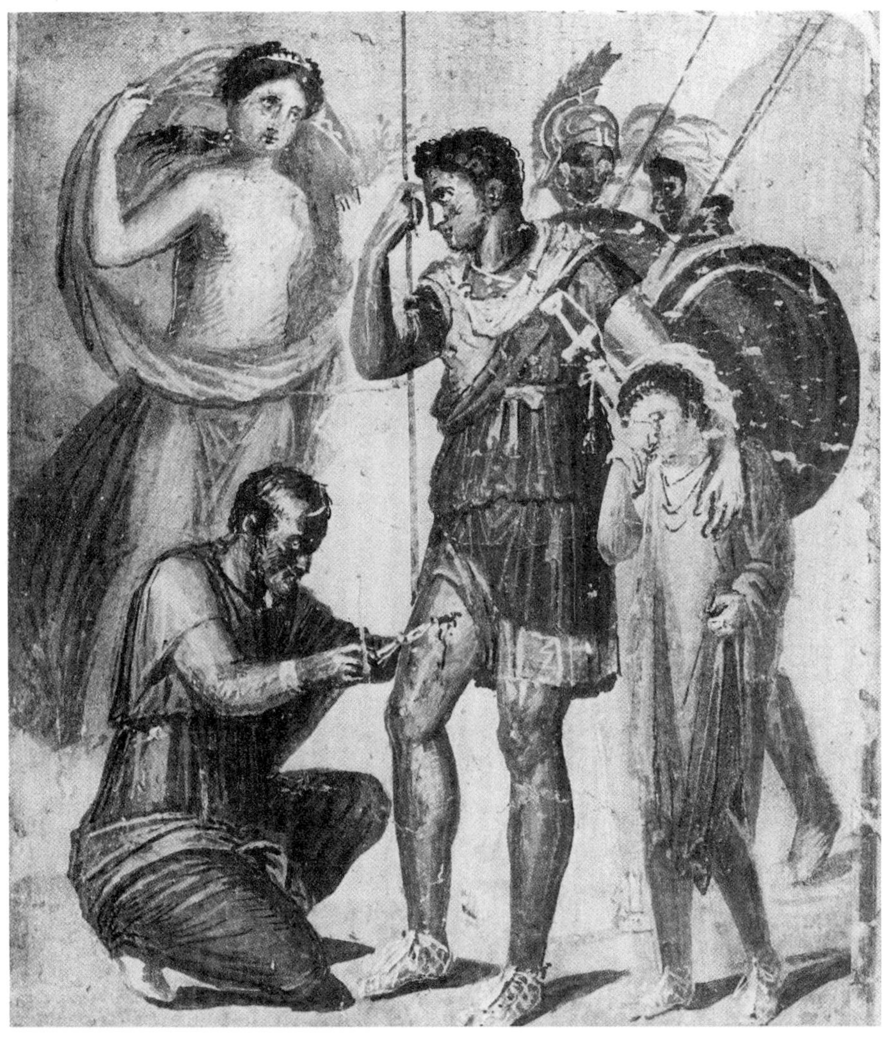

Abbildung 327
Aeneas, der am Oberschenkel verwundet worden ist, wird ärztlich behandelt. Seine Gattin Kreusa hat er bei der Flucht aus Troja verloren. Sein Sohn Ascanius gründet die Mutterstadt Roms, Alba Longa, Aeneas selbst Lavinium. Wandmalerei aus Pompeji.

Philosophie und Religion, diskursive und intuitive Analyse aufeinandergetroffen sind.

Kennzeichnend für die Schule von Knidos war eine strenge klinische Beobachtung der Patienten. Die erste Auskultation, die frühesten anatomisch-pathologischen Erkenntnisse, die Anfänge embryologischer Forschung, schließlich eine reichlich brutale Therapie (Abziehen der Haut, Ätzungen, Brech- und Abführmittel) — das alles charakterisiert in erster Linie die medizinischen Bemühungen jener Zeit. Nicht zuletzt waren die Asklepiaden der Schule von Knidos Gynäkologen. Aphrodite, der Göttin der Liebe und der Schönheit, war in Knidos ein berühmtes Standbild geweiht.

Die Schule von Kos zeichnet sich unter Hippokrates durch Einsicht und Weisheit aus. Obwohl die Ärzte dieser Insel Äskulappriester sind, handelt es sich wie in Knidos um eine Schule, die sich nicht auf ein heiliges Buch gründet. Mehr noch als in Knidos gelangt man zu Einsichten in die medizinischen Sachverhalte, indem man den Dingen mit wachem, kritischem Verstand auf den Grund geht. In Knidos hat man, während die Menge der einzelnen Erkenntnisse sich andauernd vergrößerte, eine immer feinere Unterteilung innerhalb der analytischen Kriterien vorgenommen. Dieser unbegrenzten Ausdifferenzierung setzt Kos ein Ende und lenkt den Blick auf das Wesentliche.

Bei aller grundsätzlichen Verschiedenheit ist die damalige Situation doch ein wenig mit der der heutigen Medizin zu vergleichen, in der das Mosaik des Wissens sich immer rascher vergrößert. Gleichzeitig mit den neuesten wissenschaftlichen Entdeckungen gibt es aber bereits seit einigen Jahrzehnten Anzeichen für eine partielle Rückkehr zur Methode des Meisters von Kos, man denke nur an die neuhippokratische Bewegung.

Angesichts der gewaltigen Fortschritte auf dem Gebiet der Biologie und der Pathologie hat René Leriche vor einigen Jahren die folgenden geradezu prophetischen Zeilen geschrieben: »Trunken von lauter Analysen und neuen Erkenntnissen, wünscht sich die Medizin dringend einen Augenblick Zeit für die Synthese. Sie würde gerne unter der Platane von Kos Atem holen.«

Zur Zeit des Hippokrates war das Hinterfragen der menschlichen Einsichtsfähigkeit eine Notwendigkeit, wenn auch der gesamte Wissensschatz noch dürftig und nicht in fester Form geordnet war. Die Medizin wurde auf den Menschen in seiner Gesamtheit angewandt. Dabei waren alle äußerlich wahrnehmbaren Phänomene bei weitem besser bekannt als die Vorgänge im Innern des Körpers, die dem Auge des Betrachters verborgen blieben. Man besaß ja damals erst minimale Kenntnisse auf dem Gebiet der Pathophysiologie.

Die Schule von Kos vermittelte dem angehenden Mediziner nicht allein das klinische Elementarwissen. Sie formte ihn darüber hinaus durch eine Sitten- und Pflichtenlehre, in deren Mittelpunkt der Mensch als Maß aller Dinge stand. Außerdem deckte diese Schule Beziehungen zwischen den gleichzeitig zusammenwirkenden pathologischen Zuständen auf, was die Schule von Knidos nicht konnte.

Jahrhunderte vergingen, bis man schließlich zu einer brauchbaren Ätiologie gelangte. Aber damals wurde der Grund zu der klinischen Diagnostik und Prognostik gelegt, die ein Kennzeichen der abendländischen Medizin werden sollte. Außerdem wurde der erste Schritt zu einer seinerzeit bisweilen schon sehr erfolgreichen Chirurgie getan.

Die Natur des jeweiligen Individuums wurde als wesentliches Kriterium für die Entwicklung einer Krankheit angesehen. Dementsprechend wurde diese individuelle Natur wesentlich häufiger als gesundheitsfördernd bezeichnet als die Natur im allgemeinen Sinne. Allerdings hat die hippokratische Gelehrsamkeit zweitausend Jahre lang geradezu im Gegensatz zu diesem Verständnis durch ihre Ausdrucksweise den Anschein erweckt, als sei mit der die Krankheit günstig beeinflussenden »Natur« die allgemeine Natur im Sinne einer *natura medicatrix* gemeint und nicht die individuelle Natur des jeweiligen Kranken. Die allgemeine Natur aber kann sowohl gesundheitsfördernd wirken als auch einen ungünstigen Einfluß ausüben. Die individuelle Natur jedoch kann immer die Heilung erleichtern, wenn man ihr in gebührender Weise Rechung trägt.

Ausgehend von den Symptomen versucht der Arzt, sich von dem Leiden, das den Kranken befallen hat, ein Bild zu machen. Er berücksichtigt dabei das Alter und die gewöhnlichen Reaktionen des jeweiligen Patienten, ferner die möglichen Ursachen für die Krankheit und die Umwelteinflüsse. Er beschäftigt sich mit der Vorgeschichte, prüft den gegenwärtigen Zustand und gibt eine Prognose über die künftige Entwicklung. Schließlich legt er die angemessene Diät fest, ein Punkt, der auch die zeitgenössischen Befürworter einer naturgemäßen Lebensweise und einer natürlichen Ernährung interessiert.

Medikamente gab es nur wenige. Die Schule von Kos hatte ein grundlegendes Ziel: niemals zu schaden. Dieses ärztliche Bemühen schloß gleichzeitig das Höchste und das Mindeste, was ein Mediziner erreichen konnte, ein. Die Unzulänglichkeiten einer kurpfuscherischen Behandlung wie der Arzneimittelmißbrauch, der iatrogene Krankheiten nach sich zieht, stellten einen besonderen Gegenstand der Besorgnis dar.

Den Griechen des klassischen Zeitalters waren Begriffe wie *Homöostase* oder *Kybernetik* unbekannt, dennoch ahnten sie die natürliche Fähigkeit des Organismus zur Selbstregulierung. Das Anpassungssyndrom *(Selyesche Syndrom* nach Hans Selye), das durch verschiedene Streßformen, physische oder psychische Schockeinwirkung, Infektionen, Übermüdung usw. ausgelöst wird, stellt ein neueres Konzept dar; es drängte sich der zeitgenössischen Medizin geradezu auf, weil so verschiedene unverbundene Phänomene auf sinnvolle Weise zusammengefaßt werden konnten. Die antike Vorstellung von den Zyklen und der Verdauung, der Kochung der Körpersäfte, reichte nur für eine dürftige, wagemutige und zudem falsche Erklärung dieser allgemein pathologischen Phänomene, die dessenungeachtet gut beobachtet wurden.

Die Beschreibung der eine Erkrankung nach sich ziehenden Störungen des Gleichgewichts der Säfte, die lange Zeit als Albernheit abgetan wurde, findet allmählich immer mehr Beachtung im Rahmen unserer Kenntnisse der psychosomatischen Störungen. Die Konstitutionstypenlehre geht ebenfalls auf die hippokratische Medizin zurück. Diese Lehre widmet sich der Erforschung der Einwirkung des Körpers auf den Geist, den somatopsychischen Effekten.

Inzwischen findet ferner die Tatsache allgemeine Anerkennung, daß die Lokalisation einer Krankheit sich abwechselnd einmal auf das eine, dann wieder auf das andere Organ erstrecken kann. Die Gicht gilt als historisches Beispiel hierfür.

Im Traktat *Über die alte Medizin* wird die Anwendung traditioneller und durch die Erfahrung abgesicherter Behandlungsweisen empfohlen. Der Neuhippokratismus ist weit davon entfernt, verstaubte Methoden um ihrer selbst willen anzuwenden. Sowohl Gaston Giraud, Dekan der medizinischen Fakultät der Universität von Montpellier und Initiator dieser medizinischen Bewegung, als auch Guy Laroche bleiben sehr zurückhaltend, ja sie decken sogar bisweilen

Betrug und Obskurantismus auf. Sie denken vielmehr, daß man in unseren Tagen allmählich einsehen sollte, daß der Empirismus durchaus von Wert sein kann. Bestimmte physikalische Therapien wie Thermalheilbäder und die Klimaheilkunde werden nach wie vor ohne befriedigende Erklärungen angewandt.

Gegenwärtig hat sich die Pharmakologie bestimmte pflanzliche oder tierische Substanzen, denen man seinerzeit eine gewisse Wirksamkeit zugeschrieben hat, als Ausgangspunkt neuer Forschungen erkoren. So haben Aspirin und Salicylat den Weidensaft zum Vorgänger; die Rolle der Barbiturate spielte einst der Lindenblütentee — eine Erkenntnis, die nicht nur eindeutig ist, sondern fast schon einen Gemeinplatz darstellt. Tausende von Beispielen aus der Phytotherapie, ja sogar aus der Metallotherapie könnte man noch anführen. Vor der Anwendung künstlicher Hormone wurde die schlichte Opotherapie (Organotherapie) empfohlen.

Die Versuchslabors der pharmazeutischen Industrie, deren wissenschaftliche Leistungen höchste Beachtung verdienen, geben dem Arzt starke Waffen in die Hand und bieten immer wirksamere Pharmaka an. Diese Entwicklung könnte eine Scheinblüte darstellen und aufgrund ihrer unzureichenden Ausgangsbasis zu Trugschlüssen führen. Das ausufernde Arzneimittelwesen erinnert manchmal an einen Baum, dessen Äste und Zweige sich allzu weit vom Stamm entfernt haben. In dieser Situation tauchen nun aber zahlreiche Sprosse aus dem Nährboden der Vergangenheit auf. Sie enthalten ein starkes Potential unbekannter therapeutischer Reserven. Diese heute noch wenig wirksamen Heilmittel können morgen vielleicht zu biochemischen Entdeckungen führen, die es uns erlauben, bestimmte Geißeln der Menschheit, heute noch unheilbare Krankheiten in den Griff zu bekommen. Die Pharmakologen wissen darum. Gestern noch war es die Chinarinde und das Chinin; heute behandeln die Hämatologen bestimmte Formen von Blutkrebs mit Immergrünextrakten.

Neue Wege können bisweilen auch durch einen dunklen Empirismus führen. Allmählich beginnen sie sich überall abzuzeichnen.

Alles in allem hat die antike griechische Medizin des klassischen Zeitalters späteren Epochen einen Leitfaden für die weitere medizinische Forschungsarbeit an die Hand gegeben. Darin liegt ihr wesentliches Verdienst und ihre Genialität.

Paul Valéry konnte einst ausrufen: »Die Griechen haben bereits alles gesagt!« Zur Zeit Valérys, vor gut fünfzig Jahren, hat man damit begonnen, den kranken Menschen aus seiner Umgebung heraus verstehen zu wollen. Damals war die Homöostase schon bekannt, aber man wußte noch nicht um die iatrogenen Krankheiten. Die Vorstellung vom Streß und der Adaption, die krankheitsfördernde Störung des Gleichgewichts, die Konstitutionstypenlehre sowie die Bedeutung der biologischen Rhythmen im Menschen und in der Natur waren seinerzeit noch nicht bekannt. Es gab allerdings die beachtlichen Arbeiten von Claude Bernard und Louis Pasteur, das Aufblühen der Physiologie, das Entstehen der Ätiologie und die Fortschritte in der Molekularbiologie.

Wenn auch einige Zeichen noch immer nicht deutbar sind, so verwirklicht sich doch allmählich das, was den Autoren des klassischen Zeitalters vorgeschwebt hat. Die von Prof. Spyridon Oikonomos ins Leben gerufene Internationale Hippokratische Stiftung von Kos wird für Praktiker aus aller Welt zu einem mediterranen Heiligtum für Kolloquien und für die höhere Pflege der Medizin auf internationalem Niveau werden. Seit über zwei Jahrtausenden erhellt das Licht der griechischen Medizin das Universum. Trotz der erstickenden Gelehrsamkeit von Jahrhunderten ist es nicht erloschen. Ein neues Aufleuchten zum Wohle der Menschheit hat gerade erst seinen Anfang genommen.

Dem Abendland gilt Hippokrates nicht nur als größter unter allen Ärzten — Hippokrates steht für die Medizin schlechthin!

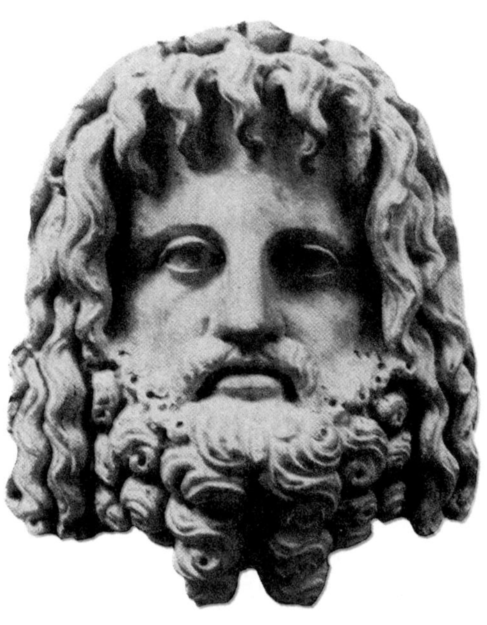

Abbildung 328
Der Kult der griechischen Gottheit Serapis wurde in Ägypten unter den Ptolemäern begründet. Es ist ein Heilgott, der Züge von Pluto und Asklepios in sich vereint. Serapis wurde vor allem in der Stadt Alexandria verehrt, deren Bibliothek sich große Verdienste um die Überlieferung der Werke des Hippokrates erworben hat.

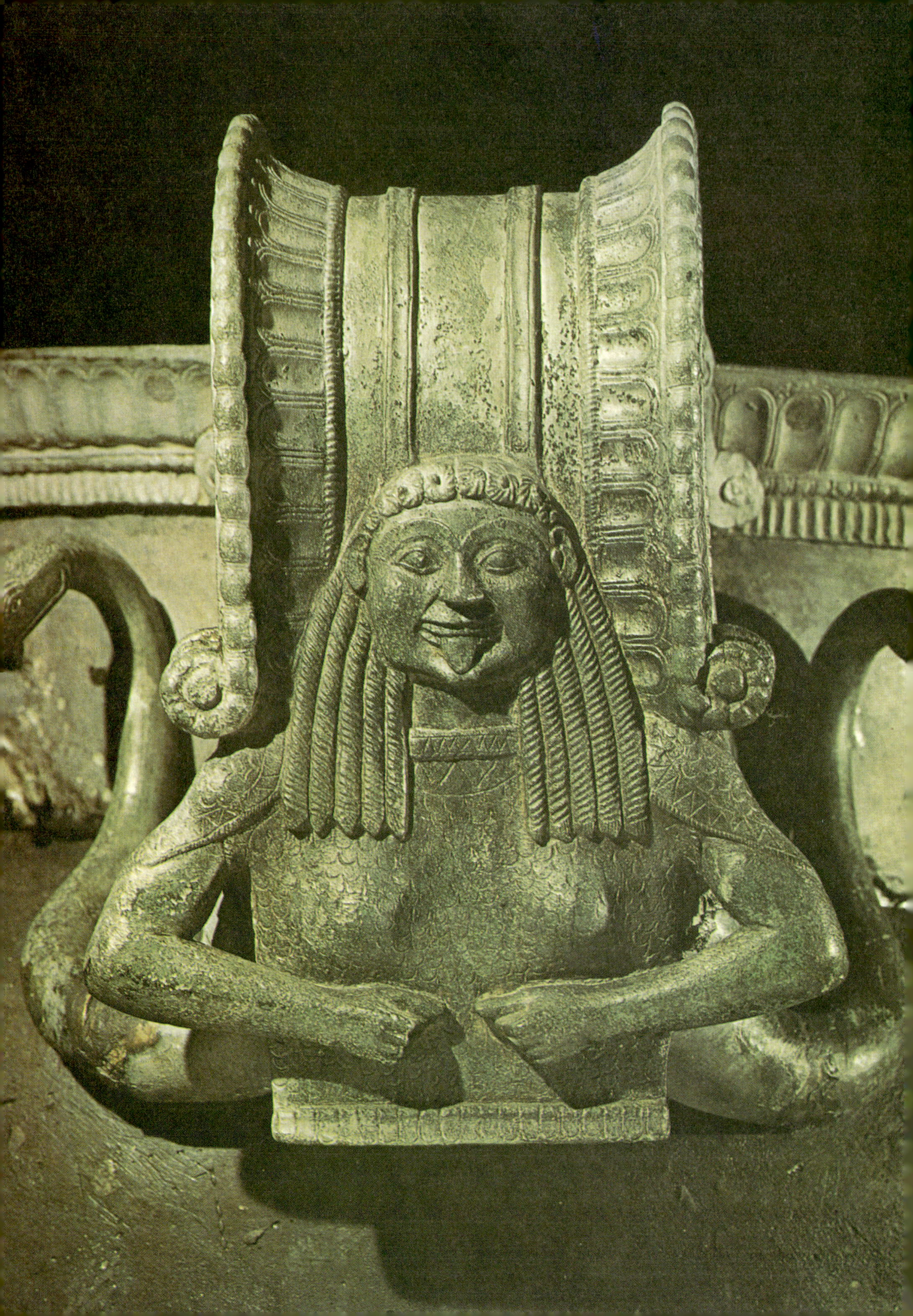

Die griechische Medizin nach Hippokrates

von Gilbert Médioni

Dreiundzwanzig Jahrhunderte sind seit dem Tod des Hippokrates vergangen. Der Glanz seines Namens aber hat im Laufe der Zeit immer noch zugenommen, so daß der griechische Arzt uns heute fast von der Aura einer unfehlbaren Gottheit umwoben erscheint. Gerade in unseren Tagen finden in regelmäßigen Abständen Kongresse für neuhippokratische Medizin statt, Treffen jener Gelehrten, die sich auf Hippokrates berufen.

So hat der »göttliche Alte«, wie man ihn genannt hat, ein universales Erbe hinterlassen. Unsere heutige Medizin bezieht sich noch immer auf jene beiden Prinzipien, die Hippokrates in seinem Traktat *Über die Räume des Menschen* formuliert hat: das Gesetz des Gleichartigen und das Gesetz der Gegensätze.

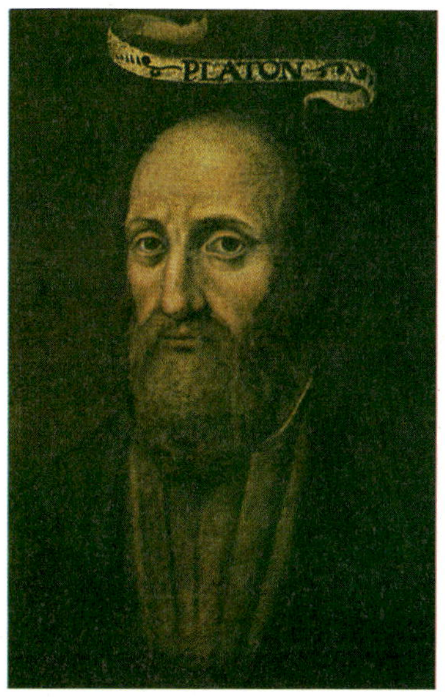

Abbildung 330
Platon. Imaginäres Porträt aus dem späten 16. oder frühen 17. Jahrhundert.

Die Dogmatiker

Hippokrates, der »Vater der Medizin«, ist vermutlich im Jahre 377 v. Chr., hochbetagt, im thessalischen Larissa gestorben. Das, was man für gewöhnlich sein philosophisches Erbe nennt, blieb nur kurze Zeit von Eingriffen und Veränderungen verschont. »Hippokrates ist das Schicksal vieler großer Erneuerer widerfahren: ihre Person wird hingebungsvoll verehrt, ihr Denken aber verraten.« Soweit Maurice Bariéty und Charles Coury. Die Schüler, die dem Meister am nächsten standen, seine Söhne Thessalos und Drakon sowie sein Schwiegersohn Polybius, beriefen sich zwar auf Hippokrates, verstiegen sich aber in Spekulationen und neue Forschungen, die sich von den klinischen Theorien ihres Lehrers entfernten. Sie begründeten die erste dogmatische Schule, die auch »Hippokratische Schule« genannt wird, weil sie in ihrem Selbstverständnis den Prinzipien der Schule von Kos und den hippokratischen Lehrern verbunden blieb.

Wesentliches Merkmal der dogmatischen Schule ist aber, daß sie sich auf die Naturphilosophie Platons und dessen Lehre vom Pneuma stützt. In den Jahren 374 bis 336 v. Chr. scharten sich Dexippos von Kos, Apollonios, Platon, Philistion von Lokris, Praxagoras von Kos und Diokles von Karystos um die drei Begründer der dogmatischen Schule.

Hippokrates' Sohn Thessalos wurde als Leibarzt des makedonischen Königs Archelaos bekannt. Auch der Sohn des Thessalos, Hippokrates III., wirkte als Arzt. Die Ärzte Dexippos und Apollonios sind vor allem durch ihre Werke bekannt geworden. Im 4. Jahrhundert v. Chr. lehrten sie, daß das Ideengut des Meisters von Kos vervollständigt und bisweilen sogar einer gründlichen Revision unterzogen werden müßte. Für sie beruhte die Mehrzahl der Krankheiten auf einer Verflüssigung, Verdickung oder dem Vertrocknen der Galle und des »Phlegmas« (Schleim).

Abbildung 329 (gegenüber)
Detail eines Volutenkraters mit Gorgonen, 6. Jahrhundert v. Chr.

Platon

Aristokles mit dem Beinamen Platon wurde im Jahre 428 v. Chr. auf der Insel Ägina geboren. Er verbrachte die meiste Zeit seines Lebens in Athen, unternahm allerdings ausgedehnte Reisen nach Ägypten, Kleinasien und Sizilien. Auf diese Weise konnte er mit den pythagoreischen Schulen in Verbindung kommen.

Platon war gleichzeitig Philosoph, Dichter und Gelehrter. Zunächst schloß er sich dem Philosophen Sokrates an, dann dem Mathematiker Euklid. Platon begründete eine philosophische Schule, die sogenannte Platonische Akademie, wo er bis zu seinem Tod im Jahre 347 v. Chr. unterrichtete. Der Einfluß des Philosophen auf die Medizin ist beträchtlich.

Platon hat uns zahlreiche Werke hinterlassen. Sie sind zum größten Teil in Dialogform verfaßt. Als hauptsächlicher Gesprächspartner tritt, wie man weiß, Sokrates auf. Diese Dialoge, unter ihnen ganz besonders der *Timaios,* geben uns eine interessante Übersicht über Platons anatomische Vorstellungen, über seinen Krankheitsbegriff und über zahlreiche Fragen aus dem Bereich der Biologie.

Nach Platon ordnet der Demiurg, der Weltenschöpfer, die Materie, wobei er seine Augen auf das übersinnliche Vorbild, das heißt die Ideenwelt, gerichtet hat. Der menschliche Körper ist entsprechend seinem eigentlichen Zweck, der Aufnahme der unsterblichen Seele, geschaffen worden. Das Verbindungsglied zwischen dem Körper und der Seele stellt das Mark dar. Das Blut entspringt im Herzen, dem Kreuzungspunkt aller Organe, und wird in den Lungen aufgefrischt. Das Leben steht unter der Abhängigkeit vom Pneuma.

Mit Platon erreicht die Lehre vom Pneuma ihre vollendete Ausbildung. Heraklit glaubte, daß die Luft, die er gleichzeitig auch als Lebensgeist verstand, entsteht, indem sich Feuer in Dampf verwandelt. Platon lehrt, daß diese Luft, das Pneuma, in den menschlichen Körper vermöge bestimmter Wege vom Mund über die Lungen bis zum Herzen eindringt. Aus diesem Grunde ist das Pneuma das Vehikel aller Vorgänge innerhalb des Körpers. Es wirkt belebend, sorgt für das Gleichgewicht der Funktionen und regt das Denken an. Wir werden diese Vorstellung vom Pneuma in der gesamten Geschichte der griechischen Medizin immer wieder antreffen. Unsere Ausführungen mögen als Erklärung dafür dienen, daß mit dem Terminus Pneuma einerseits der Odem, andererseits ein Feuerpartikel bezeichnet wird. In allen Fällen aber dient die Vorstellung vom Pneuma dazu, den inneren Zusammenhang lebendiger Phänomene zunehmend zu begreifen.

Abbildung 331
Das Asklepieion von Athen, Heiligtum und öffentliches Hospital in einem.

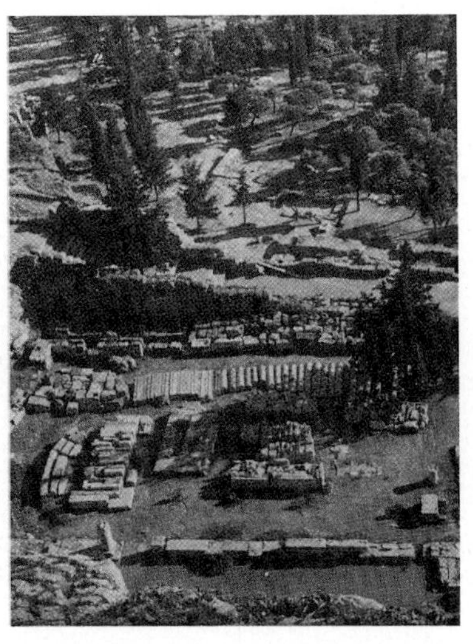

Die Vernunft hat nach Platon ihren Sitz im Gehirn, das Empfindungsvermögen in der Brust und die Begierde im Leib. Die Leber als Ort des Ahnungsvermögens stellt einen glattgeschliffenen, glänzenden Spiegel dar. Die unreinen Stoffe lagern sich in der Milz ab, die außerdem bei Fieber anschwillt. Die Milz steht in enger Verbindung mit der Leber. Die Därme sind sehr lang und reich an Windungen, damit die Nahrungsstoffe eine ausreichende Zeit im Körper verweilen können. Die Knochen, die Muskeln und die Sehnen gehen aus dem Mark hervor. Die Sehnen verbinden die Knochen an den Gelenkstellen miteinander und erlauben dadurch die Bewegungen.

Der gesamte Organismus ist so angelegt, daß er in vollendeter Weise dic unsterbliche Seele aufnehmen kann. Krankheiten sind auf Völlerei, sexuelle Ausschweifungen sowie auf ein Mißverhältnis zwischen körperlicher Leistung und Nahrung zurückzuführen. Neben diesen von außen einwirkenden Fakto-

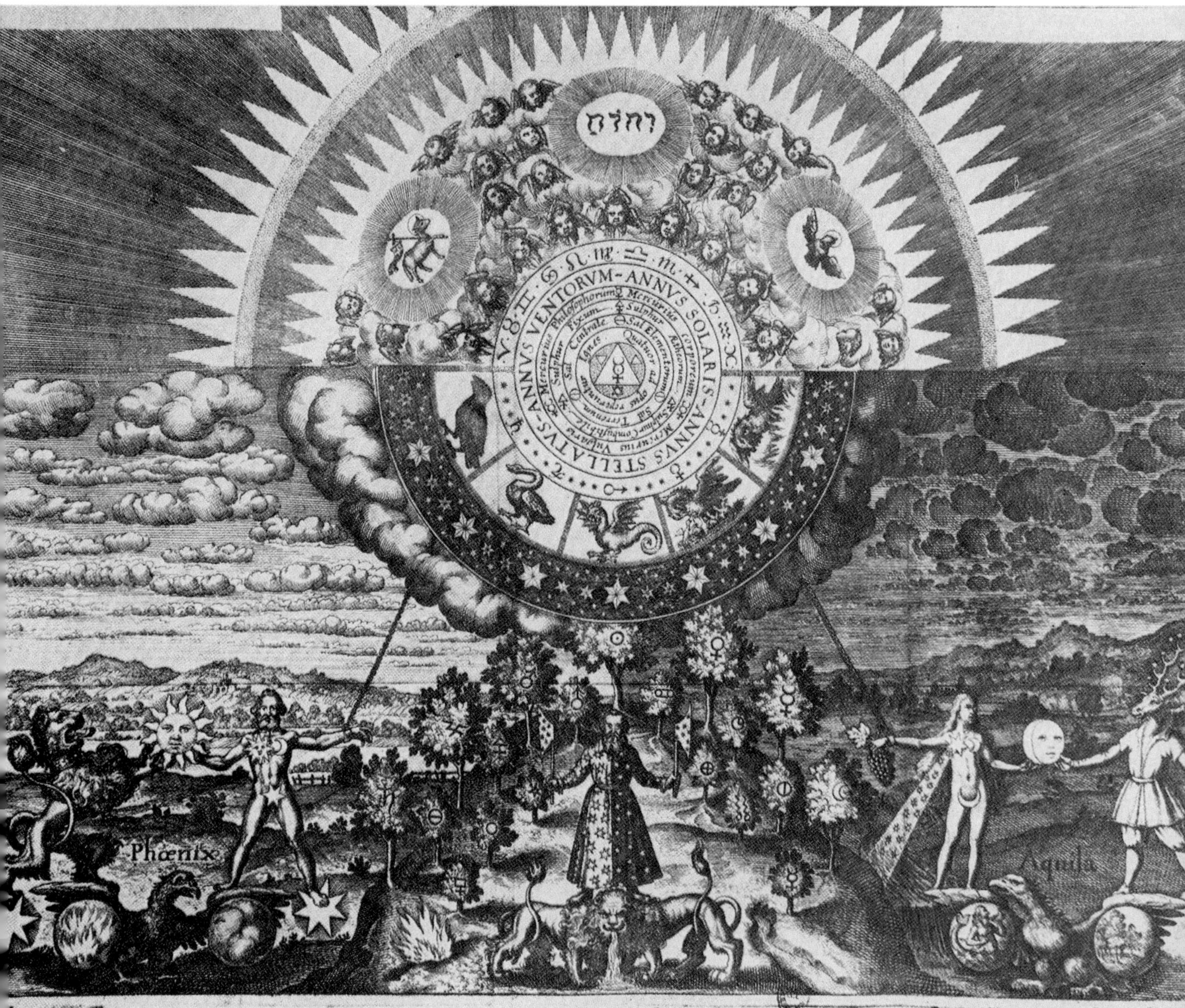

Abbildung 332
Die Analogie des alchimistischen Mikrokosmos mit dem Makrokosmos. Aus Chymica, Basilica Philosophica, *1620.*

ren erwähnt Platon außerdem Funktionsstörungen des Pneumas, der Galle oder des »Phlegmas«. Ausführlich entwickelt der Philosoph seine Vorstellungen von den verschiedenen Krankheiten. Die Epilepsie beruht auf der Verbindung von Phlegma (Schleim) und schwarzer Galle. Störungen im Bereich des Phlegmas können Entzündungen, Durchfälle, ja selbst Dysenterie nach sich ziehen. Die verschiedenen Formen des Fiebers können aus dem Übergewicht eines Elements erklärt werden. So hat das andauernde Fieber seine Ursache im Feuer, das Tagesfieber in der Luft, das Dreitagefieber im Wasser und das Viertagefieber in der Erde. Die Geisteskrankheiten sind entweder die Folge einer schlechten Erziehung in der Kindheit oder beruhen auf physischen Anomalien. Durch entsprechende Diät und Gymnastik können sie geheilt werden.

γεωργὸς κα
πνίζων ἐλά
φου κέρας
πρὸς τὸ ἐκ
φεύγειν
τοὺς ὄ
φεις

Philistion von Lokris

Philistion von Lokris erscheint als Vermittler zwischen der Schule von Kos, der von Empedokles und seinen Schülern Akron und Pausanias repräsentierten Schule von Sizilien und den Dogmatikern. Platon, der mit Philistion am Hofe des Tyrannen Dionysios in Syrakus zusammengetroffen war, betrachtete den Arzt als einen der führenden Vertreter der dogmatischen Schule. In Wirklichkeit bemühte sich Philistion, dessen Ruf mehr in seiner chirurgischen Kunstfertigkeit als in seinen philosophischen Aktivitäten begründet liegt, um die Ausarbeitung einer Pathologie und einer Therapeutik. Folgende Ursachen liegen nach seiner Lehre den Krankheiten zugrunde: äußerliche Einwirkungen, Störungen des Atmungsapparates, das übermäßige Vorkommen eines der vier Elemente oder die schlechte Beschaffenheit eben eines dieser Elemente. Für Philistion von Lokris ist nämlich wie für Empedokles der Körper aus vier Elementen zusammengesetzt: aus dem Blut, der gelben Galle, der schwarzen Galle und dem Schleim. Die Atmung erfolgt nicht allein durch den Mund und die Nase, sondern auch durch die Poren der Haut.

Philistion zählte Medios und Metrodos, den Meister von Erasistratos, zu seinen Schülern, ferner Aristogenes, den berühmten Therapeuten, Anatomen und Leibarzt des Königs von Makedonien, sowie schließlich Antigonos Gonatas, den Sohn des Demetrios Polyorketes.

Abbildung 333 (gegenüber)
Ein Bauer nimmt eine Ausräucherung gegen Schlangen durch Verbrennen eines Hirschgeweihs vor. Illustration zu dem Lehrgedicht Theriaka *des Nikandros von Kolophon, einer Abhandlung über die Schlangen und die Gegenmittel bei Bißverletzungen. Handschrift aus dem 11. Jahrhundert.*

Diokles von Karystos

Diokles wurde als Sohn des Arztes Archidamos im 3. Jahrhundert v. Chr. geboren. Plinius sieht ihn als bedeutendsten Arzt nach Hippokrates an. Diokles widmete sich Forschungen auf dem Gebiet der Embryologie, der Pharmakologie, der Toxikologie, vor allem aber der Physiologie und Anatomie, indem er Tiere sezierte und somit zu bedeutsamen Schlußfolgerungen gelangte. Auch seiner Auffassung nach liegt die Quelle des Blutes im Herzen. Diokles kannte die Gefäße, die Aorta und ihre Verzweigungen, die zu den Nieren führen, den Gallenblasengang zwischen Leber und Gallenblase, die Kardia, also die obere Öffnung des Magens, die Ileocoecalklappe, die Ovarien (Eierstöcke) und die Eileiter. Weiters unterschied er den Dick- und den Dünndarm. Er differenzierte aber noch nicht zwischen den Nerven und den Gefäßen.

Der Pharmakologie hinterließ Diokles das Werk *Rhizotomikon (Wurzelschneider),* ein »Handbuch des Kräuterkundigen«, die früheste griechische Abhandlung über die Botanik, aus der zahlreiche spätere Autoren ausführliche Auszüge übernommen haben.

Innerhalb von Diokles' Lehre verbinden sich hippokratische Theorien und solche der Schule von Sizilien. Die Vorstellung einer organischen Aktivität des Pneumas, das seinen Sitz am Kreuzungspunkt der Luftwege, also im Herzen hat, geht auf die Sizilische Schule zurück. Unter dem Einfluß des Hippokrates steht hingegen die Vorstellung von der Wirkung der vier Elemente Blut, Phlegma (Schleim), schwarze und gelbe Galle, die Diokles allerdings als Hauptsäfte begreift, während der Meister von Kos in ihnen die grundlegenden Bestandteile des Körpers gesehen hat. Je nach dem, welcher der beiden Richtungen er sich jeweils nähert, lokalisiert Diokles die Geisteskrankheiten im Herzen — hierbei der Schule von Sizilien folgend — oder im Gehirn (nach Hippokrates). Das Irresein beruht auf einer Entzündung des Zwerchfells, die als Melancholie bezeichnete Krankheit auf einer Anhäufung von schwarzer Galle im Gehirn bzw. im Herzen aufgrund einer Verdickung des Blutes. Die Lethargie geht auf eine Verdickung jenes Blutes zurück, welches das Herz oder das Gehirn umgibt. Die Inkubation einer Krankheit verrät sich durch über-

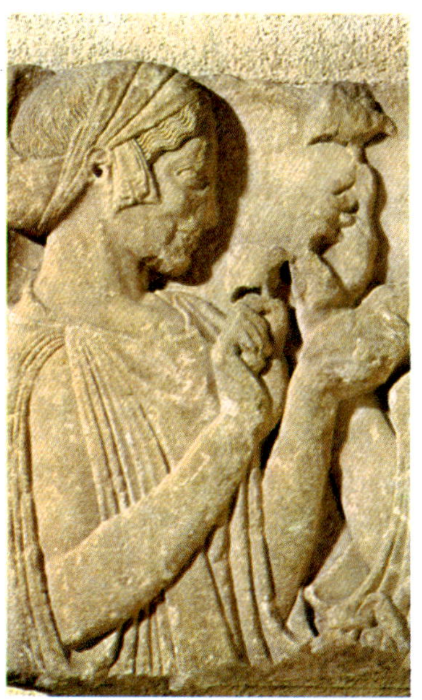

Abbildung 334
Eine Frau hält eine Blume in der Hand. Archaisches Flachrelief.

mäßiges Transpirieren. Auf diese Weise stellen die Krankheiten die Folge einer Zustandsveränderung eines der vier Elemente oder von Bewegungen des Pneumas oder auch von beiden Faktoren gleichzeitig dar.

Praxagoras von Kos

Praxagoras, der seine Kunst im Zeitraum von 340 bis 320 v. Chr. ausübte, griff einige der Hypothesen auf, die sein berühmter Zeitgenosse Diokles nur mit Vorsicht geäußert hatte. Er scheute nicht davor zurück, diese Gedanken mit kühnen Schlußfolgerungen weiterzuentwickeln und daraus praktische Konsequenzen zu ziehen. Auch dieser neue Dogmatiker betrachtete noch immer das Herz als den Sitz der Seele und das Pneuma als den Mittelpunkt der Sinneswahrnehmungen. Er unterschied jedoch zwischen Venen und Arterien. Während die ersteren das Blut transportieren, sind die letzteren ausschließlich mit Luft gefüllt. Praxagoras war der erste, der zwischen Gefäßen, Nerven und Sehnen differenzierte. Im Gehirn allerdings sah auch er nicht mehr als ein unbedeutendes Anhängsel des Rückenmarks.

Von Praxagoras stammen zahlreiche Traktate über die Anatomie und die Physiologie. Seine profunden Kenntnisse auf diesem Gebiet erlaubten es ihm, feinsinnige Ausführungen zur Diagnostik zu machen, auf die Ätiologie einer Krankheit einzugehen und die Komplikationen, die das jeweilige Leiden mit sich bringt, zu beobachten. Bedauerlicherweise ist auch die Lehre des Praxagoras nicht frei von schwerwiegenden Irrtümern. So wollte er das Fieber in der Hohlvene *(Vena cava)* lokalisieren. Geisteskrankheiten schrieb er einer Entzündung des Herzens zu. Das manisch-depressive Irresein führte er auf ein Ödem an diesem Organ zurück, die Epilepsie auf einen Verschluß der Arterien durch Schleim. Wohl dank seiner Vorliebe für dialektisches Denken bezog Praxagoras in seine Krankheitslehre neben eigenem Gedankengut auch vorhippokratische und hippokratische Vorstellungen mit ein. Mit Sorgfalt widmete er sich der Erforschung und Bedeutung des Pulses, der die den Arterien eigene Kraft zeigt, und unterschied zwischen dem normalen Puls *(Sphygmos),* dem heftig schlagenden Puls des Kranken *(Palmos)* sowie dem flatternden Puls *(Tromos).*

In späterer Zeit waren Praxagoras' Schüler Xenophon von Kos und der

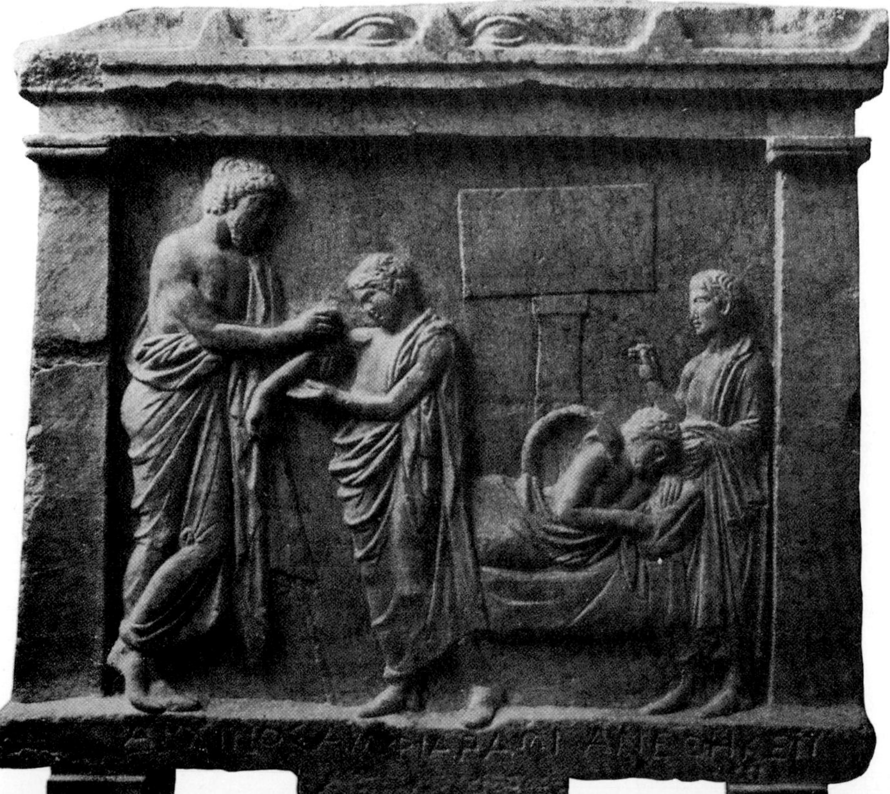

Abbildung 335
Szene in einer Klinik. Flachrelief auf einem Asklepios geweihten Exvoto.

Gynäkologe Euenor von Argos die führenden Repräsentanten der dogmatischen Schule, die mit ihnen ihren Höhepunkt erreicht hat. Durch deduktives Denken glaubten diese Mediziner zu ihren Schlußfolgerungen über die anzuwendende Theraphie gelangen zu können. Sie gingen dabei allerdings von falschen oder zumindest zweifelhaften Prämissen aus wie der Kenntnis von Alter, Geschlecht, Temperament, Jahreszeit und Klima. Hippokrates hatte seine Schüler angesichts der Gefahren der deduktiven Methode zur Vorsicht gemahnt. Die Dogmatiker aber hörten nicht auf die Warnung des Meisters von Kos. Sie ließen ihrer Vorstellungskraft freien Lauf und individualisierten jeden einzelnen Krankheitsfall. So wurde den großen biologischen Gesetzen, die der weise Hippokrates entdeckt hatte, nicht Rechnung getragen.

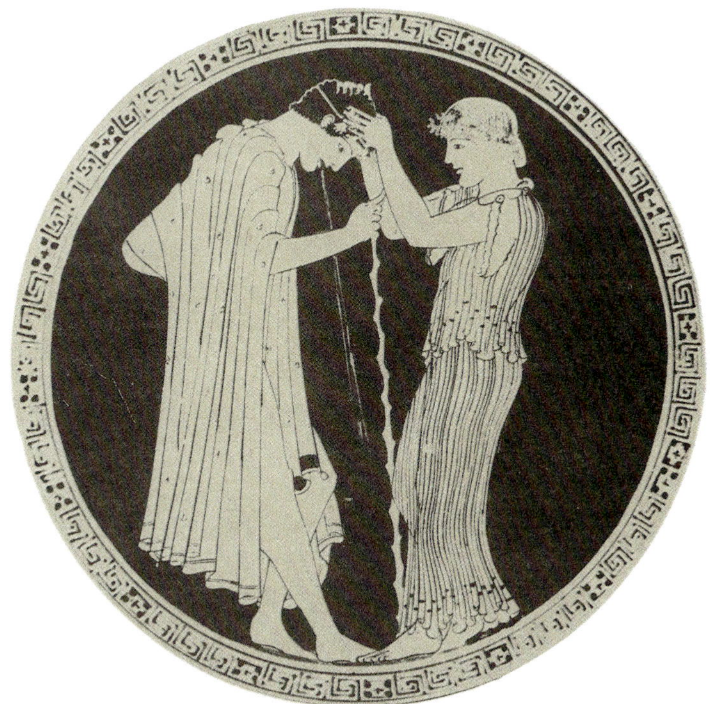

Abbildung 336
Dieuches suchte nach Mitteln gegen die Seekrankheit. Gegen übermäßigen Alkoholgenuß jedoch ist kein Kraut gewachsen: Auf diesem Vasenbild stützt eine Hetäre den Kopf eines Jünglings, der sich erbricht. Von Brygos signierte Schale.

Dieuches und Mnesitheos

Dieuches, den Galen als hervorragenden Anatomen erwähnt, hat uns ebenso wunderliche wie aufschlußreiche Rezepte hinterlassen. Hier seine Empfehlungen für den Seereisenden: »Es ist weder leicht noch sinnvoll, den Brechreiz zu unterdrücken, der sich bei Seereisen einstellt, besonders wenn man zum erstenmal ein Schiff bestiegen hat. Tatsächlich ist das Erbrechen in den meisten Fällen in mancher Beziehung von Vorteil. Hat man sich einmal erbrochen, sollte man bei den folgenden Mahlzeiten weder viel noch ohne Überlegung essen. Man nimmt vorzugsweise gut durchgekochte gesäuerte Linsen zu sich, denen man etwas Pfefferminztee oder mit Wasser verdünnten, wohlriechenden Wein beimengt...«

Phylotimos, ein Arzt des frühen 3. Jahrhunderts, dessen anatomische Kenntnisse Galen hoch einschätzte, bestritt, daß das Gehirn irgendeinen Zweck erfülle. Angeblich wußte er aber, wie die Epilepsie zu heilen sei.

Athenaios von Attaleia hat uns Fragmente einer Abhandlung des Mnesitheos über die Diätetik überliefert. Mehrere griechische Schriftsteller erwähnen außerdem eine medizinische Enzyklopädie desselben Verfassers, die eine Klassifizierung der Krankheiten enthalten haben soll.

Aristoteles

Aristoteles wurde im Jahre 384 v. Chr. in Stagira, einer kleinen Stadt auf der thrakischen Halbinsel Chalkidike in Makedonien, geboren. Sein Vater Nikomachos war der Leibarzt und Freund des makedonischen Königs Amyntas III., des Vaters Philipps II. Im Alter von siebzehn Jahren kam Aristoteles nach Athen, wo er zwei Jahrzehnte den Unterricht Platons genoß. Als Platon starb, bestimmte er seinen Neffen Speusippos zu seinem Nachfolger als Haupt des Kultvereins. Dies war angeblich eine der Ursachen für den Bruch des Aristoteles mit der Platonischen Akademie.

Nach Wanderjahren in Assos (Kleinasien), Mytilene und Makedonien kehrte Aristoteles um das Jahr 335 v. Chr. nach Athen zurück und lehrte am *Lykeion,* einem nach Apollon Lykeios benannten Gymnasium. Schließlich gründete er seine eigene Schule, den *Peripatos,* in dessen Laubengängen wandelnd seine Schüler mit ihm philosophierten und so den Namen *Peripatetiker* erhielten. In dieser Periode seines Lebens verfaßte Aristoteles die meisten seiner Werke. Durch großzügige Zuwendungen seines ehemaligen Schülers, Alexanders des Großen von Makedonien, konnte sich der Philosoph eine stattliche Bibliothek zulegen, ferner Tiere und Pflanzen jeglicher Art, was sein besonderes Interesse an biologischen Forschungen bekundet.

Damit ihm die antimakedonische Partei nicht wegen seiner politischen Ansichten und angeblicher Gottlosigkeit die gleiche Behandlung angedeihen lassen könnte wie Sokrates, floh Aristoteles nach dem Tod Alexanders des Großen von Athen nach Chalkis auf der Insel Euböa, wo er bald darauf, 322 v. Chr., im Alter von zweiundsechzig Jahren an einer Magenkrankheit starb.

Zu seinen auf uns gekommenen Werken zählt neben kleineren biologischen Traktaten auch die *Historia animalium.* Dort findet man einen bemerkenswerten Klassifizierungsversuch der wirbellosen Tiere, Beobachtungen über die Wale und die Schwertfische sowie über das Leben der Bienen. Die in diesen Schriften enthaltenen Irrtümer beruhen auf der Übertragung von Erkenntnissen, die beim Sezieren von Tieren gewonnen worden sind, auf den menschlichen Körper.

Abbildung 337
Aristoteles' De Somno *(»Über den Schlaf«). Ausgabe von 1610.*

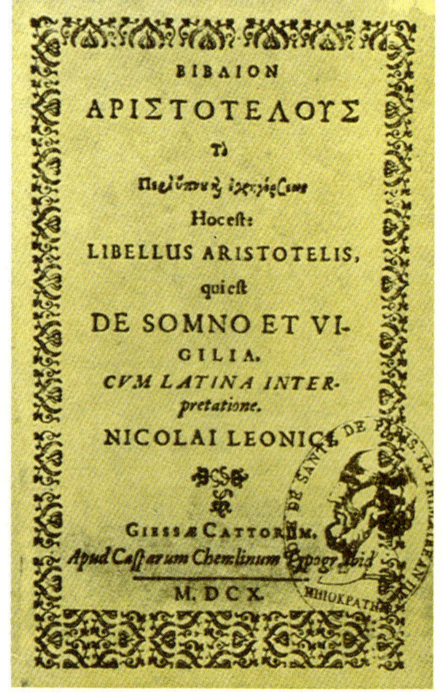
BIBΛION
ΑΡΙΣΤΟΤΕΛΟΥΣ
Τὸ
Περὶ ὕπνου καὶ ἐγρηγόρσεως
Hoc est:
LIBELLUS ARISTOTELIS,
qui est
DE SOMNO ET VI-
GILIA.
*CVM LATINA INTER-
pretatione.*
NICOLAI LEONICI.
GISSÆ CATTORUM.
Apud Casparum Chemlinum Typogr. Acad.
M. DCX.

Für Aristoteles stellt das Herz, das drei Kammern umfaßt, das Zentrum des Kreislaufs und das wichtigste Organ überhaupt dar. Es entwickelt sich als erstes Organ des Embryo, und wenn es aufhört zu schlagen, tritt der Tod ein. Obgleich Aristoteles die Aorta, die Hohlvene und ihre Abzweigungen kannte, war es ihm nicht möglich, diesen Gefäßen bis zu ihren Endpunkten zu folgen, so daß er nicht zu einer Unterscheidung von Venen und Arterien gelangte. Unter dem Begriff *Poroï* (Poren) faßt Aristoteles unterschiedslos Nerven, Bänder, Sehnen und Harnleiter zusammen. Die *Neura* — dieser Terminus bezeichnet sowohl die Sehnen als auch die Aponeurosen und die Nerven selbst — setzen die vom Herzen ausgehenden Befehle in Bewegung um. Das Gehirn des Menschen hat einen größeren Umfang als das der Tiere, es enthält jedoch kein Blut. Es ist kalt und gleicht somit durch entsprechende Umwandlung die vom Herzen aufsteigende Wärme aus. Der Geist, der einen Teil der Seele darstellt, ist an kein Organ gebunden. Die Funktionen der Seele jedoch haben ihren Sitz im Herzen. Dort befindet sich die Quelle des Blutes, das durch die innere Wärme und das Pneuma angeregt wird. Dem Blut kommt auch die Aufgabe zu, die verschiedenen Teile des Organismus mit der Seele zu verbinden.

Die vermöge der Wärme und des Pneumas gekochte Nahrung gelangt über die Gefäße des Mesenteriums ins Herz, wo sie sich in Blut verwandelt. Das mit Nährstoffen angereicherte Blut sprudelt in den Gefäßen. Dieses Sprudeln

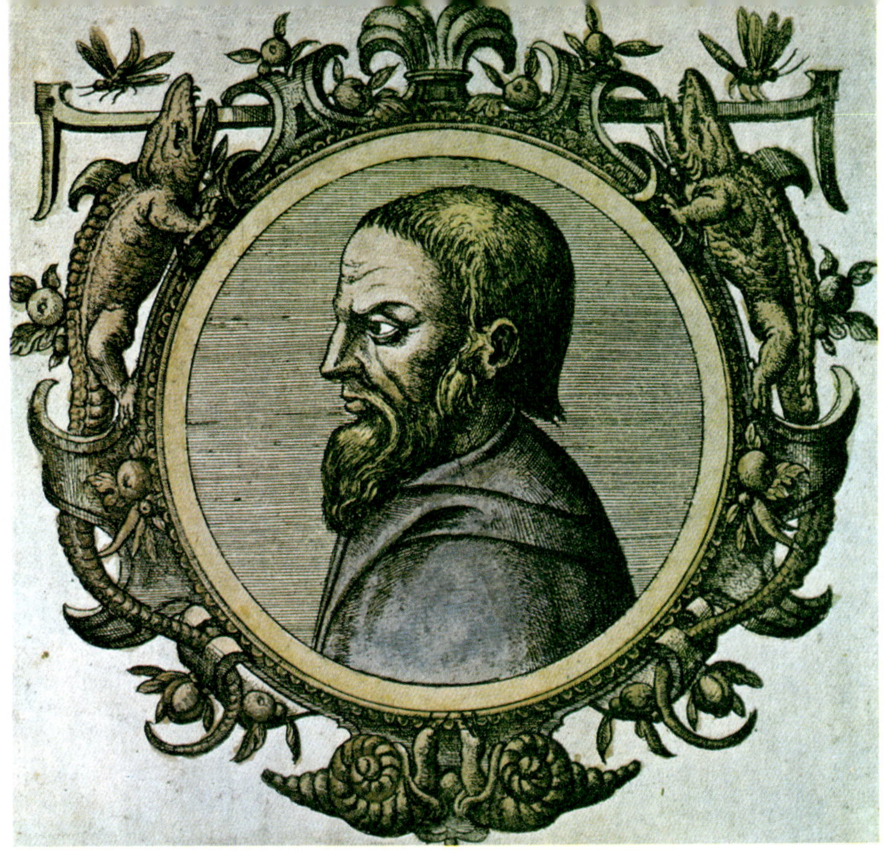

Abbildung 338
Aristoteles, der Begründer des Peripatos, der berühmten Schule der aristotelischen Philosophie. Imaginäres Porträt aus dem 16. Jahrhundert.

offenbart sich in den Pulsschlägen. Dickes, schwarzes Blut dient zur Ernährung der Unterleibsorgane; dünnflüssiges, frisches Blut hingegen strömt zu den Sinnesorganen und zu den oberen Regionen des Körpers. Die innere Wärme ruft eine Ausweitung der Lungen hervor. Wie Blasebälge führen sie dem Herzen Luft zu dessen Erfrischung zu. Aus diesem Grunde atmen die kleinen warmblütigen Tiere so schnell.

Notwendigerweise müssen die Därme besonders lang sein, damit die Nahrung eine ausreichende Zeit im Körper verweilen kann. Die Wärme von Leber und Milz begünstigt die Verdauung. Der Leber ist eine Blase angefügt, die Verdauungsstoffe enthält. Die Milz trocknet den Magen aus. Die Nieren sind von einer fettigen Kapsel umgeben, in der Wärme gespeichert ist; dadurch filtrieren sie den Harn aus dem Blut. Dieser gelangt durch die Harnleiter in die Blase und wird dann ausgeschieden.

Das Phänomen der menschlichen Stimme beruht darauf, daß ausgeatmete Luft die Wandungen des Kehlkopfs berührt.

Das Sperma entsteht im Samenleiter. Es ist eine Mischung aus Wasser und Pneuma, welches aus der *Arteria testicularis* kommt. Aufgrund ihres Windungsreichtums dämpfen die Hoden das Verlangen, ebenso wie die Darmwindungen die Eßsucht mäßigen. Der Embryo stellt ein Produkt der Verbindung von männlichem Samen und weiblichem Menstruationsblut als notwendiger Materie dar. Aristoteles schließt allerdings die Möglichkeit einer Urzeugung nicht aus. Die Leibesfrucht kann sich auf der einen oder der anderen Seite der Gebärmutter entwickeln, ohne daß dies einen Einfluß auf das Geschlecht des Kindes hätte. Der Embryo ist von zwei Häuten umgeben, dem *Amnion* und dem *Chorion,* die in Verbindung mit der Gebärmutter stehen.

Wenn der Fötus die Größe einer Ameise erreicht hat — am vierten Tag beim männlichen, am neunten beim weiblichen Embryo —, bilden sich die Organe in einer bestimmten Reihenfolge aus. Und zwar entstehen die inneren Organe vor den äußeren, die des Oberkörpers vor denen des Unterleibs. Als erstes Organ entwickelt sich das Herz, von dem die nahrungsführenden Gefäße ausgehen, die die Ausbildung der Sehnen, der Knochen, der Haut, der Haare, des Fleisches, des Blutes und des Marks ermöglichen. Nach dem Herzen kommt das Gehirn; die Augen stellen dessen Fortsetzung dar. Wenn der Embryo voll ausgereift ist, strömt das Blut der Mutter in die Brust und verwandelt sich in Milch. Das Kind, das sich bislang mit dem Kopf nach oben im Mutterleib befunden hat, plaziert sich im Augenblick der Niederkunft mit dem Kopf nach unten. Nach Aristoteles kann die Zeit der Schwangerschaft variieren, »es werden Zehn- oder Elfmonatskinder geboren«. Diese Kinder scheinen jedoch empfangen worden zu sein, ohne daß man es bemerkt hat, denn hier »können die Frauen den Augenblick der Empfängnis nicht genau bestimmen«.

Aristoteles ist der eigentliche Begründer der Naturwissenschaften. Als Naturforscher wie als Philosoph kommt ihm ein gleichermaßen hoher Rang zu. Niemand hat so wie er die abendländische Zivilisation geprägt. Er war einer der bedeutendsten Biologen, der Schöpfer der vergleichenden Anatomie und Physiologie und eine der gewaltigsten Denkerpersönlichkeiten überhaupt.

Theophrast, Straton von Lampsakos und Menon

Theophrast von Eresos (371—287 v. Chr.) war der Nachfolger seines Lehrers Aristoteles als Haupt der Peripatetischen Schule. Er vervollständigte das Lehrgebäude seines Meisters besonders auf dem Gebiet der Botanik, aber auch der Mineralogie. Von seinen Schriften seien die neun Bücher der *Historia Plantarum (Pflanzenkunde)* erwähnt, die eine Beschreibung und eine Morphologie der Vegetation darstellen, ferner die sechs Bücher der *Naturgeschichte der Gewächse;* dazu kommt ein Trakat *Über die Steine,* auf den sich Plinius weitgehend stützt, sowie die beiden Bücher *Über das Feuer, die Gerüche, die Winde* und *Über das Wasser und die Winde.* Dioskurides hat sich besonders des neunten Buches von Theophrasts *Historia Plantarum* bedient, das von den Pflanzensäften und den Giften handelt. Es ist eigentlich nicht ganz angemessen, daß man Theophrast den Beinamen »Vater der Botanik« verliehen hat, denn er war stark von Diokles inspiriert. Die medizinischen Abhandlungen Theophrasts über die Physiologie, die Sinnesorgane, die Transpiration, den Wahnsinn und die Epidemien sind leider verloren.

Straton von Lampsakos, der nach dem Tode des Theophrast von Eresos achtzehn Jahre lang die Peripatetische Schule leitete, war der Lehrer von Ptolemäus II. Philadelphos. Man schreibt ihm zahlreiche naturphilosophische Werke zu, die aber nur in Fragmenten erhalten sind. Außerdem hat Straton eine Studie zur Meteorologie verfaßt.

Menon, ein weiterer Schüler des Aristoteles, sammelte die medizinischen Werke seiner Vorgänger und fügte sie zu einer Einheit zusammen, die auch das *Corpus Hippocraticum* miteinschloß. Ein anonymer Verfasser des 2. Jahrhunderts v. Chr. benutzte seinerseits Menons Werk als Hauptquelle für seine Schrift. Diese ist in einer Abschrift auf Papyrus im British Museum erhalten und wurde von Hermann Diels 1893 unter dem Titel *Anonymi Londinensis ex Aristotelis Iatricis Menoniis et aliis medicis Eclogae* (= Supplementum Aristotelicum, Bd. III 1) veröffentlicht.

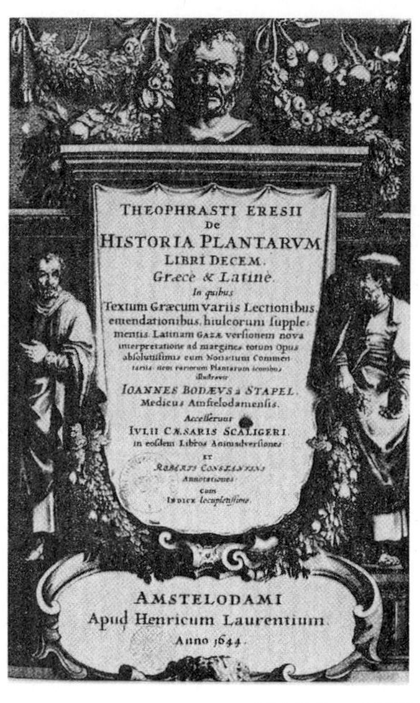

THEOPHRASTI ERESII
DE
HISTORIA PLANTARVM
LIBRI DECEM.
Græcè & Latinè.
In quibus
Textum Græcum variis Lectionibus, emendationibus, hiulcorum supplementis: Latinam GAZÆ versionem nova interpretatione ad margines: totum Opus absolutissimis cum Notis tum Commentariis: item variorum Plantarum iconibus illustravit
IOANNES BODÆVS à STAPEL,
Medicus Amstelodamensis.
Accesserunt
IVLII CÆSARIS SCALIGERI
in eosdem Libros Animadversiones
ET
ROBERTI CONSTANTINI
Annotationes
cum
Indice locupletissimo.
AMSTELODAMI
Apud Henricum Laurentium.
Anno 1644.

Abbildung 339
Die Historia Plantarum *(»Pflanzenkunde«) des Theophrast von Eresos in einer Ausgabe aus dem Jahr 1644.*

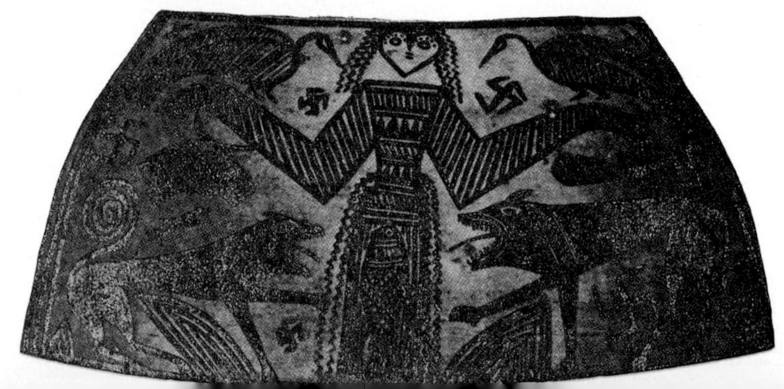

Abbildung 340
Potnia theron, *die große Göttin der Natur, dargestellt auf einer Vase mit geometrischem Dekor.*

Die Schule von Alexandria

Auf der unwirtlichen Landenge zwischen dem Mittelmeer und dem Marjutsee hat Alexander der Große im Jahre 331 v. Chr. die Stadt Alexandria gegründet. Der Herrscher wollte an dieser Stelle einen großen Handelshafen errichten, der Abendland und Morgenland verbinden sollte. Unter der Ptolemäerherrschaft wurde Alexandria die Hauptstadt Ägyptens. Die Ptolemäer machten Ägypten — und damit Alexandria — zum Brennpunkt der Kultur innerhalb der antiken Welt. Ihnen und nicht dem 323 v. Chr. verstorbenen Alexander ist die Blüte der damals bekannten Künste und Wissenschaften zu verdanken: der Physik, der Astronomie, der Geographie, der Architektur, der Philosophie, der Geschichtsschreibung, der Naturwissenschaften, der Anatomie und der Physiologie.

Abbildung 341
Totenklage. Der aufgebahrte Verstorbene wird beweint; die Räder der vorbeidefilierenden Wagen sind ohne Perspektive gestaltet. Krater des geometrischen Stils, um 750 v. Chr.

Im *Serapeion* und im *Museion,* der Akademie von Alexandria, war die berühmte Alexandrinische Bibliothek untergebracht, die nach zeitgenössischen Angaben 900000 Buchrollen (200000 im Serapeion und 700000 im Museion) umfaßt hat. Nach Einbußen im Jahre 47 v. Chr., in einer Zeit also, in der Caesar gegen aufständische Bewegungen fürchterliche Vergeltungsmaßnahmen übte, wurde die Bibliothek von Alexandria mit jener von Pergamon vereinigt. 269/270 wurde das Museion zerstört, im Jahre 390 schließlich auch das Serapeion.

Alles, was einst die Zierde Alexandrias ausgemacht hat, das Theater, das Gymnasion, das Amphitheater und die Paläste, ist untergegangen. Was blieb und dreiundzwanzig Jahrhunderte überdauerte, das sind die Gedankengebäude seiner Gelehrten und die Entdeckungen im Bereich der Naturwissenschaften, von denen wir noch immer zehren.

Welche Rolle spielten die Ärzte in dieser berühmten Schule von Alexandria? Der Pharao Ptolemäus II. Philadelphos, selbst ein leidenschaftlicher Naturwissenschaftler, schuf einen zoologischen Garten, in dem Tiere aller Art gehalten wurden, die der Herrscher aus zum Teil weitentlegenen Ländern erworben hatte. Sektionen menschlicher Leichen waren erlaubt, so daß die Forschungsarbeit der Anatomen und Physiologen gewaltige Fortschritte machte. Die beiden bedeutendsten Mediziner der Schule von Alexandria waren Herophilos von Chalkedon und Erasistratos von Keos, beides Zeitgenossen von Ptolemäus I. Soter.

Herophilos von Chalkedon

Herophilos, um 330 v. Chr. in Bithynia in Chalkedon geboren, war ein Schüler des Chrysippos und des Praxagoras von Kos, eben jenes Praxagoras, der, wie wir oben gesehen haben, als erster Arterien und Venen unterschieden hat.

Herophilos wird als einer der Begründer der Schule von Alexandria angesehen. Als Anatom ist er durch das Sezieren von Leichen zu seinem Wissen gelangt; er soll aber sogar Sektionen an lebenden Gefangenen vorgenommen haben, über die er zu diesem Zweck nach Belieben verfügen konnte. So verdanken wir ihm eine genaue und detaillierte Untersuchung des Gehirns und der Gehirnhäute sowie die Entdeckung des vierten Ventrikels mit dem *Calamus scriptorius,* den die Griechen *Calamus Herophilou* nennen. Eben hier, so führt Herophilos aus, sei der Sitz der Seele. Er bemerkte die Unterschiede zwischen Groß- und Kleinhirn und entdeckte die Gehirn- und Rückenmarksnerven. Als wichtiges Faktum lokalisierte Herophilos das Denken im Gehirn, während für ihn die Leber das Hauptorgan der Ernährung und das Herz der Sitz der erwärmenden Kräfte — heute würde man sagen: der Thermogenese — geblieben ist. Zwei Jahrhunderte zuvor hatte Alkmaion als erster dem Gehirn die Rolle zugeschrieben, die ihm tatsächlich zukommt. Inzwischen hat aber Aristoteles, der im Herzen den Sitz der Seele zu erkennen glaubte, die Aufgaben des Gehirns völlig verkannt. Herophilos, der zwischen Nerven und Sehnen, Arterien und Venen unterscheiden konnte, wußte auch um die wichtige Funktion des Kleinhirns. Er hat außerdem die Leber, die Gefäße, das Duodenum sowie das Auge und seine Membranen beschrieben. Als erster Mediziner erwähnt er die Eileiter, die Eierstöcke, den Zwölffingerdarm, die Nebenhoden sowie das Zungenbein und gibt ihnen Namen. Um es mit aller Deutlichkeit zu sagen: Herophilos ist der größte Anatom der Antike.

Abbildung 342
Von Alexandria gibt es nur wenige Überreste. Hier die sogenannte Pompejussäule, die tatsächlich im Jahr 302 für Diokletian errichtet worden ist, und die Reste des Serapeions.

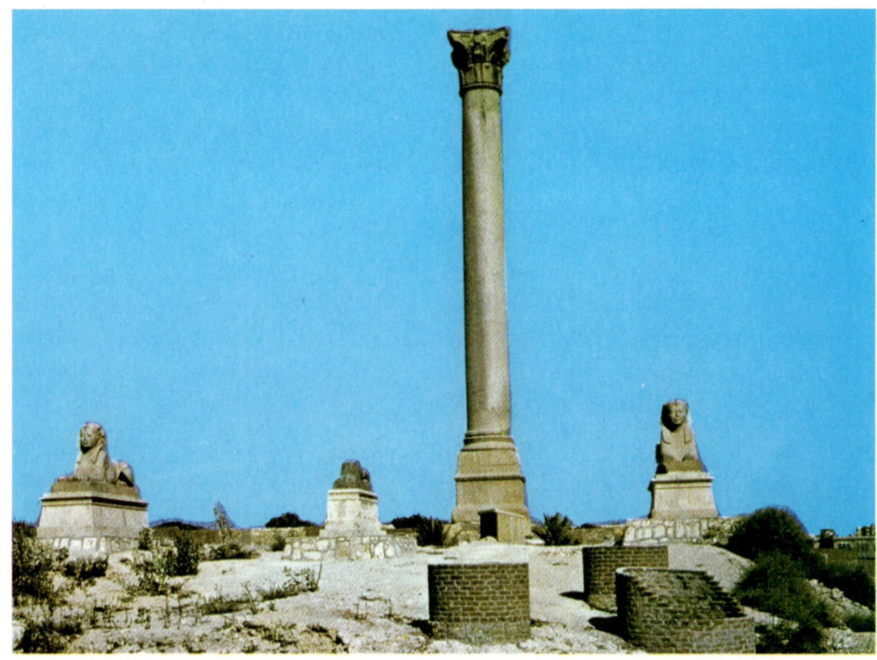

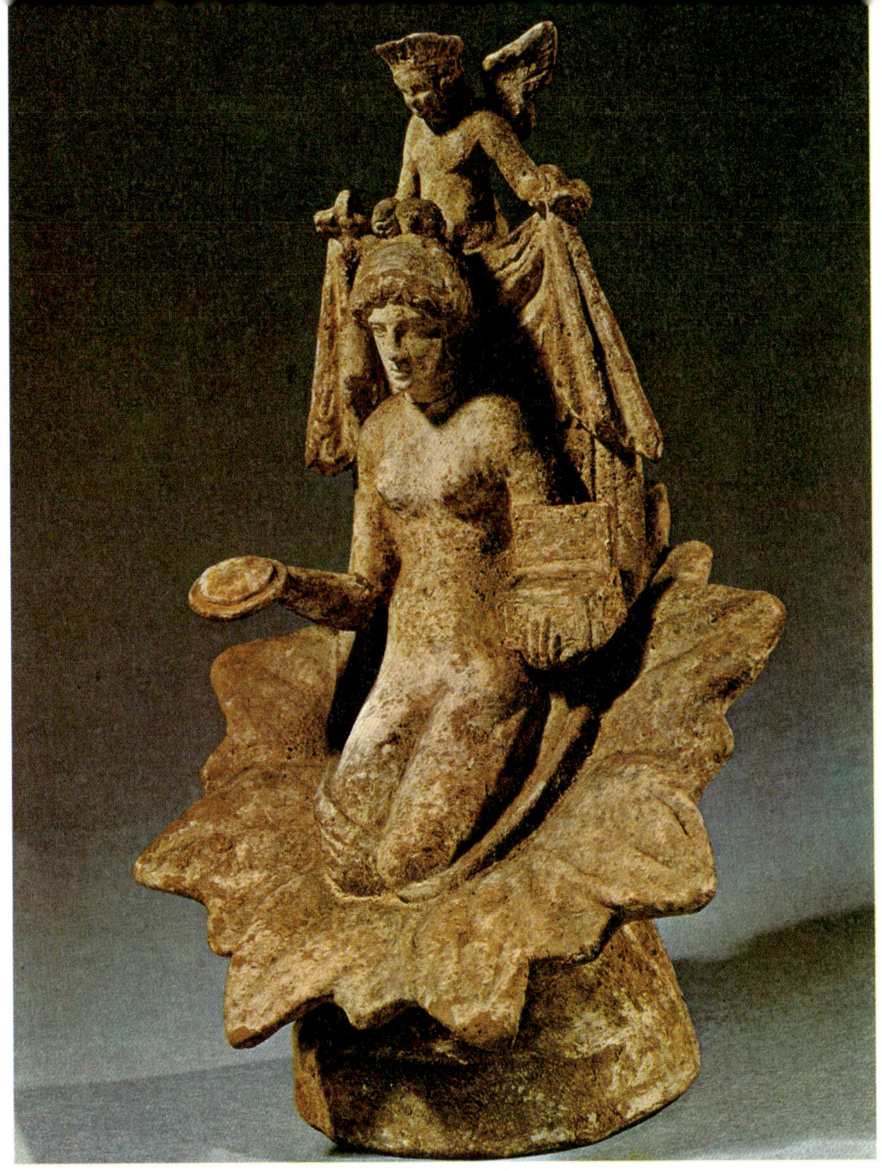

Abbildung 343
Aphrodite entsteigt den Meereswogen. Nach Hesiod ist ihr Name von »Aphros« abgeleitet und bedeutet »die Schaumgeborene«; einige moderne Sprachwissenschaftler sehen in dieser Deutung jedoch nur ein Wortspiel. Tanagrafigur.

Als Physiologe hat Herophilos den Zusammenhang zwischen den Herzschlägen und den Pulsschlägen der Arterien erkannt. Er beschreibt den Puls samt seinen Veränderungen hinsichtlich Stärke, Frequenz und Rhythmus in Anlehnung an die Musiktheorie des Aristoxenos von Tarent, eines Schülers des Aristoteles.

Als Gynäkologe und Geburtshelfer gibt er uns einen anschaulichen Bericht von einer Fünflingsgeburt, die er selbst ärztlich betreut hat. Er errang einen Sieg über die ihm gegenüber feindselig eingestellte ärztliche Körperschaft und setzte durch, daß eine junge Athenerin namens Agnodike, die sich als Mann verkleidet hatte, den von ihr gewünschten Beruf einer Hebamme ausüben konnte.

Von dem Moralisten zeugt ein Herophilos zugeschriebener Gedanke, den Stobaios in seinem *Florilegium* wiedergibt: »Vor allem anderen muß der Arzt die Grenzen seiner Macht kennen. Denn nur der, der das Mögliche vom Unmöglichen zu unterscheiden weiß, ist ein vollkommener Arzt.« Herophilos hat mehrere Schulen ins Leben gerufen und ist der Autor zahlreicher Werke; darunter findet sich der *Traktat über die Anatomie, ein Handbuch über den Puls,* zwei therapeutische Schriften, *Kommentare* zum *Prognostikon* und den

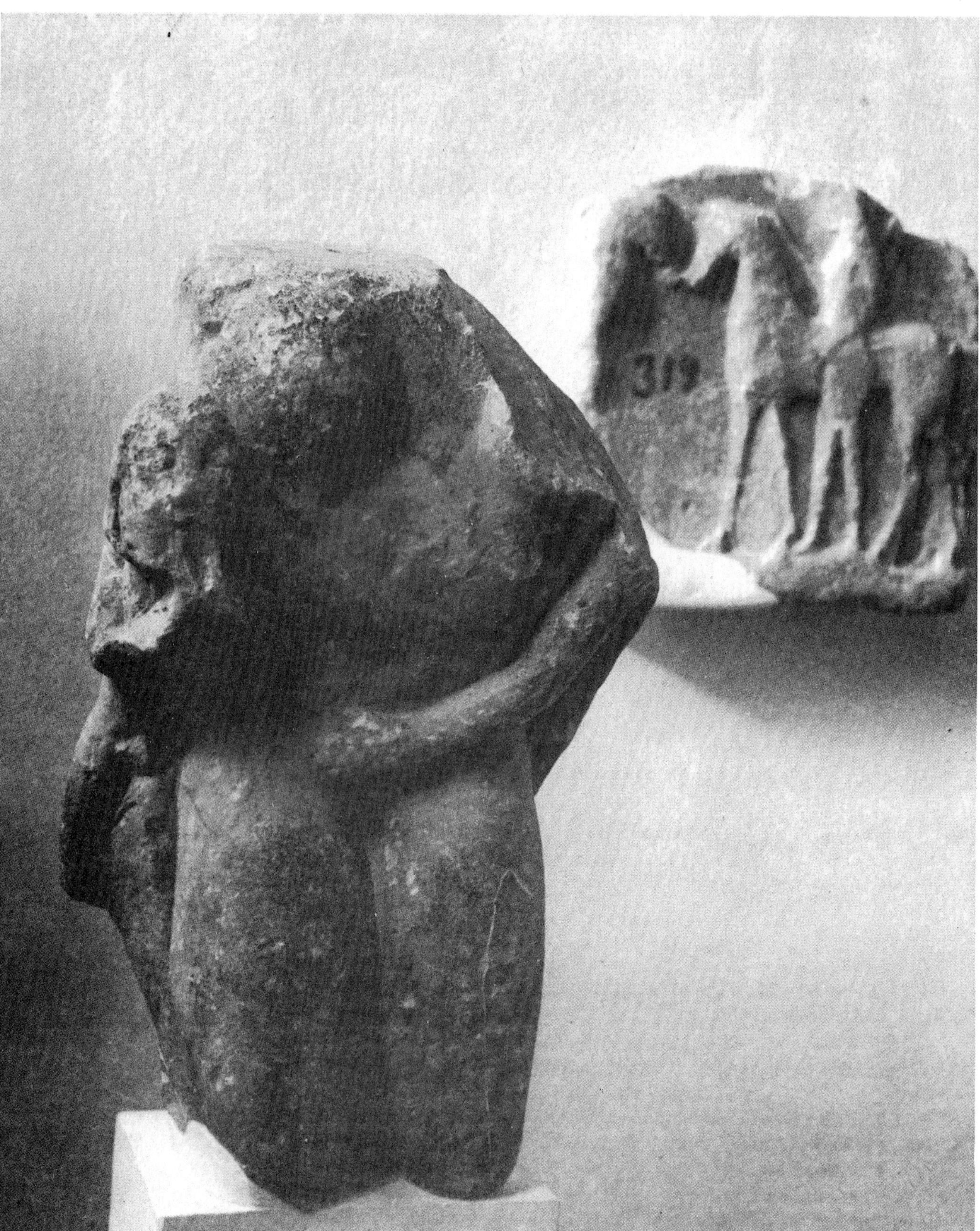
319

Aphorismen des Hippokrates sowie ein *Lexikon* über das Werk des Hippokrates.

Jene Ärzte, die sich als Schüler des Herophilos bezeichnet haben, erreichten nicht den Bekanntheitsgrad ihres Lehrers. Dennoch wäre es unangemessen, Hegetor, Demetrios von Apameia, Eudemos, Kallianax und Bakcheios von Tanagra nicht zumindest zu erwähnen. Denn auch sie brachten Licht in einige Krankheiten wie die Wassersucht, den Diabetes, die Frauenkrankheiten und den Kropf. Die Vielzahl der Schüler des Herophilos läßt ebenso wie ihre Herkunft aus den verschiedensten Landstrichen erkennen, wie sehr das Studium der Medizin über alle Länder und Inseln des Mittelmeerraumes verbreitet war.

Abbildung 344 (gegenüber)
Szene einer Geburt. Aus Sparta, 5. Jahrhundert v. Chr.

Erasistratos von Kos

Zusammen mit Herophilos konnte Erasistratos sich mit Recht auf Hippokrates berufen. Er galt als »unfehlbar«, war gleichzeitig Theoretiker und gewandter Praktiker und interessierte sich für alle medizinischen Spezialwissenschaften, so für die Anatomie und die Physiologie, ferner für die Therapeutik, die Diätetik, die Toxikologie sowie — um einmal die moderne Terminologie zu gebrauchen — für die Neurologie, die Kardiologie und die Angiologie. All dies bildete den Gegenstand seiner Untersuchungen und seiner Kommentare. Man muß allerdings zugeben, daß die Umstände für Erasistratos' Werdegang einigermaßen günstig waren. Geboren ist er im Jahre 320 v. Chr. auf der Insel Keos als Sohn des Arztes Kleombrotos und der Kretoxene, einer Schwester des Anatomen Medios. Sein Medizinstudium betrieb er zusammen mit Metrodoros, einem der Schwiegersöhne des Aristoteles. Erasistratos war ein Schüler des Chrysippos von Knidos. In Alexandria wußte er die Gunst der Ptolemäer zu gewinnen und konnte anatomische und physiologische Studien betreiben.

Die Titel der leider verlorenen Werke zeigen, welchen Forschungsaufgaben sich Erasistratos besonders zugewandt hat: Fieber, Aderlaß, Wassersucht, Paralysen, Unterleibserkrankungen, Vergiftungen, Therapie und Diätetik. Er hat aber auch das Nervensystem erforscht und die Gehirnventrikel und Gehirnwindungen untersucht. Dabei stellte er fest, daß diese beim Menschen höher entwickelt sind als bei den Tieren. Als Sitz der Seele nahm Erasistratos das Kleinhirn und die Meninx an. Man schreibt dem Mediziner die Unterscheidung motorischer und sensorischer Nerven zu, ferner die Idee, daß diese ihren Ausgangspunkt im Gehirn haben. Er beschreibt die Blutgefäße, die Hohlvene und die Lungenarterie, die »einer Vene gleicht«, die Herzklappen und vermutet die Existenz der Kapillaren, die die Kommunikation zwischen dem Arterien- und dem Venensystem sicherstellen. Erasistratos war bemüht, die nachteilige Wirkung der Plethora (= Überfüllung der Gefäße) auf das Herz, die Blutgefäße und die Verdauungsorgane aufzuzeigen. Er erforschte die Sinnesorgane und empfahl einen Blasenkatheter bei Harnretention. Gleichwohl scheint er ein fragwürdiger Chirurg gewesen zu sein. Er öffnete nämlich den Leib, um seine Verbände dort zu plazieren oder um einen Fötus in ungünstiger Lage *in utero* zu zerschneiden.

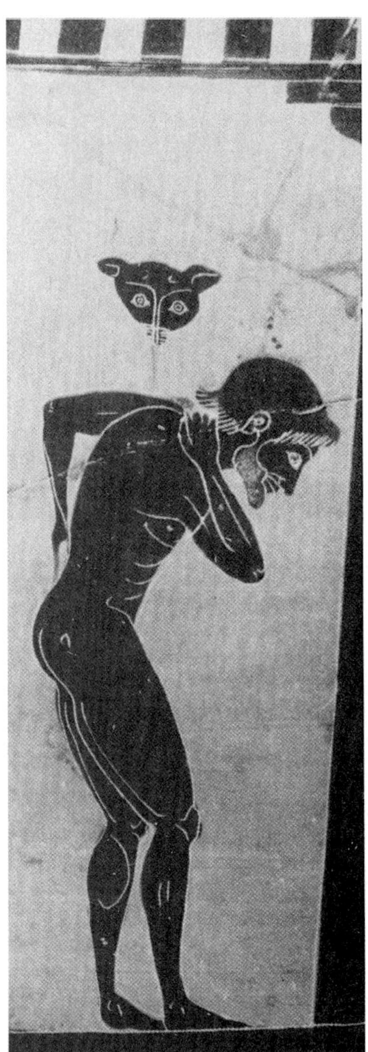

Abbildung 345
Nach den Anstrengungen in der Palästra duscht sich ein Mann mit kaltem Wasser, wie Hippokrates dies empfohlen hat.

Auf dem Gebiet der Diätetik und der körperlichen Hygiene ähneln die Vorschriften des Erasistratos jenen des Hippokrates: Abführmittel sollen mild sein, bei den Mahlzeiten ist Mäßigung angezeigt, und der Aderlaß darf nur in dringenden Fällen praktiziert werden. Der Arzt empfiehlt seinen Patienten Spaziergänge, kalte Bäder oder Dampfbäder, Schröpfköpfe und Ätzungen. Wein scheint ihm ein ausgezeichnetes Heilmittel zu sein. Erasistratos ver-

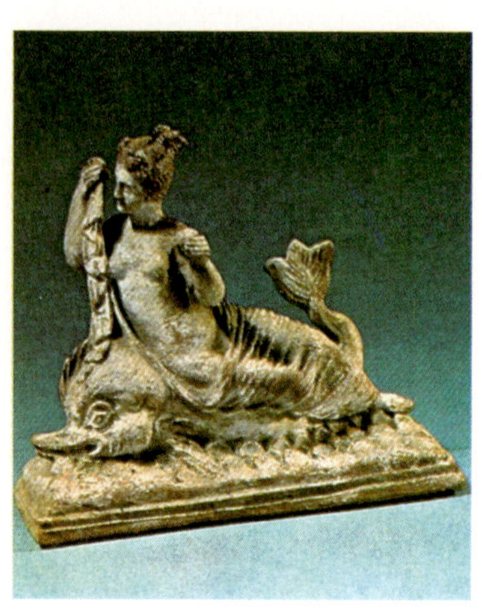

Abbildung 346
Eine Frau reitet auf einem Delphin — der Legende nach zu den Inseln der Seligen. Terrakottaplastik aus Tanagra, spätes 4. oder frühes 3. Jahrhundert v. Chr.

schreibt Augentropfen, Einreibemittel und Pflaster, die auf empirischer Grundlage zusammengestellte Mischungen enthalten; außerdem wendet er Pessare an.

Erasistratos hat die Entdeckung des Mechanismus der Blutzirkulation als eines in sich geschlossenen Kreislaufs nur um weniges verfehlt. Er hätte sich dazu von der Vorstellung befreien müssen, daß die Arterien mit Luft gefüllt sind, und zwar mit einer bestimmten Luft, dem Pneuma, das vom Herzen ausgeht und sich in alle Organe verteilt.

So wurde die medizinische Schule von Alexandria von zwei großen Persönlichkeiten, nämlich Herophilos und Erasistratos, beherrscht. Sie konnten von den äußerst günstigen Umständen für ihre Forschungsarbeit profitieren. Dabei gelang es ihnen, sich von der übermächtigen Beeinflussung durch die hippokratische Doktrin zu befreien; dies gilt besonders für die Säftelehre. Sie drangen im Gegenteil in bis dahin nahezu unerforschte Gebiete vor, nämlich die Anatomie und die Physiologie.

Durch Mißwirtschaft und Thronstreitigkeiten geriet Ägypten immer mehr in die Abhängigkeit von Rom, bis es schließlich nach der Schlacht bei Aktium 30 v. Chr. zur römischen Provinz wurde. Damit war der Schlußstrich unter die große Epoche der alexandrinischen Medizin, der Schlußstrich unter die Stellung Alexandrias als Zentrum der hellenistischen Kultur überhaupt gezogen.

Die Empiriker

Erasistratos und Herophilos hatten sich bemüht, die Lücken des *Corpus Hippocraticum* durch Forschungsarbeiten auf dem Gebiet der Physiologie, der Anatomie und der experimentellen Pathologie zu schließen. Innerhalb von zwei Jahrhunderten schienen die Mediziner über trockenen Diskussionen und pedantischen Interpretationen dogmatischer Texte vergessen zu haben, daß die medizinische Wissenschaft vor allem auf der Beobachtung und dem Experiment beruht. Die Schule der Empiriker lehnte diese dogmatische Ausrichtung vollkommen ab. Schon in ihrer Gründungsphase suchte sie sich von allen philosophischen Erwägungen zu befreien. Sie wollte sich im wesentlichen an der ärztlichen Praxis orientieren. Die Empiriker übernahmen die Errungenschaften der jüngeren medizinischen Wissenschaft keineswegs in ihrer Gesamtheit. Insbesondere anatomischen Kenntnissen haben sie kaum Bedeutung beigemessen. Nach ihrer Auffassung besteht ein großer Unterschied zwischen den an einer Leiche erforschten Organen und denen des lebenden Körpers. Und selbst wenn ein Experiment an einem lebenden Wesen vorgenommen wird, schaffen der Schmerz und der Blutverlust, die alle Vivisektionen begleiten, einen anormalen Zustand.

Um zu den tatsächlichen, verborgenen Ursachen der Krankheiten vorzudringen, muß man sich nach Meinung der Empiriker unter Verzicht auf jegliche Theorie auf die folgenden drei Punkte stützen: erstens auf die eigene Beobachtung, zweitens auf die Kenntnis fremder Beobachtungen und drittens auf das Prinzip der Analogie. Dieses Vorgehen hat Glaukias den »Dreifuß« der Empirie genannt.

Man muß der Symptomatik Rechnung tragen und die Wirksamkeit eines Heilmittels berücksichtigen. Für mehr oder weniger kühne Hypothesen und deduktive Methoden haben die Empiriker nur Geringschätzung übrig. Die Therapie darf sich ausschließlich auf die klinische Beobachtung stützen. Der Kranke wird nicht mehr als Einzelwesen, sondern als einfache Einheit innerhalb einer Kategorie angesehen.

In seiner primitiven Form ist der Empirismus natürlich so alt wie die Menschheit selbst. Er stellt eine normale Reaktion des Geistes angesichts eines mehrfach festgestellten Phänomens dar. Man findet ihn am Beginn aller Wissenschaft, und dies gilt ganz besonders für die Medizin. Schon das Denken von Erasistratos und Herophilos hat den Empirismus vorbereitet. Trotz ihrer Vorliebe für die Beobachtung und das peinlich genau durchgeführte Experiment beriefen sich die Anhänger dieser neuen Schule vor allem auf den großen Hippokrates.

Im Zeitraum zwischen 270 und 220 v. Chr. wurde die empirische Ärzteschule in Alexandria begründet. In dieser Stadt entwickelte sie sich während der letzten drei Jahrhunderte vor unserer Zeitrechnung. Die Empiriker rühmten sich gerne des Alters ihrer Schule, die sie auf Akron von Agrigent zurückführten, und behaupteten, sie habe bereits vor der dogmatischen Schule bestanden. Tatsächlich aber haben Philinos von Kos, ein unmittelbarer Schüler des Hero-

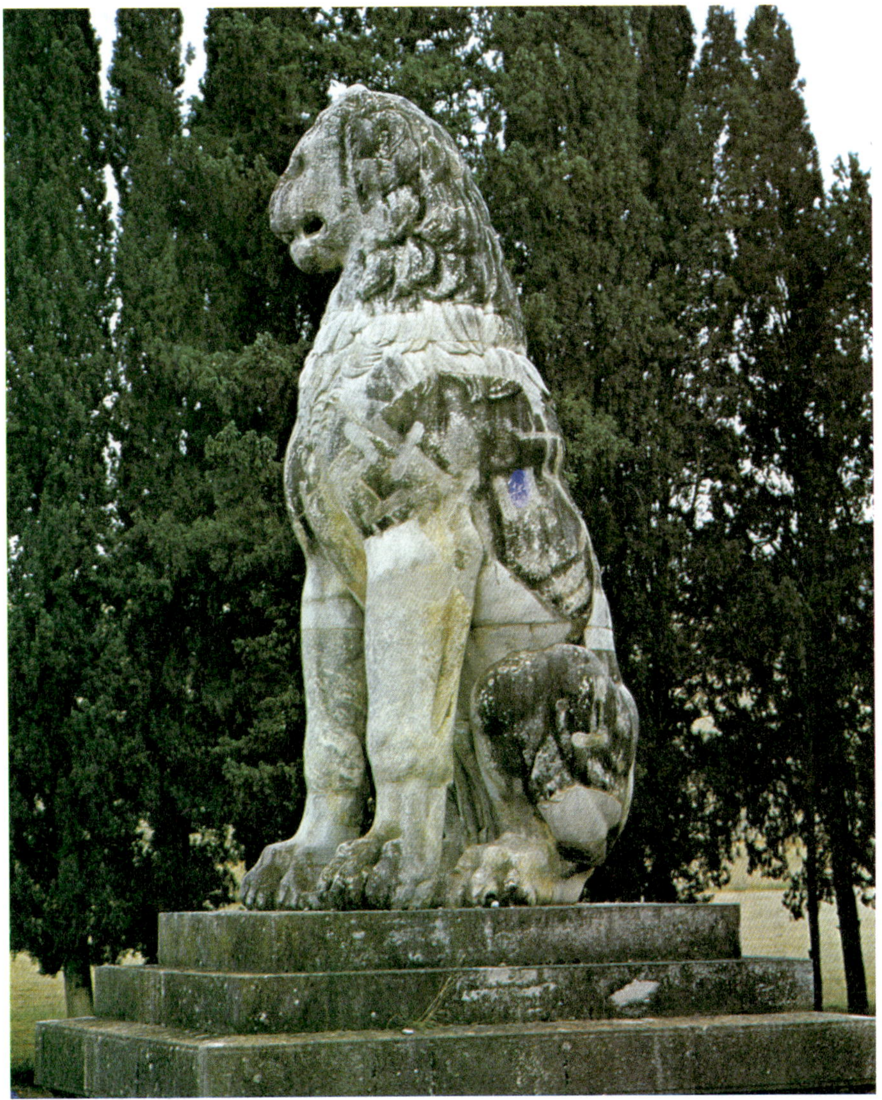

Abbildung 347
Bei der westböotischen Stadt Chaironeia siegte Philipp II. von Makedonien 338 v. Chr. über die Athener und Thebaner, ein Sieg, der den Niedergang der griechischen Stadtstaaten dokumentierte. Über einem Massengrab gefallener Thebaner wurde der »Löwe von Chaironeia« errichtet.

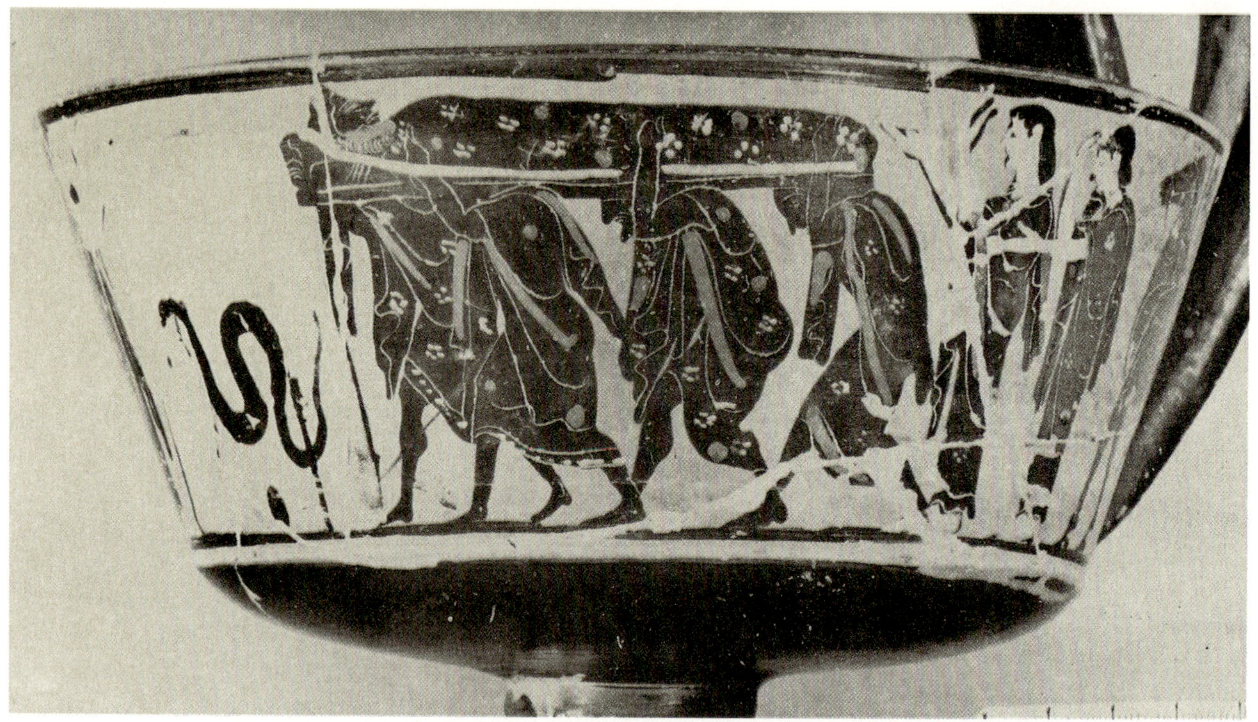

philos und einer der ersten empirischen Theoretiker, und Serapion von Alexandria diese neue Richtung begründet; sie waren die eigentlich treibenden Kräfte. Ihre Theorien haben sie auch in der Therapeutik berücksichtigt.

Philinos von Kos

Philinos von Kos, der um die Mitte des 3. Jahrhunderts v. Chr. wirkte, war ein Schüler des Herophilos von Chalkedon. Er verfaßte mehrere Kommentare zu Schriften des Hippokrates und zu Werken seines Lehrers sowie ein eigenes Buch über giftige Tiere.

Serapion von Alexandria

Serapion lebte Ende des 3./Anfang des 2. Jahrhunderts v. Chr. Mit Elan griff er die hippokratischen Theorien an und versuchte den Empirismus mit dem dogmatischen Geist zu versöhnen. Serapion bemühte sich, strenge Regeln für das wissenschaftliche medizinische Experiment aufzustellen. Seine eigene Theorie ist gleichwohl bisweilen ein wenig undurchsichtig und seltsam. Er behandelte anginöse Leiden mit Klistieren. Die gleiche Therapie wurde auch bei Geisteskrankheiten und Wundstarrkrampf angewandt. Ferner zeigte dieser Mediziner eine deutliche Vorliebe für sonderbar anmutende Heilmittel. So empfahl er den Epileptikern, sich den Hals mit Weinessig und den Körper mit Rosenöl einzupinseln. Ebenfalls gegen Epilepsie schrieb Serapion die Verwendung des Chamäleongehirns, des Hasenherzens, von Schildkrötenblut, Wildschweinhoden und anderen wundersamen Medikamenten vor. Für seine Behandlungsmethoden benötigte er so häufig die Exkremente von Krokodilen, daß Betrüger Fälschungen davon herstellten. Nach Serapions Meinung beruht die Unfruchtbarkeit der Frau auf einer ungünstigen Temperatur der Gebärmutter, der er übrigens keinen festen Platz zuspricht, sondern vielmehr annimmt, sie wandere im Körper umher.

Im Zeitraum von 200 v. Chr. bis zur Zeitenwende lebte eine Reihe Empiriker, deren Namen uns bekannt sind. Zeuxis machte sich als Hippokrates-

*Abbildung 348 (oben)
Vier Leichenträger tragen den Verstorbenen auf einer Bahre zu einem Grabhügel, an dem die Schlange des Todes und zwei Sträucher sichtbar werden. Klageweiber folgen dem Trauerzug.*

Exeget einen Namen. Apollonios von Kition verfaßte eine Abhandlung über die Epilepsie. Außerdem ist von ihm ein bebilderter Kommentar zu Hippokrates' Traktat *Peri arthron pragmateia (Handbuch über die Gelenke)* erhalten, den er um 60 v. Chr. auf Befehl Ptolemäus' XII. zusammenstellte. Eine der Illustrationen zeigt die berühmte Bank des Hippokrates *(Bathron Ippokratous)*. Wir nennen hier ferner die Ärzte Poseidonios, Heras von Kappadokien, Menodotos von Nikomedeia, den Anatomen Theodas von Laodikea, Agrippa, den berühmten skeptischen Philosophen Sextus Empiricus und Herakleides von Tarent (1. Jahrhundert v. Chr.), mit dem die empirische Schule ihre höchste Blüte erreicht hat. Herakleides schrieb ganz vorzügliche Werke über die Diätetik, über die Herstellung von Drogen und deren Wirkung, über die Therapeutik, über innere und äußere Krankheiten, über den Puls, über die Zubereitung von Heilmitteln, über Kosmetika sowie über giftige Tiere. Im Gegensatz zu den anderen Empirikern interessierte ihn weit mehr, wie ein Heilmittel zubereitet wurde, als daß es neu, ausgefallen oder fremdartig sein mußte. Als Medikamente bevorzugte Herakleides Zimt, Pfeffer und vor allem Opium, das er allerdings mit Umsicht anzuwenden empfahl.

Auch in der Epoche der Empiriker gab es bedeutende Chirurgen. Erst durch jüngere Untersuchungen wissen wir, welch große Fortschritte während der letzten drei vorchristlichen Jahrhunderte in der Behandlung von Frakturen und in der Einrichtung von Luxationen erzielt worden sind. Ferner wurden die Verbandlehre, die Frakturbehandlung und bestimmte Operationstechniken im Bereich der Stein- und Augenstarchirurgie wesentlich weiter entwickelt. So kennen wir den Namen des Amyntas, der einen Verband für Nasenbrüche erfunden hat, weiter des Gorgias, des Zopyros, der die »Ambrosia« als Gegenmittel gegen zahlreiche Gifte entdeckte, des Neileos, des Nymphodoros, der eine Streckbank entwickelte, des Ammonios genannten Lithotomos, der ein Instrument zur Zertrümmerung nur operativ zu entfernender Harnblasensteine erfand, des Tryphon und des Euelpistos. Noch interessanter als diese verschiedenen Chirurgen scheint uns Meges von Sidon zu sein, den der römische Enzy-

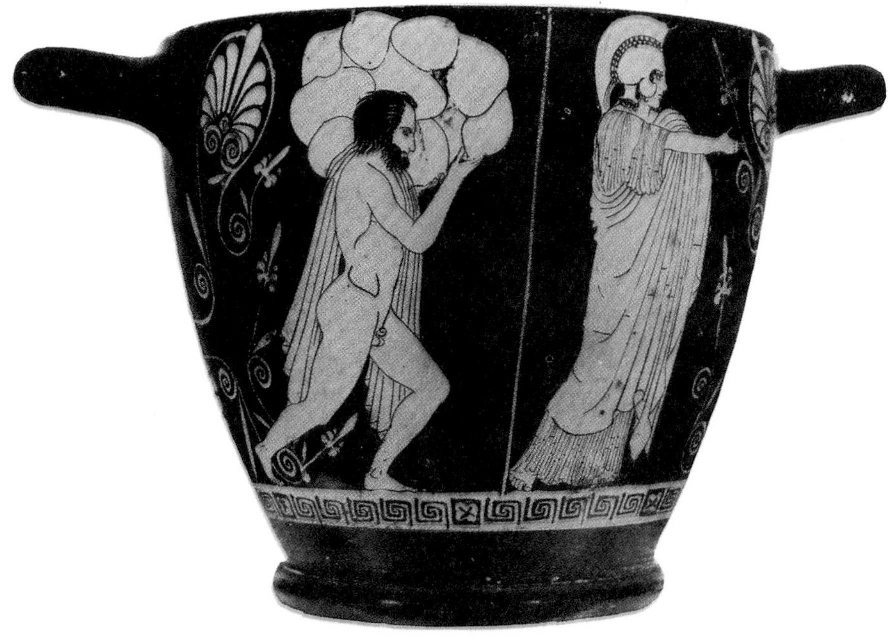

Abbildung 349
Ein Gigant wird von Athena beim Bau der Akropolis eingesetzt. Vasenbild auf einem Skyphos aus dem 5. Jahrhundert v. Chr.

klopädist Celsus mit dem Beinamen *Eruditissimus* belegt. Dieser Meges empfiehlt die Behandlung von Fisteln »mit Medikamenten, durch eine Operation oder, als dritte Möglichkeit, mit einer Fadenschlinge... Jene Fisteln jedoch, die ihren Sitz in einem Fleisch haben, das weder runzlig noch uneben, sondern fest und straff ist, können leicht durch Medikamente geheilt werden.« Bei Afterfisteln verwendet Meges einen Faden, der, einmal in den röhrenförmigen Gang der Fistel eingeführt, »dazu dient, das Fleisch fortschreitend zu zerschneiden«, und zwar so, daß die Wunde in der Tiefe vernarbt. Gleichwohl führt er »über Nacht trockene Schwämme« ein, »die die Haut dünner machen, indem sie sie spannen«.

Kleophantes (3. Jahrhundert v. Chr.), der Bruder des berühmten Erasistratos, war ein Zeitgenosse und vielleicht sogar Lehrer des Asklepiades. Obwohl er Gynäkologe war, verdient er vor allen Dingen unsere Aufmerksamkeit aufgrund seiner Instruktionen für das Fieber, seiner Werke über die Anwendung von Wein in der Heilkunst und seines Beitrags zur weiteren Entwicklung der Diätetik.

Unter den Empirikern findet man neben Ärzten und Chirurgen auch Pharmakologen und Toxikologen. Der berühmteste *Rhizotom* (Kräuterkundige oder »Wurzelschneider«) war mit Sicherheit Krateuas (um 100 v. Chr.), ein Zeitgenosse Mithridates VI. Eupator, an dessen Hof er lebte. Plinius berichtet, daß Krateuas ein mit farbigen Illustrationen ausgestattetes Kräuterbuch verfaßt habe, das wegen seiner Genauigkeit zahlreichen Ärzten gute Dienste leistete. Krateuas widmete seinem Gönner zwei Pflanzen, indem er sie *Mithridatia* und *Eupatoria* nannte. Er hinterließ ferner eine *Materia medica,* die der des Dioskurides sehr ähnlich war. Darin zeigte er die Bedeutung der Metalle für den menschlichen Körper auf und untersuchte die medizinischen Eigenschaften der Pflanzen.

Nikandros von Kolophon wurde in Lydien zu Beginn des 2. Jahrhunderts v. Chr. geboren und starb zwischen 135 und 133 v. Chr. Er war ein Priester des Apoll. Seine Arbeiten auf dem Gebiet der Dichtkunst, der Grammatik und der Medizin weisen ihn als universalen Gelehrten aus. Die Fachgebiete Landwirtschaft, Geographie und Geologie waren ihm gleichermaßen vertraut. Zwei seiner Werke, die *Heteroiumena* (Metamorphosen, Verwandlungssagen) und die *Georgika* (Landbau) haben Ovid beziehungsweise Vergil als Vorlage gedient. Zwei Lehrgedichte des Nikandros sind zur Gänze erhalten: *Theriaka* hat Vergiftungen durch Bisse giftiger Tiere und die medizinische Verwendung von Blutegeln zum Inhalt; *Alexipharmaka* behandelt pflanzliche, tierische und mineralische Vergiftungen und nennt die entsprechenden Gegenmittel.

Attalos III. Philometor, der von 138 bis 133 v. Chr. der letzte König von Pergamon war, baute selbst in seinen Gärten Giftpflanzen an, wie zum Beispiel Bilsenkraut, Nieswurz, Schierling, Akonit und *Dorycnium,* eine Pflanze aus der Familie *Papilionaceae.* Er mischte die giftigen mit ungiftigen Pflanzen, machte seine Freunde glauben, daß es sich um genießbare Kräuter handle, und gab ihnen seine Mixturen zu trinken. So konnte er an ihnen die Wirkungsweise der verschiedenen Säfte studieren. Celsus erwähnt die Wundpflaster dieses Herrschers, und Plinius, der ihn *Attalus medicus* nennt, berichtet, daß Attalos den Tran von frischem Thunfisch gegen Geschwüre der Mundhöhle empfohlen habe. Außerdem soll er den Rat erteilt haben, Skorpione durch das Aussprechen des Wortes *duo* in die Flucht zu jagen.

Abbildung 350
Kleopatra galt den antiken Autoren als kenntnisreiche Ärztin. Auf dieser Stele bringt sie, auf dem Haupt die Doppelkrone Ober- und Unterägyptens, der Isis, der Beschützerin von Mutter und Kind, ein Opfer dar.

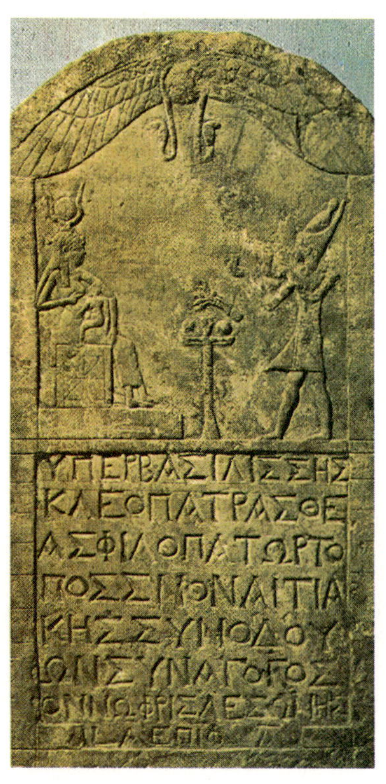

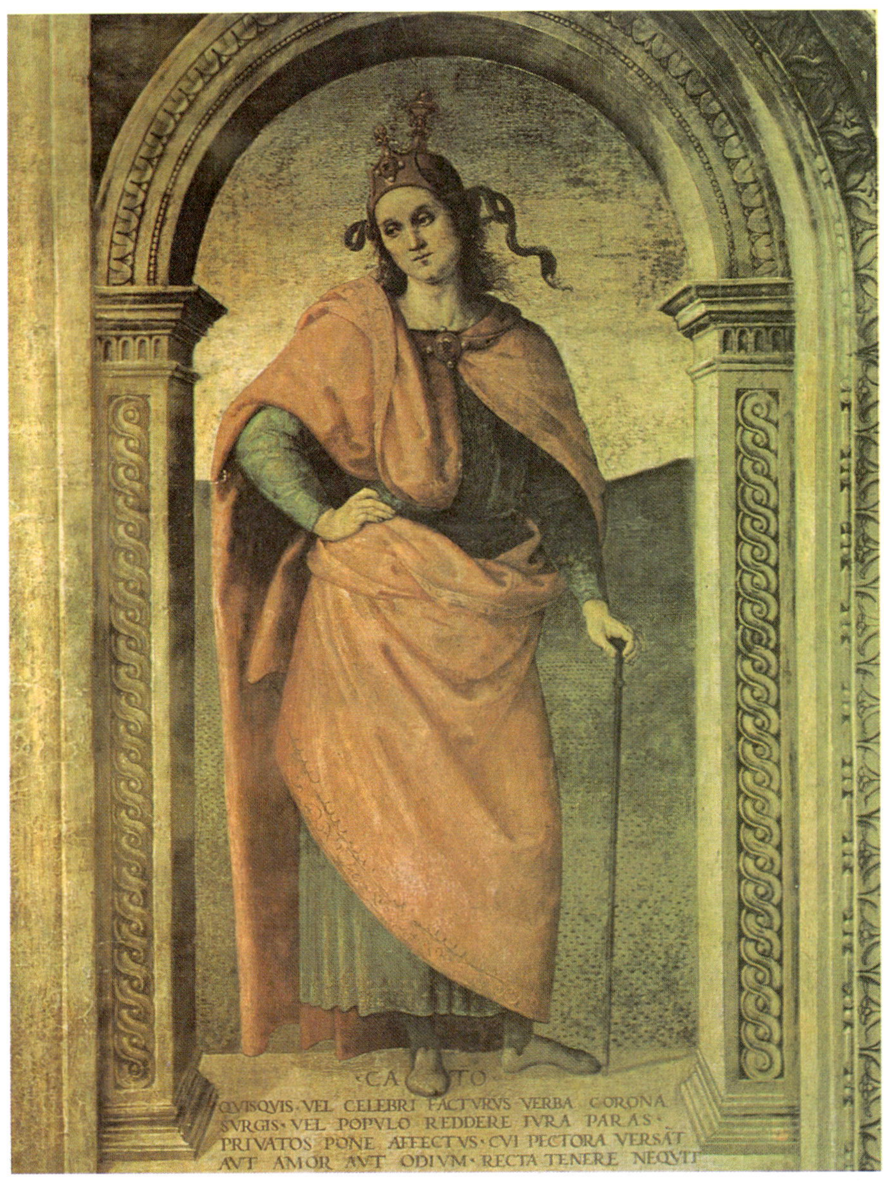

Abbildung 351
Cato war einer der leidenschaftlichsten Gegner der griechischen Ärzte, die in der Zeit der späten Republik nach Rom gekommen sind. Detail aus den zwischen 1496 und 1500 geschaffenen Fresken Peruginos im Collegio del Cambio in Perugia, Palazzo Pubblico.

Von den Empirikern sei noch Mithridates VI. Eupator genannt, der um 133 v. Chr. geboren wurde und als König von Pontos (120 bis 63 v. Chr.) ein gefürchteter Gegner der Römer war. Dieser Herrscher verfügte nicht nur über außergewöhnliche geistige Fähigkeiten, sondern war zudem ein Gelehrter im vollen Sinn des Wortes. Da er erst dreizehn Jahre alt war, als er seinem Vater nachfolgte und den Thron bestieg, mußte er sich ganz besonders vor den Gefahren schützen, die ihm von allen Seiten drohten. Um einer Vergiftung zu entgehen, experimentierte er selbst mit Giften, daher der Ausdruck »Mithridatismus«. In der Folgezeit fand er Gefallen an dieser Wissenschaft und dehnte seine »Experimente« auf seine Umgebung aus; so kamen nacheinander seine Mutter, die als Vormund bestellten Personen und seine Frau durch Gift um. Mithridates ist auch der Erfinder eines berühmten Gegengiftes, des *Mithridations.* Es umfaßt vierundfünfzig Ingredienzen und stellte mit zahlreichen Modifikationen durch mehrere Jahrhunderte das universelle Gegenmittel dar. Von allen Forschungsarbeiten des Mithridates aber scheint uns sein Versuch, durch die Aufnahme einer allmählich gesteigerten Dosis von Gift zu einer Immunisierung zu gelangen, am bemerkenswertesten. Mit bewundernswerter Intuition stellte er aus dem Blut von Enten, deren Futter Giftstoffe beigegeben worden waren, Gegenmittel her. Nachdem er von Pompejus in einer nächtlichen Schlacht nahe dem Euphrat besiegt worden war, floh Mithridates ins Bosporanische Reich. Dort versuchte er sich zu vergiften. Dies gelang ihm jedoch nicht, weil das Gift in seinem Körper keine Wirkung zeitigte. So mußte er sich von einem gallischen Soldaten den Todesstoß geben lassen.

Schließlich wurde auch die ägyptische Königin Kleopatra in vergangenen Zeiten als kenntnisreiche Ärztin angesehen. Sie hat ein Buch geschrieben mit dem Titel *Kosmetikon,* eine Sammlung von Formeln für die Komposition von Schminke, Kosmetika und anderen Schönheitsmittelchen. Dieses Werk ist leider verlorengegangen, doch kennen wir einige Rezepte, die sich verstreut bei Galenus, Aëtios von Amida und Paulus von Ägina finden. Letzterer überliefert achtzehn verschiedene Mittel zum Ondulieren und Färben der Haare. Kleopatra soll außerdem unter dem Titel *Genesia* eine Abhandlung über Frauenkrankheiten geschrieben haben, die später, wie man vermutet, die Gynäkologie des Soranos von Ephesos beeinflußt hat.

Der empirischen Schule kommt das Verdienst zu, alle jene Theorien, die eine freie Entfaltung der medizinischen Wissenschaft hemmten, vom Tisch gefegt zu haben. Nur der »Beobachtung«, wie Hippokrates sie gefaßt hat, wurde Rechnung getragen. Ohne sich mit der Erforschung der Hintergründe und Ursachen einer Krankheit zu beschäftigen, haben die Empiriker auf diese Weise gleichwohl eine bedeutsame wissenschaftliche Arbeit geleistet.

Die Verpflanzung der griechischen Medizin nach Rom

Die Situation der griechischen Ärzte, die in der Spätzeit der Republik nach Rom gekommen sind, war nicht besonders rosig. Über Jahrhunderte hinweg haben in Rom allein Sklaven diesen Beruf ausgeübt, den man als eines Freien unwürdig erachtete. Außerdem war die römische Heilkunst sehr stark von der volkstümlichen Überlieferung geprägt. Aus diesem Grunde konnte sie in den Augen der Römer nur schwer zu einer Wissenschaft werden, wogegen die Medizin in Griechenland, Ägypten und zahlreichen anderen Ländern bereits seit langer Zeit in einer engen geistigen Verbindung mit der Philosophie und der Religion gestanden hat.

Man nimmt an, daß Archagathos vom Peloponnes als erster griechischer Arzt nach Rom gekommen ist, um dort seine Kunst auszuüben. Zumindest ist er der erste, dessen Erinnerung die Geschichte überliefert hat. Wenn man sich jedoch den kosmopolitischen Charakter dieser Stadt vor Augen hält, ist es reichlich unwahrscheinlich, daß sich nicht schon vor dem Jahre 219 v. Chr., da sich Archagathos in Rom niederließ, ausländische Ärzte dort aufgehalten haben sollen, um mit ihren medizinischen Kenntnissen Geld zu verdienen. Archagathos, der Sohn des Lysanias, jedenfalls wurde trotz der Proteste Catos mit größtem Wohlwollen aufgenommen. Plinius berichtet, daß man ihm das Bürgerrecht verliehen und ihm aus öffentlichen Mitteln an einer Straßenkreuzung Behandlungsräume gekauft habe. »Archagathos erhielt aufgrund seiner Spezialisierung den Beinamen *Vulnerarius* (Wundarzt). Aber sein brutales Vorgehen und sein Eifer, möglichst rasch mit Schneiden und Ausbrennen bei der Hand zu sein, trugen ihm bald den Beinamen *Carnifex* (Leuteschinder) ein. So wurden den Römern die Ärzte und die Medizin verleidet.«

Vor allem die römische Aristokratie lehnte es ab, die Medizin als Kunst und Wissenschaft zu betrachten. Das galt insbesondere für die griechische Medizin, die von Leuten ausgeübt wurde, deren Beruf darin bestand, Arzneimittel zu verkaufen und in den *Iatreia,* wie man die Behandlungsräume nannte, Aderlässe vorzunehmen. Der ältere Cato war einer der heftigsten Gegner der ersten griechischen Ärzte, die in Rom aufgetreten sind. In einem Brief an seinen Sohn Marcus nannte er die Griechen eine »perverse und unzulängliche Rasse« und behauptete, die Ärzte hätten die Absicht, »Rom zu verderben«.

In späterer Zeit durften die griechischen Mediziner die Gladiatoren und die Soldaten ärztlich versorgen. Allmählich unterschieden auch die adeligen Römer zwischen den aus griechischen Schulen hervorgegangenen Praktikern und einfachen Aderlassern oder Barbieren. Ein neuer Abschnitt in der Geschichte begann. Die Griechen zögerten nicht, ihre Eroberer zu erobern.

Asklepiades und die Methodiker

Im Jahre 91 v. Chr. ließ sich Asklepiades, einer der größten Ärzte des Altertums, in Rom nieder. Man kann zu Recht sagen, daß mit ihm eine neue Ära der römischen Medizin begonnen hat. Bis dahin hatten die Römer für die Medizin, die den Sklaven und Fremden ohne Bürgerrecht überlassen war, nur Geringschätzung übrig. Es bedurfte erst eines Mannes von hohem persönlichen Prestige, umfassendem Wissen und neuartigen Vorstellungen, um den Römern die Würde des bislang mißachteten Berufes plausibel zu machen.

Aklepiades wurde 124 v. Chr. im bithynischen Prusa geboren. Eine Zeitlang betrieb er Studien in Parion und Athen, um dann in Alexandria die berühmte Medizinschule zu besuchen, die in unserer Darstellung bereits durch so illustre Namen wie Praxagoras, Chrysippos, Erasistratos und Herophilos repräsentiert ist. Schließlich ließ sich Asklepiades unter dem Prokonsulat des Pompejus in

Abbildung 352
Ein junger Arzt behandelt einen Kranken, während andere Patienten warten. Der Zwerg trägt einen Hasen auf dem Rücken, zweifellos, um die Konsultation zu bezahlen. Die konischen Gegenstände scheinen Schröpfköpfe zu sein. Abrollung des Vasenbildes vom Aryballos Peytel.

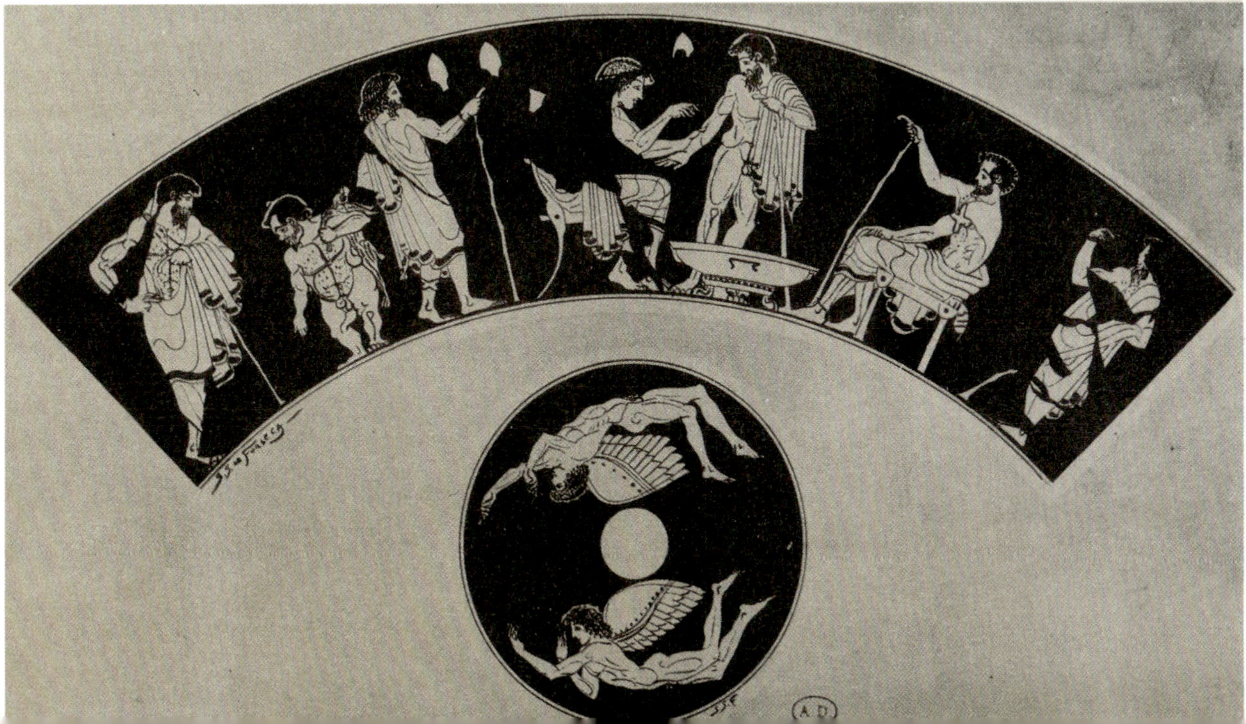

Rom nieder. Der ältere Plinius sah in ihm nur einen Scharlatan, der den Leuten Regeln für eine gesunde Lebensweise auftischte und viel Aufhebens von seinen angeblichen Wunderheilungen machte; doch findet sich dieses harte Urteil an keiner anderen Stelle bestätigt. Vielmehr unterstreichen alle Autoren den nachhaltigen Einfluß, den Asklepiades auf die Entwicklung der Medizin ausgeübt hat. Sie betonen, daß er die atomistischen Theorien auf eine ganz bemerkenswerte Weise zu interpretieren wußte. Ihm kommt das Verdienst zu, die methodische Schule inspiriert, wenn nicht sogar begründet zu haben.

Schnell wurde Asklepiades der Freund und Leibarzt bedeutender Persönlichkeiten wie Mark Anton, Cicero oder Crassus. Sein bevorzugter Schüler war der Dichter Lukrez, der für die Verbreitung der naturwissenschaftlichen Ideen seines Lehrers sorgte. Außerdem war Asklepiades ein Günstling des Mithridates. Durch seine beruflichen Erfolge, seine Beredsamkeit, seine verdienstvolle Forschungstätigkeit und sein Eindringen in den römischen Geist und die römische Lebensart machte der fremde Arzt seine Herkunft vergessen. Er erreichte ein Renommee, das dem des Hippokrates durchaus zu vergleichen war.

Die Geschichte hat uns eine seiner wunderbaren Heilungen überliefert. Eines Tages ging Asklepiades in Rom spazieren. Unweit seiner luxuriösen Villa, »deren Erwerb ihm seine stattlichen Honorare ermöglicht hatten«, traf er auf einen Trauerzug. Die Leichenträger waren erschöpft und hatten den Leichnam am Straßenrand abgestellt. Unser Grieche gesellte sich zu den Leuten und befragte sie nach der Todesursache. Die Erklärungen erschienen Asklepiades nicht ausreichend. Er hob das Bahrtuch und stellte fest, daß in dem auf der Bahre ausgestreckten Körper noch Leben war. Man hatte bereits den Leichenschmaus bereitet und die Fackeln angezündet, doch Asklepiades überredete die Umstehenden, den vermeintlichen Leichnam wieder zurück nach Hause zu tragen. »Dieser Mann ist nicht tot. Löscht eure Fackeln und tragt den Scheiterhaufen wieder ab.« Nach kurzer Behandlung gelang es dem Arzt, den Scheintoten wieder zum Leben zu erwecken. »*Miserabile artificium*«, schreibt Plinius ironisch.

Abbildung 353
Kopf eines antiken Stiers. Als Symbol der Fruchtbarkeit wurde dieses Tier in der Antike im Vorderen Orient häufig dargestellt.

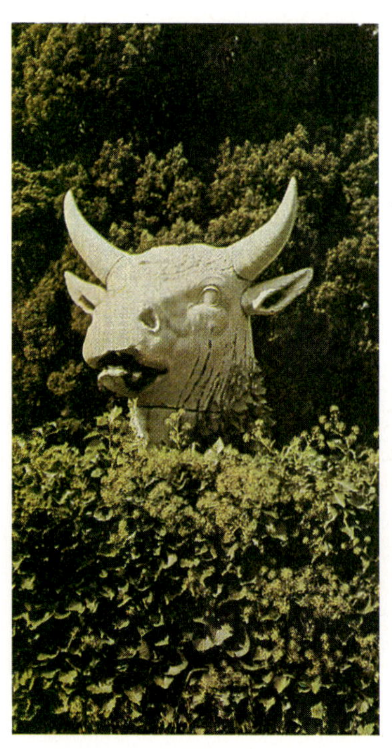

Aklepiades hatte sich in Alexandria mit den jüngsten anatomischen und physiologischen Forschungsergebnissen vertraut gemacht. Dieses Wissen erlaubte es ihm, die hippokratische Lehre zu verwerfen und ein neues philosophisches System in die Medizin einzubringen, das zwar Anleihen bei anderen Denkern enthielt, in der Zusammenstellung und Darbietung aber durchaus eigenständig und neuartig war.

Die epikureische Philosophie hatte allmählich unter den gebildeten Römern Fuß gefaßt. Mit der atomistischen Theorie, die Epikur (um 300 v. Chr.) und Herakleides Pontikos (um 340 v. Chr.) verpflichtet ist, wußte Asklepiades der ärztlichen Kunst eine epikureische philosophische Grundlage zu geben. In seiner Schrift *Peri stoicheion (Über die Elemente)* legte der Mediziner seine Lehre dar, eine rein materialistische Lehre, die jeglicher metaphysischer Vorstellungen entbehrt. Der Körper ist nichts anderes als ein rein materielles Gebilde. Diese Materie ist aus Atomen zusammengesetzt, die in den Kanälen oder Poren hin und her fließen. Die Atome der Seele, die *Onkoi,* sind glatt, rund und zart. Durch die Poren dringen aber auch andere Atome von ganz unterschiedlicher Gestalt ein. Sie können quadratisch, oval oder dreieckig sein, und alle diese Körperchen kommen und gehen in einem fort. Die unendlich vielen Schweißtröpfchen, die auf der Haut perlen, dienen Asklepiades als Beweis für die Funktion der Poren.

Die Luftatome dringen auf dem Wege der Atmung in den Körper ein. Die Gesundheit ist von der normalen Bewegung der Atome in den Poren abhängig. Caelius Aurelianus führt dazu erklärend aus, daß »die Körperchen Krankheiten hervorrufen, wenn ihre Anzahl, Größe und Ordnung oder ihre schnellen Bewegungen eine Verstopfung der Poren verursacht«.

Gleichwohl lehnt Asklepiades die Lehren des *Corpus Hippocraticum* nicht vollkommen ab. Auch für ihn stellt das Blut eine Flüssigkeit dar, die eine aus kleinen Partikeln bestehende Materie enthält. Dem Pneuma wird eine herausragende Bedeutung beigemessen.

Asklepiades hat der Beobachtung ein weites Feld eingeräumt. Auf diese Weise konnte er das Sumpffieber von anderen Formen des Fiebers deutlich unterscheiden, zwischen schweren akuten Krankheiten und chronischen Leiden differenzieren, die Epilepsie und den Wahnsinn im Gehirn lokalisieren sowie die Pleuritis und die Pneumonie voneinander abgrenzen. Er stellte darüber hinaus fest, daß alle Partien des Körpers durch ein unerklärliches verwandtschaftliches Band untereinander verbunden seien.

Asklepiades' Therapeutik ergibt sich aus seinen Theorien. In der damaligen Zeit waren die Behandlungsmethoden brutal. Ganz befangen in seinen abergläubischen Vorstellungen, wurde der Arzt zu einer Art Folterknecht. Die Devise des Asklepiades war *tuto, celeriter, jucunde* — »sicher, schnell, angenehm«. Er empfahl ausschließlich leichte Behandlungen und kam so den Bedürfnissen der Römer entgegen, die gerne und viel aßen und tranken und auch sonstigen Vergnügungen nicht abgeneigt waren. Diese harmlosen therapeutischen Maßnahmen führen uns, Plinius folgend, zu der Vermutung, daß Asklepiades bisweilen wohl nicht sehr redlich war und jedweden Vorlieben seiner Klientel Vorschub leistete.

Asklepiades wurde als Abgesandter des Äskulap auf Erden angesehen, und er gefiel sich in dieser Rolle. Sein Renommee war so groß, daß ein Dutzend zeitgenössische Ärzte seinen Namen annahmen. Aber seine Schüler und Nachfolger Themison von Laodikea, Chrysippos, Claudius und Antonius Musa verstanden sich schon nicht mehr auf die Anwendung der Vorschriften ihres Lehrers. Dieser hinterließ etwa zwanzig Schriften zu allgemeinen Fragen der

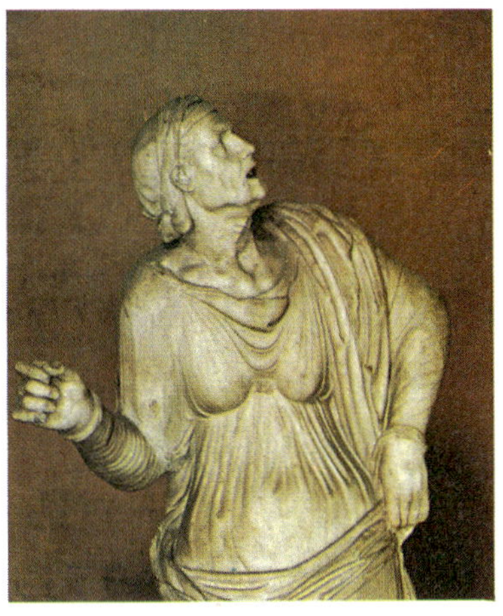

Abbildung 354
Nichtidentifizierte Figur aus einer antiken Theaterszene. Römische Marmorplastik.

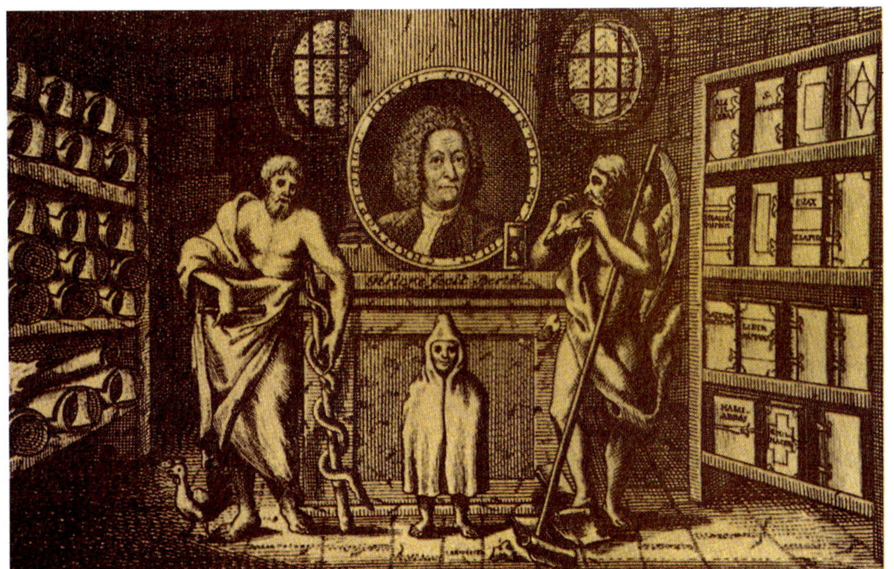

Abbildung 355
Telesphoros zwischen Asklepios und Chronos, umgeben von Rollen und Büchern mit antiken lateinischen und arabischen medizinischen Handschriften. Frontispiz einer Broschüre von J. W. C. Moemsen über die medizinischen Handschriften in der königlichen Bibliothek zu Berlin, 1746.

Medizin, unter anderem auch zwei polemische Werke gegen Hippokrates und Erasistratos sowie das bereits erwähnte Buch *Über die Elemente,* das vor allem der Physiologie gewidmet war. Von diesen Schriften ist leider praktisch nichts erhalten, wenn wir einmal von den zahlreichen Zitaten bei Aurelianus und Celsus absehen. Hierin liegt vielleicht der Grund für die bisweilen geäußerte Annahme, der Ruhm des Asklepiades sei unverdient gewesen, der Arzt habe keine wirklich geistige Tiefe besessen, sondern sich nur in bewundernswerter Weise der Ideen anderer bedient.

Themison von Laodikea

Während der letzten Lebensjahre des Asklepiades hatte die Stadt Rom, in der das Leben bequem war, eine wahre Ärzteschwemme zu verzeichnen. Es handelte sich um Mediziner unterschiedlichster Art, Gelehrte und Ignoranten, gewissenhafte Praktiker und Scharlatane, römische Bürger, Freigelassene und Sklaven, insgesamt aber zumeist um Griechen. Die allgemeine Wertschätzung des Asklepiades ließ griechische Ärzte zu einer Modeerscheinung werden. Ihnen kam zugute, daß Rom in dieser Zeit von aus dem Osten eingeschleppten Seuchen heimgesucht wurde. In der Behandlung dieser Krankheiten, die sie aus ihrer Heimat kannten, hatten die griechischen Ärzte natürlich mehr Erfahrung und mehr Erfolg. Es dauerte nicht lange, und die Berufsgruppe der Ärzte war von fragwürdigen Elementen durchsetzt, zumal eine medizinische Karriere jedermann offenstand. Caesar hatte durch einen Senatsbeschluß den griechischen Lehrern und Ärzten das Bürgerrecht verliehen. Einige unter ihnen besaßen die Unverfrorenheit, sich Asklepiades, Artorius Asklepiades oder Numitorius Asklepiades zu nennen.

Aus dieser Masse von Ärzten sticht Themison von Laodikea hervor. Er war ein Schüler des Asklepiades und wollte nach dem Tod seines Lehrers selbst das Haupt einer medizinischen Schule werden. Getreu den Prinzipien seines berühmten Vorgängers bemühte sich Themison, die ärztliche Lehre, die wahrlich schon elementar genug war, noch weiter zu vereinfachen, um sie seinen Zeitgenossen zugänglich zu machen. Rom besaß damals noch keine Schule, in der die Heilkunst gelehrt wurde. Diejenigen, die sich für den Beruf des Arztes entschieden, mußten ihr Wissen und ihre Erfahrung aufs Geratewohl erwerben, sei es auch auf Kosten des Patienten. Warum also sollte man großen wissenschaftlichen Aufwand treiben und tiefschürfend nach den möglichen Krankheitsursachen und -mechanismen fragen? Genau von dieser Überlegung ging Themison aus. Dabei erinnerte er sich sehr wohl der Erfolge des Asklepiades, der bis zu seinem Tod im Jahre 60 v. Chr. in Rom eine medizinische Methode entwickelt hatte, die allenfalls einen wissenschaftlichen Anstrich besaß.

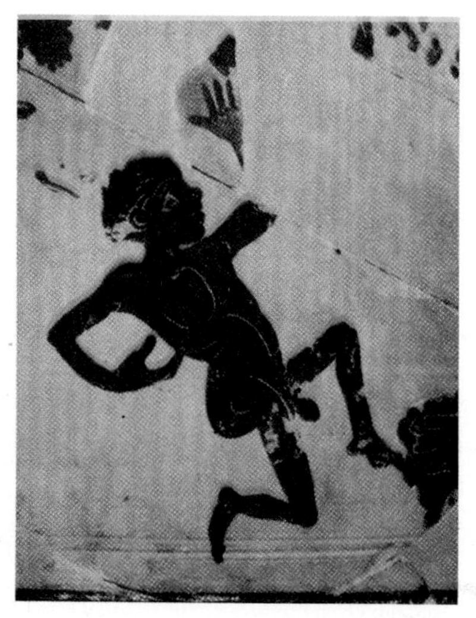

Abbildung 356
Tanzszene. Darstellung auf einer böotischen Vase.

Die Methode Themisons ist wahrlich simpel. Die Krankheiten werden in zwei Gruppen unterteilt. Der Arzt muß nur wissen, welcher der beiden Gruppen das Leiden seines Patienten zuzurechnen ist. Wenn Gesichtsrötung, Hitzewallungen, Blutandrang und gleichzeitig brennender Durst vorliegt, so hat er es mit einem Zustand der Spannung *(Status strictus)* zu tun. Wenn der Arzt aber einen Kranken antrifft, dessen Haut bleich, dessen Gewebe schlaff und kraftlos und dessen Puls schwach ist, so wird er dieses Leiden ohne Zögern als *Status laxus* (Zustand der Erschlaffung) klassifizieren. Ist eine Krankheit akut, so gehört sie mit nahezu hundertprozentiger Sicherheit zur Gattung des *Status strictus.* Ist sie dagegen chronisch, wird man sie meistens der Gattung des *Status laxus* zuordnen können. Trifft jedoch der Arzt trotz dieser extrem vereinfachenden Unterscheidung auf einen Fall, der Symptome beider Gattungen aufweist, so daß eine Klassifizierung hinsichtlich *strictus* oder *laxus* nicht möglich ist, muß er dennoch nicht lange überlegen: er kann die Erkrankung der Gruppe des *Status mixtus* zurechnen. Die Kenntnis der Krankheitsursachen ist von untergeordneter Bedeutung, wenn man über eine derartige »Methode« verfügt...

Themison kommt allerdings das Verdienst zu, als einer der ersten Ärzte nach Hippokrates die verschiedenen aufeinanderfolgenden Phasen einer Krankheit voneinander abgegrenzt zu haben. Zuerst kommt die Inkubation *(Increscere),* dann der volle Ausbruch *(Consistere)* und schließlich die Periode des Abklingens.

Die Zeitgenossen haben ganz unterschiedliche Urteile über Themison gefällt. Plinius nennt ihn *summus auctor,* während Juvenal (X, 221) sagt, er sei nicht in der Lage, »alle Kranken, die Themison in einem Herbst umgebracht hat«, aufzuzählen *(»quot Themison oegros automno occiderit uno«).*

Die Nachfolger des Themison blieben seiner Methode treu und wandelten sie nur geringfügig ab. Mehrere von ihnen gelangten zu beträchtlichem Ruhm und traten in den Dienst bedeutender Persönlichkeiten. Von ihnen ist Proculus zu nennen, weiter Menemachos von Aphrodisias, der die von Themison entwickelte Blutegelbehandlung weiter differenziert hat; Celsus überliefert außerdem eines seiner Mittel gegen Zahnschmerzen. Ferner gehören dazu der für seine Behandlung von Melancholie und Tollwut berühmte Arzt Eudemos, der auf Befehl seiner Herrin Livia im Jahre 23 v. Chr. deren Gatten Drusus vergiftet hat, und der herausragende Gynäkologe Philumenos. Zur Nachfolge Themisons zählen auch Vettius Valens, der aufgrund seiner Beziehungen zu Messalina hingerichtet wurde, Ciceros Arzt Craterus, Caesars Arzt Antistus und schließlich Soranos von Ephesos, dem wir uns später zuwenden werden. Mit ihm hat die methodische Schule ihren Höhepunkt erreicht.

»Ein befreundeter Arzt ist nützlicher als ein fremder. Nur jener Arzt ist wirklich gut, der kaum seinen Kranken allein läßt«, schreibt Celsus über die Ärzte.

Die methodische Schule befand sich in einer Phase der Entscheidung: entweder näherte man sich den Empirikern und verlegte sich ganz auf die praktische Seite der Medizin — dies war das Werk der Ärzte, die wir gerade vorgestellt haben — oder man ging auf dem Wege der oberflächlichen Theorien des Themison weiter. Dabei riskierte man allerdings einen Rückfall in dogmatische Diskussionen. Zur zweiten Richtung ist Thessalos von Tralleis zu zählen.

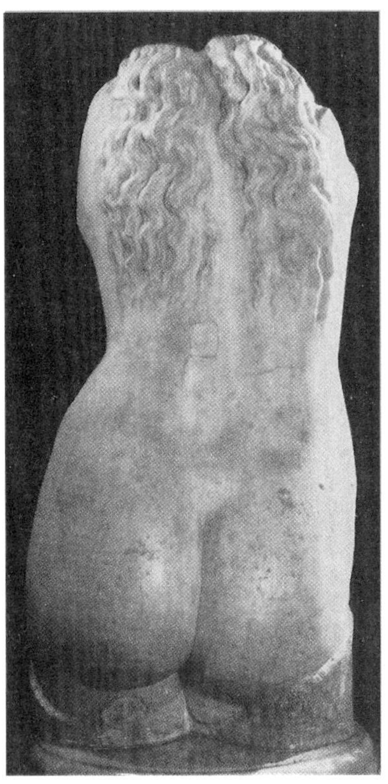

Abbildung 357
Marmortorso der Aphrodite Anadyomene. Die deutliche Verbreiterung des Beckens findet sich bei allen weiblichen Statuen nach Phidias — man denke nur an die Aphrodite von Melos, die »Venus von Milo« des Louvre in Paris. Aus hellenistischer Zeit.

Thessalos von Tralleis

Dieser Thessalos, geboren in Tralleis als Sohn eines lydischen Kammwollhändlers, war eine seltsame Persönlichkeit. Er wirkte in der zweiten Hälfte des 1. Jahrhunderts n. Chr. und erlebte die Herrschaft der Kaiser von Nero bis Trajan. Obwohl dieser Grieche voller Kniffe und Ränke keine medizinische Ausbildung besaß, ja nicht einmal auf irgendeine Ausbildung zurückblicken konnte, ließ er sich in Rom nieder, um dort als Arzt zu wirken. Aufgrund seiner Gewandtheit machte er in wenigen Jahren eine steile Karriere, so daß er schließlich selbst mit Nero vertraulichen Umgang pflegen durfte. Übrigens bedachte Thessalos nicht allein seine Vorgänger, die Dogmatiker, und seine zeitgenössischen Kollegen, die Pneumatiker, mit sarkastischen Bemerkungen, sondern selbst den »göttlichen Alten«, Hippokrates. Mit einem großen Patientenkreis allein war er auch nicht zufrieden; er brauchte Schüler, viele Schüler. Er zog sie an, indem er versprach, ihnen die medizinische Kunst innerhalb von sechs Monaten beibringen zu können. So wandelte er durch Rom, umgeben von einer Jüngerschar, die ihm als Aushängeschild diente. Das Volk allerdings nannte, sofern man Galen Glauben schenken darf, die Schüler schonungslos »die Esel des Thessalos«.

Seine Lehre scheint nicht gerade von außergewöhnlicher Originalität geprägt gewesen zu sein. Die großen Kategorien Themisons, *Status strictus, Status laxus* und *Status mixtus,* behielten in Thessalos Augen den Rang von wissenschaftlichen Grundbegriffen. Galen nennt ihn ironisch den »Gipfel der Gelehrsamkeit« und hält ihm sein Versagen angesichts der Kranken vor. »Einst befahlen die Ärzte, die Nachfahren Äskulaps, ihren Kranken wie ein Feldherr seinen Soldaten oder wie ein König seinen Untertanen. Demgegenüber gehorcht Thessalos seinen Patienten wie ein Sklave seinem Herrn. Wollen sie baden, so läßt er sie ein Bad nehmen. Möchten sie ein kühles Getränk, so läßt er Eis oder Schnee bringen. Verlangen sie aber nach Wein, so hütet er sich, ihnen diesen zu verbieten.«

So weit war Thessalos, ausgehend von der Lehre des weisen Asklepiades, also gekommen, jener einzigartige Thessalos, der in seinen Grabstein an der Via Appia bescheiden nur ein einziges Wort meißeln ließ: *Iatronices* — »der Bezwinger der Ärzte«.

Soranos von Ephesos

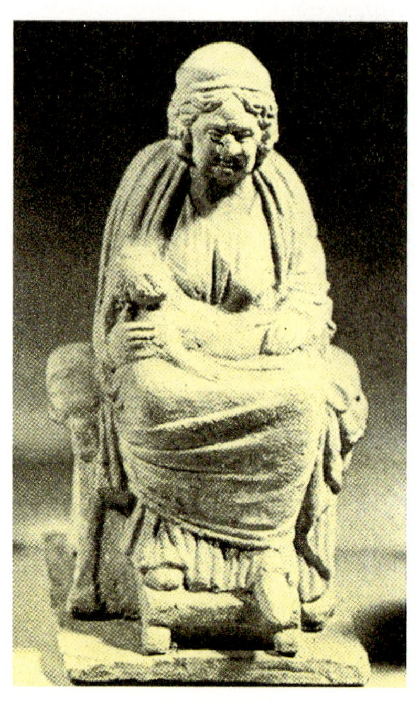

Abbildung 358
Alte Amme. Soranos von Ephesos hat große Sorgfalt bei der Auswahl einer Amme empfohlen. In späterer Zeit wird Jean-Jacques Rousseau das Ammenwesen kritisieren. Terrakottastatuette aus dem 4. Jahrhundert v. Chr.

Unter Trajan und Hadrian, in einer Zeit also, in der sich die Pneumatiker und Eklektiker eines beträchtlichen Renommees erfreuten, erreichte die methodische Schule mit Soranos von Ephesos ihren höchsten Glanz. Leider verfügen wir nur über wenige Anhaltspunkte zur Vita des Soranos, der von Caelius Aurelianus den Beinamen *methodicorum princeps* erhielt. Lange hat man diesen großen Arzt sogar mit zwei Praktikern gleichen Namens verwechselt, nämlich mit Soranos von Kos, der eine Hippokrates-Biographie verfaßt hat, und mit einem anderen, aus Kilikien stammenden Soranos.

Der große Soranos wurde als Sohn des Menandros und der Phoebe in Ephesos geboren. Er studierte in Alexandria und ging um das Jahr 100 n. Chr. nach Rom, um dort seine ärztliche Kunst auszuüben. Er verfaßte die stattliche Zahl von ungefähr dreißig medizinischen Werken. Sie sind mit Ausnahme der Fragmente von zwei Büchern über die Gynäkologie alle verlorengegangen. Das aber, was wir vom Werk des Soranos kennen, erfüllt uns mit Bedauern darüber, daß nur ein so geringer Teil seines Werks in unsere Zeit herübergerettet werden konnte.

Abwechselnd befaßte sich Soranos, ein Mann von Geist und Bildung, mit anatomischen, chirurgischen, physiologischen, pathologischen und therapeutischen Fragen. Eines seiner Werke handelte von der Seele (Fragment bei Tertullian), ein anderes von den akuten Krankheiten (Fragmente in einer Übersetzung durch Caelius Aurelianus erhalten). Weiterhin untersuchte er die »Porentheorie« (Asklepiades), das Fieber, die Heilmittel und Kuren, die Verbände sowie die Frakturen und Ausrenkungen. Er verfaßte einen Traktat über die Zeugung, einen Traktat über die Ätiologie, eine anatomisch-physiologische Nomenklatur und sogar eine Sammlung von Ärztebiographien. Ihm kommt das Verdienst zu, den Grundstein zur Differentialdiagnose gelegt und die Bedeutung dieser wundervollen Gymnastik des Geistes vorausgeahnt zu haben.

Obwohl er der methodischen Schule zugerechnet wird, war Soranos mehr als ein einfacher Methodiker. Er hatte sich in Alexandria mit den Lehren der Empiriker beschäftigt. Daß er niemals von vorgefaßten Meinungen ausgegangen ist, zählt nicht zu den geringsten Verdiensten dieses großen Beobachters.

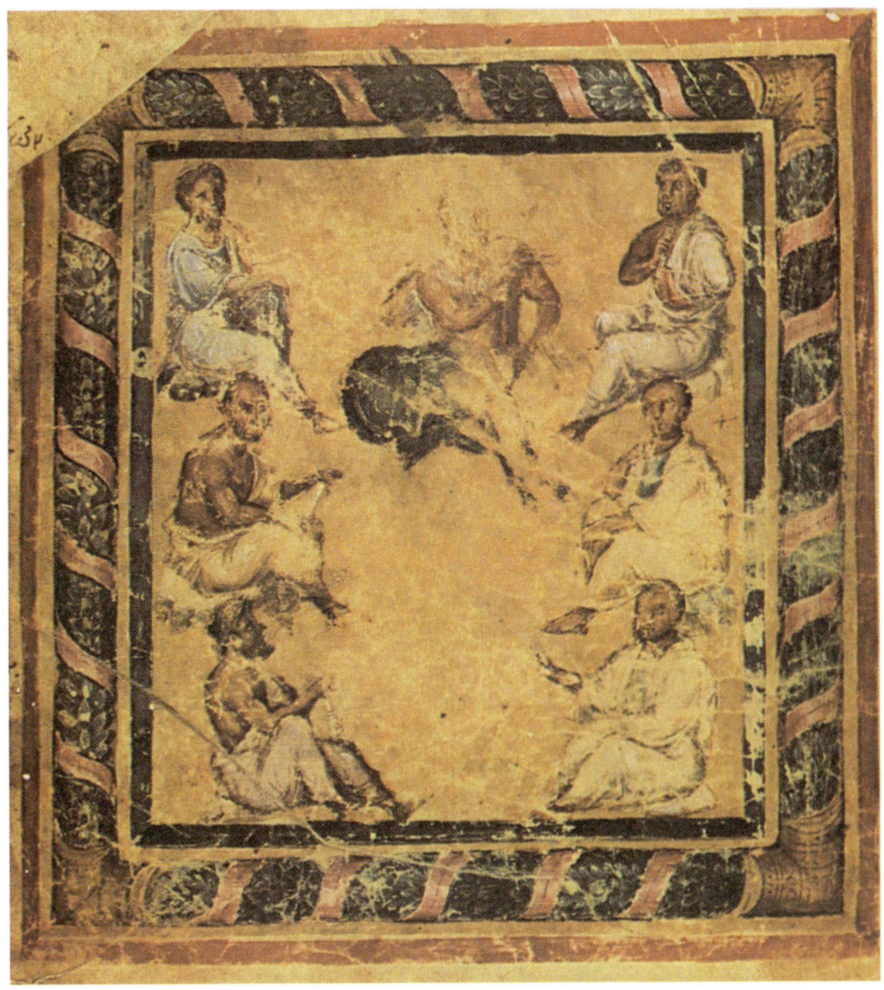

Abbildung 359
Miniatur aus dem Codex des Dioskurides: In der Mitte befindet sich der Zentaur Chiron. Auf der linken Seite sehen wir oben Machaon, den Sohn des Asklepios, in der Mitte den Botaniker Pamphilos und unten Xenokrates von Aphrodisias, den Verfasser einer Schrift, in der tierische und menschliche Organe sowie Ausscheidungen als Heilmittel empfohlen werden. Rechts sitzen, ebenfalls von oben nach unten, Sextius Niger, ein Schüler des Asklepiades, Herakleides von Tarent und Mantias. Codex Medicus Grecus I.

Galen bestätigt — ein Urteil aus der Feder dieses streng doktrinären Mediziners hat einen besonderen Aussagewert —, daß Soranos selbst seine eigene Ausbildung einer eingehenden Kritik unterzogen hat. Es wundert uns deshalb nicht, wenn Soranos behauptet: »Der Anatomie kommt keinerlei Nutzen zu.« Dennoch ist er der Meinung, es sei »gleichwohl nicht schlecht, wenn ein Arzt über bestimmte Kenntnisse auf diesem Gebiet verfügt«.

Sein bemerkenswertestes Werk ist die berühmte Abhandlung *Über die Frauenkrankheiten;* sie wurde von Caelus Aurelianus unter dem Titel *Genesia* übersetzt, eine Übertragung, die heute bis auf einige Fragmente verloren ist. Nach dieser Übersetzung wiederum erstellte Moschion eine populärwissenschaftlich vereinfachte Fassung zum Gebrauch für die Hebammen. Da das Manuskript des Soranos über mehrere Jahrhunderte verschollen war, galt Moschion lange Zeit als Verfasser des ältesten Traktats über die Geburt und die Frauenkrankheiten. Erst im 18. Jahrhundert fand man in Wien eine griechische Handschrift, in der ein Satz innerhalb des den Ursachen der Dystokie gewidmeten vorletzten Kapitels die Aufmerksamkeit der Gelehrten auf sich zog: »*Soranos vero alias adjecit causas.*« Erst im Jahre 1838 brachte Charles Frédéric Dietz, der das Manuskript des Soranos gefunden hatte, die Wahrheit ans Licht und gab somit dem ephesischen Arzt den ihm gebührenden Rang zurück.

Obwohl Soranos im allgemeinen der Anatomie keine besondere Beachtung schenkt, hat er uns doch eine ganz vorzügliche Beschreibung der weiblichen Geschlechtsorgane hinsichtlich ihrer Lage, ihrer Beziehungen, ihrer Gestalt, ihrer Oberflächenbeschaffenheit und ihrer Nerven hinterlassen. So schreibt er: »Wenn in der Jugend die Größe der Gebärmutter zunimmt, entwickeln sich auch die Brüste. Es besteht also eine Sympathie zwischen diesen Organen.«

Die Lehre von den Frauenkrankheiten und die Lehre von der Zeugung und Erziehung gesunder und kräftiger Kinder war im zweiten nachchristlichen Jahrhundert noch durch mancherlei abergläubische Praktiken charakterisiert. Im Bereich der Geburtshilfe galten nach wie vor die altüberlieferten barbarischen, grausamen und gefährlichen Methoden der Schule von Knidos. Das Buch des Soranos von Ephesos enthält zahlreiche interessante Feststellungen und fruchtbare Untersuchungen. Mit Empedokles stellt er fest, daß »manche Frauen ihre Regel bei abnehmendem Mond, andere vor dem einundzwanzigsten Tage des Mondes und wieder andere nach einer vollen Umlaufzeit haben«. Weiter konstatiert er: »Es scheint, daß das Bewahren der Unberührtheit für beide Geschlechter gesundheitsfördernd ist. Aber das Naturgesetz zwingt jeden zu seinem Beitrag für die Erhaltung der Art. Daraus ergibt sich die Notwendigkeit des Beischlafs... Die Frau sollte jungfräulich bleiben, bis sich ihre Regel stabilisiert hat.«

Wenn eine Heirat bevorsteht, so ist es »vollkommen absurd, über die adelige Herkunft und den Reichtum der Vorfahren Erkundigungen einzuholen, jedoch nicht zu prüfen, ob die Frau überhaupt empfangen kann... Wichtig ist auch die Verteilung der Säfte... Wenn eine Frau während des Beischlafs Affen betrachtet, so werden die Kinder später diesen Tieren gleichen. Der König von Zypern war mißgebildet. Also befahl er seiner Frau, während des Koitus schöne Bilder anzuschauen. Auf diese Weise wurde er der Vater schöner Kinder... Damit der Fötus nicht durch den Anblick der Trunkenheit geprägt wird, sollte die Frau während der Umarmung nüchtern sein.«

Soranos hat sich ferner mit den Ursachen der Dystokie, der erschwerten Geburt, beschäftigt. Er zählt dazu die erste Schwangerschaft im fortgeschrittenen Alter, Anomalien der Geschlechtsteile, ein zu enges Becken, die Dicke des Gebärmutterhalses sowie den Tod oder eine anormale Lage des Kindes. Er empfiehlt die vaginale Untersuchung, um die Lage des Kindes festzustellen. Allein die Kopf- und die Beinlage erscheinen ihm als normal. Soranos rät zu einem Blasenkatheter vor der Niederkunft. Außerdem ist es in bestimmten Fällen angezeigt, eine Blasensprengung vorzunehmen, um durch eine Wendung die anormale Lage des Kindes zu berichtigen. Wenn ein Körperteil des Kindes vorgefallen ist, muß man versuchen, ihn wieder in die richtige Lage zu bringen. Sollte dies nicht möglich sein, darf man vor einer Ausrenkung nicht zurückschrecken, um die Geburt zu erleichtern. Die Embryotomie wird nur unter besonders dramatischen Umständen angewandt.

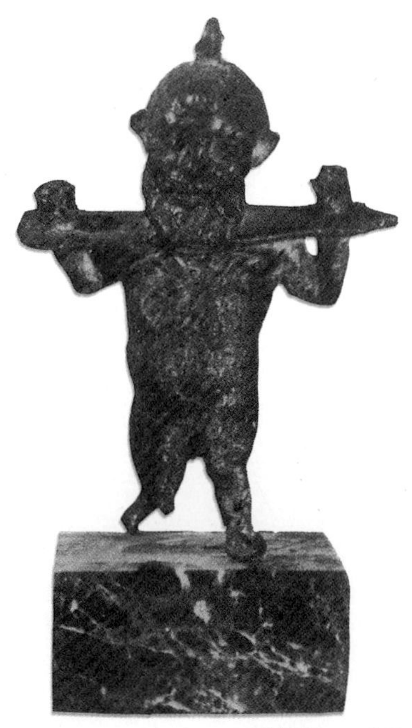

Abbildung 360
Gefangener Pygmäe. Hellenistische Bronzestatuette.

»Der Uterus öffnet sich während des Koitus und während der Menstruation«, führt Soranos aus. Zur Empfängnisverhütung rät er, den Gebärmutterhals mit fetten Substanzen zu verschließen. Dies sei besser, als später eine Abtreibung durch Öffnen des Muttermundes vornehmen zu müssen, eine Praxis, auf deren große Gefahren Soranos hinweist.

Soranos von Ephesos scheint auch ein bemerkenswerter Kinderarzt gewesen zu sein. Er empfiehlt, dem Neugeborenen während der ersten Tage nur eine Abkochung mit Honig zu geben. Erst nach etwa zwanzig Tagen darf das Kind

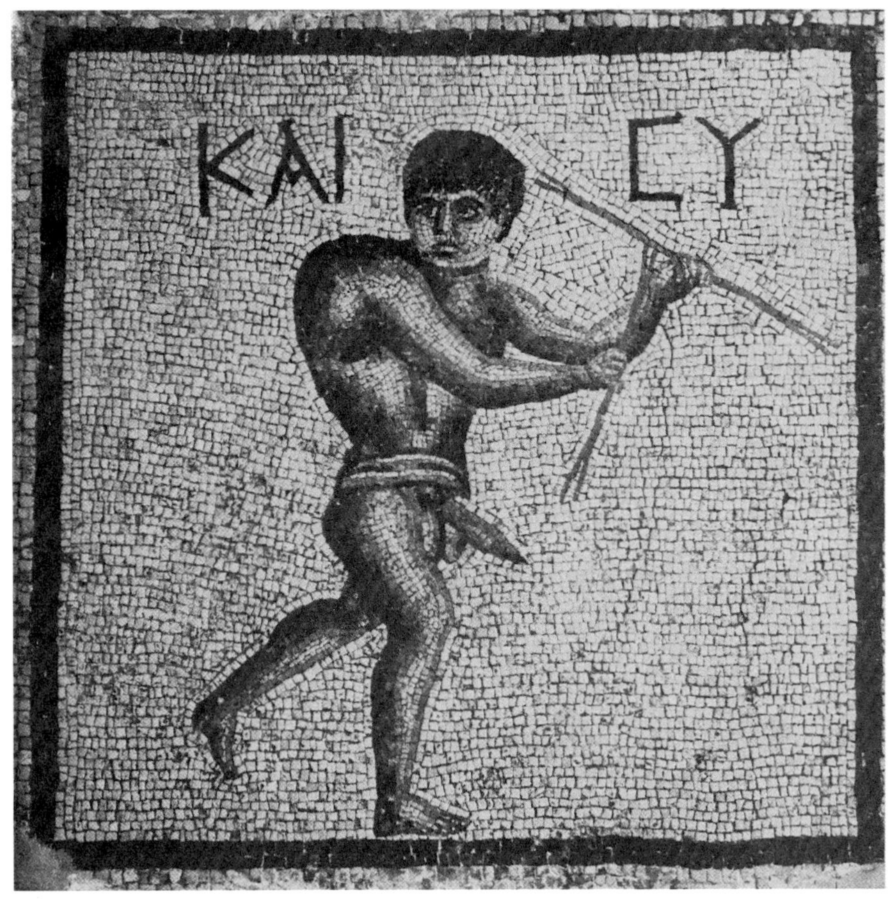

Abbildung 361
Kleiner buckliger Glücksbringer. Mosaik aus Antiochia.

seiner Mutter anvertraut werden. Es soll aber durch eine gedungene Amme gestillt werden. Kann man sich keine Amme leisten, so ist der Säugling mit Honig und Ziegenmilch zu ernähren.

Die Auswahl der Amme verlangt ein feines Gespür. Sie sollte nicht jünger als zwanzig und nicht älter als vierzig Jahre sein. Man muß ihre Brüste und ihre Milch prüfen. Einer Frau, die bereits mehrere Kinder zur Welt gebracht hat, wird man den Vorzug geben, hat sie doch neben anderen Vorteilen auch eine Vorstellung von den Bedürfnissen des Säuglings. Sie weiß, wie man ein Kind halten muß, wenn man ihm die Brust gibt; sie versteht, was der Säugling mit seinem Geschrei ausdrücken will, und ihr ist auch klar, daß eine Frau während der Stillzeit weder Wein trinken noch größere körperliche Anstrengungen auf sich nehmen sollte.

Soranos nennt als wichtigste Kinderkrankheiten: Beschwerden beim Zahnen, Mandelentzündung, Milchschorf, Hautentzündungen sowie den meningozerebralen Charakter, den zahlreiche kindliche Leiden annehmen.

Abbildung 362
Kopf eines Kindes. Römische Grabplastik aus dem 2. Jahrhundert n. Chr.

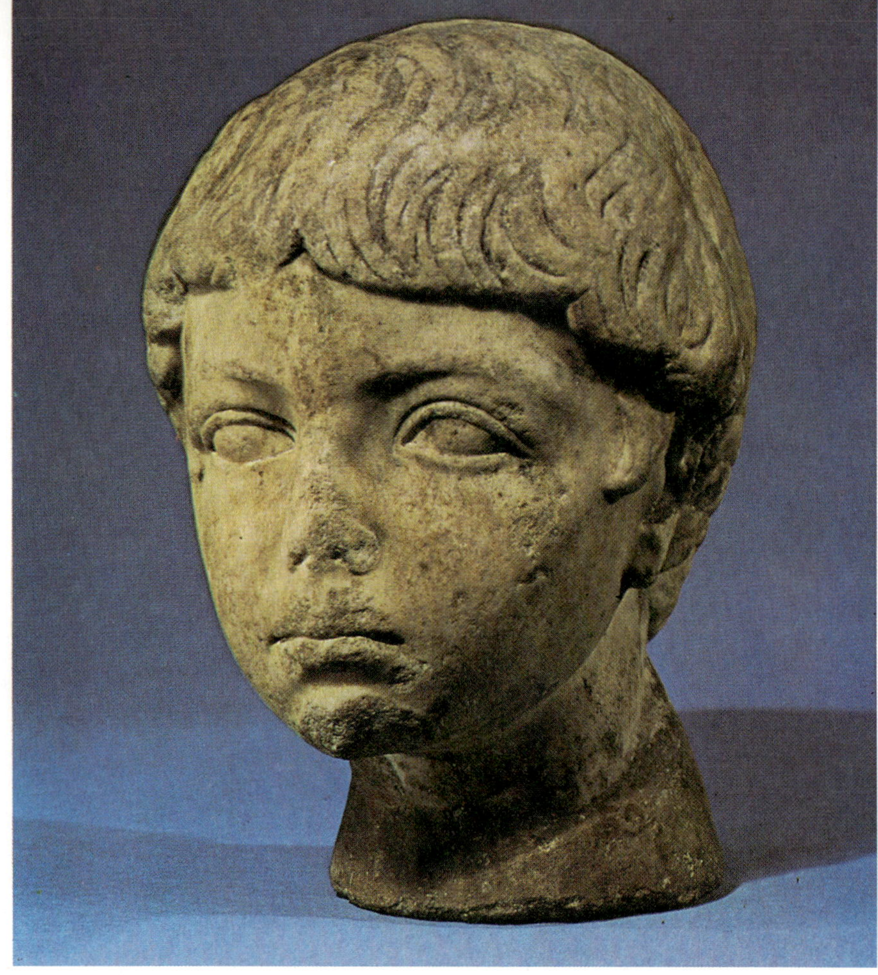

Abbildung 363
Ein Straßenmusikant gibt eine Darbietung. Ausschnitt aus einem Mosaik mit der Künstlersignatur Dioskurides von Samos. Es wurde in Pompeji in der Villa Ciceros gefunden. Während seines Aufenthaltes in Athen hat Cicero Vorlesungen von Zenon von Sidon und Antichios von Askalon gehört.

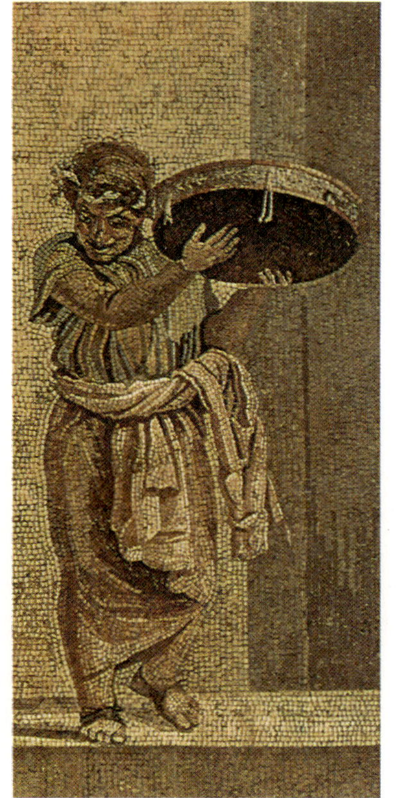

Die Pneumatiker und Eklektiker

Im 1. Jahrhundert n. Chr. wurde in Rom eine zweite dogmatische Schule ins Leben gerufen, die sogenannte »pneumatische« Schule, die sich auf die Lehre der Stoa gründete.

Seit Asklepiades hatte die Medizin sich immer weiter entwickelt, doch unter dem Einfluß der Empiriker und Methodiker war sie zu sehr simplifiziert worden. Die Ärzte verfügten nur noch über ein minimales theoretisches und wissenschaftliches Rüstzeug und kümmerten sich kaum um die großen philosophischen Prinzipien, die einst den Ruhm ihrer Vorgänger ausgemacht hatten. Ja, sie schienen bis auf den Namen des großen Hippokrates alles vergessen zu haben. Natürlicherweise mußte in diesem Fall eine heftige Gegenbewegung einsetzen. Diese sehr heilsame Reaktion war das Werk einiger griechischer Mediziner. Es handelte sich um herausragende Persönlichkeiten des geistigen Lebens, Gelehrte oder Philosophen, die der Heilkunst ihren einstigen Glanz wiedergeben wollten. Zu diesem Zweck konnten sie sich weder an die wenigen noch lebenden Dogmatiker wenden noch an die degenerierten Methodiker und Urenkelschüler des Asklepiades. Es ging um den Fortbestand des in seiner Existenz bedrohten medizinischen Denkens.

In dieser höchst kritischen Situation kam man darauf, die grundlegenden Gedanken der stoischen Philosophie auf die Medizin zu übertragen. Dies war nicht das erste Mal, daß die Heilkunst sich Aufklärung durch Anleihen bei der Philosophie verschafft hat. Wir brauchen nur daran zu erinnern, daß Asklepiades vom System des Epikur Gebrauch gemacht hat. Aber niemals zuvor ist die Verbindung der beiden Wissenschaften so eng gewesen.

Warum orientierten sich diese Gelehrten denn nun ausgerechnet an der stoischen Philosophie? Im ersten nachchristlichen Jahrhundert hatten sich die Römer gerade über den Zustand der Barbarei erhoben. Sie wandten sich vor allem solchen Lehren zu, die ihren vorgefaßten Ansichten entgegenkamen. Die Ideen der großen griechischen Materialisten, der Atomisten und der Epikureer konnten sie sich nur schwer zu eigen machen. Dichterische Werke wie die von Lukrez bildeten eine Ausnahme. Im Gegensatz dazu wurde die Lehre Zenons von Kition, eines Stoikers des 4. Jahrhunderts v. Chr., von Seneca übersetzt und vulgarisiert und daraufhin von den Römern auch angenommen. Die Stoiker erweiterten die Pneumalehre auf alle Dinge, unabhängig davon, ob sie nun beseelt oder unbeseelt sind. Jeder Körper hat einen Odem, das Pneuma, in sich, dessen Spannung auf alle Teile wirkt und die unterschiedliche Dichte der Materie gewährleistet. Selbst das gesamte Universum ist ein lebender Organismus, dessen einzelne Teile vom Pneuma zusammengehalten werden. Die Pneumatiker haben diese Theorien auf den menschlichen Körper übertragen. Sie

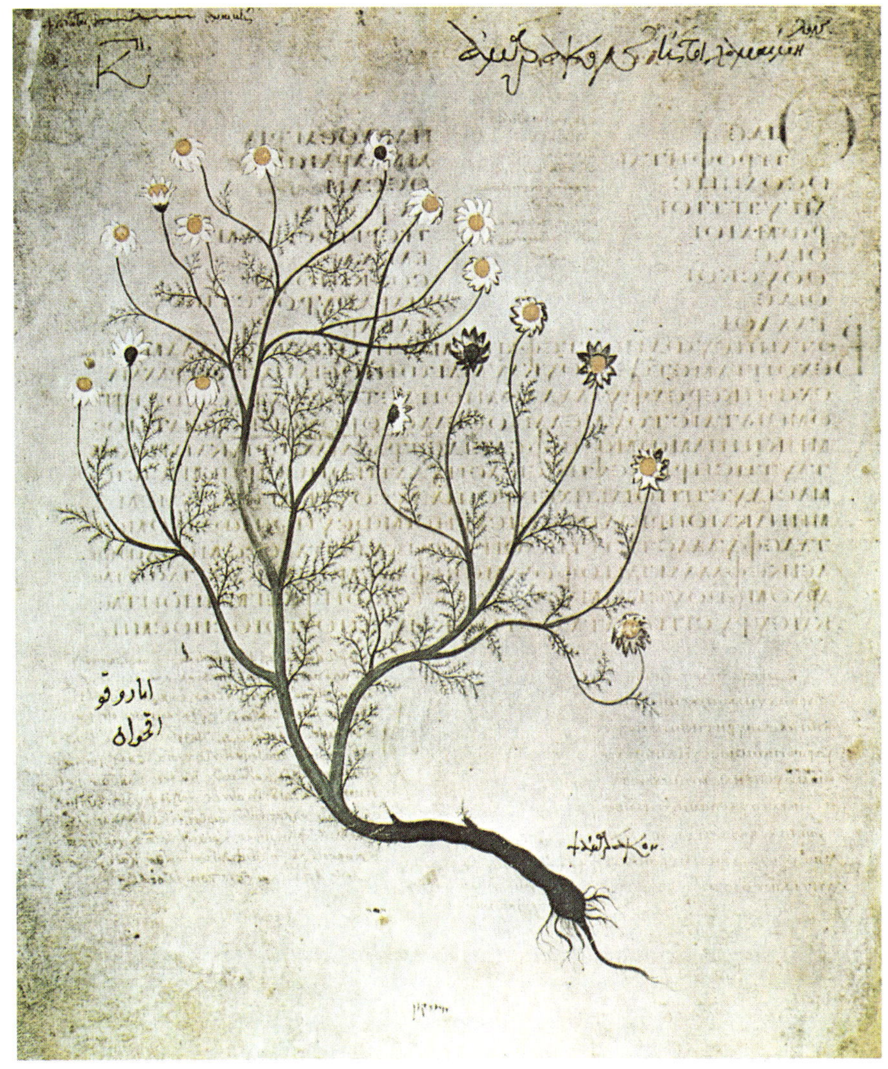

Abbildung 364
Eine Seite aus der Materia medica *des berühmten griechischen Arztes Dioskurides. Die Handschrift wurde zwischen 485 und 512 n. Chr. in Konstantinopel angefertigt. Die Bezeichnungen der Pflanzen in arabischer Schrift stammen aus späterer Zeit.*

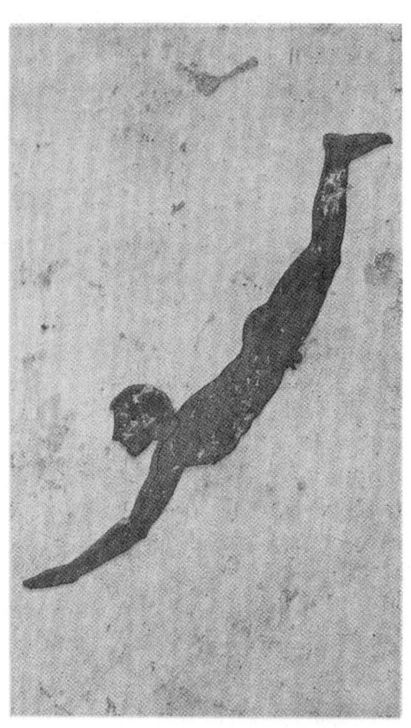

Abbildung 365
Der Taucher. Fresko vom »Grab des Tauchers« in Paestum, 480 v. Chr.

haben also das Fundament der stoischen Philosophie übernommen, das seinerseits medizinischen Ursprungs ist.

Die Pneumatiker können als eine zweite dogmatische Sekte angesehen werden. Wie die Dogmatiker bewahrten sie die Vorstellung von den vier Elementen und vom Pneuma. Die Gesundheit ist nichts anderes als der Normalzustand des Pneuma, dessen günstigen *Tonos* (Spannung) man durch Abtasten des Pulses erkennen kann. Der gesunde Puls ist nicht sprunghaft, sondern regelmäßig und natürlich. Das Blut entsteht in der Leber, wo die Nahrung nach der Verdauung weiter umgewandelt wird. Von der Leber geht das Blut zum Herzen. Es wird mit Hilfe der Milz von seinen unreinen Stoffen befreit. Die vom Herzen ausgehenden Arterien enthalten vor allem Pneuma, während die von der Leber ausgehenden Venen mit Blut gefüllt sind. Jedem Sinnesorgan entspricht ein spezifisches Pneuma. Das Pneuma des Auges ist fein, das des Ohres trocken, das des Blutes dunstig und feucht. Es ist nur schwer festzustellen, ob das Pneuma nun von schlechter Beschaffenheit ist, wenn es zu trocken oder zu feucht, zu dick oder zu dünn, zu schnell oder zu langsam, zu trübe oder zu bewegt ist. Möglicherweise wurden hier verschiedene, auch uns geläufige Vorstellungen miteinander verbunden — man denke an den starken oder schwachen Puls, an die allgemeine Vitalität, an die Zähflüssigkeit des Blutes oder an die Blutarmut —, doch befinden wir uns hier schon im Bereich der Hypothese. Wie dem auch sei, das Pneuma kann sich in einem Organ so weit aufstauen, daß es nicht mehr frei kommen und gehen kann und auf diese Weise ernsthafte Störungen hervorruft. Im Darm bewirkt es dann Verstopfung, in der Gebärmutter Hysterie und innerhalb des gesamten Organismus sogar Epilepsie. Wenn sich das Pneuma aber ohne Unterlaß im Körper hin und her bewegt wie ein Verrückter im Käfig, kommt es zu Schwindelanfällen.

Die Eklektiker haben hervorgehoben, daß die Krankheiten nicht nur aus unmittelbar einsichtigen Ursachen erwachsen, sondern auch aus einer ganzen Reihe von verborgenen Faktoren. Diese Ursachen werden mittels eines subtilen Klassifizierungssystems unterschieden. Bei der Krankheit selbst gilt es, das Symptom, welches auf das erkrankte Organ hinweist, von der Dyskrasie, der fehlerhaften Zusammensetzung der Elemente, zu unterscheiden. So ergibt sich eine Mischung aus verschiedenen Theorien.

Der »Eklektizismus« dieser neuen Schule zeigt sich besonders in den Bereichen Diagnostik und Therapeutik. Die Erstellung der Diagnose gründet sich wesentlich auf das Erfassen von Pulsschwankungen. Gerade dieses Gebiet hat Herophilos mehr als ausführlich behandelt, wie wir bereits angedeutet haben. Die Therapie hat logischerweise das Ziel, dem krankhaft veränderten, also etwa zu leichten oder zu langsamen Pneuma die verlorengegangenen Eigenschaften zurückzugeben. Die Methoden dieser Ärzte allerdings unterscheiden sich nicht von jenen ihrer Vorgänger. Wie Hippokrates, wie die Dogmatiker, wie Asklepiades, wie die Methodiker und Empiriker verordnen die Eklektiker ihren Kranken Bäder, unterwerfen sie den überlieferten Diätvorschriften, verbieten oder empfehlen ihnen Wein und Quellwasser.

Der erste Pneumatiker ist Athenaios von Attaleia. Zu dieser Schule, die ihre Blüte um 50 n. Chr. erreicht hat, gehören Mediziner wie Agathon von Sparta, Apollonios von Pergamon und Heliodoros. Im Jahre 90 n. Chr. trennte sich Agathon von den Pneumatikern und gründete die eklektische Schule, die, wie wir darzulegen versucht haben, die jeweils passenden Bestandteile der verschiedenen wissenschaftlichen Richtungen übernommen hat. Herodot, Rufus und

Archigenes von Apameia waren Ärzte dieser Schule. Demgegenüber schloß sich Aretaios von Kappadokien keiner bestimmten Gruppe an.

Athenaios von Attaleia

Athenaios von Attaleia, das Haupt der Pneumatiker, lebte unter der Regierung des Kaisers Claudius (41—54 n. Chr.) in Rom und bildete dort zahlreiche Schüler aus. Er wollte erreichen, daß der Medizinunterricht zum festen Bildungsprogramm aller jungen Leute gehöre. Athenaios erwies sich als Moralist und gelegentlich als Philosoph: »Eine lange aufrechterhaltene Gewohnheit wird zur zweiten Natur. Sie kann ebenso mächtig wie ein Charakterzug sein.« Der Mediziner erteilte Frauen und Kindern Ratschläge: »Die kalte und feuchte Beschaffenheit des weiblichen Körpers muß durch eine Diät ausgeglichen werden, die mehr dem Warmen und Trockenen zuneigt. Den Frauen sollte eine angemessene körperliche Ertüchtigung gestattet sein ... Die vornehme Dame des Hauses sollte sich einmal ihre Dienstbotinnen ansehen, wie jede Frau, die ein angenehmes und bequemes Leben führt, einen Blick auf die Arbeiterinnen werfen sollte, die sich ihren Lebensunterhalt selbst verdienen müssen. Welch ein Unterschied besteht da hinsichtlich der Gesundheit, der Empfängnisbereitschaft und der Problemlosigkeit der Geburt. Denn die arbeitenden Frauen nehmen einfache Nahrung zu sich, und die körperliche Betätigung hält sie gesund.«

Galen zufolge war Athenaios der produktivste aller Verfasser medizinischer Schriften. Von ihm sollen über dreißig Werke existiert haben, von denen jedoch fast nichts erhalten ist. Das wenige besteht in einigen Passagen zur Diätetik, Physiologie, Embryologie, Pathologie und Hygiene, die sich in den Zitaten anderer Autoren finden.

Agathon von Sparta, Herodot und Archigenes von Apameia

Agathon von Sparta sorgte dafür, daß sich die ehemaligen Parteigänger der methodischen und der empirischen Schule der pneumatischen Lehre anschlossen. Er und seine Schüler, unter ihnen Herodot und Archigenes von Apameia, verdienen als erste den Namen Eklektiker. Agathon interessierte sich sehr für die Erforschung der Gifte und führte zahlreiche toxikologische Versuche an Hunden durch.

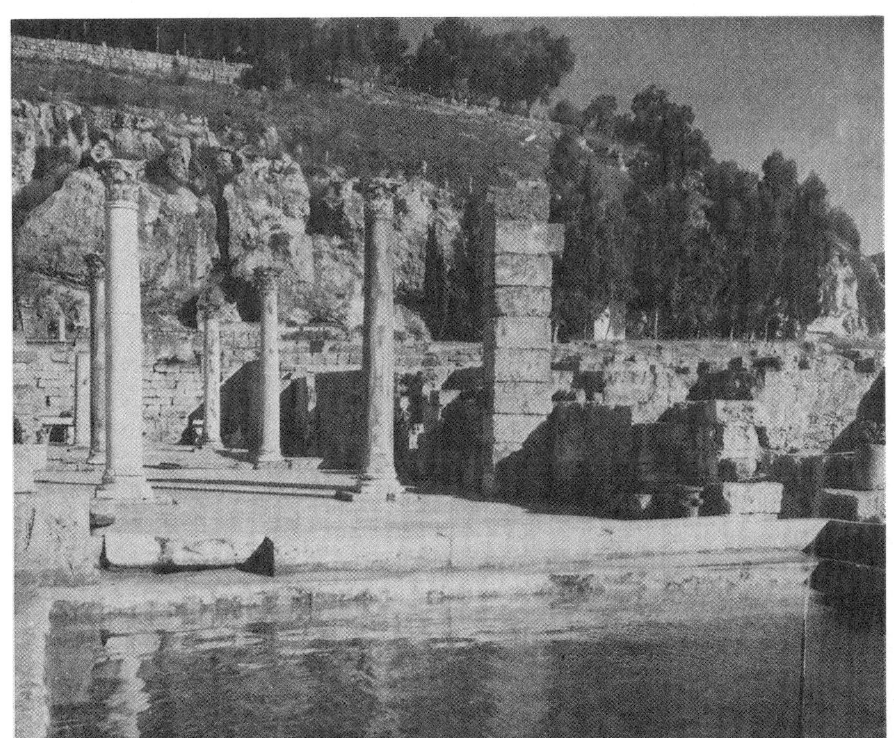

Abbildung 366
Die Thermen von Cyrene in Nordafrika. Herodot und die Eklektiker folgten der hippokratischen Tradition und hielten Bäder für wertvolle Heilmittel bei bestimmten Leiden.

Herodot lebte und wirkte gegen Ende des 1. Jahrhunderts n. Chr. Von allen Eklektikern weist er noch die größte Nähe zur methodischen Schule auf. Wenn die uns bekannten Fragmente seines Werks glaubwürdig sind, kommt ihm das Verdienst zu, als erster die Pocken als eigenständige Krankheit und dazu ihren epidemischen Charakter erkannt zu haben. Herodot macht genaue Angaben zur therapeutischen Verwendung der verschiedenen Bäder; er erwähnt Wasser-, Dampf-, Öl-, Sand- und Sonnenbäder, aber auch Gymnastik, Massage und den Gebrauch von Bandagen.

Archigenes, der aus dem syrischen Apameia stammt, wurde von Alexander von Tralleis als »göttliches Wesen« bezeichnet. Auch Galen äußert sich mehrfach lobend über ihn. Archigenes war wie Asklepiades ein gewandter Praktiker, dazu klug und ein Mann von elegantem Auftreten. Dieser Sohn des als Pharmakologe berühmt gewordenen Philippos lebte in Rom zur Regierungszeit des Kaisers Trajan. Es handelte sich um einen sehr originellen Geist, dem eine große Klientel aus der Oberschicht schmeichelte und der seine Mußestunden der schöngeistigen Literatur widmete. Archigenes wirkte auch als Lehrer für Medizin, wobei er die verschiedenen Theorien der pneumatischen, der empirischen und der methodischen Schule miteinander zu verbinden wußte. Sein wissenschaftliches Werk ist beachtlich; es umfaßt Schriften über den Puls, die verschiedenen Formen des Fiebers, lokale Affektionen, die Diagnose und die Behandlung akuter und chronischer Leiden, den günstigsten Augenblick für chirurgische Eingriffe, dazu Abhandlungen über Gebärmutterblutungen sowie

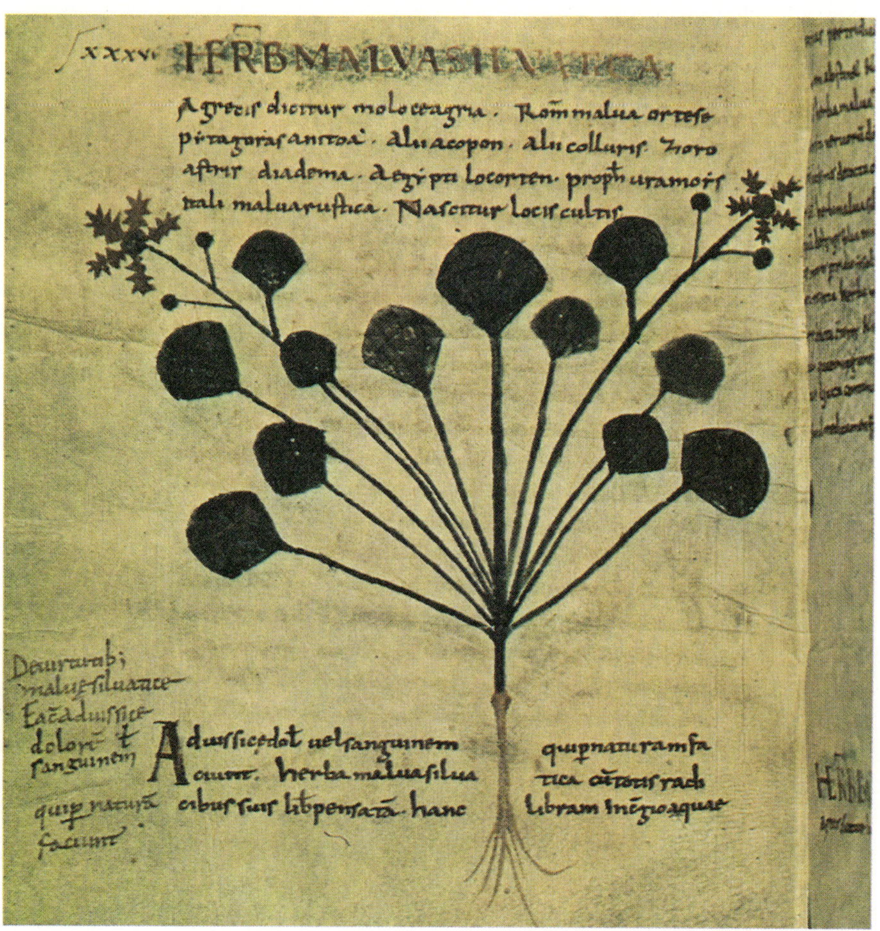

Abbildung 367
Eine Seite aus der Handschrift der Herba Vettonica, *die Antonius Musa zugeschrieben wird. 7. Jahrhundert.*

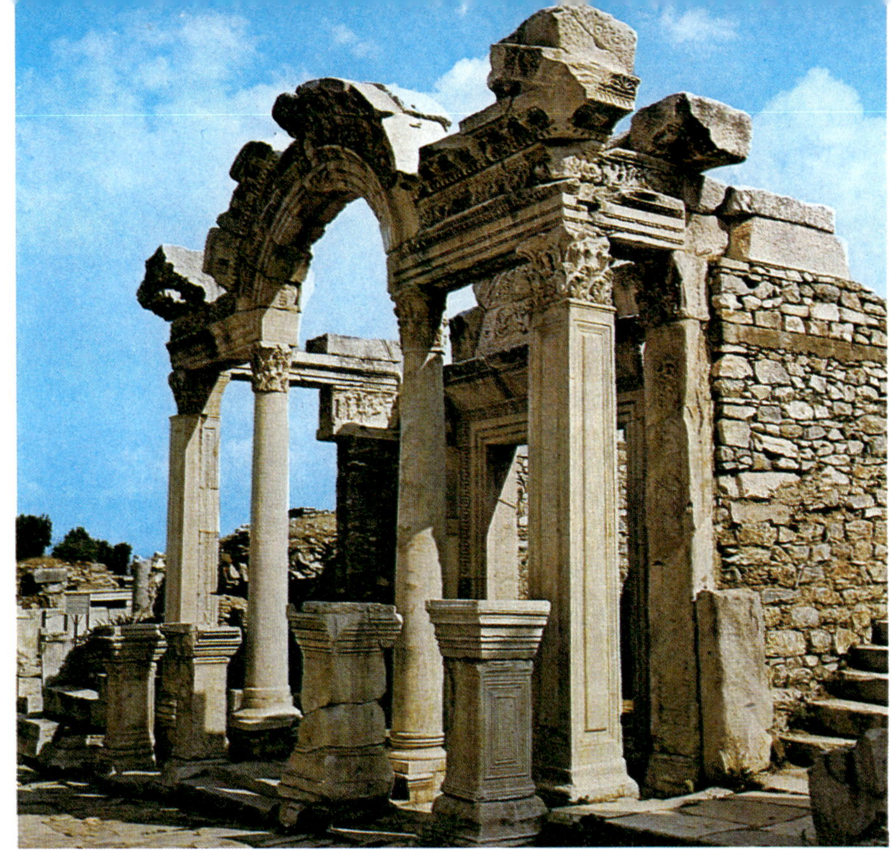

Abbildung 368
Das Hadrians-Tempelchen in Ephesos in der heutigen Türkei, wo Rufus von Ephesos gewirkt hat (2. Jahrhundert n. Chr.).

über die Pharmakologie. Laut Juvenal zeichnete sich Archigenes besonders als Frauenarzt aus. Er soll der Vertraute der Damen aus der Oberschicht gewesen sein und sogar ihre Intrigen begünstigt haben. Als Spezialist für Frauenleiden verfaßte er ferner einen Traktat über das Färben der Haare und weitere Schriften mit kosmetischen Rezepten. Vor allem aber war Archigenes ein schöpferischer Geist. Er beschrieb Diphtherie und Lepra. Neben den habituellen diätetischen und hygienischen Regeln verordnete er für gewöhnlich Aderlässe, Behandlungen mit dem Schröpfkopf, Brechmittel wie zum Beispiel Rettichsäfte, ferner Nieswurz und als Abführmittel Krotonöl.

Auf dem Gebiet der Chirurgie war Archigenes ebenso gewandt wie wagemutig. Durch Gefäßligaturen senkte er die Sterbequote bei Amputationen. Er behandelte Blutungen mit einem glühenden Eisen, um sie zu veröden; er bediente sich des Spiegels bei Gebärmutteruntersuchungen und operierte Brust- und Gebärmutterkrebs.

Archigenes' Nachfolger, Apollonios von Pergamon, Heliodor und Leonidas von Alexandria, erreichten nicht das Niveau dieses Arztes.

Apollonios von Pergamon zog die Behandlung mit Schröpfköpfen dem Aderlaß vor, »weil dabei weniger Pneuma verlorengeht«. Heliodor war als Chirurg besonders auf das Kastrieren von Sklaven spezialisiert. Einige Fragmente seiner Schriften hat man inzwischen wiedergefunden. Danach hat der Arzt auch Schädeltrepanationen vorgenommen und Krampfadern operiert. Ferner hat Heliodor eine Abhandlung über die Technik des Anlegens von Verbänden verfaßt, in der er aufzeigt, wie man die Nase richtet, die Lippen verkleinert usw. Leonidas von Alexandria bediente sich bereits eines richtigen Rektoskops zur Diagnose von Hämorrhoiden, After- und Rektumkrankheiten und Fisteln. Außerdem verfügte er über Kenntnisse der exotischen Medizin. Die *Filaria medinensis,* führte er aus, habe in bestimmten Ländern endemischen Charakter.

Rufus von Ephesos

Wir besitzen nur wenige und zudem noch widersprüchliche Hinweise auf Rufus von Ephesos. Der Verfasser des *Kitan el Hokama* und in späterer Zeit der syrische Kirchenfürst und philosophische Schriftsteller Barhebraeus (Abul-Faradsch) bezeichnen Rufus als Zeitgenossen Platons, während andere Autoren in ihm den Arzt der Kleopatra gesehen haben. Nach Ibn Abi Useibi'a wurde Rufus in Ephesos geboren und war der führende Mediziner seiner Zeit. Es ist heute fast sicher, daß er unter der Regierung des Kaisers Trajan, also gegen Ende des ersten nachchristlichen Jahrhunderts, gelebt hat. Eine Passage seines Traktats *Über die Befragung des Kranken* informiert uns darüber, daß Rufus sich längere Zeit in Ägypten aufgehalten hat. Allmählich erweitern sich unsere Kenntnisse über die Vita dieses bemerkenswerten Gelehrten. Die Alten haben in ihm eine Autorität gesehen, die vom Geist der aristotelischen Philosophie beseelt war, eine durchdringende Beobachtungsgabe besaß und über gediegene anatomische Kenntnisse verfügte. Galen und die arabischen Autoren zitieren häufig aus seinen Schriften. Rufus' Werk muß, soweit man nach den auf uns gekommenen Fragmenten urteilen kann, sehr umfangreich gewesen sein. Drei Traktate sind uns erhalten: *Über die Blasen- und Nierenkrankheiten, Von der Bezeichnung der verschiedenen Körperpartien* und *Über die Gicht.*

Rufus erwarb sich seine anatomischen Kenntnisse, indem er Affen sezierte. Als erster beschrieb er die Sehnervenkreuzung und die Linsenkapsel. Ferner unterschied er zwischen den Nerven, »die mit der Sinneswahrnehmung beauftragt sind«, und solchen, die »der Bewegung dienen«. Wiederum als einer der ersten wies er auf Beulenpest und Lepra hin und beschrieb Wundrose *(Erysipel)* und Epithelgeschwulst *(Epitheliom)* auf exakte Weise. Bei der Behandlung von

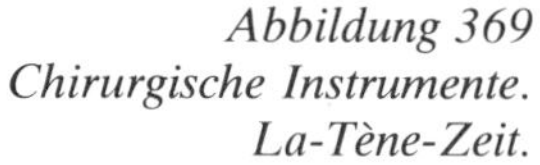

Abbildung 369
Chirurgische Instrumente. La-Tène-Zeit.

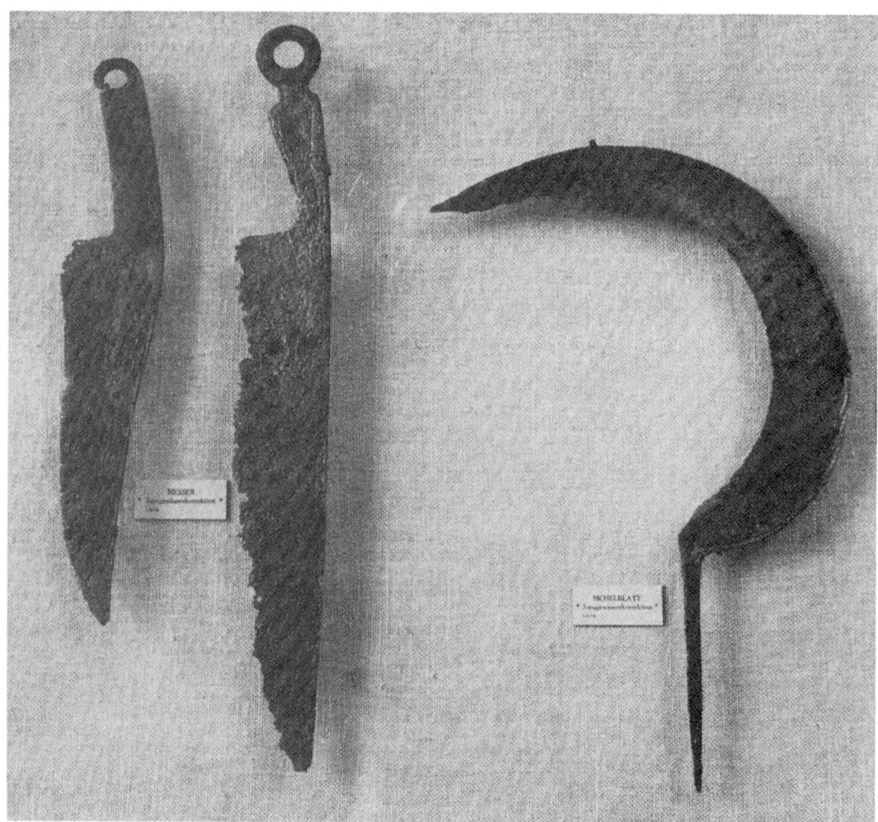

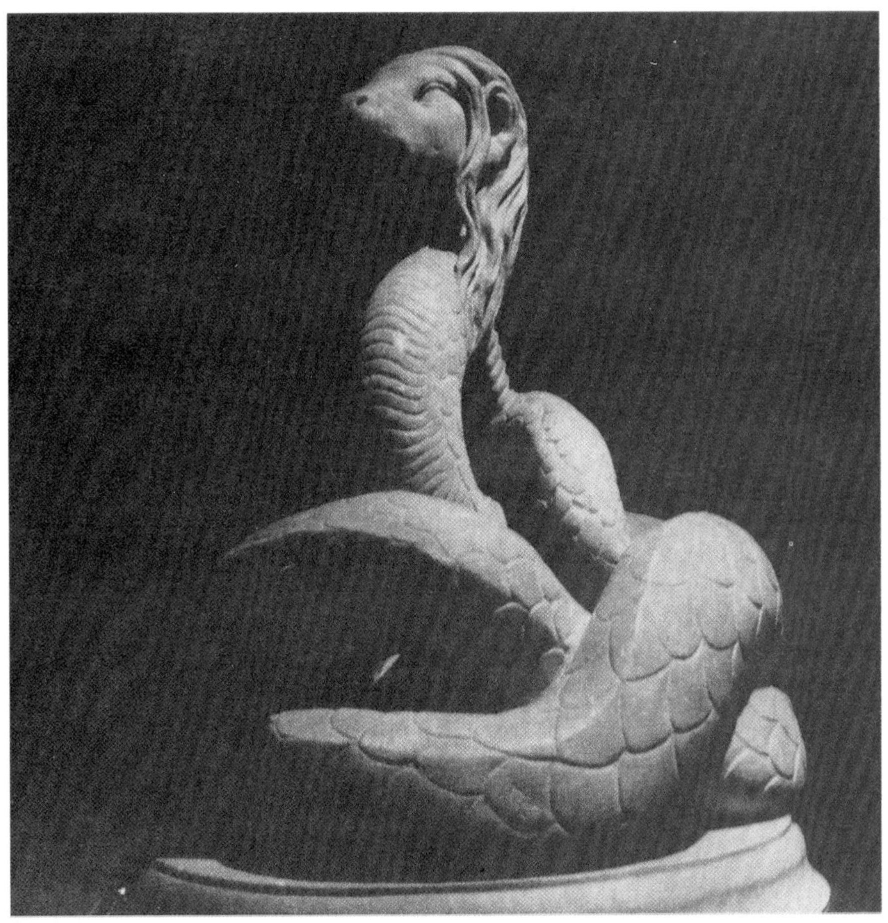

Abbildung 370
Im Mittelalter diente die »Sprache der Schlange« dazu, Gift in Nahrungsmitteln zu entdecken. Die Ärzte im alten Griechenland haben Gift und Haut der Schlange zur Herstellung bestimmter Medikamente verwendet. Nebenstehend die 1962 gefundene Schlange von Tunis.

Blasen- und Nierenkrankheiten ist Rufus sehr behutsam vorgegangen. Er rät von harntreibenden Mitteln ab und empfiehlt nur Klistiere, Kompressen, Bäder und Suppositorien. Um Blutungen zum Stillstand zu bringen, lobt er nachdrücklich die Ligatur, die Kältetherapie, die Adstringenzien und die Torsion der verletzten Gefäße. Hinreichend genau werden Operationen, besonders bei Steinleiden, beschrieben: »Nachdem man den Stein ausgemacht und ihn in die Harnröhrenmündung vorgetrieben hat, hält man ihn in dieser Position fest, damit er sich nicht verlagert. Dann nimmt man am Damm eine transversale Inzision vor. Wenn der Stein erreichbar ist, entfernt man ihn mit dem Griff des Filtriersacks, wenn nicht, wird man auf jenes Instrument zurückgreifen, das für diesen Fall erfunden worden ist« — die Faßzange.

An einer anderen Stelle bemerkt Rufus zum Geschlechtsakt, daß dieser »fixe Ideen zerstreut und unbezwingbare Leidenschaften lindert. Aus diesem Grunde gibt es kein Heilmittel gegen die Melancholie, das ähnlich wirksam wäre. Außerdem bringt er jene, die an einer wie immer gearteten Wahnvorstellung leiden, zur Vernunft.«

Auf Rufus geht ferner eine Reihe von pharmakologischen Kompositionen zurück. Unter ihnen wurde besonders das aus Koloquinthen, einer subtropischen Kürbisart, hergestellte *Hiera* häufig verwendet.

In seiner Abhandlung *Über die Befragung des Kranken,* einem richtigen Semiologietraktat, zeigt uns Rufus, mit welchem Feingefühl und welcher Sorgfalt er bei der Untersuchung seiner Patienten vorgegangen ist, um schließlich zu einer exakten Diagnose zu gelangen. »Ich halte es für angebracht, zunächst einmal den Kranken selbst zu befragen. Dabei wird man dann gleich feststellen, ob und wie weit sein Geist gesund oder verwirrt ist. Außerdem gewinnt man Aufschluß über die Kräfte oder die Hinfälligkeit des Patienten ... Aufgrund seiner Antworten wird man beurteilen, ob es ihm in irgendeiner Weise an Sprechvermögen oder Verstand fehlt.« Außerdem soll man sich darüber informieren, »wann die Krankheit ihren Anfang genommen hat. Denn dies ist wichtig für die Behandlung wie für die Voraussage der kritischen Tage. Ferner muß man wissen, ob sich das Leiden, dem man sich gegenübergestellt sieht, schon früher geäußert hat oder ob dies die erste Erkrankung dieser Art ist.« Man muß den Kranken auch nach seinen Träumen und Visionen fragen. Nach Rufus' Meinung soll der Arzt keine Möglichkeit außer acht lassen, die irgendeine Erhellung des Sachverhalts bringen kann. »Wenn man in ein fremdes Land kommt, wird man sich nach der Beschaffenheit des Wassers und seinen besonderen Eigenschaften erkundigen, ob es also etwa abführend oder harntreibend wirkt, oder ob es für die Verdauung sowie für Leber und Milz nicht gut ist.«

Rufus erkannte die Krankheiten an den Veränderungen des Pulses. Er prüfte, ob der Puls doppelschlägig, unterbrochen oder sonstwie von der Norm abweichend sei. Genialität aber zeigt sich in seiner Auffassung vom Fieber. Rufus hat nämlich das Fieber bereits als natürliche Verteidigungsreaktion des Organismus betrachtet und bedauert — vor zweitausend Jahren! —, daß man es nicht künstlich erzeugen könne. Er habe allerdings gehört, daß in Afrika einige Völkerstämme zu diesem Zweck Ziegenbockurin injizieren ...

Aretaios von Kappadokien

Aretaios von Kappadokien irgendeiner medizinischen Richtung zuzuordnen fällt schwer. Es handelt sich vielmehr um einen Individualisten, um einen von seinem theoretischen Ansatz her isolierten Mediziner, der nicht mit einer Schule in Zusammenhang gebracht werden kann. Dennoch ist sein wissenschaftliches Werk auf der Höhe des medizinischen Wissens seiner Zeit. Von wahrhaft hippokratischem Geist bestimmt, ist Aretaios in das Labyrinth der Pathologie eingedrungen, wobei ihm die klinische Beobachtung des Kranken als Ariadnefaden dient. Man nimmt an, daß dieser Arzt um die Wende vom 1. zum 2. Jahrhundert n. Chr. gelebt hat. Da er selbst niemanden außer Hippokrates zitiert und von anderen antiken Autoren, die sich für gewöhnlich weitschweifig über die Arbeiten ihrer Zeitgenossen zu äußern pflegten, nicht erwähnt wird, verfügen wir kaum über Angaben zu Aretaios. Er nähert sich einerseits den Pneumatikern, da er dem Pneuma große Bedeutung beimißt, andererseits entfernt er sich aber wieder von ihnen in seinen allgemeinen Vorstellungen. So bedeutet die Gesundheit für ihn ein Gleichgewicht zwischen den festen und den flüssigen Bestandteilen des Körpers sowie dem Geist — weder eine pneumatische noch eine methodische Konzeption, sondern eine Doktrin, die ausschließlich Aretaios zu eigen ist. Außerdem erinnert der ionische Dialekt, in dem er seine Abhandlungen *Über die akuten und chronischen Krankheiten* verfaßt hat, vor allem an Hippokrates. Darüber hinaus besteht eine enge Verwandtschaft zwischen seinen theoretischen Werken und denen des Archigenes von Apameia. Es ist allerdings nicht auszumachen, welcher von den beiden Autoren welchen inspiriert hat, beziehungsweise wem der Vorwurf des Plagiats zu machen ist.

Für Aretaios hat das Pneuma seinen Sitz im Herzen und bewegt sich durch die Arterien. Als Krankheitsursachen werden Anomalien der Säfte sowie Veränderungen des Pneumas und des *Tonos* genannt, wobei letzterer die Verbindung zwischen den verschiedenen Teilen des Organismus herstellt. In meisterlicher Weise beschreibt Aretaios einzelne Krankheiten und grenzt sie voneinander ab, so die Schwindsucht mit ihrem Bluthusten, den Wundstarrkrampf mit seinen Kontraktionen *(Opisthotonos),* die Epilepsie und ihr Umfeld sowie den Schlaganfall als Ursache der halbseitigen Lähmung. Dem wird die Gehirnschädigung infolge der Kreuzung der Nervenstränge gegenübergestellt. Aretaios sieht den Grund für die Gelbsucht in einer Verstopfung der Gallenwege. In bewundernswerter Weise beschreibt er die Synkope samt Herzstillstand, Entkräftung und sehr schwachem Puls. Bei Diabetes gelangen Flüssigkeiten in den Körper, verdünnen sich im Urin und rufen Abmagerung und Kollaps hervor. Heftiger Durst gilt als hauptsächliches Symptom. Aretaios plädiert für lange Milchkuren, Backobst, reinen Wein und Abführmittel als therapeutische Maßnahmen. Bei den Infektionskrankheiten hat unser Theoretiker sehr gut die Anzeichen der Beulenpest, der Diphtherie, der Dysenterie, der Lepra und der Cholera beobachtet. Im Bereich der Psychiatrie werden bestimmte Syndrome wie die Manie und die Melancholie gleichzeitig in der *Regio hypochondriaca* und im Kopf lokalisiert. Während aber die Melancholie eine Introvertierung darstellt, ist die Manie eine Extrovertierung.

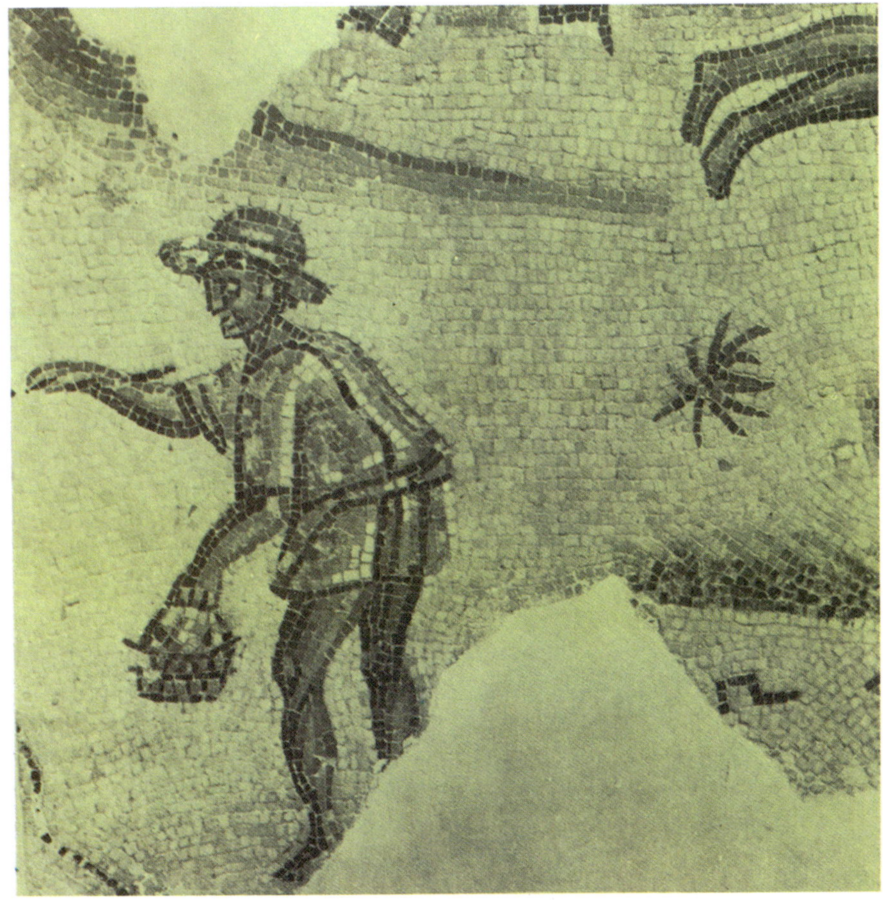

Abbildung 371
Der Ackerbau. Aretaios von Kappadokien erforschte die Grundlagen einer gesunden Ernährung. Römisches Mosaik aus dem 2. oder 3. Jahrhundert.

So findet man anscheinend in der Theorie des Aretaios eine Mischung aus hippokratischen Ideen, eine auf die Methodiker zurückgehende Klassifizierung der Krankheiten sowie bestimmte Grundelemente der pneumatischen Schule. Seine Therapie ist weniger eklektisch als die des Hippokrates, von der nur einige Diätregeln entlehnt sind. Aretaios empfiehlt nur wenige und sehr milde Heilmittel. Wenngleich er auch bisweilen zu Opium rät, so zieht er doch Abfuhr- und Brechmittel, Klistiere, Aderlässe auf der dem kranken Körperteil gegenüberliegenden Seite des Körpers, Blutegel und Schröpfköpfe, Duschen, Salben, Ätzungen und Friktionen vor. Im Fall von Schwindsucht — diese Krankheit wird von Aretaios am besten beschrieben — hält der Arzt eine Luftveränderung in Form von Seereisen für angezeigt. Bei Schlaflosigkeit soll der Kranke in seine gewohnte Umgebung gebracht werden: der Fischer in sein Boot, der Musiker unter die Flötenspieler und der Lehrer in den Kreis seiner Schüler. Gegen Gewichtszunahme schreibt Aretaios neben einer Umstellung der Ernährungsgewohnheiten Spazierfahrten und Schaukeln vor, passive Bewegungen also oder, um es allgemeiner auszudrücken, Zerstreuungen.

Auf diese Weise kommt Aretaios das Verdienst zu, die fundamentalen Prinzipien der alten Säftelehre erneuert zu haben, und zwar nicht durch eine unschöpferische Rückkehr zu Hippokrates, sondern unter Einbeziehung der zeitgenössischen methodischen Klassifikationen und der Lehren der pneumatischen Schule. In Theorie und Praxis sorgte Aretaios von Kappadokien dafür, daß die medizinische Wissenschaft weitere Fortschritte machte und ein bis dahin unerreichtes Niveau erklomm.

Dioskurides

Neben den durch ihre theoretischen Arbeiten berühmt gewordenen Medizinern müssen wir noch Dioskurides erwähnen, wenngleich er etwas außerhalb der großen Schulen der antiken Medizin gestanden hat. Dieser Dioskurides, der den Beinamen Pedanios trägt, war zwar von Haus aus Arzt, beschäftigte sich aber nahezu ausschließlich mit der Pharmakologie. Von ihm wird ausführlicher in jenem Kapitel zu sprechen sein, das diesem Thema gewidmet ist.

Dioskurides wurde in Anazarba in Kilikien im ersten nachchristlichen Jahrhundert während der Regierungszeit des Kaisers Nero geboren. Er unternahm, zweifellos immer als Arzt im Troß des Heeres, zahlreiche Reisen, auf denen er sein umfassendes botanisches Wissen erwarb. In seiner *Materia medica* trug er die gesamten pharmazeutischen Kenntnisse seiner Zeit zusammen. Sein fünf Bücher umfassendes Werk ist in griechischer Sprache abgefaßt; es wurde von Plinius über weite Strecken paraphrasiert und häufig von Galen zitiert. Als hauptsächliche Quellen der Schrift des Dioskurides gelten die Abhandlung des Rhizotomen Krateuas, das Buch des Andreas von Karystos und die *Historia plantarum* des Theophrast. Die *Materia medica* behandelt sämtliche Heilmittel, die aus den drei Reichen der Natur gewonnen werden können. Hier ist also zum ersten Mal auch von mineralischen Ingredienzen wie dem Kalkwasser, dem modernen Kupfersulfat und dem Bleiazetat die Rede. Die Griechen, die Lateiner, die Araber, die Autoren des Mittelalters und der Renaissance — alle haben das Werk des Dioskurides abgeschrieben, zitiert und kommentiert.

Auf eine uns seltsam anmutende Weise ist die Medizin in der griechischen Antike seit Hippokrates von gelehrten Philosophen und Persönlichkeiten mit reicher Allgemeinbildung erforscht und praktiziert worden. Sie haben der modernen Wissenschaft eine Summe tiefgründiger Studien und wirklicher Entdeckungen hinterlassen sowie eine reiche Erfahrung auf allen Gebieten der Heilkunst.

Abbildung 372 (gegenüber) Dioskurides hält eine Vorlesung

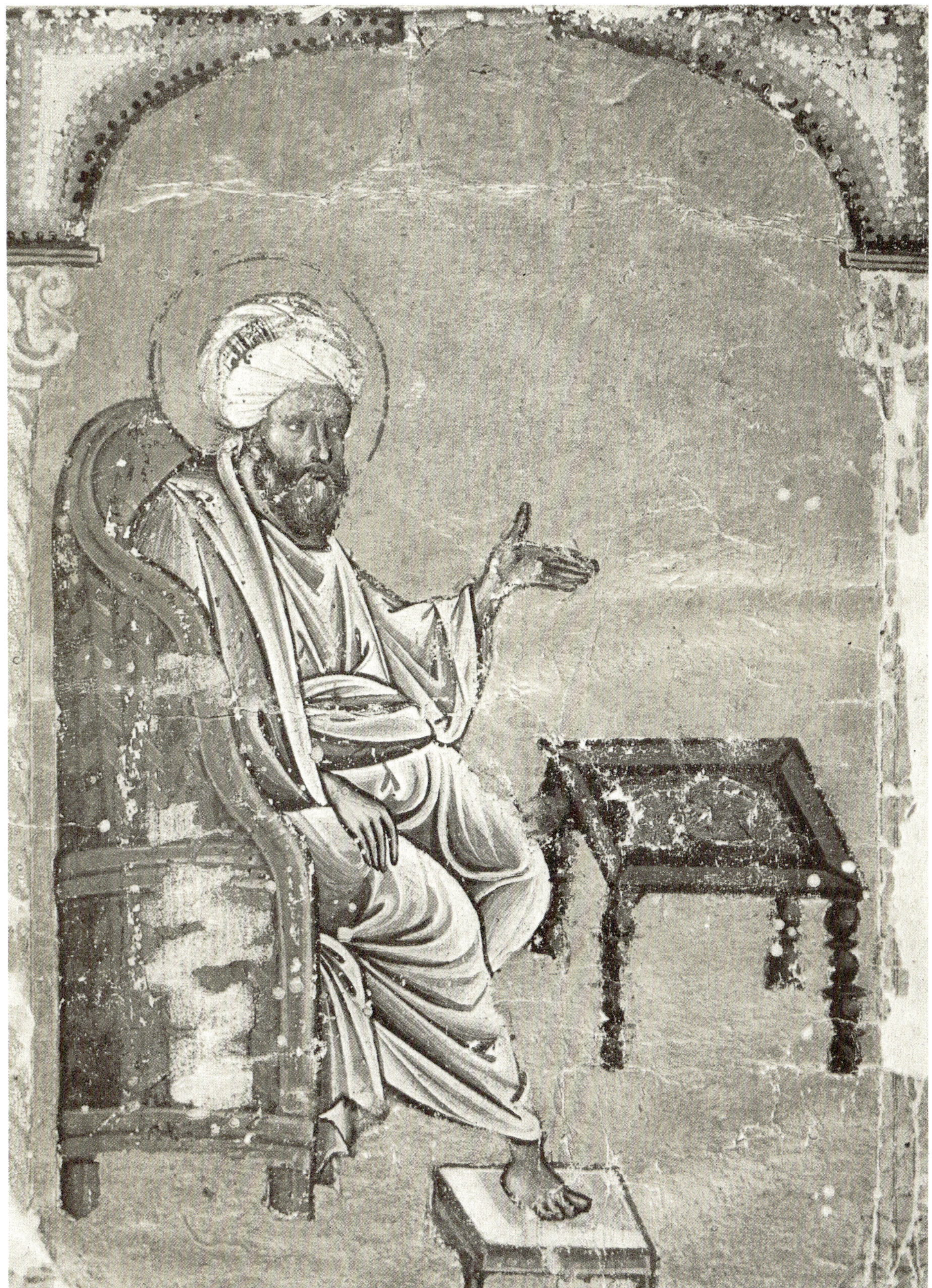

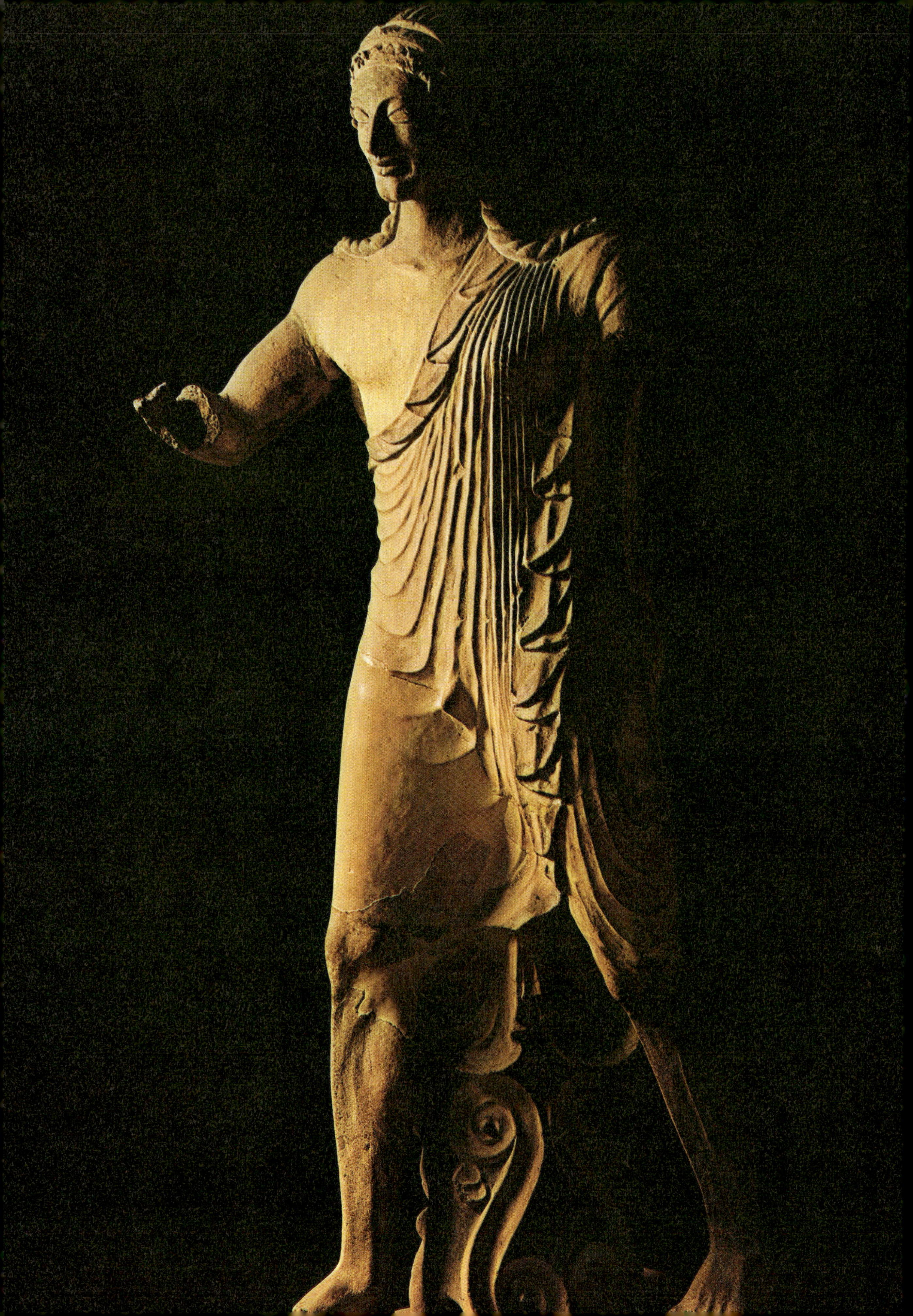

Die Medizin in Rom: Galen

von Raymond Villey

Kurz vorweggenommen: es hat im eigentlichen Sinne des Wortes keine »lateinische Medizin« und kein medizinisches Werk gegeben, das für den römischen Genius typisch gewesen wäre. Ebensowenig existierten medizinische Lehren oder Medizinschulen, die einen solchen Namen verdient hätten. Die Medizin der Römer war »gräko-romanisch«: Methoden, Systeme und Ideen wurden von griechischen Ärzten nach Rom gebracht. Celsus, der »Cicero der Medizin«, ist das prägnanteste Beispiel für einen lateinischen Autor auf dem Gebiet der Medizin, doch entnahm auch er fast den gesamten Stoff seines Werkes der griechischen Medizin. Und Galen, der bedeutendste Mediziner des römischen Reiches, sah seine Lebensaufgabe darin, das Werk des Hippokrates wiederherzustellen und fortzusetzen.

Die Zeit der Etrusker

Die Medizin der etruskischen Epoche (8. bis 5. Jh. v. Chr.) ist uns nur in sehr ungenügendem Maße bekannt. Lediglich einige Malereien und Votivbilder können uns Hinweise liefern, denn die Schrift der Etrusker konnte bis zum heutigen Tage noch nicht entziffert werden. Die etruskische Medizin hatte — so scheint es — die Merkmale aller primitiven Heilkunden: sie war vor allem magisch und mythisch orientiert, teilweise auch empirisch. Man beherrschte unter anderem die elementare Chirurgie und die Anwendung von Heilpflanzen und verschiedenen anderen Heilmitteln. Lateinische Schriftsteller berichten, daß die Etrusker Tiere und Pflanzen in zwei Kategorien einteilten: in die glückbringenden *(felices)* und in die unheilbringenden *(infelices)*. Warme Quellen wurden ganz besonders geschätzt. Bereits um diese Zeit führte das Bedürfnis nach öffentlicher Hygiene zu großen baulichen Leistungen: der Bau der Cloaca Maxima (großes Auffangbecken der römischen Abwässer) datiert aus der etruskischen Epoche. Darüber hinaus zeigte man bereits erstaunliche Fertigkeiten bei der Trockenlegung der ungesunden Sümpfe.

Die Römer bis zum 3. Jahrhundert vor Christi

In der römischen Kultur des 5. bis 3. Jh. v. Chr. — bevor die griechischen Ärzte eintrafen — war die Gesundheit vor allem eine Angelegenheit der Götter: die äußerst abergläubischen Römer riefen bei Krankheiten Minerva, Diana, Hygieia, Salus, Castor und Pollux und ganz besonders die Göttinnen Febris und Mefitis an, die gegen die ansteckenden Fieber der Sümpfe von Latium schützen sollten. Sehr spät erst (239 v. Chr.) und unter griechischem Einfluß wurde nach einer großen Pestepidemie ein dem Äskulap geweihter Tempel auf einer Tiberinsel errichtet. Zahlreiche Kranke pflegten ihn aufzusuchen, um sich in seinen Säulenhallen auszuruhen.

Eine Heilkunde wurde praktisch nicht ausgeübt, und *der Beruf des Arztes hatte für einen Römer nichts Verlockendes.* Plinius der Ältere berichtet, die

Abbildung 373 (gegenüber) Apollo von Veji, 6. Jh. v. Chr. Veji war eine der mächtigsten etruskischen Städte, deren Blütezeit sich vom 8. bis zum 6. Jh. v. Chr. erstreckt. Jahrhundertelang stand sie im Kampf gegen Rom.

Römer hätten sechs Jahrhunderte ohne Ärzte gelebt. Während der gesamten Zeit der Republik und noch in den ersten Jahren des Kaiserreiches wurde die Medizin als eine verächtliche und für einen römischen Bürger unwürdige Tätigkeit angesehen. Dagegen wurde zur gleichen Zeit der Beruf des Anwalts, durch den man häufig zu Reichtum gelangen konnte, hoch geschätzt. Der Arztberuf wurde selten ergriffen und wenn, dann nur von Fremden, Griechen oder Levantinern, die man vormittags auf dem Forum zwischen allen möglichen Händlern, Geschäftemachern, Wucherern oder Zauberern antraf. Einige dieser »Ärzte« betrieben nebenbei noch einen Krämerladen und unterschieden sich darin nicht im geringsten von den *tonsores,* den Barbieren.

Bei den meisten von ihnen — unter anderem auch einigen Frauen — handelte es sich um Scharlatane, die ihre Pillen, Salben, Pflaster, Räuchermittel, »Gegengifte« und Pessare verkauften. Ihre Mittel waren alle von mehr oder weniger geheimnisvoller Zusammensetzung. Die gehobene Gesellschaftsschicht verzichtete meist auf ihre Dienste. Sobald es in einem römischen Haushalt einen Kranken gab, ordnete der *pater familias* die zu treffenden Maßnahmen an — mit der ihm über seine Familie und *gens* gegebenen, fast absoluten Gewalt, wie der Kommandant eines Schiffes. Später, unter dem wachsenden Einfluß der von auswärts eindringenden Heilkunde, hielt man sich gerne einen Sklaven als Arzt, ähnlich wie einen »Grammaticus«, den man teuer eingekauft hatte und bei passender Gelegenheit gebührend belohnen und freilassen würde.

Die griechischen Ärzte in Rom

Ab dem 3. Jahrhundert v. Chr. begannen griechische Ärzte, sich in Rom niederzulassen. Sie befanden sich schon seit langem auf der Halbinsel, lebten aber auch in ihren Kolonien in Süditalien und Sizilien. Sie galten als reise- und unternehmungslustig und versuchten — wie Händler — einen guten Verdienst zu erzielen und gegebenenfalls seßhaft zu werden. Der erste, der in der Geschichte seine Spur hinterlassen hat, ist ein gewisser Archagathos, der, vom Peloponnes kommend, im Jahre 219 in Rom eintraf. Er besaß an der Kreuzung Acilius den Laden eines Chirurgen oder, wie man damals sagte, eines *vulnerarius,* was etwa »Wundarzt« bedeutet. Nach einigen Erfolgen verlor er jedoch die Achtung seiner Kundschaft und bekam den Spitznamen *carnifex,* »Schlächter«.

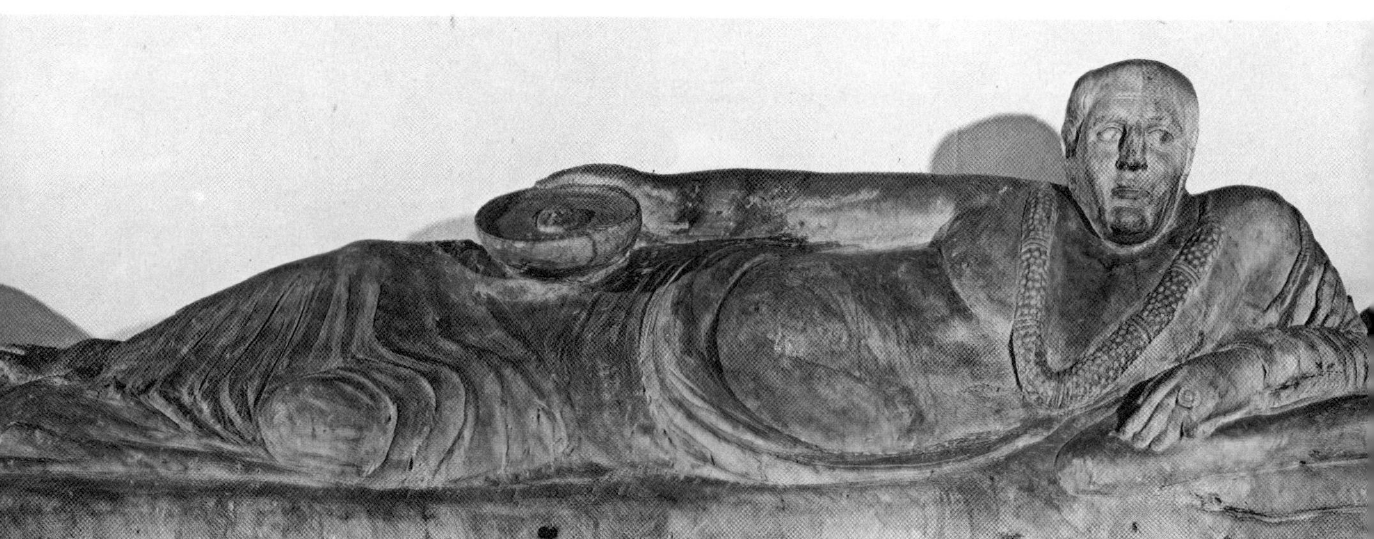

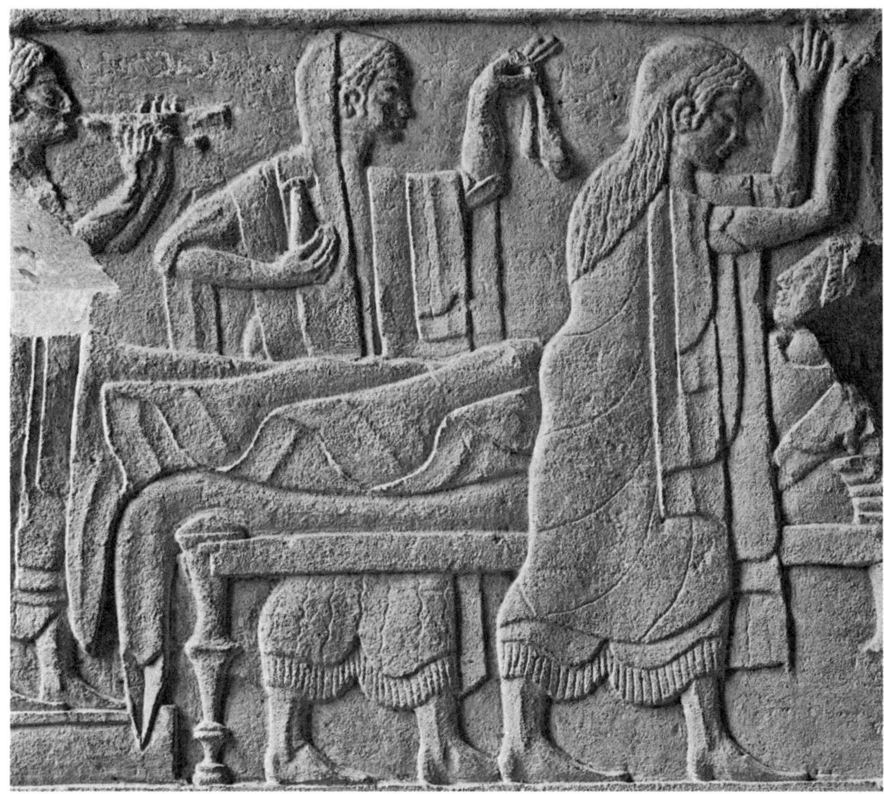

Abbildung 375
Szene einer Opfergabe an eine liegende Kranke. Relief an einem steinernen Sarkophag. Etruskische Kunst.

Solche Krämer-Ärzte wurden von der gehobenen römischen Gesellschaft verachtet. Cato der Ältere, genannt »der Zensor« (234—149 v. Chr.), der den Geist konservativen Republikanertums verkörperte, galt als ihr hartnäckiger Feind. Er schrieb ihnen alle nur denkbaren Laster zu und teilte seinem Sohn mit: »Die Griechen sind ein perverses und unlenksames Volk. Glaub mir, wenn ich dir versichere, daß jedesmal, wenn dieses Volk uns seine Kenntnisse überbringen will, die Absicht dahinter steckt, Rom zu verderben. Und es wird geradezu noch schlimmer, wenn sie uns ihre Ärzte schicken. Diese Leute haben geschworen, alle Barbaren mit Hilfe der Medizin auszurotten, und sie betrachten die Römer als Barbaren. Vergiß nie, daß ich dir verboten habe, die Hilfe von Ärzten in Anspruch zu nehmen.« Cato hielt sie sich vom Leibe und schuf sich unter den Seinen eine eigene Medizin. Sie war höchst einfach: er war davon überzeugt, daß Kohl unter Anwendung einiger Zauberformeln das zuverlässige Heilmittel gegen fast alle Übel sei.

Zwei Jahrhunderte später sprach Plinius der Ältere nicht viel besser von den Ärzten, von ihrer Mittelmäßigkeit und Habsucht. Trotz dieses Widerstandes und Fremdenhasses aber stießen die aus Griechenland oder Kleinasien herangereisten Ärzte auf keinerlei Konkurrenz. Kamen die ersten noch als Pioniere und Abenteurer, so konnten sich die Nachfolger immer leichter etablieren. Noch leichter gelang ihnen dies nach der Eroberung Griechenlands durch Rom (146 v. Chr.). Auf diesem Wege wurde die Medizin zu einem Instrument, mit dessen Hilfe die Griechen allmählich die intellektuelle Vorherrschaft über ihre Sieger einleiten konnten. Sie vermittelten den Römern Kunst, Philosophie und einen verfeinerten Lebensstil, aber auch eine allgemeine Lockerung der Sitten. Der Ruf der griechischen Ärzte wuchs immer mehr, und römische Ärzte ließen sich, um überhaupt Erfolg zu haben, als griechische ausgeben. Jeder römische

Abbildung 374 (gegenüber)
Fettleibiger Etrusker, Platte eines Sarkophags, Mitte des 3. Jh.s v. Chr. Die etruskische Kunst bildete sich durch die Beziehungen zur hellenistischen heraus, die vom 8. bis zum 6. Jh. durch Kampanien und Südetrurien eingedrungen war.

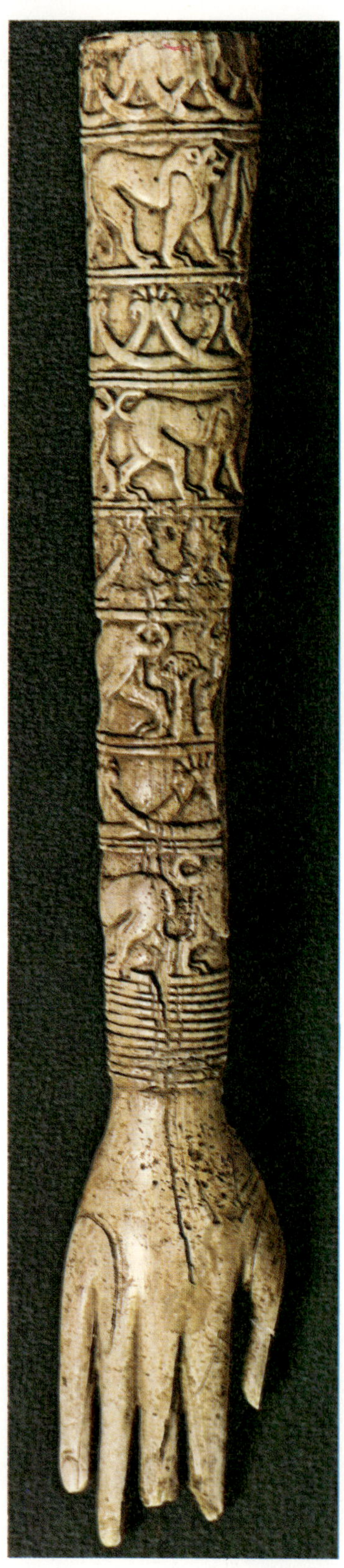

Abbildung 376
Etruskische Kunst: Votivarm aus Elfenbein.

Bürger hatte von nun an seinen Hausarzt, und bereits Seneca lobte den guten Arzt als den Freund der Kranken.

Eine medizinische Schule bildete sich heraus, mit heilkundigen Meistern, die zahlreiche Schüler in der medizinischen Praxis unterwiesen, wie ein Epigramm von Martialis zeigt: »Ich war sehr leidend, aber Du, Symmachus, hast mich bald mit hundert Schülern besucht. Hundert Hände, die vom Nordwind ganz erfroren waren, haben mich betastet. Ich hatte kein Fieber, Symmachus, doch ich habe es jetzt.«

Im Jahr 46 v. Chr. schließlich verlieh Julius Cäsar der Ärzteschaft das römische Bürgerrecht. Später traf man in Rom Militärärzte, öffentlich praktizierende Ärzte, die damit beauftragt waren, die Armen zu pflegen. Es gab Gesundheitsorganisationen und — auf das ganze Reich verteilt — medizinische Schulen (Marseille, Lyon, Saragossa, Antiochien). Rom jedoch, die Hauptstadt des Handels, wurde nie eine Hauptstadt der Wissenschaft.

Die Ärzte, die nach Rom kamen und dort reich wurden — Millionäre, so Plinius —, brachten nicht nur Heilmittel und Behandlungsmethoden der griechischen Medizin mit — Aderlaß, Chirurgie und schöne Worte —, sondern auch medizinische Doktrinen und Grundsätze.

In dem Kapitel, das von der griechischen Medizin nach Hippokrates handelt, wird sich erweisen, daß diese Grundsätze nicht mehr ganz genau denen des Hippokrates entsprachen. Unter dem Einfluß von Herophilos und Erasistratos bekamen Anatomie und Physiologie den Vorrang über die Philosophie. Außerdem stimmten die unterschiedlichen Lehrmeinungen nicht mehr überein, da die dogmatischen Schulen mit den empirischen rivalisierten. Die Dogmatiker behaupteten, die Krankheiten nach rationalen Methoden zu behandeln, und unterstrichen, daß es notwendig sei, die Struktur des menschlichen Körpers zu kennen und die »verborgenen Ursachen« der Krankheiten zu suchen. Die Empiriker behaupteten dagegen, das deduktive Verfahren sei für die Medizin unbrauchbar; allein die Erfahrung und der Vergleich durch Analogie könne das Verhalten des Arztes bestimmen. »Es ist weniger wichtig zu wissen, was eine Krankheit verursacht, als das, was sie heilt.«

An dieser Stelle sei an die erfolgreiche Karriere des Asklepiades erinnert, der 91 v. Chr. nach Rom kam. Als gebildeter Mann, der sich mit Rhetorik befaßt hatte, bevor er sich der Medizin zuwandte, hatte er sich eine ausgewählte Kundschaft erworben und ließ sich seine Dienste sehr teuer bezahlen. Asklepiades war auch ein Freund Ciceros und Mark Antons. Er zeichnete sich im Verschreiben von Behandlungen aus, die dem Geschmack der Kunden schmeichelten. Alles in allem war er ein sehr geschäftstüchtiger Mann.

Asklepiades entwarf und praktizierte ein medizinisches System, das ihn als Gründer der methodischen Schule bekannt machte. Seine Schüler, namentlich Themison von Laodicäa, konstruierten auf dieser Grundlage später die Lehre vom *status strictus* und vom *status laxus,* vom Zustand der »Spannung« und dem der »Erschlaffung«. Die Hauptideen stammten allerdings von Epikur und wurden später von Lukrez übernommen. Nach Auffassung des Asklepiades besteht der Körper aus Atomen, die sich in Bewegung befinden. Krankheiten resultieren aus einer Verstopfung oder Erschlaffung der Poren, durch die sich die Atome bewegen. Genau betrachtet, handelt es sich hier um eine materialistische Anschauung. Die Phänomene bewegen sich allerdings nicht nach dem vorerstellten Plan der Natur, sondern gemäß dem Zufall und der Anziehungskraft der Atome.

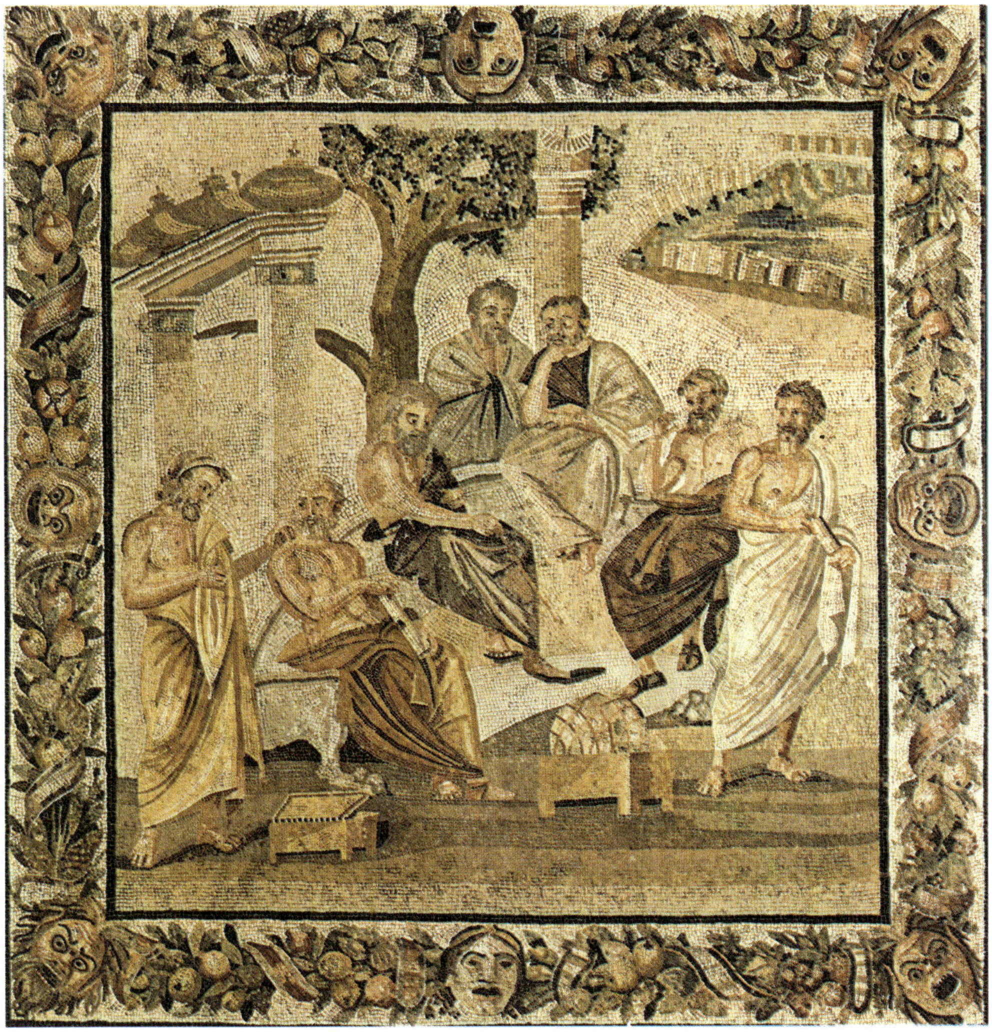

Abbildung 377
»Die Akademie«, Mosaik aus Pompeji.

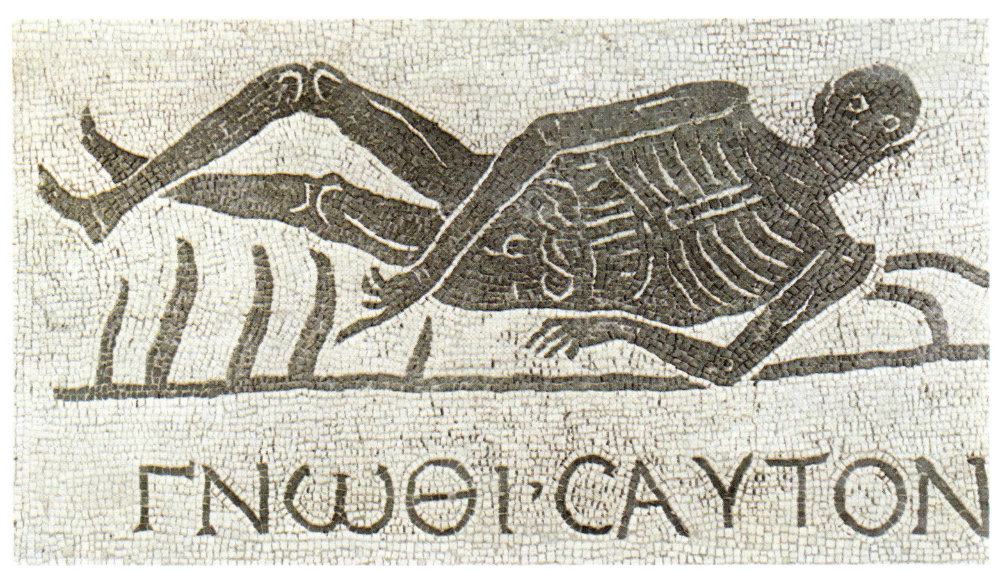

Abbildung 378
Römische Kunst: Mosaik. Skelett mit griechischer Inschrift: »Erkenne dich selbst«.

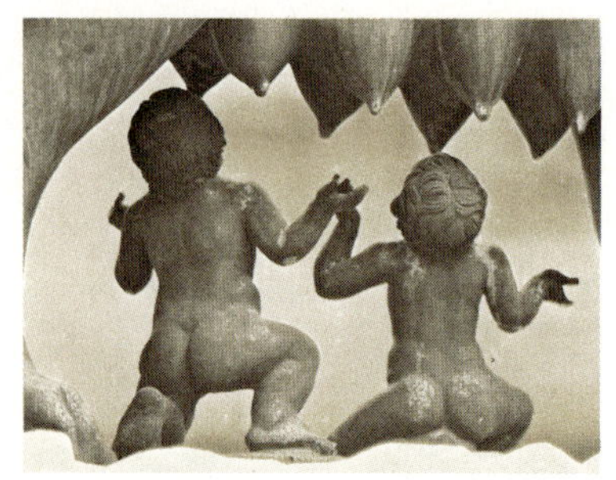

Abbildung 379
Römische Kunst: Romulus und Remus.

Die Medizin des Asklepiades unterschied sich also erheblich von der Lehre des Hippokrates und widersprach ihr sogar in einigen Punkten. So wollte Asklepiades der Theorie von den »kritischen Tagen« nicht zustimmen und nicht die »Verdauung« abwarten, um eine Behandlung anzuwenden. Er war auch nicht der Meinung, daß die Krankheiten aus sich selbst heraus eine regelmäßige Entwicklung hätten und daß die Natur am Heilprozeß beteiligt sei, vielmehr müsse man sofort, je nach dem Zustand der Poren und Atome, eingreifen. Andererseits wandte sich Asklepiades gegen den Medikamentenmißbrauch und mißbilligte die Anwendung von Brech- und Abführmitteln. Er glaubte nicht an »spezifische« Heilmittel für eine bestimmte Krankheit oder ein bestimmtes Organ. Statt dessen empfahl er Massagen, Gymnastik und »Bewegung«, die darin bestand, den Kranken in Wagen, Schiff oder Sänfte zu befördern und ihn dabei zu schütteln, des weiteren Bäder, Klistiere und vor allem *Abmagerungskuren,* verbunden mit einer großzügigen Anwendung guten Weines. Er wußte zu gefallen und verbindlich aufzutreten.

Aulus Cornelius Celsus

Das Werk des Celsus, *De medicina,* das wahrscheinlich um 30 oder 35 n. Chr. unter der Herrschaft des Tiberius geschrieben wurde, besticht durch besonders guten Stil, Klarheit, Genauigkeit und durch die Ausführlichkeit seiner Dokumentation. Wir verdanken es ausschließlich ihm, daß uns heute sehr genaue Auskünfte über die Medizin zur Zeit des römischen Imperiums vorliegen. Allem Anschein nach war diese medizinische Abhandlung den Zeitgenossen des Celsus bekannt. Galen, der ein Jahrhundert nach Celsus lebte, erwähnt sie nicht einmal. Möglicherweise achteten die vorwiegend griechischen Ärzte das Werk gering, da es in lateinischer Sprache abgefaßt war. Erst im 15. Jahrhundert soll Papst Nikolaus V. das Manuskript entdeckt haben, das als eines der ersten unter den medizinischen im Druck erschien (Florenz 1478).

Abbildung 380
Rom. Sicht auf den Tempel des Saturns.

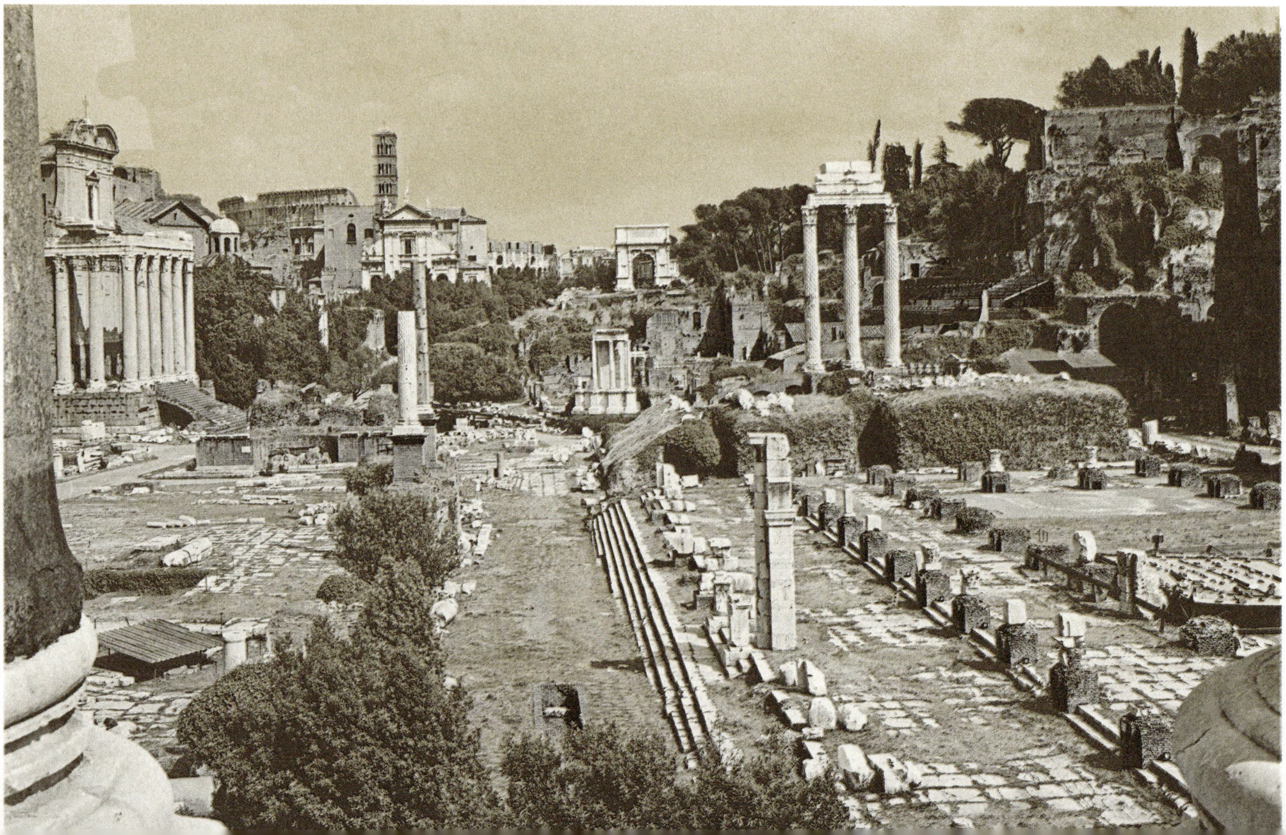

Aulus Cornelius Celsus hat im ersten Jahrhundert nach Jesus Christus gelebt. Die Geschichte seines Lebens ist fast unbekannt, und wir wissen nicht einmal, ob er Arzt war oder nicht. Glaubte man Quintilianus und Plinius dem Älteren, dann hat Celsus nie Medizin praktiziert. Tatsächlich bezieht er sich in seinem Werk so gut wie nie auf persönliche Erfahrungen. Es ist möglich, daß Celsus ein Gelehrter war, der sich mit Medizin wie mit jedem anderen Gegenstand beschäftigte, indem er aufschrieb, was er gehört und in anderen Werken gelesen hatte.

Die uns überlieferte Schrift *De medicina libri octo* ist nur Teil eines enzyklopädischen Werkes, welches den Titel »Artes« trug und welches sich auch mit Landwirtschaft, Heereswesen, Rhetorik, Philosophie und Jurisprudenz beschäftigte. Diese Teile sind jedoch verlorengegangen. Man kann Celsus mit gleichem Recht als einen lateinischen Enzyklopädisten ansehen wie Plinius mit seiner monumentalen *Naturgeschichte.* Bei der Lektüre seines Werkes ist man jedoch außerordentlich überrascht, daß ein Laie in der Lage war, einen solchen Text zu erstellen, so reich ist das Werk an präzisen Angaben. Man hat den Eindruck, daß Celsus selbst — und zwar mit dem Blick des Spezialisten — eine sehr große Anzahl von Kranken gesehen haben muß, oder er hat bei sehr guten, uns unbekannten Autoren Anleihen gemacht. Wenigstens einmal rückt Celsus von seiner gewöhnlich unpersönlichen Darstellungsart ab, wenn er erwähnt (Buch III, Sektion V): »Ich warte bis in die späte Nacht hinein, um die Fieberkranken zu ernähren.« Die Kontroverse über die Persönlichkeit des Celsus ist alles in allem noch nicht abgeschlossen, doch kann man diejenigen verstehen, die davon überzeugt sind, daß Celsus Mediziner war.

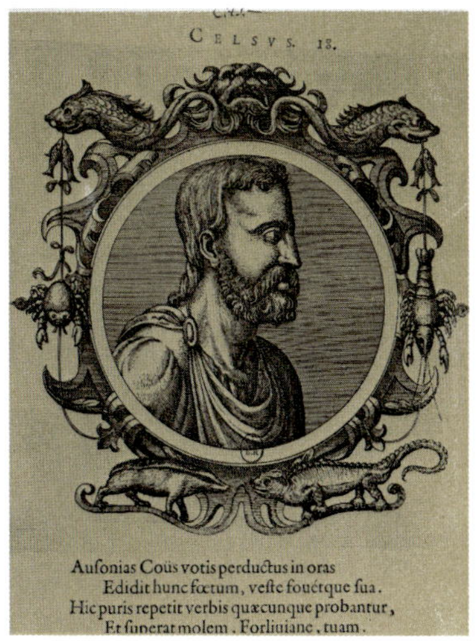

Abbildung 381
Celsus. Angebliches Bildnis, aus dem Werk Icones veterum aliquat ac recentium medicorum *(1574) des ungarischen Gelehrten Sambucus (1531—1584) entnommen.*

Die erste methodische Abhandlung

Die Schrift *De medicina* ist eine Sammlung aller medizinischen Kenntnisse der Zeit und als solche ein für den Historiker äußerst kostbares Dokument. Außerdem stellt sie auch die *erste wirklich methodische Abhandlung der Medizin dar,* und schließlich handelt es sich um das erste in lateinischer Sprache verfaßte medizinische Werk. Da es sich einer lateinischer Terminologie bedient, könnte man glauben, daß es nach dem Beitrag der Griechen eine medizinische Schule gegeben habe, die echt lateinische Charakterzüge aufwies. Das aber ist ein Irrtum. Celsus schlägt wohl lateinische Bezeichnungen vor, um die griechischen Ausdrücke, die er im übrigen daneben aufführt, zu übersetzen und sie verständlich zu machen, aber er zitiert fast ausschließlich griechische Autoren. Unaufhörlich nimmt er auf die griechische Medizin Bezug, deren Vorherrschaft er kein einziges Mal anzweifelt. Beständig erweist er Hippokrates und Asklepiades seine Reverenz, »die die Medizin vollständig geändert haben«.

Alles in allem ist sein Werk von den medizinischen Texten der Antike wirklich dasjenige, das uns durch seine Komposition, sein kritisches Urteil, seinen Eklektizismus und seine Vernunft am meisten anspricht.

De medicina teilt die Medizin in drei Abschnitte ein: Sukzessiv werden zuerst die Krankheiten behandelt, die durch Diät geheilt werden, dann die, die man mit Medikamenten heilt, schließlich jene, die die Anwendung der Chirurgie erfordern. Dieser Aufbau — von griechischen Schulen übernommen: Diätetik, Pharmazeutik und Chirurgie — ist sehr interessant.

Er beweist, daß die Heilkunst von den Alten *der Behandlungsart entsprechend* studiert wurde und daß die medizinischen »Systeme« vor allem als therapeutische verstanden sein wollen. Die Abhandlung des Celsus, die den Ehrgeiz hat, in einer didaktischen Darstellungsform die gesamten medizinischen Kennt-

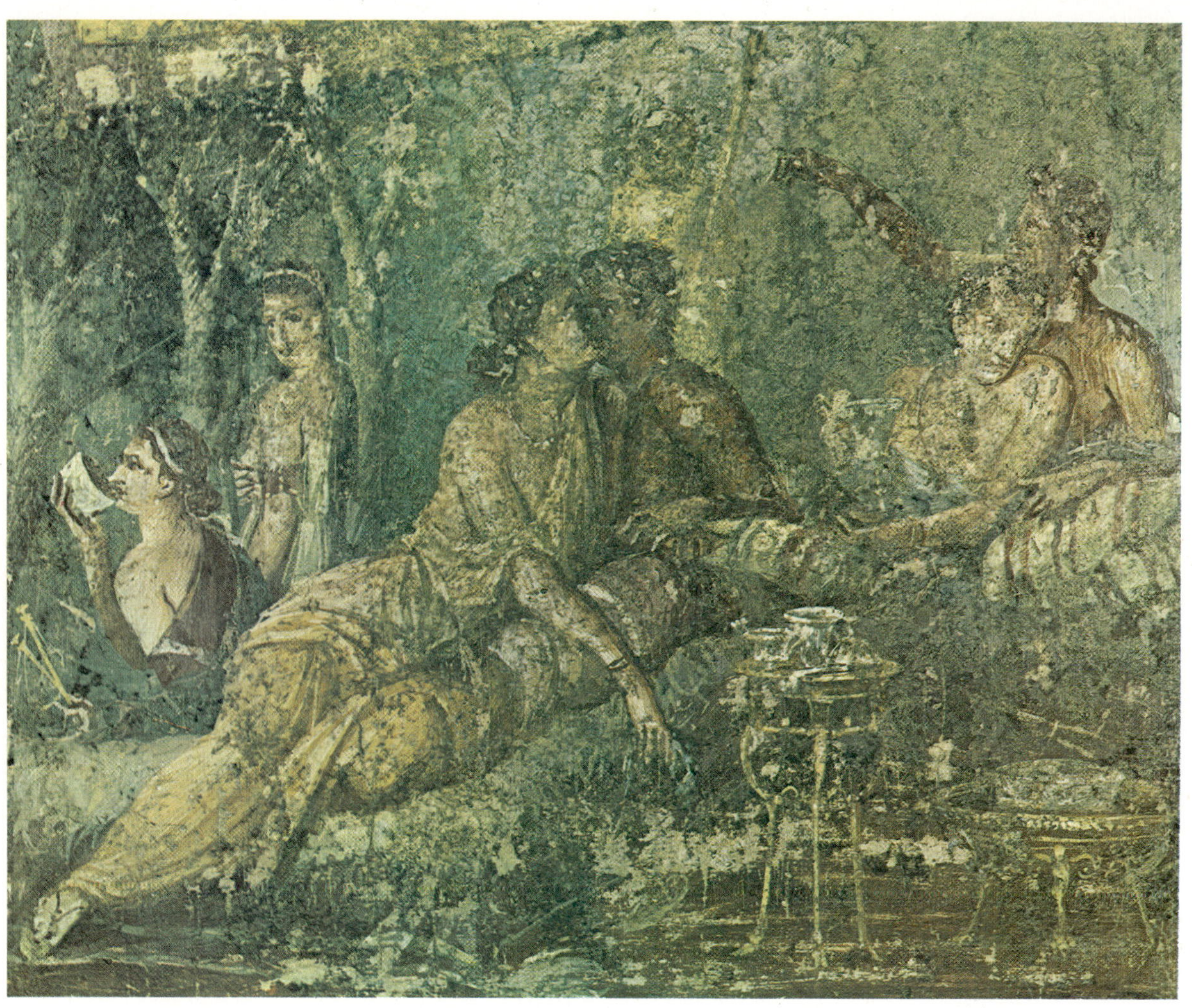

Abbildung 382
Szene in einem Triklinium.
Fresko aus Pompeji.

nisse der Zeit zu sammeln, ist zuerst und vor allem ein allgemein-therapeutisches und chirurgisches Werk. Die Beschreibung der Krankheit wird auf einen sehr einfachen Ausdruck zurückgeführt, dem ausführliche Erörterungen zur Behandlung folgen.

Celsus unterscheidet klar und leicht verständlich die *allgemeinen* Krankheiten von den auf ein Organ *lokalisierten.* Er zieht diese Einteilung jener vor, die von den meisten griechischen Autoren, auch von Aretaios und Coelius Aurelianus getroffen wurde: diese trennen nämlich die *akuten* Krankheiten von den *chronischen.* Doch bei den allgemeinen Krankheiten, die Celsus so versteht, »daß sie den ganzen Körper befallen«, findet man nicht nur Fieberkrankheiten, sondern auch Phrenesie (anhaltende Geistesstörung), Schlafsucht, Hydrops (Wassersucht), Phthisis (Schwindsucht), Epilepsie, Ikterus (Gelbsucht), Apoplexie (Schlaganfall) und sogar Elefantenaussatz (Lepra).

Im Hinblick auf Fragen der Lehre war Celsus eklektisch. Er gehörte keiner Schule an. Im Vorwort seines Werkes weist er darauf hin, daß sich Dogmatiker und Empiriker weniger widersprechen, als sie es selbst vermuten. Erstere lehrten, man könne Kranke nur richtig pflegen, wenn man Anatomie und Ursachen der Krankheiten (Gemütsstörungen, Entzündungen, Hitze, Kälte, Feuchtigkeit oder Austrocknung) kenne, und bedienten sich in ihrer Praxis traditioneller Rezepte. Die anderen hielten Theorien für unnütz und die wirklichen Ursachen für unerforschlich, versäumten jedoch nicht, sich von Zeit zu Zeit rationaler Methoden zu bedienen, gaben andererseits jedoch vor, nur Heilmittel anzuwenden, deren Wirkung bekannt sei (»wie es der Bauer und der Steuermann tun«). Celsus war also der Meinung, die Medizin erfordere eine von Fall zu Fall verschiedene Methode, wobei »nicht nur die Theorie, sondern auch die Praxis irreführen kann«.

Der *semiologische* Teil seiner Abhandlung ist sehr kurz. Die meisten Krankheiten wurden schon in den Texten des Hippokrates erwähnt. Celsus zitiert sie

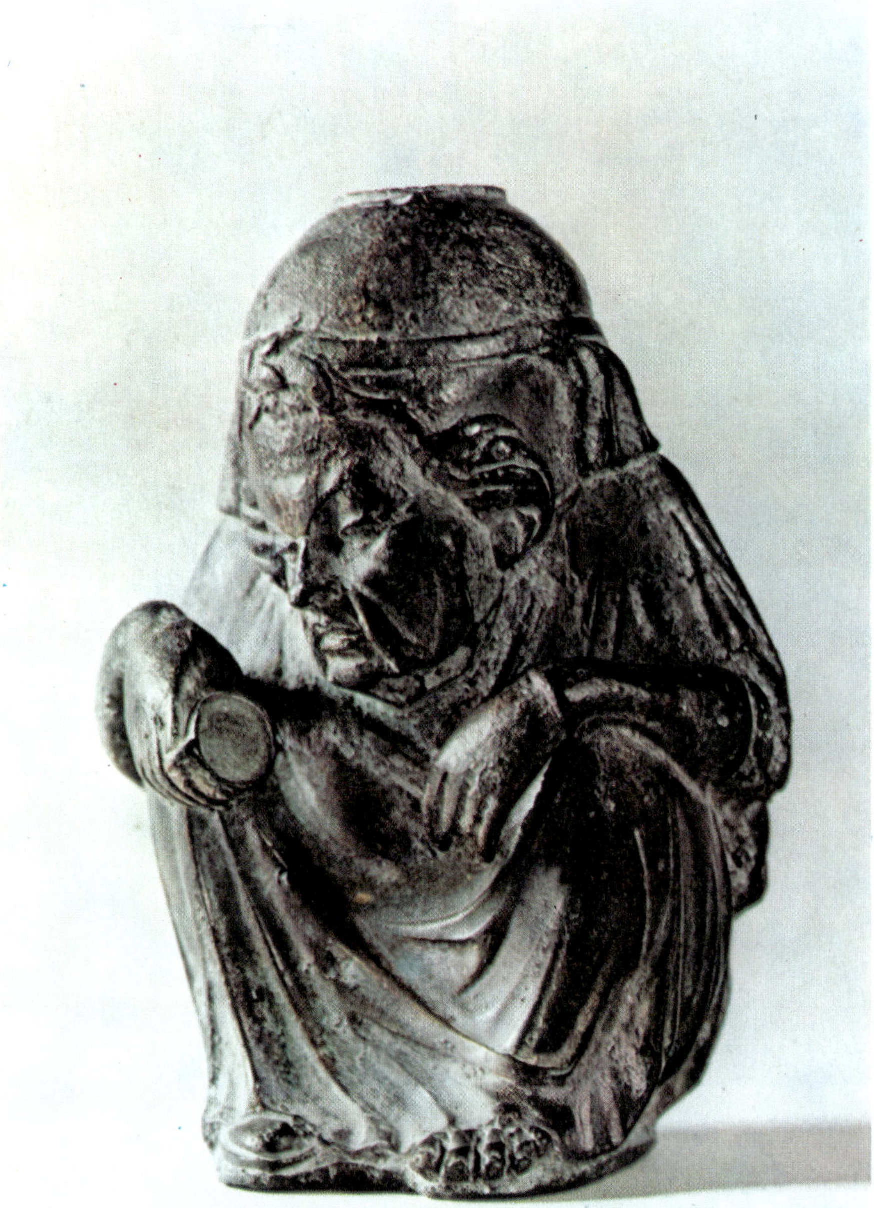

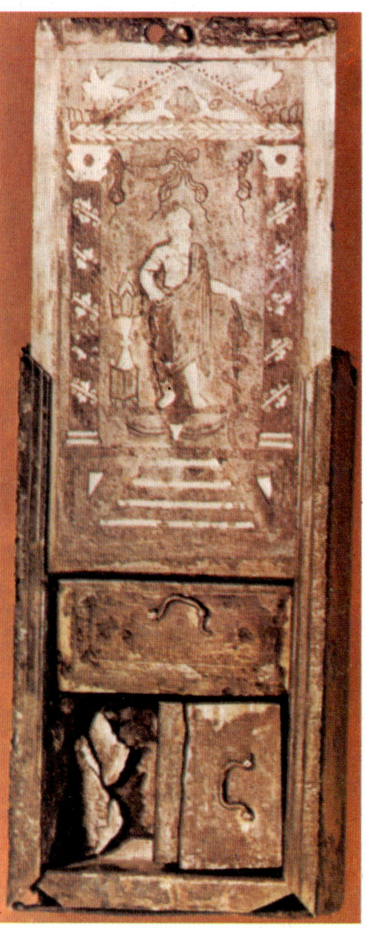

Abbildung 383
Chirurgenkoffer eines römischen Arztes.

Abbildung 384
Römische Zeit: Vase in Form einer alten, kranken Frau, nach einem Original aus hellenistischer Zeit.

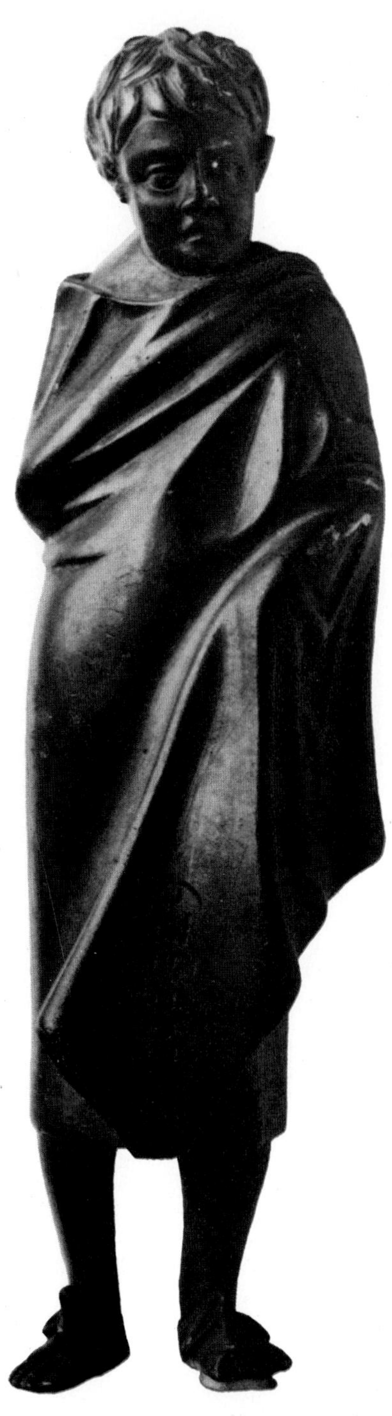

Abbildung 385
Krankes Kind. Griechische Skulptur aus Bronze, hellenistische Zeit.

oft ohne eine Beschreibung ihrer Symptome, so, als ob sie den Lesern wohl bekannt sein müßten und leicht wiederzuerkennen seien: »Das Brennfieber, das die Griechen *causodes* nennen.« Er gibt unter anderem eine summarische Beschreibung: »Die Epilepsie oder Fallsucht ist eine der bekanntesten Krankheiten. Der Kranke fällt plötzlich, Schaum bildet sich auf seinem Mund. Er kommt schließlich nach Ablauf einer bestimmten Zeit wieder zu sich und erhebt sich von selbst . . . Die Epilepsie wird manchmal von Konvulsionen begleitet, manchmal auch nicht.« Oder als Beschreibung der Cholera Morbus: »Der Kranke muß heftig erbrechen und leidet an Durchfall, außerdem hat er Blähungen und heftiges Stechen in den Eingeweiden. Die Gallenflüssigkeit sieht zuerst wie Wasser aus, dann ähnelt sie dem Spülwasser von frischem Fleisch. Manchmal ist sie weiß, manchmal schwarz und dann wieder von unterschiedlichen Farben. Aufgrund dieser galligen Entleerungen haben die Griechen diese Krankheit Cholera getauft. Abgesehen von den oben angesprochenen Symptomen ziehen sich oft Beine und Hände krampfartig zusammen. Der Kranke wird von Durst gepeinigt und fällt in Ohnmacht. Treffen all diese Symptome zusammen, dann ist oft der rasch eintretende Tod die Folge. Es handelt sich jedoch auf keinen Fall um eine Krankheit, die man sehr leicht heilen kann.«

Beschreibt Celsus die Symptome so genau, dann *geschieht dies nicht in der Form einer diagnostischen Unterweisung.* Zu Celsus' Zeit konnte man eine Krankheit noch nicht genau beschreiben, und die medizinischen Schriften weisen nur selten und in unzulänglicher Weise auf die Schwierigkeiten bei der Diagnose oder die richtigen Untersuchungsmethoden hin. Man stößt auf ein wahres Durcheinander unwichtiger Beobachtungen. Nur ganz selten trifft man auf eine Diskussion in der Art einer Differentialdiagnose, an die man die Maßstäbe unserer Zeit anlegen könnte.

Dagegen beharrt Celsus wie Hippokrates auf den guten Methoden der *Prognostik* nach »den schlechten Zeichen«: zum Beispiel das Liegen auf dem Rücken mit angezogenen Beinen, Schlaflosigkeit oder Schlafsucht bei Tag, Atemnot, kalte Extremitäten, kalter Schweiß etc. Ein kluger Arzt wird es ablehnen, unheilbare Kranke zu pflegen.

Viele Äußerungen in *De medicina* sind Aphorismen im hippokratischen Stil, die übrigens ziemlich oft direkt bei Hippokrates entlehnt werden: »Nichts tut so gut bei Taubheit wie ein gallenartiger Durchfall«; »Die Darmverschlingung (Darmverschluß) läßt den Kranken innerhalb von sieben Tagen sterben, wenn sie in diesem Zeitraum nicht abklingt«, oder auch: »Die Härte der Leber ist ein sehr schlechtes Zeichen bei der Gelbsucht.«

Celsus hat selbstverständlich ausführlich von den *Fieberkrankheiten* gesprochen. »Das Fieber ist eine sehr verbreitete Krankheit, die den ganzen Körper angreift. Es gibt mehrere Arten von Fieber: die eine ist das eintägige Fieber, die andere das dreitägige und die dritte das viertägige.« Man weiß, daß die Fieberkrankheiten in der Antike als selbständige Krankheiten betrachtet wurden und daß die Ärzte von da an bis zum Anfang des 19. Jahrhunderts an die »wesentlichen Fieber« glauben sollten. Erasistratos von Alexandrien jedoch hat ihre Autonomie in Zweifel gezogen und behauptet, daß es ohne Entzündung kein Fieber gebe. Für Erasistratos erklärt sich eine »Entzündung« daraus, daß das zu den Venen gehörende Blut in die Adern fließt, die normalerweise nur *pneuma* (Luft) enthalten dürften. Wenn Celsus auch nicht auf die Natur der Entzündung eingeht, so führt er doch ihre klinischen Zeichen auf: *rubor, tumor, calor, dolor.*

Die Auszehrung war damals unter drei Formen bekannt: als Atrophie, als Kachexie (Abmagerung) und als Phthisis (Lungentuberkulose). Als Heilverfahren hat Celsus einen Klimawechsel vorgeschlagen. Bei der Wassersucht nimmt sich Celsus vor, sorgfältig das Volumen der Getränke und des Urins für die Prognose zu vergleichen: hier setzt eine ausgezeichnete klinische Methode ein.

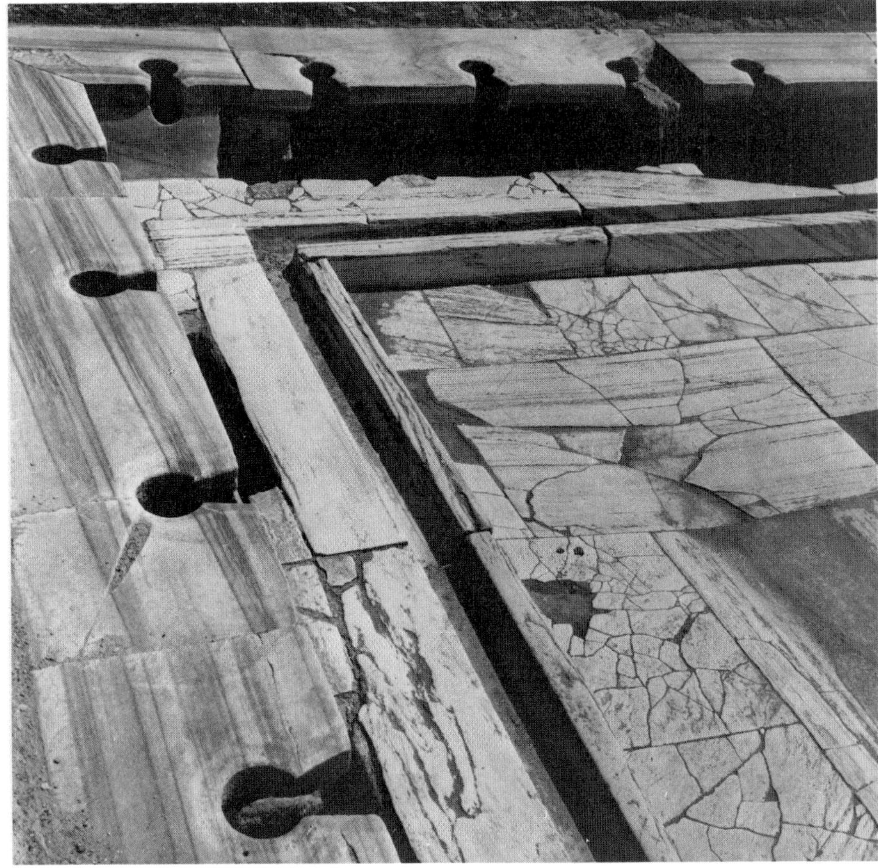

Abbildung 386
»Leptis Magna«, heute Lebda (Nordafrika), ca. 3. Jh. n. Chr. Latrinen aus Marmor.

Für jede Krankheit ein Heilmittel

Wie bereits erwähnt, hatte sich der Autor vor allem vorgenommen, für jedes Symptom und für jede Krankheit die jeweils empfehlenswerten *Behandlungsarten* anzugeben. Ein Buch der Medizin ist vor allem ein therapeutisches Rezeptbuch. Welche Heilmittel sind angebracht? Celsus zeigt sich auf diesem Gebiet sehr belesen, eklektisch und differenziert.

Ein wichtiger Platz wird den Ratschlägen zur *Hygiene* eingeräumt: Bäder, gymnastische Übungen, Ernährung und Getränke. Die Diät erfährt eine beachtenswerte Würdigung. Es gilt als die wichtigste Aufgabe des Arztes, sorgfältig und mit Bestimmtheit die Diät des Kranken festzulegen. Sollte der ungehorsame Kranke nicht aufhören können, zuviel zu essen, muß man ihm Brechmittel verschreiben. Celsus diskutiert lange über den günstigsten Moment während eines Fieberanfalls, an dem die Nahrungsaufnahme gestattet sei und der mit äußerster Genauigkeit ausgewählt werden müsse. Celsus teilt die Nahrungsmittel in drei Kategorien ein — starke, mittlere und schwache —, entsprechend ihrem Nährwert, wobei er ihre Verdaulichkeit berücksichtigt. Das römische Gerstenbrot rivalisiert bei Celsus mit dem griechischen Weizenmehl.

Als *allgemeine Behandlungen* bezeichnet er diejenigen, »die auf mehrere Krankheiten ansprechen«. Darunter findet man den *Aderlaß,* der von der Schule von Alexandria eingeführt wurde und seither ein oft praktiziertes Mittel darstellt. Er wird bei Celsus allerdings nuancierter angewandt als in späteren Jahrhunderten. Im Falle einer Entzündung oder eines akuten Fiebers empfiehlt er den Aderlaß; manchmal auch bei einem Bluterguß, um den Lauf des Blutes umzuleiten.

Celsus schlägt zwei Arten Schröpfköpfe, aus Bronze oder Horn, vor, ebenso schröpfende Saugnäpfe, diverse Umschläge und Ausbrenner. Die letztgenannte Operation führte man mit glühendem Eisen durch oder mit Hilfe von Reizmitteln. An späterer Stelle führt Celsus verschiedene Abführmittel und Klistieren, Brechmittel (bei Gallenerkrankungen), Reiben und Einsalben, Ölungen, warme Umschläge, Schwitzkuren und Dampfbäder auf. Bei Lethargie (Schlafsucht) als Folge von Vergiftungen solle man Töpfe mit Wasser über seinem Kopf ausleeren und ihn Niesmittel einatmen lassen. Die Behandlungsmethode des Asklepiades, die vorsah, den Körper des Patienten durch eine Spazierfahrt in einem Wagen oder durch Hin- und Herbewegen des Bettes zu schütteln, wurde bei den asthenischen, mit großer Erschöpfung verbundenen Fieberkrankheiten und während der Genesungszeit angewendet. Bei Lähmungen geißelte man die befallenen Glieder mit Brennesseln. *Lesen mit lauter Stimme* empfiehlt Celsus als hygienische Maßnahme und zur Behandlung von Verdauungsstörungen. Musik wurde bei ganz bestimmten Geistesverwirrungen angeraten. Schließlich

Abbildung 387
Mühlsteine zum Mahlen von Getreide, Pompeji.

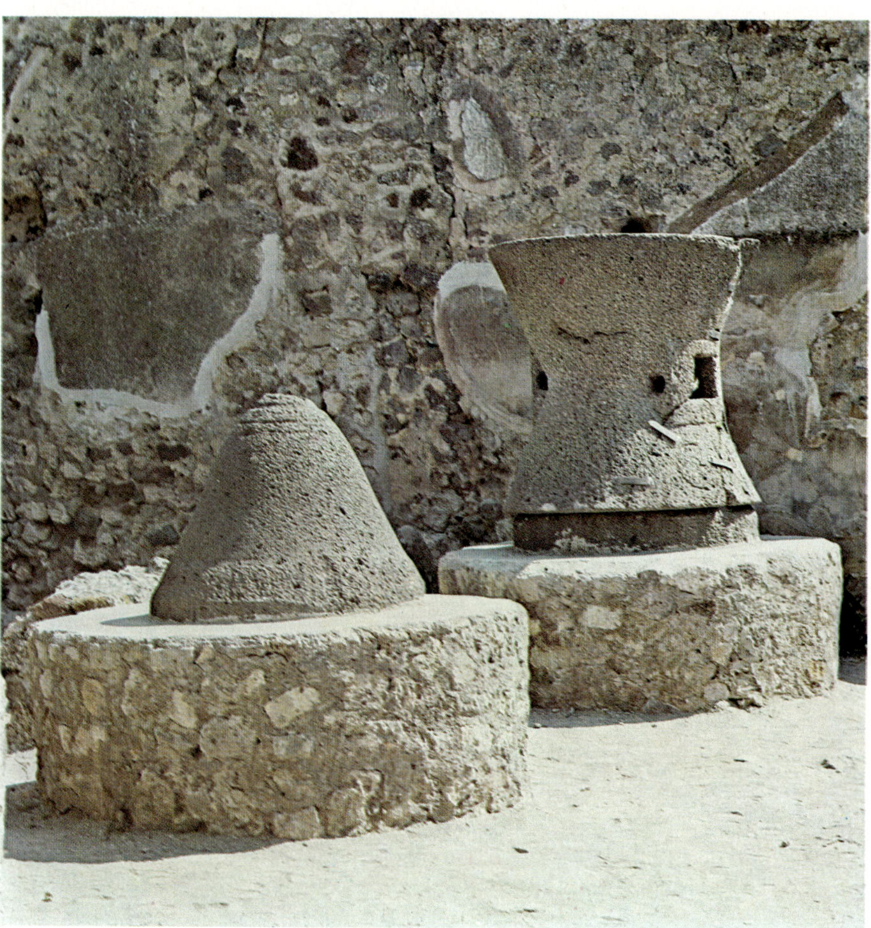

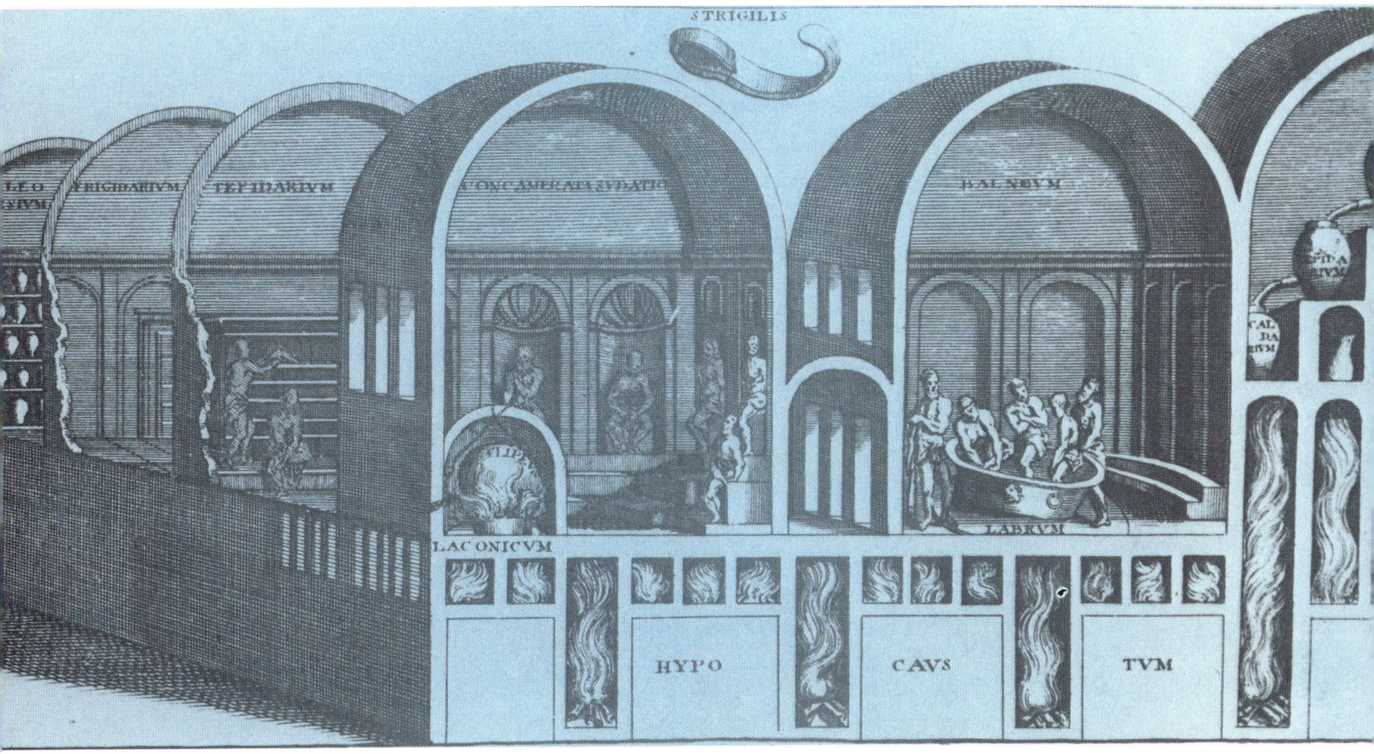

Abbildung 388
Thermen in Rom. Stich aus dem 18. Jh., nach einem antiken Fresko.

sollte man Patienten mit chronischen Erkrankungen am besten in Thermalbäder schicken.

Die Schrift *De medicina* führt zwar zahlreiche *Medikamente* auf, erheblich mehr davon findet man jedoch bei Plinius oder bei Dioskurides, einem römischen Militärarzt, der Ende des 1. Jahrhunderts lebte und dessen *Universalmedizin* Jahrhunderte lang als »Gebetsbuch« unter den Arzneimittelbüchern galt. Celsus schlägt seine Heilmittel entweder aus reinem Empirismus oder ihrer genauen Eigenschaften wegen vor: »hartmachende und erweichende« Stoffe; Substanzen, welche die Säfte aus dem Körper ziehen, »zurücktreibende« (zerteilende) Stoffe und viele andere mehr. Er zitiert allein 24 harntreibende Pflanzen. Bei depressivem Wahnsinn sollte der Kranke die schwarze Nieswurz verschrieben bekommen, bei euphorischem Wahnsinn die weiße. Sehr viele dieser »Medikamente« waren noch teilweise von magischer Bedeutung, andere kann man als mehr oder weniger unsinnig bezeichnen wie zum Beispiel Mark aus Hirschknochen, Eidechsenkot, Meerschaum, zermalmte Schnecken, Öl, in dem man Regenwürmer gekocht hatte, und Schmutz, den man von den Rändern benützter Badewannen abgekratzt hatte...

Die Medizin war für die Reichen ganz offensichtlich nicht dieselbe wie für die Armen. Litt ein Reicher an Brustfellentzündung, so erhielt er Aderlässe, Schröpfungen, Senfumschläge oder Blasen-Pflaster, warme Umschläge oder Einreibungen mit Öl und mit Schwefel, heiße Getränke und eine angemessene Diät. »Es ist eben so«, sagt Celsus, »daß die Ärzte solch eine Krankheit behandeln, die unsere Bauern ohne all diese Heilmitteln auskurieren, indem sie einfach einen Tee aus Germander trinken.« Er berichtet auch von äußerst grausigen Rezepten, wie zum Beispiel dem für Epileptiker, die das noch heiße Blut eines eben erwürgten Gladiators trinken mußten. Den Nutzen dieses Heilmittels streitet er nicht einmal ab, aber er schaudert vor seiner Anwendung.

Anatomie und Chirurgie

Celsus beschränkt sich in seinem Buch auf vereinzelte Anmerkungen zum Gebiet der Anatomie. Er skizziert nur die Lage der Eingeweide und die Gestalt des Skeletts, bevor er die lokalisierten Krankheiten untersucht. Der Autor legt besonderen Wert auf das Zwerchfell — »eine starke nervöse Membrane«, das bei den antiken Ärzten als außerordentlich wichtiges Organ galt, denn es trennte das Herz und die edlen Organe des Brustkastens von der Leber und den niederen Eingeweiden. Zwerchfell und Gehirn standen im Wettstreit, was ihre Funktionen anbetraf, und die Tobsucht war auf eines der beiden Organe zurückzuführen. Das Herz bestand nur aus zwei Höhlen, denn die Vorhöfe gehörten nach Celsus' Vorstellung nicht dazu. Er hätte es begrüßt, wenn die Ärzte Interesse an der Sektion von Leichen gezeigt hätten.

Von den acht Büchern, aus denen sich *De medicina* zusammensetzt, handeln die beiden letzten von »Krankheiten, die durch die Hand geheilt werden«, also von Chirurgie. Seit Hippokrates waren auf diesem Gebiet derartige Fortschritte gemacht worden, daß man sich über die Vielfalt der vorgeschlagenen Eingriffe und die detaillierten Erläuterungen zu den Operationstechniken nur wundern kann. Celsus wünscht, daß der Chirurg »jung oder wenigstens nicht allzu alt sei. Er soll eine sichere, geschickte und niemals zitternde Hand haben, und er soll mit der linken Hand genauso wie mit der rechten arbeiten können. Außerdem ist ein klarer und durchdringender Blick und Furchtlosigkeit vonnöten. Da er die Aufgabe hat, denjenigen, der sich in seine Hände begibt, zu heilen, darf er niemals auf seine eigenen Gefühle achten, sondern muß, ohne auf Schmerzensschreie zu hören, ruhig und überlegt vorgehen und darf nicht weniger als nötig abschneiden. Überhaupt soll er seine Operation ausführen, als ob ihn die Klagen des Patienten nicht im geringsten berührten.«

Celsus beschreibt das Einschneiden und die Behandlung von Fisteln. Mehr oder minder genaue Darstellung finden bei ihm die Trepanation, die Resektionen, die Amputation, die Punctio abdominis, die Urethrotomie, die Radikaloperation des Nabelbruches, die Staroperation u. a.

Die Blutstillung erfolgt durch Tupfen, Kompression, Gefäßligatur (bei Verletzung größerer Gefäße) oder Massenligatur, selten durch Kauterisation. Als Wundverband diente ein in Essig, Wein oder Wasser ausgedrückter Schwamm, über welchem eine Leinwandbinde befestigt wurde.

Dies also war die Medizin der Römer im ersten Jahrhundert n. Chr., wie sie sich uns im Werk des Celsus darstellt, das umfassend und ausgezeichnet geschrieben ist und als einzig in seiner Art bezeichnet werden kann.

Abbildung 391 (gegenüber) Chirurgische Instrumente aus Pompeji.

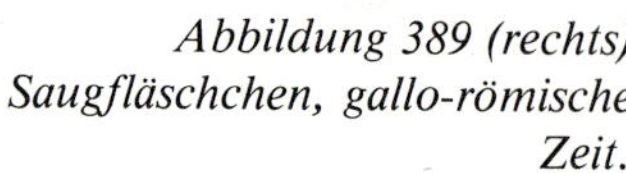

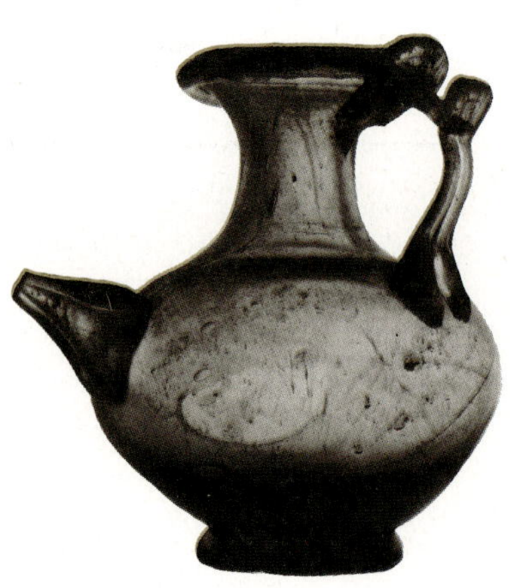

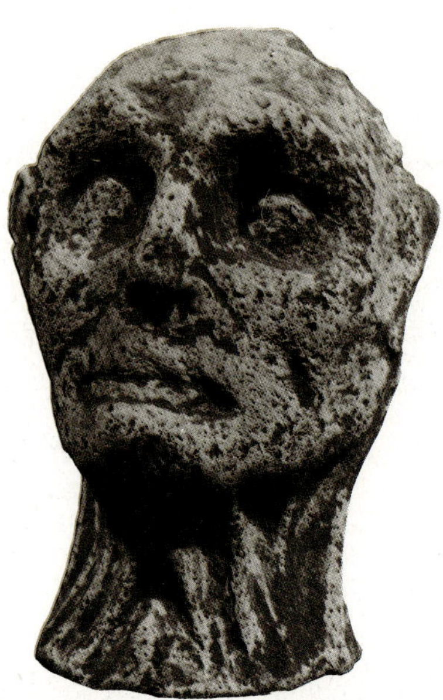

Abbildung 389 (rechts) Saugfläschchen, gallo-römische Zeit.

Abbildung 390 (ganz rechts) Etruskische Kunst: Kopf eines abgezehrten Mannes.

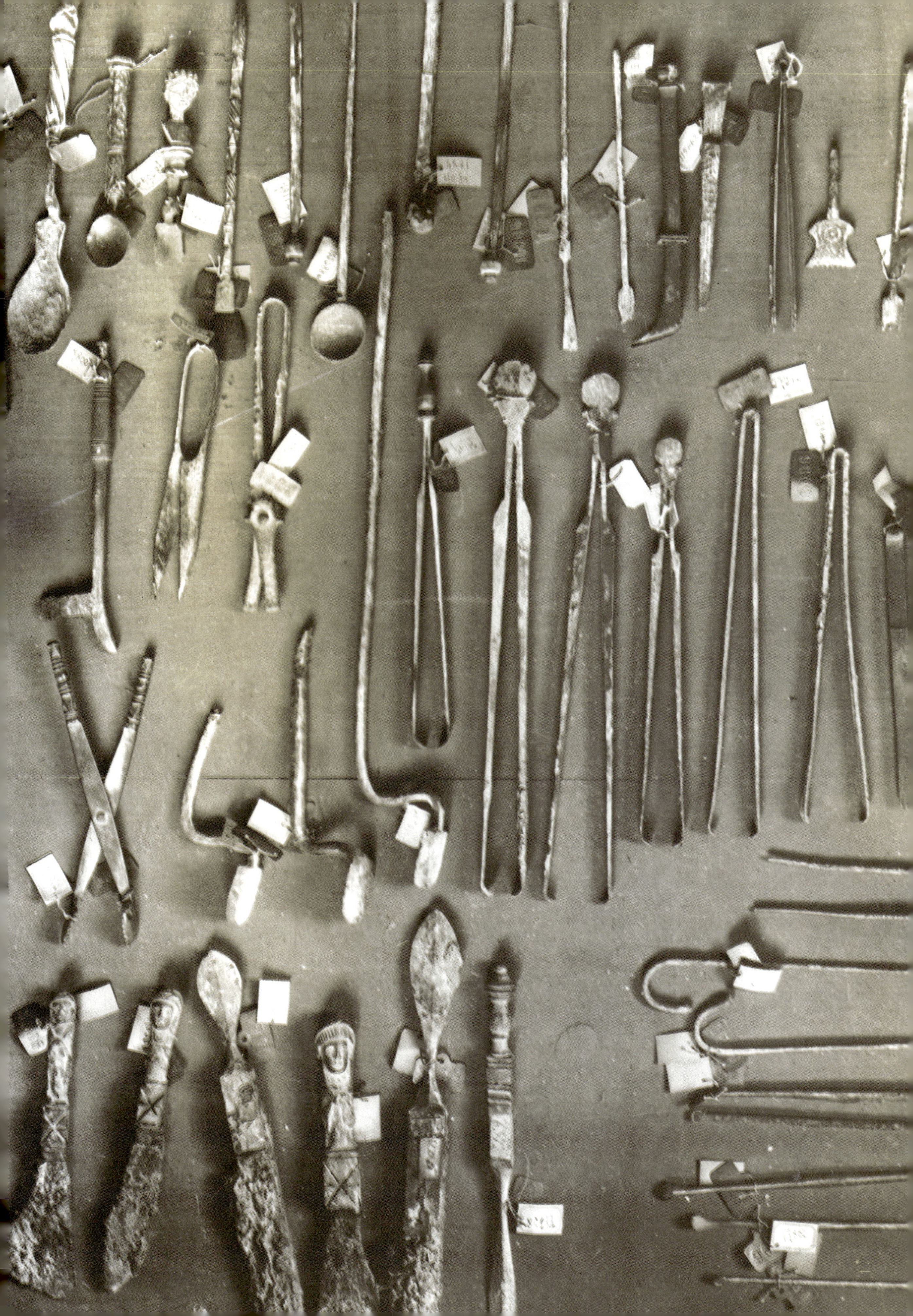

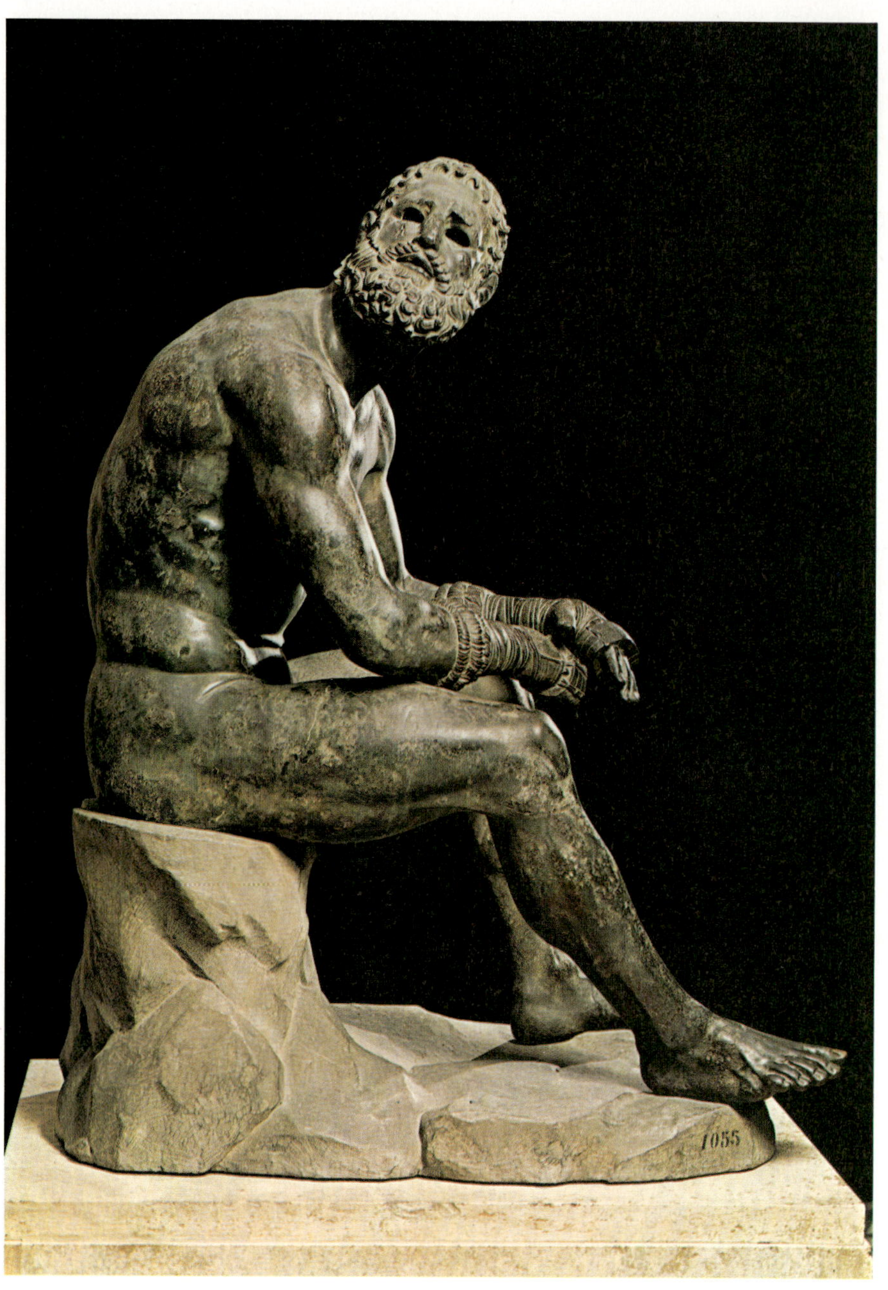

Abbildung 392
Ruhender Kämpfer. Römische Bronzeskulptur.

Im folgenden Jahrhundert wird man bei den griechischen Autoren ausführliche klinische Erläuterungen finden, etwa bei Rufus von Ephesos *(Abhandlung über den Puls),* aber auch lebendigere Beschreibungen. Aretaios von Kappadokien erregt durch die Bildhaftigkeit seiner klinischen Tafeln Aufmerksamkeit, so vor allem durch Darstellung der zur Erstickung führenden Angina, des Verlaufs eines epileptischen Anfalls (»ähnlich dem Stier, den man erwürgt«) und der fortgeschrittenen Schwindsucht. Letztere beschreibt er als Leiden, wo »die Nase spitz und gemagert ist, die Wangenknochen blutig und rot, die Augen hohl und leuchtend, das Gesicht eingesunken, blaß oder fahl, die Lippen so über die Zähne gezogen, daß man meint, bei den Kranken ein ständiges Lächeln zu sehen. Im großen ganzen sehen sie schon wie Tote aus . . .«

Der größte Arzt des 2. Jahrhunderts jedoch war Galen.

Galen

Neben Hippokrates ist ohne Zweifel Galen der bedeutendste Repräsentant der Medizin des Altertums. In Rom hatte er großen Erfolg, nicht zuletzt dank seiner starken Persönlichkeit. Kraft seines Werkes, das als »Bibel« der Medizin galt, nahm er maßgeblichen Einfluß auf die Medizin von fünfzehn Jahrhunderten.

Unbestreitbar ist die Medizin Galens ein Fortschritt, verglichen mit der Heilkunst der vorangegangenen Epochen. Da Galen nicht an Funktionsstörungen ohne gleichzeitige Verletzung der Organe glaubte, handelt es sich bei ihm um eine organisch ausgerichtete Medizin. Sie baute sich auf einer soliden anatomisch-physiologischen Grundlage auf, die jedoch noch zu summarisch und mit Fehlern behaftet war. Galen forderte zu *vernünftigem Handeln in der klinischen Praxis* und zum methodischen Aufbau der Diagnose auf, griff jedoch bedauerlicherweise dabei auf die Philosophie zurück, obgleich sich zu dieser Zeit die Medizin gerade von der Philosophie loszulösen begann. Obwohl er die Sekte der Dogmatiker verspottete, brachte Galen selbst einen unfruchtbaren Dogmatismus hervor.

Philosoph und Arzt

Die *Lebensdaten von Claudius Galen* sind uns ziemlich geläufig, denn er hat sehr viel über sich gesprochen. Vermutlich wurde er 131 n. Chr. in Pergamon geboren. Pergamon war eine sehr wichtige Stadt in Kleinasien, ein berühmtes Zentrum der hellenischen Kultur und besaß einen dem Äskulap gewidmeten Tempel, unter dessen schützendem Schatten Unterricht in Medizin abgehalten wurde. Galens Vater war ein gelehrter Mann, der unter anderem auch in Architektur bewandert war. Von ihm hatte Galen seine Liebe zur griechischen Sprache und zum schönen, gewählten Stil. Der Vater ließ ihn zuerst in Mathematik unterrichten, dann in der Philosophie Platos und Aristoteles'. Von seiner Mutter wissen wir, daß sie »in einem solchen Maße reizbar war, daß sie ihre Sklavinnen biß«, und Galen sollte später gegenüber seinen Gegnern ebenfalls — wenn auch nur mit Worten — sehr bissig sein. Nachdem er Philosophie studiert hatte, wandte sich Galen der Medizin zu. Um sein Studium zu vollenden, ging er nach Smyrna und Korinth, später nach Alexandria, wo er sich mehrere Jahre aufhielt. Dort fand Unterricht in *Anatomie* statt, es wurden menschliche Knochen gezeigt und untersucht. Galen hegte große Verehrung für seine Lehrer (Pelops, Stratonikus, Satyrus, Numisianus), die er in seinen klinischen Erinnerungen erwähnt.

Nach Pergamon zurückgekehrt, wurde er dort im Jahre 158 zum Gladiatorenarzt ernannt. Für ihn handelte es sich hierbei um eine Tätigkeit, die ihm zwar Gelegenheit zu anatomischen Beobachtungen bot, ihm als Intellektuellen jedoch keinerlei Begeisterung für die Athleten einflößte. Während der Herrschaft des Kaisers Mark Aurel traf er 163 in Rom ein und hatte sofort Erfolg. Er unterrichtete Anatomie und Physiologie und sezierte Tiere in der Öffentlichkeit. Seinen Freundeskreis wählte er sich aus der Elite der römischen Gesellschaft. Im Jahre 165 jedoch verließ er plötzlich die Stadt und kehrte wieder in seine Heimat zurück. Das geschah gerade zur Zeit einer großen Epidemie (Pest des Antonin), und wir können vermuten, daß Galen geflüchtet ist. Er selbst gibt über seinen plötzlichen Aufbruch nur sehr vage Erklärungen ab. Wich er den Feindseligkeiten seiner Kollegen? Galen reiste darauf in die Campania,

Abbildung 393
Galen. Angebliches Bildnis aus dem Werk Icones veterum aliquat ac recentium medicorum (1574) des ungarischen Gelehrten Sambucus (1531—1584).

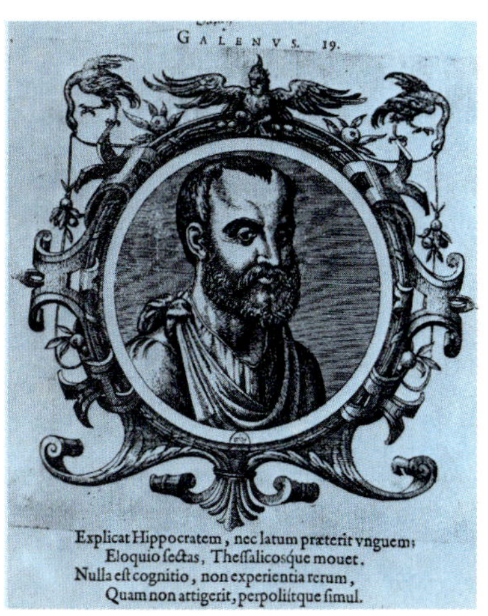

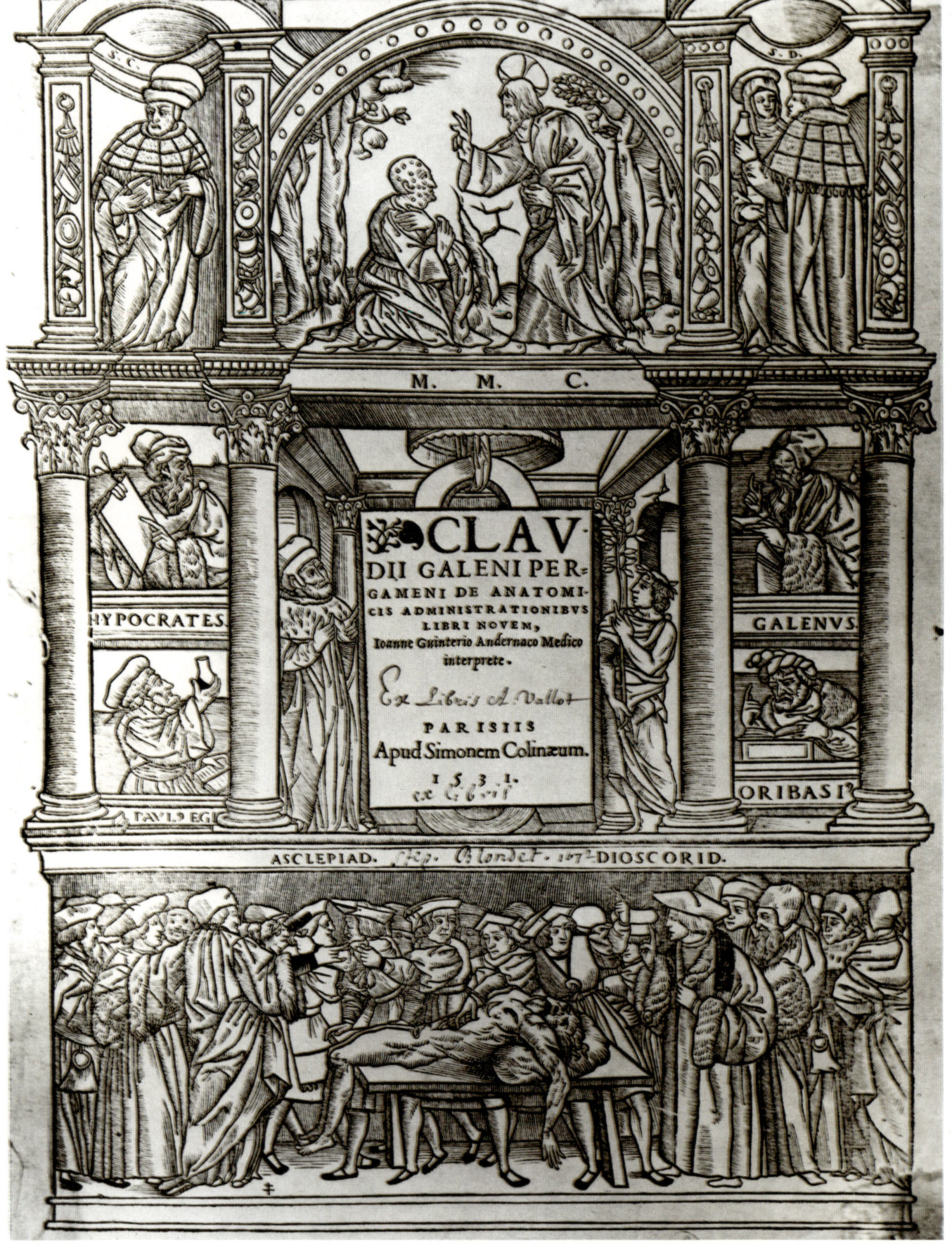
S. C.
S. D.
M. M. C.
HYPOCRATES.
GALENUS.
PAULꝰ EGI
ORIBASIꝰ
CLAUDII GALENI PERGAMENI DE ANATOMICIS ADMINISTRATIONIBUS LIBRI NOVEM,
Ioanne Guinterio Andernaco Medico interprete.
PARISIIS
Apud Simonem Colinæum.
1531.
ASCLEPIAD.
DIOSCORID.

nach Syrien, Phönizien, Palästina und Zypern, wobei er aus jeder Gegend Heilmittel und Pflanzen mitbrachte.

168 wurde er von Mark Aurel nach Rom zurückgerufen, doch weigerte er sich, ihn auf einem Feldzug zu begleiten, da er lieber Commodus pflegen wollte. Galen war nacheinander als Arzt von Septimius Severus und Caracalla tätig. Er starb im Jahre 201.

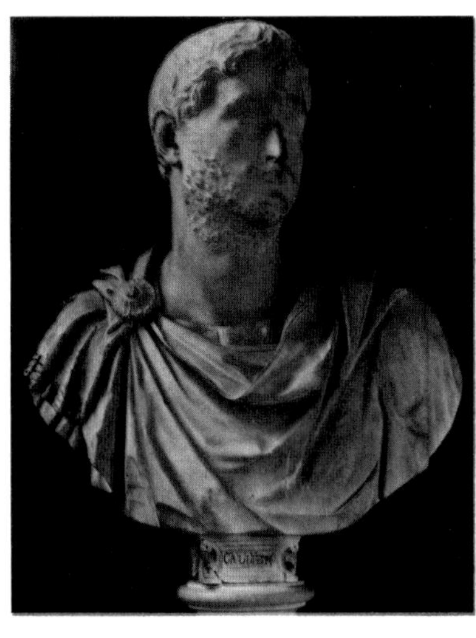

Abbildung 395
Galen, Marmorbüste.

Galen selbst war nicht unbedingt ein sympathischer Zeitgenosse. Er brüstete sich mit seinen Erfolgen, und er setzte seinen Kollegen schwer zu. Er war sehr von sich eingenommen und hielt diejenigen, die anderer Ansicht waren als er selbst, entweder für oberflächlich und lächerlich oder für wahnsinnig. Er versah sie gerne mit so schmeichlerischen Bezeichnungen wie »Possenreißer« oder »Hofnarr« und bezichtigte sie der Lüge. Galen verfügte jedoch über einen stark ausgeprägten Intellekt, besaß eine hohe Bildung und gab ausgezeichnete Ratschläge, die von Weisheit und moralischer Gesinnung zeugen. Sein schriftliches Werk ist sehr umfangreich. Man nimmt an, daß er über 500 Bücher geschrieben hat, wovon uns aber nur ein Zehntel überliefert ist. Darunter finden sich allerdings manche kürzeren »Traktate«, während andere nicht von Medizin, sondern von Philosophie, Linguistik oder von der Kunst des Bogenschießens handeln. Anfangs hat Galen »zum Gebrauch der Studenten« geschrieben, denn er befaßte sich intensiv mit der Weitervermittlung seines Wissens. Seine bedeutendsten medizinischen Lehrbücher sind: *Über den Gebrauch der Körperteile,* in dem er seine anatomischen und physiologischen Kenntnisse darlegt; *Von den kranken Körperstellen,* in dem er über lokalisierte Krankheiten und deren Diagnose spricht; *Über die therapeutischen Methoden, Glaucon gewidmet; Über die Sekten, geschrieben für die Schüler,* und *Über die beste Sekte, für Thrasibulus.*

Galen hat sich selbst einen *Eklektiker* genannt, der über den Sekten stehe, genau wie Celsus. In Wirklichkeit war er ein leidenschaftlicher Eklektiker, der Empiriker, Dogmatiker und Methodiker zugleich geißelte. Nur *Hippokrates* allein bewunderte er aufrichtig. Es war das Ziel Galens, die hippokratische Lehre wiederherzustellen, da dieser seiner Ansicht nach der einzige große Arzt aller Zeiten war. Er glaubte an die Lehre von den Säften, an ihre Verdauung und ihren Abfluß, an die »kritischen Tage« und an die jeweils günstigen und indikativen Tage, wie man in seinem *Kommentar über die Epidemien* nachlesen kann. Er nahm jede Gelegenheit wahr, all diejenigen anzugreifen, die der Lehre von Kos schwer zugesetzt hatten, vornehmlich Erasistratos und Asklepiades mit seiner Lehre von den Atomen.

Auf den Spuren von Hippokrates

Die Schule von Alexandria und die Sekte der Methodiker hatten ganz und gar mit der Lehre des Hippokrates gebrochen. Sie erwähnten die vier Elemente des Empedokles und ihre vier Eigenschaften nicht mehr. Sie sprachen auch nicht mehr von den »Fähigkeiten« (anziehende, zurückhaltende, umformende, ausstoßende) der Organe. Ebensowenig waren sie davon überzeugt, daß die »Natur« die Heilung der Krankheiten begünstige. Sie hatten die Lehre von den Krisen aufgegeben und bezweifelten, daß die Krankheitsursachen von den Säften ausgingen.

Asklepiades ging sogar so weit, anzudeuten, das Ausfließen von Säften werde durch Medikamentenmißbrauch verursacht. Galen dagegen berief sich auf die Vorstellungen des Hippokrates, und zwar auf die Säftelehre, die *natura medicatrix,* also die Vorstellung der Gesundheit als Ausgleich zwischen den vier

Abbildung 394 (gegenüber)
Titelblatt einer Galenausgabe von 1531.

Abbildung 397
Verzierter Majuskel, Galen darstellend. Erste Seite seines Werkes, das von Nikolaus Dareggio übersetzt wurde. Manuskript aus Pergamon, 16. Jh.

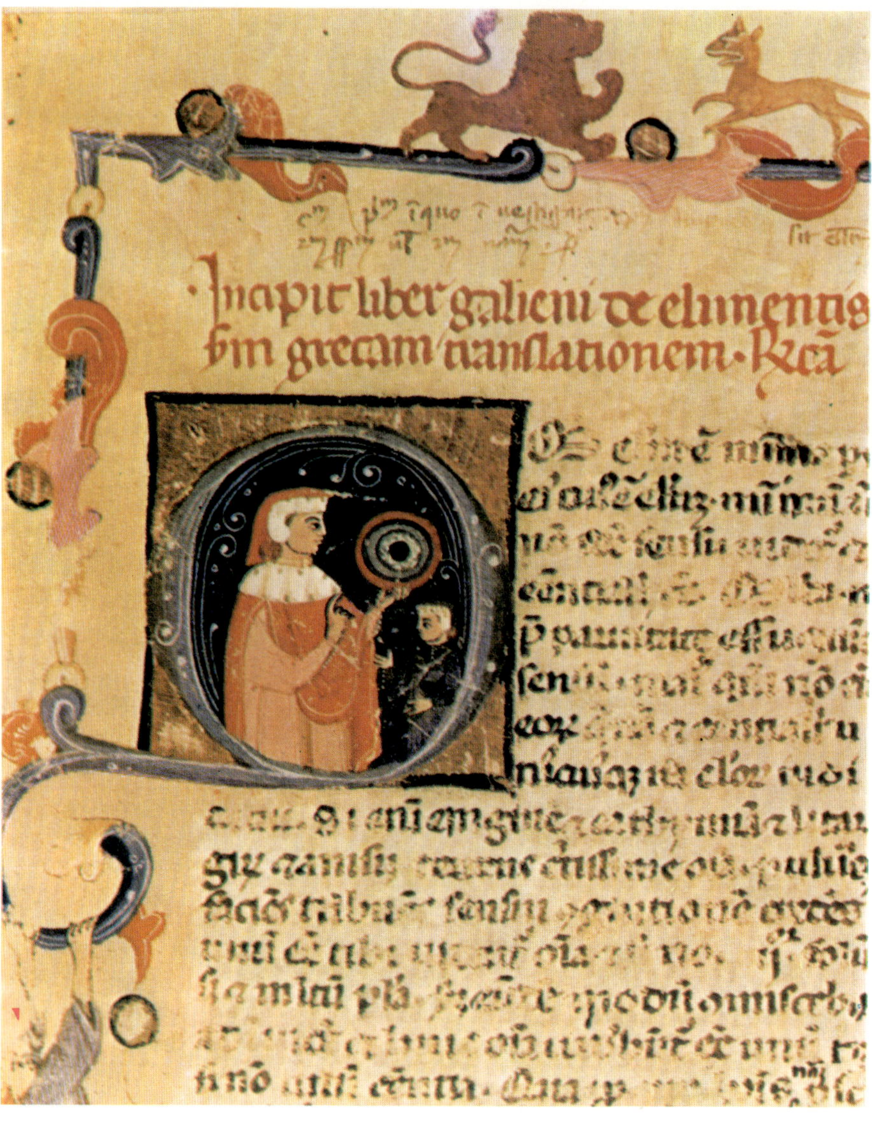

Abbildung 396
Galen, anonymes Porträt aus dem 17. Jh.

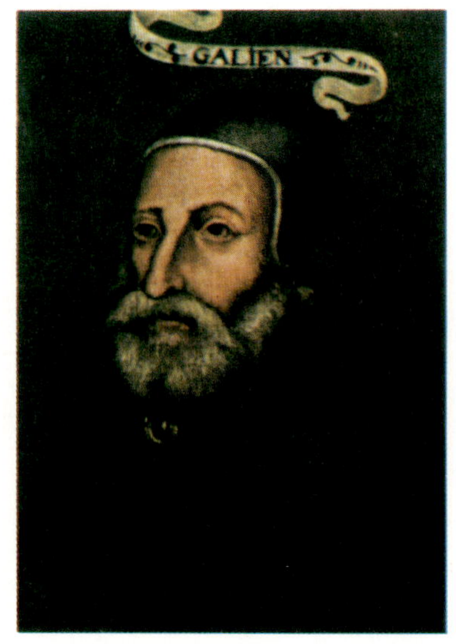

Eigenschaften (warm, kalt, trocken und feucht). Dieser aufbrausende, hitzige Polemiker war im Grunde genommen konservativ.

Im Gegensatz zu dem Materialisten und »Atomisten« Asklepiades pflichtete Galen der Meinung Aristoteles' bei, für den die Natur nichts umsonst tut, und meinte, die Ereignisse seien nicht durch das zufällige Zusammentreffen von Atomen bestimmt. Die Natur plane und schaffe, und zwar richtig. Galen war davon überzeugt, daß die Schöpfung vollkommen sei. Sein Lehrbuch »*Über den Gebrauch der Körperteile*« mutet wie eine Hymne an den Schöpfer an.

Galen stellte Anatomie und Physiologie folgendermaßen dar: die Organe seien derart geschaffen und mit solchen Fähigkeiten versehen, daß sie ihre Funktion richtig erfüllen und dem Organismus gut dienen können. Asklepiades dagegen trat als Anhänger der Transformationstheorie (Abstammungslehre) auf, als Vorläufer von Lamarck und Darwin. Für ihn wurde beispielsweise die Gestaltung der Organe und der Muskeln durch deren Aktivität bestimmt.

Galen spricht vom »Schöpfer« und von »Gott«, aber nicht von »den Göttern«. Man versteht, daß er von den christlichen Kirchenvätern favorisiert wurde.

Die Lehre Galens beruht auf anatomischen Studien und unzähligen Sektionen. Er konnte jedoch nur Tiere sezieren. Am liebsten untersuchte er Affen. Seine Ergebnisse führten ihn dazu, die damals erfolgreichen Lehrbücher von Martialis, Marinus und Lycus zu widerlegen.

Man findet jedoch in Galens anatomischen Darstellungen noch einige Fehler. Er glaubte an die Existenz sehr dünner Öffnungen zwischen den beiden unteren Herzkammern, und der Blinddarm, der bei vielen Affen fehlt, war ihm nicht bekannt. Andererseits stellte er die Funktion des *nervus recurrens* fest. Er beschrieb das Gehirn, seine Ventrikel und zeigte den Unterschied zwischen Empfindungs- und Bewegungsnerven. Minuziös beschrieb er die Anatomie der Hand und der Finger und der durch sie zugelassenen verschiedenen Bewegungen. Er studierte die Tätigkeit jedes Muskels der einzelnen Glieder.

Außerdem machte er zahlreiche Experimente, um die Funktion der Organe zu begreifen. Er erzeugte z. B. Atemstillstand mittels Durchschneiden der Me-

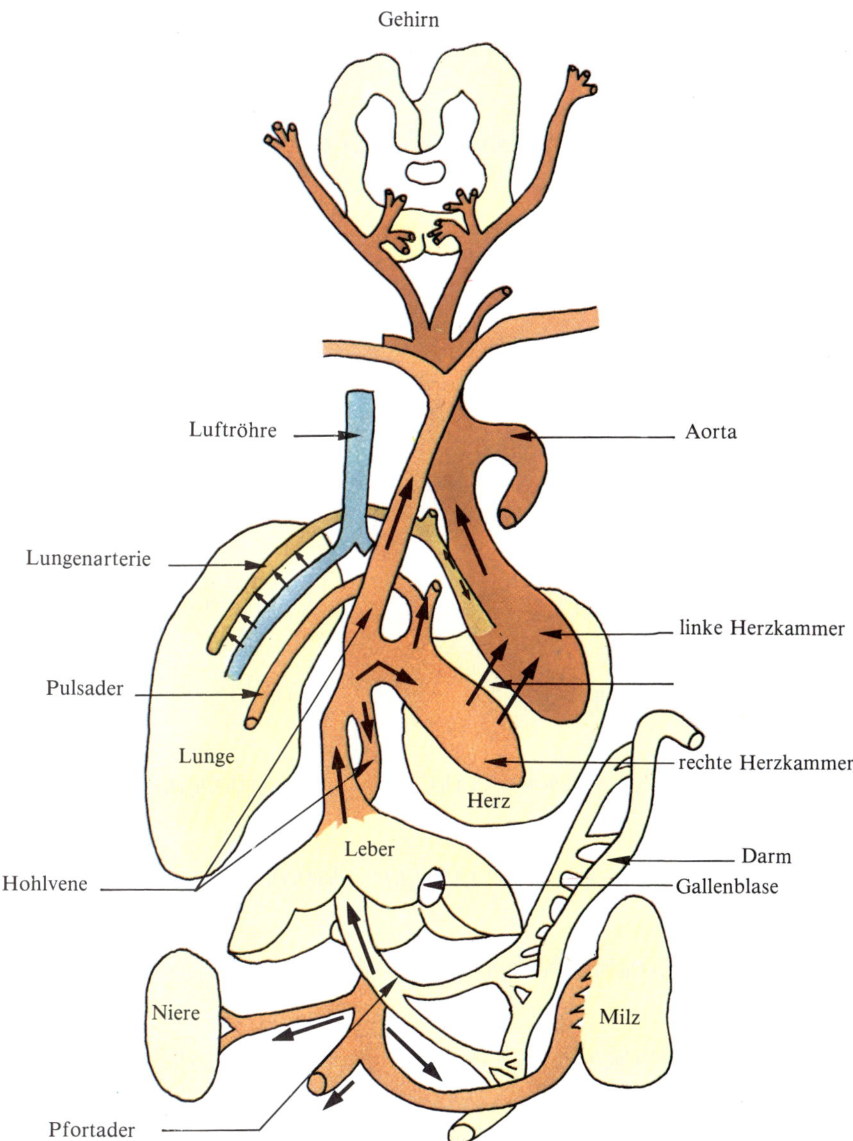

Abbildung 398
Schema des Blutkreislaufes nach Galen.

dulla. Durch Unterbinden der Ureteren bewies er, daß der Urin in der Niere und nicht in der Blase erzeugt wird.

Galens Werk beweist echte *wissenschaftliche* Qualität durch den Versuch, jede Funktion zu beweisen. Es ist präzis geschrieben, denn Galen forderte eine sehr strenge Wortwahl, damit man wisse, wovon die Rede sei. Er meinte, allein die griechische Sprache sei hierzu fähig. Diese Genauigkeit hält ihn jedoch nicht davon ab, die Sophisten zu verspotten, die »nicht einmal Gemüse kaufen können, ohne sich mit Definitionen zu beschäftigen«. *(Über den korrekten Gebrauch der Begriffe)*

Seine Vorstellungen vom Aufbau des Körpers stammen sowohl von Aristoteles als auch von Herophilos und Erasistratos. Bis ins 18. Jahrhundert, als sich Harveys Theorie über den Kreislauf durchsetzte, sollten diese Vorstellungen die westliche Medizin prägen, und niemand war bereit, eine Abweichung von ihnen zuzulassen.

Galen geht davon aus, daß die *natürliche Wärme (Naturpneuma)* sich im Kern des Systems befindet. Von ihr hängt das Leben ab, und das Herz ist der Behälter, die Quelle der natürlichen Wärme. Die Lunge und der Atem sollen das Herz abkühlen, denn das Herz pumpt Blut durch die Lunge mittels der »Venenader« und bekommt Luft von der Lunge durch die »Adervene«. Die aktive Phase der Herzbewegungen nennt er Diastole, Herzerweiterung. Das Herz zieht das *pneuma* an. Die Adern sind nach seiner Vorstellung mit einer Mischung von Luft (pneuma) und Blut gefüllt, während sie nach Erasistratos Luft und nur ausnahmsweise Blut enthalten. Auch sie ziehen das *pneuma* in der Phase der Diastole an, die sich am Puls spüren läßt.

Die Leber vollendet die Verdauung der Nahrung, die ihr durch die »Pfortader« zugeführt wird, und sie stellt durch die Vermittlung des »Naturpneumas« das Blut her. Von der Leber gehen alle Venen aus, die das Blut im Körper verteilen. Außerdem wird von der Leber aus Blut durch die Hohlvene in den Vorhof gepumpt.

Im Herzen wird das Blut mit »Lebenspneuma« ausgestattet und durch die Arterien in die Peripherie geleitet. Ein Teil des Blutes erreicht das Gehirn, in dem das »Seelenpneuma« entwickelt und durch die Nerven in den Körper verteilt wird.

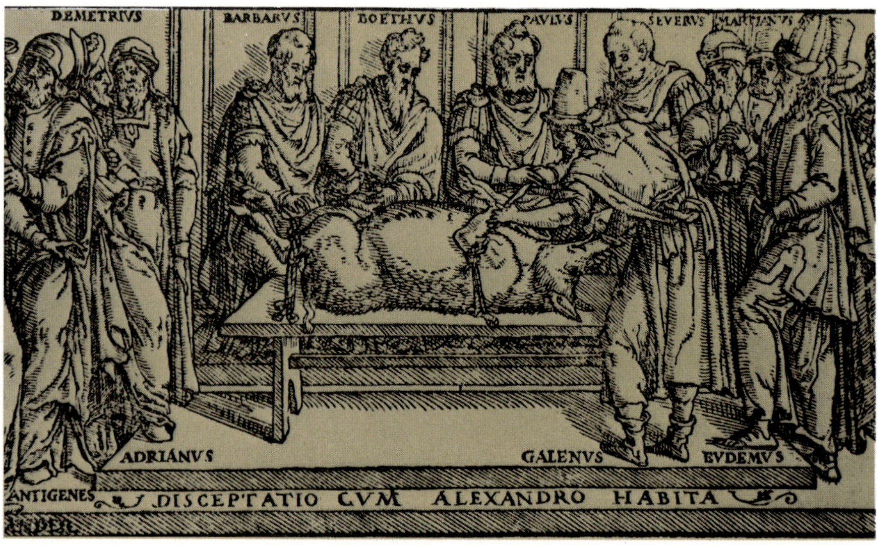

Abbildung 399
Galen bei der Sektion eines Schweines. Ausschnitt aus einem Titelblatt einer venezianischen Galenausgabe, 1565.

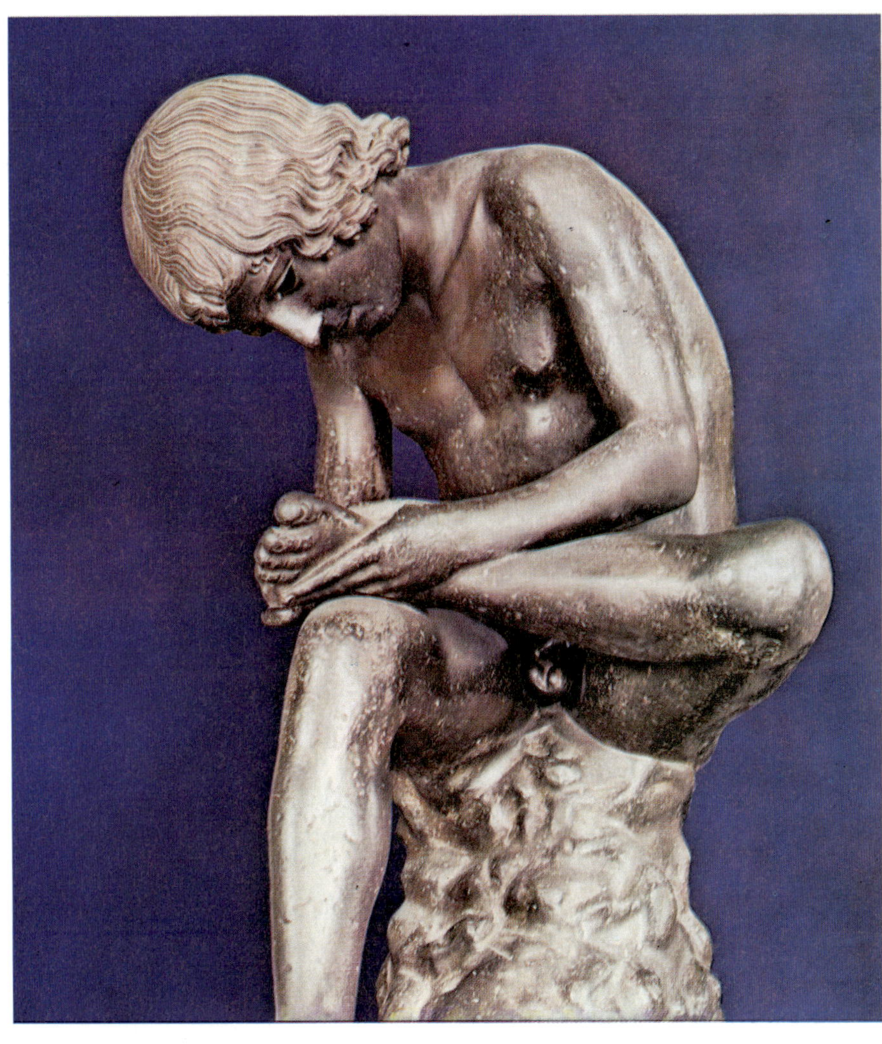

Abbildung 400
Statue eines Kindes, das einen Stachel aus seinem Fuß entfernt. Hellenistische Bronzeskulptur aus dem 1. Jh. v. Chr.

Die Nerven, die man seit der Schule von Alexandria genau von den Sehnen unterscheidet, nennt Galen *weiche* Nerven, wenn es sich um Empfindungsnerven (sensorische Nerven), und *harte* Nerven, wenn es sich um Bewegungsnerven (motorische Nerven) handelt. Sie enthalten einen Hohlraum, gefüllt mit »Seelenpneuma«, und verleihen den Organen ein Gemüts- oder Bewegungsprinzip, das genauso wichtig ist wie »das Licht, das uns von der Sonne geschenkt wird«. Organe, Nerven und Pneuma führen ein eigenständiges Leben, das aber zum Leben des ganzen Organismus beiträgt. Der Magen nimmt die Nahrung auf oder stößt sie ab. Die Niere verarbeitet die flüssigen Säfte, die Milz absorbiert die Überreste der Leber durch die Milzader. Die Gallenblase nimmt die überflüssige Gallenflüssigkeit auf. Außer der Fähigkeit der Flüssigkeitsaufnahme besitzt die Gallenblase noch drei weitere: die des Zurückhaltens, die des Umwandelns oder Verdauens und die des Ausstoßens.

Der *Kliniker* Galen holte sich bezeichnenderweise Anregungen beim *Physiologen* Galen. Er empfiehlt eine *überlegte,* methodische *Diagnose* und verlangt, daß als erstes der Krankheitsherd, die »kranke Stelle«, erkannt wird, darauf die Diathese, also die Natur des pathologischen Verlaufs. Schließlich sei — sofern möglich — die Krankheitsursache zu bestimmen, die prinzipiell als ein Übermaß an Wärme, Kälte, Trockenheit oder Feuchtigkeit interpretiert wird.

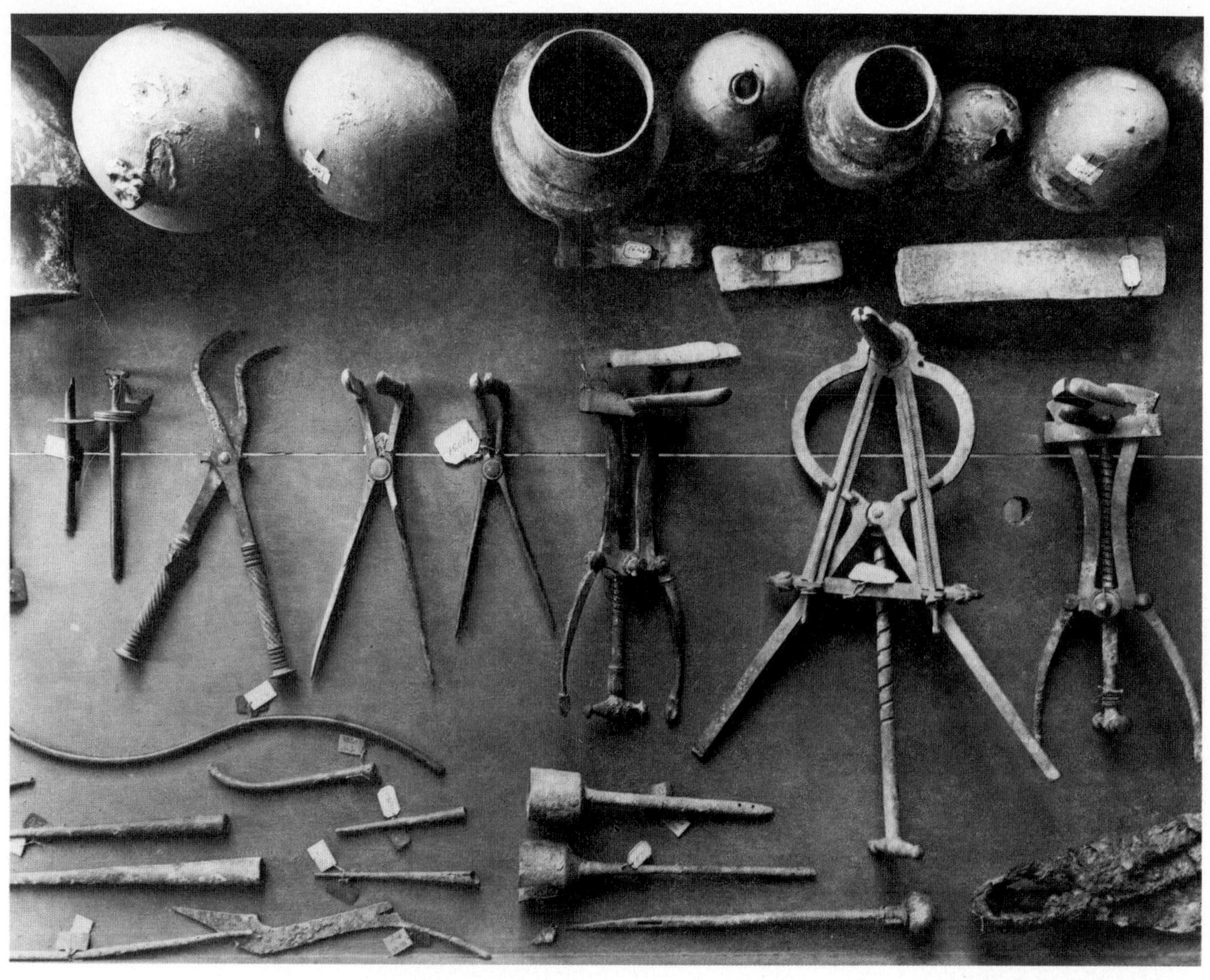

Abbildung 401
Chirurgische Instrumente, Pompeji.

Galens im Prinzip lokalistische Pathologie bekommt durch die *Theorie der wechselseitigen Sympathie* etwas Verwirrendes. So kann beispielsweise ein Auge aus Sympathie mit dem anderen krank werden; ein Schlaganfall kann die Antwort auf eine Magenkrankheit sein; Erbrechen kann eine Nierenkrankheit verschlimmern. Weil ein Organ mit dem anderen aus Sympathie leiden kann, wird dies bei der Interpretation der Krankheitszeichen zu einem Problem.

Hinsichtlich der Krankheitszeichen, die für die Diagnostik sehr nützlich sind, legt Galen besonderen Wert auf den *Puls,* der von Hippokrates gar nicht erwähnt wird, in der Schule von Alexandria jedoch zum Lieblingsthema des Unterrichts bei Praxagoras und Herophilos geworden war. Erasistratos, Archigenes, Rufus von Ephesos und andere hatten jeder ein *Handbuch über den Puls* geschrieben. Galen hat darüber ebenfalls eine *Abhandlung* verfaßt. Er unterscheidet mehr als 27 verschiedene Arten des Pulses, der lang, breit, tief, leer, voll, langsam, schnell, stark, schwach, hart, weich, geräumig, gepreßt, regelmäßig oder unregelmäßig, harmonisch oder wild, rasend, »kribbelnd« oder »wurmartig« sein kann. Die scharfsinnige Analyse dieser Eigenschaften sollte vor allem für die Prognose verwendet werden.

Galen untersucht besonders intensiv die Eigenschaften der *Schmerzen* nach Lage und Ursache und zeigt, daß »Membranen«, Knochen und Venen unterschiedlich leiden.

In seinem Werk berichtet er nicht ohne Selbstgefälligkeit über seine klinischen Erfolge und gelungenen Heilungen. Besonders glücklich ist er immer dann, wenn er einem seiner Kollegen einen Fehler hat nachweisen können; außerdem erzählt er auch gerne, wie er einen Simulanten ertappte.

Der Traum von einer universellen Wissenschaft

In der *Heilkunde* erweist sich Galen bei der Wahl der Medikamente als nicht besonders originell. Ebenso wie Celsus und Plinius hatte er sehr genaue Vorstellungen von der Qualität eines jeden Lebensmittels, aller Fleischsorten und jeder Pflanze. Er bereitete seinen eigenen Theriak, eine Mischung aus 12 bis 64 Bestandteilen, und behauptet von ihm, er sei allen anderen Mitteln überlegen. Galens wichtigstes Anliegen jedoch ist, daß die Behandlung durchdacht sei und man wisse, weshalb man gerade ein bestimmtes Heilmittel gemäß der Natur der Krankheit und ihren Ursachen verordnet. Er verschreibt wärmende Mittel, wenn die Krankheit auf Kälte zurückzuführen ist; bei Rheuma und Gelbsucht verordnet er eine Diät, die die Säfte wieder flüssig machen soll.

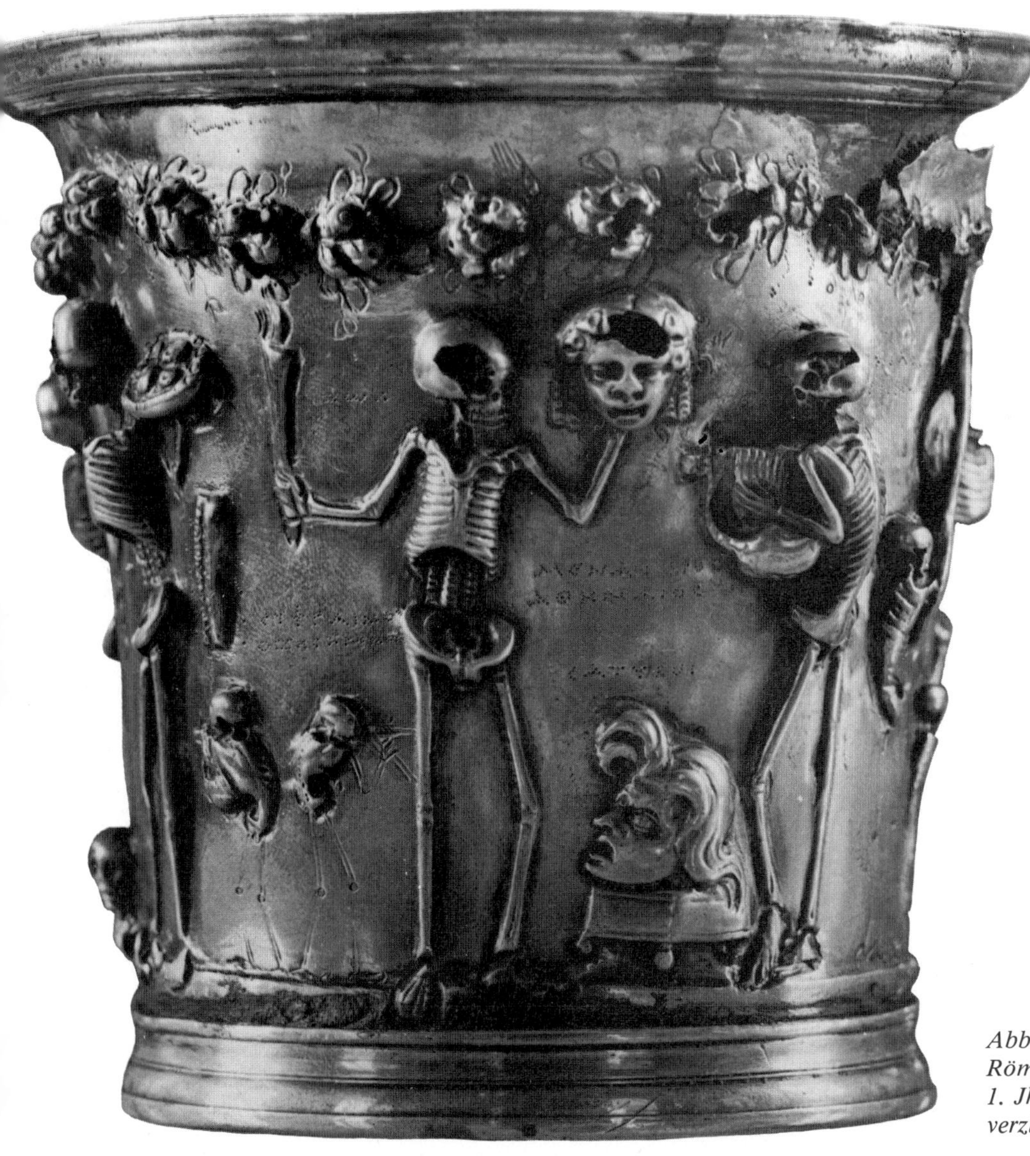

Abbildung 402
Römische Goldschmiedekunst, 1. Jh. n. Chr.: mit Skeletten verzierter Becher.

Abbildung 403 (gegenüber) Römische Kunst: Die drei Grazien, Fresko aus Pompeji.

In der Heilkunde Galens findet man auch Anschauungen mit wenig wissenschaftlichem Charakter. So ist beispielsweise die Deutung der Träume Bestandteil der klinischen Untersuchung: »Die Träume erlauben uns, den körperlichen Zustand eines Kranken zu erkennen. Wenn er im Traum einen Brand sieht, quält ihn die gelbe Galle. Wenn er Rauch, Nebel oder dichte Finsternis sieht, dann ist es die schwarze Galle. Regen im Traum zeigt an, daß er an zu viel kalter Feuchtigkeit leidet; Schnee, Eis oder Hagel, daß er übermäßig viel kalte Feuchtigkeit erfährt.« Galens eigene Träume werden in der therapeutischen Wahl ebenfalls berücksichtigt. So verschreibt er von Zeit zu Zeit tatsächlich ein Medikament, das ihm angeblich im Traum diktiert wurde. Seiner Meinung nach ist es für Ärzte unerläßlich, die *medizinische Astrologie* zu kennen, den Einfluß des Mondes und der Gestirne auf die Krankheiten und ihre Entwicklung, die Beziehung zwischen den Gemütsstimmungen und den Tierkreiszeichen, und schließlich sei die Stellung der Sterne zu berücksichtigen, um Krankheitssymptome zu interpretieren und den richtigen Moment für die Anwendung der Heilmittel zu wählen ... Wenn Galen sich darauf beschränkt hätte, die Beobachtung der Kranken nach Hippokrates wieder zur Geltung zu bringen und dieser — unter Berücksichtigung eigener anatomischen und physiologischer Entdeckungen sowie der des Herophilos und Erasistratos — den vernünftigen Aufbau der Diagnose hinzuzufügen, wäre sein Beitrag äußerst fruchtbar gewesen. Leider vermengte er zu viele Dinge. Mit Galen wurde die Medizin ins Netz der Philosophie zurückgelockt und das bedeutete ihren Niedergang.

Dies darf uns nicht verwundern. Auf die Griechen, die fortwährend um das Verstehen der Dinge rangen, übte das Universelle einen unwiderstehlichen Reiz aus. Es lag in der Natur Galens, des Logikers und Vernunftmenschen, für alles eine Erklärung zu suchen. Er widerlegte mit Vorliebe die Meinung anderer und wollte ein die ganze lebendige Welt umfassendes System konstruieren.

Indem er Empedokles' Theorien von den vier Elementen und den vier Qualitäten wieder Geltung verschaffte, brachte er die vier Säfte mit ebenso vielen »Gemütsstimmungen« in Entsprechung; blutig oder überreichlich, gallig oder cholerisch, schwarzgallig, schleimig oder lymphatisch. Vom Prinzip ausgehend, daß die Gesundheit auf einem Gleichgewicht der Säfte basiere, definierte er Krankheiten als »Dyskrasien«, als fehlerhafte Zusammensetzung der Körperflüssigkeiten, oder als »Kakochymien«, die vom Verfaulen der Körpersäfte herrühren, und schließlich als »Idiosynkrasien«, die auf einer angeborenen Überempfindlichkeit gegen bestimmte Stoffe beruhen. Hingerissen von seiner Neigung zur Dialektik hielt er sich von Fakten fern, die er besser als andere hätte beobachten können. Unter dem Einfluß der Philosophie schrieb er Kommentare zu Asklepiades, die uns auf einen Streit zwischen Plato und Epikur hinweisen. In Fragen der Biologie teilte er die Ansichten des Aristoteles.

In den folgenden Jahrhunderten sollte man sich in allen Aspekten an das Werk Galens halten, ebenso wie an die Dogmen, die den Beobachtungsgeist lähmten. Man kann sagen, daß die Medizin des Altertums wegen ihres eigenen Anspruchs, alles zu verstehen, entstellt werden und schließlich zugrunde gehen mußte, da die zunehmende Verflachung der Grundkenntnisse unweigerlich folgenschwere Irrtümer hervorrief.

Schüler und Epigonen

Als medizinische Autoren nach Galen finden sich in erster Linie Epigonen. Coelius Aurelianus jedoch verdient, an dieser Stelle erwähnt zu werden. Er ist so gut wie nicht bekannt. Nach Mutmaßung der Altphilologen, die sein

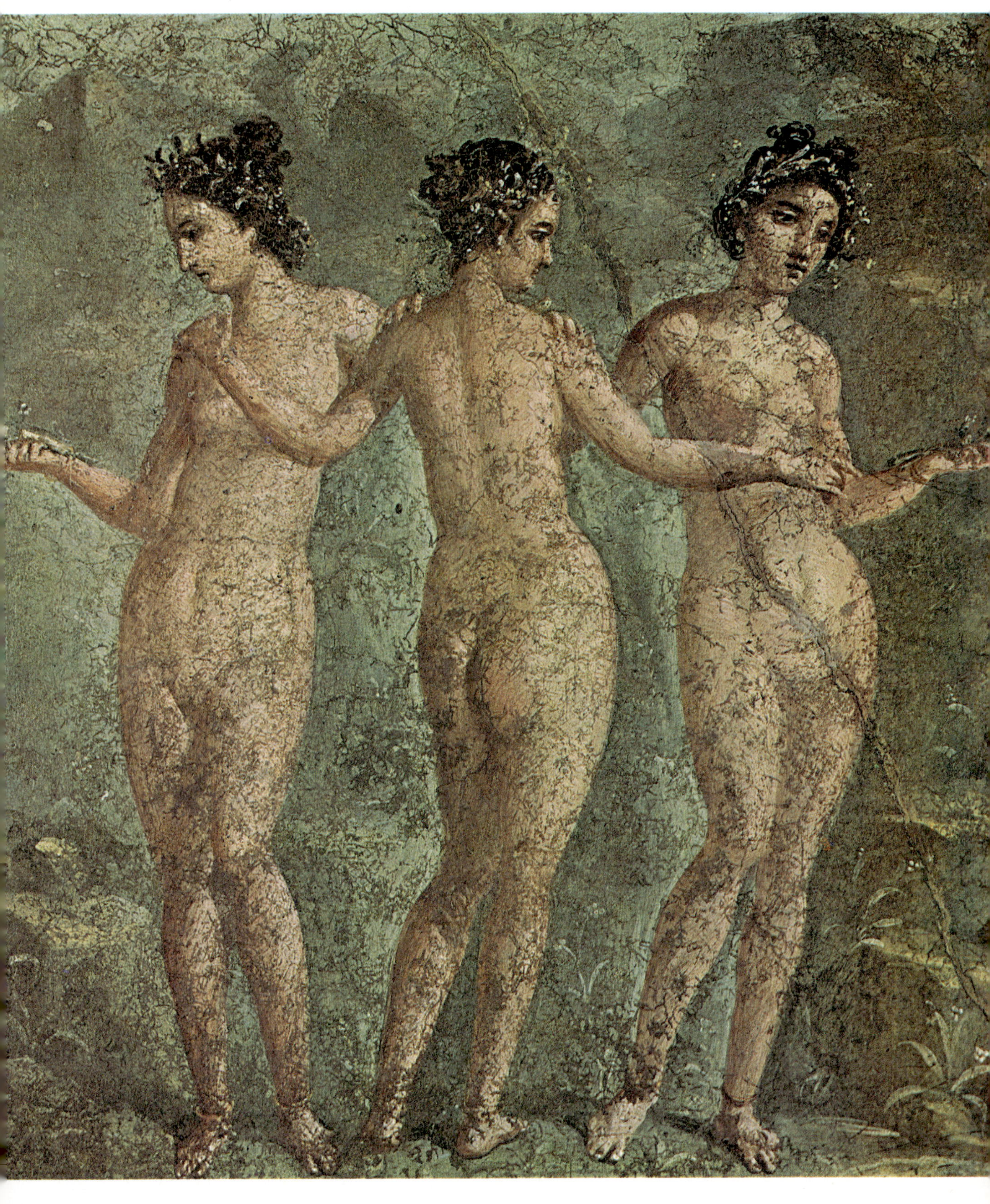

schlechtes Latein konstatieren, nimmt man an, daß er im 5. Jahrhundert unserer Zeitrechnung gelebt hat. Diese Zeitangabe ist jedoch sehr ungewiß. Coelius' Werk (drei »Bücher« über *Die akuten Krankheiten,* und fünf »Bücher« über *Die chronischen Krankheiten)* ist größtenteils eine lateinische Übersetzung von Fragmenten aus dem Werk des Soranos von Ephesos, einem Methodiker des 2. Jahrhunderts. Coelius hat diesen Fragmenten jedoch persönliche Beobachtungen und Anmerkungen hinzugefügt. Er stellt besonders die Pathologie auf eine neue und interessante Weise dar. Sein Werk, das weniger vollständig ist als die Abhandlung von Celsus und eher »klinisch« orientiert ist, bezieht sich mehr auf die Kranken selbst.

Coelius Aurelianus beschäftigte sich mit der Nosologie. Er legte sehr großen Wert auf die Definition einer jeden Krankheit. Von unserem Gesichtspunkt aus beschreibt er die *Symptome* und den *Krankheitsverlauf* noch sehr ungeschickt, aber mit Sorgfalt. Vor allem räumt er der *Diskussion über die Diagnostik* einen wichtigen Platz ein. Er ist der erste Autor, von dem bekannt ist, daß er systematisch Differentialdiagnostik unterrichtete.

Coelius zeigt genau, wie die Bauchwassersucht (Askites) von der Tympanitis (akute Peritonitis) unterschieden werden kann, indem man den kranken Körperteil mit der Handfläche abklopft. Er trennt eindeutig die Hysterie von der Epilepsie, indem er ihre unterschiedlichen Symptome aufführt. Er weist auf die Unterschiede hin, die zwischen Tobsucht (Phrenesie), Wahnsinn und Lethargie (Schlafsucht) bestehen. Er zeigt Fälle auf, die einer Brustfellentzündung ähneln und den Arzt täuschen können.

Seiner recht ordentlichen Beschreibung des Schlaganfalls (Coelius als Methodiker: eine Krankheit, die »durch Verengung hervorgerufen wird«) folgt eine lange Diskussion mit dem Zweck, zu verhindern, daß man einen Schlaganfall etwa mit Lethargie, Epilepsie, mit »Gebärmutterkrampf« (Hysterie), mit anderen Komata oder mit Synkope (Ohnmacht) verwechselt.

Dieses Werk wurde von einem echten Kliniker verfaßt.

Es mag zwar stimmen, daß die Römer — was die Medizin anlangt — alles den Griechen zu verdanken haben, und es mag eine interessante Feststellung sein, daß sie schließlich, trotz des Einflusses von Asklepiades und den Methodikern, mit Galen zu den Ideen des Hippokrates zurückkehrten. Man kann in der Geschichte des römischen Imperiums trotzdem eine bestimmte Weiterentwicklung feststellen, besonders auf dem Gebiet der Diagnostik. Das Werk des Celsus zeigt, daß man die Pathologie einer bestimmten Ordnung unterworfen hatte. Die Lehre Galens ging einen Schritt weiter und führte zu einem logischen Aufbau der Diagnostik. Sie ging von beobachteten Symptomen aus und von bestimmten Erkenntnissen über die Anatomie und die Physiologie, die von der Schule von Alexandria und schließlich von Galen selbst stammten. Die wissenschaftliche Beschreibung der Krankheiten machte ebenfalls sehr auffällige Fortschritte bei Aretaios von Kappadokien. Schließlich wurde die Diskussion über die Differentialdiagnostik ein Hauptanliegen, was bei der Lektüre von Coelius Aurelianus am deutlichsten ins Auge fällt.

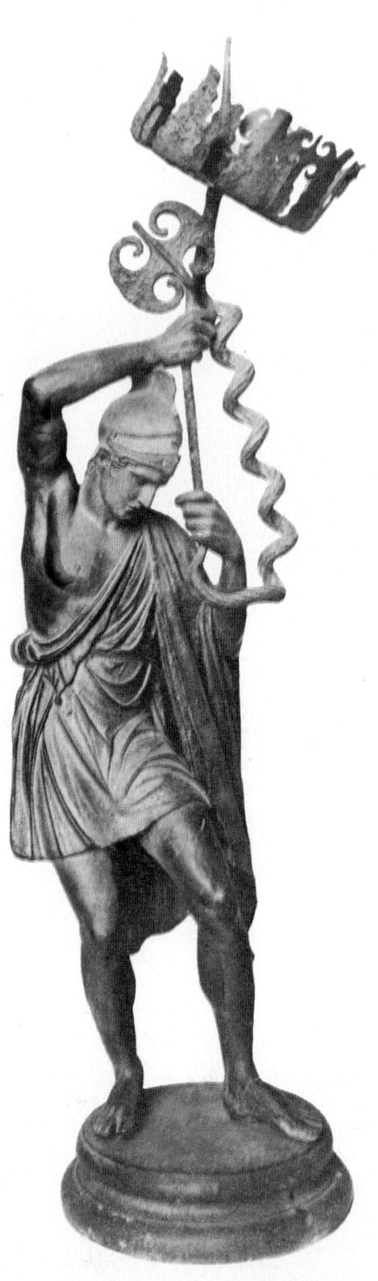

Abbildung 404
Am Bein verwundeter Krieger. Als Lampenträger verwendete Statuette. Gallo-römische Zeit. Herkunft: Bavay, Nordfrankreich. Bronzeskulptur von Caecilas.

Galens Werk nahm den wichtigsten Rang in der Medizin der Spätantike ein. Es wurde zum Grundstock sowohl der arabischen als auch der byzantinischen Medizin. Später, als die überlieferten Texte über syrische und arabische Übersetzungen wieder in das Abendland kommen, sind es einmal mehr die Abhandlungen Galens, die bis ins 18. Jahrhundert zu den Klassikern der medizinischen Lehre in Europa zählen. Jahrhundertelang sollte in den Schulen von Salerno, von Montpellier und später in anderen Universitäten Medizin gelehrt werden, wobei man sich auf Sammlungen *(Ars Magna)* oder auf Zusammenfassungen *(Ars Parva)* der mehr oder weniger entstellten Werke Galens stützte. Hippokrates hatte erst seit der Renaissance einen vergleichbaren Einfluß auf die Medizin.

Galens Texte, die die Medizinstudenten auswendig lernen und immer wieder herunterleiern mußten, durften lange Zeit nicht im geringsten kritisiert werden. Galens Medizin wurde wie ein Dogma behandelt, ebenso wie die Unterordnung der Medizin unter die vorherrschende Kirchenlehre und den Aristotelismus. Im 16. Jahrhundert wurde Vesal heftig angegriffen, weil er es wagte, einige Irrtümer in Galens Lehre der Anatomie aufzuzeigen. Fernel und Baillou erlaubten sich schüchtern einige persönliche klinische Beobachtungen. Man könnte — fast ohne zu übertreiben — behaupten, daß in der Geschichte der Medizin der Schatten Galens bis zu Sydenham, ja, bis zu Bichat und Laennec reichte.

Abbildung 405
Verwundeter gallischer Krieger.

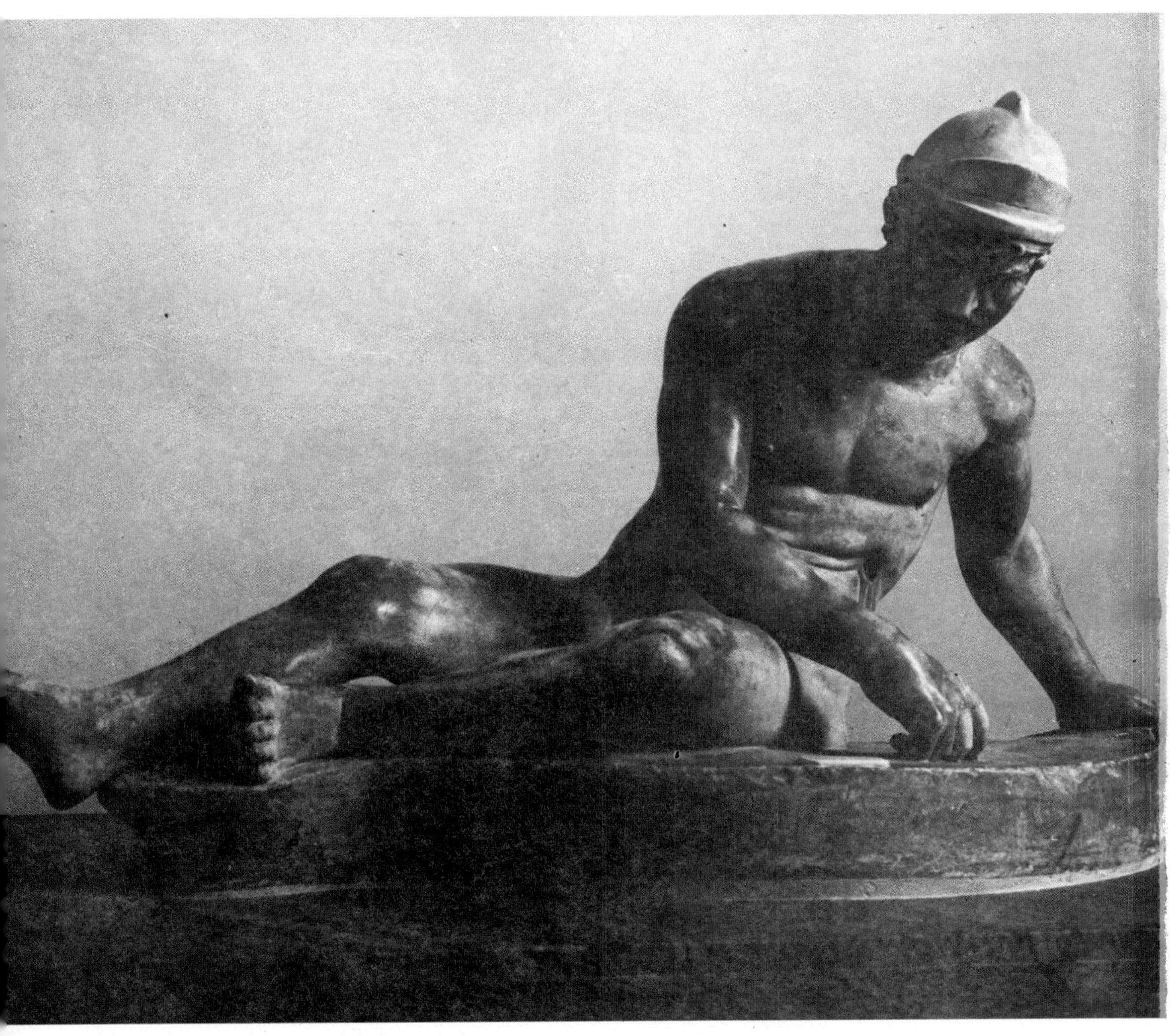

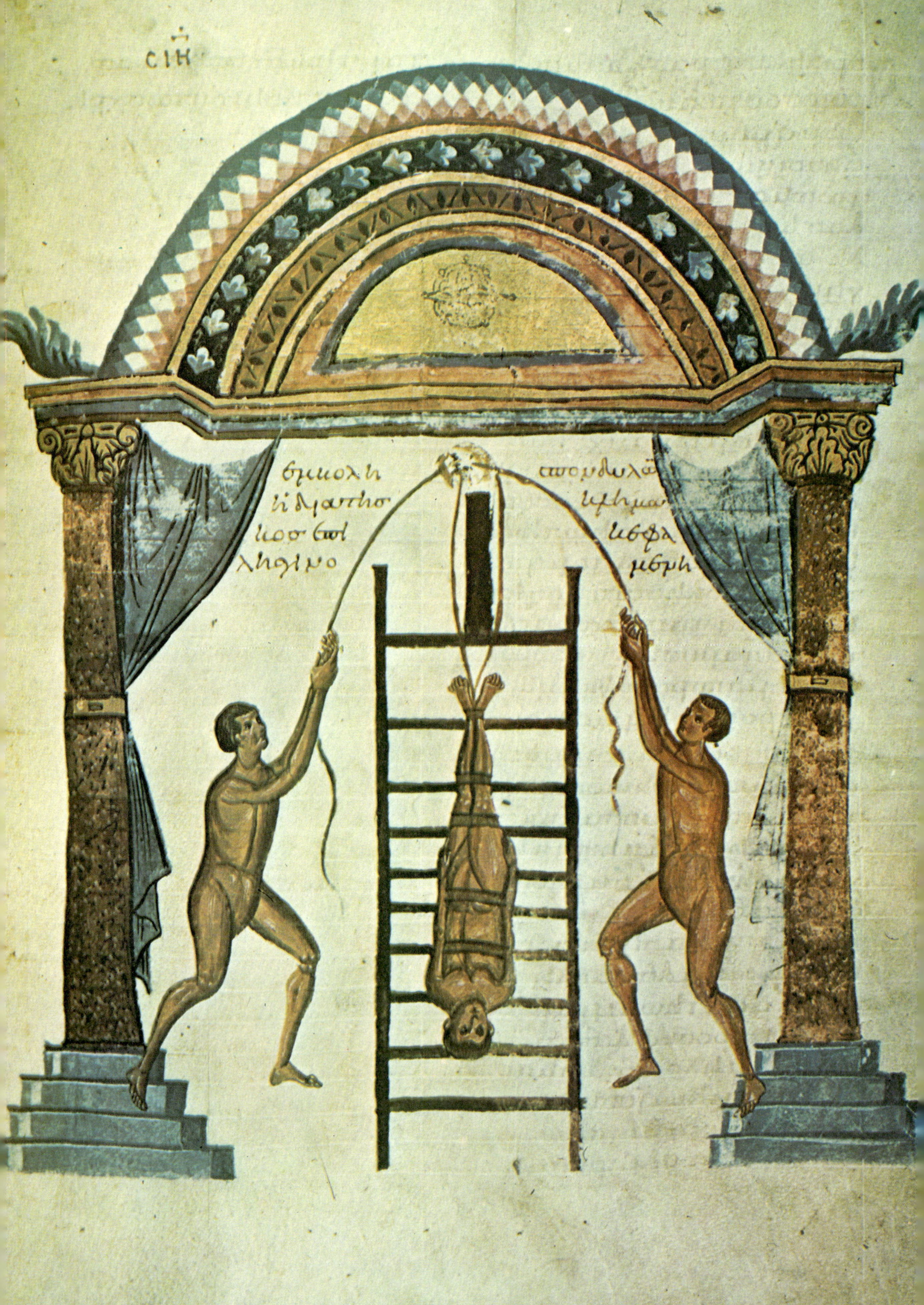

Die spätantike und die byzantinische Medizin

von Felix Brunet

Die Geschichte der Medizin in der Zeit von 210 bis 1453 — vom Tode Galens bis zur Eroberung von Konstantinopel durch die Türken — ist bis jetzt nur geringfügig erforscht worden. Die meisten griechischen Werke aus diesem Zeitraum hat man weder neu ediert noch übersetzt: der Mangel an neuen Theorien hat der Neugier der Gelehrten einigen Abbruch getan. Die medizinischen Abhandlungen aus dieser Zeit wurden jedoch von Ärzten einer der bemerkenswertesten Kulturen verfaßt. Sie entwickelten die Medizin auf ein Niveau, das durch eine an den Tatsachen orientierte Untersuchung und eine therapeutische Auffassung gekennzeichnet war, die wesentliche Erweiterungen enthielt.

Die Gräko-Byzantiner verknüpften ihre Kenntnisse, die sie aus der griechischen Wissenschaft schöpften, mit ihren eigenen Beobachtungen und Entdeckungen. So wurden sie zu Vorbildern für die arabischen Ärzte und die Praktiker aus der Schule von Salerno, ebenso für die Lehrer, die im Mittelalter an den Universitäten von Westeuropa unterrichteten.

Auf diese Weise machte sich ihr Einfluß bis in die Neuzeit hinein bemerkbar. Unter den Ärzten, denen ein dauerhafter Erfolg beschieden war, befanden sich etwa Oreibasios und Alexander von Tralles, die Chirurgen Antyllos und Paulos von Aigina, die Therapeuten Simon Seth und Nikolaus Myrepsos. Ihre Vorbilder waren die großen Ärzte der Antike, von Hippokrates über Celsus, Rufus und Aretaios bis zu Soranos und Galen. Dabei versäumten sie es aber nicht, deren Lehren mit ihrer eigenen Erfahrung zu vergleichen und gegebenenfalls das zu verbessern, was nicht mit ihren eigenen Ergebnissen übereinstimmte. Viele von ihnen stützten sich auf die Arbeiten der Schule von Alexandria, die sie selbst besucht hatten, und machten lange Reisen zu den verschiedenen Völkern des Mittelmeerraumes, um ihr Wissen zu vergrößern. Sie wurden sehr zu Unrecht des Plagiats bezichtigt, denn sie legten uns in aller Offenheit die Quellen ihrer Zusammenstellungen offen. Viele dieser Angaben antiker Autoren sind von ganz einzigartiger Wichtigkeit und wären uns ohne die byzantinischen Textauszüge überhaupt nicht bekannt. Außerdem haben die Verfasser den Inhalt der Texte oft mit ihren eigenen, am Krankenbett gemachten Erfahrungen verglichen und kommentiert.

Auf allgemeinere Art und Weise verfolgten die griechischen Autoren bis zur Einnahme von Alexandria durch die Araber im Jahre 640 das Studium der Astronomie, der Physiologie, der Pathologie, der Hygiene und der Therapeu-

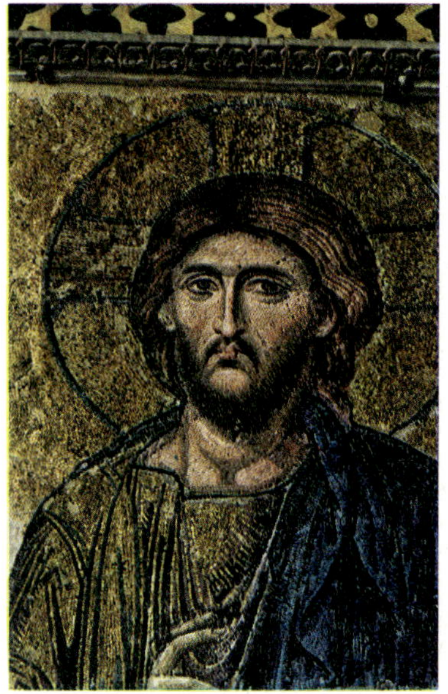

Abbildung 407
Byzantinisches Mosaik: segnender Christus, 9. Jh.

Abbildung 406 (gegenüber)
Behandlung einer Rückgratsverrenkung, Miniatur im Kommentar des Apollonius von Kition.

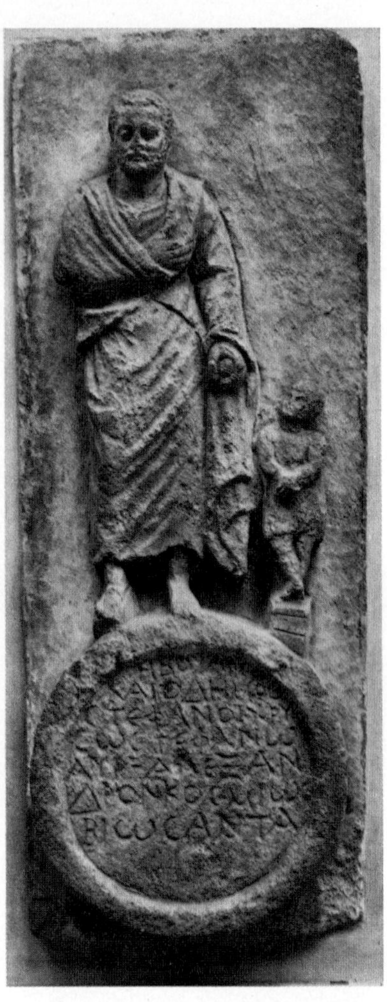

Abbildung 408
Der Arzt Aurelius Alexander. Marmorrelief aus Paros, aufgefunden in Kreta. Die Inschrift lautet: »Der Senat und das Volk haben Aurelius Alexander, der weise gelebt hat, einen Kranz zugesprochen«.

tik. Sie suchten sich die besten Teile aus den Lehren ihrer aristotelischen, neoplatonischen, humoralpathologisch orientierten, pneumatischen und methodischen Vorgänger aus. Sie zeigten eine Vorliebe für Empirismus, Eklektizismus, gegenseitige Anpassung der Theorien und die praktische Anwendung der Medizin. Sie akzeptierten sogar gerne den Beitrag der ägyptischen, orientalischen und syrischen Pharmakopöe. Nachdem jedoch das Zentrum von Alexandria zerstört worden war, wandten sich die gräko-byzantinischen Lehrer immer mehr den praktischen Forschungen auf dem Gebiet der Semiologie, der Diagnostik, der inneren und äußeren Behandlung von Krankheiten, der allgemeinen Hygiene, der Diätetik und der Pharmakopöe, das heißt der Herstellung von Arzneimittelbüchern, zu. Diese allmähliche Entwicklung verlief ganz in Einklang mit bestimmten leicht nachzuweisenden Einflüssen.

Betrachten wir zunächst den politischen Einfluß. Viele Werke wurden auf Verlangen der Kaiser verfaßt. Diese ließen sich dabei von reinen Nützlichkeitserwägungen leiten: von ihrer eigenen Gesundheit, von der ihrer Untertanen und der ihrer Armeen.

Dann der Einfluß des orientalischen Kosmopolitismus: die Annäherung von Syrern, Arabern, Armeniern, Persern, Slaven und Türken sowie das Zusammentreffen vieler Reisender, die Afrika und Asien durchquert hatten, in Konstantinopel. All das erweiterte die theoretischen Vorstellungen in der Medizin allgemein und auf dem Gebiet der Therapeutik.

Der starke Einfluß des Christentums und der mystischen Philosophie auf den Geist des Hofes und der Machthaber schuf dazu noch zahlreiche theologische, religiöse und moralische Probleme, bezogen auf die Rolle der Seele, auf die Schwangerschaft, auf die Hygiene und Diätetik und auf die Behandlungsarten und Operationen. Abgesehen von den Heiligen Kosmas und Damian, Ärzten, die ohne Bezahlung behandelten und in den Jahren 303 bzw. 310 den Märtyrertod starben, waren sechzehn bekannte Ärzte dieser Epoche Priester, Mönche oder Bischöfe. Die aus Ägypten eindringenden mystischen Religionen, die neuplatonischen und neu-pythagoräischen Theorien vergrößerten noch die Neigung zu Magie, Alchimie, Astrologie und zu den Geheimlehren. So wurden

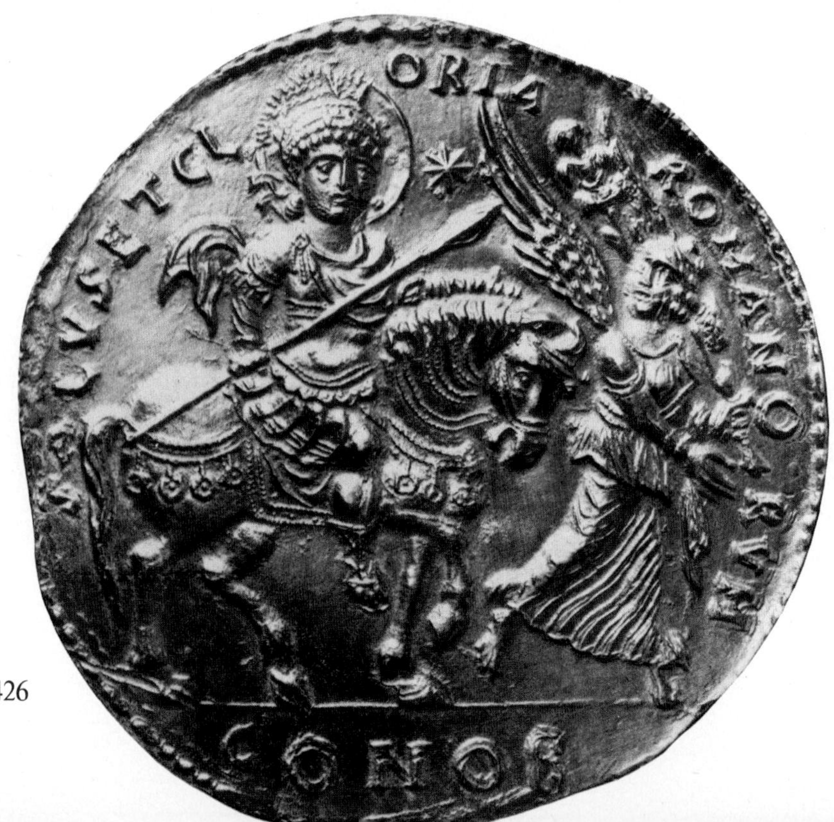

Abbildung 409
Justinian zu Pferde. Kopie eines Medaillons, das 1831 gestohlen wurde.

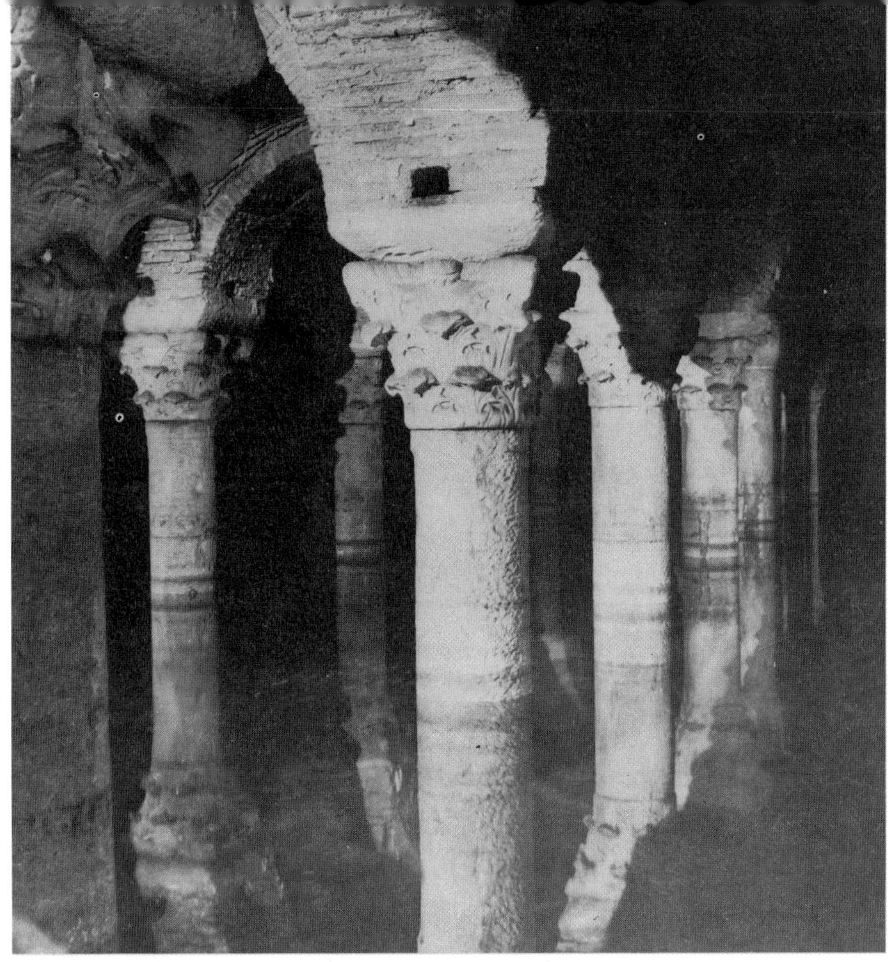

Abbildung 410
Konstantinopel: Die Zisterne der 100 Säulen. Kaiserlicher Palast, Justinianische Zeit.

Amulette, Talismane, Geisterbeschwörungen, Zauberformeln und Anrufungen allseits gebräuchlich, und die Ärzte mußten das berücksichtigen, wenn sie ihre leichtgläubigen Patienten behandelten.

Schließlich förderte und verstärkte die Entwicklung der öffentlichen Wohlfahrt die medizinischen Studien. Justinian und Theodora gründeten ebenso wie ihre Nachfolger zahlreiche Krankenhäuser, Altenheime, Lazarette, Waisenhäuser, Krippen, Spitäler für Aussätzige, Armenapotheken, Siechenhäuser und statteten sie auch aus. Sie waren einem Direktor der öffentlichen Armenpflege unterstellt, dem »Großen Orphanotrophen«, der vom Kaiser ernannt wurde. Diese Einrichtungen bildeten die Grundlage für eine zunehmend aktive Forschung nach Mitteln zur Schmerzlinderung, nach Heilmitteln und nach Medikamenten, die die Gesundheit erhalten sollten. Zur selben Zeit wurden die Gesetze für die Anstalten, Klöster und Gemeinden erlassen, zu denen der Arzt stets freien Zugang hatte, und an die er Grundkenntnisse der Hygiene weitergeben mußte.

Diese Einflüsse und die neuartigen Bedürfnisse der Kultur des östlichen Kaiserreiches erklären, wie sich die gräko-byzantinische Medizin vom 6. bis zum 8. Jahrhundert nach und nach veränderte. Ihre humanere Prägung und ihr eher praxisorientierter Grundzug verstärkten die Bedeutung und Stellung des Arztes, indem sie zur gleichen Zeit seine Vorstellungen, seinen Arbeitsbereich und sein Tätigkeitsfeld erweiterten. Wenn wir der Methode der gräko-byzantinischen Autoren von Jahrhundert zu Jahrhundert folgen, werden wir feststellen, daß sie die Medizin nach modernen Vorstellungen hin zur klinischen Beobachtung, zur experimentellen Methode und zur Verifizierung der Fakten führten.

Die Medizin der Spätantike

Medizinische Autoren des 3. Jahrhunderts

Man datiert das Leben Alexanders von Aphrodisias auf das Ende des 2. oder dem Beginn des 3. Jahrhunderts, das heißt, auf einen Zeitraum, in dem er Galen gekannt haben könnte, der ja im Zeitraum zwischen 201 und 210 n. Chr. gestorben ist. Alexander wurde in Aphrodisias geboren, einer Stadt, die in der Küstenlandschaft »Karien« in Kleinasien liegt. Er studierte und unterrichtete in Alexandria. Man zählt ihn zu den Philosophen-Ärzten (Iatrosophisten) der peripatetischen und pneumatischen Schule. Seine Interpretationen der aristotelischen Schriften, die Averus Averrhoes später scharf angriff, spalteten die späteren Kommentatoren von Aristoteles in Anhänger der Schule von Alexandria und in Averroisten. Uns liegen von ihm noch folgende Werke vor: *Über die Freiheit,* über *Natürliche und moralische Fragen, Über die Seele, Über das Schicksal* und zwei medizinische Werke mit den Titeln: *Medizinische Fragen und Probleme der Physik* und *Abhandlung über die Fieber.*

Das erste dieser zwei Werke, das in zwei Abschnitte gegliedert ist, untersucht 228 Probleme, wie zum Beispiel diese: »Warum bekommen kastrierte Frauen und Männer so früh graue Haare? Warum haben Schwindsüchtige nach innen gekrümmte Nägel? Warum bildet sich ein Geschwulst in der Leistengegend, wenn man sich an einer Zehe verwundet hat?«

Abbildung 412 (gegenüber) Junge Frau, Porträt auf dem Sargdeckel einer Mumie. Wachsmalerei, erste Hälfte des 2. Jh.s n. Chr.

Das zweite Werk, eine kleine Schrift von 25 Seiten, die dem Asklepiaden Apollonios gewidmet ist, beruft sich auf die Ideen von Hippokrates und Galen, nach denen sich die im Herzen entstehende Fieberhitze über *Pneuma* und Blut in die Adern und Venen hinein verbreitet. Die Fieberarten werden nach der Theorie des Aretaios eingeteilt. Alexander von Aphrodisias war demnach eher ein Lehrer der Philosophie, Naturgeschichte und Heilkunde als ein Praktiker.

Abbildung 411 Porträt einer jungen Frau von gleicher Herkunft und aus derselben Epoche wie das folgende.

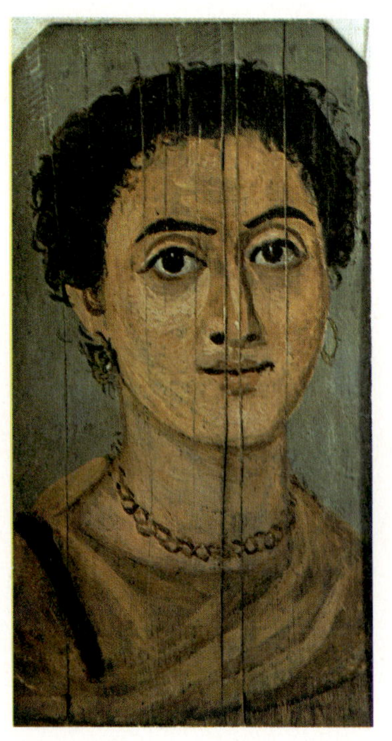

Antyllos ordnet man dem 3. Jahrhundert zu, vermutlich zu Recht, da er von Oreibasios erwähnt wird. Seine genauen Lebensdaten sind jedoch ungesichert. Er war ein sehr berühmter Chirurg, Arzt und Hygieniker, der der pneumatischen Schule angehörte. Seine Schriften *Über die Mittel der Behandlung* und - *Über die Chirurgie* zeugen von kühnem Fortschritt. Wir kennen sie jedoch nur aus Fragmenten, die in die Werke von Oreibasios, Aetius, Paulus von Ägina, Avicenna und von Rhazes eingefügt wurden.

Antyllos beschreibt die Behandlung kleiner Aneurysmen durch eine Ligatur oberhalb und unterhalb der Gefäßaussackung mit anschließender Öffnung der Aussackung. Er hat erstmals einen Luftröhrenschnitt nach einer folgendermaßen beschriebenen Operationsmethode durchgeführt: »Wir gehen«, schreibt er, »auf folgende Weise vor: indem wir den Kopf des Patienten nach hinten neigen, damit die Luftröhre besser sichtbar wird, machen wir einen Querschnitt, den wir zwischen zwei Knorpelspangen führen, um nicht die Knorpel, sondern nur das Bindegewebe, das sie verbindet, zu schneiden.« Er praktizierte den Schnitt und den Gegenschnitt von Abszessen und Fisteln, die Resektion von Krampfadern, den Aderlaß und die Operation des Grauen Stars durch eine Senkung und durch Aufsaugen.

In der Medizin bediente er sich oft physikalischer Therapien, der Wasserheilkunde (Hydrotherapie) oder gymnastischer Übungen und empfahl, beim Körper und der Umgebung auf Hygiene zu achten. In seiner Abhandlung *Was man*

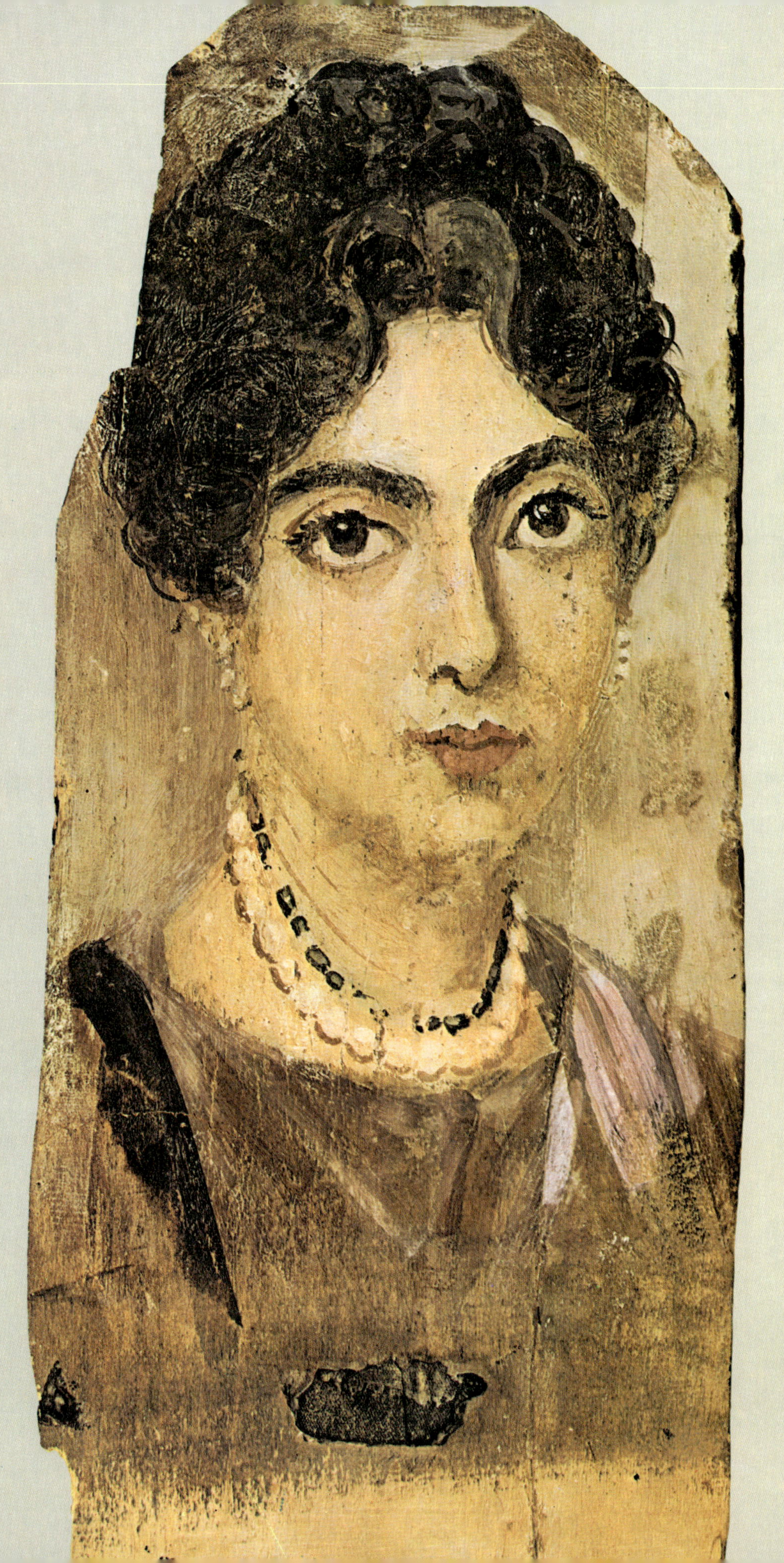

für seine Gesundheit selbst tun soll empfiehlt er Atemübungen, die beim Reden praktiziert werden: »Welches andere Heilmittel«, schreibt er, »wäre der Entwicklung der Brust nützlicher als die Aktivität, die während der vernünftigen Übung der Atmung hervorgerufen wird?«

Medizinische Autoren des 4. Jahrhunderts

Im folgenden Jahrhundert lebten einige angesehene Ärzte, die in Oreibasios' berühmtem Werk, der *Medizinischen Sammlung*, erwähnt werden. Es waren dies philosophisch orientierte Ärzte oder Iatrosophisten, das heißt Gelehrte, die durch ihre außerordentliche Allgemeinbildung herausragten, und die an der Schule von Alexandria unterrichteten.

Zenon von Zypern war einer der Lehrer von Oreibasios in Alexandria. Er mußte die Stadt infolge eines Aufruhrs verlassen, später jedoch setzte Julian ihn wieder in seinen Lehrstuhl ein. Caelius Aurelianus zitiert ihn im Hinblick auf schmerzhafte Krankheiten des Dickdarms und auf einfache oder gemischte Heiltränke.

Philagrios und Poseidonios, Söhne des Arztes Philostorgios und beide selbst Arzt von Beruf, sind uns aus den Werken von Oreibasios, Aetius, Alexander von Tralles und Rhazes bekannt. Philagrios ging seinem Beruf in Saloniki nach. In dieser damals sumpfigen Gegend konnte er sich besonders der Erforschung von Milzerkrankungen widmen. Seine medizinischen und chirurgischen Werke befaßten sich mit allen Krankheiten und deren Behandlung. Er schlug die Einnahme von Honig, vermischt mit Wasser, gegen zuviel Magensäure vor. Bei akuten Erkrankungen und bei brennendem Durchfall empfahl er einen Tee aus Opiumsirup, den er als erster erwähnt hat. Sein Bruder Poseidonios hin-

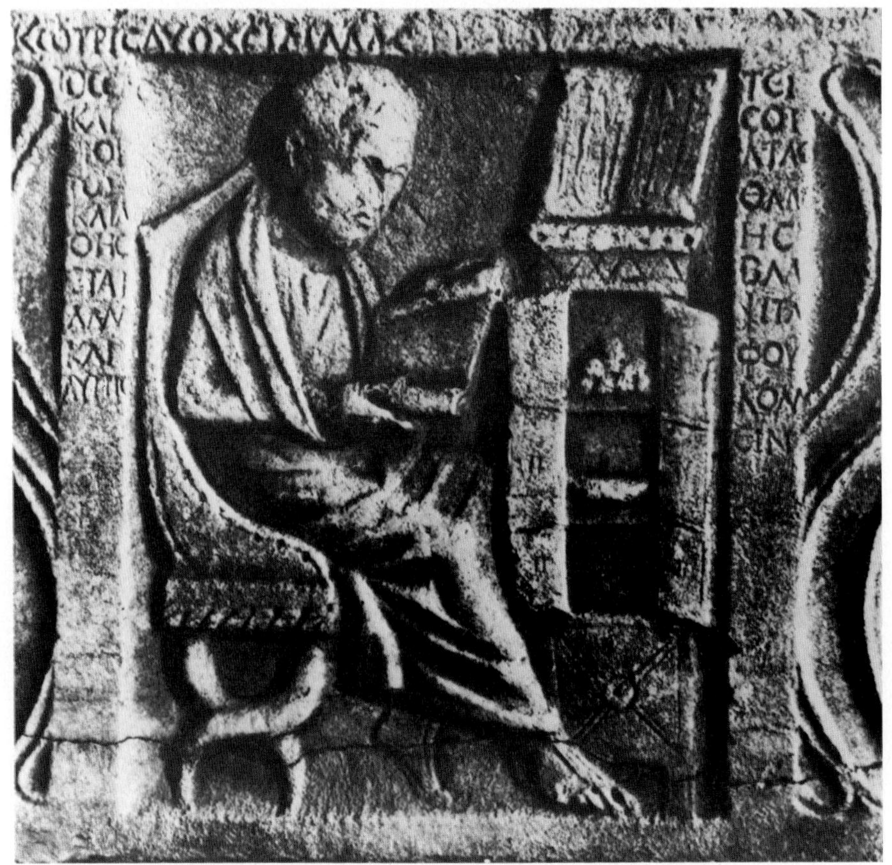

Abbildung 413 Griechischer Arzt aus dem 4. Jh., der in einer Schriftrolle liest. Er sitzt vor einem Schrank, auf dem ein Chirurgenkasten liegt. Man erkennt im Innern ein Dutzend von »Werken«. Mittlerer Teil eines Sarkophags aus dem 4. Jh. n. Chr., der in Porto di Roma gefunden wurde.

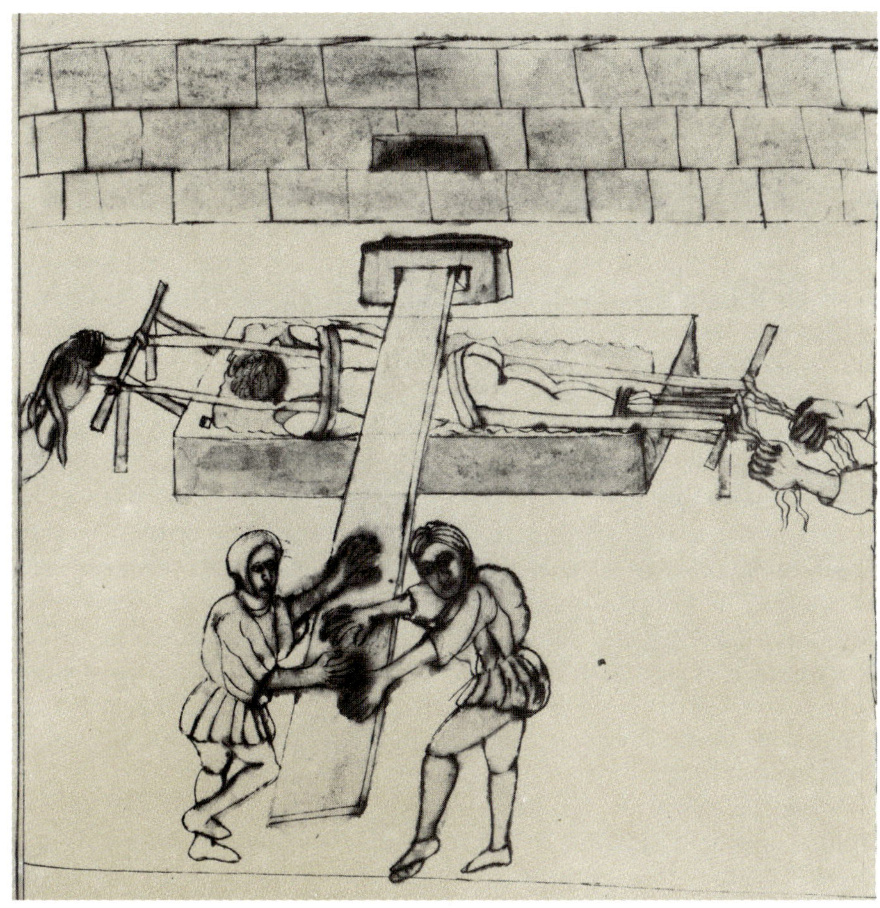

Abbildung 414
Bruch des Rückgrats. Der Bruch wird wieder eingerenkt durch Strecken und Stillegen, während man den Buckel mit Hilfe eines Brettes korrigiert, von dem die kürzere Hälfte in einem Kasten verankert ist und der längere Hebel von Gehilfen betätigt wird.

Abbildung 415
Wiedereinrenkung einer Schulterverrenkung durch Strecken und Stillegen.

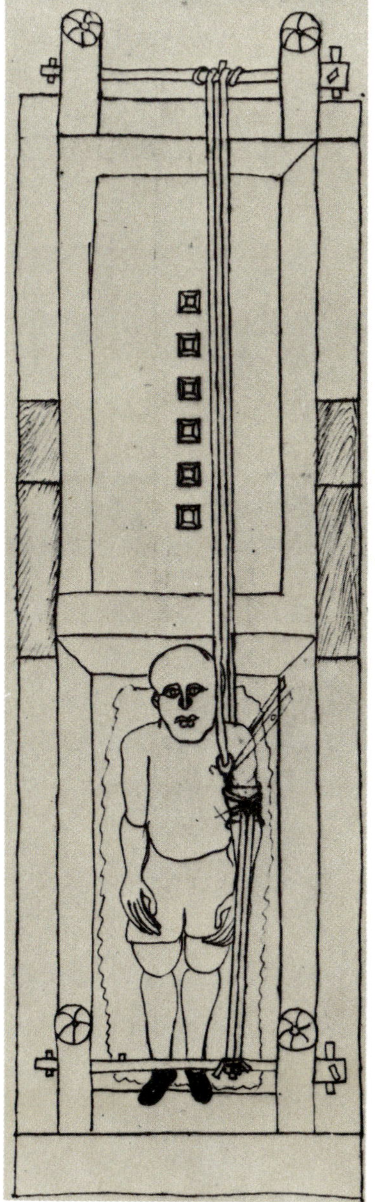

gegen beschäftigte sich vorwiegend mit Pathologie und Gehirnkrankheiten. Er lokalisierte die Einbildungskraft in den vorderen Teilen des Gehirns, die Vernunft im Mittelpunkt und das Gedächtnis im hinteren Bereich. Er beschrieb Delirien, komatöse Zustände, Starrsucht, epileptische und apoplektische Anfälle und Zustände des Wahnsinns. Die Schriften von Philagrios und Poseidonios sind besonders der großen Erfahrung wegen interessant, die sich die Verfasser bei den Kranken von Thessalien erwarben.

Oreibasios ist eine herausragende Gestalt in der Geschichte der Medizin, und das nicht nur, weil er uns eine Zustandsbeschreibung der Medizin des 4. Jahrhunderts hinterlassen hat. Er übertrug des weiteren Textauszüge von Galen und anderen bekannten Autoren, die sonst verlorengegangen wären. Diese Texte hat er mit Verstand ausgewählt und uns dabei lediglich die besten Seiten hinterlassen.

Als Sproß einer Patrizierfamilie kam Oreibasios ungefähr 325 n. Chr. in Pergamon zur Welt, der Stadt in Mysien, die schon durch Galen berühmt geworden war. Er studierte in Alexandria und verband sich stark dem zukünftigen Kaiser Julian, dem er im November 355 nach Gallien folgte. Sein erstes Werk schrieb er für seinen Herrn, leider ist es verlorengegangen. »Kaiser Julian«, meldete er seinem Schutzherrn, »ganz Eurem Wunsche folgend, habe ich während unseres Aufenhaltes in Westgallien den kurzen Abriß vollendet, wie es Eure Göttlichkeit gewünscht hatte. Ich habe ihn fast ausschließlich Galen entnommen.« In der Folge arbeitete Oreibasios an seiner großen *Medizinischen Sammlung* in 70 Büchern, ebenfalls auf Verlangen des Kaisers. »Ihr habt mich beauftragt, alles aufzusuchen und zusammenzutragen, was an wichtigem Wissen bei den besten Ärzten zu finden ist, und alles, was hilft, das Ziel der Medizin zu erreichen. Ich werde es nur bei den allerbesten Schriftstellern auswählen.«

Die bewundernswerte Übersetzung von Daremberg, Bussemaker und Molinier erlaubt jedem, die Bedeutung von Oreibasios' Sammlung gebührend zu würdigen, von der uns nur noch 25 Bücher erhalten geblieben sind. Die sechs ersten Bücher befassen sich mit Nahrungsmitteln, Getränken und gymnastischen Übungen, das 7. und 8. Buch beschäftigen sich mit der Lehre von Blutentziehung, das 9. Buch mit Klimatologie, äußerlichen Erregern und erstmalig mit dem Urbanismus. Das 10. Buch handelt von Bädern; das 11., 12. und 13. Buch haben die materia medica nach Dioskurides zum Gegenstand; das 14., 15. und 16. Buch behandeln einfache und zusammengesetzte Medikamente; das 21. und 22. Buch gehen auf Anatomie, Splanchnologie (die Speicheldrüse wird hier zum ersten Mal beschrieben) und Embryologie ein; Buch 44, 46 und 47 beschäftigen sich mit der geläufigen Chirurgie, mit Abszessen, Fisteln, Gangrän, Geschwulsten, Knochenbrüchen, Verrenkungen, Bandagen und speziellen Maschinen, die Verrenkungen wieder einrichten. Das 50. Buch beschreibt Geschlechtskrankheiten und Hernien, das 51. Geschwüre und Karfunkel. Die verlorengegangenen Schriften, die hier nicht aufgezählt sind, handelten von Fragen der Hygiene und der Diät für Frauen, von Ammen und Kindern. Außerdem hatten sie die Temperamente, die Kräfte der Seele, die Stimme und die Atmung zum Inhalt.

Julian, der am 3. November 361 in Konstantinopel zum Kaiser gekrönt wurde, ernannte Oreibasios zum Quästor des Palastes. Nach seinem Tod im Jahre 363 fiel der treue Arzt jedoch schon bald in Ungnade. Er floh zu den Goten, wurde aber bald wieder nach Byzanz zurückgerufen, wo er, wenn wir

Abbildung 416
Kopf- und Halsverbände.
Miniatur aus einem Manuskript Über Epidemien *von Soranos von Ephesos.*

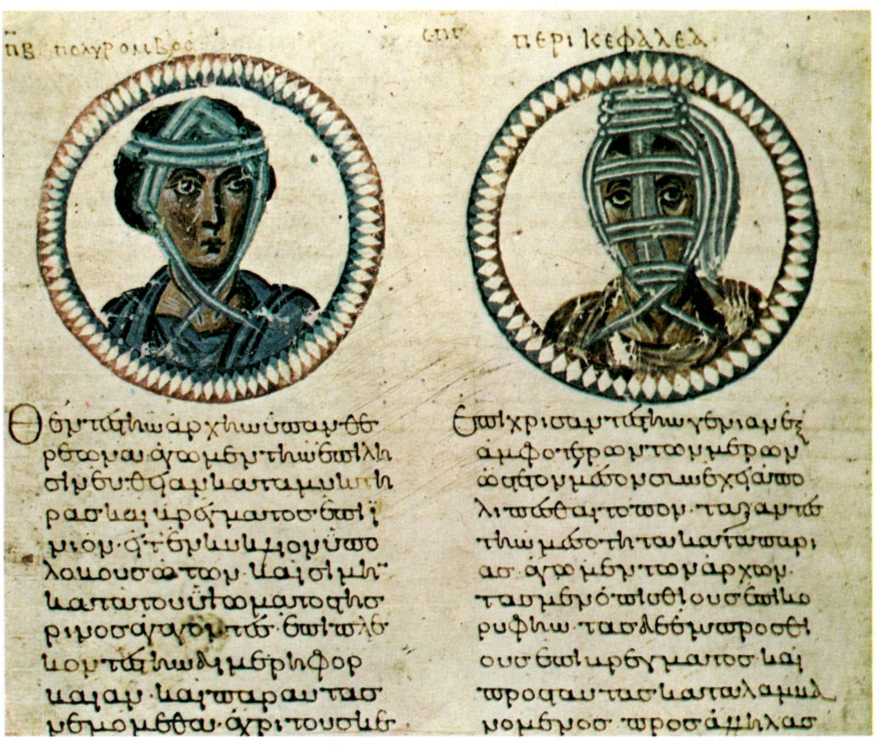

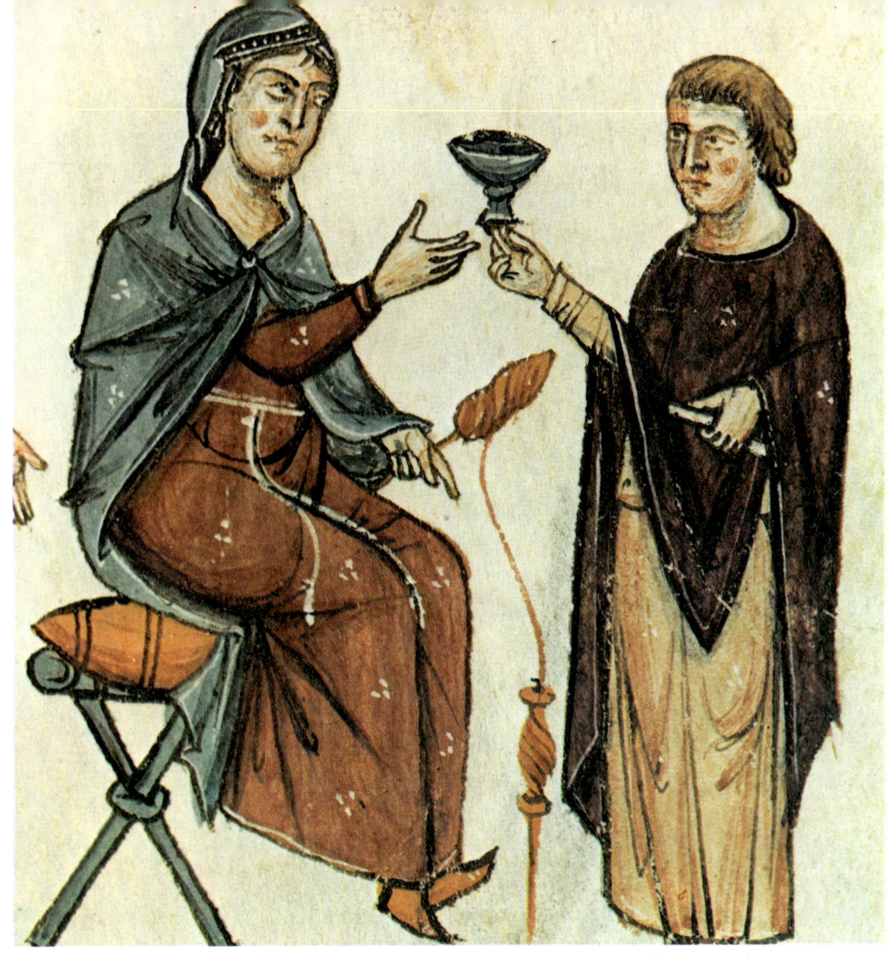

Abbildung 417
Ein Arzt verabreicht einer Frau ein Heilmittel. Detail einer Seite einer Pflanzensammlung aus der ersten Hälfte des 8. Jh.s, Miniatur aus Süditalien, byzantinischer Einfluß.

seinem Biographen Eunapios Glauben schenken können, eine reiche Frau heiratete, mit der er vier Kinder zeugte. Diesem Biographen widmete Oreibasios sein drittes Werk, *die Euporista,* womit leicht zu beschaffende Arzneimittel gemeint sind, damit, so Oreibasios, »Ihr auf einer Reise, auf dem Lande oder an einem Ort, wo Ihr gerade keinen Arzt zur Hand habt, Euch sofort dieser Kenntnisse bei plötzlichen Unglücksfällen oder leichteren Krankheiten bedienen könnt«. Das aus vier Büchern bestehende Werk lehnt sich eng an Rufus und Dioskurides an. Die zwei ersten Bücher handeln von der Erhaltung der Gesundheit durch Diät und einfache Medikamente, das dritte von Fieber und Unfällen und das vierte von allgemeinen Krankheiten. Diese Bücher sind nicht nur für Ärzte geschrieben, sondern auch für die gebildete Öffentlichkeit.

Auf die Bitte seines Sohnes, der sich ebenfalls mit medizinischen Studien befaßte und oft auf Reisen war, schrieb er einen *Abriß* (Synopsis) seiner großen medizinischen Sammlung. »Auf deinen Wunsch, teurer Sohn, habe ich meine siebzig Bücher gerne zusammengefaßt, denn ich habe verstanden, daß dies sehr nützlich sein könnte, nicht nur für deine Reisen, sondern auch *für Personen, die Medizin von Grund auf gelernt haben.*« Dieser Abriß hatte sehr großen Erfolg und wurde im 7. Jahrhundert für die weströmischen Leser ins Lateinische übersetzt. Das Werk gliedert sich in neun Bücher: die drei ersten gehen auf Behandlungsmethoden und Medikamente ein, das vierte und fünfte auf Nahrungsmittel und Hygiene, das sechste befaßt sich mit der Lehre von den Krankheitszeichen (Semiologie) mit der Uroskopie, der Krisenlehre und den Fieberarten, das siebte mit äußeren Krankheiten, das achte und neunte mit innerer Medizin. Die Schriften von Oreibasios gehören mit ihrer Vielfalt, ihrer reichen Dokumentation und der Genauigkeit ihrer Informationen über

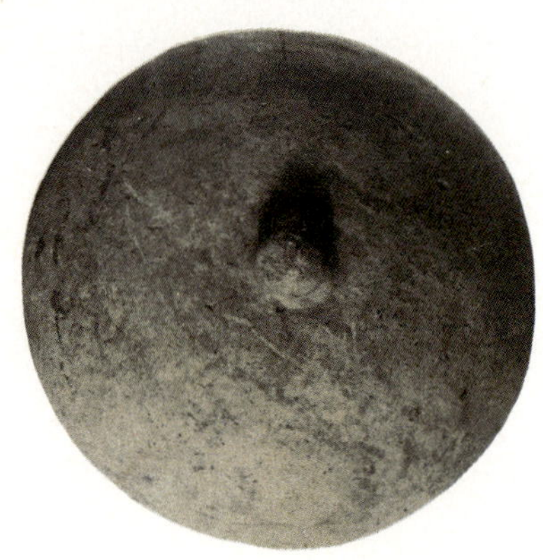

Abbildung 418
Votivbild.

Hygiene, Medizin und Chirurgie zu den wichtigsten Denkmälern der griechischen Medizin. Sein Buch über Bandagen und Maschinen diente der Universität von Paris laut Beschluß der Fakultät vom 11. Juli 1607 bis ins 18. Jahrhundert hinein als Unterrichtsmaterial.

Adamantios, ein Iatrosophist und Zeitgenosse des Oreibasios, der ihn auch zitiert, ist der Autor zweier Abhandlungen, eine davon über die Winde, die andere über die *Physiognomie* (Gesichtskunde).

Bischof Nemesios aus Emesa in Phönizien wird vom heiligen Gregorius von Nazianz als Autor eines Buches über die *Natur des Menschen* erwähnt, das auf 200 Seiten und in 44 Kapiteln die Seele und den Körper behandelt. Man vermutet, daß im Kapitel 24 über den Puls die Funktion des Blutkreislaufs schon erahnt wurde, und zwar in folgendem Satz, der jedoch noch sehr unbestimmt ist: »Die Ader dehnt sich aus und zieht sich in einer bestimmten Harmonie und Regelmäßigkeit wieder zusammen, dabei nimmt sie vom Herzen die Kraft der Bewegung.« In einem anderen Abschnitt drückt er sich über die Funktion der Galle genauer aus: »Die gelbe Galle dient der Verdauung und sie vertreibt die fäkalischen Stoffe.«

Hesychios, der im Jahre 370 in Damaskus geboren wurde, studierte in Alexandria und reiste durch Rhodos, Griechenland, Ägypten und Italien, bevor er sich endgültig in Konstantinopel niederließ. Er gewann so eine sehr vielfältige therapeutische Erfahrung, die seinem Sohn Jakob Psychrestos zugute kam, dessen erstaunliche Heilerfolge seine Zeitgenossen in Erstaunen setzten.

Der Iatrosophist Palladios unterrichtete in Alexandria gegen Ende des 4. und am Anfang des 5. Jahrhunderts. Man verdankt ihm drei Schriften: einen *Kommentar zum sechsten Buch der Epidemien von Hippokrates;* einen *Kommentar über das Buch der Knochenbrüche von Hippokrates* und eine *kurze Übersicht der Fieber* von ungefähr 20 Seiten, auf denen er in vierzig Kapiteln die Lehre von den Krankheitszeichen, die Diagnostik und die Heilmethoden bei Fieberkrankheiten behandelt. Anscheinend kannte er das Sumpffieber recht gut.

Die Medizin in Byzanz

Die Mediziner und die medizinischen Schriften des 5. Jahrhunderts

Nach der Zeit von Oreibasios und Hesychios lebte Aetius von Amida, ein byzantinischer Autor, der den Rang eines Chefs des kaiserlichen Gefolges hatte, am kaiserlichen Hof von Konstantinopel. Geboren in Amida, dem heutigen Dyarbekir am Tigris in Mesopotamien, wurde er in Alexandria als Arzt ausgebildet und ließ sich später in Konstantinopel nieder. Er war Christ. Ihm verdanken wir eine große Abhandlung mit dem Titel: *Sechzehn Bücher über die Medizin* (auch als »Tetrabiblon« bekannt). Es handelt sich um eine Sammlung von Entlehnungen, deren Autoren sorgfältig zitiert werden und die sich mit Medizin, Chirurgie, Gynäkologie und Entbindungen befaßt. Im Teil über Geburtshilfe und Gynäkologie wird der Name der Hebamme Aspasie erwähnt, in den übrigen Kapiteln werden weitere Namen von Schriftstellern genannt, die man sonst nirgendwo anders findet. Die Bemerkungen zu den chirurgischen Eingriffen zeigen uns, daß Aetius selbst operiert hat. Das »Tetrabiblon« handelt nacheinander von der materia medica, von Therapeutik und Hygiene, von Diätetik und Kinderkrankheiten, von Prognostik und Diagnostik, von den

Abbildung 419 (gegenüber)
Medizinischer Koffer, koptische Zeit.

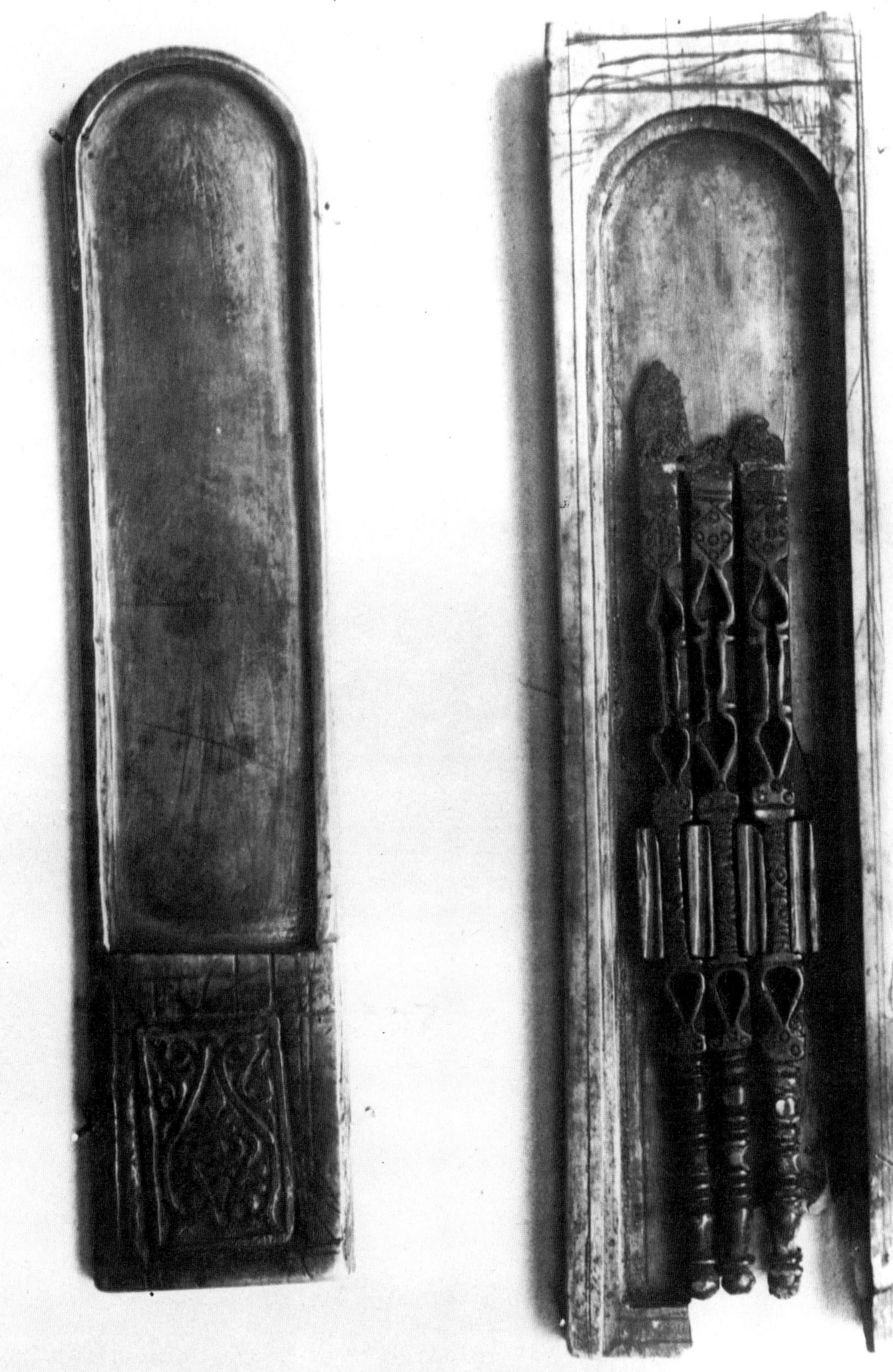

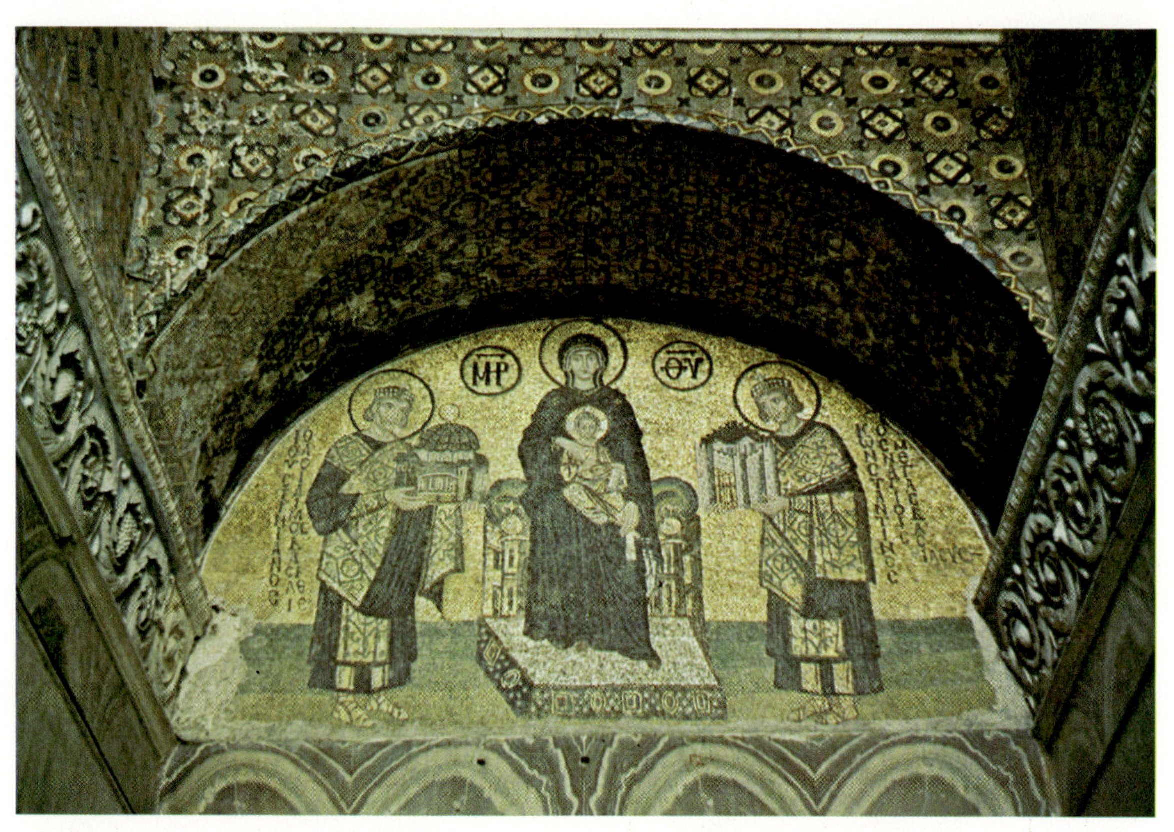
MP
ΘΥ

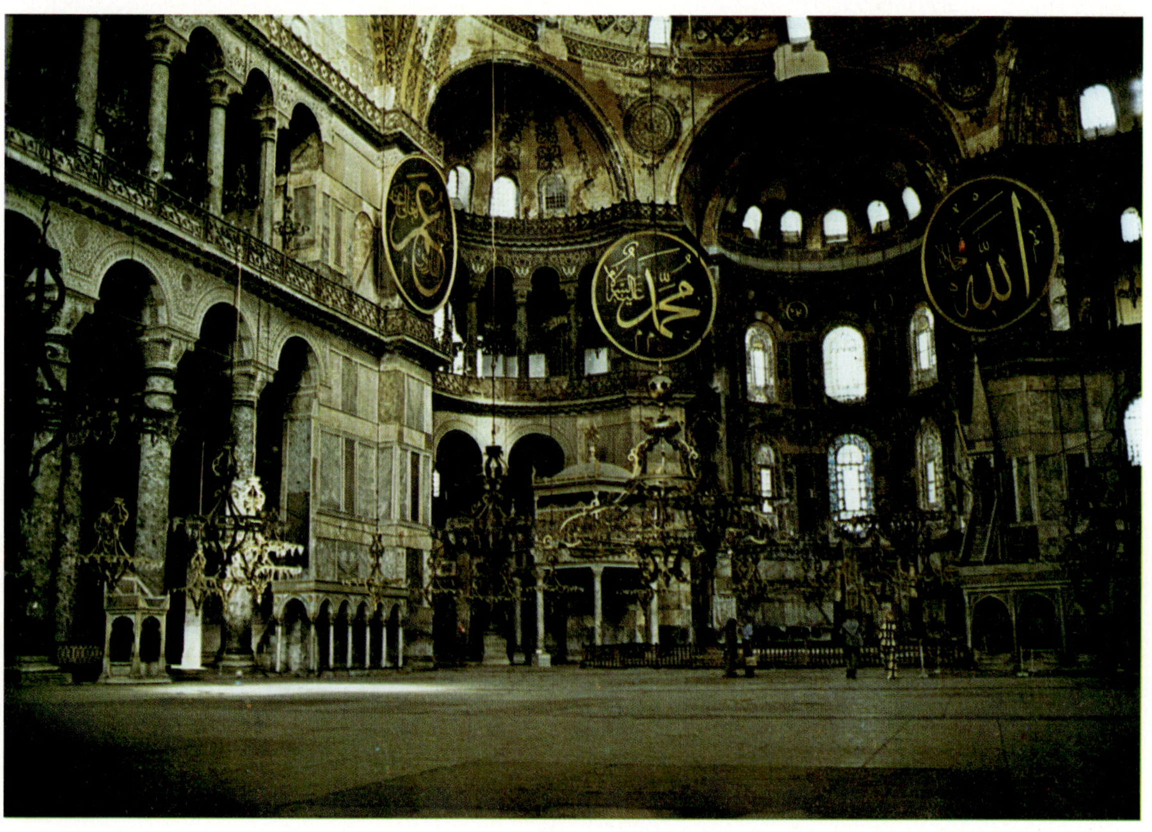

inneren Krankheiten, den sogenannten äußerlichen oder chirurgischen Krankheiten, und schließlich von der Geburtshilfe und Gynäkologie. Als Quellen erwähnt der Autor häufig Galen, Archigenes, Asklepiades, Rufus, Antyllos, Marcellus, Kriton, Philumenus, Philagrios und Poseidonios u. a. Man bemerkt bei ihm schon eine ausgeprägte Neigung zu Arzneimittelbüchern und Rezepten ägyptischer Wurzelsammler, ebenso einen Hang zur Leichtgläubigkeit und natürlich einen deutlichen Einfluß von Magie, Mystik und Religion.

Abb. 420 (gegenüber, oben) Mosaik, das die Jungfrau und das Kind, umgeben von zwei Kaisern, darstellt.

Abb. 421 (gegenüber, unten) Konstantinopel, Hagia Sophia: die Basilika wurde von 532 bis 537 nach den Plänen von Anthemios von Tralles, einem lydischen Mathematiker und Architekten, während der Regierungszeit von Justinian errichtet.

Jakob Psychrestos, Sohn des Hesychios, von dem wir schon gesprochen haben, wurde in der Argolis geboren. Im Alter von 19 Jahren begleitete er seinen Vater nach Byzanz und erhielt von Kaiser Leon dem Thracier den Titel eines Führers der Ersten Mediziner *(comes archiatrorum)* verliehen. Er starb nach 467. Seine bewunderswerten Heilerfolge verschafften ihm den Namen eines Retters, eines Phidias der Medizin, und er wurde durch die Errichtung einer Statue in den Bädern von Zeuxippos geehrt. Alexander von Tralles charakterisiert ihn als den »großen Mann, den Gott durch und durch für sein Handwerk begnadet hat«. Jakob Psychrestos empfahl eine leichte und erfrischende Diät für reiche Leute, die infolge von Sorgen, Exzessen und allzu gutem Essen unter Streß, nervöser Müdigkeit und Krankheiten der Verdauungswege zu leiden hatten; dieser Diät verdankte er auch seinen Spitznamen. Von ihm ist kein einziges Werk erhalten. Wir besitzen lediglich Heilmittelformeln, die bei Alexander von Tralles und bei Aetius zitiert werden. Diese Medikamente wurden gegen Gicht, Migräne, Nervenleiden und Husten angewandt. Es scheint, daß Jakob als erster die Herbstzeitlose zur Behandlung der schmerzhaften Gicht verwendet hat, und daß er seine Beliebtheit und Berühmtheit einer sicheren Diagnose und seinen therapeutischen Kenntnissen verdankt. Nach Suidas »weigerte er sich, einen unheilbar Kranken aufzugeben, solange man dessen Schicksal noch irgendwie verbessern konnte«, nach Photius »forderte er die Reichen auf, den kranken Armen zu Hilfe zu kommen, und nahm niemals Honorar von den Armen«.

Asklepiodotos von Alexandria kam Mitte des 5. Jahrhunderts in Alexandria zur Welt und lebte, praktizierte und lehrte dort mit Talent. Als Philosoph der neuplatonischen Schule wurde er ebenso in Literatur, Mathematik, Physik, Botanik und Zoologie berühmt. Seine Therapieverfahren waren tatkräftig, und er kam durch eine neuartige Anwendung der weißen Nieswurz *(veratrum album)* zu außergewöhnlichen Heilerfolgen.

Severos, Philosoph und Iatrosophist der alexandrinischen Schule, schrieb ein kleines Werk über Klistiere und deren Anwendung bei Darmkrankheiten.

Die gemeinsamen Charakteristika dieser alten Meister der Medizin sind ihre große Allgemeinbildung und ihre Vorliebe für die Therapie. Unter dem Einfluß barmherziger und humaner Ideen, die das Christentum verbreitete, bewirkten sie bemerkenswerte Fortschritte in der ärztlichen Berufspflicht.

Alexander von Tralles

Das 6. Jahrhundert hat nur einen einzigen medizinischen Autor von Rang hervorgebracht, Alexander von Tralles. Dieser Autor jedoch hat uns das größte, originellste und typischste Werk der byzantinischen Zeit hinterlassen. Alexander von Tralles war der Sohn des Arztes Stephanos und der Bruder von Anthemios, dem Architekten der Kirche der heiligen Sophia von Konstantinopel. Er wurde in Tralles, einer Stadt in Lydien, deren Name er trägt, geboren. Nachdem er in Griechenland und in Alexandria studiert hatte, reiste er

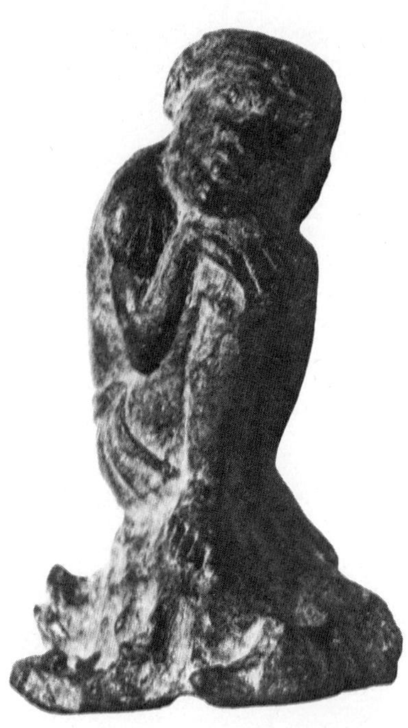

Abbildung 422
Negersklave. Alexandrinische Bronze.

durch Armenien, Thrakien, Illyrien, Nordafrika, Italien, Gallien und Spanien, Länder, in denen sich die Feldzüge von Justinians Armee und Marine abspielten. Das drängt uns die Vermutung auf, er habe Belisar und Patricius Liberius als Chefarzt in den Feldzügen begleitet, in denen Byzanz die ehemaligen Grenzen des römischen Reiches im Mittelmeerraum wiederherstellte.

Nachdem er nach Konstantinopel zurückgekehrt war, wo seine Brüder sehr hohe Posten bekleideten, beschloß er — schon in fortgeschrittenem Lebensalter — seine *Zwölf Bücher über die Medizin* zu verfassen. In ihnen trug er nicht nur die gesamten Kenntnisse zusammen, die bis zum damaligen Zeitpunkt über die Krankheiten gesammelt worden waren, sondern verarbeitete auch, wie er selbst sagte, *»die in einer langen Praxis bei der Behandlung von Kranken erworbene Erfahrung«*. Seine Sammlung ist also auf keinen Fall eine Abschrift, sondern ein ganz persönliches Werk, in dem der Autor für sich beansprucht, seine Leser »durch die wissenschaftlich genaue Methode bei den Aufsätzen und durch die Kürze und Klarheit des Ausdrucks zufriedenzustellen, indem man sich mit Vorliebe allgemeinverständlicher Worte bedient, damit die Fachausdrücke des Werkes leicht verstanden werden können, sogar für den ersten Besten«. Demnach war sein Buch für Praktiker und ein gebildetes Publikum gleichermaßen gedacht: Er beschreibt die häufigsten Krankheiten und die entsprechenden Behandlungsmethoden und geht dabei von Kopf bis Fuß vor (das letzte Kapitel ist der Gicht gewidmet). Sein Werk wird durch eine Abhandlung vervollständigt, die Kosmas gewidmet ist, dem Sohn eines seiner ehemaligen Lehrer. Sie trägt den Titel *Über die Fieber*. Weiter ist eine besondere Abhandlung *über die Würmer* bekannt, adressiert an einen Freund namens Theodoros. Seine Werke, obwohl nur in Bruchstücken überliefert, enthalten so viele wertvolle Auskünfte, daß uns dies den Verlust der *Abhandlungen über Knochenbrüche und Kopfverletzungen* außerordentlich bedauerlich erscheinen läßt. Das letztgenannte Werk ist, wie der Autor selbst feststellt, zu einem früheren Zeitpunkt entstanden. Im Laufe seiner Beschreibungen zitiert Alexander von Tralles zahlreiche seiner Vorgänger, ohne aber auf deren Text zurückzugreifen. Er spricht mit Hochachtung von Hippokrates und Galen, folgt ihnen aber nicht blindlings. Er besteht dagegen darauf, im Namen der feststellbaren Wahrheit, das zur Geltung zu bringen, was sich als abweichend vom bisherigen Kenntnisstand herausgestellt hat. Er bekräftigt: »Nur von der Tatsache her betrachtet, daß man Mensch ist, erscheint es schon schwierig, sich nicht häufig zu irren. Ich hätte es nie gewagt, so von einem großen Gelehrten (Galen) zu sprechen, wie ich es getan habe, wenn nicht die Wahrheit selbst mir den Mut dazu gegeben hätte und wenn Schweigen mir nicht schändlich erschienen wäre. Ein Arzt, der für sich behält, was ihm im Innersten als wahr erscheint, begeht eine große Ungerechtigkeit, eine wahrhaftige Gottlosigkeit, er stürzt sich selbst rettungslos in den schlimmsten aller Irrtümer. Man muß so handeln, wie Aristoteles es ausdrückt: ›Plato ist mein Freund, aber mit der Wahrheit bin ich auch befreundet. Unter beiden soll man sich für die Wahrheit entscheiden.‹« (Buch V. Kapitel IV).

Dieser Absatz gibt besser als jeder Kommentar einen Eindruck vom Werk und Geist Alexander von Tralles'. »Die Kunst der Heilkunde«, schreibt er weiter, »darf nicht wie das Gesetz aufgefaßt werden, ohne Erbarmen, dem Wohlergehen der Kranken gegenüber gleichgültig und ohne Mitleid, wie es diejenigen tun, die die Härte der Natur und die Gemeinschaft der Leidenden nicht kennen... Ich fordere Euch auf, daß Ihr Euch — im Gegensatz zu vielen Ärzten — bemüht, keine Medikamente zu verschreiben, ohne vorher wirklich zu überlegen, indem Ihr nur an ihre angeblichen Fähigkeiten denkt.«

Der einzige Vorwurf, der ihm gemacht wurde, betrifft die Erwähnung einiger Amulette, aber er rechtfertigte sich mit dem Einwand, auf diese Weise dem Kranken durch das ihn am besten ansprechende Mittel zu helfen. »Der gebildete Arzt soll versuchen, durch alle Mittel Hilfe zu leisten und Zauberei wie auch gelehrte Formeln und Heilmethoden anwenden. Er muß, wie man sagt, imstande sein, alle Register seiner Heilkunst zu ziehen.«

Alexander von Tralles bemühte sich, bei jeder Krankheit deren genauen Symptome anzugeben, die Diagnose genau zu differenzieren sowie die Semiologie und die Behandlung auf eine strenge Fallbeobachtung zu stützen. So identifizierte er zum Beispiel ein Lebergeschwulst als Folge einer Art Ruhr, die er daher »Leberruhr« nennt: »Der Kranke hat Fieber und erbricht oft rostfarbenen Schleim. Er verspürt ein Gefühl des Ziehens auf der Höhe des Schlüsselbeins und hat einen diaphragmatischen Husten, der eher das Gefühl von Leberbeschwerden als Schmerz hervorruft. Sobald die Entzündung die Leberlappen und die sie umgebenden Blutgefäße erreicht hat, bewirkt sie einen deutlicheren Schmerz.« Das ist so knapp wie zutreffend. Eine geeignete Therapie hänge von der Genauigkeit der Diagnose ab und dürfe kein noch so kleines Detail unbeachtet lassen, wiederholt Alexander von Tralles unaufhörlich. Daher setzt er als Heilmittel ein: Hygiene, Diät, Übungen, Hydrotherapie, warme Quellen und Mineralbäder, Physiotherapie, Organotherapie, mineralische Medikamente, auch pflanzliche und tierische Substanzen, Abreibungen, Massagen, Sonnenbäder, Reisen, Seekuren, Klimawechsel und sogar ästhetische Vorbereitungen. Sein Scharfsinn in klinischen Fragen und seine Umsicht fallen in jeder seiner Beschreibungen auf, so zum Beispiel, wenn er die Benützung von Opiaten (Köpfe des Mohns) bei Lungenkrankheiten bespricht. Er empfiehlt sie bei Auftreten »einer leichten Schwellung, die vom Kopf auf die Luftröhre übergreift, wenn der Patient durch häufiges Husten am Einschlafen gehindert wird«. — »Wenn man das Medikament aus Mohn in Maßen und wie vorgeschrieben gibt, kann es äußerst heftige Krisen erleichtern sowie es auch oft tötet, wenn man es zu schwache Patienten einnehmen läßt, oder solche, deren Brust eine übergroße Menge von schleimigen Auswurf abschließt. Obwohl es so scheint, als ob das Mittel den Husten beruhige und den Schlaf herbeiführe, steigert es in Wirklichkeit die Beklemmung in der Brust, so daß schon viele Kranke erstickt sind, als ob man sie mit einer Schlinge erwürgt hätte.«

Die Anwendung der Herbstzeitlose bei Gicht mit den feinen Unterschieden von sofortiger und langfristiger Wirkung auf den Kranken demonstriert uns ebenfalls eine beispielhafte klinische Therapie, basierend auf außerordentlicher Beobachtungsfähigkeit. »Da einige Personen«, sagt er, »die mit ihren Kräften am Ende sind oder die ihre Schmerzen einfach nicht mehr ertragen können, uns um schmerzlindernde Mittel bitten, sollte man im Hinblick auf diese Medikamente erwähnen, wann und auf welche Weise sie anzuwenden sind und Euch die zu unserer Verfügung stehenden einfachen wie auch zusammengesetzten Gegengifte beschreiben. Bestimmte Personen nehmen die Herbstzeitlose als Heilmittelgetränk zu sich und behaupten, daß die Schmerzen sofort nachließen und sie gleichzeitig Stuhlgang hätten. Die Erleichterung sei derartig, daß sie alsbald wieder aufstehen wollten. Obwohl es sehr selten vorkommt, daß dieses Heilmittel die darin gesetzten Erwartungen enttäuscht, enthält es doch schädliche Bestandteile, da diejenigen, die es einnehmen, häufig wieder von Schwel-

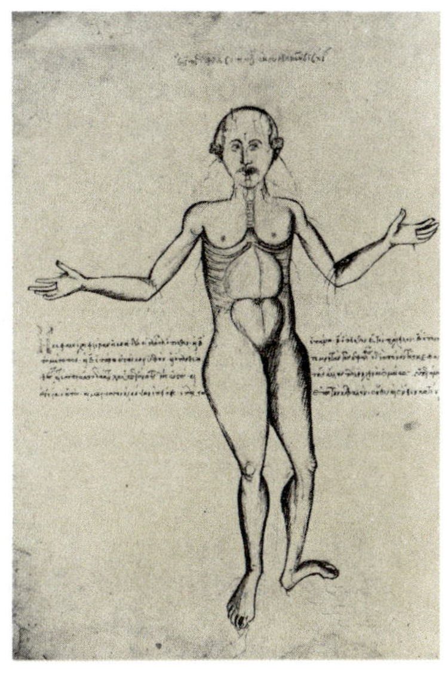

Abbildung 423
Darstellung des menschlichen Körpers, besonders der Venen, nach Dioskurides.

lungen befallen werden. Um dies zu vermeiden, sollte man noch andere Substanzen untermischen. Man achte darauf, daß die Patienten, die dieses Heilmittel eingenommen haben, sich darüber im klaren sind, daß ihr Magen verstimmt sein wird, wenn sie am selben Tag noch essen wollen. Aus diesem Grunde ist es gut, dem Heiltrank Mittel beizumischen, die dem Schaden, den die Droge am Magen hervorruft, entgegenwirken.«

Präzis und detailliert geht Alexander auf Fragen der Diät ein. »Die Nahrung ist der erste und wichtigste Teil der Behandlung bei allen Krankheiten.« Er beschreibt mit geradezu perfekter Prägnanz einen Anfall von dreitägigem Sumpffieber: »Die Krankheit beginnt mit einem sehr intensiven Zittern. Auf den Schwächeanfall folgen heftige Schweißausbrüche. Der ganze Anfall dauert ungefähr zehn bis zwölf Stunden.« Im Gegensatz zu vielen Ärzten seiner Zeit war Alexander der Meinung, man könne einem Fieberkranken durchaus Melonen geben. Im folgenden seine Worte zu dieser Frage:

»Die Melone ist an sich schädlich für den Magen. Wenn man *zu reichlich* von ihr zu sich nimmt, werden Erbrechen, Bauchgrimmen, Kälte und Krämpfe im ganzen Körper hervorgerufen. Dagegen kennt man von der Apfelmelone *(Melopepon)* keine vergleichbaren Eigenschaften. An ihr gibt es nichts, was dem Magen schädlich sein könnte; allerdings ist das auch bei der gewöhnlichen Melone der Fall, wenn man sie *in Maßen* ißt. Man soll sie also getrost denen geben, die, da sie am dreitägigen Fieber leiden, wehrlos einem unerträglichen Durst ausgeliefert sind.« Gegen Darmwürmer verordnete er fast schon alle wurmtötenden Substanzen, die wir auch heute noch benützen. Für seine reiche Dokumentation und die umfassende und originelle Erfahrungssammlung von Krankheiten und Behandlungsmethoden erhielt Alexander von Tralles den Titel eines »vorbildlich guten Arztes«, mit dem er lange Zeit geehrt wurde. Es wäre nur zu gerecht, ihn unter die ersten großen klassischen Autoren einzuordnen, von deren Lektüre man nur profitieren kann, und unter die Kliniker, die die Untersuchung des Patienten im Hinblick auf eine angemessene Therapie vertieften.

7. Jahrhundert

Im 7. Jahrhundert n. Chr. kam Paulus von Ägina zur Welt, der große Chirurg der byzantinischen Epoche. Auf der Insel Ägina geboren, die Athen gegenüber liegt, lebte Paulus etwa in den Jahren 620 bis 680 n. Chr. Er hatte in Alexandria alle Wissenschaften studiert, weshalb man ihn zu den Iatrosophi-

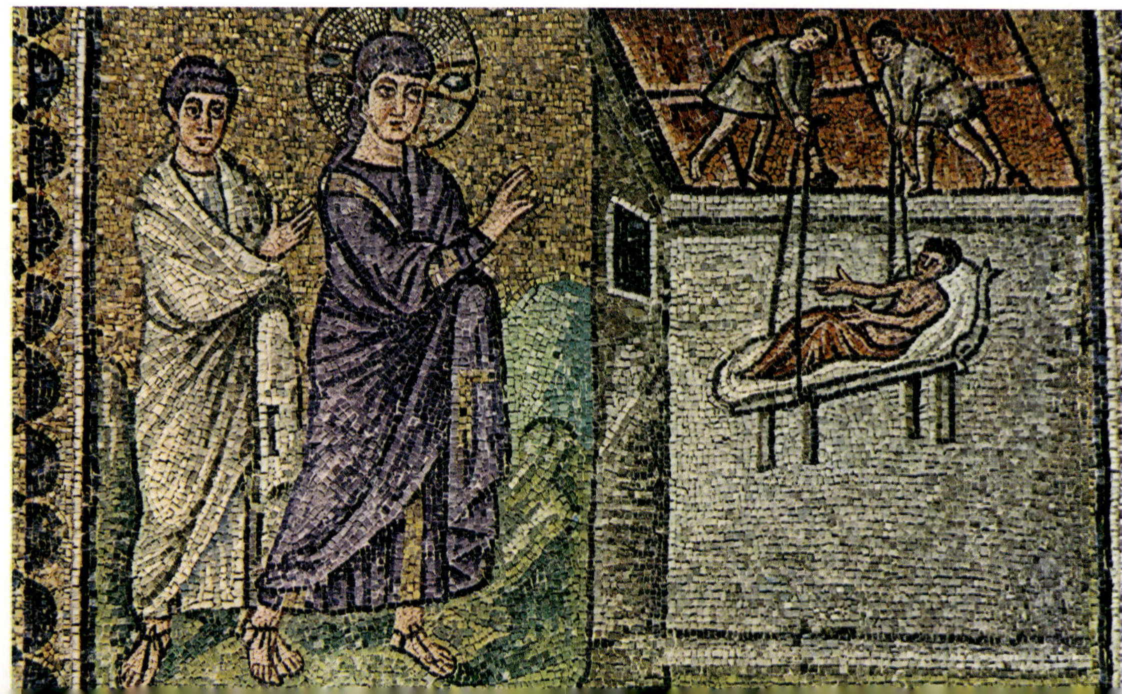

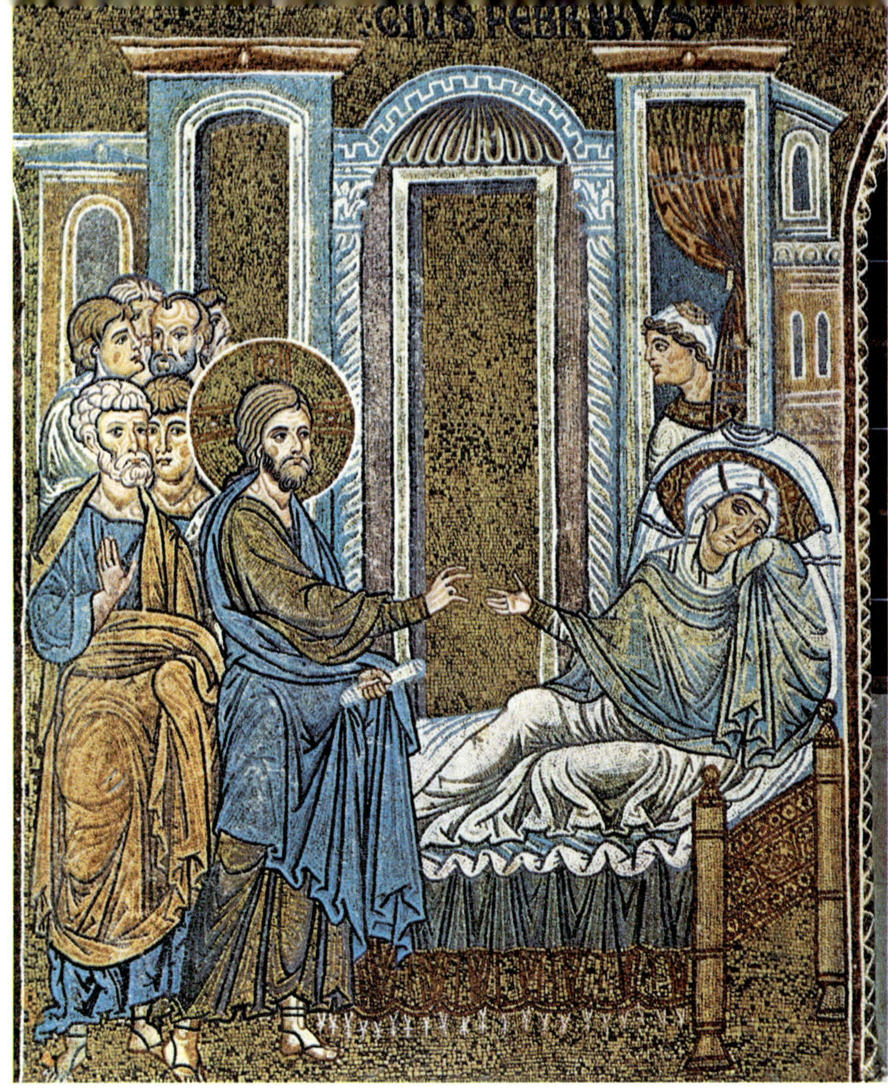

Abbildung 425
Jesus heilt die Schwiegermutter von Petrus. Mosaik in der Kathedrale von Monreale (Sizilien).

sten rechnen kann. Außerdem unternahm er viele Reisen und folgte dabei Galens Empfehlung, was ihm — ebenso wie Alexander von Tralles — den Spitznamen Periodeutes einbrachte. Er hielt sich in Rom und Kleinasien auf und wurde dort als Arzt, Chirurg und Geburtshelfer gleichermaßen berühmt. Er ist der erste Arzt überhaupt, der bei Geburten praktizierte, was man sonst gewöhnlich den Hebammen überließ. In seiner Geschichte der Dynastien berichtet der Arzt und Bischof Gregor Abul-Farağ, daß Paulus zwei größere Abhandlungen veröffentlicht habe, eine »Über Frauenkrankheiten«, die verlorengegangen ist, und eine andere »Über die Medizin in sieben Büchern«. Letztere verhalf ihm zu dauerhaftem Erfolg.

Paulus äußert sich folgendermaßen über sein Werk: »Ich habe diese verkürzte Sammlung »Über die Medizin« nach dem Vorbild der Alten verfaßt. Meine eigenen Vorstellungen habe ich allerdings nicht mit aufgenommen, *außer einigen Erfahrungen, die ich bei der Ausübung der Kunst selbst gemacht und erprobt habe.* Diese Schrift behandelt die Diagnostik sowie Ursachen und Heilungsmethoden für alle Krankheiten, und das *nicht nur in einfacher Aufzählung, sondern so ausführlich wie nur möglich.«* Wir haben also nicht nur eine Inhaltsangabe, sondern eine kurzgefaßte Beschreibung vor uns, denn »die Menschen unserer Zeit werfen den Alten — abgesehen davon, daß sie sie überhaupt nicht zu verstehen versuchen — auch noch Geschwätzigkeit vor. Das vorliegende Werk habe ich geschrieben, um jenen einen Gefallen zu erweisen,

Abbildung 424 (gegenüber)
Der Gelähmte von Kapernaum wird vom Dach seines Hauses abgeseilt. Mosaik aus dem 6. Jh.

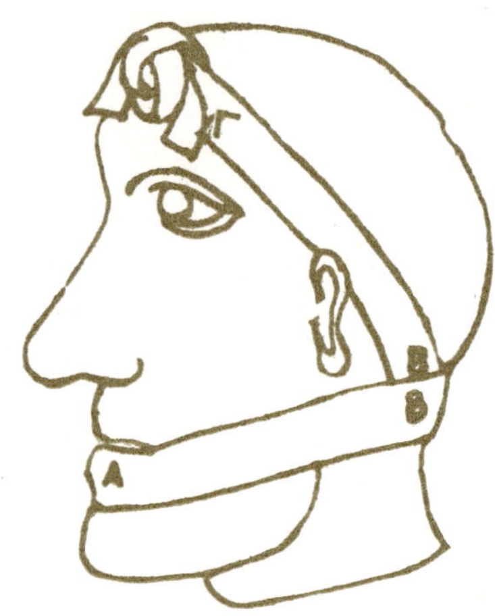

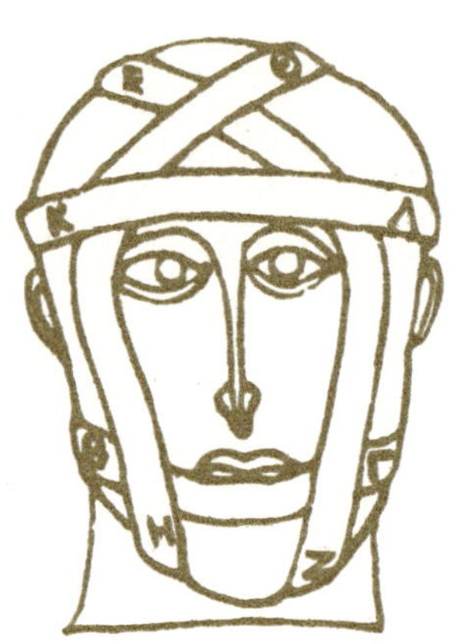

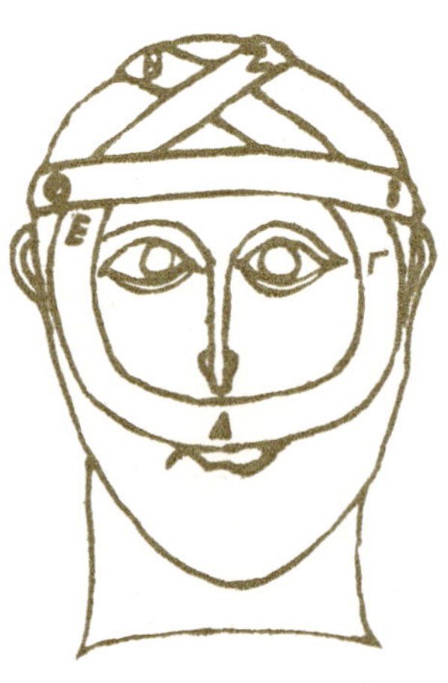

Abbildung 426—428
Verschiedene Arten von Verbänden für Kopf- und Kieferverletzungen (Schleuderbinden).

die es zum Andenken haben wollen, und um mich selbst zu üben. Ich habe bei allen Autoren das Beste ausgewählt, und — soweit möglich — keine einzige Krankheit ausgelassen.« Man kann das Werk des Paulus von Ägina nicht als Anthologie bezeichnen: es ist eine Sammlung von Exzerpten, bei denen der Autor die Abschnitte, Methoden und empfohlenen Verfahren ausgewählt hat, ohne darauf zu verzichten, seine persönliche Meinung zu den von ihm selbst untersuchten Problemen hinzuzufügen. Aus diesem Grund war das Werk, das sofort Anerkennung fand, eines der ersten, das von den Arabern übersetzt wurde. Es ist in sieben Bücher unterteilt. Das erste Buch handelt von Hygiene und Diätetik, das zweite beschäftigt sich mit den Fieberkrankheiten und das dritte mit lokalisierten inneren Krankheiten: Man findet darin Dystozien (schwere Entbindungen; Kap. LXXVI), Abszesse an der Gebärmutter (Kap. LXV; er spricht hier vom Speculum). Das vierte Buch untersucht die äußeren Krankheiten, das fünfte behandelt die Toxikologie. Paulus' sechstes Buch erörtert Fragen der Chirurgie und das siebte einfache und zusammengesetzte Medikamente. Jeder Gegenstand wird kurz und klar mit Systematik und gutem Ausdruck behandelt, ohne dabei auf eine elegante oder literarische Schreibweise Wert zu legen. Für die Geschichte der Medizin ist das 6. Buch, das sich mit Chirurgie befaßt, der wichtigste Teil der Sammlung. Mit ihm liegt uns eine vollständige Beschreibung der chirurgischen Praxis und operativen Medizin der Antike und der byzantinischen Zeit vor.

Die Werke von Celsus und Paulus von Ägina stellen, der Bemerkung von René Briau folgend, zwei vollständige und originale Werke der Antike dar, in der Chirurgie und Operationstechnik von der Medizin getrennt waren. Die Bücher von Aetius und Oreibasios hingegen sind, was die Chirurgie betrifft, schwach, ungenau und unvollständig.

Paulus von Ägina schreibt in seinem Vorwort: »Wir teilen unsere Sammlung über die Chirurgie in zwei Abschnitte ein. Davon beschäftigt sich der eine mit Krankheiten der fleischigen Körperteile, der andere mit Knochenkrankheiten, sowohl mit Brüchen als auch mit Verrenkungen, und wir beginnen in der uns eigenen Knappheit mit den ersten Abschnitten.« Von den einhundertzweiundzwanzig Kapiteln behandeln die zweiundzwanzig ersten das Auge, dann folgen die Ohren und Polypen (Schleimhautwucherungen), das Zahnfleisch und die Zähne. Im dreißigsten Kapitel behandelt er den Luftröhrenschnitt, der von Asklepiades beschrieben und von Antyllos praktiziert worden war, mit genauen Angaben, wie der Gefahr des Erstickens durch einen Querschnitt zwischen zwei Knorpelspangen der Luftröhre vorzubeugen sei. Er geht auch auf die Entfernung des Überbeins und der weiblichen Brust bei Krebs ein, auf die Öffnung von eitrigen Stellen sowie die Behandlung von Aneurysmen durch eine oberhalb und unterhalb durchgeführte Gefäßabbindung und Eröffnung der Aussackung. Er befaßt sich mit der Operation traumatisch entstandener Aneurysmen durch Anbringen von zwei Binden, die die umliegende Haut und das Gewebe einschließen, mit der provisorischen Abbindung von Gefäßen, um eine Blutung vor einer Amputation zu vermeiden, mit der Punktion von Leberabszessen und dem Ausbrennen des Einschnittes.

Schließlich beschreibt er die Entfernung von Bauchwasser durch einen Schnitt und eine Drainage mittels einer erzenen Kanüle, die operative Entfernung von Nieren und Gallensteinen durch einen von der linken Seite ausgeführten Dammschnitt, die Entfernung von Projektilen, Öffnung und Ausschneiden von Fisteln sowie Drainagen einer Hydrocele.

Da er von Geburtshelferinnen immer wieder konsultiert wurde, führt Paulus auch Dystokien (schwere Entbindungen) auf, ebenso Fälle von Seitenlage, die Entfernung des Fötus, Embryotomie (Entfernung des toten Fötus) und die Anwendung eines Eisenhakens, der die Idee zur Geburtszange lieferte. Außerdem untersuchte er detailliert Brüche und Verrenkungen.

Alles in allem gibt uns Paulus einen perfekten Überblick über Chirurgie und Operationstechniken, als sie sich in Byzanz auf ihrem Höhepunkt befanden. Seine Autorität galt bis in die Neuzeit hinein: die ehemalige medizinische Fakultät von Paris macht in einem Erlaß vom 11. Juli 1607 den Kommentar des sechsten Buches von Paulus von Ägina zum verpflichtenden Lehrstoff in Chirurgie.

Uranios, ein gelehrter Arzt und sehr bewandert in den Wissenschaften und in der Philosophie, übte seinen Beruf in Konstantinopel aus. Man nannte ihn »Vorläufer der Militärärzte«, ein Titel, den er mit Alexander von Tralles teilt. Im Krieg gegen die Perser von Chosroës begleitete er Arebindos, den Legaten des Kaisers Herakleios. Leider ist keine einzige Schrift von ihm überliefert.

Theophilus Protospatharios, der wahrscheinlich zur Zeit Herakleios (610—641) gelebt hat, wurde sowohl »Oberst der kaiserlichen Leibwache« *(Protospatharios)* als auch »der Mönch« genannt. Man nimmt an, daß sich Theophilus in ein Kloster zurückzog, nachdem er in Konstantinopel praktiziert und gelehrt hatte, wofür ihm am kaiserlichen Hof ein Amt verliehen worden war. Dieser Sinneswandel wurde von hohen Persönlichkeiten — sogar von byzantinischen Kaisern — nachvollzogen. Theophilus schrieb aus seiner religiösen Geisteshaltung heraus fünf Bücher *Über den Bau des Menschen,* den er unter den Segen Christi stellte. Es ist dies ein Werk über Anatomie und Physiologie, das durch seine Methode, durch seinen Aufbau und durch die darin beschriebenen fortgeschrittenen Studien über das Nervensystem besticht. Das

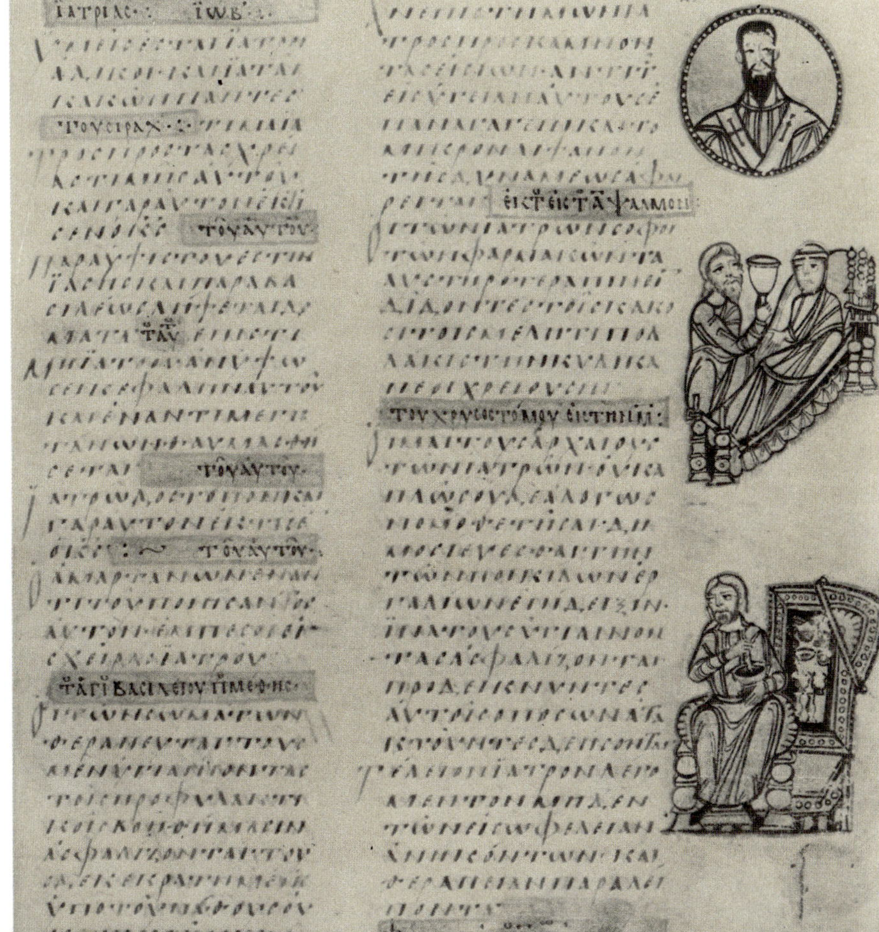

Abbildung 429
Arzt, der einem Kranken einen Heiltrank reicht; darunter ein Arzt beim Zubereiten seiner Heilmittel, 9. Jh.

Abbildung 430 (gegenüber) Seite aus einem Pflanzenbuch aus der ersten Hälfte des 13. Jh.s, Süditalien.

erste Buch befaßt sich mit den Händen, Füßen und Gelenken. Im zweiten geht es um Lage und Funktion der Verdauungsorgane, der Leber und der Nieren. Buch drei handelt von Brust, Kehle, den nervi recurrentes, dem Herzen und den drei Arten von Herzfasern: den senkrecht, den horizontal und den schräg-verlaufenden. Im vierten Buch finden wir innerhalb der Abhandlung über den Kopf, das Gesicht und das Gehirn die Beschreibung eines »Geruchsnervs« — der Autor versteht aber unter diesem Namen, wie Galen, die corpora mammillaria. Sein fünftes Buch beschäftigt sich mit den Genitalien und dem Rückgrat. Bei letzterem verweist der Verfasser auf die die Wirbelkörper verbindenden Sehnenbänder (lig. longitudinale anterius et posterius). Man schreibt Theophilus Protospatharios einige Werke über Semiologie, die seinen Namen tragen, zu. Es handelt sich um folgende Schriften: *Über den Urin,* ein Aufsatz über klinische Urologie; *Über die Ausscheidung der Fäkalien; Über den Puls; Über die Aphorismen von Hippokrates.* Wir können aber nicht mit Sicherheit behaupten, daß er der Autor dieser Werke ist.

Stephan von Athen war, nachdem er in Alexandria studiert hatte, einer der Schüler von Theophilus. Er war wohlbewandert in den Wissenschaften und in der Philosophie (Iatrosophistes) und hat uns folgende Werke hinterlassen: *Kommentare zur Prognostik von Hippokrates, Kommentar zu den Aphorismen des Hippokrates, Kommentar zum ersten Buch der Therapeutik von Galen, Über die Wirkung der Medikamente* und *Über die alchimistischen Effekte,* ein Werk, das er Kaiser Herakleios widmete. Nach diesen Arbeiten zu urteilen, war er ein sehr gebildeter Lehrer, und gewiß hat er auch Schriften für seine Schüler verfaßt.

Kurz vor Eroberung Alexandrias durch die Araber veröffentlichte Johannes Alexandrinus, cin Hofbeamter, seine *Kommentare über die kanonische Auswahl der »sechzehn Schriften Galens«.* Diese bildeten zusammen mit einem anderen Kanon von zwölf Schriften des Hippokrates die Grundlage der Syrisch-Arabischen Studien.

Ahron, ein christlicher Priester, der in der ersten Hälfte des 7. Jahrhunderts lebte, war einer der letzten medizinischen Schriftsteller aus der alexandrinischen Schule. Unter der Herrschaft des Kaisers Herakleios brachte er dreißig Bücher über medizinische Kommentare der besten Lehrer heraus, die den Titel *Medizinische Pandekten* trugen. Dieses gelehrte Werk wurde schon sehr früh in die syrische und arabische Sprache übersetzt. In ihm wurden zum ersten Mal die Pocken beschrieben.

Die medizinische Schule von Alexandria erhielt den Todesstoß während der Herrschaft des Kalifen Omar, als die berühmte Bibliothek und das Museum — beide dienten der Lehre — zerstört wurden. Ihre Professoren wurden in alle Winde zerstreut. Die griechische Medizin mußte sich an die einzig verbleibende Schule, die von Konstantinopel, zurückziehen und wurde so vollständig byzantinisch. Aber sie fand in Konstantinopel nicht mehr eine so freie Lehre, eine derart große Sammlung antiker Autoren, einen so leichten Zugang zu Sektionen und auch nicht so viele Studenten aus allen Ländern, wie in Alexandria waren.

8.—12. Jahrhundert

Im Verlauf der folgenden Jahrhunderte, so stellt man fest, geben die medizinischen Abhandlungen neben Krankheitsbeschreibungen und Kommentaren vor allem Fragen der Hygiene, der Diätetik, der Körperpflege, der Behandlungsweisen und Behandlungsmethoden den Vorrang. Man erkennt diese Ten-

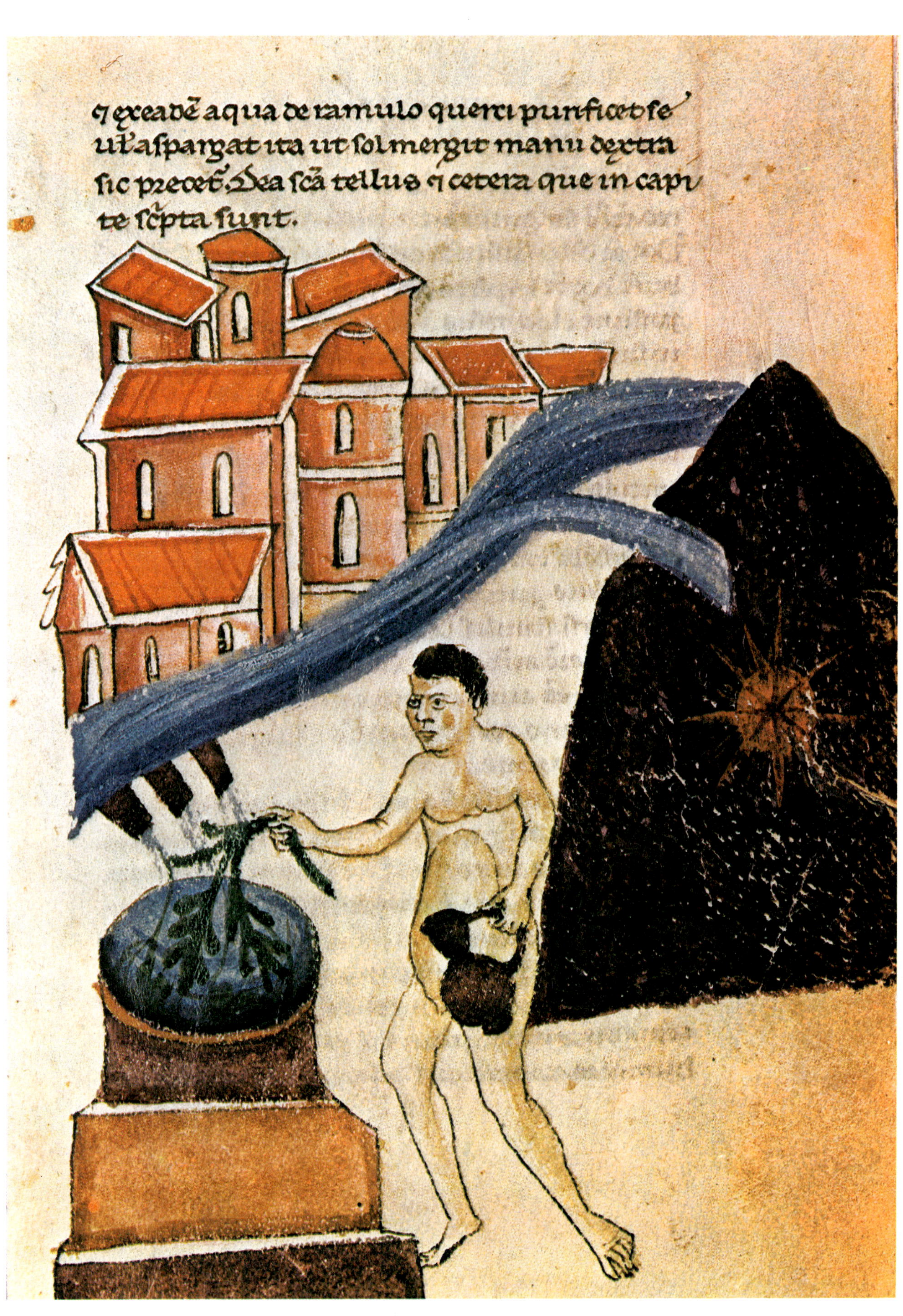
⁊ excavdē aqua de ramulo querci purificet se
ul'aspargat ita ut sol mergit manu dextra
sic precet. Dea scā tellus ⁊ cetera que in capi
te scpta sunt.

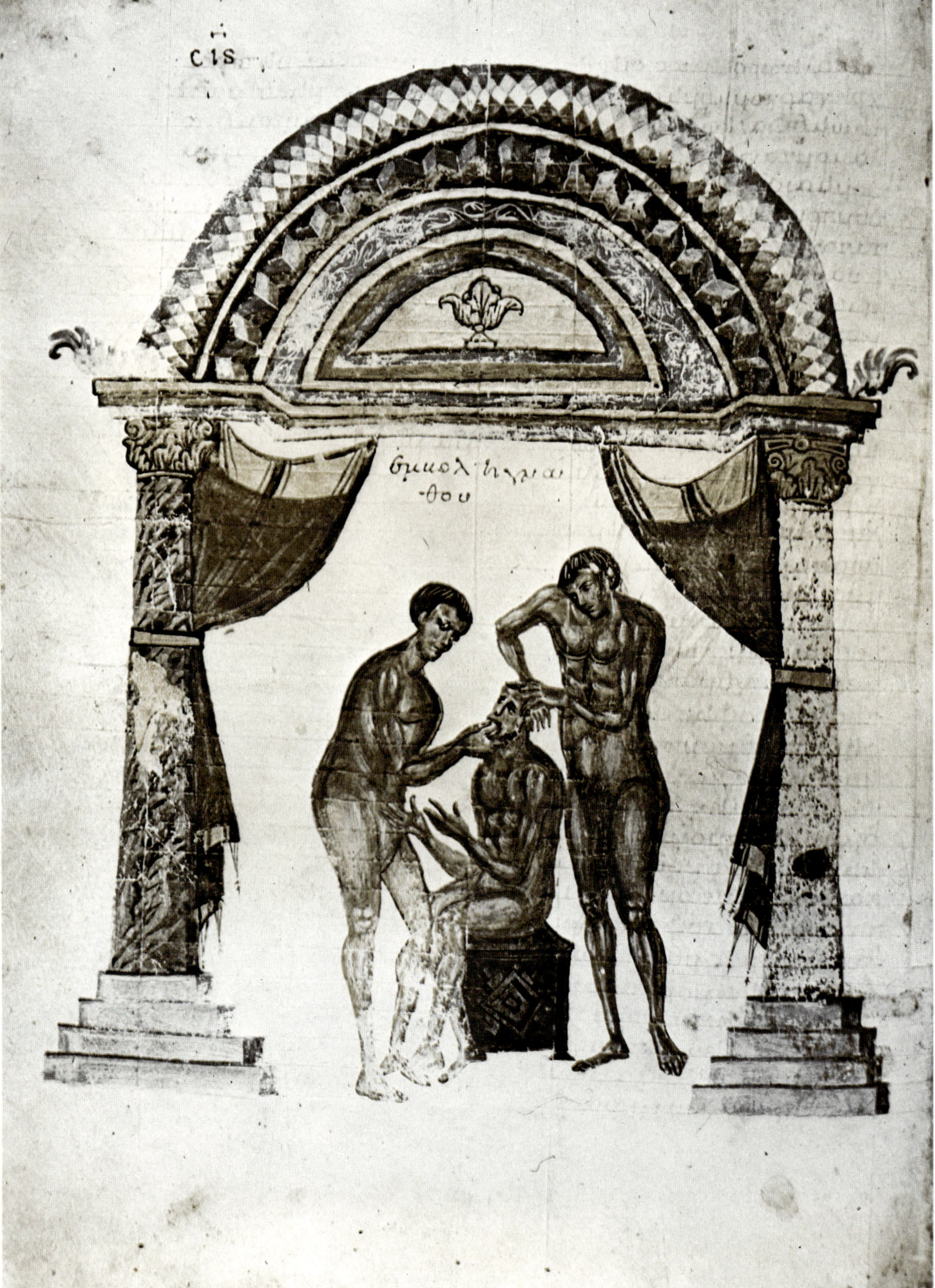
CIS

denz an einigen anonymen Schriften des 8. Jahrhunderts: den *Hygienevorschriften von Asklepiades* (veröffentlicht von Ideler in *Physici et medici graeci minores),* der *Abhandlung über Nahrungsmittel* (erschienen in den *Anecdota medica graeca* von Ermerins), dem *Rezeptbuch* des Oberarztes Johannes für den Gebrauch an den Krankenhäusern in Konstantinopel und an einem Gedicht über die *Heilkräfte der Pflanzen,* das in einer Ausgabe von Dioskurides veröffentlicht wurde.

Abbildung 431 (gegenüber) Miniatur aus einer byzantinischen Handschrift: »Kommentar des Apollonios von Kition« über das Werk des Hippokrates »Von den Gelenken«. Es stellt die Wiedereinrenkung einer Verrenkung des Unterkiefers dar.

Der Mönch Meletios eröffnet eine neue Reihe bekannter Autoren. Er kam in Tiberiopolis in Groß-Phrygien auf die Welt. Er hat uns *Kommentare zu den Aphorismen des Hippokrates* und zu der *Natur des Menschen* hinterlassen.

Leon, ein Iatrosophist, Zeitgenosse des Kaisers Theophilus (829—842), veröffentlichte eine *Medizinische Synopsis in sieben Büchern* und eine Synopsis *Über die Seele und Natur des Menschen,* die allerdings der Lehre seiner Vorgänger keine neuen oder originellen Erkenntnisse hinzufügten.

Der Patriarch Photius, der eine große Abschriftensammlung mit dem Titel *Bibliothek* oder *Myriobiblon* herausgab, interessiert uns wegen der großen Zahl der Autoren, von denen er uns medizinische Fragmente übermittelt hat. Auch weiß er Einzelheiten aus der persönlichen Geschichte der Verfasser zu berichten.

Mercurios, ein Mönch, der im 9. Jahrhundert lebte, hinterließ uns eine Schrift mit dem Titel *Eine sehr nützliche Methode, die verschiedenen Arten des Pulses zu erkennen.*

Theophanes Nonnos, der Arzt des Kaisers Konstantin VII. Porphyrogennetos (912—959), hat einen *Abriß über die Kunst des Heilens* geschrieben. In 297 Kapiteln untersucht diese Zusammenfassung Ursachen, Symptome und Behandlung von Krankheiten in einer topographischen Ordnung. In diesem Werk finden wir Einflüsse von Oreibasios, Aetius, Alexander von Tralles und Paulus von Ägina wieder. Es handelt sich um ein gut aufgebautes Handbuch, dem aufgeklärten Kaiser gewidmet, der mit allen ihm zur Verfügung stehenden Mitteln die Gelehrten förderte und begünstigte, ja sogar selbst historische Werke verfaßte. Konstantin VII. hatte Theophanes Nonnos auch mit einer Studie *Über die Diät* und einer Sammlung von *Medikamenten, die leicht zu beschaffen sind,* bestehend aus 725 Kapiteln, beauftragt.

Michael Psellos, genannt der Stotterer, stellt ein extremes Beispiel von außerordentlicher Intelligenz und Charakterschwäche dar, wie man es bei zahlreichen Männern des byzantinischen Hofes finden konnte.

Er wurde als Sproß einer reichen Familie von Patriziern und Konsuln 1018 n. Chr. geboren. Er war im Laufe der Zeit Philosophie-Professor an der Akademie, Staatssekretär, Großer Kammerherr, Erster Minister, vertrauter Rat des Kaisers, Mönch, von neuem Minister, bis er schließlich endgültig in Ungnade fiel. Er starb im Jahre 1078. Seine enzyklopädische Bildung erstreckte sich, wie er selbst sagte, gleichermaßen auf Naturwissenschaften und Mathematik, Geschichte, Geographie, Landwirtschaft, Medizin und Theologie. Nicht gerade bescheiden, erklärt er, daß Konstantin IX. »ihn furchtbar bewunderte«, und daß Konstantin X. »seine Worte in sich aufsog, als wären sie Nektar«. Er fügt sogar hinzu: »Er hat mir bescheinigt, daß meine Zunge sich mit Blumen bedecke, sogar bei den einfachsten Sätzen. Ohne daß ich mich etwa dafür anstrengen müßte, flössen mir natürliche Freundlichkeiten von den Lippen. Was den Kaiser betrifft, so hätte er mich beinahe geküßt, so hing er an meinen Lip-

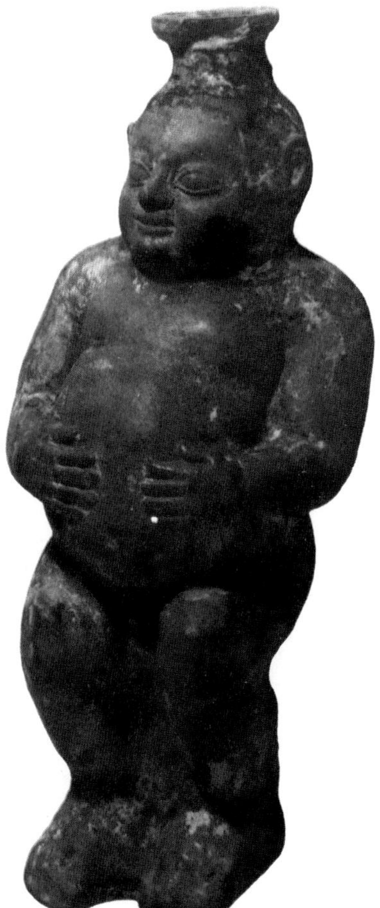

Abbildung 432
Flasche aus gebranntem Ton. Antropomorphe Figur, einen fettleibigen Neger darstellend. Hellenistische Epoche.

pen.« Dieser talentierte Vielschreiber behandelt in umfangreichen Werken Philosophie, Geschichte, Wissenschaften und Medizin. Die medizinischen Schriften sind: *Verschiedene Vorschriften,* bestehend aus zweihundert Fragen. Der Autor erörtert in Frage 156 den Heißhunger von Reisenden, die zu lange im Schnee marschiert sind, eine Feststellung, die Xenophon in seinem *Rückzug der Zehntausend* gemacht hat. Außerdem schrieb Michael Psellos eine *Abhandlung über die Wirkung von Nahrungsmitteln,* eine *Abhandlung über die Empfängnis* und eine *Abhandlung über die Kräfte von Edelsteinen.* Letztere ist eine kleine Schrift von vierzig Seiten und achtundzwanzig Kapiteln, in denen er unter Bezug auf Anaxagoras, Empedokles, Demokrit und Alexander von Aphrodisias die medizinischen Eigenschaften von Edelsteinen behandelt. So verhindere der Onyx heftige Alpträume und der Smaragd Blutergüsse. Der Jaspis sei, so Psellos, als Mittel gegen Kopfschmerzen geeignet. Den Ambra verwende man gegen Harnbeschwerden und den Beryll gegen Krämpfe, während der Achat Augenkrankheiten heile und ein Magnet die Melancholie. Des weiteren schrieb er einen medizinischen *Aufsatz über Bäder,* ein Fragment von einundzwanzig Versen über die Vorteile des Bades; ein *Gedicht in jambischen Versen,* ein medizinisches Kompendium, ein didaktisches Werk von 1373 Versen, das hygienische und diätetische Vorschriften und auch eine Prognostik einschließt. Sein *Lexikon besonderer Krankheitsnamen* ist eine neunseitige Erklärung und Bezeichnung medizinischer Fachbegriffe. Ferner verfaßte er *Fragen und Antworten über medizinische Gegenstände,* eine *Sammlung medizini-*

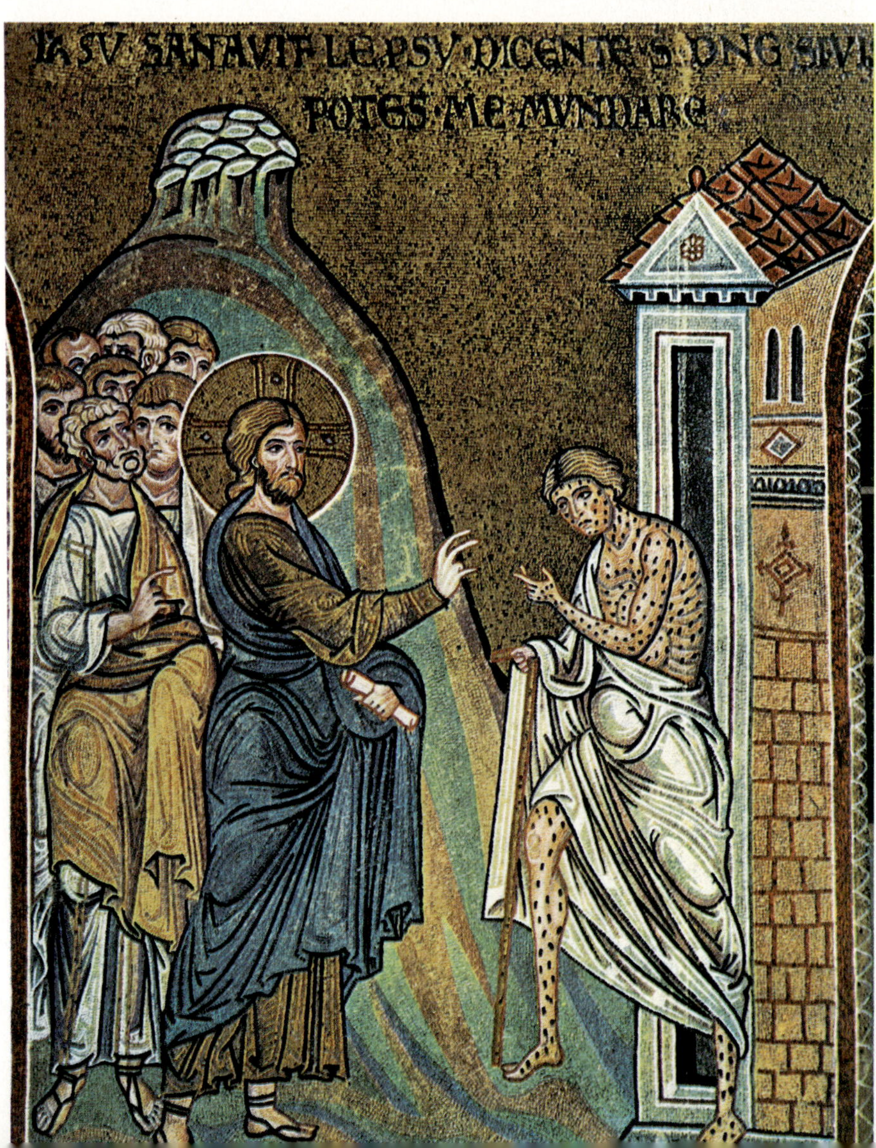

Abbildung 433
Jesus heilt einen Aussätzigen. Mosaik aus der Kathedrale von Monreale.

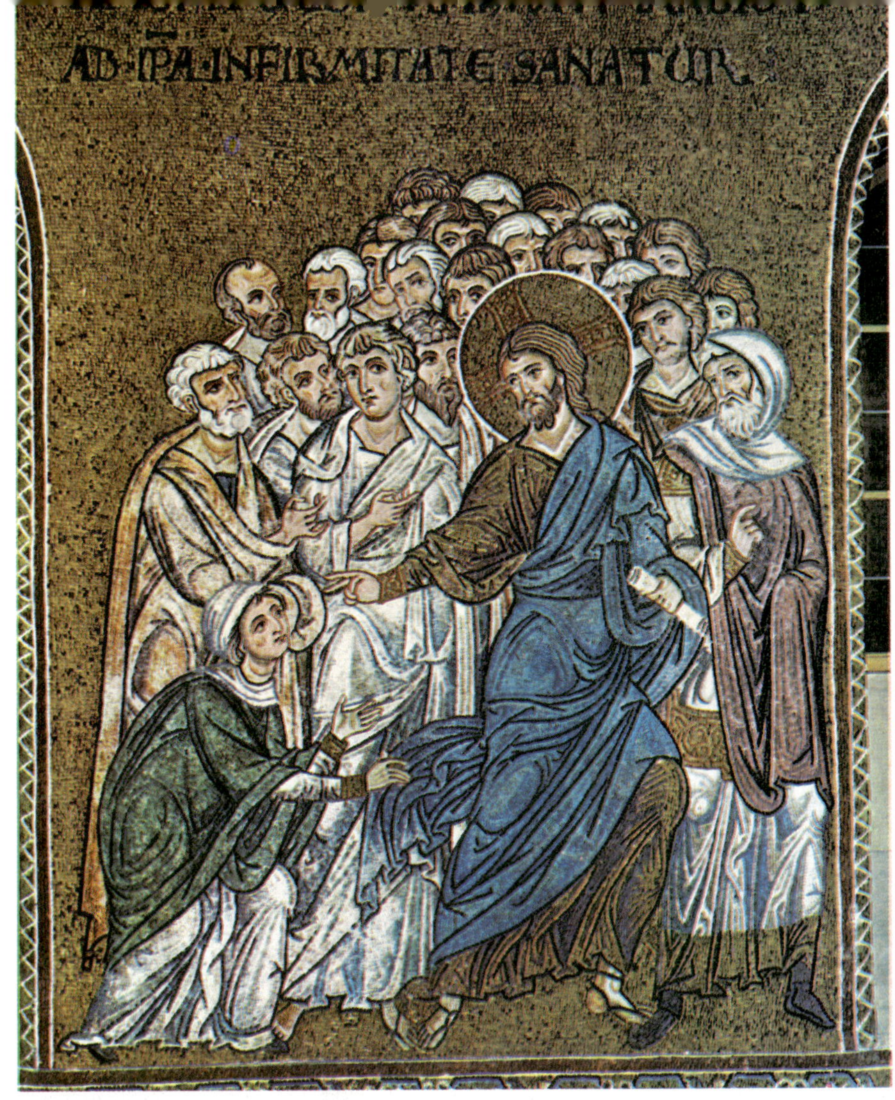

Abbildung 434
Jesus heilt eine Frau, die an Blutfluß leidet. Mosaik aus der Kathedrale von Monreale.

scher Grundsätze und schließlich eine *Synopsis der gesamten Heilkunst.* Die beiden letzten Werke — auf kaiserlichen Befehl erstellt — sind Konstantin X. gewidmet. Die *Sammlung* ist eine Zusammenfassung der Pathologie in 205 Kapiteln, der *Abriß* ein therapeutisches Handbuch. Beide sind Zusammenfassungen, die der Meister für den Unterricht gedacht hatte. Die Krankenbeschreibungen von Michael Psellos sind bunt und lebendig, als Beispiel sei die eines epileptischen Anfalls von Michael VI. angeführt: »Ohne irgendwelche warnenden Vorzeichen begann er plötzlich zu schwanken. Er rollte mit den Augen und fiel auf die Erde. Er stieß mit dem Kopf gegen den Boden und wurde lange Zeit von krampfartigen und zuckenden Bewegungen geschüttelt. Dann kam er wieder zu sich und gewann langsam sein normales Aussehen zurück.«

Michael Psellos' Beschreibung des deformierenden Rheumatismus von Konstantin IX. ist ebenso präzis: »Ich sah seine nach innen gekrümmten Finger, entstellt von Höhlen und Höckern, die nach und nach unfähig wurden, etwas zu ergreifen. Auch seine Füße waren sehr dick und in sich zusammengezogen. Sein angeschwollenes Knie sprang wie ein Ellbogen hervor.« Aber Psellos, der auch Erzieher von Michael VII. Dukas war, blieb immer mit Leib und Seele der Pädagogik und der Literatur verbunden. Er war ein Theoretiker, der die Wissenschaft vom Schreibtisch aus betrieb. Die Medizin übte er selbst nicht aus, obwohl er für sich beanspruchte, den meisten Praktikern gleichzukommen. Er berichtet, wie er im Verlauf einer Audienz bei Kaiser Isaak Komnenos,

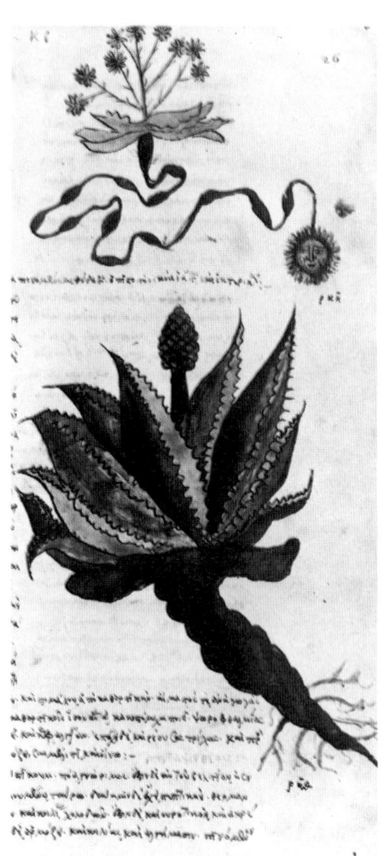

Abbildung 435
Medizinische Pflanzen aus dem Mittelmeerraum. Dioskorides: De materia medica, *Handschrift des 15. Jh.*

der an einer Brustfellentzündung litt, dem behandelnden Arzt begegnete. Dieser befürchtete, bei dem kaiserlichen Kranken einen hämmernden Puls vorzufinden. Psellos ergreift das Handgelenk und tut seine Meinung folgendermaßen kund: »Doch ich machte mir wenig aus dem Geschwätz dieser Person, und indem ich den Pulsabständen folgte, untersuchte ich sorgfältig die Bewegungen der Ader und erkannte, daß man den Puls, der nicht im geringsten wild schlug, kaum spürte. Seine Bewegungen ähnelten überhaupt nicht denen eines sich erschöpft dahinschleppenden Beines, sondern den Zuckungen eines in Ketten liegenden, das den Versuch macht auszubrechen. In diesem Fall hatten diese Anzeichen die meisten Leute getäuscht und alle, oder fast alle, zweifelten an der Genesung des Patienten. Der aber genas und kam wieder zu Kräften.«

Die intellektuelle Fähigkeit und die umfassende Gelehrsamkeit von Michael Psellos haben der Nachwelt einen Überblick über Medizin und Gesundheitswesen von Byzanz im 11. Jahrhundert hinterlassen. Dieser »Zustandsbericht« verdient dasselbe Interesse wie Michael Psellos' literarische und philosophische Arbeiten über Aristoteles oder seine berühmte Chronographie.

Simeon Seth lebte ebenfalls zur Zeit der Kaiser Konstantin und Michael Dukas. Er war Leibarzt des letzteren und hat Michael Psellos wahrscheinlich als Sekretär gedient. Nachdem er wichtige Titel erlangt hatte, zog er sich in ein Kloster nahe dem Olymp zurück, wo auch Psellos selbst einige Zeit während der Herrschaft Konstantins IX. verbracht hatte, bevor ihn 1042 n. Chr. »die Sirenen des Hofes und der Hauptstadt«, so seine eigenen Worte, zur Kaiserin Theodora zurückriefen. Das wichtigste Werk von Simeon Seth trägt den Titel *Alphabetische Sammlung über den Wert der Nahrungsmittel.* Der Verfasser hat es mit folgenden Worten Michael Dukas gewidmet: »Sobald Ihr die Wirkungen und Eigenschaften der Nahrungsmittel kennt, könnt Ihr sie für Eure Gesundheit vorteilhafter nützen. Denn es gibt nichts Kostbareres und nichts Nützlicheres für einen guten Fürsten als Gesundheit und ein langes Leben.« Er erklärt in seinem Vorwort, daß er »in den alten Schriften das Beste und Wahrhaftigste gesucht hatte, indem ich immer die bekanntesten Namen benützte und alles, was sich auf Gewürze, Aromata und Getränke bezog, mit einschloß.« In 159 Artikeln zusammengefaßt, betrachtet er jedes Produkt im Hinblick auf seine heißen, kalten, trockenen und feuchten Eigenschaften und seine physiologischen und therapeutischen Wirkungen. Seine Aufzeichnungen dokumentieren vortrefflich die pflanzlichen und tierischen Substanzen. Moschus, Ambra und Haschisch werden nach arabischen Vorlagen beschrieben. Seth spricht als erster griechischer Autor von Kampferstoffen und dem Kampferbaum. Er weist auf die schmerzstillende Wirkung des Kampfers auf Nieren und Samenleiter hin, indem er behauptet, daß er »wie der Hanf den Samen zurückhält«. Das Werk, im Grunde ein medizinisches und ernährungswissenschaftliches Wörterbuch, erlangte seinen hohen Wert nicht nur durch das in ihm enthaltene Wissen der Griechen. Ebenso wertvoll ist der durch Reisende und Schriftsteller vermittelte Erfahrungsschatz, die Persien, Arabien und Indien besucht hatten. Es ist eines der besten Werke, das uns die Byzantiner hinterlassen haben — dank seiner Gelehrsamkeit, seines Aufbaus und seiner vielfältigen Informationen. Man schreibt Simeon Seth außerdem noch folgende Werke zu: *Philosophische und medizinische Fragen, Geschichte der Tiere, Synopsis der Physik* und *Schrift gegen die philosophischen Theorien von Galen.*

Dieselbe praktische Orientierung bemerkt man bei den medizinischen Schriften, die wir aus dem 11. und 12. Jahrhundert besitzen: eine Sammlung in vier

Büchern von Damnastes *Über die Behandlung von schwangeren Frauen,* von Niketas eine Sammlung *chirurgischer Abhandlungen.*

13. und 14. Jahrhundert

Der Niedergang Konstantinopels offenbart sich auch am Rückgang der medizinischen Schriften. Einige gute klinische, semiologische und pathologische Untersuchungen wurden noch erstellt, die meisten Werke befaßten sich allerdings mit therapeutischen Studien.

Demetrios Pepagomenos, der Arzt von Kaiser Michael VIII. Paleologos (1261—1281), schrieb auf Verlangen seines Herrn eine *Abhandlung über die Gicht.* Es ist dies ein sehr erwähnenswertes Buch, das den hohen byzantinischen Würdenträgern, unter denen die Gicht stark verbreitet war, eine große Hilfe sein mußte. Das Werk, unterteilt in vierzig Kapitel, ließ sich von den Lehren des Alexander von Tralles und des Paulus von Ägina leiten. Demetrios Pepagomenos beschreibt die Gicht als Folge von »überflüssigen Säften, die die verschiedenen Organe angreifen und dort Schmerzen und Schwellungen hervorrufen. Diese Rheumatismen befallen nicht nur die Hände und alle anderen Gelenke, sondern auch Gehirn, Leber und Herz: das sind dann sehr ernste und schwer zu heilende Verschlimmerungen. Die Ursache dieser Krankheit ist in der Lebensart zu suchen, obwohl man wissen muß, daß diese Krankheit erblich sein kann. Ein Mensch, der sich gesund halten will, ißt und trinkt wenig.« Dieser hervorragende Therapeut betätigte sich vermutlich auch als Jäger, denn wir besitzen von ihm eine Veröffentlichung *Über die Falkenzucht.*

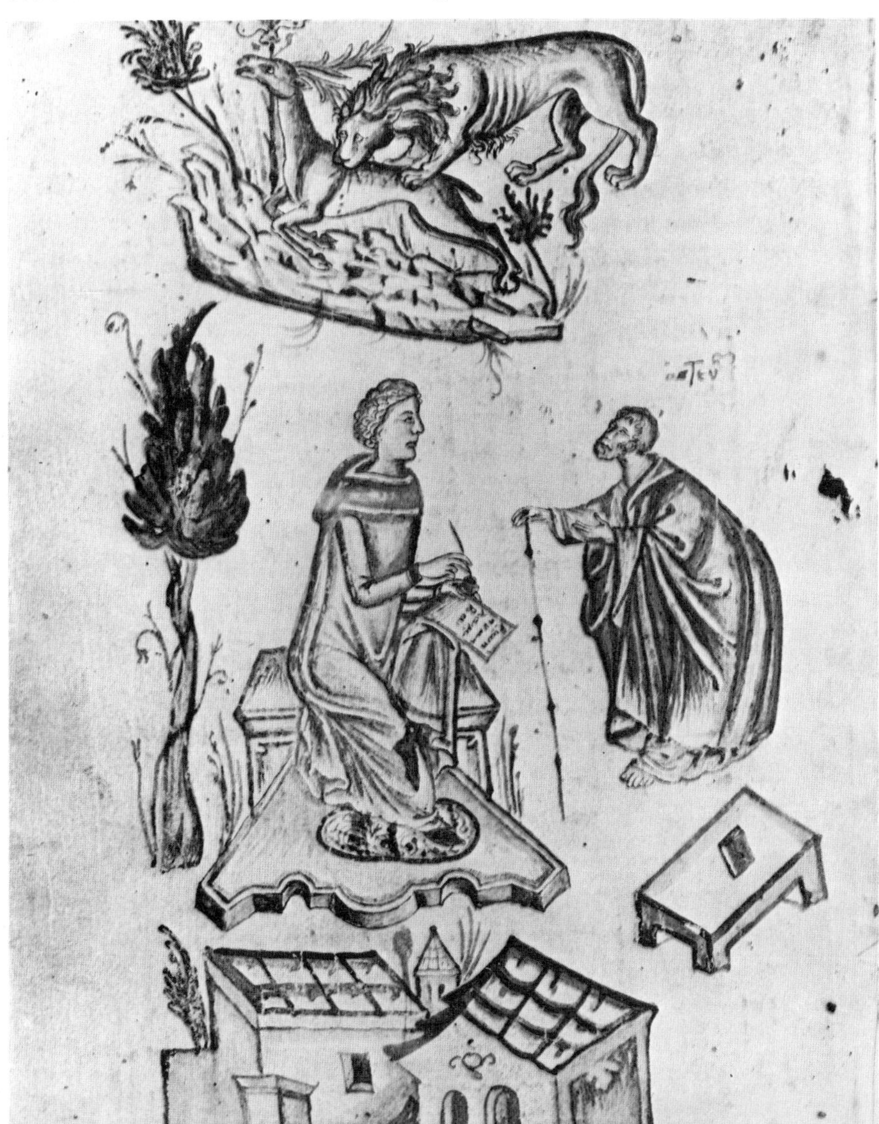

Abbildung 436
Ein Arzt, der von einem Krüppel konsultiert wird. Der Arzt verschreibt ein Rezept auf griechisch.

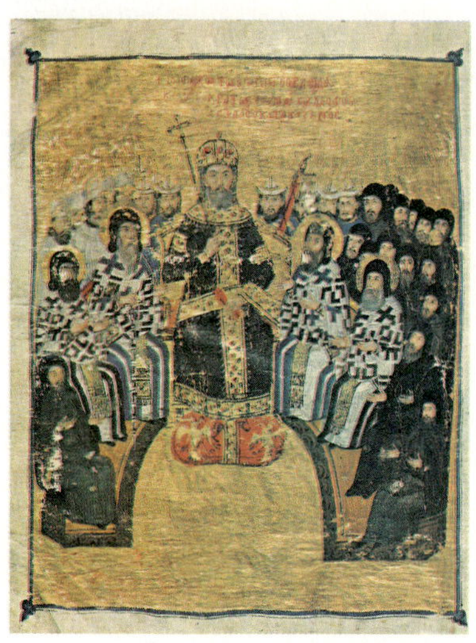

Abbildung 437
Der Kaiser Johannes VI. Kantakuzenos, der später zum Mönch Joasaph wurde, und sein Rat.

Abbildung 438 (gegenüber)
Porträt des byzantinischen Arztes Apokavkos. Als Apokavkos sich gegen Ende des 13. Jh.s in der Eigenschaft eines Botschafters zu den nördlichen Skythen (Russen) begab, nahm er die methodische Abhandlung über Therapeutik mit, die Johannes Aktuarios, sein Mitschüler, auf seine Bitte verfaßt hatte.

Johannes Chumnos beschäftigte sich ungefähr zur selben Zeit ebenfalls mit der Gicht. In seinem Werk *Über die prophylaktische Diät bei der Gicht* geht er auf Möglichkeiten der Vorbeugung ein.

Maximos Planudes, ein Lehrer, Redner und Mönch in Byzanz, war als diplomatischer Beauftragter im Dienste des Kaisers Andronikos II. tätig. Er starb um 1353 n. Chr. und hinterließ uns ein kleines Werk *Regeln über den Urin bei Kranken.* Auf fünf Seiten und dreiundvierzig Absätzen begründet er eine neue Theorie und Diagnostik auf Grundlage der Betrachtung der Urinfärbung. Er stellt dreizehn Arten von Urin fest: weiß, gelb, rosa, rot, rußig, safranfarben, zitronenfarben, schwarz, wäßrig, weißlich, trüb, ein wenig schlammig, schlammig und dick.

Johannes Aktuarios war Arzt am Hof von Andronikos III. (1328—1341). Seine *Abhandlung vom Urin,* die in sieben Bücher gegliedert ist, ist die wichtigste Veröffentlichung der antiken Medizin auf diesem Gebiet. Er untersucht nacheinander die Unterschiede im Urin nach folgenden Kriterien: Lebensalter, Zeit, Aufenthaltsort, Schlaf, Wachen, Menge der Nahrungsaufnahme, Körpertemperatur des Patienten, sowie nach dem Bodensatz, dem Geruch, der Farbe und der Transparenz des Urins. Sein Werk *Über Tätigkeiten und Leiden des psychischen Pneumas und über die Beziehung der Lebensweise zur Geistestätigkeit* kann als Versuch einer psychiatrischen Abhandlung aufgefaßt werden. Johannes Aktuarios geht davon aus, daß das Pneuma materieller Träger der Seele und Ursache verschiedener geistiger und seelischer Krankheiten sei.

Man schreibt Johannes Aktuarios noch folgende Abhandlungen zu: *Über den Aderlaß, Über Dysurie und Diätetik.*

Sein wichtigstes Werk ist jedoch der *methodus medendi* in sechs Büchern, die auf Befehl des Kaisers geschrieben wurde. Der Herrscher benötigte einen medizinischen Führer im Hinblick auf den Feldzug, den er gegen die Skythen vorbereitete. Das erste Buch des Gesamtwerks untersucht den Puls, seine Abweichungen sowie die inneren Krankheiten. Buch II handelt vom Fieber, von den äußeren Krankheiten und denen der Sinnesorgane. Buch III beschreibt Therapie und Bäder sowie Nahrungsmittel und die den jeweiligen Krankheiten entsprechende Diät. Buch IV stellt die lokalisierten Krankheiten zusammen, Buch V und VI befassen sich mit den Heilmitteln, die zur Behandlung von inneren und äußeren Krankheiten geeignet sind. Eine kleine Abhandlung über Gewichte scheint das Ende dieses Werks zu sein, das uns die große historische Bildung, die reiche persönliche Erfahrung und die eigenwillige und selbständige Auffassung des Autors bezeugt.

Gemeinsam mit Nikolaus Myrepsos aus Alexandria ist Johannes Aktuarios der letzte Arzt, dessen Werk einen gewissen Glanz auf die Medizin und die Therapeutik der byzantinischen Epoche geworfen hat.

Nikolaus Myrepsos, das heißt: der *Drogenzubereiter,* lebte am kaiserlichen Hof von Johannes Dukas Vatatzes in Nikäa während der Zeit, in der die Franzosen Konstantinopel besetzt hielten. In den Jahren von 1270 bis 1290, nachdem Michael VIII. als Herrscher wiedereingesetzt worden war, verfertigte er sein berühmtes Werk *Über die Medikamente,* das er in 48 Kapitel gliederte. Abgesehen von einem halben Dutzend Abschnitten, in denen er Krankheiten und äußerlich anzuwendende Heilmittel abhandelt, ist seine Schrift in Wirklichkeit ein sehr reichhaltiges und vollständiges Arzneimittelbuch, das nicht weniger als 2056 Formeln von zusammengesetzten Medikamenten enthält, wobei jedoch eine beachtliche Anzahl pharmazeutischer Zubereitungen von ver-

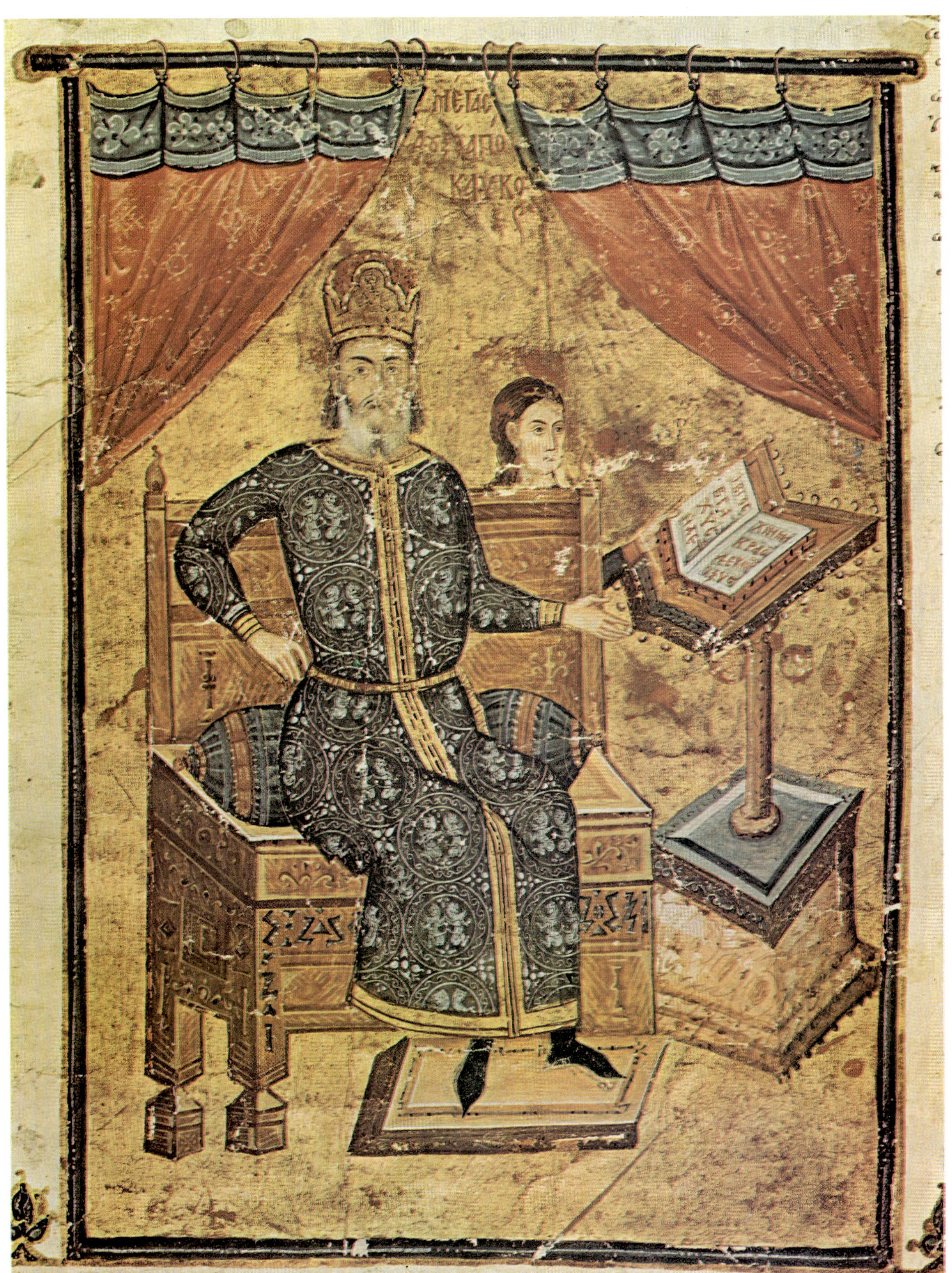

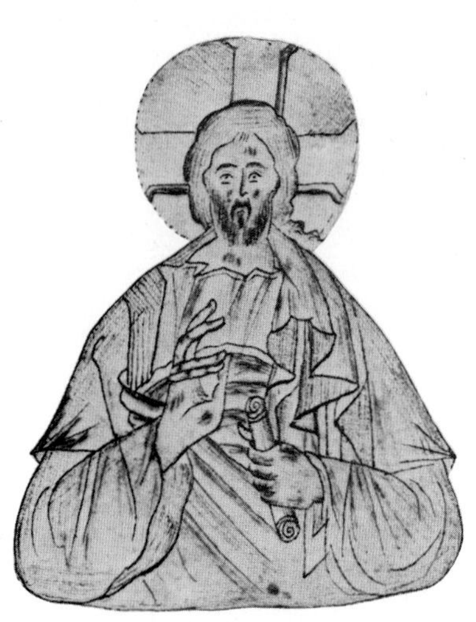

Abbildung 439
Segnender byzantinischer Christus.

schiedenen Sorten mitgezählt wurde. Diese Sammlung klassifiziert und untersucht nach einem wirkungsabhängigen Schema die gesamten Produkte und alle Rezepte, die von griechischen, lateinischen und arabischen Autoren für Behandlungen eingesetzt worden waren. Der Verfasser führt eine Vielzahl von Drogen auf, die bislang kein anderer Autor zitiert hatte. Er stellt die gesamte Vielfalt der vorkommenden Stoffe mit verschiedenartigen Zubereitungsformen und Anwendungsmöglichkeiten vor: Salben, Sirup, Salbenverbände, Zäpfchen, Elektuare, Klistiere, Absud, Parfüms, Augenmittel, Umschläge, Wachssalben, Pillen, wohlriechende Substanzen, Puder, Tabletten und Arzneitränke. Es handelt sich also um ein pharmazeutisches Handbuch aus dem medizinischen Stoffgebiet, das sich auf die Anwendung bei verschiedenen Krankheiten bezieht. Diese Arbeit hat die sofortige und anhaltende Bewunderung der Kenner in einem Ausmaß hervorgerufen, daß sie zum pharmazeutischen Leitfaden der Schule von Salerno und der abendländischen Medizinschulen wurde und bis ins XVII. Jahrhundert der *Codex pharmaceuticus* der medizinischen Fakultät Paris blieb. M. Corlieu erinnert uns daran in seinen *Kommentaren* und seinem ausgezeichnet dokumentierten Buch *Über die griechischen Ärzte.* Nikolaus Myrepsos wurde in den folgenden Jahrhunderten mehr als jeder andere bei der Erstellung von Formeln, Gegengiften und Heilmitteln geachtet und zu Rate gezogen. Mit Alexander von Tralles und Paulus von Ägina teilt sich dieser letzte Byzantiner die Ehre, bis in die Neuzeit hinein gewirkt zu haben.

Zusammenfassung: Die Bedeutung des byzantinischen Beitrags für die Entwicklung der Medizin

Aus der Untersuchung der Werke, die uns aus der byzantinisch-griechischen Epoche vorliegen, ergeben sich einige allgemeine Überlegungen über die Verfasser, ihre Arbeiten und deren geschichtliche Bedeutung.

Die Autoren aus dieser Epoche waren Gelehrte, die in das Studium der Philosophie und der Wissenschaften vertieft waren und zahlreiche Länder bereist hatten. Sie beherrschten die medizinische Literatur nicht nur von Grund auf, sondern sie lehrten und vermittelten den Stoff. Dabei bedienten sie sich der an vielen Krankenbetten erworbenen Erfahrung, die den ausgezeichneten Ruf dieser Mediziner unter ihren Zeitgenossen begründete. Ihre Ausbildung fand anfangs an der Schule von Alexandria statt, wurde später durch die Beziehungen zu den verschiedenen Völkern des östlichen Kaiserreichs vertieft und schließlich aufgrund der extremen Vielfalt der Krankheiten in Byzanz und dank häufiger Benutzung der Bibliothek erweitert. Unter vielen talentierten Autoren hat die griechisch-byzantinische Medizin drei außergewöhnliche Persönlichkeiten hervorgebracht, deren Werke über lange Zeit als unbestrittene Klassiker galten.

In der Heilkunde hatte Alexander von Tralles' Werk über die Pathologie zehn Jahrhunderte lang absoluten Vorrang, im Orient bei den Arabern ebenso wie an den medizinischen Schulen und Universitäten des Okzidents.

Auf dem Gebiet der Chirurgie waren Oreibasios' Schriften über die Bandagen und die Werke von Paulus von Ägina zur Chirurgie durch Erlaß vom 11. Juli 1607 der Universität von Paris obligatorischer Unterrichtsstoff. Man hat sie auf diese Weise offiziell fast eintausendeinhundert Jahre studiert.

Bezüglich der Therapeutik und der Pharmazie hat sich dieselbe medizinische Fakultät erst am 19. Dezember 1651 entschlossen, eine fünfzehnköpfige Kommission zu ernennen, die das Arzneimittelbuch des Nikolaus Myrepsos revidieren sollte. Da diese Arbeit erst ein Jahrhundert später vollendet werden konnte, bestimmte Nikolaus Myrepsos mit seinem Werk sechs Jahrhunderte lang die Ausbildung ganzer Generationen von Ärzten und Apothekern.

Dazu kam der Beitrag der Gräko-Byzantiner zum Fortschritt der Medizin, der darin bestand, die Erkenntnisse aus den verschiedenen Gebieten der medizinischen Wissenschaften zu erhalten, zu berichtigen, zu verbessern und auszuweiten. Die Abbindung der Adern und präventive Maßnahmen gegen Verblutung, die Behandlung von Aneurysmen, die Resektion und die Tracheotomie von Antyllos wurden durch den Gebrauch von physischen Mitteln, durch Techniken der kleinen Chirurgie, durch das »Handbuch für Operationen« und die »Praxis der Geburtshilfe« von Paulus von Ägina vervollständigt. Die Beschreibungen, die Oreibasios von den Speicheldrüsen gab und seine anatomischen und physiologischen Forschungen führten die Lehrer der alexandrinischen Schule durch Untersuchungen an Eingeweiden, Nervensystem und Gelenken fort.

Oreibasios, Aetius und Alexander von Tralles verdanken wir die Fortschritte in Semiologie und Diagnostik, in der klinischen Beobachtung, der Therapeutik und der normalen, für die Erhaltung der Gesundheit erforderlichen Hygiene. Simeon Seth, Johannes Aktuarios und Nikolaus Myrepsos nutzten die therapeutischen Möglichkeiten und verordneten — zuweilen ohne Zurückhaltung — Diäten, Nahrungshygiene, Hydrotherapie, Thermal- und Mineralquellen, Organotherapie, Kinesiotherapie, gemischte und mineralische Medikamente und solche von pflanzlicher und tierischer Zusammensetzung. Ebenso empfahlen sie Sonne, Klimawechsel, Spezialkuren, Pharmazeutik.

Der Rang, den die griechischen Ärzte der byzantinischen Periode einnehmen, ist also nicht nur der von Vertretern einer Übergangszeit und Mittlern zwischen Antike und Neuzeit — dies allein wäre schon bemerkenswert —, sondern auch der von Forschern und unermüdlichen Arbeitern, die durch ihren persönlichen Beitrag die medizinischen Kenntnisse entscheidend ausgeweitet haben. Sie verbesserten — der veränderten Nachfrage entsprechend — die medizinischen Theorien, indem sie ihre Erfahrung und die praktische Studie am Kranken heranzogen. Sie vervollständigten die Diagnostik, und sie entdeckten schließlich die besten Heil- und Vorbeugungsmethoden und brachten sie zum Einsatz. Aus diesem Grunde hat Alexander von Tralles auch ihr Programm mit den Worten zusammengefaßt, daß ein guter Arzt »mit Vorliebe alle Mittel einsetzt«.

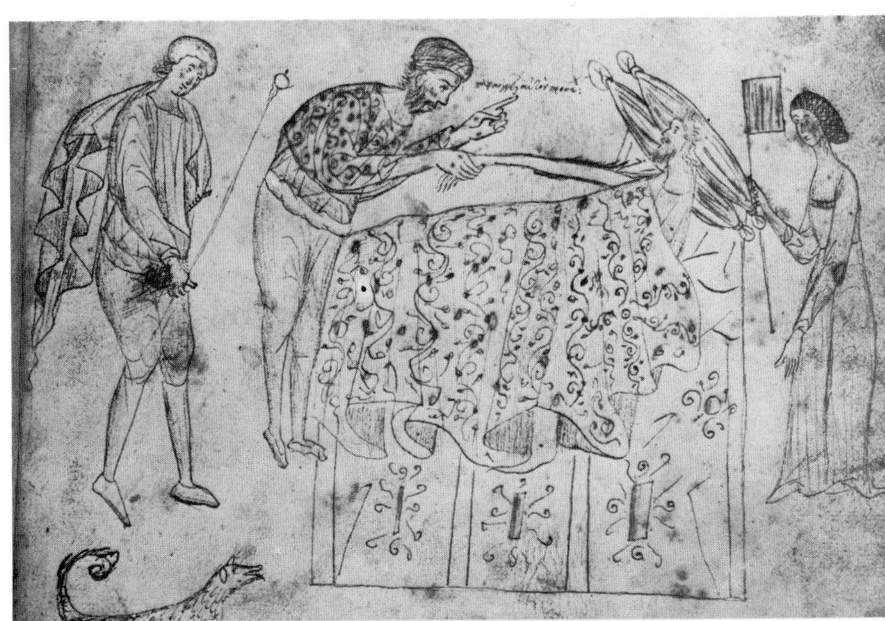

Abbildung 440
Pulsfühlen. Nach Rhazes, De pestilentiae.

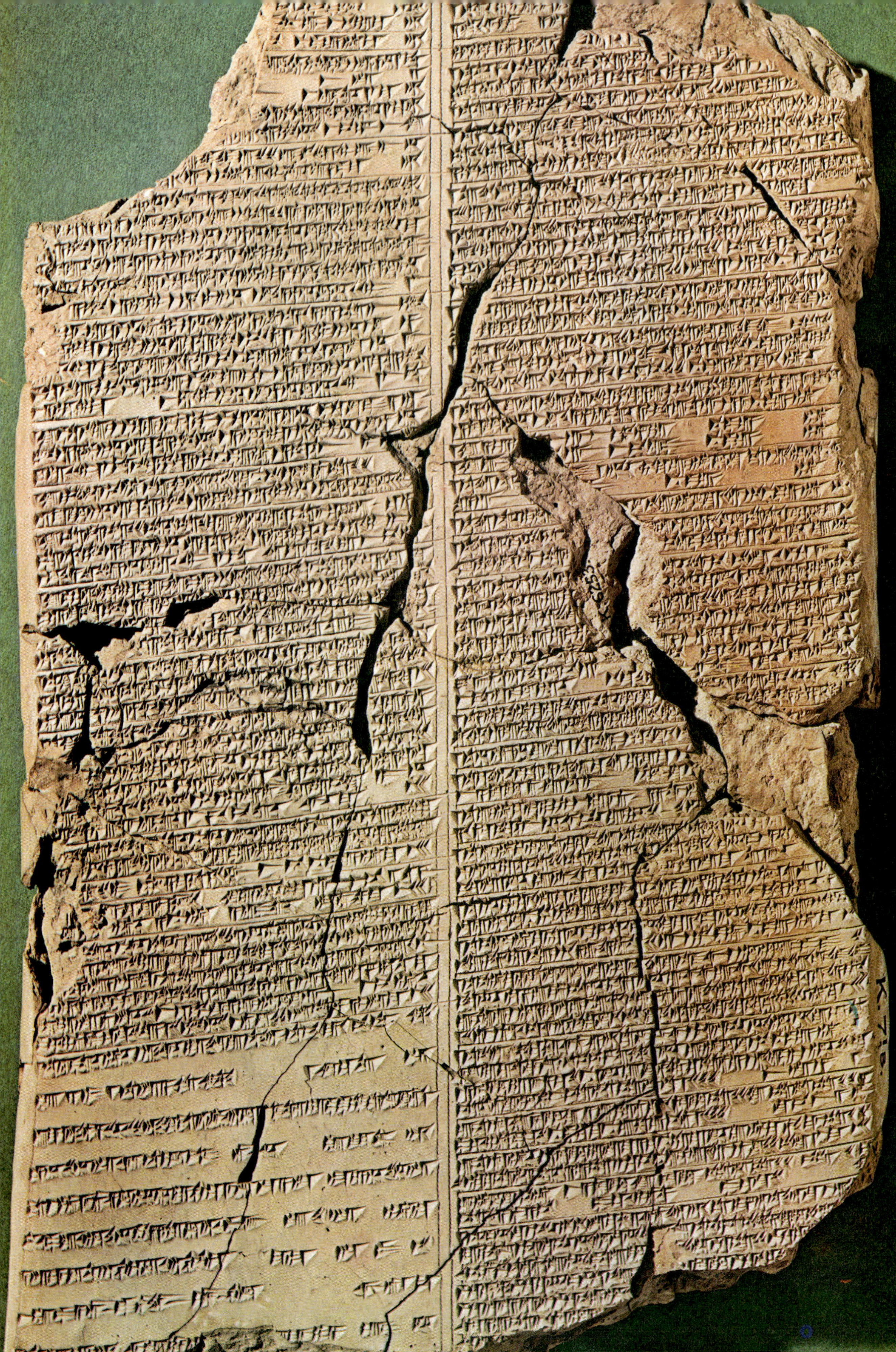

Die Pharmazeutik in der Antike

Die pharmazeutische Lehre bei den mesopotamischen Völkern

von Guillaume Valette

Unsere Kenntnisse über die mesopotamischen Kulturen haben sich seit dem Ende des Ersten Weltkrieges erheblich erweitert. Ab diesem Zeitpunkt haben die nacheinander durchgeführten archäologischen Missionen »die wichtige Stellung dieses Landes als Wiege der Zivilisationen und Kunst aufgezeigt. Reichtum und Vielfalt der Ausgrabungsergebnisse übertrafen alles, was man bis dahin kannte oder mit den Ausgrabungen bis 1914 zeigen konnte, bei weitem.« (A. Apport, 1960)

Sumer und Babylon

Im Verlauf der fast vier Jahrtausende — vom Reich der Sumerer bis zum Untergang Babylons — entwickelten sich trotz der Machtkämpfe zwischen den Dynastien, der Umstürze, Rivalitäten und Kriege zwischen den Völkern Zivilisationen und künstlerische Aktivitäten, von denen die archäologischen Entdeckungen uns zahlreiche Zeugnisse geliefert haben.

Andere, nicht weniger wichtige Spuren dieser Vergangenheit wurden in großer Fülle zutage gefördert, unter anderem zahlreiche mit Keilschrift beschriebene Tontafeln. Diese im allgemeinen gut erhaltenen Texte stellen Quellen von unschätzbarem Wert dar und berühren die verschiedenen Gebiete menschlichen Schaffens. Einige dieser Tafeln beziehen sich auf die medizinische und therapeutische Praxis. So besitzen wir aus den Ruinen von Nippur einen Text, der uns über die Pharmakopöe der sumerischen Epoche Auskunft gibt (Anfang des 2. Jahrtausends). Die Formeln dieses Textes erwähnen bestimmte Vegetabilien, wie Myrte, Teufelsdreck, Thymian, Weidenblätter, Dattelpalmen und Feigenbäume, verschiedene Gummiarten, animalische Produkte wie Milch, Schlangenhaut und Schildpatt und mineralische Substanzen wie zum Beispiel Meersalz, Salpeter, »Flußton« und alkalische Aschen, die sich aus der Verbrennung von Glaskraut ergaben, einer Pflanze, die in großer Menge im Brackwasser vorkam.

Die Pflanzen nahm man, aufbereitet in Form von Absuden, die vor Verabreichung gefiltert wurden, ein. Neben Wasser werden als Vehikel noch Bier, Milch oder Palmwein erwähnt.

Unglücklicherweise gibt uns die Tafel keinerlei Auskunft über den therapeutischen Gebrauch der auf ihr aufgeführten Medikamente und nennt auch nicht die jeweils vorgeschriebenen Quantitäten der verschiedenen Bestandteile jeder Formel.

Abbildung 441 (gegenüber)
Schreibtäfelchen mit Keilschrift.

Abbildung 442
Zylinderförmiges Siegel mit Darstellungen der Göttin der Geburt, ca. 1800—1500 v. Chr.

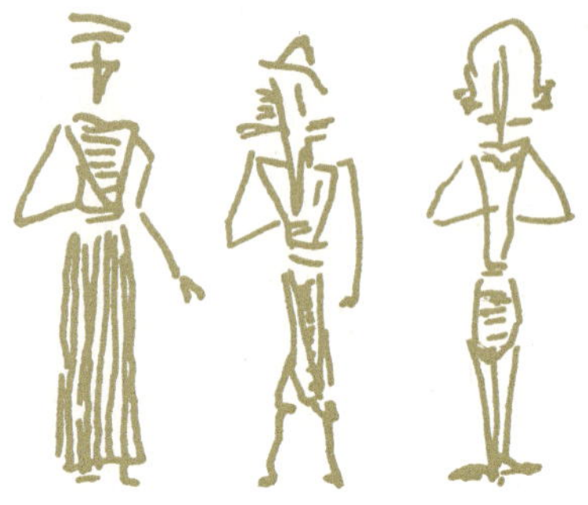

Zahlreiche Dokumente (ungefähr 30 000 Tafeln), die von Sir Austin Layard in Kujundschik am Standort der Bibliothek von Assurbanipal (668—627) gefunden wurden und die wahrscheinlich bis ins 12. Jahrhundert zurückgehen (Ende der kassitischen Epoche), waren Gegenstand genauester Untersuchung durch R. C. Thompson in London. Bevor er sich an die vollständige Übersetzung wagte, verglich der Forscher zuerst die beschriebenen therapeutischen Eigenschaften und die mesopotamische Flora.

Die derart aufgelistete Pharmakopöe enthält nicht weniger als zweihundertfünfzig Pflanzenarten, die hundertzwanzig Mineralien und die hundertvierundzwanzig nicht identifizierten Produkte. Außer den schon erwähnten Pflanzen werden noch genannt: Bilsenkraut, Zypresse, Morelea, Schierling, Mutterkraut, schwarze Nießwurz, Safran, Oleander, Raute. Es wurden auch verschiedene Harze angewandt wie zum Beispiel der flüssige Styrax (Ambra), Mutterharz, Terpentin, Myrrhe und das Harz des Panax-Gummis. Pflanzenöle wurden als Trägersubstanzen sehr geschätzt. An mineralischen Stoffen werden erwähnt: Alaun, Schwefel, Arsenikschwefelverbindungen (Operment), »Amanusalz« aus Ägypten, das wahrscheinlich dem Ammoniumchlorid entspricht, und »Akkadsalz«, das auf bestimmten Böden als Kristall ausfällt. Es besteht aus einer Mischung von Karbonat, Sulfat und Natriumchlorid.

Wie R. C. Thompson feststellte, kannten die Babylonier schon die alkoholische Gärung und griffen auf den Alkohol zur Herstellung bestimmter Medikamente zurück. Der Wein, der zum selben Zweck verwendet wurde, trug sicherlich zur guten Konservierung der Mischungen bei.

Abbildung 443
Zylinderförmiges Siegel mit Darstellung des Adad, Gott des Regens und der Wasserhosen, der für Erkältungen und Schnupfen verantwortlich ist, ca. 2300 v. Chr.

Neben Flüssigkeiten benutzte man auch Salben, Pflaster sowie Räuchergase, die durch Verbrennung von trockenen Kräutern hergestellt wurden, als Heilmittel. Die Assyro-Babylonier bedienten sich außerdem der Klistiere, und zwar nicht nur wegen ihrer abführenden Wirkung, sondern auch, um verschiedene Allgemeinkrankheiten zu behandeln.

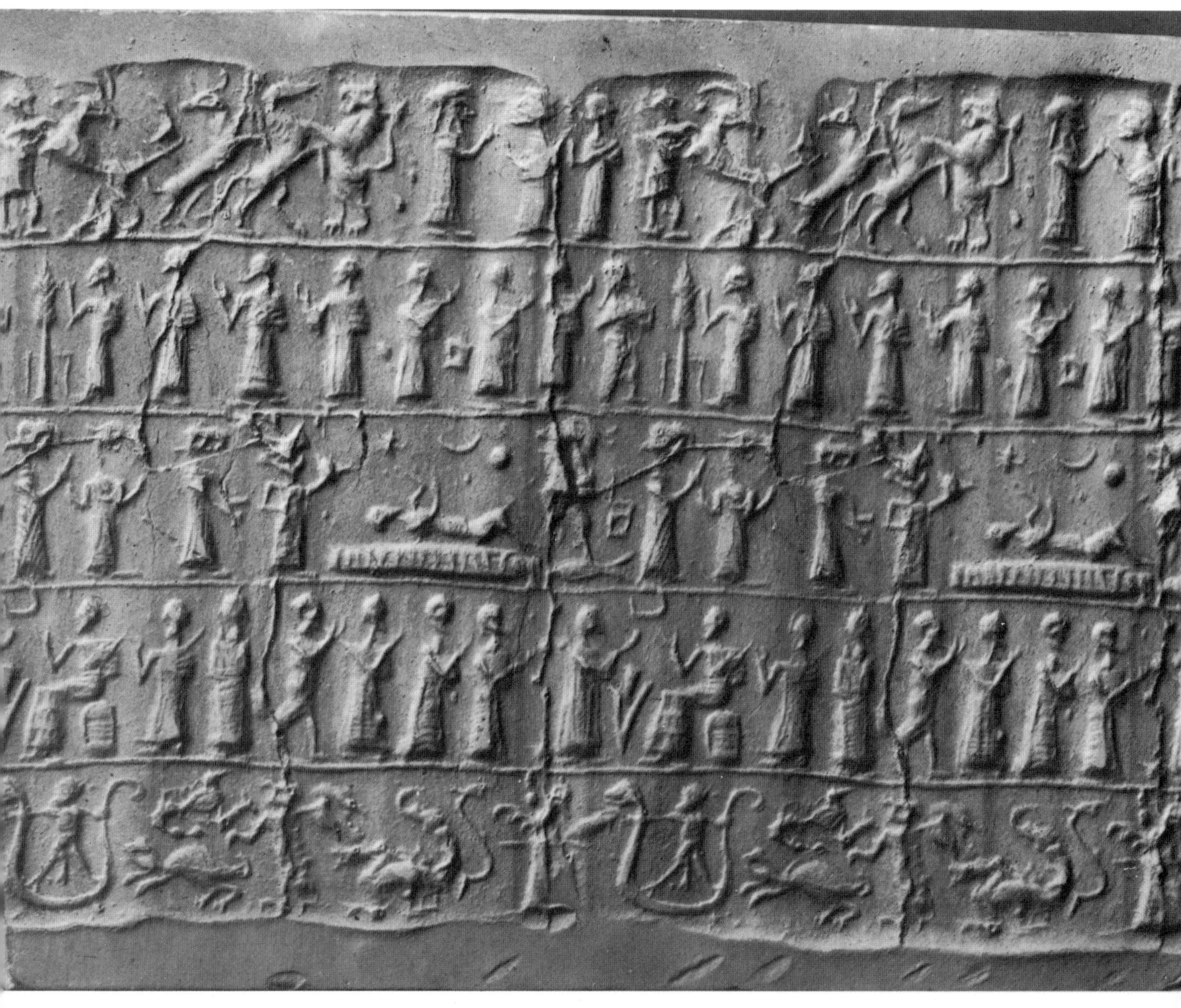

Abbildung 444
Amulett-Siegel, stellt Geisterbeschwörung dar. Assyrische Kunst.

Die Texte auf diesen babylonischen Tafeln stellen wahrscheinlich Kopien von noch sehr viel älteren Dokumenten dar — wie dies bei einigen ägyptischen medizinischen Manuskripten der Fall ist.

Assyrische Verfahren

Die Texte in Keilschrift auf den Tafeln von Asarhaddon (680—669), welche in Kalakh (Nimrud) ausgegraben wurden, beweisen, daß die assyrischen Priester und Ärzte die Wirksamkeit von Drogen an Sklaven und Gefangenen prüften. »Wie mein Herr und Meister es mir befohlen hatte, habe ich es meinem Sklaven zu trinken gegeben. Später wird es der Prinz selbst trinken können«, so lautet der Kommentar eines Heilpraktikers bezüglich eines bestimmten Medikaments. Er hatte den Sohn Asarhaddons in Behandlung.

Folgt man Contenau, so darf man »die alte Vorstellung, nach der sich die antiken Zivilisationen in geschlossenen Gefäßen«, sozusagen in voneinander abgeschiedenen Welten, die nichts von einander wußten, entwickelten, als überholt betrachten.

Abbildung 445 (gegenüber) Zylinderabdruck: zwei Männer knien vor dem heiligen Baum, der von der geflügelten Scheibe beherrscht wird. Assyro-babylonische Kunst.

Der Reichtum der Assyro-Babylonier an medizinischen Stoffen erklärt sich leicht dadurch, daß seit dem 3. Jahrtausend Handelsbeziehungen zwischen dem Industal und Mesopotamien gepflegt wurden; außerdem führten die Karawanenstraßen im Norden von Elbruz bis zum Kaspischen Meer, dann durch Belutschistan, um schließlich in Richtung Süden abzubiegen. Ein Teil der Drogen wurde zweifellos nach Ägypten exportiert, unter anderem Zimt, Ingwer und Sandelholz.

Die Bedeutung der Götter

Bei den Ägyptern wie bei den Assyro-Babyloniern unterscheidet man zwei Strömungen in der Entwicklung der Medizin: auf der einen Seite eine empirische Strömung, die auf genauester und ständig wiederholter Beobachtung der Krankheitssymptome sowie der Wirkung der Heilmittel beruhte, auf der anderen Seite eine Strömung, die durch Magie und Wahrsagung inspiriert wurde. Einer der Hauptaspekte der assyrisch-babylonischen Medizin ist in der Tat die Bedeutung, die den übernatürlichen Einflüssen bei der Entstehung der Krankheiten beigemessen wurde. Die Krankheit wurde als Preis für die Befreiung von Sünde und Befleckung angesehen (Contenau), und die Götter, die sonst oft keine andere Rolle haben, als den Dämonen die Anwendung ihrer schädlichen Macht zu gestatten, sind hier sogar fähig, ihrem Zorn gegenüber dem Schuldigen Ausdruck zu verleihen.

Im Gegensatz dazu konnte aber auch die heilbringende Rolle der Gottheit in Betracht gezogen werden: »Wer keinen Gott hat, während er auf der Straße schreitet, den bedecken die Kopfschmerzen wie ein Kleidungsstück; wer keine göttliche Wächterin besitzt, dessen Körper wird durch Kopfschmerzen gepeinigt.«

Abbildung 446 (unten) Dämon mit magischer Inschrift. Bronze aus Mesopotamien.

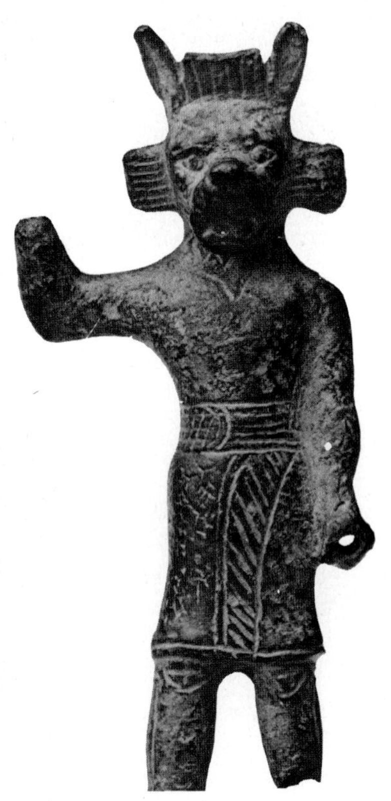

Die babylonische Dämonenlehre war von außergewöhnlicher Vielfalt. Die Hauptaufgabe des Arztes bestand darin, den bösen Geist, der sich hinter einer Krankheit verbarg, zu identifizieren und die Art der Freveltat, die diese Strafe hervorrief, aufzuspüren. Aus diesen Vorstellungen läßt sich ein sehr großes Interesse für die Astrologie ableiten. Die Anwendung stofflicher Heilmittel hätte allerdings ihre Wirkung verfehlt, wenn sie nicht mit Gebeten, Psalmgesängen und Teufelsbeschwörungen verbunden gewesen wäre. Gewisse Behandlungen wurden jedoch als wirksam betrachtet, wenn sie dazu geeignet waren, die Dämonen zu stören. Um dies zu erreichen, flößte man dem Kranken ekelerregende, bittere oder abstoßende Substanzen ein, wie zum Beispiel Urin (menschlicher oder tierischer Herkunft), Exkremente, Staub, ranziges Fett usw. Wir werden sehen, daß diese therapeutische Methode, von den deutschen Autoren als *Dreckapotheke* bezeichnet, in Ägypten und bei den Griechen weiter praktiziert werden sollte. (K. G. Paullini, 1714)

Die Bedeutung einer Freveltat als Krankheitsursache reichte mitunter sehr weit, etwa dann, wenn sich ein Sterblicher — auch unbewußt — vor der Gottheit eines sträflichen Aktes schuldig gemacht hatte oder wenn die Schuld von einer Verfehlung innerhalb der Familie herrührte. Dies erinnert an die Parabel von den grünen Trauben aus dem Buch des Ezechiel.

Die Heilkunst weist während der sumerisch-akkadischen und der assyrisch-babylonischen Epochen eine beachtliche Weiterentwicklung auf, bewirkt durch die Ergebnisse von Erfahrung und Beobachtung über mehrere Generationen, in denen man sich sowohl mit der Wirksamkeit von Medikamenten befaßt hatte als auch mit Praktiken der Magie und des Aberglaubens. So kann man die Mutmaßung Herodots, es habe keine Ärzte in Babylon gegeben, mit Recht zu-

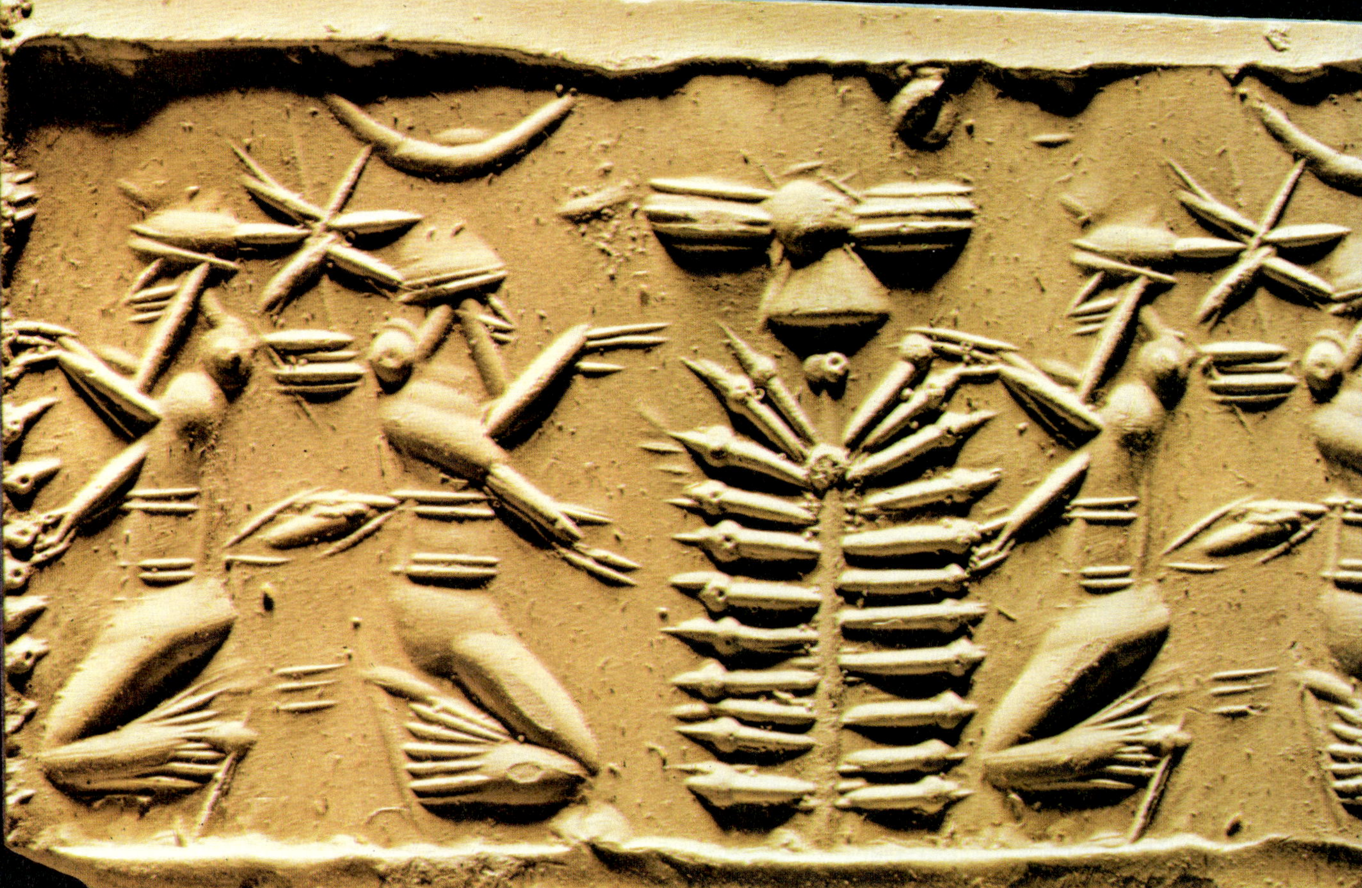

rückweisen, zumal uns Tafeln und Säulen (die Gesetztafel des Hammurabi wurde 1902 entdeckt) die Existenz von Institutionen und ärztlichen Vorschriften bezeugen.

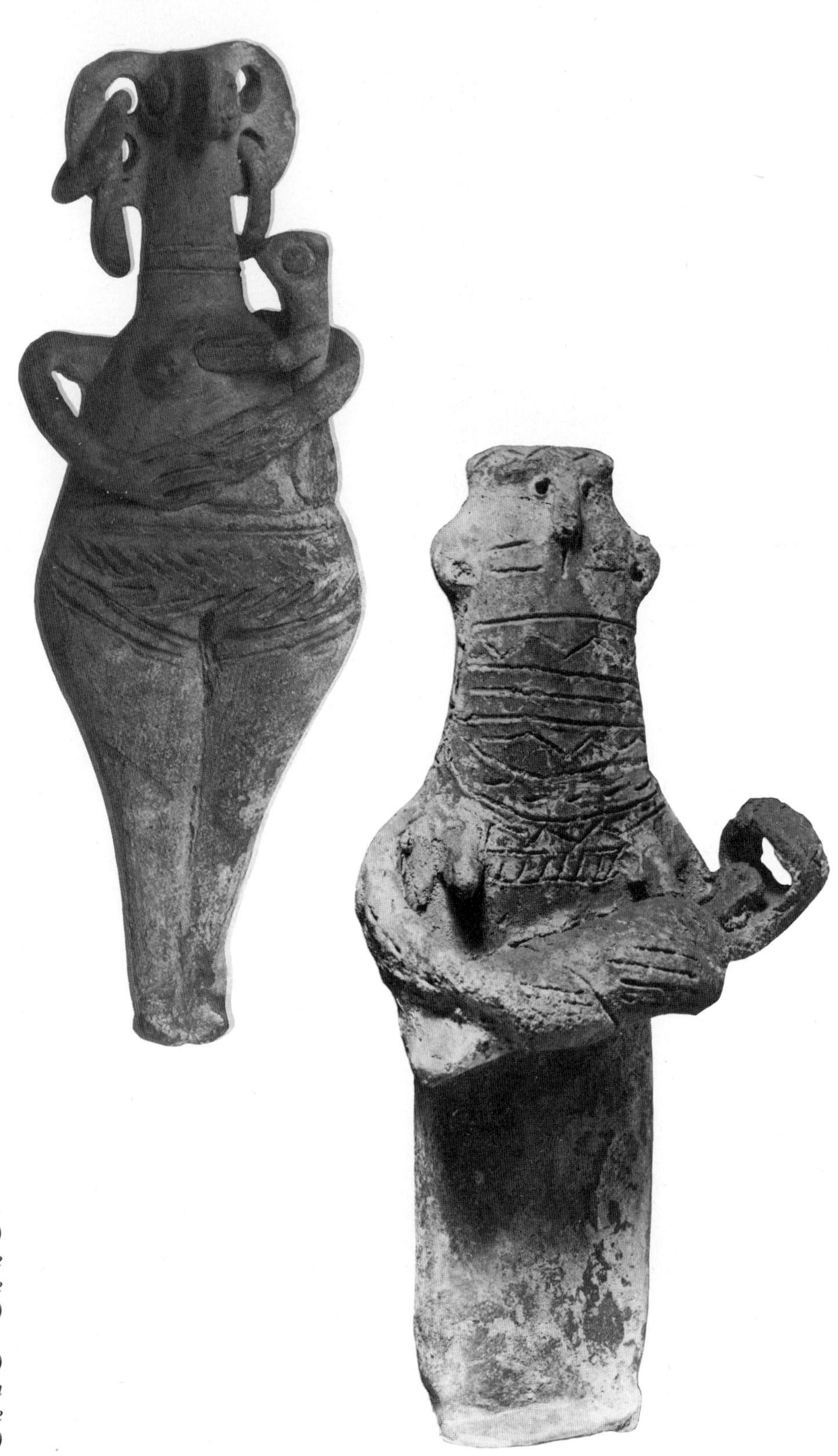

Abbildung 447 (links)
Frau mit Kind. Eingeschnittene Terrakotta. Zypern, späte Bronzezeit (1400—1200 v. Chr.)

Abbildung 448 (rechts)
Statuette einer Frau, die ein Kind trägt. Zypern. Mittlere Bronzezeit (1800—1600 v. Chr.)

Die Pharmakologie im alten Ägypten

von Simone Valette

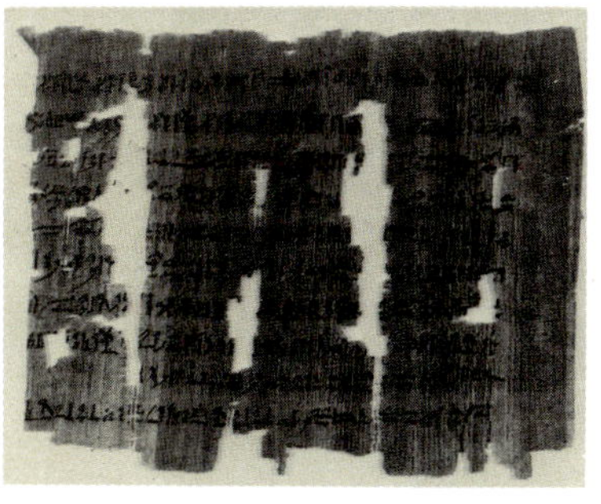

Abbildung 449
Zaubersprüche gegen Kopfschmerzen auf ägyptischem Papyrus.

Obwohl die Geschichte des pharaonischen Ägypten mehr als drei Jahrtausende umfaßt, haben sich Medizin und Therapie während dieser ganzen Zeit nur geringfügig weiterentwickelt, so daß die Heilkunst unter den Ptolemäern offenbar in der gleichen Weise praktiziert wurde wie zur Zeit des Pyramidenbaus.

Die meisten der uns zugänglichen Dokumente sind Papyri, von denen man nach 1875 besonders viele entdeckt hat. Für die Pharmakologen stellt der Papyrus *Ebers* das wertvollste Dokument dar, denn dieses Manuskript aus dem Jahre 1555 v. Chr. besteht hauptsächlich aus einer Sammlung medizinischer Rezepte.

Der Papyrus *Edwin Smith* (2700—2400 v. Chr.) ist eine Abhandlung über traumatologische Chirurgie sowie über die Pflege von Verwundeten und gibt die in diesem Bereich anzuwendenden Verfahren an.

Im nur wenig jüngeren Papyrus *Hearst* findet sich eine große Zahl medizinischer Rezepte, von denen man jedoch mehr als ein Drittel bereits aus dem Manuskript von *Ebers* kennt. Dort wiederum finden sich jene Heilmittel wieder, die schon der *Kahun*papyrus vorschlägt, eine der ältesten medizinischen Schriften aus der 12. Dynastie (um 1900 v. Chr.).

Eine Inschrift auf dem Grab des Uash-Path, der Architekt und Großrichter des Pharao der fünften Dynastie gewesen ist (um 2500 v. Chr.), berichtet von dem Unbehagen, das ihn anläßlich eines Arbeitsbesuchs bei seinem König befiel: »Seine Majestät ließ die Büchertruhe herbeischaffen, dann kamen die Kinder des Königs, die Freunde, die Ritualisten und die Führer.« Demnach gab es bereits in jener frühen Epoche Medizinbücher und Ärzte.

Im übrigen verweisen die Papyri häufig auf die alten Bücher, etwa so: »Beginn des Buches (über Heilmittel) über die Vertreibung von allen Schmerzen (...) aus allen Gliedern eines Menschen, so wie es in einer Schrift unter den Füßen des Anubis in Letopolis gefunden wurde; sie wurde Seiner Majestät von Ober- und Unterägypten übergeben: Semti Udimu der Unschuldige« (Pharao der I. Dynastie) »Wissen, was man mit dem Rizinus nach den alten Büchern tut...« usw.

Riten und Beschwörungen

Diese medizinischen Textrollen haben noch längst keinen rein wissenschaftlichen Charakter: zwar unterscheiden sie sich durch die Geisteshaltung, in der sie verfaßt wurden, jedoch beinhalten sie alle in mehr oder weniger großem Umfang eine gewisse Anzahl magischer Rezepte und Beschwörungen vermischt mit Gebetsformeln. Während der Mensch mit Hilfe der Magie die Naturkräfte zu kontrollieren versuchte, erflehte er durch das Gebet die versöhnende Fürsprache der Gottheit.

Die These von der Irrationalität der an den Ufern des Nils praktizierten Pharmazie folgt aus dieser bunten Zusammensetzung der medizinischen Texte.

Tatsächlich wurden Krankheiten von den Ägyptern lange Zeit als das Werk übernatürlicher Kräfte angesehen: »Die Übel (werden) von einem Gott oder einer Göttin, einem oder einer Toten geschickt.« Einem übernatürlichen Feind konnte man nur mit einem übernatürlichen Heilmittel entgegentreten, dessen

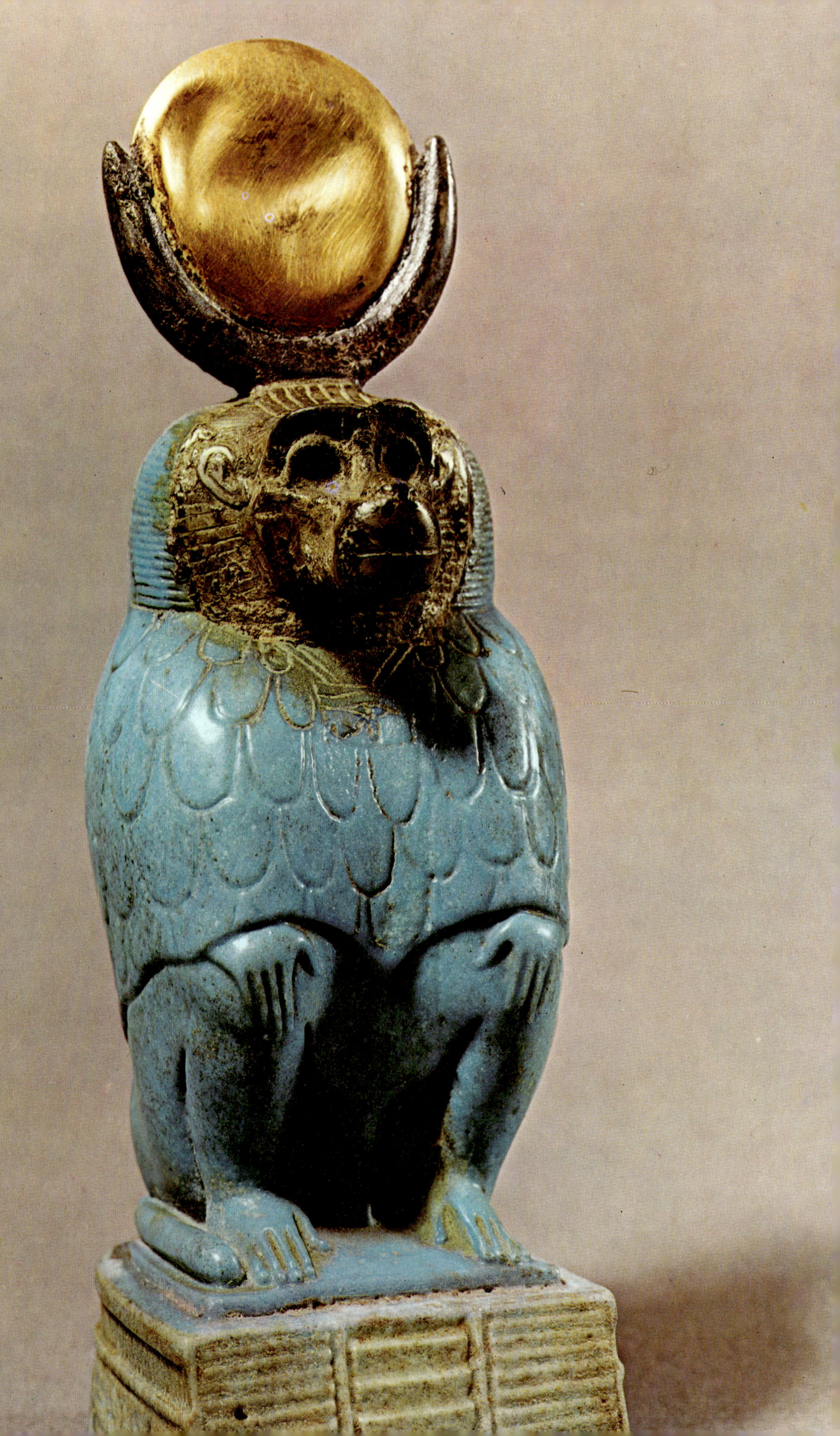

Anwendung den Zauberern und Magiern vorbehalten war. Diese mußten hierbei »mehrere Eisen gleichzeitig im Feuer haben«, woraus sich die Vielzahl der vorgeschlagenen Rezepte erklärt. Einer These von Alan Gardiner folgend unterscheidet Warren R. Dawson zwei »rituelle Phasen« beim Eingreifen des Magiers: den mündlichen und den praktischen Ritus.

Abbildung 450 (gegenüber)
Der Gott Thot dargestellt als Pavian mit einer Mondscheibe auf dem Kopf, Ägypten, ca. 4. Jh. v. Chr.

Der einfachere »mündliche Ritus« bestand aus der Rezitation eines Spruches, der dem Dämon oder dem Gift befahl, sich aus dem Körper des Kranken zu entfernen. Diesen Formeln wurde ein göttlicher Ursprung zugeschrieben, was ihre Macht noch vergrößerte. Der Zauberer ging sogar bis zur Drohung, den geregelten Verlauf der Naturkräfte außer Kraft zu setzen, falls der Dämon seinem Befehl nicht gehorche: er werde die Sonne anhalten, den Lauf des Nils, das Keimen der Samen unterbrechen ... All das geschah im Namen der Götter Isis, Re oder Horus.

Meistens jedoch wurden die Worte von einem »praktischen Ritus« begleitet, indem kleine Statuen, Amulette oder andere Objekte, denen der Zauberer magische Kräfte zusprach, zu Hilfe genommen wurden. Ein nicht nur in Ägypten verwendetes Amulett war das »Siebenknotenseil«, dessen Knoten als Barrieren für das Eindringen zerstörerischer Elemente in den Körper angesehen wurden: »Wenn das Gift diese sieben Knoten, die Horus auf seinen Körper gelegt hat, überwindet, werde ich es nicht erlauben, daß die Sonne scheint.« (Pap. von Turin).

Schließlich beinhaltete der »praktische Ritus« die Einnahme verschiedener fester oder flüssiger Substanzen durch den Patienten.

Hier siegte die mit der Zeit gewonnene Erfahrung: der Magier mußte um jeden Preis Erfolg haben, daher setzte er wachsendes Vertrauen in jene oft erprobten Drogen, die ihre heilsame Wirkung bereits bewiesen hatten. Diese wirksamen Substanzen ersetzten dann in zunehmendem Maße die Beschwörungsformeln. Es kam sogar sehr schnell so weit, daß im Krankheitsfalle häufiger Ärzte als Magier gerufen wurden, da die Ärzte bei der Zubereitung von Heilmitteln geschickter waren.

Es ist notwendig, zwischen äußerlichen Beschwerden und inneren Krankheiten zu unterscheiden. Im ersten Fall ist die Ursache, beispielsweise eine Wunde, leicht zu erkennen. Eine Bitte nach übernatürlichem Eingreifen der Götter ist daher unnötig. Im Gegensatz dazu hat das Auftreten von Fieber, inneren Schmerzen und Funktionsstörungen etwas Mysteriöses an sich, das die Vorstellungen von Besessenheit oder Fluch rechtfertigte.

So erklärt sich, weshalb der Papyrus *Edwin Smith,* der von Knochenchirurgie und äußerlichen Verletzungen handelt, nur ein einziges Mal die Anwendung eines Beschwörungsmittels vorschlägt. Dabei handelte es sich jedoch um einen so hoffnungslosen Fall, daß es grausam erschienen wäre, den Kranken sich selbst zu überlassen, ohne die Hoffnung, daß man alles Erdenkliche für ihn zu tun versucht habe.

Anderen medizinischen Abhandlungen liegt der Begriff »Besessenheit« teilweise noch zugrunde, steht allerdings der Anwendung einer rationellen Therapeutik nicht im Wege, obwohl man sie damals noch oft mit dem Hersagen von Zaubersprüchen verband.

Das Papyrusmanuskript *Ebers,* das eine lange Reihe medizinischer Rezepte für alle Beschwerden aufführt, empfiehlt nur zwölfmal Zaubersprüche und das lediglich in Fällen, bei denen nicht sicher ist, ob der Arzt das Auftreten der Krankheit in Zusammenhang mit dämonischen Einflüssen bringt.

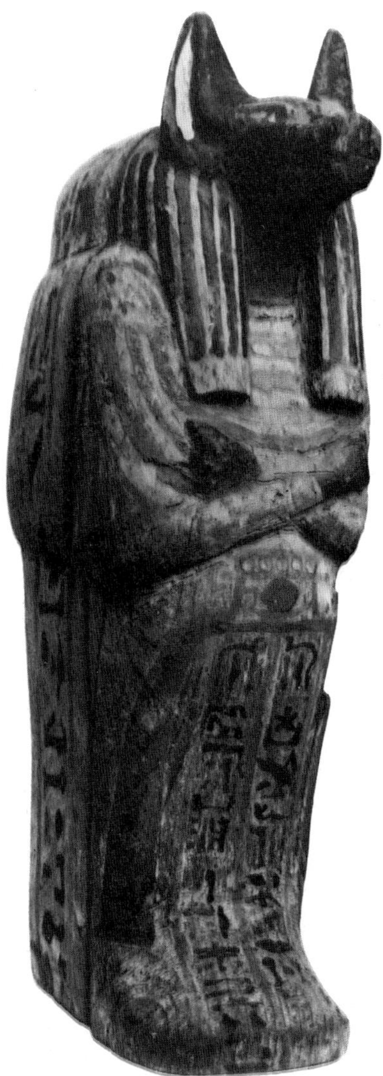

Abbildung 451
Kleiner Sarkophag für Eingeweide. Bemaltes Holz, Ägypten, XIX. Dynastie.

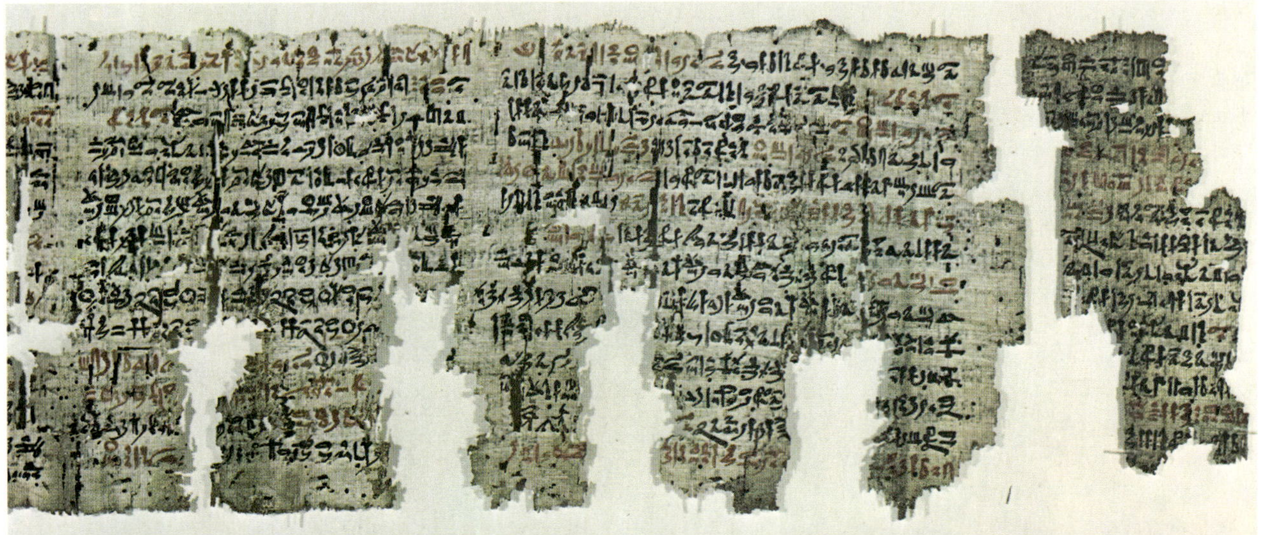

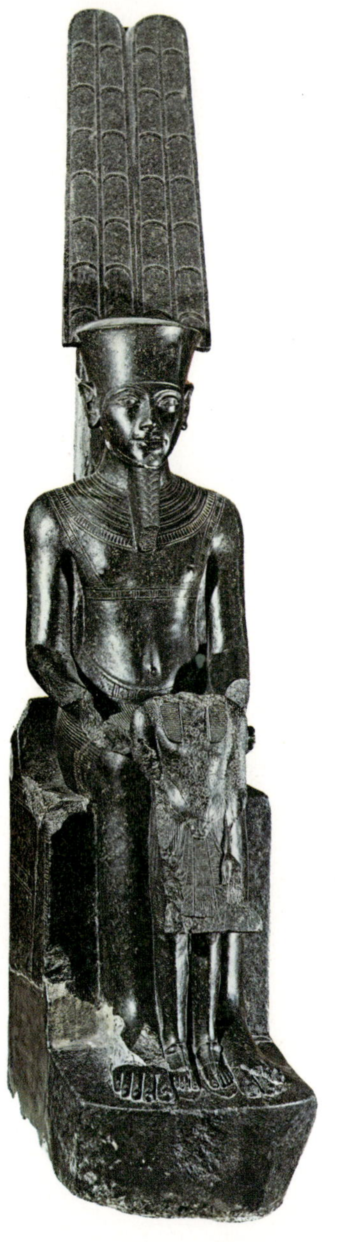

So werden Beschwörungsformeln bei Verbrennungen empfohlen. In diesem Fall lag die Ursache des Leidens auf der Hand, und die Besprechung erfüllte nur noch den Zweck, die Aufmerksamkeit des Kranken von seinem Leiden abzulenken und ihn darüber hinaus zu trösten, indem man ihn daran erinnerte, wie Isis Horus zu Hilfe kam, als dieser sich verbrannt hatte. Der Kranke vertraute auf Isis' Macht und hoffte auf das Eingreifen der Göttin zu seinen Gunsten.

Ein anderer Spruch begleitete Einreibungen mit einer Salbe gegen arteriovenöse Aneurysmen: hier reichten die chirurgischen Kenntnisse des ägyptischen Heilpraktikers — dessen war er sich bewußt — für einen wirkungsvollen Eingriff nicht aus: »Du rührst nicht den Finger für eine derartige Sache«; man rechnete also in dieser hoffnungslosen Situation mit einer günstigen psychischen Auswirkung. Der Kranke fühlte sich getröstet, denn man hatte eine seinem Fall angemessene Formel rezitiert.

Ebenso verhielt es sich beim Grauen Star, beim Leukom oder bei Blindheit; in diesen Fällen mußten sich die Mediziner jener Zeit auf moralische Unterstützung des Kranken beschränken.

Schließlich finden sich am Anfang des Papyrus *Ebers* drei Zauberformeln, von denen die erste beim Auftragen des Heilmittels, die zweite beim Anlegen eines Verbandes und die dritte beim Einnehmen einer Medizin gesprochen wurde.

Sie begleiteten also die medizinische Behandlung, statt sie zu ersetzen, wobei man einerseits die Magie der Worte, die auf den Kranken wirkten, berücksichtigen muß und andererseits nicht vergessen darf, daß die Ägypter, wie Herodot sagt, »sehr religiös waren und alle anderen Menschen in dem Kult, den sie ihren Göttern erwiesen, übertrafen«.

Wenn die religiöse Geisteshaltung alle Lebensbereiche beeinflußte, wie hätte da der Arzt umhin können, seine Kunst nicht auch unter den Schutz der Götter zu stellen? An wen würde sich der Kranke in seiner Angst wenden?

Der erste Zauberspruch, der vor der Behandlung aufzusagen war, lautete folgendermaßen: »Ich bin aus Heliopolis in den Tempel gekommen, zusammen mit den Alten, den Besitzern des Schutzrechts, welche sicher über das Ewige

Leben bestimmen. Ich bin aus Sais gekommen, zusammen mit der Mutter der Götter; sie haben mir ihren Schutz gegeben. Ich besitze die Formeln, die vom Herrn des Universums erstellt wurden, um die Beschwerden zu vertreiben, die durch einen Gott oder eine Göttin, durch einen toten Mann oder eine tote Frau hervorgerufen worden sind... Ich gehöre Re, der gesagt hat: ›Ich werde ihn vor seinen Feinden retten und Thot wird sein Führer sein...‹ Er gibt den geschickten Menschen, den Ärzten, die ihn begleiten, die Macht zu heilen. Wen Gott liebt, den erhält er am Leben.«

Abb. 452 (gegenüber, oben) London Medical Papyrus. Erste und zweite Spalte.

Abb. 453 (gegenüber, unten) Amon, der Tutenchamun beschützt. Ägypten, Ende der XVIII. Dynastie.

Ebenso wie der Arzt sein Wissen um Gott Thot erhielt, so war auch die Heilkraft eines Heilmittels göttlichen Ursprungs. Man liest hierüber im Papyrus *Hearst:* »Dieser Hopfen ist das Auge des Horus, der ihn abgemessen und zubereitet hat. Isis gab ihn ihrem Sohn Horus, um eine Bewegung der Eingeweide zu erzeugen und um das Übel aus seinem Körper zu verjagen.«

Man könnte nun annehmen, die ägyptischen Ärzte hätten sich im Laufe der Jahrhunderte von der Magie befreit und zu einer mehr wissenschaftlich orientierten Medizin gefunden. Doch es kam ganz anders. Der irrationale Charakter der Pharmakologie gewann bis zur ägyptischen Spätzeit eine immer größere Bedeutung, möglicherweise unter dem Einfluß der orientalischen Völker. Dieser Einfluß wuchs mit den stetig wachsenden Beziehungen von Ägypten mit Kleinasien und Mesopotamien, wo der Dämonenglaube eine große Rolle spielte.

Die Pharmakologie im Niltal

In den letzten Kapiteln haben wir uns ausschließlich mit Zaubereien, Beschwörungsformeln und übernatürlichen Heilmittel befaßt. Dabei dürfen wir jedoch nicht vergessen, daß diese nur für einen kleinen Teil der Heilkunst, wie sie in Ägypten praktiziert und von den anderen Völkern bewundert wurde, in Betracht kamen. So spricht Homer, wenn er Ägypten erwähnt, von »einem fruchtbaren Land, das Drogen im Überfluß erzeugt, von denen die einen Heilmittel und die anderen Gifte sind [...], einem Land der Ärzte, die die weisesten der Welt sind.«

Abbildung 454 Medizinischer Papyrus, Chester Beatty (Vorderseite), Ägypten.

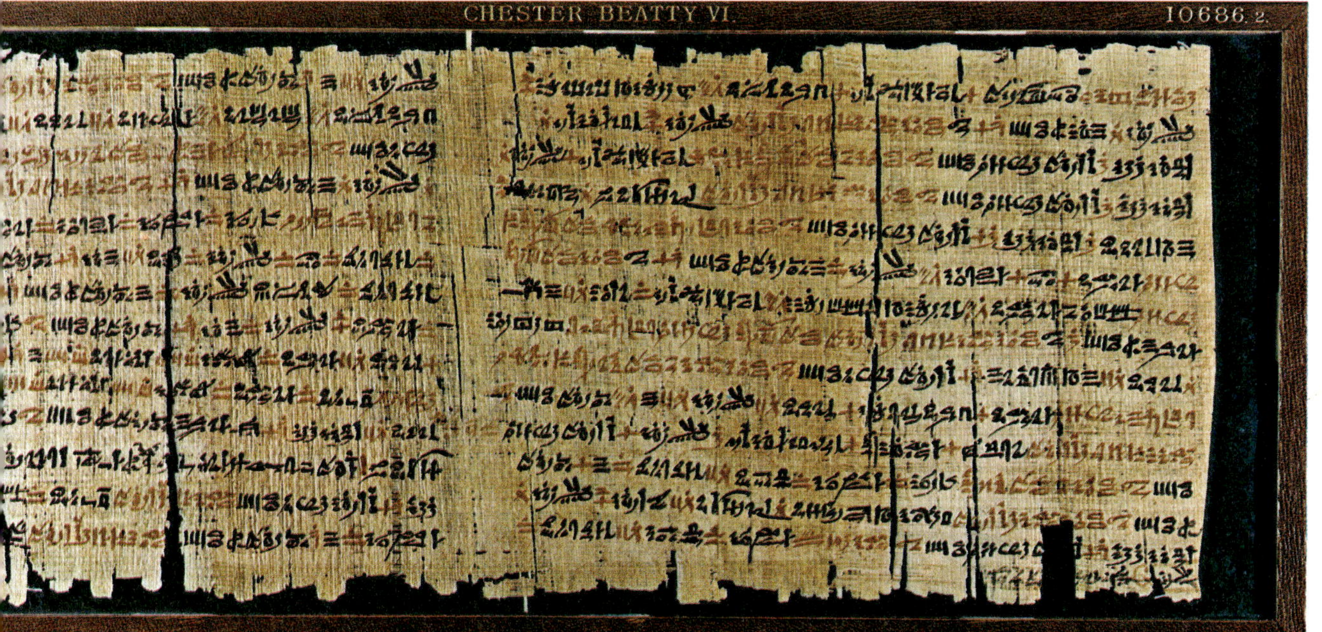

Tatsächlich war die Pharmakopöe der Niltalbewohner außerordentlich reichhaltig und beruhte auf dem Prinzip der Polypharmazeutik. Das aber zeigt uns, wie unsicher die Ärzte in der Wahl zwischen mehreren Möglichkeiten waren; die Krankheit konnte auf die Medikamente ansprechen oder auch nicht.

Der Papyrus *Ebers* behandelt nacheinander innere Krankheiten, Augen- und Hautkrankheiten, Krankheiten an den Gliedmaßen und am Kopf (der Autor erörtert an dieser Stelle Beschwerden an Zunge, Zähnen, Nase und Ohren), schließlich Frauenkrankheiten und ebenso die häusliche Hygiene, da diese in den Aufgabenbereich der Frauen gehörte.

Für jedes Leiden schlägt der Verfasser eine Auswahl zusammengesetzter Heilmittel vor, die aus den drei Reichen der Natur, den Vegetabilien, den animalischen Produkten, den mineralischen Substanzen, gewonnen wurden. Eine große Zahl der Produkte besaß eine echte therapeutische Wirkung, und viele werden heute noch benutzt.

Unter den Substanzen mineralischer Herkunft kannte man: Kalziumkarbonat als Antacidum zum Schutz der Schleimhäute; Gerbsalze als adstringierendes Antiseptikum; Alaun und Bleisalze als adstringierende Mittel zur äußerlichen Anwendung; Magnesium als alkalisches Abführmittel; Schwefelarsenik für Augenkrankheiten. Schließlich benutzte man kohlensaures Natron, ein rötliches oder gelbliches Puder, das von der Oberfläche ausgetrockneter Seen abgetragen wurde, als alkalisches Reinigungsmittel. Die diesem Produkt zugesprochene Bedeutung veranlaßte die Regierung, sich das Monopol darüber zu sichern.

Abbildung 455
Ägyptische Kanope aus blau emaillierter Fritte mit dem Zierrahmen für den Namen Ramses II., Ägypten, XIX. Dynastie.

Nebenbei sei bemerkt, daß das kohlensaure Natron als »Mittel zur Reinigung der Seele« angesehen wurde und dazu diente, den Mund vor einer göttlichen Kulthandlung zu säubern. Weiter konnte man mit Hilfe des Natrons Weihrauch zubereiten und schließlich vor allem Leichname mumifizieren. Leichen wurden übrigens nicht, wie oft behauptet, in ein Natronbad »getaucht«, sondern, so berichtet Herodot: »Die Einbalsamierer salzen den Körper ein, indem sie ihn mit Natron (siebzig Tage lang) bedecken. Es ist aber nicht erlaubt, ihn länger darin zu lassen.« Danach brachte man den Leichnam zur Austrocknung an einen gut durchlüfteten Ort.

Dioskurides berichtet, daß die Ägypter eine örtliche Betäubung mit Hilfe »magischer« Steine, die man in der Nähe von Memphis sammelte, herbeiführten. Man rieb die schmerzende Stelle zuerst mit Essig und danach mit dem zu Pulver zermahlenen »magischen« Stein ein. Daraufhin entwich Kohlensäure, deren betäubende Wirkung bekannt ist.

Die meisten Substanzen gewannen die Ägypter aus Pflanzen, von denen man einige bis heute noch nicht identifizieren konnte. Die wichtigsten waren: die Granatbaumwurze als wurmabtreibende Mittel; als harntreibende Mittel der Wacholderstrauch, das Terpentin und die Teerzwiebel; als Beruhigungsmittel und krampfstillendes Mittel indischer Hanf, Alraune und Mohn.

Die verschiedenen Abführmittel wurden sehr oft angewandt, sogar in Fällen, in denen uns das wenig begründet erscheint: bei Hautkrankheiten, Schweißausbrüchen, Wundgeschwüren, Haarausfall. Es sei daran erinnert, daß die Ägypter die Ursache dieser verschiedenen Beschwerden in schädlichen Substanzen sahen, den Verdauungsrückständen, die sich in den Eingeweiden angesammelt hatten und fäulniserregend wirkten. Es schien daher berechtigt, auf Laxantien zurückzugreifen. Herodot berichtet, daß »die Ägypter jeden Monat an drei aufeinanderfolgenden Tagen Abführmittel zu sich nehmen und sich sehr

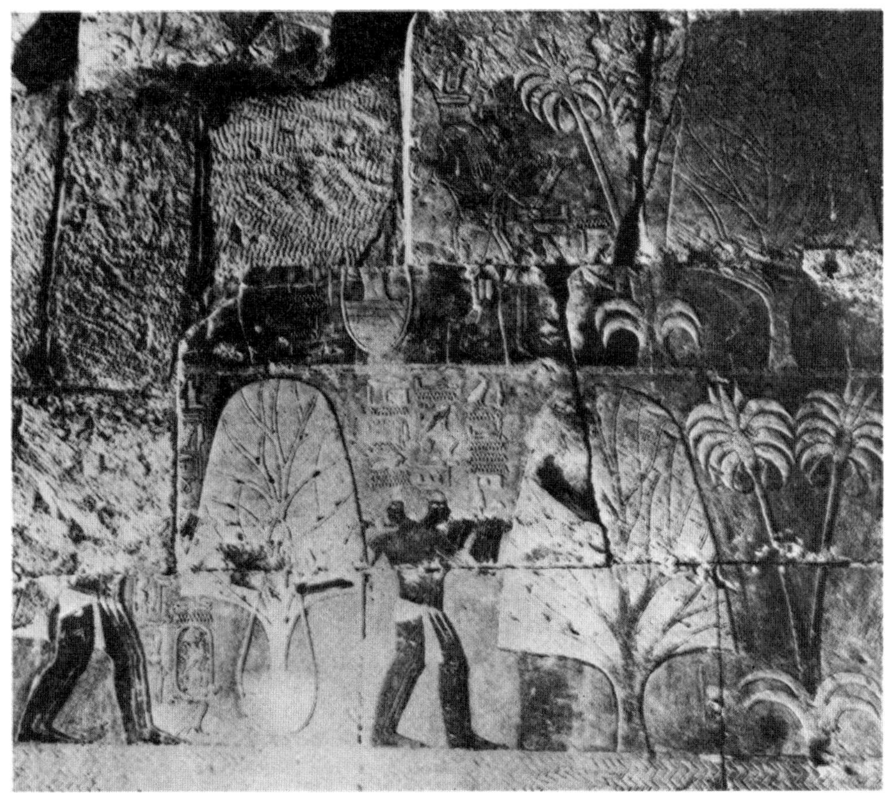

Abbildung 456
Transport von Weihrauchbäumen. Relief im Tempel der Hatschepsut in Deir-El-Bahari (Theben, Ägypten).

darum kümmern, ihre Gesundheit durch Brechmittel und Klistiere zu erhalten, weil sie der Überzeugung sind, all ihre Krankheiten rührten von den Nahrungsmitteln, die sie einnähmen, her«.

Haupsächliche Abführmittel waren die Früchte des Maulbeerfeigenbaums *(Ficus Aegyptiae,* der eine Art kleiner Feigen trägt), die Koloquinte, Rizinusöl, die Aloepflanze, der Sennestrauch, die Tamarindenfrucht und Feigen. Die Herbstzeitlose wurde gegen Gicht verwendet. Als verdauungsfördernde und blähungshemmende Mittel nahm man Kamille, Minze, Koriander, Anis, Kümmel, Backhornklee, Thymian und Safran ein.

Wermut und Muskatnuß verschrieb man als stimulierende, Mandeln und Rosenharz als Beruhigungsmittel. Das Rizinusöl hatte unter zahlreichen Eigenschaften überraschenderweise noch die, die Kopfhaut anzuregen.

Aus einigen Pflanzen gewann man Heilmittel von zweifelhafterem Wert, wie zum Beispiel Johannisbrot als Aphrodisiakum und wurmabtreibendes Mittel, Feigen und Datteln gegen Leberbeschwerden. Schließlich wurden für verschiedene Anwendungsbereiche eingesetzt: Chicorée, Indigo, die Lilie, die Lotuspflanze, Steinklee, Dattelkerne.

Ferner wurden Styrax und verschiedene Harze, viele Getränke, wie Bier und Wein, sowie verschiedene Öle für die Zubereitung der Medikamente verwendet, sei es als Vehikel, sei es, um den Salben Fettigkeit zu geben oder aber wegen ihrer weichmachenden Eigenschaften.

Die meisten dieser Pflanzen, wie zum Beispiel das Rizinus, wuchsen wild in Ägypten; andere waren eingeführt worden, darunter einige bereits vor sehr langer Zeit, während andere Ägypten erst in späteren Zeiten erreichten. So kam der Mohn aus dem Orient und wurde in Ägypten seit Beginn des Neuen Kaiserreiches gezüchtet. Das Papyrusmanuskript *Smith* preist den Gebrauch der

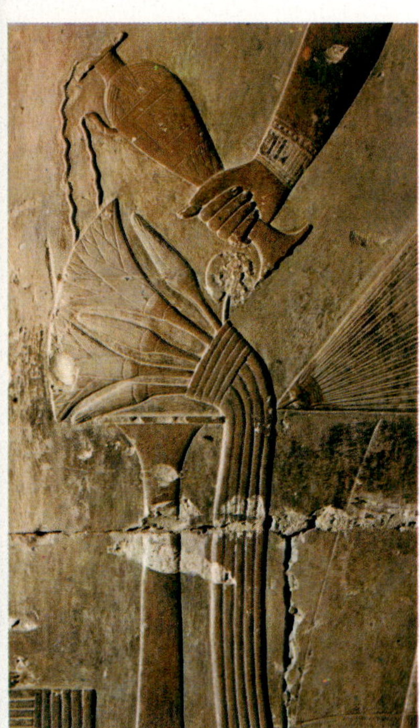

Abbildung 457
Detail eines Reliefs in dem Tempel des Sethi I. in Abydos (Ägypten).

»roten Mohnblumen« bei Abszessen oder infizierten Wunden. Der Papyrus *Ebers* spricht von einer »beruhigenden Wirkung auf schreiende Kinder«.

Manche Pflanzen importierte man aus sehr fernen Ländern; beispielsweise handelten die Sabäer im Raum zwischen Indien und Ägypten mit Hanf und Zimt. Auf demselben Wege kam die eher für religiöse als für therapeutische Zwecke gebräuchliche Myrrhe aus Arabien und aus Punt, dem sagenhaften Weihrauchland an der Küste des Somalilandes. Die Reliefs des Tempels von Dhr-el-Behari zeigen mit außerordentlich realistischer Genauigkeit die berühmte Expedition, die von Königin Hatschepsut aus geschäftlichem Interesse zur Königin von Punt geschickt worden war. Abschließend sei noch der Safran erwähnt, den man auf Kreta erntete.

Die Fauna lieferte Honig, Wachs und Milch, die man auch von stillenden Frauen nahm und als Weichmacher und Beruhigungsmittel verwendete. Außerdem benützte man tierisches Fett.

Rinderleber wurde gegen Nachtblindheit verschrieben, und frisches Fleisch legte man auf Wunden, wahrscheinlich mit der Absicht, dadurch eine Blutungsstillung hervorzurufen.

Bei sehr vielen Zubereitungen bezog man auch Honig mit ein, vielleicht auch seiner antibiotischen Eigenschaften wegen, die uns seit dieser Zeit bekannt sind und von Majno mit Recht hervorgehoben wurden. Legt man Honig auf Wunden, so absorbiert er das Wasser und trägt dazu bei, der Infektion entgegenzuwirken. Auf dieselbe Weise sorgte Fett für eine Schutzschicht gegen eventuelle Verunreinigungen.

Jedoch war der Gebrauch tierischer Produkte ohne pharmakologische Wirkung sehr häufig. So dachte man, daß die Eigenschaften eines Lebewesens im Blut ihren Sitz haben, hauptsächlich jedoch in den Organen sowie im ganzen Gewebe. So konnte beispielsweise ein Wurm, da er glatt und haarlos ist, Kahlköpfigkeit hervorrufen, wenn man ihn sich auf die Kopfhaut setzte. Dies wurde zuweilen als Waffe gegen eine »verhaßte Frau« angewandt. Das Fett eines insektenfressenden Vogels sollte Insekten vertreiben und vor ihren Stichen schützen. Der Urin einer schwangeren Frau sollte das Wachstum von Getreide fördern, die Haut eines flinken Tieres — etwa eines Damhirschs — bei Auflegen auf den Fuß die Gicht heilen. Um Haare vor Ergrauen zu schützen, hatte man die Wahl zwischen verschiedenen Produkten, die von schwarzen Tieren stammten: dem Blut eines schwarzen Kalbs, dem Wirbelknochen eines Raben, dem Blut aus dem Horn eines schwarzen Ochsen oder dem Fett einer schwarzen Schlange... Das Fett einer Katze hielt die Mäuse fern.

Man schrieb einigen Organen und Flüssigkeiten des Körpers sogar imaginäre Eigenschaften zu.

Dem Glauben an die Magie entstammten sehr viele der verwendeten Substanzen, darunter unreine und unangenehme, nämlich all jene, die man unter dem deutschen Begriff *Dreckapotheke* zusammenfaßt. Dünger, Urin und Menstrualblut, aber auch Exkremente und Spülwasser stellten Abschreckungsmittel dar, mit deren Hilfe man die bösen Geister aus dem Körper des Kranken verjagen wollte.

Gegen eine Kinderkrankheit verschreibt ein Papyrus die Einnahme gebratener Mäuse. Diese Sitte ging sogar sehr weit zurück, denn bei der Untersuchung von Gräbern aus vordynastischer Zeit fand man die Gebeine von Mäusen in Körpern von Kindern. Bemerkenswert ist, daß dieser Brauch durch Dioskurides in Europa verbreitet wurde. Warren R. Dawson berichtet, daß vor nicht all-

Abbildung 458 (gegenüber)
Anthropomorphe Vase, die eine Frau mit einem Kind auf dem Schoß darstellt, Tonfigur, Ägypten, Neues Reich.

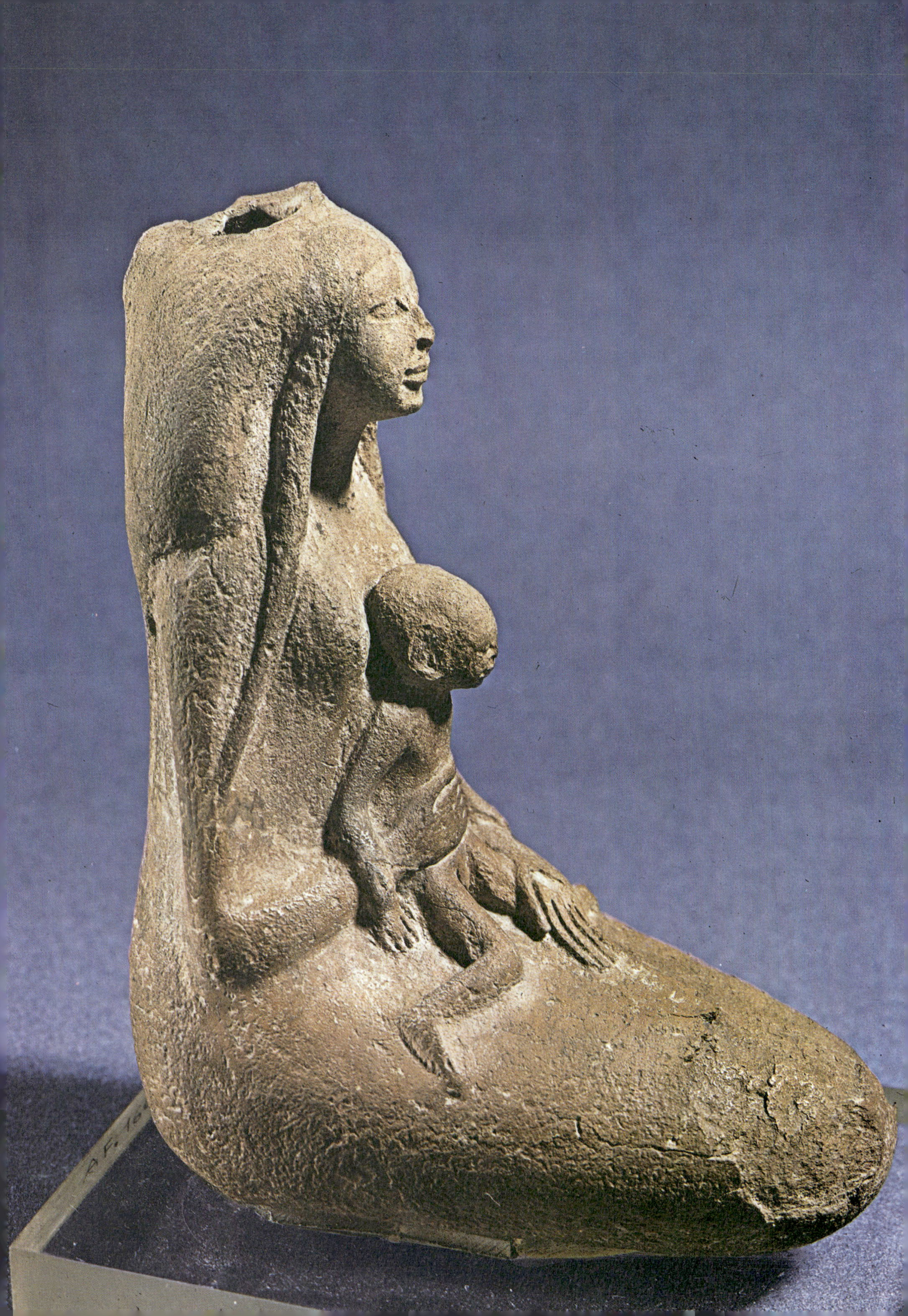

zu langer Zeit Kinder in Schottland tote Mäuse verschlingen mußten, um von Keuchhusten und anderen Kinderkrankheiten geheilt zu werden.

Im Gegensatz zu solch anrüchigen Mitteln zogen Kräuteröle, zum Beispiel Myrrhe, die man in den Tempeln darbrachte, wohlwollende Geister an, die die Vertreibung der Dämonen besorgen sollten. Übrigens hat man erst vor kurzem die antibiotischen Eigenschaften der Myrrhe an bestimmten Bakterien wie dem *bacillus subtilis* und dem *staphylokokkus aureus* (Majno) nachgewiesen.

Gewisse Heilwirkungen ergaben sich schließlich aus der Vorstellung einer Übertragung; so mußte der Kopf eines Fisches zum Beispiel die Linderung einer Migräne bewirken (indem die Schmerzen in ihn einzogen), oder das Auge eines Schweins sollte Blindheit verhindern helfen.

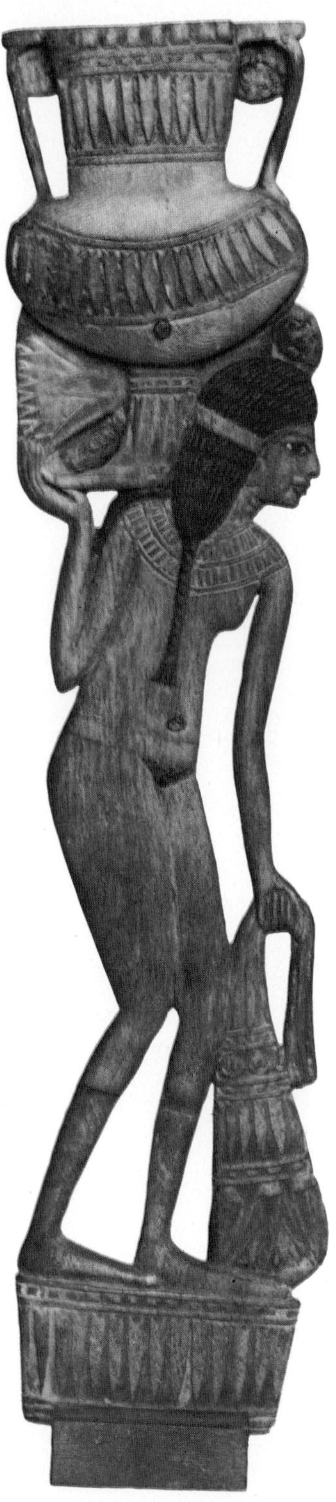

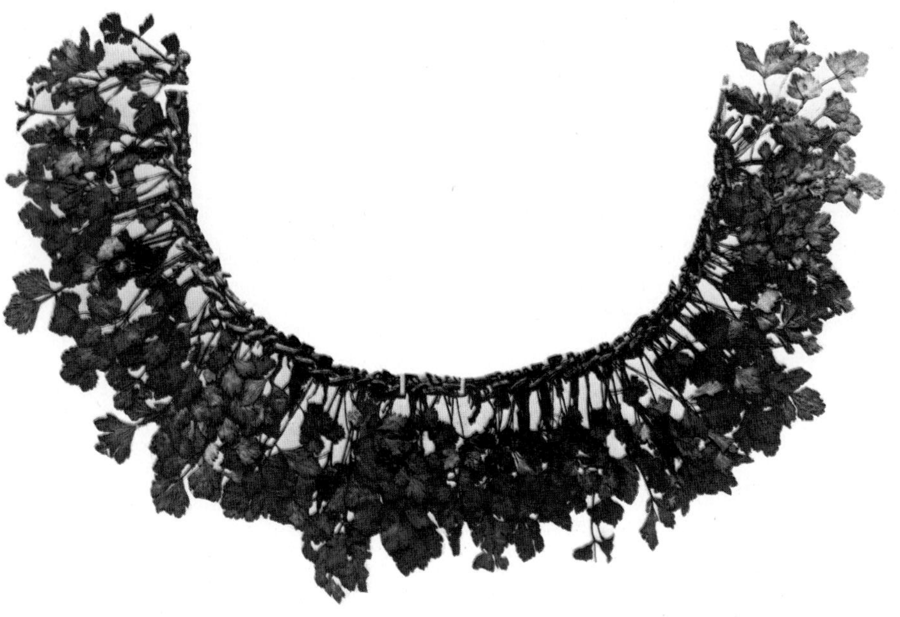

Bevor wir über diese uns heute abwegig erscheinenden Verschreibungen ein zu strenges Urteil fällen, sollten wir noch zwei Punkte berücksichtigen:

Zum einen bringt die wissenschaftliche Forschung bei einigen der früher üblichen »Hausmittel« Eigenschaften ans Licht, die den Gebrauch dieser bis vor kurzem noch belächelten Drogen im nachhinein rechtfertigen. So wurde bis ins 17. Jahrhundert Brot- und Holzschimmel angewandt, dessen Wirksamkeit erst später durch die Entdeckung der Antibiotika erkannt wurde. Genauso verhält es sich beim Honig, wie wir oben gesehen haben.

Zum anderen: Wenn auch nicht jede Übersetzung sinnentstellend ist, so ist doch sehr wahrscheinlich, daß einige Bezeichnungen wie Eselskopf, Schweinezahn oder Rattenschwanz etwas anderes bedeuten als das, was die buchstäbliche Übersetzung aussagt. Der wahre Sinn bleibt uns in solchen Fällen verschlossen. In unserer Umgangssprache finden wir zahlreiche Ausdrücke wie z. B. Cynoglossum (Hundszunge), Katzenfuß, Wolfsrachen, Löwenzahn oder Eselsschritt, deren metaphorische Bedeutung uns geläufig ist, die aber einem Anthologen der Zukunft nicht unbedingt genauso verständlich sein müssen.

Abbildung 459
Schminklöffel.

Abbildung 460 (Mitte)
Girlande aus wilden Sellerieblättern, XX. Dynastie.

Zubereitung und Verabreichung von Medikamenten

Liest man im Papyrusmanuskript *Ebers,* so stellt man fest, daß die Heilmittel sinnvoll angewandt wurden.

Bei inneren Krankheiten verabreichte man die Präparate im allgemeinen oral in Form von Absuden, Tees, Filtrationen, Flüssigkeitsmischungen, Elektuaten, Pillen und Tabletten. Zäpfchen und vor allem Klistiere wurden sehr oft verschrieben.

Um erkrankte Atemwege zu kurieren, wandte die ägyptische Medizin häufig Inhalierungen und Behandlungen mit Räuchermitteln an. Die Gynäkologen verwendeten Wattepfropfen und Pessare, aber auch vaginale Injektionen und Sitzbäder.

Gegen äußerliche Krankheiten wurden zahlreiche Salben zum Einreiben und Einfetten empfohlen.

Wie in allen heißen Ländern und Gebieten, die Sandstürmen ausgesetzt sind, waren in Ägypten Augenbeschwerden weit verbreitet. Daher gab es sehr bald spezialisierte Augenärzte, die über eine umfangreiche Sammlung äußerlich anzuwendender Augenmittel und Salben verfügten, die sie unter einem Verband auftrugen. Dabei unterschieden die Autoren medizinischer Schriften sorgfältig zwischen intra-okularen und äußerlichen Anwendungsformen: »In die Augen getröpfelt ... innen angewandt ... in den Augenwinkeln ... auf die Augenlider aufzutragen ... mittels einer Geierfeder eingeträufelt.« Da man an die Existenz einer Verbindung zwischen den Öffnungen des Kopfes glaubte, ließ man manchmal ein Heilmittel, das eine Augenkrankheit heilen sollte, ins Ohr einfließen. Ein ähnliches Verfahren wurde bei der Behandlung der Ohren angewandt. Bei Mundkrankheiten benutzte man häufig Gurgelwasser.

Die Zusammensetzung der Medikamente, wie sie aus dem Papyrus *Ebers* hervorgeht, stimmt mit unseren modernen Vorstellungen überein: die Grundlage bestand aus einer, häufiger auch aus mehreren aktiven Substanzen, die man mit einem Bindemittel vermengte; bei Salben verwendete man tierisches Fett oder Pflanzenöl. Bindemittel bei Medikamenten zur inneren Anwendung waren Wasser, Milch, Wein und vor allem Bier. Schließlich mengte man dem Präparat ein geschmacksverbesserndes Produkt bei, etwa Honig oder Feigen, um so die Einnahme zu erleichtern.

Die Menge der einzelnen Bestandteile, sogar des Pulvers, wurde in ganzen Volumeneinheiten oder in Bruchteilen von Volumeneinheiten angegeben. Erst

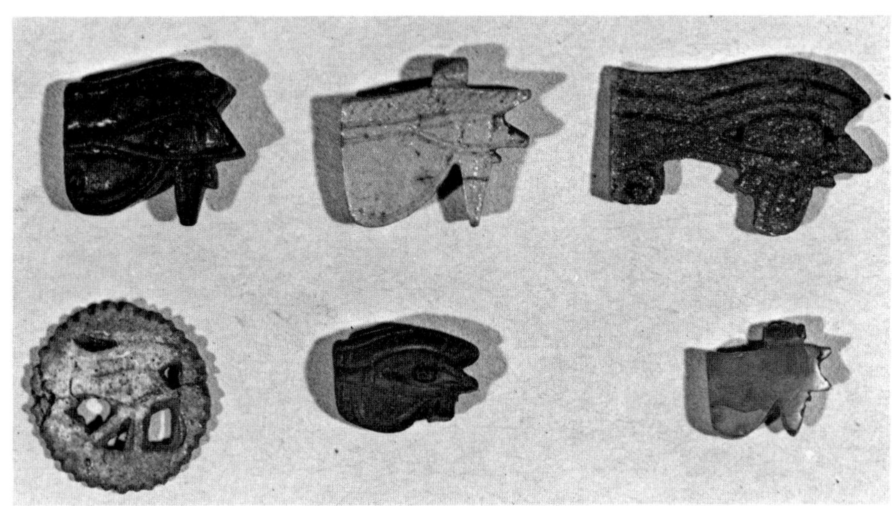

Abbildung 461
Heiliges Auge, Ägypten.

Abbildung 462
Salbenvase aus Alabaster. Ihre Form drückt die berühmte Sema Taui (Vereinigung der zwei Erden) aus. Ausgehend von unten, stützen »zwei Zeichen des Lebens«, deren Hände das Zepter der Macht halten, die Vase, XVIII. Dynastie, um 1342 v. Chr. aus dem Schatz des Tutenchamun.

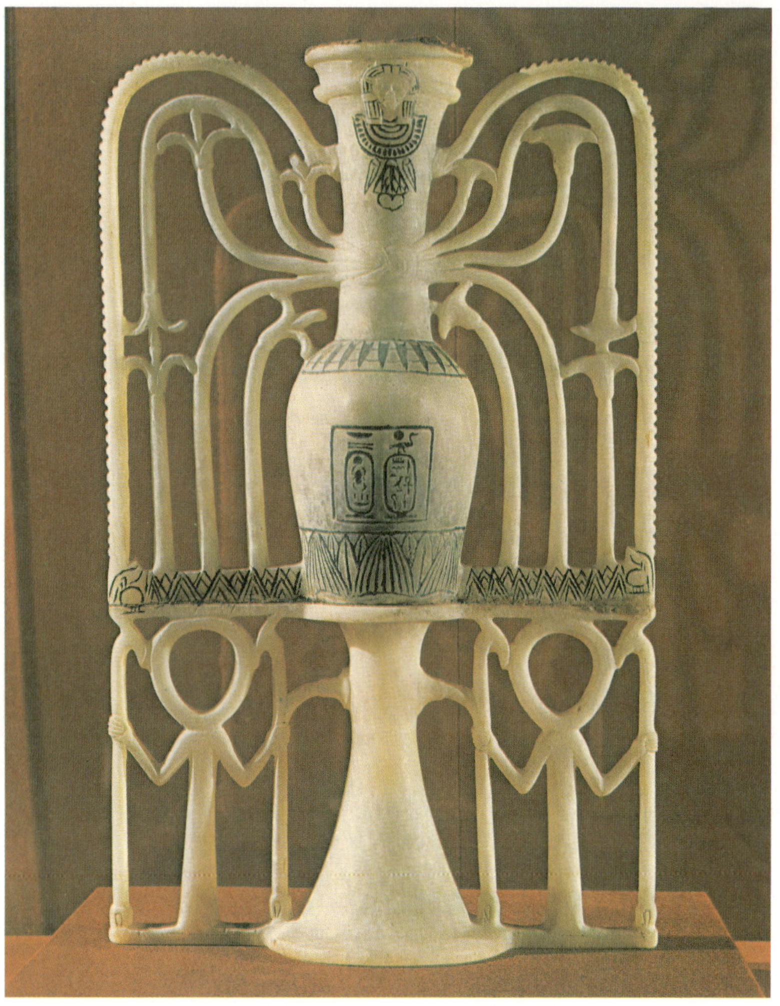

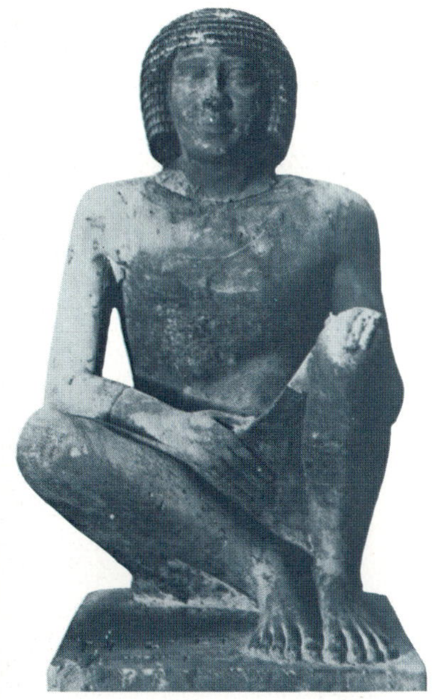

Abbildung 463
Niankhre, erster Arzt am Hofe. In der Totenstadt von Gizet ausgegrabene Statue, VI. Dynastie, Ägypten.

die Griechen führten die Gewichte in die Pharmazie ein. Eine Volumeneinheit entsprach 4,785 Litern; das kleine Maß war der 1664. Teil dieser Einheit, das *Ro,* etwa 15 cm³, also ein gehäufter Löffel. Ein senkrechter Strich zwischen den Worten trennt häufig mehrere Drogennamen, die man als einheitliche Menge ansah.

Der Papyrus *Ebers* gibt auf sehr präzise Art an, wie man mit den verschiedenen Zutaten zu verfahren hatte; ob man sie mischen, zerreiben, kochen oder abfiltern sollte. Also »fein zermahlen, mischen und kurz darauf vors Feuer stellen« *(Ebers.* 98) oder »zuerst den Honig kochen, das Pulver vom Ammei und die Koloquinte hinzufügen« *(Eb.* 43). Manchmal wird empfohlen, das Heilmittel dem Tau auszusetzen. Daumas stellt fest, daß man dasselbe Rezept bei Hippokrates findet. Dieses Verfahren scheint heute in Ägypten noch immer Usus zu sein. Der Tau wurde auch, nachdem man ihn in einem hohlen Rohr aufgefangen hatte, ohne irgendwelche Zusätze als Augenmittel verwendet.

Der Autor des Papyrus schreibt genau vor, wie man das einmal zubereitete Medikament einzunehmen habe: »trinken« — »essen« — »zerreiben«, und über welchen Zeitraum hinweg die Einnahme zu erfolgen habe. Im allgemeinen mußte ein Präparat innerhalb von vier Tagen verbraucht werden, manchmal wurde es jedoch innerhalb eines Tages eingenommen. Hier nun ein Beispiel dafür, wie man zu inhalieren hatte: »Du mußt sieben Steine holen, die du am

Feuer erhitzt. Du nimmst einen davon, auf den du ein wenig von diesen Medikamenten legst. Du mußt sie mit einem Topf bedecken, in dessen Boden ein Loch gestoßen wurde. Du steckst ein hohles Rohr in dieses Loch; dann legst du deinen Mund auf das Rohr, um den Dampf einzuatmen. Mach dasselbe mit den sechs [anderen] Steinen. Anschließend mußt du etwas Fettes essen, Fleischfett oder Öl.« Diese Methode wird ebenso auf dem Papyrus von Berlin dargestellt und war Dioskurides gut bekannt.

Manchmal werden nähere Aussagen über den Zeitpunkt der Einnahme gemacht: »das vom dritten Wintermonat bis zum vierten Wintermonat angewendet wird« oder aber »gebraucht im Sommer, im Winter und während der Überschwemmungen«. Man gab auch die Temperatur des Medikaments an, etwa: »handwarm erhitzt und mit Wein zu sich zu nehmen«.

Auch Schlammbäder waren nicht unbekannt: »Wenn eine Frau nach dem Herumlaufen Schmerzen in Füßen und Beinen verspürt, du wirst sagen [...] dies sind Gebärmutterabsonderungen [...], sollen ihre Füße und Beine mit Schlamm eingerieben werden, bis sie wieder gesund sind.«

Die Ärzteschaft

Über den Beruf des Arztes im alten Ägypten sind wir ziemlich gut unterrichtet durch Papyri und auch durch Inschriften, die man auf Gräbern von Ärzten entdeckte. Man weiß heute, daß der Nachwuchs eines Berufszweiges aus bestimmten Familien rekrutiert wurde. Das betraf sowohl die Ärzte als auch die Priester. Dabei ging der Sohn beim Vater in die Schule, bevor er an dessen Stelle trat. Diese Art von Unterricht wurde auch noch zur Zeit des Hippokrates in Griechenland praktiziert. In Ägypten vervollständigte der angehende Arzt seine Studien vermutlich in einem sogenannten »Haus des Lebens«, das keine ausgesprochene Schule für Mediziner war, sondern eher eine Art Bibliothek, in der man alte Texte abschreiben konnte. Man kann übrigens aus dieser Achtung der Ägypter vor allem Geschriebenen erklären, weshalb das wissenschaftliche Denken bis in die Epoche der alexandrinischen Schule stagnierte. Erst mit der Ankunft der griechischen Ärzte kehrte neues Leben in das Museum ein.

Doch die »Häuser des Lebens« — die Hüter des medizinischen Dogmas — fungierten offenbar auch als Lager für Drogen. Dies geht aus einer Interpretation hervor, die man gewöhnlich einem Abschnitt des Papyrus von Kairo 50027 entnimmt. Dort wird auf den »Hüter der Myrrhe im Haus des Lebens« angespielt, wobei Myrrhe als Symbol für Drogen steht. Dieser Hüter war wohl ein Angestellter, der für die Aufbewahrung der medizinischen Produkte zuständig war, die dem Arzt zur Verfügung standen, von ihm jedoch nicht zu Hause gelagert werden konnten. Der Arzt selbst stellte die pharmazeutischen Zubereitungen her. Wie wir zahlreichen Dokumenten entnehmen können, gab es für die Zubereitung der Medikamente keinen Spezialisten. Die Behandlungen wurden vom Arzt durchgeführt, manchmal aber auch vom Zauberer, und schließlich auch von den Priestern der Sekhmet. Deren löwenköpfige und blutgierige Göttin hatte sich wunderbarerweise in eine Gottheit verwandelt, die Erbarmen mit dem Leiden der Menschen zeigte, so daß man ihr in ganz Ägypten Tempel errichtete.

Die Priester, die ihre Vermittlerrolle zwischen der Göttin und den Gläubigen wegen als Wundertätige galten, konnten gleichzeitig Ärzte der Menschen wie auch der Tiere sein. In diesem Zusammenhang wäre zu bemerken, daß es im alten Ägypten keinen ausgesprochenen »Gott der Medizin« gab, wenn auch Thot immer noch als Schutzpatron und Wissensvermittler der Ärzte gilt. Imho-

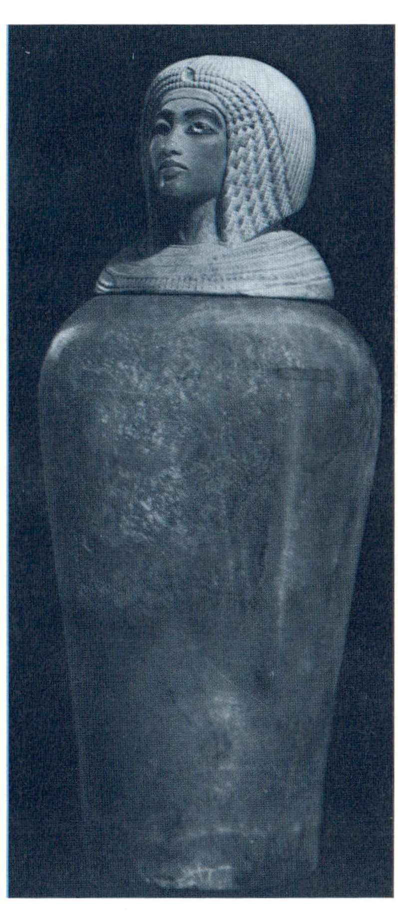

Abbildung 464
Kanope, deren Deckel die Gesichtszüge des Königs Akhunaten darstellt.

Abbildung 466 (Mitte) Weihrauchträger. Holz, XVIII. Dynastie, Theben, Ägypten.

tep, der unter König Djeser, einem Herrscher der dritten Dynastie, als dessen Berater und Architekt lebte, vielleicht auch als einer seiner Leibärzte, wurden schon sehr früh Heiligtümer in Saqqara, Memphis und Theben errichtet. Doch erst die Ptolemäer machten einen Gott aus ihm, ebenso wie die Griechen den Arzt Äskulap zum göttlichen Beschützer der Kranken erhoben.

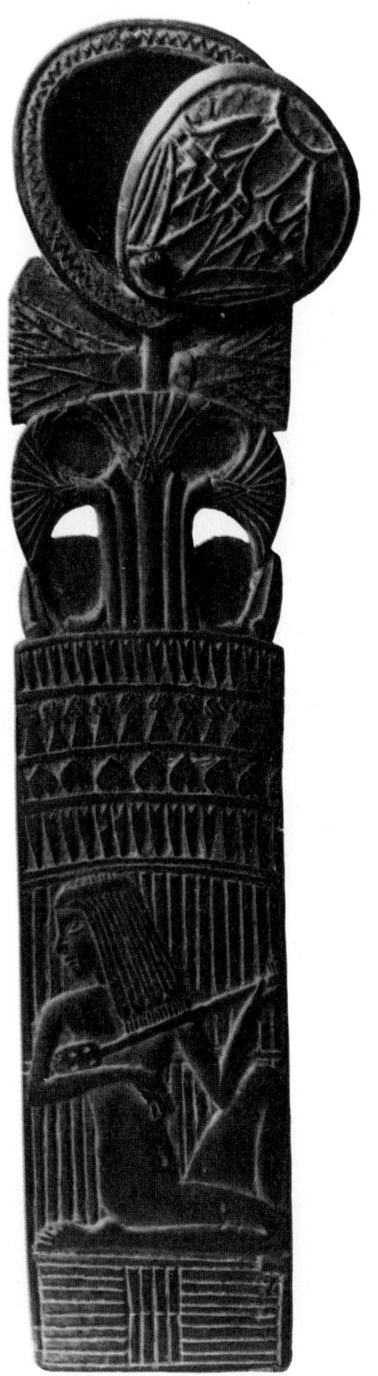

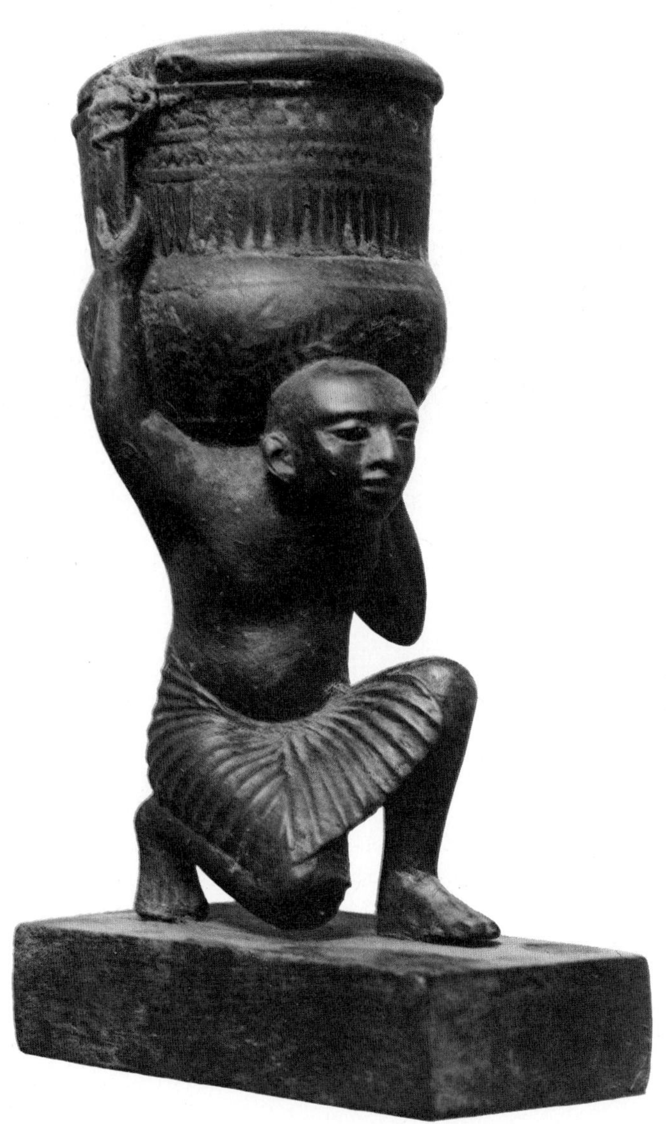

Abbildung 465 Salbenspatel, dessen Verzierung eine Lautenspielerin zeigt.

Der Arzt war auch »Apotheker«, wie dies in unseren ländlichen Gegenden ebenfalls lange Zeit Brauch war. An ihn sind die Anweisungen der medizinischen Abhandlungen gerichtet. Im Papyrus *Ebers* wird beispielsweise vorgeschlagen: »Wenn du einen Kranken behandelst, der an Bauchschmerzen leidet, mußt du ihm die heilsame Arznei aus Pflanzen, Erbsen, Zaunrüben, Thymian und roten Senfkörnern zubereiten, sie in Öl kochen und dem Kranken

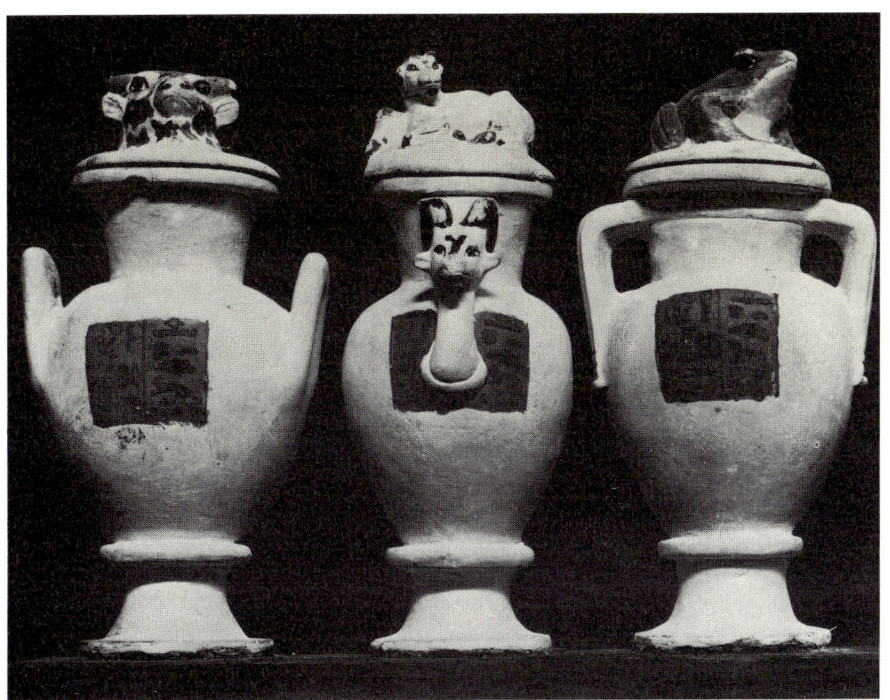

Abbildung 467
Parfümvasen aus der ptolemeischen Zeit, deren Gestalt schon unsere pharmazeutischen Töpfe andeutet, Ägypten.

Abbildung 468
Glasphiole in Form einer Weintraube, XVIII. Dynastie.

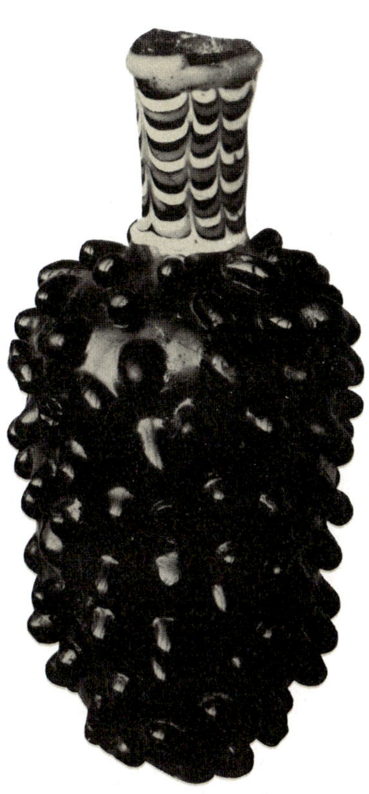

zu trinken geben.« Man nimmt sogar an, daß der Arzt die Zubereitung der Heilmittel mit Hilfe seiner Familie durchführte. Der Sohn des Arztes wurde am Kranken selbst ausgebildet, während die Tochter zu Hause bei der Herstellung der Medikamente behilflich sein konnte.

So wird ein Abschnitt des Papyrusmanuskripts *Ebers* verständlich, der sich auf einen vermutlich von Magenkrebs befallenen Kranken bezieht: »Kümmere dich um ihn, verlaß ihn nicht! Du sollst für ihn Heilmittel zubereiten, die [sogar] jenen geheim bleiben müssen, die von einem Arzt ›abhängen‹ — außer deiner eigenen Tochter: Man nehme frisch gepflückte Gerste, zum Aufweichen ins Wasser gelegt, entferne sie vom Feuer, um sie Dattelkernen beizumischen. Das Medikament wird gefiltert und vier Tage lang eingenommen.« Wenn der Tochter der Einblick in die Formeln erlaubt war, so war es höchstwahrscheinlich ihre Aufgabe, sie auch praktisch anzuwenden. Wir entnehmen demselben Text weiter, daß der Arzt Gehilfen hatte, die von ihm »abhängen«. Die Existenz dieser Krankenwärter oder -pfleger oder »pharmazeutischen Gehilfen« beweist uns auch ein Baustellentagebuch, das auf einem Ostrakon verfaßt wurde. Darin ist ein Krankenwärter erwähnt, den man bei drei Arbeitern gelassen hatte und der die »Heilmittel zubereitete«. Dasselbe tat er für die »Frau des Schreibers«.

Das pharmazeutische Instrumentarium

Bezüglich der Heilpraktiken mußten wir uns mit Vermutungen zufriedengeben, über die damals benützten Instrumente sind wir auch nicht besser informiert. Die archäologischen Ausgrabungen haben zahlreiche behälterförmige Gebrauchsgegenstände zutage gefördert, ohne daß man ihnen mit Sicherheit eine pharmazeutische Bedeutung zuschreiben konnte. Wahrscheinlich diente diese Art Gegenstände nicht zu speziellen Zwecken. In den Ausstellungsräumen unserer Museen finden sich Tonkrüge, die schon in thinitischer Zeit für Wein und Bier verwendet wurden, ebenso bronzene Wasserkannen und kleine Fläschchen »für Parfüm«. Diese Fläschchen hätten gut zur Aufbewahrung von

Augenmitteln dienen können. Man kennt Siebe für die Zubereitung von Bier, und man weiß, daß noch lange vor Gebrauch der Bierhefe Gärungsrückstände in die Zubereitung von Medikamenten einbezogen wurden. Die unzähligen Salbentöpfchen aus Alabaster oder blauer Fayence, die sogenannten »Toilettenartikel«, beinhalten wahrscheinlich auch die Salben zur äußeren Behandlung. Ebenso könnten die Salbenkästchen und die größeren Kästen von unterschiedlichen Formen gut zur Ausrüstung eines Arztes gehört haben. Die Reiseapotheke der Königin Mentuhotep (elfte Dynastie), die im Berliner Museum aufbewahrt wird, ist sehr bekannt; andere Kästen hatten vielleicht denselben Zweck.

Einigen Gegenständen gehört unser besonderes Interesse. Hier sei zuerst ein hornförmiges Instrument genannt, das als Toilettenartikel gilt, jedoch auch für Klistiere und besonders für Spritzen in die Vagina bestimmt war, denn die meisten Exemplare stammen aus Gräbern von Frauen. Der Louvre und einige andere Museen besitzen jeweils eines dieser Hörner aus blaulackiertem Ton und

Abbildung 469
Mumifizierungsszene auf einer Truhe. Sie soll die vier Kanopen einschließen. Der Totengott Anubis beendet die Einbalsamierung. Stukkiertes und bemaltes Holz, 1200—1000 v. Chr.

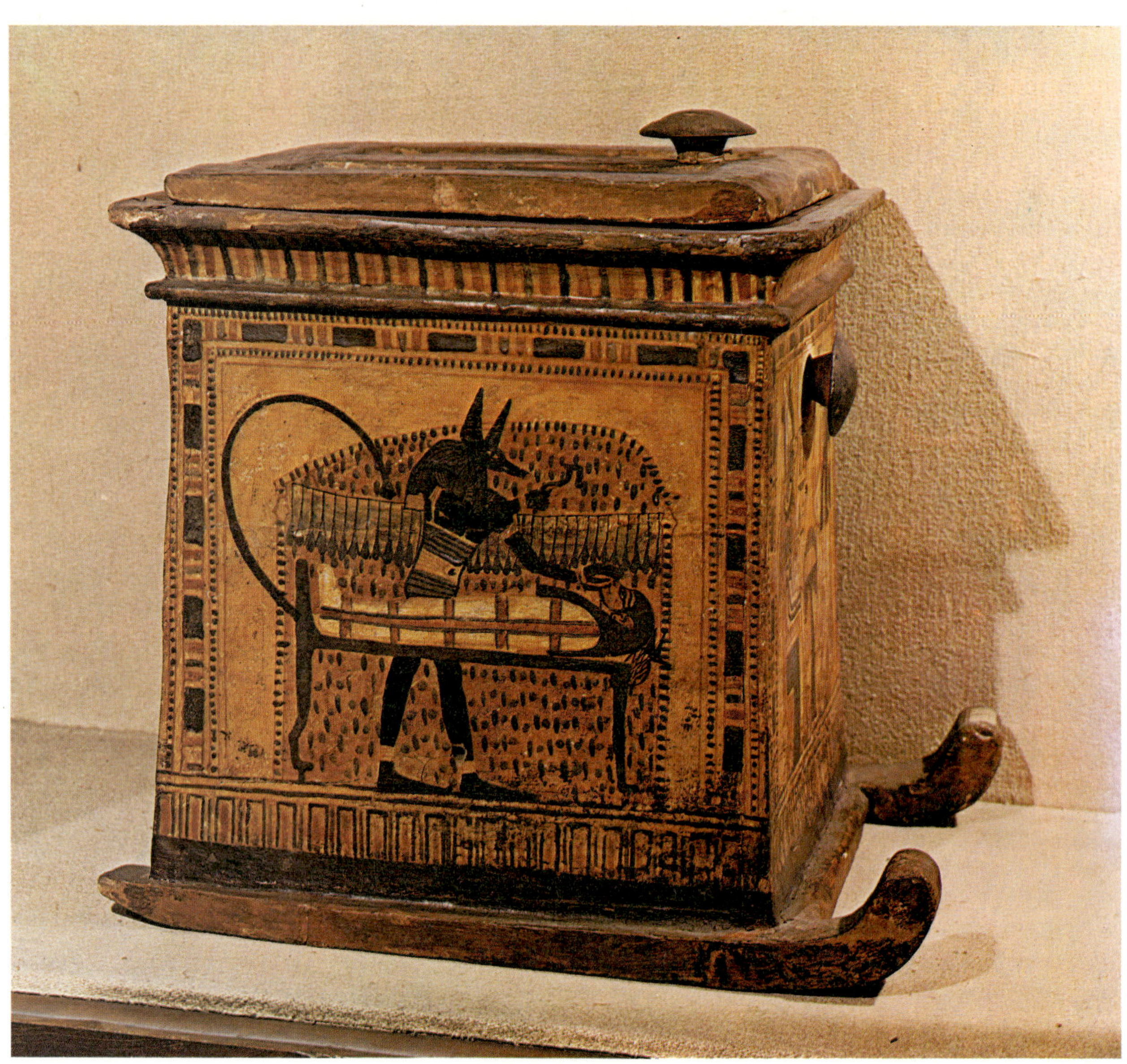

von geringer Größe. Es kann sich hierbei auch um ein Votivobjekt handeln, das mit ins Grab gelegt wurde.

Andererseits finden sich in den Museen mehrere anthropomorphe Gefäße, die eine niedergekauerte Frau mit einem männlichen Kind auf dem Schoß oder beim Stillen darstellen. Wir haben schon erwähnt, daß die Milch einer Frau, die einem Jungen das Leben schenkte, gegen Verbrennungen und Bauchgrimmen des Säuglings verwendet wurde: »Mahle die Spitzen von Papyrusstengeln und Körner ganz fein und mische sie mit der Milch einer Frau, die einen Sohn zur Welt gebracht hat. Gibt man dem Kind davon ein Maß, so wird es während des Tages und der Nacht einen heilsamen Schlaf haben«, wird im Papyrus von Berlin erklärt. Diese Behälter von menschenähnlicher Gestalt dienten vermutlich zum Transport von Frauenmilch. Möglicherweise griff man auf die Sagenwelt zurück, um die vermutete Wirksamkeit des Heilmittels zu verstärken, etwa durch eine Anspielung auf Isis, die Horus stillt.

Stimmt man mit dem Autor überein, dann »wäre es nicht unmöglich, für andere ähnlich gestaltete Gefäße eine gleiche Verwendung zu vermuten«. Der Louvre besitzt ein anderes kleines Fläschchen in Form einer niedergekauerten Frau, die mit beiden Händen einen gekrümmten Gegenstand auf ihren Schenkeln hält, der den Hörnern ähnelt, die wir oben erwähnt haben.

Einige Vasen haben die Gestalt eines Gottes oder eines schützenden Tieres, und man darf annehmen, daß die Wirkung der darin aufbewahrten Salben durch die prophylaktische Kraft der Gefäßes noch verstärkt werden sollte. Zahlreiche bemalte Alabastertöpfe sind nach dem Gott Bessos gestaltet, einem volkstümlichen, heilbringenden Genius und Beschützer der Frauen und Kinder, dem später als dem Gott der Genesung in Abydos ein Tempel geweiht wurde. Der Ausstellungskatalog Tutenchamuns zeigt eine schutzbringende Vase in Form eines Löwen. Wie der Gott Bessos und Gorgon streckt der Löwe die Zunge heraus als Zeichen des Widerstands. Schon zur Zeit der Pyramiden waren die Salben Reinigungsmittel und gleichzeitig Heilmittel gegen unglückbringende Einflüsse.

Abbildung 470
Statuette des Immotep, Architekt von Djeser und Pharao der III. Dynastie.

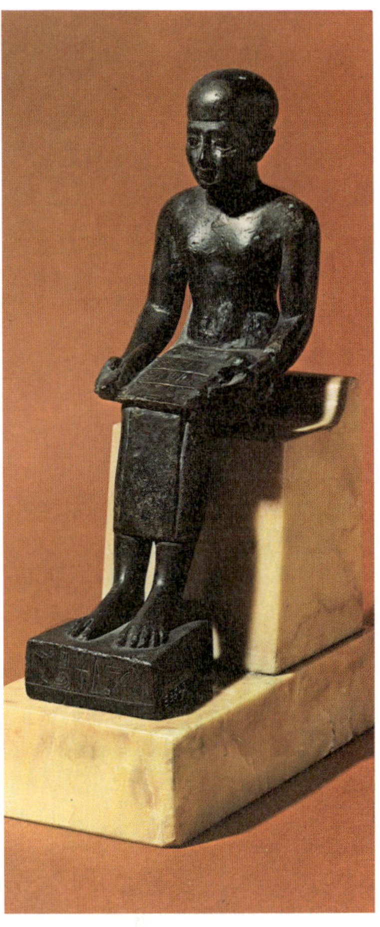

Zusammenfassung

Gaston Maspéro schrieb 1876: »In dem geringen Wissen, das die ägyptischen Ärzte besaßen, lag doch das Verdienst, dieses Wissen dreißig Jahrhunderte vor unserer Zeit besessen zu haben.«

Ein Jahrhundert ist seit Maspéro vergangen, und die Erkenntnisse, die uns die Entdeckung der großen medizinischen Schriften gebracht haben, verstärkten nur unsere Bewunderung für das Genie der ägyptischen Ärzte, besonders im therapeutischen Bereich. Wenn ihre Medizin sich auch teilweise an die Magie anlehnte, so muß man doch anerkennen, daß sie sich weiter von jener entfernte, als die der anderen zivilisierten Völker ihrer Zeit, die zu Recht das Können der ägyptischen Mediziner bewunderten. Es ist bekannt, wieviel die Griechen von den ägyptischen Gelehrten lernen konnten und ebenso, daß die hippokratischen Schriften sich an manchen Stellen auf ägyptische Werke stützten.

Unter den von Dioskurides erwähnten Pflanzen gab es nur wenige, die an den Ufern des Nils unbekannt waren. So verdankt auch das europäische Mittelalter sein Wissen den einfallsreichen Gelehrten aus der Zeit der Pyramiden, ein Wissen, dessen Vermittler die Griechen und später die Araber waren, die sich wiederum von den Kenntnissen der christlichen Kopten, den Hütern antiker Traditionen, leiten ließen.

Die Pharmakologie bei den Griechen und Römern

von Guillaume Valette

Abbildung 471 (gegenüber) Achilles verbindet den Arm des verwundeten Patroklos. Schale des griechischen Töpfers Sosias (um 500 v. Chr.).

Wir wissen nur sehr wenig über die Pharmakologie in den Anfängen der griechischen Geschichte, der Zeit, als Homer seine Heldenlieder schrieb (8. Jahrhundert v. Chr.). Es fällt schwer, in diesen Darstellungen zwischen Legende und historischer Wirklichkeit zu unterscheiden.

Die *Ilias* schildert uns, wie während der Kämpfe den Verwundeten Erste Hilfe geleistet wurde. Dabei fanden die verabreichten Heilmittel nur am Rande Erwähnung. Die Medikamente wurden vermutlich auf die Wunden gestreut, was uns zu der Vermutung veranlaßt, daß die verwendeten Mittel eher feste als flüssige oder pastenförmige Substanzen waren.

Ebenfalls aus der *Ilias* erfahren wir, wie Patroklos Eurypylos pflegte: »Er wäscht das schwarze Blut mit lauwarmem Wasser und preßt über der Wunde den Saft einer bitteren Pflanze aus, die er zuvor mit seinen Händen zerrieben hat.« Möglicherweise handelt es sich hier um die gemeine Schafgarbe *(Achille millefolium),* mit deren ungewöhnlichen Heilkräften Achilles seinen Freund bekannt machte. Ebenso kannten die Griechen die narbenheilende Wirkung des Grünspan, da im Epos Achilles mit der Spitze seiner Lanze immer wieder über seine Wunde streicht.

Man nahm lange Zeit an, die Anfänge der griechischen Medizin seien mehr von Mystik als von rationalen Vorstellungen geprägt gewesen. Doch schon vor der Zeit des Hippokrates wurden beide Aspekte in der Heilkunst offenbar parallel und streng voneinander getrennt praktiziert.

Einerseits praktizierten die Priester in den Heiligtümern des Asklepios Beschwörungen, Exorzismen und Traumdeutungen. Andererseits aber stützen sich die Ärzte — unter Verzicht auf jegliche abergläubische Betrachtungsweise — auf aufmerksame und wiederholte Beobachtung, um die Krankheit des Patienten bestimmen und daraus die Art der auszuführenden Behandlung ableiten zu können.

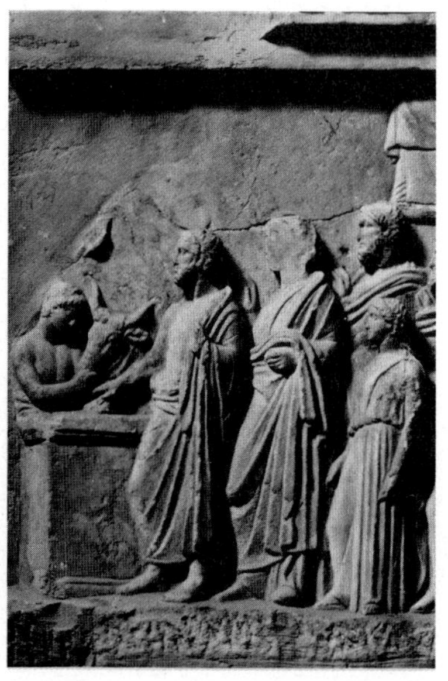

Abbildung 472 Zug von Pilgern. Äskulap gewidmetes Relief.

Der Asklepios-Kult, der im 8. Jahrhundert von Thessalien ausgegangen war, fand nicht nur auf dem Peloponnes, sondern auch auf den Ionischen Inseln, auf der Kyrenaika, auf Rhodos, in Tarent und Pergamon Verbreitung. In Athen vollzog sich die Einführung dieses Kults allerdings erst im Jahre 429 und in Rom 293 v. Chr.

In den Tempeln wurden damals Zauberriten praktiziert. Wenn ein Kranker in dem Tempel des Asklepios empfangen worden war, so mußte er zuerst streng fasten. In der Nacht wurde er vor das Abaton geführt, den heiligsten Gebäudeteil, wo der Gott ihm im Schlaf erscheinen und seine Heilung durchführen sollte.

Magische Praktiken förderten neben dem Asklepios-Kult auch die dionysischen Zeremonien, die Lehre des Orpheus und die Mysterien, welchen die Pythagoräer beiwohnten. Man mag sich selbst davon überzeugen, wie Platon selbst in einigen seiner Schriften der heilsamen Macht der Zauberei und den Orakeln aufmerksam Gehör schenkt, wenn diese die Wirkung der Heilmittel vervollständigen konnten.

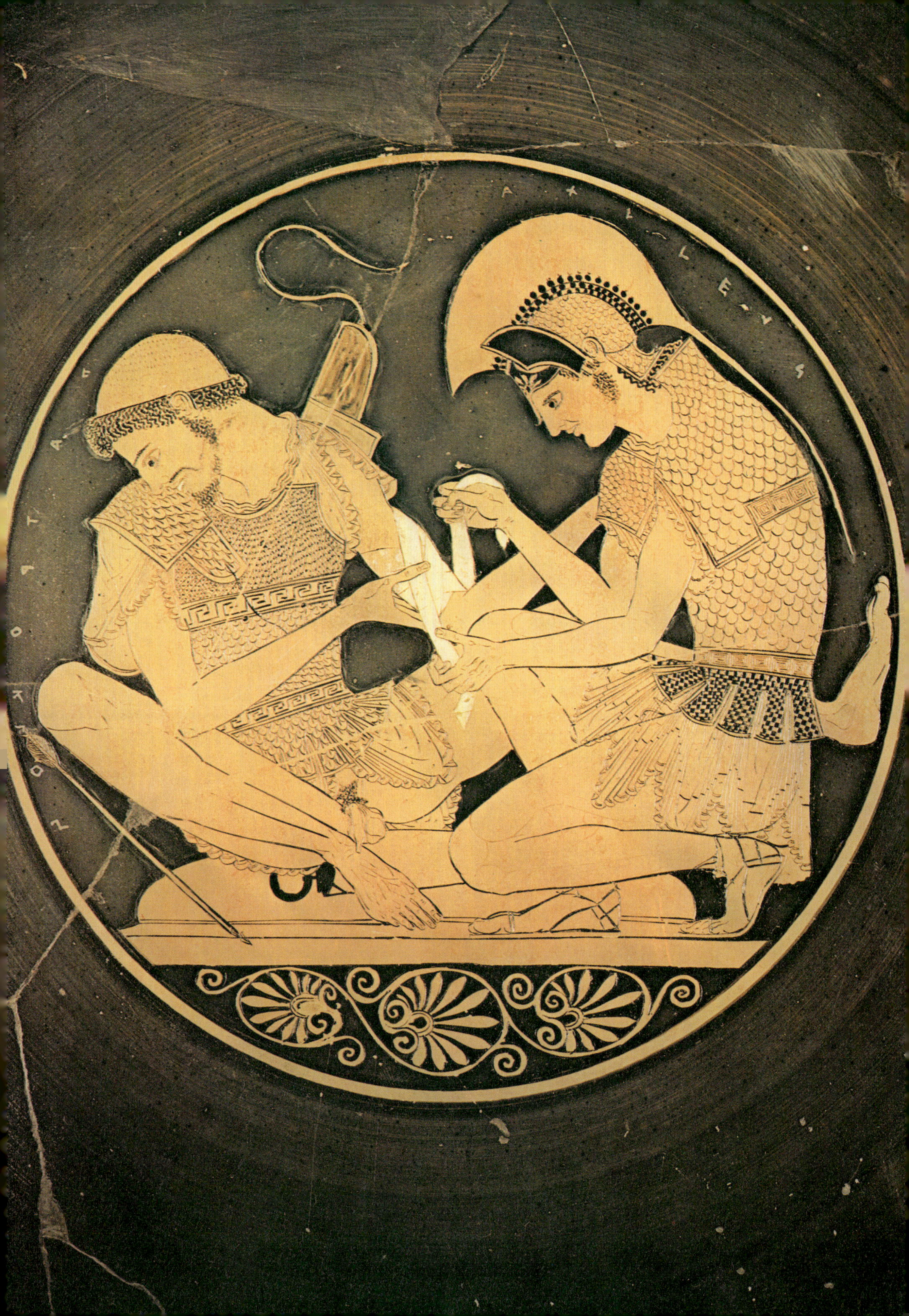

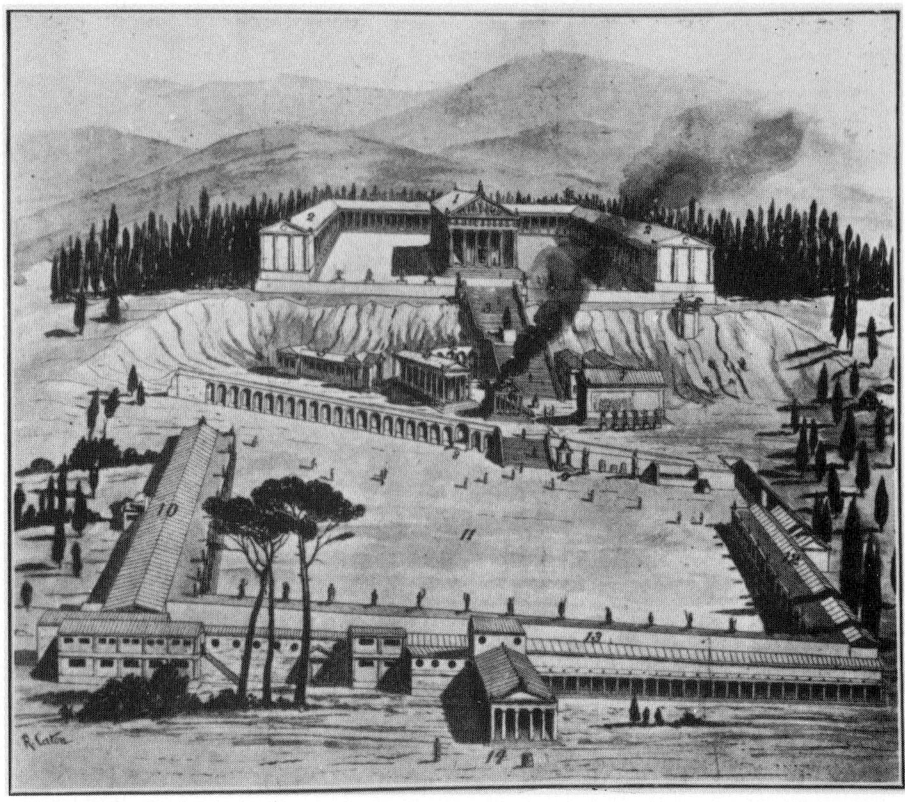

Abbildung 473
Nachbildung des Asklepieion von Kos: 1. Der große Tempel des Äskulap; 2. Das Abaton, wo die Kranken übernachteten, in der Hoffnung, daß der Gott ihnen im Traum erscheinen und sie heilen würde; 3. Die große Treppe; 4. Die Exedra, wo die Kranken sich der Sonne aussetzten; 5. Tempel der unbekannten Götter; 6. Der große Altar; 7. Das Schlangenhaus; 8. Der heilige Brunnen; 9. Ein Altar; 10. Die Bäder; 11. Mutmaßlicher Standort des Gymnasiums; 12. Warte- und Untersuchungszimmer; 13. Bibliothek und Operationssäle; 14. Die Propyläen.

Vermutlich entstammten diese Praktiken den aus Ägypten und Mesopotamien übernommenen Traditionen, aus Sumer, Assyrien und Babylon. Das Papyrusmanuskript *Ebers* aus der achtzehnten ägyptischen Dynastie (1555 v. Chr.), das sich allem Anschein nach auf sehr viel ältere Erkenntnisse bezieht, sowie der Papyrus von Berlin enthalten neben zahlreichen medizinischen Rezepten auch Beschwörungsformeln, die vor den Kranken zu rezitieren waren und den verabreichten Medikamenten Wirksamkeit verleihen sollten.

Andererseits wurden Kranke, die von den Ärzten als unheilbar erkannt worden waren, der Fürsorge der Priester anvertraut: Skorpionstiche entwickelten sich günstig, wenn man vor dem Kranken eine Beschwörung Isis' oder Thots vollführte, die neben Horus und Ptah als Götter der Heilung galten.

Im 6. Jahrhundert entwickelten sich zwei philosophische Lehren. Die erste entstand in der Schule von Milet (Anaximander, Heraklit, Demokrit). Die zweite kam in Großgriechenland mit Pythagoras auf. Es lassen sich zahlreiche Aussagen finden, in denen behauptet wird, er sei stark von den ägyptischen Priestern beeinflußt worden.

Die Pythagoräer gehen davon aus, daß die Wärme das wesentliche Grundprinzip des menschlichen Körpers sei (Wärme der Samen und Wärme der Gebärmuter). Diese Wärme verlangt, durch Kälte ausgeglichen zu werden. Zuviel oder zuwenig Abkühlung greift nun das Blut, die Säfte und die Galle an und verursacht so indirekt Krankheiten. Das gesunde Leben ist eine Harmonie und Übereinstimmung der Gegensätze. Wir werden sehen, daß Hippokrates diese Vorstellung von den vier Zuständen — warm, kalt, trocken und feucht — wiederaufgreift.

Das erste griechische medizinische Zentrum wurde scheinbar in Italien errichtet, in Kroton, lange vor der Zeit des Pythagoras. Alkmaion, ein Schüler des Pythagoras, erlangte durch seine Schriften und durch einige chirurgische Versuche, besonders in der Augenheilkunde, großen Ruhm.

Die Medizin des Hippokrates

Mit Hippokrates (460—370 v. Chr.) erreichte die griechische Medizin ihren Höhepunkt, auf dem die Entwicklung des menschlichen Denkens alle Bereiche der Geisteswissenschaften, der Naturwissenschaften, der Künste und der Philosophie erfaßte.

Die Schule von Knidos war älter als die Schule von Kos. Die von ihr hinterlassenen Schriften drücken eine empiristische Grundhaltung aus und bestechen durch die Genauigkeit bestimmter Beobachtungen und Untersuchungsmethoden, darunter eine, die Laennec mehr als zwanzig Jahrhunderte später wiederaufgenommen hat.

Dennoch führten diese Beobachtungen sehr selten zu klaren Schlußfolgerungen, da ihnen der Geist der umfassenden Synthese fehlte.

In der Therapeutik bedienten sich die Ärzte der Schule von Knidos vieler Heilmittel, unter anderem Abführmittel, Brechmittel und Flüssigkeiten, die in die Nasenlöcher eingeträufelt wurden, um auf diesem Wege die Ausscheidung gewisser, aus dem Gehirn stammender Stoffe herbeizuführen, was man »Kopfreinigung« nannte.

Die Medizin der Schule von Kos beruht hingegen auf Prinzipien, die sich von denen der Schule von Knidos sehr unterschieden. Sie entfernte sich von der Philophie und von Traditionen, die allzu passiv eingehalten wurden.

Für Hippokrates ist »die Natur der beste Arzt der Kranken, und man erzielt nur dann einigen Erfolg, wenn man ihre Wirkungen bevorzugt in Anspruch nimmt« *(Abhandlung über das Nahrungsmittel).* »Der Körper ist ein harmonisches Ganzes, dessen Teile sich in gegenseitiger Abhängigkeit halten und dessen Bewegungen aufeinander abgestimmt sind.« — »Wo auch immer der ursprüngliche Krankheitsherd sein mag, die verschiedenen Körperpartien geben ihn untereinander weiter.«

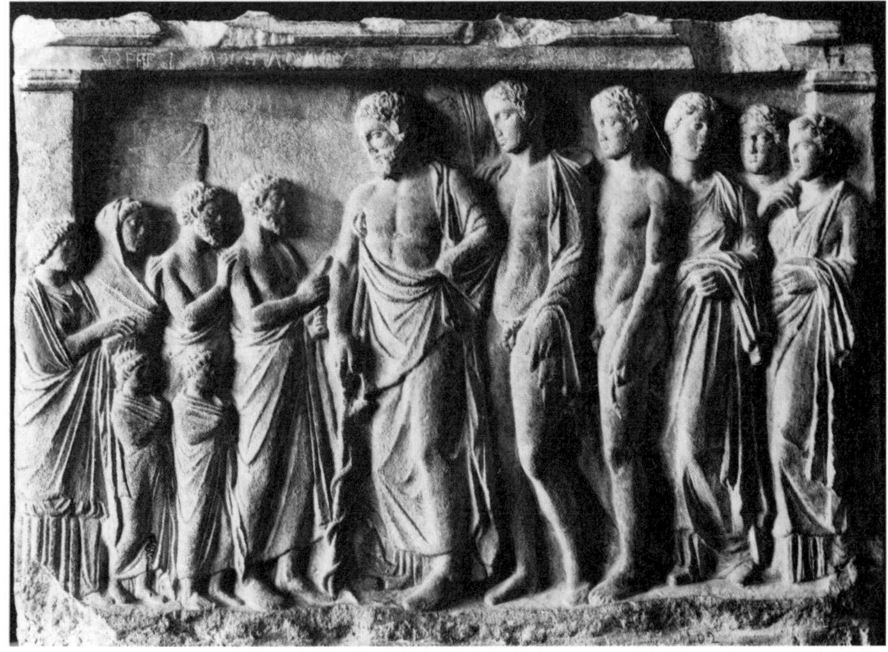

Abbildung 474
Äskulap gewidmete Votiv-Tafel. Relief gefunden in Thyra, Griechenland.

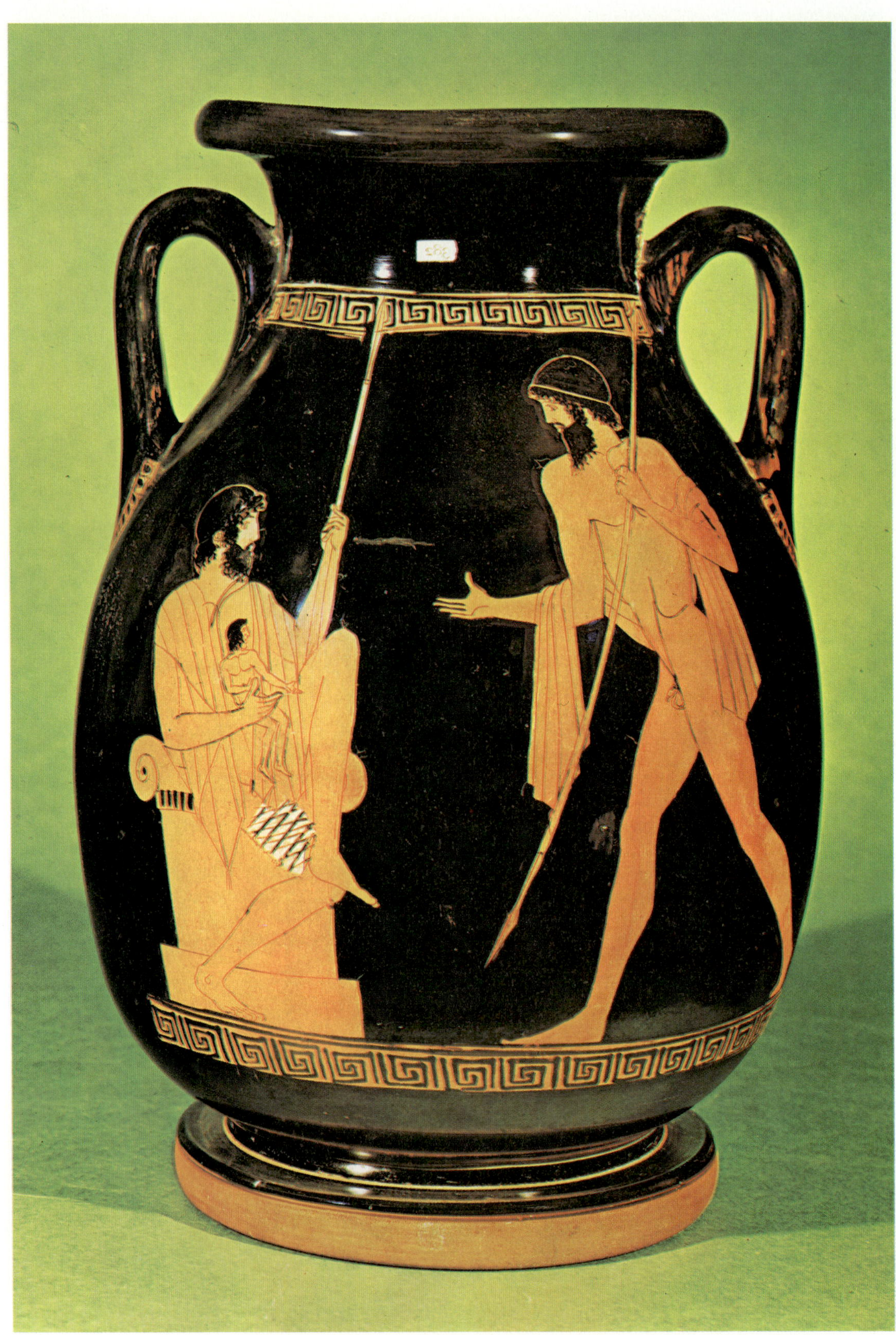

Der Arzt konnte aus diesen »Sympathien« Nutzen für die Heilung des Kranken ziehen. Er versuchte, eine begrenzte Krankheitserscheinung hervorzurufen, die die eigentliche Krankheit, die an einer anderen Stelle lokalisiert worden war, vertreiben sollte; eine Heilmethode also, die auf dem Prinzip der »Ableitung« und »Ablenkung« beruhte.

Zu den ableitenden Mitteln zählte man: Umschläge aus Senf, Krotonöl, Brechweinstein und Ammoniak, Zugpflaster, die auf die Haut wirkten, ebenso schweißtreibende, harntreibende und speichelerzeugende Mittel, Brechmittel und Abführmittel, die auf die Schleimhäute und auf die sekretorischen Organe wirkten. Die ableitenden Mittel führten nicht nur zu einer Beseitigung der durch die Krankheit entstandenen Säfte, sondern auch zu einer größeren Lebenskraft der Gewebe.

Hervorgehoben sei hier noch der Gebrauch von Narkotika wie Opium und gewisser Nachtschattengewächse, etwa Tollkirsche, Bilsenkraut, Alraune und adstringierender Mittel wie Eichenrinde, Granatbaumwurzel und Gemüseampfer.

Die Therapeutik des Hippokrates widmete der Zusammensetzung der Krankenkost bedeutende Aufmerksamkeit, zweifelsohne erkennt man hier die Entstehung der Diätetik. Bei akuten Krankheiten empfiehlt er die Ernährung mit Absuden aus Gerste, Weizen, Reis, Körnern der Hülsenfrüchte oder gekochtem Gemüse; bei chronischen Leiden die Einnahme von Milch oder Molke sowie die Durchführung von leichten körperlichen Übungen. Eine Diät wurde mit der Einnahme von Abführmitteln verbunden, um den Organismus von Säften zu befreien, die zuviel schädliche Substanzen enthielten.

Der Ursprung dieser Therapeutik ist sicherlich in der Glaubensvorstellung der Ägypter zu suchen (die durch Herodot und Diodoros von Sizilien wiederaufgenommen wurden), nach welcher Krankheiten durch überflüssige Nahrungsmittelaufnahme *(perissomata)* oder durch Rückstände der eingenommenen Speisen entstehen. Im *papyrus anonymus Londinensis* wird die Wirkung von Nahrungsmitteln erwähnt, die vom Organismus nicht aufgenommen werden, sondern in seinem Inneren Abfälle hinterlassen, die dann faulen und Krankheiten verursachen.

Ausgangspunkt der ätiologischen Konzeptionen der Ägypter war in der Tat die Vorstellung von der Verwesung und Zersetzung eines jeden organischen Stoffes sowie die Tatsache, daß sie Infektion und Verfall des Körpers, wie ihn die Einbalsamierer beobachten konnten, in Zusammenhang brachten.

So stellt man beim Studium der medizinischen Papyri (Ebers, Berlin, Hearst, Chester Beatty) häufig fest, daß dem Dickdarm und seinem verwesenden Inhalt bei der Verursachung von zahlreichen Krankheiten einige Bedeutung beigemessen wird. Diese Vorstellung wird Ende des 19. Jahrhunderts von Metschnikoff wiederaufgenommen. Als Abführ- und Brechmittel wurden beispielsweise verschrieben: der (weiße und schwarze) Nieswurz, die Thapsia (Umbelliferengattung) oder der Saft des gemeinen Sanddorns, Eselsgurke, Purgiergurke und Skammonienwinde.

Die hippokratische Therapeutik griff ebenfalls auf die harntreibenden Mittel zurück: Meereszwiebel, Petersilie, Sellerie, Quecke und Spargelwurzel.

Die Beseitigung krankheitserregender Stoffe wurde auch durch Aderlässe erzielt. Der Aderlaß wurde am Beginn von starken, akuten Entzündungskrankheiten praktiziert, während die Brech- und Abführmittel gegen Ende der Erkrankung eingegeben wurden, um sozusagen die »schädlichen Säfte«, die

Abbildung 475 (gegenüber) Griechische Vase, die den am Oberschenkel verwundeten Telephos darstellt. Telephos ist ein legendärer Held aus Tegea. Er sei angeblich Nachkomme der Herakles. Nachdem er am Oberschenkel verwundet wurde, sagte das Orakel voraus, daß das, was ihn verwundet hatte, ihn auch heilen würde. Tatsächlich wurde er dank des Rostes der Eisenlanze des Achilles geheilt.

Abbildung 476
Kult der heiligen Pflanze.
Phönizische Stele.

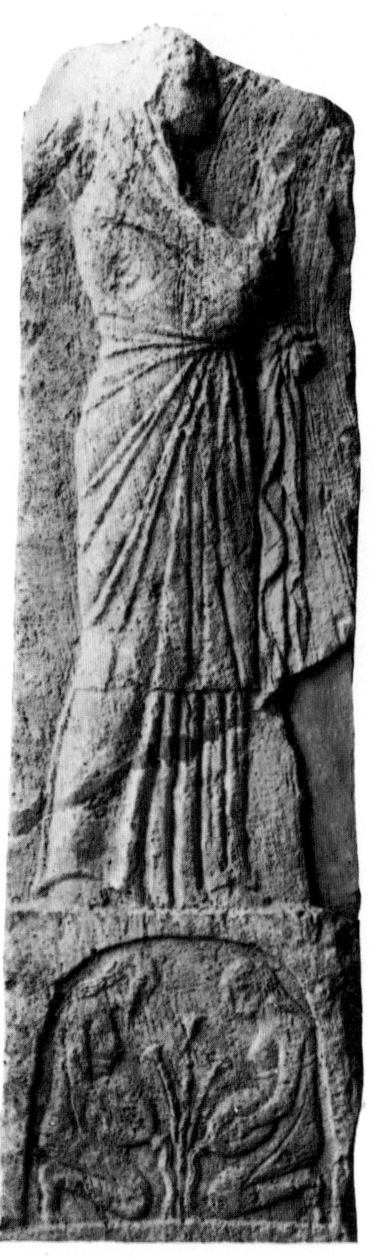

Quelle von Rückfällen, zu entfernen. Andererseits wandte man — graduell abgestuft — das Prinzip der Ableitung und Ablenkung an, um gegensätzliche Wirkungen zu erzielen.

Zeigten die Abführmittel ihre Wirkung, so »sind sie nützlich und tragen zur Erleichterung des Kranken bei, ermüden ihn jedoch dabei. Wenn man Kenntnis davon haben will, ob man sie empfehlen kann oder nicht, muß man das Land, die Jahreszeit, das Alter des Kranken und die Natur der Krankheiten berücksichtigen.«

Wir sehen also, daß Hippokrates eher den speziellen Bedingungen, die durch Temperament und Klima entstehen, Bedeutung beimißt, als irgendwelchen willkürlichen Theorien. Man weiß jedoch, wie intensiv sich Hippokrates der Säftetheorie gewidmet hat, über die wir bereits in bezug auf Pythagoras gesprochen haben: Blut, Schleimabsonderungen, gelber und schwarzer Gallensaft bilden die Grundelemente des menschlichen Organismus, wobei unterschiedliche Mengenverhältnisse unter diesen vier Substanzen entweder Krankheit oder Gesundheit zur Folge haben. Die Krankheitssymptome Schmerz, Entzündung und Fieber klingen ab, wenn sich durch Einwirken der Absude die Säfte vermischen und gegenseitig ausgleichen. Hippokrates gab der Kombination, bei der sich die vier Säfte im Gleichgewicht befinden und somit Gesundheit erzeugen, den Namen »Krasis«. Eine Abweichung von den optimalen Mengenverhältnissen nennt er »Dyskrasie«.

Die von der hippokratischen Lehre als »*Contraria contrariis curantur*« hochgelobte therapeutische Methode bestand darin, daß man zu Heilmitteln griff, die in ihrer Wirkung auf die Körperfunktionen der hauptsächlichen Krankheitsursache entgegengesetzt waren. Die Methode scheint auf den ersten Blick mit dem gesunden Menschenverstand übereinzustimmen. Man darf sich jedoch mit Recht fragen, ob zur Zeit des Hippokrates die nosologischen, semiologischen und mehr noch die ätiologischen Erkenntnisse bereits so weit entwickelt waren, daß sie dem Arzt erlaubten, mit der notwendigen Sicherheit den Urheber der beobachteten Symptome zu beseitigen. Mit großer Wahrscheinlichkeit bevorzugten die hippokratischen Ärzte unter den bekannten Heilmitteln diejenigen, die sofort dem Andauern oder der Verschlimmerung der Krankheit entgegenwirkten. Doch handelte es sich unter diesen Umständen nicht vielmehr um eine symptomatische als um eine kausale Therapie? Dies ist offenbar eine bis heute noch nicht ausreichend beantwortete Frage.

Übrigens betonten die Anhänger der empirischen Schule noch zwei Jahrhunderte nach Hippokrates, wie schwierig es sei, die unmittelbare Ursache einer Krankheit oder einer schweren Verletzung zu erkennen und wie die einfachste Wirkung eines Heilmittels abzusehen sei.

Hippokrates gilt jedoch zu Recht als Vater der medizinischen Beobachtung, auch wenn die Krankheitszeichen, die seine Aufmerksamkeit erregten, sich mangels anatomischer Kenntnisse auf äußere Anzeichen beschränkten: Gesichtszüge, Zustand der Zunge, Hautfarbe, Puls, Muskelspannkraft.

Der Einfluß des Aristoteles

Nach Hippokrates gewann Aristoteles (384—322) bedeutenden Einfluß auf die Entwicklung der Naturwissenschaften, besonders der Astronomie, der Mathematik und der Biologie.

Theophrast von Eresos übernahm die Führung jener Schule, die Aristoteles in Athen gegründet hatte. Theophrast von Eresos (370—285) wurde »Vater der Botanik« genannt. Unter den ungefähr fünfhundert Pflanzenarten, die dieser

Autor in den zehn Büchern seiner *Geschichte der Pflanzen* aufführt, einem Werk, das teilweise vom *Rhizotomikon* des Diokles von Karystos (Ende des 4. Jahrhunderts) beeinflußt wurde, finden sich zahlreiche Drogen wie Zimt, Eschenwurz, Sennestrauch, Kardamon, Süßholz, Borstengras, Schierling, Eisenhut, Alraune sowie männlicher Schildfarn und bespricht ihre therapeutischen Eigenschaften. Man sollte betonen, daß viele dieser Drogen bereits den Babyloniern und Ägyptern bekannt waren.

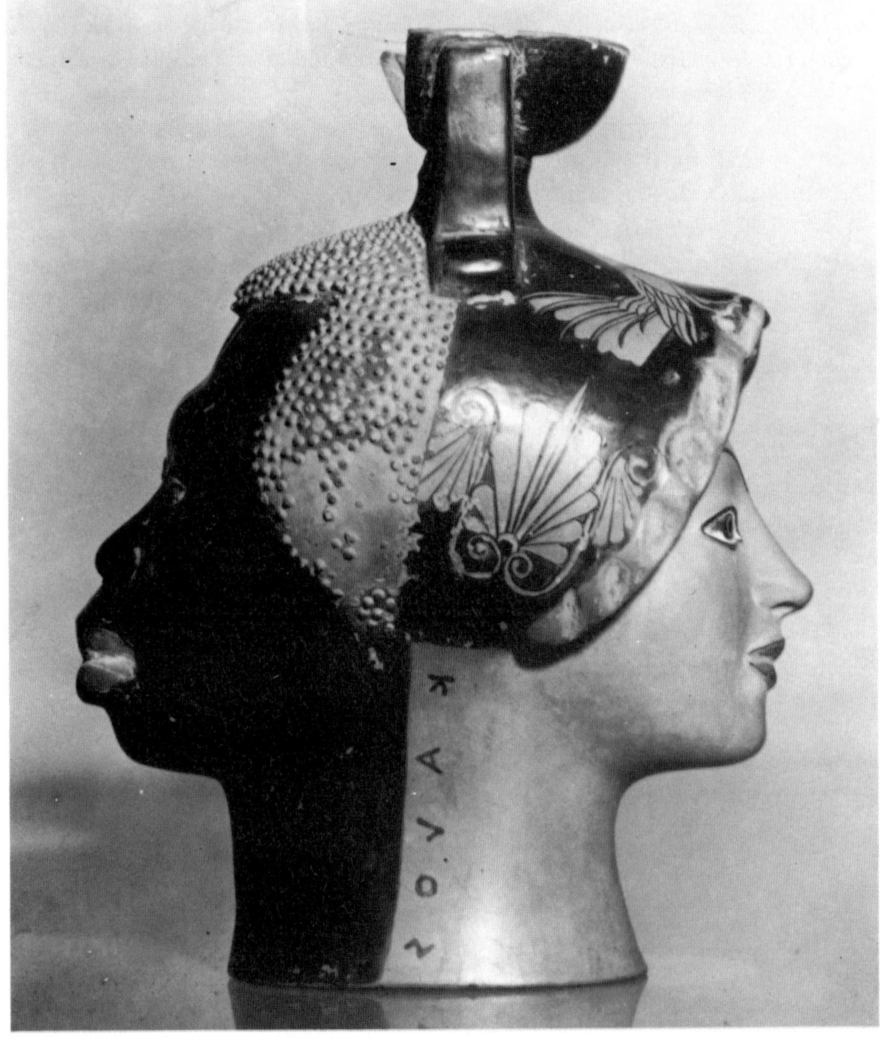

Abbildung 477
Zweiköpfiger Aryballos. Attische Keramik aus der zweiten Hälfte des 5. Jh.s v. Chr.

In der hellenistischen Zeit und seit Anfang des 3. Jahrhunderts machte die Geschichte der Medizin eine entscheidende Entwicklung durch, die sich aus dem Aufstieg Alexandrias zur intellektuellen und wissenschaftlichen Hauptstadt der griechischen Welt ergab.

Die rivalisierenden Schulen von Herophilos und Erasistratos erzielten im Bereich von Anatomie und Physiologie dank der Sektionen, die den griechischen Ärzten zuvor untersagt gewesen waren, beachtliche Fortschritte. In den Augen des Menschen der Antike stellte die Obduktion von Leichen ein schweres Verbrechen dar.

Die empirische Schule

Auf Initiative Serapions entstand um 280 v. Chr. die empirische Schule, die bis in die Zeit Galens nicht nur in Griechenland, sondern auch in Ägypten, Syrien, Kyrene und auf Zypern zahlreiche Anhänger gefunden hatte. Die Lehre dieser Schule muß als Gegenposition zu den Prinzipien der hippokratischen Schule betrachtet werden. Ihr eigentlicher Fehler ist nichts anderes als die Folge der Tatsache, daß sie an keine bekannte philosophische Theorie anknüpfte.

Da die Empiriker das Studium der Pathologie ablehnten, wandten sie im therapeutischen Bereich die Medikamente an, deren Wirksamkeit sie durch Beobachtung genügend bestätigt glaubten. Aus dieser Haltung heraus erklärt sich ihr Gebrauch von Mischungen zahlreicher verwandter Mittel, was auch zur Entstehung des berühmten *Mithridaticum* führte, das von Mithridates Eupator, dem König von Punt, gepriesen wurde. Wenig später entstand der bekannte Theriak (aus mehr als siebzig Bestandteilen), der von Andromachos, dem Oberarzt Neros, zusammengestellt wurde.

Des weiteren wären die sogenannten »Hiera« (von griech. *hieros,* heilig, geheiligt) anzuführen, wie z. B. die Hiera picra, die hauptsächlich aus Aloe besteht und reinigende Eigenschaften aufweist, sowie andere, die manchmal einen recht anspruchsvollen Namen tragen *(hiera athanasia, hiera isotheos).* Außerdem verwendete man sehr oft »Gegengifte«, deren Wirkung sich nicht

Abbildung 478
Vier Männer, die von Bienen gestochen werden. Griechische Amphore aus Vulci.

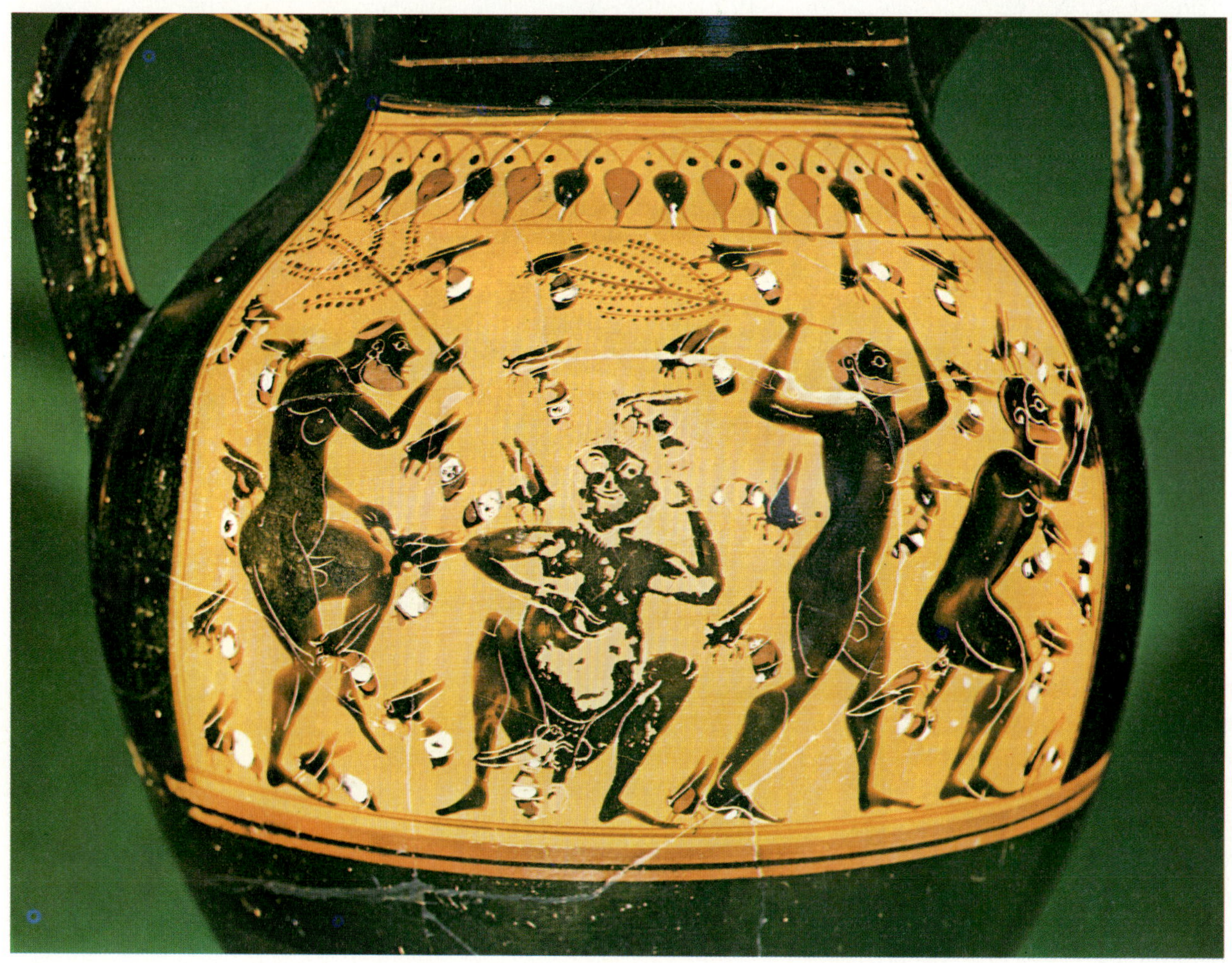

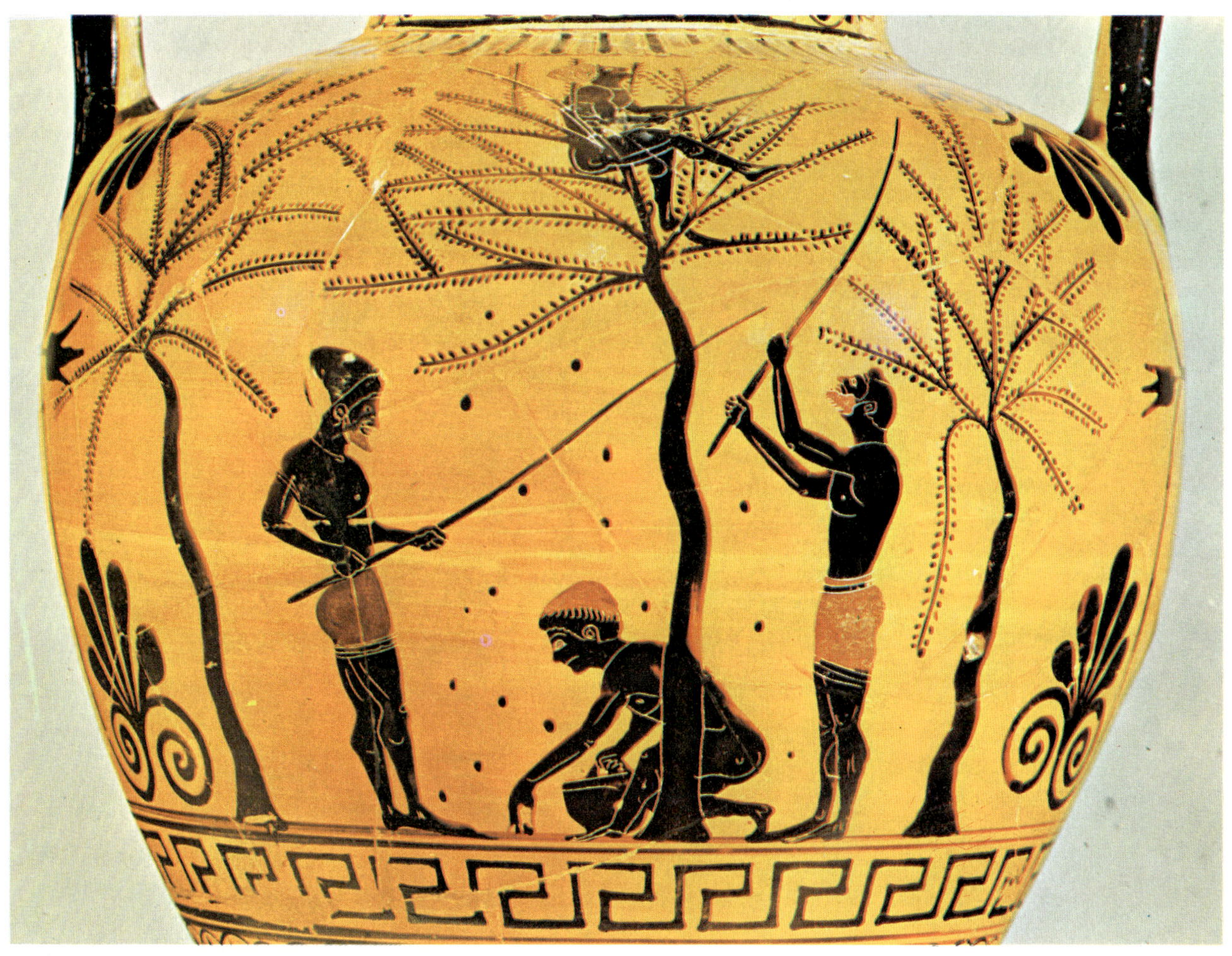

nur auf eine Neutralisierung der Gifte selbst beschränkte, sondern auch zur Abschwächung der krankhaften Erscheinungsformen und vor allem zur Schmerzlinderung diente.

Die Medizin in Rom

Vom 2. Jahrhundert v. Chr. an verlagerte sich das intellektuelle Zentrum des Mittelmeerraumes von Athen und Alexandria nach Rom.

Plinius der Ältere behauptet, vor dieser Zeit habe es in der *Urbs* keine Ärzte gegeben. Man berichtet, daß der alte Cato einer der erbittertsten Gegner der ersten griechischen Ärzte war. Der unnachgiebige »Zensor« behauptete allen Ernstes, er sei in der Lage, sich selbst zu verarzten und auch die Mitglieder seiner Familie mit Hilfe von Methoden, die uns heute doch etwas kindlich erscheinen, zu behandeln. Einige Kapitel seiner Abhandlung *De Agricultura* liefern Rezepte für abführende und harntreibende Mittel, die zur Behandlung von Gicht, Verdauungsstörungen und Harnverhalten anwendbar waren. Er bevorzugte besonders den Gebrauch von Kohl, in Wein eingelegt . . .

Im Rom jener Zeit fanden sich zahlreiche skrupellose Quacksalber, die mit empirischen Heilmitteln, aber auch mit Amuletten und Aufsagen von Beschwörungsformeln Handel trieben.

Die Priester riefen bevorzugt Minerva, die Dioskuren und Hygieia, die Tochter Äskulaps, an. Salus besaß ein Heiligtum in der Nähe des Quirinals, und in der Nähe der Thermen hatte man Tempel für Valetudo errichtet.

Abbildung 479 (oben) Olivenernte. Griechische Amphore.

Abbildung 480
Mausförmige Vase aus gräulichem Weißglas.

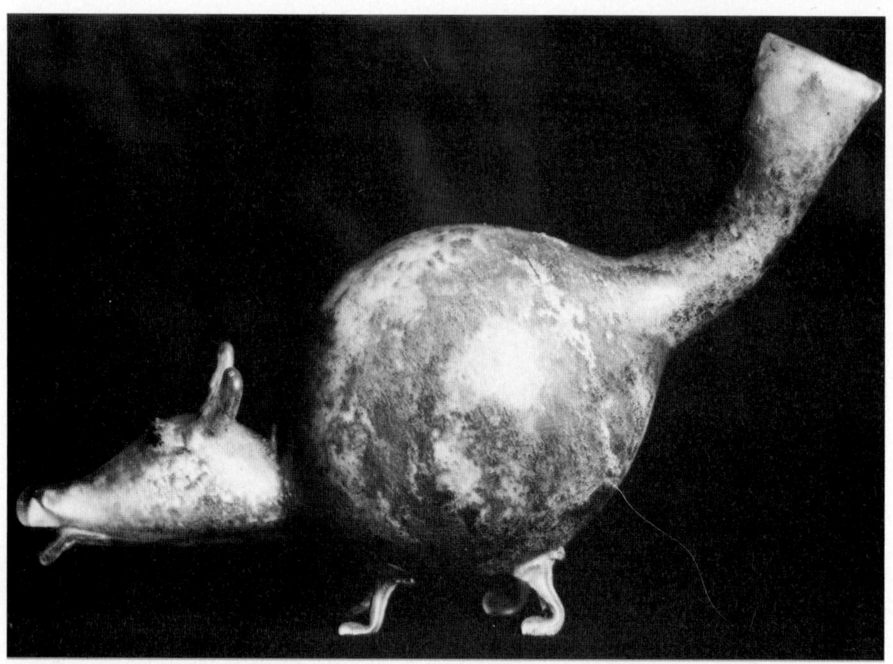

Man kann sich leicht vorstellen, daß am Ende des 3. Jahrhunderts die Ärzte unter derartigen Bedingungen keinerlei Mühe hatten, ihren Ruf in einer reichen Stadt zu festigen, die sich dem Luxus und all den Lastern, die Puthius Syrus als »Ernährer der Medizin« bezeichnete, hingegeben hatte.

Die Praxis des Asklepiades

Asklepiades von Prusa (Bithynien), der 91 v. Chr. nach Rom gekommen war und keineswegs der Priesterfamilie des Asklepios angehörte, war der Gründer der methodischen Schule. Als Verbreiter materialistischer Vorstellungen be-

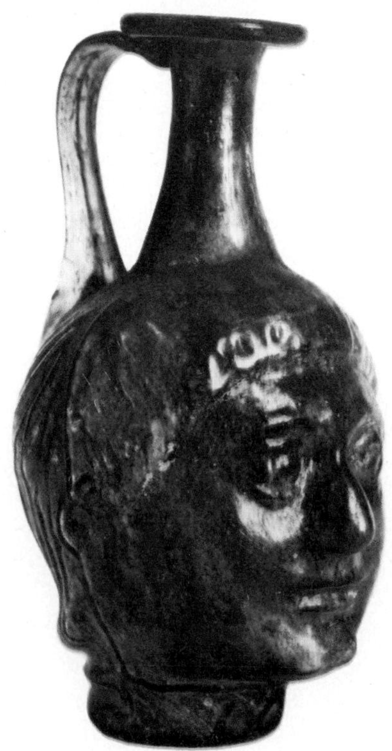

Abbildung 481
Kopfförmige Glasflasche. 4. Jh. n. Chr.

mühte er sich darum, die atomistischen Theorien von Demokrit und Epikur auf die Medizin anzuwenden. Das bedeutet, daß die Medizin wieder mit Hilfe der Philosophie untermauert wurde. Asklepiades stellte sich den lebenden Organismus als »eine Anhäufung von Molekülen vor, die durch Zwischenräume oder Poren voneinander getrennt sind. In diesen Zwischenräumen bewegen sich die Teilchen, die die Grundstoffe des Blutes, der Säfte und anderer, noch feinerer Quellen der Hitze und der Gedanken sind.« Vom Volumenwechsel der Teilchen oder der Poren und von den Verhältnissen, die zwischen diesen verschiedenen Volumina bestehen, hing nach Asklepiades der Gesundheits- oder Krankheitszustand ab.

Diese Vermutungen wirkten sich stark auf die Therapeutik aus. Asklepiades richtete sich gegen die damals üblichen brutalen Behandlungsmethoden wie die Verabreichung starker Abführ- oder Brechmittel. Dagegen ließ er sich von der Devise *tuto, celeriter et jucunde,* leiten und verschrieb nur leichte Heilmittel, die den Neigungen der Patienten entgegenkamen: Massagen, Bäder, Einreibungen, Leibesübungen, Wein und gewisse Diät wurden von ihm bevorzugt. Man kann sich den Erfolg vorstellen, den er mit diesen Methoden erzielte, weswegen viele es nicht versäumten, ihn wegen seiner Geschicklichkeit und seines Opportunismus *(mirabile artificium,* sagt Plinius) zu kritisieren, während andere seiner Zeitgenossen — wie Celsus — ihn unter die wichtigsten Heilpraktiker einreihen.

Abbildung 482
Griechische Handschrift aus dem XV. Jh.: De re botanica. *Links der Majoran, rechts die Sternblume aus Attika.*

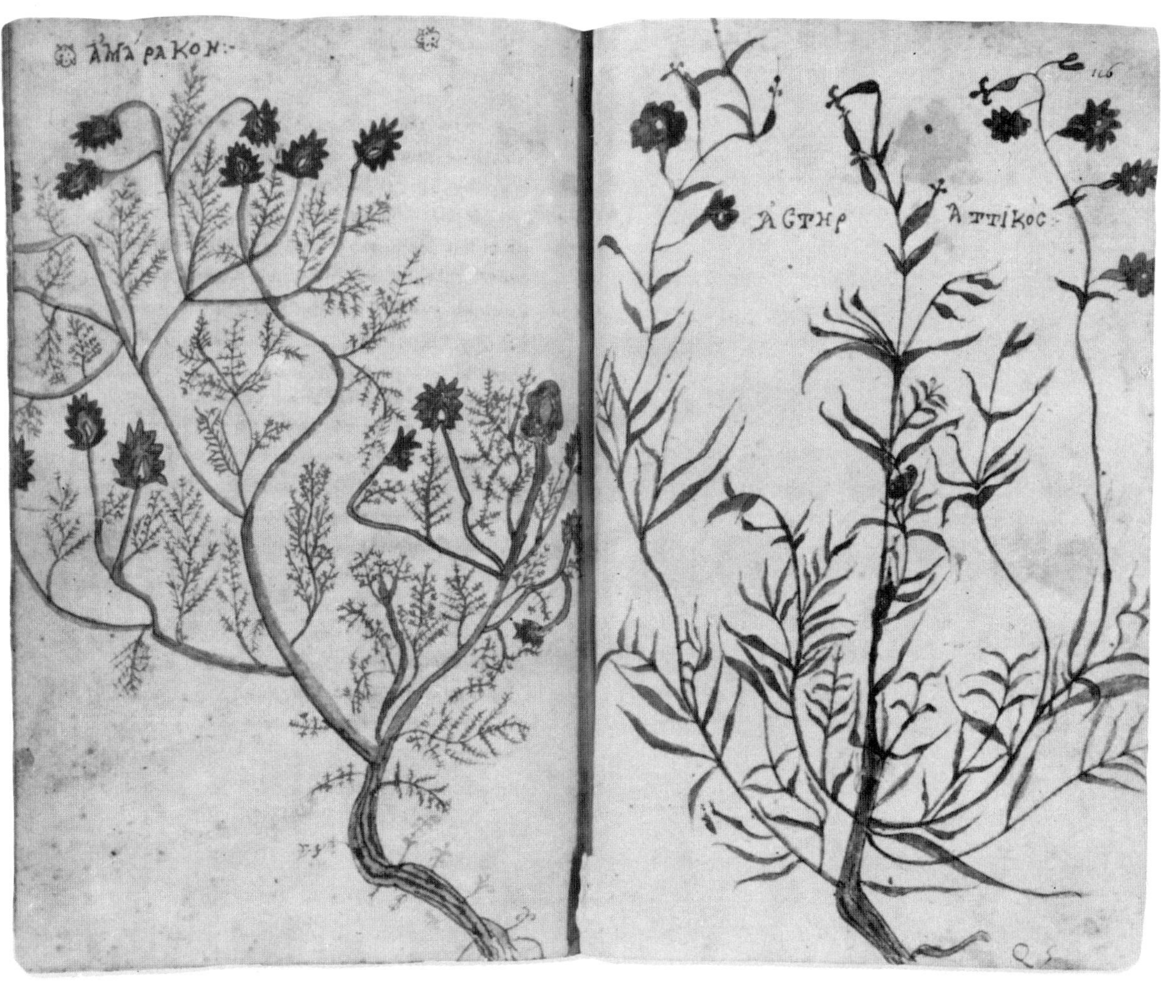

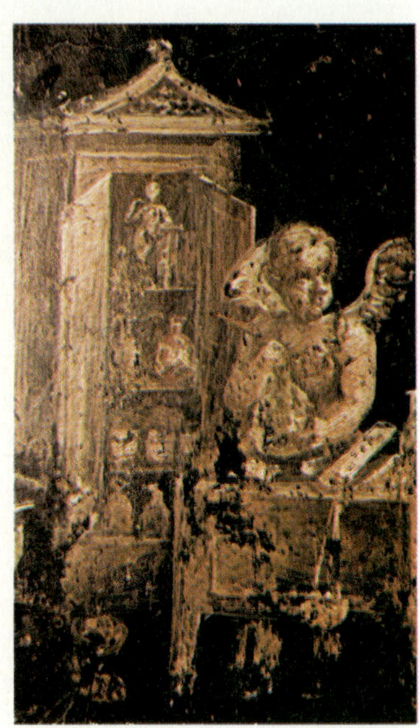

Abbildung 483
Amor als Pflanzensammler. Detail einer Freske im Hause der Vettii in Pompeji.

Themison von Laodikea (um 50 vor Christus), ein Schüler von Asklepiades, verbreitete die Lehren der methodischen Schule, wonach die Krankheit entweder durch einen *status strictus* (Verengung der Poren) oder durch einen *status laxus* (Erschlaffung, Erweiterung der Poren) verursacht wird.

Bei der Behandlung chronischer Leiden bemühte man sich, durch Abstinenz und bei Bedarf mit Hilfe eines Aderlasses die Poren von ihrem Inhalt zu reinigen. Darauf folgte eine Diät, reich an Salzen (Senfkörner, Kresse, Thymian-, Dosten- oder Ysopabsude), deren strikte Befolgung die Qualität der Säfte wiederherstellen und verbessern sollte. Diese Methode wurde »Metasynkrisis« genannt.

Thessalos von Tralles entwickelte die Ideen Themisons weiter, zeigte dabei jedoch kein besonderes Urteilsvermögen. Zu Recht warf ihm Galen vor, er habe nicht die geringste Ahnung von der Wirkungsweise der Medikamente gehabt. Thessalos schien ein halbes Jahr Studium genug, um sich die Kenntnisse der Medizin anzueignen! So ist es nicht weiter erstaunlich, daß der Beruf des Mediziniers in dieser Zeit von allen möglichen Leuten überlaufen war, deren Selbstüberschätzung ihre eigentliche Kompetenz weit überstieg.

Hundert Jahre später stellte Galen fest, daß die praktizierenden Ärzte, die von dieser beschleunigten Ausbildung hatten profitieren können, die zahlenmäßig größte Gruppe in Rom und Alexandria bildeten. Ihr Einfluß sollte bis ins Mittelalter erhalten bleiben. Die römische Kultur hatte die Entwicklung der Medizin nur in bescheidenem Umfang beeinflußt. Mit Ausnahme von Aulus Cornelius Celsus können wir hier nur wenige hervorragende praktische Ärzte anführen.

Aulus Cornelius Celsus, der »Cicero der Medizin«

Celsus, der Anfang des ersten Jahrhunderts unserer Zeitrechnung geboren wurde und aus einer Patrizierfamilie stammte, fiel durch seinen eleganten Stil auf, der ihm die schmeichelhafte Bezeichnung »Cicero der Medizin« einbrachte.

Die Bücher V und VI aus seinem Buch *De medicina* stellen einen ersten Versuch der Pharmakopöe dar. Die zahlreichen Heilmittel, die von Celsus aufgeführt werden, gehören den drei Naturreichen an und sind in blutstillende, vernarbende, Appetit anregende, reinigende, ätzende, Schorf erzeugende, lösende, anziehende sowie weichmachende Mittel eingeteilt. Zahlreich und verschiedenartig sind die Formen der im Werk beschriebenen Mittel: Umschläge, Pflaster, Pastillen, Muterzäpfchen, Niesmittel, Gurgelmittel, Linderungssalben u. a.

Eine Stelle aus dem Werk von Celsus war im Lauf des letzten Jahrhunderts Gegenstand einer entstellenden Interpretation in bezug auf die Einteilung der Medizin in die drei Gebiete Diätetik, Pharmazeutik und Chirurgie. Manche Autoren hatten geglaubt, daraus ableiten zu können, daß diesen drei Gebieten drei Kategorien von Ärzten mit jeweils unterschiedlicher Ausbildung entsprachen. Daremberg jedoch verwirft diese Interpretation, denn die Bezeichnung »Pharmazeutik« wird nach Celsus lediglich auf den Bereich der Medizin angewandt, in dem Krankheiten mit Medikamenten behandelt werden. In jener Zeit — dies gilt auch für das archaische, klassische und hellenistische Griechenland — war die Kunst, Heilmittel zuzubereiten, keineswegs von der Medizin getrennt. Die Ärzte hatten die Verantwortung für den Verkauf und für die Herstellung der Medikamente selbst übernommen. Sie erzeugten diese mit Hilfe von Drogen, die sie sich von den Pillendrehern und Wurzelsammlern beschafften.

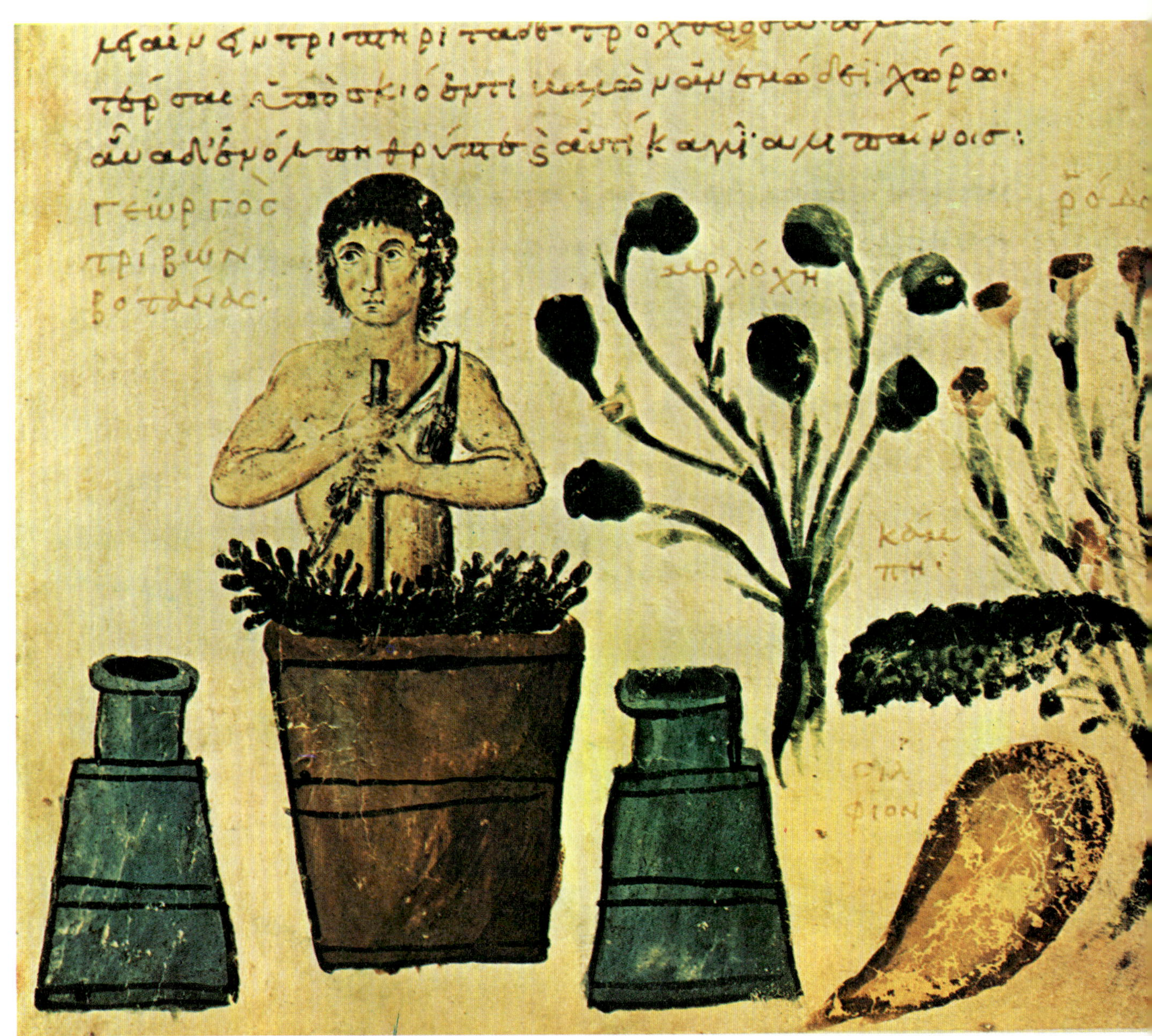

Abbildung 484
Griechische Handschrift aus dem 9. Jh.: Nicandri Theriaca et Alexi pharmaca. *Heilpflanzen zerstoßender Mann.*

Nach Celsus sei auch Plinius der Ältere (23 bis 79 n. Chr.) erwähnt. Seine *Historia naturalis* führt eine Sammlung der zu seiner Zeit benützten Medikamente auf. Sie enthält sehr viele Rezepte aus der volkstümlichen Medizin. Darunter finden sich zahlreiche Darstellungen, in denen der Magie und den abergläubischen Traditionen große Bedeutung zukommt.

Eine wichtige Abhandlung über die Medizin

Dioskurides aus Anazarbus (Kilikien), Militärarzt unter Nero und Domitianus im 1. Jahrhundert unserer Zeitrechnung, hat das sehr bedeutende Werk *De materia medica* hinterlassen. Darin hat er allein dreieinhalb Bücher der Beschreibung von fast sechshundert Pflanzen gewidmet, z. B.: Bdellium, pontischer Mönchsrhabarber, Teufelsdreck, Bärentraube und Meereszwiebel. In dieser Auflistung findet man auch mineralische Heilmittel wie beispielsweise Kalk, Kupfersulfat und Bleiazetat.

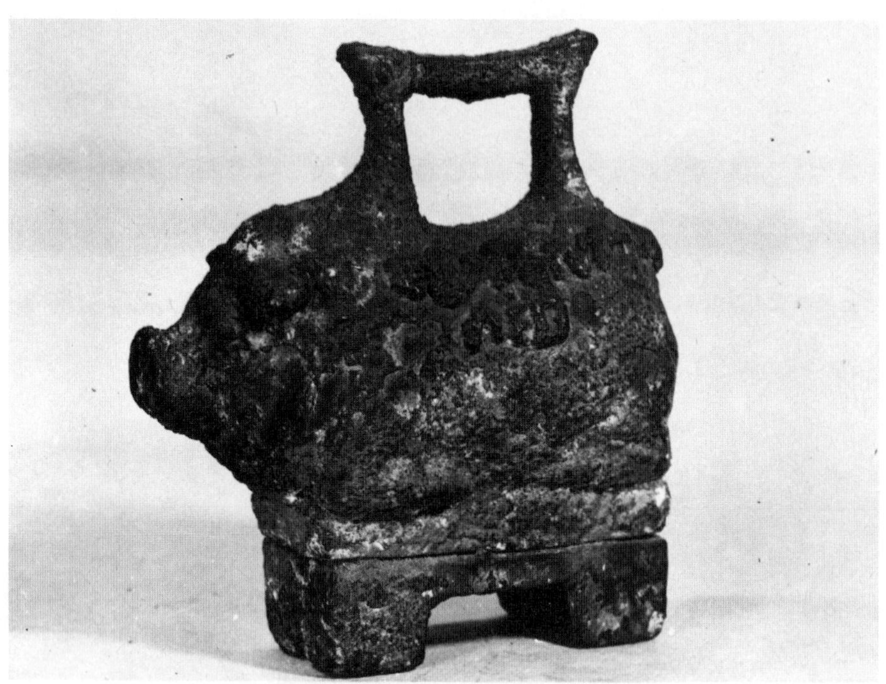

Abbildung 485
Römisches Gewicht in der Form eines fetten Schweines.

Die Originalität dieser Abhandlung wird mitunter bezweifelt. Manche Kommentatoren vertreten die Auffassung, daß das Werk *De medica* ebenso wie die *Historia naturalis* von Plinius aus den Werken Heraklides von Tarent und Kratevas' abgeschrieben wurde. Der Letztgenannte war ein Jahrhundert früher Arzt bei Mithridates VI. (132—63 v. Chr.). Er erstellte eines der ersten illustrierten Pflanzenbücher.

Ein Urteil in dieser Quellenfrage ist in der Tat problematisch, da das griechische Original von *De materia medica* nie gefunden wurde. Das Werk ist daher

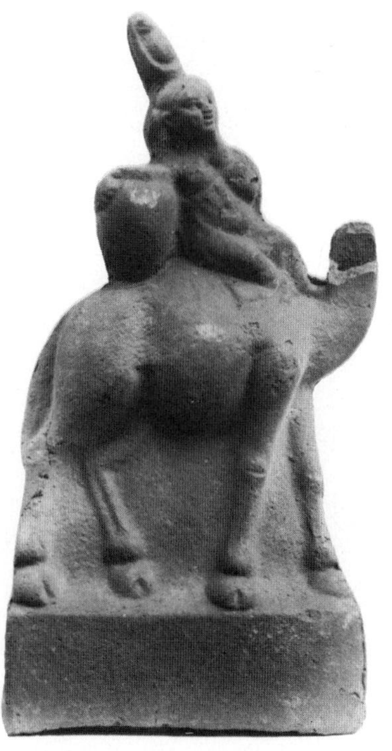

Abbildung 486
Harpokrates auf einem Dromedar. Harpokrates war eine ägyptische Gottheit, die die Griechen und die Römer übernommen hatten. Es handelt sich um eine der Darstellungen des Horus als Kind.

nur durch lateinische und griechische Ausgaben des 15. Jahrhunderts bekannt (griechische Ausgabe von Aldus Manutius, 1429), die zahlreiche Textverfälschungen und Zusätze enthalten. Diese Umstände konnten allerdings den beachtlichen Erfolg von *De materia medica* auf dem Gebiet der beschreibenden Botanik bis in die Renaissance nicht verhindern.

Das erste Buch handelt von Bäumen und wohlriechenden Substanzen wie Säften, Harzen, essentiellen Ölen und Gummi. Im zweiten werden Tiere, Honig, Milch, Fette und einige Pflanzen erörtert; im dritten Wurzeln, Kräuter und Körner, die dem häuslichen Gebrauch dienen; das vierte wiederum beschreibt Wurzeln und Kräuter; das fünfte behandelt die Weinrebe, verschiedenartige Weine sowie Mineralien, und das sechste schließlich Pflanzen- und Tiergifte. Die Schwächen dieser Klassifizierung erscheinen evident. Es kann auch nur als große Ungenauigkeit und als das Werk der Phantasie gewertet werden, was über die therapeutischen Eigenschaften zahlreicher in diesem Werk enthaltener Drogen ausgesagt wird. Ein Beispiel: »Die Brennessel ist durch zwei Arten vertreten, von denen die eine die wildesten, rauhesten, größten, schwärzesten Blätter erzeugt, und das Samenkorn ist wie das des Leinens, nur kleiner. Die andere ist nicht so rauh und hat ein feines Samenkorn. Die Blätter von beiden, die man in eine Salzlösung getaucht hat, helfen bei Hundebissen, heilen

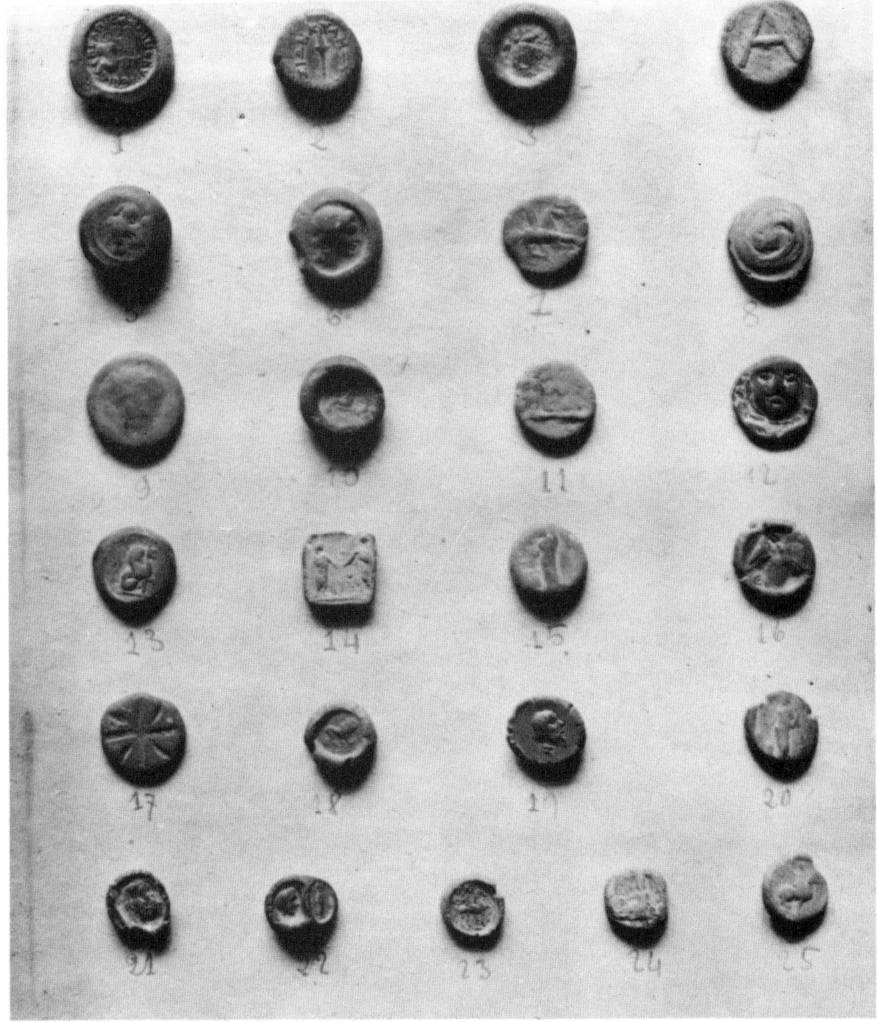

Abbildung 487
Pharmazeutische Tabletten aus Siegelton. Diese Tabletten werden mit einem feinen Ton gemacht, der nach dem Brennen ziegelrot wird und dessen Oberfläche glänzend wird. Die Tabletten werden mit Hilfe von Stecheisen oder Siegeln dekoriert.

Gangräne, Krebs, ekelhafte Geschwüre, die hartnäckig und schwierig zu heilen sind, sowie schlaffe Glieder, Blutgerinnsel, kleine Tumoren, aufgeplatzte Eitergeschwulste und solche Geschwulste, die man »Ziegenpeter« nennt. Werden sie mit Wachs angewandt, so helfen sie bei Milzversagen. Mit Saft zerrieben und in die Nase geschoben, schränken sie das Nasenbluten ein. Mit Myrrhe zermalmt und als Pessar angewandt, rufen sie den Menstruationsfluß hervor. Wenn man mit frischen Blättern die erschlaffte Gebärmutter berührt, so wird sie wieder in

Abbildung 488
Der Granatapfel wurde gegen Ende der Antike wegen seiner für die Medizin brauchbaren Eigenschaften angebaut. Detail einer Freske in der Villa der Livia, der Frau des Augustus.

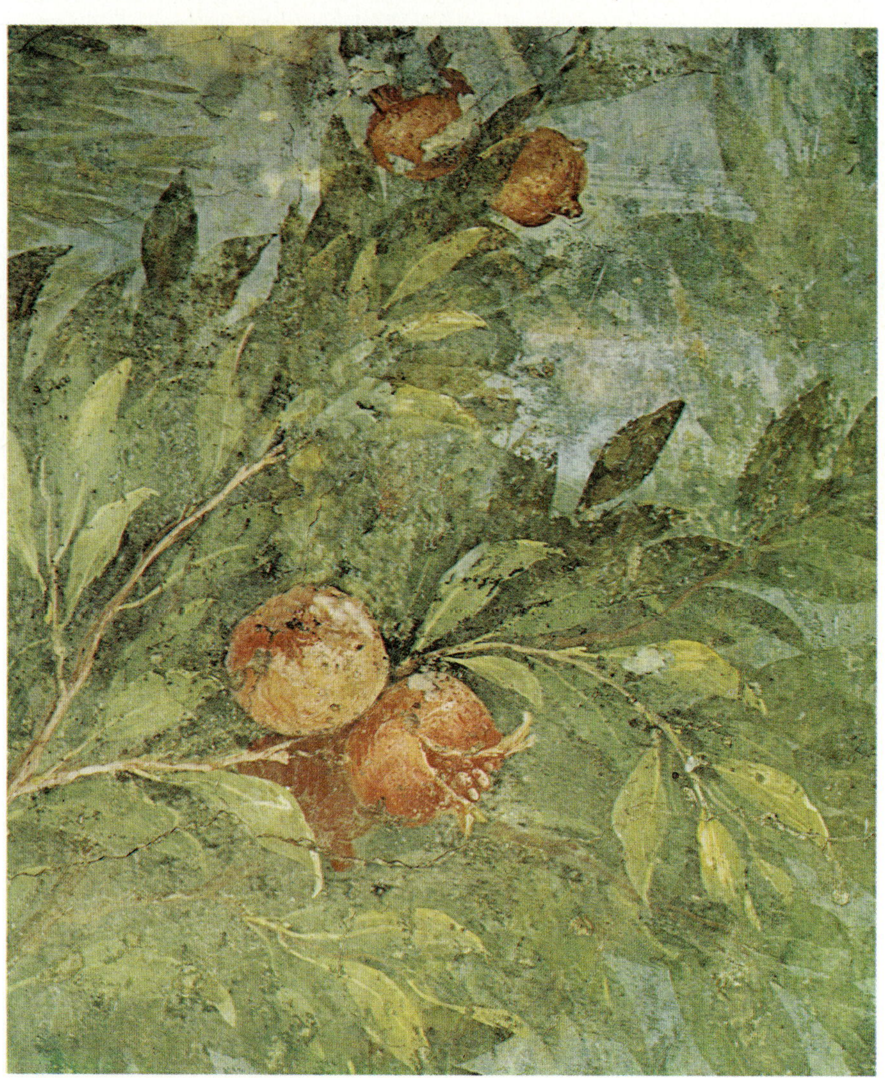

Form gebracht. Wenn man das Samenkorn der Brennessel mit gekochtem Wein trinkt, so erregt es die Sexualinstinkte. Es öffnet den Gebärmutterhals. Mit Honig gemischt hilft es bei Brustleiden, bei Seitenschmerzen, bei Lungenentzündungen und reinigt die Brust. Man vermischt es auch mit ätzenden Arzneien. Werden die Blätter mit Muschelschalen gekocht, so treiben sie den Urin und lösen Blähungen aus. Mit Kräutertee gekocht sind sie gut für Lungenstörungen. Werden sie mit Myrrhe getrunken, so rufen sie den Menstruationsfluß hervor. Gurgelt man mit dem Saft, so werden Entzündungen des Zäpfchens geheilt.«

Verschiedene Einflüsse

Man möge nicht annehmen, die griechische Medizin wäre die einzige Quelle gewesen, aus der die Römer ihre Kenntnisse in der Heilkunst schöpften. Vielmehr sollte man sich daran erinnern, daß die Römer anfangs vom Einfluß der Etrusker profitiert hatten. Es ist bekannt, daß es eine etruskische medizinische Wissenschaft gab, über die wir allerdings nur sehr wenig wissen. Wegen der starken Bindung der Toskaner an religiöse Riten und wegen der nachweisbaren mesopotamischen Einflüsse können wir wohl eine Medizin vermuten, die in der Regel auf Wahrsagerei und Magie beruhte. Ein bekanntes Beispiel dafür ist die »Leberschau«, der man einzigartige Bedeutung beimaß. Während des Opfers wurde die Leber der Tiere untersucht und eine medizinische Diagnose vorgenommen. Dennoch wissen wir von Theophrast und Martianus Capella, daß die etruskischen Ärzte sich darauf verstanden, Rezepte zusammenzustellen, die zu Recht berühmt waren. Nach einer Legende, die von Hesiod *(Theogonie* 1014) überliefert wurde, sollen die Söhne der Zauberin Kirke, die als sehr geschickte Köchin des Liebestrankes galt, etruskische Prinzen geworden sein. Die etruskischen Ärzte kannten wahrscheinlich auch die heilenden Eigenschaften der Thermalquellen der Toskana und Umbriens.

Eine andere Zivilisation, die einen wesentlichen Einfluß auf die römische Medizin ausübte, darf hier nicht unerwähnt bleiben. Matthiolus spricht in seinem Vorwort zu den *Kommentaren zu Dioskurides* die Beiträge der Karthager an, und es ist bekannt, inwieweit letztere von den Errungenschaften der ägyptischen Kultur profitiert hatten. »Was die Römer anbelangt«, sagt Matthiolus,

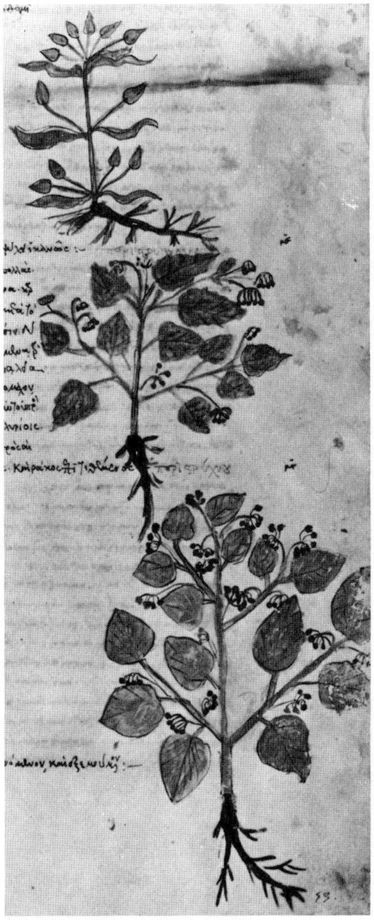

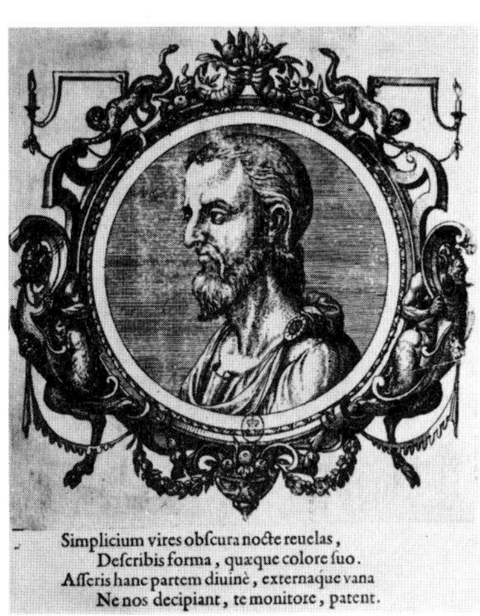

Abbildung 489 (links)
Angebliches Bildnis des Dioskurides aus dem schon erwähnten Werk des ungarischen Arztes Sambucus (1574).

Abbildung 490 (ganz links)
De materia medica, Buch V. Dioskurides, griechischer Arzt des 1. Jh. n. Chr., ist der Verfasser dieser Abhandlung, die über sechzehn Jahrhunderte für die Medizin bestimmend sein sollte. Es sind über 600 Pflanzen, 35 Mittel aus dem tierischen Reich und 90 Mineralien darin aufgeführt.

Abbildung 491 (folgende Seiten)
Dioskurides: Die Pflanzen.
Links: »Brasica filueca«, rechts die Mandragora. Lateinische Handschrift aus dem 14. Jh.

figūam hr apii. florem nascit̄
cū septē radicez. in aũt ramu
losa patula humo assā nū
q̄ om̄i tp̄r flores ē. sem̄ hr
tāq̄ in faba. Coit tysicos h̄ba
crysion accipia et velut mala
gīe gen̄ facias et ypouas nū
re sanat. sucus ipius potu
tp̄ua mirabr virtute eī. Cap.
In quodā lib. t.a. de sinphito
legi de sinphito albo et alio

ex h̄bam vñ crinitam plage
nī pona mirabr lenī efficī.
Cont inuor dol. h̄la perf tū
sa et fc̄a uice cataplasmatis
et ipoita inuor dol sanat. si aũt
h̄la folia hr silia coriandro et
odore bonū. Cap. 129.
Ad tu de brasica siluatica
mores hr brasice siluatice folia
cum aruū veri pictata et vn̄

de ēsolida. Ad profluuium
mulieris h̄la sinphitū al
bum desiccata et in pul. mol
lissimum redacta et in vīo
potu data mox restringit
sanguinem. Capitulum cen
tesimum vicesimum octa
Herba uum de petrisilio
petrosilinum desicca
uis et puluerem molliss
imum redigis. Inde dragm
unam potui tribuis quam

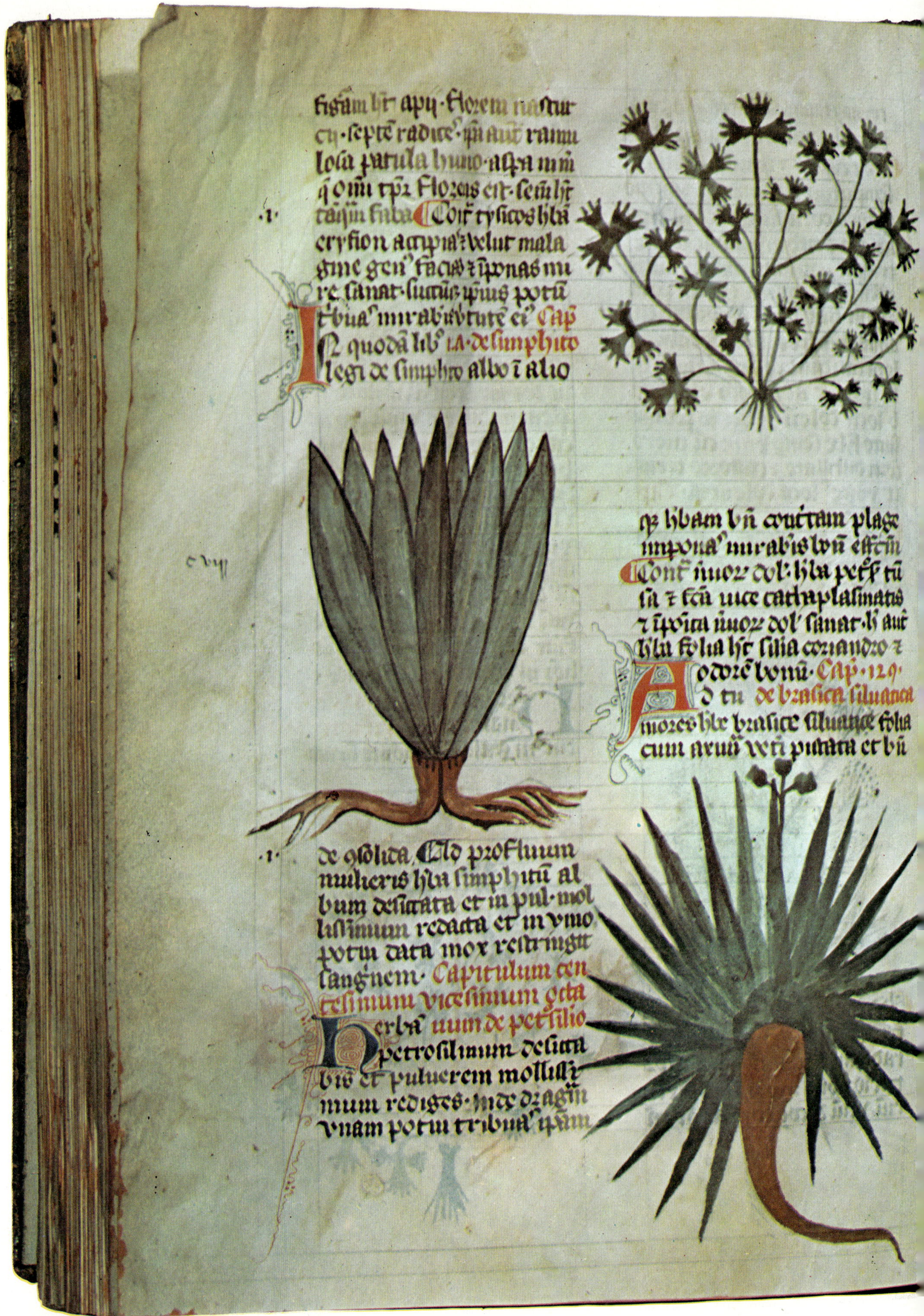

inmixta cum malagma in lintheo
lo grosso aut in aluta in du
cas et impone sanabit. Ad do
latis dol. herba basilica siluat
capias et frica eam que supra
qm vetustissimi doloz fuit effi
catior erit Capitulum · 120 de herba

Hec herba basilisca
silua in locis nascitur
serpens fuit basiliscus. Non n
unum tamen genus est huius serpentis
sed genera tria. Primus serpens
vocatur olocaisius. Secundus stella
tus caput huius aureum. Tercius
sanguineus illis minio caput sicut
aureum habens. Hos enim omnes ser
pentes basilisca optime infra se
si quis eam secum habuerit quorum
serpens eum vidit et nocere non potest

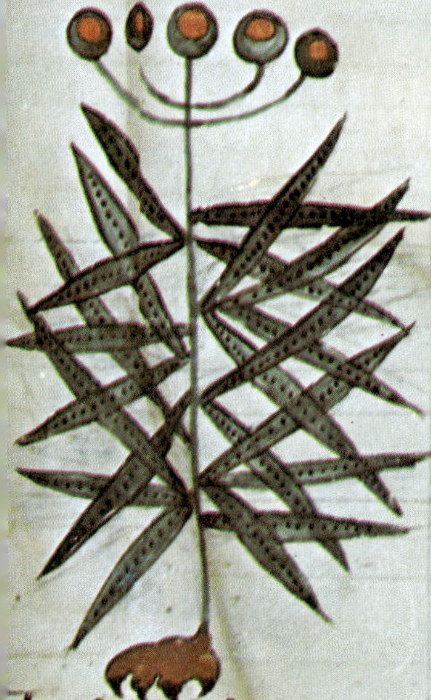

olocarisus aut serpens quecumque
vidit insuflat et incendit.
Stellatus uero qui est crisocefa
lus aspiciens hoc quod vidit pare
re et occidit. Tercius aut qui est

amentisus et crisocefalus quorum
vidit uel tetigit perculsit et deflu
esset et ossa sicca remanebunt.
Omnes violentias ipsorum serpentium
hec herba regit optime. Quorum
enim homo eam secum habuerit
ab omni serpentum genere tutus erit.
Porro hec herba basilisca talis
est. Radix eius in parte vili
lac huius aurosum sicut lacti
celidonie. Flos huius chrisolo
ceum. Folia uero primus foliis sa
licis similia oblongiora et
angustiora. guttis nigris albis
aspersa. Capitulum · 121 · de
herba mandragora masculina

Huius herbe duo sunt
genera masculus et femina
masculus uero folia habet albiori
ora et maiora in magnitudine

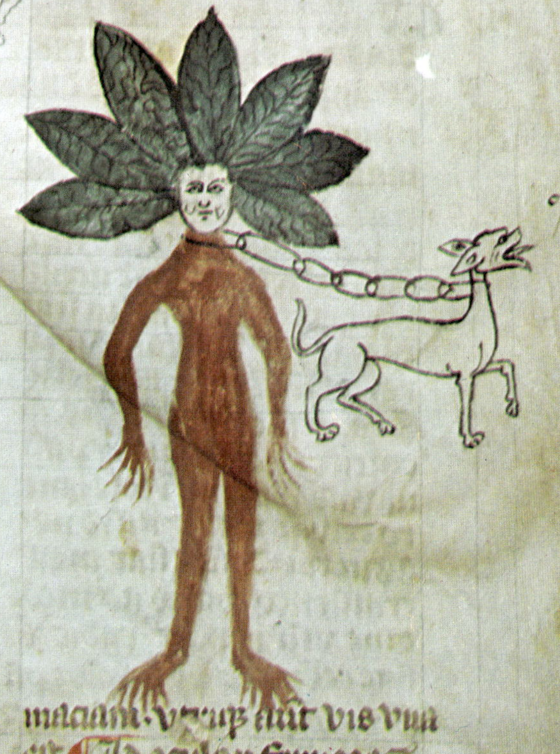

maciam. Utrique aut vis vna
est. Ad oculorum feruores

»so wußten sie sehr wohl um die Bedeutung der zweiunddreißig Bücher über Landwirtschaft und medizinische Pflanzen, die der unter dem Namen Mago bekannte oberste Heerführer der Karthager geschrieben hatte und die bei der Plünderung Karthagos gefunden wurden. Nachdem sie Bücher aus weiteren karthagischen Bibliotheken verteilt und an mehrere Könige und Prinzen verschenkt hatten, nahmen sie die besagten Bücher des Mago merkwürdigerweise nach Rom mit und ließen sie dort, um ihren Nachkommen einen Dienst zu erweisen, ins Lateinische übersetzen. Die Römer besaßen sogar die Sitte, bei ihren Triumphzügen die seltenen Pflanzen, die sie von fremden, eben unterworfenen Nationen mitgebracht hatten, vor sich hertragen zu lassen: diese Pflanzen ließen sie sorgfältig in ihren Gärten pflegen; so hoch wurde damals die Kenntnis der medizinischen Pflanzen geschätzt, und das selbst mitten im Krieg.«

Die Medizin Galens

Mit Galen (138—201) erreichen wir den Höhepunkt der griechischen Medizin. Geboren im ionischen Pergamon, jenem wissenschaftlichen und künstlerischen Zentrum, studierte Galen zuerst in Smyrna, Korinth und Alexandria, dann wieder in Pergamon. Als in dieser Stadt eine Revolution ausbrach, schien Galen die Flucht nach Rom ratsam.

Man kann Galen als den Begründer der wissenschaftlichen Medizin ansehen. Seine anatomischen und physiologischen Schriften zeugen in der Tat von sehr scharfer Beobachtungsgabe. Er nimmt in seinem Werk gewisse hippokratische Vorstellungen wieder auf, wie zum Beispiel die Vier-Säfte-Lehre und den Krasisbegriff, und legt in der *Natura medicatrix* ein Glaubensbekenntnis ab. Galen bezieht sich in seinem Werk häufig auf den aristotelischen Leitsatz *die Natur macht nichts umsonst,* was das (hier nicht näher zu erörternde) Problem der Finalität in der Natur aufwirft.

Galen teilte die Krankheiten in drei Kategorien ein, je nachdem, ob sie einen der vier Säfte oder die Teile, die symmetrisch im Körper lagen, oder aber die Eingeweide betrafen.

Angeleitet von der hippokratischen Therapeutik zog es Galen vor, lieber auf Diät und Hygiene als auf die übertriebene Anwendung von Medikamenten zurückzugreifen. Er verschrieb jedoch manchmal den Aderlaß, die Reinigung und bei Bedarf eine der zahlreichen Drogen, die in seinem Werk *De simplicium medicamentorum temperamentis et facultatibus* beschrieben werden. Neben vierhundertdreiundsiebzig Medikamenten pflanzlicher Herkunft findet man in dieser Abhandlung eine ganze Reihe mineralischer Substanzen und tierischer Stoffe.

Im fünften Buch Galens werden zahlreiche weichmachende Mittel aufgeführt, die er zur Behandlung von Tumoren vorschlägt; diese Wirkung schreibt er allerdings der wärmeausstrahlenden und nicht der austrocknenden Kraft dieser Mittel zu. Die wichtigsten davon sind Harzgummi wie Styrax, Mutterharz, Bdellium, Ammoniakgummi und das Knochenmark verschiedener Tiere.

Die »eiterziehenden Mittel« sind sowohl durch wärme- als auch durch feuchtigkeitserzeugende Eigenschaften wirksam. Zu ihnen gehören — in Form von Pflastern verabreicht — Gerstenmehl, Bohnen, Bockshornklee, Sommerlolch, Kichererbsen, Wolfsbohnen, Hirsegras, sodann Pech, Harze, Butter oder Schweinefett als Umschläge. »Zugmittel« werden die Stoffe genannt, die die Säfte von innen nach außen ziehen, im Gegensatz zu den »zusammenziehenden

Mitteln«. Es ruft jedoch einige Verwunderung hervor, wenn man neben den klassischen Drogen wie den Thapsiaharzen und neben dem Sagapengummi Stoffe vorfindet, die Fäulnis hervorrufen und deren Wirkung der des Sauerteigs vergleichbar ist. Ebenso wirkungsvoll wäre, das angestrebte Ziel durch Einreibungen mit Fäkalien der Ringeltaube zu erreichen.

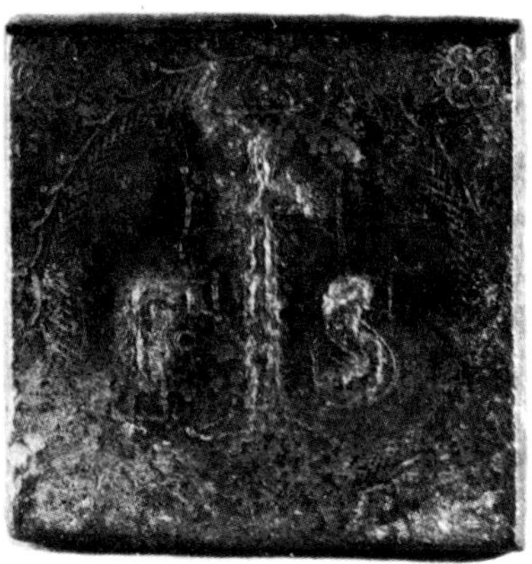

Abbildung 492
Gewicht. Bronze mit Silber eingelegt. Arbeit des späten Kaiserreiches aus Byzanz.

Reeller erscheinen uns die zahlreichen harntreibenden Drogen, die in Form von Doldengewächskeimen, Baldrian-, Spargel-, Hasel- oder Kalmuswurzeln zur Verabreichung vorgeschlagen werden, oder schmerzstillende Mittel wie die Wurzeln der Alraune oder des Eichfarns, Bilsenkrautsamen, Thapsiaharz und die Galle giftiger Tiere. Galen verwendet zur Behandlung von Geschwüren von den Stoffen mineralischer Herkunft diverse Kupferderivate (Ios, Verugo oder Grünspan, Kupfererz oder Vitriol, Ustum), Bleiderivate (Psimmythium oder Bleiweitz, ferner Lithargyros, *argenti spuma* oder Bleiglätte) und schließlich Stoffe, die bei der Herstellung von Bronze (Giftschwamm — Gelbeisenerz) oder von Natron ausfällen.

All diese Medikamente haben nach Galen keine andere Aufgabe, als der Natur zu Hilfe zu kommen, indem sie ihr sozusagen den Impuls für ihre heilsamen Wirkungen geben.

Sınd dıe Krafte des Kranken ın Ordnung so vertragt dıe Natur dıe eventuell schädlichen Nebenwirkungen der Medikamente, wenn sie aber geschwächt sind, was normalerweise auf dem Höhepunkt der Krankheit einträte, so würde die Natur durch die angewandten Behandlungsmethoden gelähmt.

Wie wir gesehen haben, führte die hippokratische Vorstellung der *natura medicatrix* nicht dazu, dem Übel entgegenzuwirken, sondern dazu, die Verteidigungsmittel, über die der Organismus verfügt, zu begünstigen. Man muß zugeben, daß heutzutage der Gebrauch von Stärkungsmitteln, von Mitteln, die die Spannkraft erhöhen, von »wiederherstellenden« und von »schützenden« Mitteln bei weitem noch nicht aus unseren therapeutischen Traditionen verschwunden ist, auch wenn die heutigen Medikamente (geht man von ihrer Herkunft und Zusammensetzung aus) kaum mit jenen der antiken Welt verwandt sind.

Man würde die Bedeutung der *natura medicatrix* gewiß zu Unrecht herunterspielen, stellt sie doch einen der Aspekte der natürlichen Regulierungen dar, denen Cannon heute die Bezeichnung »Homeostatiken« gegeben hat.

Dennoch bleibt dem behandelnden Arzt immer noch die Frage, inwieweit eine Verbesserung des Gesundheitszustandes seines Patienten auf die Wirkung der verordneten Behandlung oder aber auf das alleinige Eintreten der Regulierungsmechanismen zurückzuführen ist. Obwohl diese Frage schwer zu beantworten ist, bewirkte die Angewohnheit, systematisch das Eintreten der physiologischen Regulation auszuschließen, um den Anteil des therapeutischen Eingriffs erhalten zu können, daß zu allen Zeiten einer großen Zahl von Heilmitteln ein übertrieben guter Ruf und zu viele unverdiente gute Eigenschaften zugeschrieben wurden.

Galen ordnete die Wirkung der Medikamente ihren allgemeinen Wärme-, Kälte-, Feuchtigkeits-, Trockenheitseigenschaften zu, womit er seine Vorstellungen zweifelsohne denen des Hippokrates annäherte; aber der Arzt aus Pergamon glaubte, in seinen Erläuterungen weiter gehen zu müssen, indem er annahm, daß jede Droge eine besondere Kombination dieser vier Eigenschaften bietet. Dabei könne jede dieser Eigenschaften bis zu einem bestimmten Grad auftreten. Bei gewissen Medikamenten meint Galen allerdings, daß sie nicht durch die Elemente wirken, aus denen sie zusammengesetzt sind, sondern durch ihre Gesamtart. Er forderte also die Existenz eines besonderen Prinzips, welches sich nicht aus der Mischung der Elemente ableiten ließ; er geht jedoch nicht näher auf dieses Prinzip ein. Mit dieser Denkweise nimmt er bereits den Begriff der Quintessenz vorweg, wie er von Paracelsus entwickelt wurde (1530).

Wenn man bedenkt, daß derartige Vorstellungen in Europa über einen so gewaltigen Zeitraum, bis weit in das Jahrhundert der Aufklärung hinein, akzeptiert und gelehrt werden konnten, ist man schon seltsam berührt; jedoch dürfen wir Galen die Anerkennung seines ungeheuren Verdienstes nicht versagen. Er

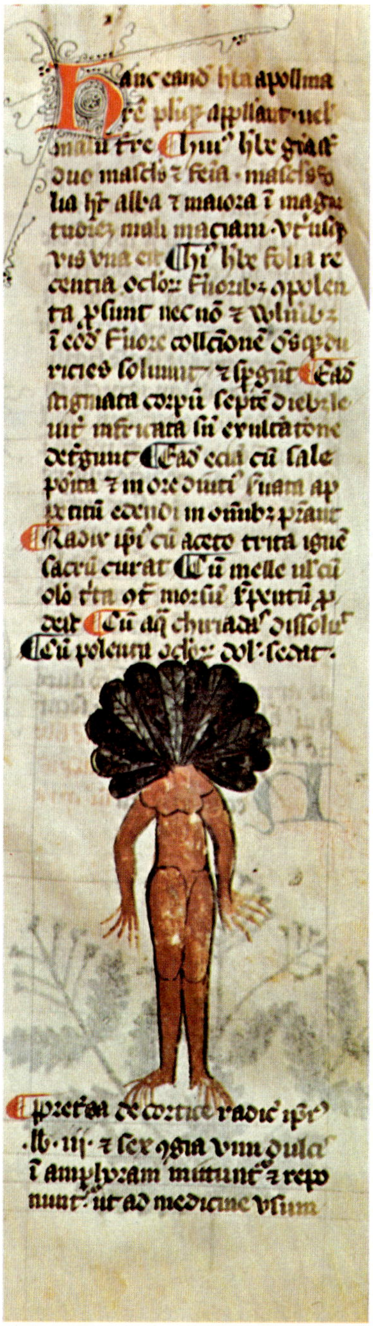

Abbildung 493
Die Mandragora. Lateinische Handschrift aus dem 14. Jh. aus der Abhandlung des Dioskurides: De materia medica. *Die Mandragora ist eine Pflanze mit dicker, fleischiger Wurzel, deren Aussehen an einen menschlichen Körper mit zwei Beinen erinnert, was Anlaß zu zahlreichen Legenden und abergläubischer Verehrung war.*

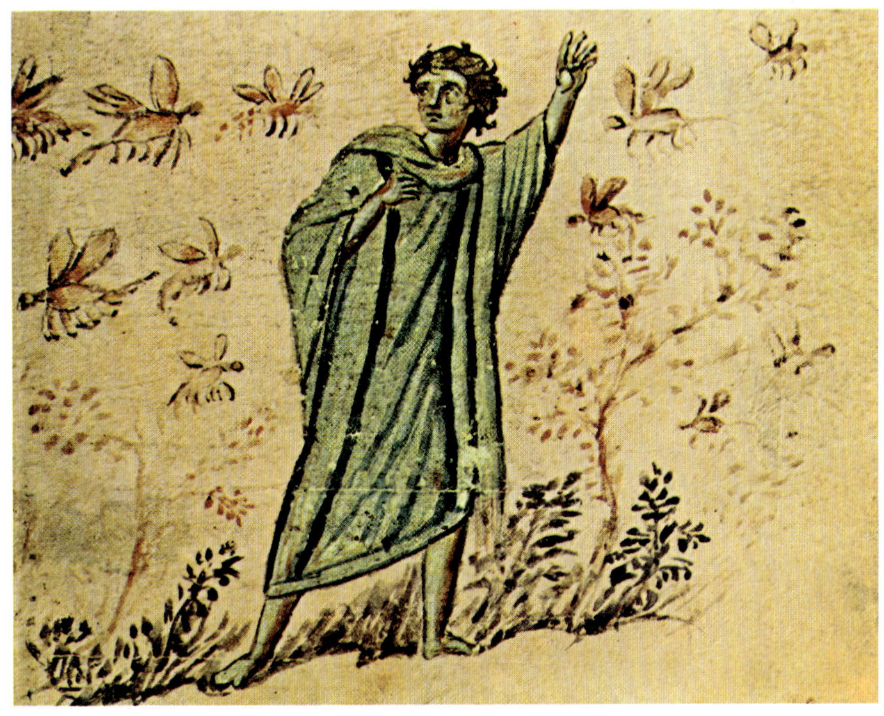

Abbildung 494
»Nicandre theriaca et Alexi pharmaca«. Mann, der vor Bienen flüchtet. Griechische Handschrift des 9. Jh.s.

hat die medizinischen Kenntnisse, die man in seiner Zeit erkämpft hatte, gesammelt und durch die Ergebnisse seiner eigenen Beobachtungen vervollständigt. Das System, das er begründete, und das unter dem Namen »Galenismus« bekannt ist, hätte nicht jahrhundertelang bestehen können, wenn es nicht neben willkürlichen Behauptungen und Ungenauigkeiten zahlreiche fest begründete Begriffe enthielte.

Zusammenfassend läßt sich über die Geschichte der Pharmakologie zur Zeit der Griechen und Römer folgendes feststellen: die Griechen verstanden es von dem Augenblick an, da sie über das Wissen der Ägypter und Orientalen verfügten, sich über die Tatsachen zu erheben, indem sie diese interpretierten und kritisierten. Die medizinische Kunst begann sich seit dem 5. Jahrhundert v. Chr. allmählich von den Praktiken der Magie und des Aberglaubens zu befreien. Die theoretischen Vorstellungen, die sie später erreichte, basierten auf der genauen und wiederholten Beobachtung der Krankheitssymptome und dem Studium der Wirkungen, die durch die Verabreichung verschiedener Heilmittel hervorgerufen wurden.

Allerdings erschien es notwendig, eine leichtere und sichere Anordnung der Erkenntnisse durch sorgfältige Auswahl und Überprüfung der Untersuchungsergebnisse zu treffen, die über eine bestimmte Anzahl von nützlichen Drogen erworben worden waren. Es wäre also die Überlegung anzuschließen, nach welchen Kriterien die praktischen Erfahrungen ausgewählt und nachgeprüft und wodurch die Beobachtung auf die Erforschung neuer Errungenschaften gelenkt wurde.

Die Philosophie wurde oftmals über die Erfahrungstatsachen gestellt. Daher entwickelten die vom Spekulativen faszinierten Ärzte häufig den Ehrgeiz, nicht nur die Ursache, das Wesen des Lebens und der Krankheiten, sondern auch die Wirkungsweise der Heilmittel zu bestimmen. »Je weiter ihnen diese Dinge außerhalb der Reichweite der Sinne erschienen, desto geeigneter schätzten sie

sie als feste Grundlage der Wissenschaft, als ein Fundament, das vor den Schwankungen der Erfahrung, vor jener Methode, Erkenntnisse zu gewinnen, sicher sein sollte, die Hippokrates als betrügerische, als *experimentia fallax,* bezeichnet hatte« (Renouard).

Daraus nun entstanden jene zahlreichen Systeme oder Sekten, die von Hippokrates bis Galen einander folgten.

Nachdem der Arzt aus Pergamon zusammengetragen hatte, was ihm in den medizinischen Schriften aus den sechs vorangegangenen Jahrhunderten der Aufzeichnung würdig erschienen war, entwickelte er mit einigem Geschick daraus den Grundstock einer philosophischen Lehre, die zwar mit den herrschenden Vorstellungen übereinstimmte, jedoch sehr vom hippokratischen Dogmatismus beeinflußt war. Keine andere Bezeichnung als »Eklektizismus« würde besser zum System Galens passen.

Die praktizierte Pharmazie

Die Zubereitung der Medikamente unterstand in jener Zeit allein dem Arzt; die Rolle des Pillendrehers in Griechenland oder des Salbenhändlers in Rom beschränkte sich auf den Verkauf der Grundstoffe.

Zur Regierungszeit des Augustus befand sich auf den Hängen des Capitols ein Viertel, das von den Seplasiaren (vom Namen Seplasia, ein öffentlicher Platz in Capua, auf dem immer ein Drogenmarkt stattfand) bewohnt wurde. Diese Händler verkauften Ärzten, Färbern und Parfümeriehändlern jene Produkte, die zur Ausübung ihres Berufs notwendig waren. Der Ruf dieser Händler war wegen des zweifelhaften Charakters ihrer Waren und ihrer Geschäfte nicht immer der allerbeste.

In der ziemlich verwirrenden Terminologie des Drogenhandels waren einige Namen wie *Pharmakeutes* und *Pharmakeutria* Ableitungen des griechischen Wortes *φάρμακον* und Synonyme für die verächtliche Bezeichnung »Vergifter«. Daraus entstanden bedauerliche Zweideutigkeiten, die Bezeichnung *medicamentarius* wurde zum Beispiel oft in abwertender Bedeutung verwendet.

Die Pillendreher zogen wie viele Ärzte (zu denen auch Hippokrates gehörte) durchs Land, um ihren Beruf auszuüben. Man gab diesen Praktikern den Namen *periodeutai, περιοδευταί*, während andere, die *sellularii* genannt wurden, ein seßhaftes Leben führten. Die einen wie die anderen bezogen ihre Pflanzen von Großhändlern, welche *herbarii* oder *ριζοτόμοι* genannt wurden; von ihnen war bereits oben die Rede.

Die heutigen Pharmazeuten wären bestimmt wenig geneigt, sich auf den Schutz der »Apotheker«, die während der Kaiserzeit in Rom praktizierten, zu berufen. In der Tat war damals der Drogenhandel zu einer Quelle von schändlichen Spekulationen geworden. Wie Horaz sagt, hatten diese unmoralischen Tätigkeiten die Drogenverkäufer auf den untersten Rang der sozialen Leiter verbannt, wo sie sich zwischen den Gauklern, Flötenspielern, Lebemännern und Tänzern befanden und wo sie auch die Verkäufer (oder Verkäuferinnen) von Liebestränken, Abtreibungsgetränken und von Aphrodisiaka antrafen. Die Liste ließe sich beliebig fortsetzen.

Der schlechte Ruf der Pillendreher sollte sich so bald nicht einstellen. Es sei daran erinnert, daß die Ausübung dieses Berufs im 6. Jahrhundert durch ein päpstliches Schreiben von Pelagius II. verboten wurde und daß es den Apothekergehilfen infolge mehrerer Konzile untersagt war, sich einem solchen Gewerbe hinzugeben: *ut clerici apothecari non ordinentur et non licet dericos nostros eligere apothecarios.*

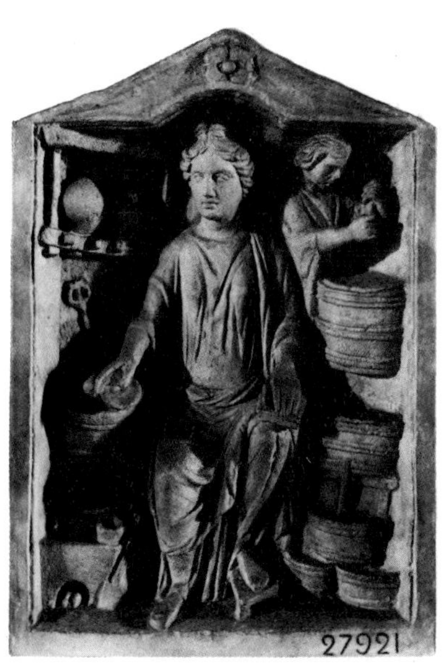

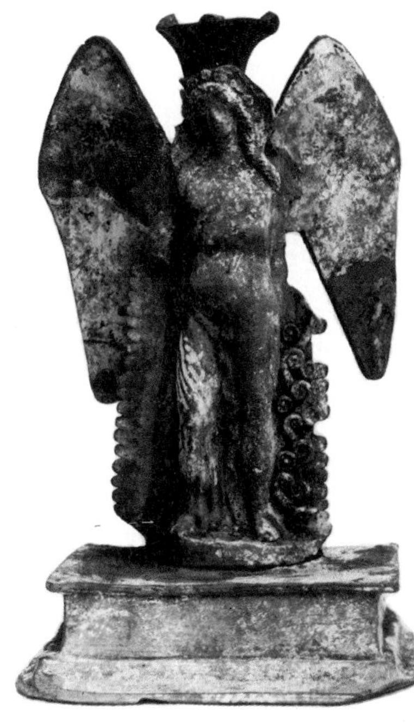

Abbildung 495 (ganz links)
Gallo-römische Steinstele, die 1842 gefunden wurde. Es könnte sich um eine Schutzgöttin der Pharmazie handeln: Meditina.

Abbildung 496 (links)
Eros als Hermaphrodit. Griechische Tonvase zur Aufbewahrung von Parfüm.

In Frankreich erreichte die Ausübung der Pharmazie erst ab dem 13. Jahrhundert ihre Unabhängigkeit. Dabei stützte sie sich auf Statute, die durch ein Edikt von Karl VIII. bekräftigt wurden. Darin wurden auch die Bedingungen zur Ausbildung und zum Erwerb des Meistertitels definiert. Dennoch blieb die Pharmazie weiterhin von der Medizin abhängig. Die Eigenständigkeit, die diese Tätigkeit mit gesetzlicher Unterstützung beanspruchen konnte, wurde erst durch die königliche Erklärung von 1777 und durch die Errichtung der Pharmaziehochschule im Jahre 1780 erreicht. Damit war der modernen Organisation dieses Berufs ein Anfang gesetzt, und seine Verbreitung besaß nunmehr offiziellen Charakter.

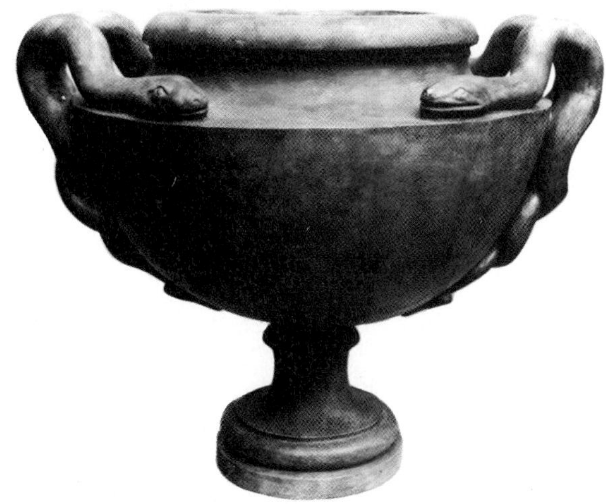

Abbildung 497
Schale mit Schlangengriffen aus grüner Breccie.

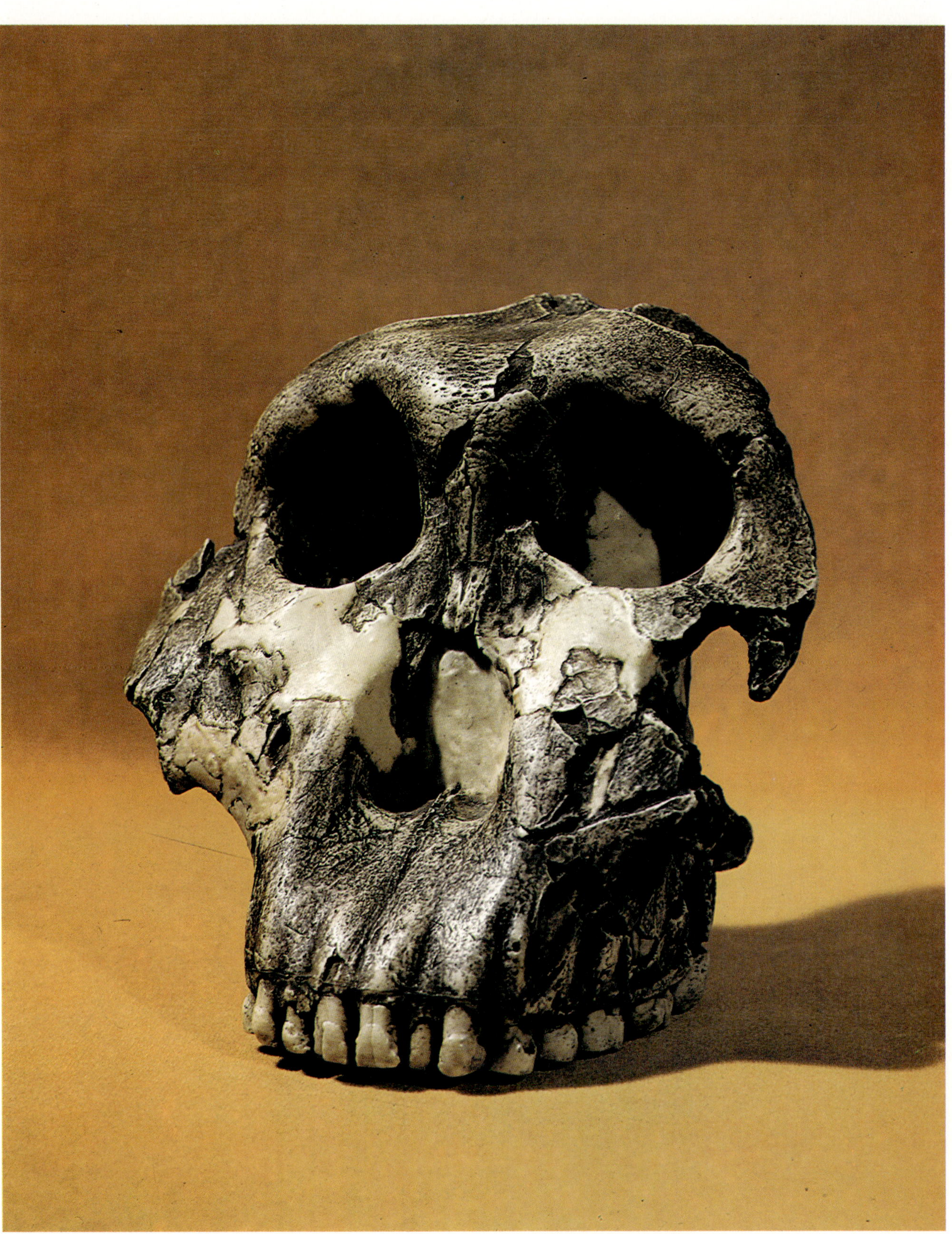

Die Zahnheilkunde in der Antike

von Jacques Rouot

Abbildung 498 (gegenüber) Australopithecus Zintanthropus boisei Ranganika.

Auch in der Antike bestand das Gebiß eines Menschen, der das Jugendalter erreicht hatte, aus 52 Zähnen — abgesehen von gewissen Anomalien. Man muß nicht besonders betonen, daß es sich dabei um die 20 Milchzähne und 32 bleibende Zähne handelte. Es besteht also kein Zweifel, daß die Untersuchung von Texten jener Zeit dazu geeignet ist, uns Aufschluß über die Tätigkeiten des Fachmanns zu verschaffen, der vermutlich mit der Behandlung der Zähne und der Kiefer betraut war. Das erscheint uns umso berechtigter, als einige Quellen, auf die wir uns hier stützen, eindeutig beweisen, daß Krankheiten und Anomalien an den Zähnen und in den angrenzenden Regionen mindestens ebenso häufig auftraten wie heutzutage.

Eine Untersuchung prähistorischer Backenzähne zeigt, daß die zwei häufigsten Ursachen für Zahnausfall, nämlich Karies und Pyorrhöe, auch unsere Vorfahren nicht verschonten. Ein derartiger erschöpfender Quellenfundus muß natürlich das Interesse des Fachmanns hervorrufen.

Eine Kunst des Vorderen Orients

Die ersten Versuche der Zahnheilkunde scheinen zur selben Zeit wie die ersten Schritte in Kunst und Wissenschaft genau dort unternommen worden zu sein, wo sich die Wiege der Zivilisation befindet, nämlich in den Tälern des Vorderen Orients, zwischen dem Persischen Golf, Palästina und Syrien. Eben da wandten die Babylonier fünftausend Jahre v. Chr. Heilverfahren an, die eine seltsame Mischung von medizinischer Wissenschaft und religiösen Austreibungspraktiken darstellten. Sie flehten in ihren Gebeten den Gott Enki an, Fluch über den »Wurm« zu bringen, der für die Zahnkrankheiten verantwortlich gemacht wurde.

Weiter im Osten, in einer späteren Epoche, hatte Huang-Ti, der vermutliche Verfasser des Nei-King (2700 v. Chr.), so viele Kenntnisse über den Mundbereich gesammelt, daß er nicht weniger als 36 Zahnfleisch- und Kieferpartien detailliert beschreiben konnte. Durch Einstechen von Silber- und Goldnadeln versuchte man, dort auftretende Schmerzen zu lindern.

Auch in Indien scheint die Zahn- und Mundhöhlenheilkunde erstmals ungefähr um 3000 v. Chr. praktiziert worden zu sein. In einem Text, der Prinz Siddharta Gautama, dem Begründer des Buddhismus, gewidmet war, ist von der ältesten und primitivsten Form der Zahnbürste die Rede.

Wie dem auch sei: die ersten Hinweise auf die Zahnheilkunde stammen aus dem Vorderen Orient. Von dort aus entstand eine Strömung, die auf Europa übergriff und mit der Zeit immer bedeutender wurde. 1872 n. Chr. wurde in Theben von Professor George Ebers ein ägyptisches Handbuch entdeckt, das man der Zeit um 1550 v. Chr. zuordnet. Dieses Manuskript enthält elf die Zähne betreffende Beschreibungen: Zahnpasten zur Zahnfestigung, Heilmittel

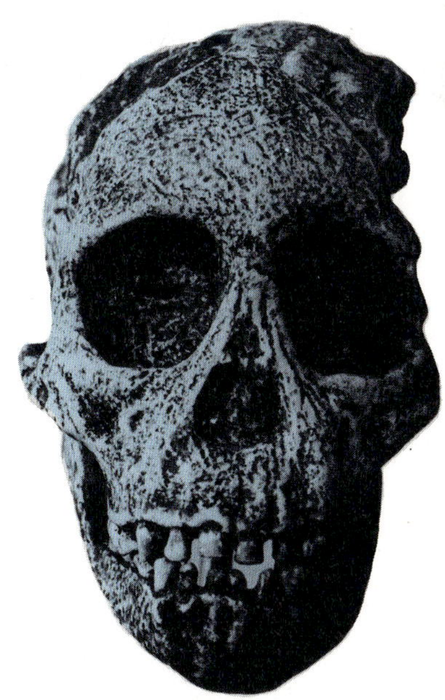

Abbildung 499 Australopithecus africanus. Anfang des Quartärs, Südafrika.

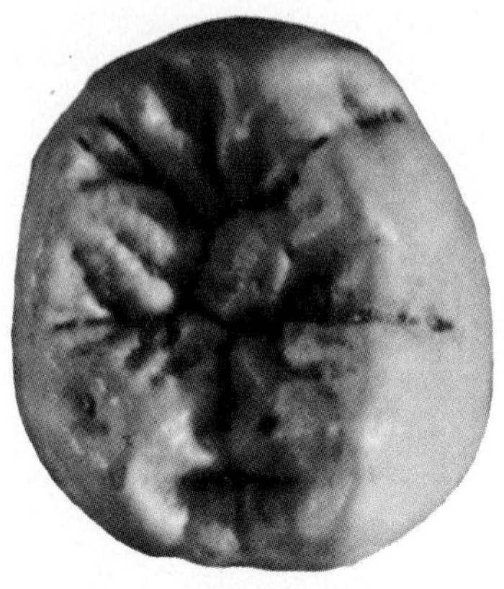

Abbildung 500 (oben)
Backenzahn eines Neandertalers, der 1951 in der Höhle von Hyène bei Arcy-sur-Cure in Frankreich aufgefunden wurde. Mittleres Paläothikum.

Abbildung 501 (unten)
Kinnbacke eines Australopithecus prometheus, 1947 aufgefunden. Südafrika. Anfang des Quartärs.

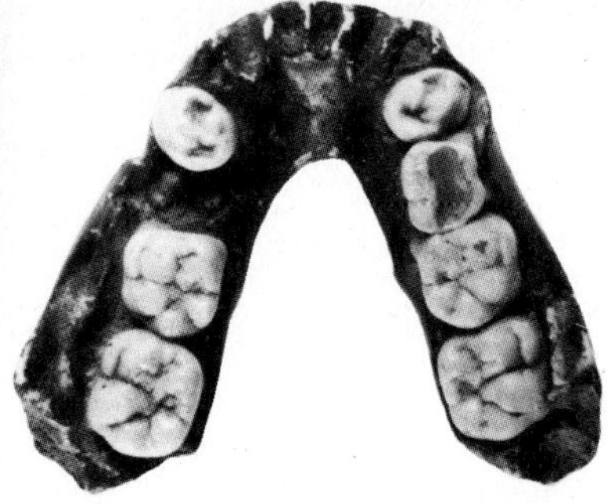

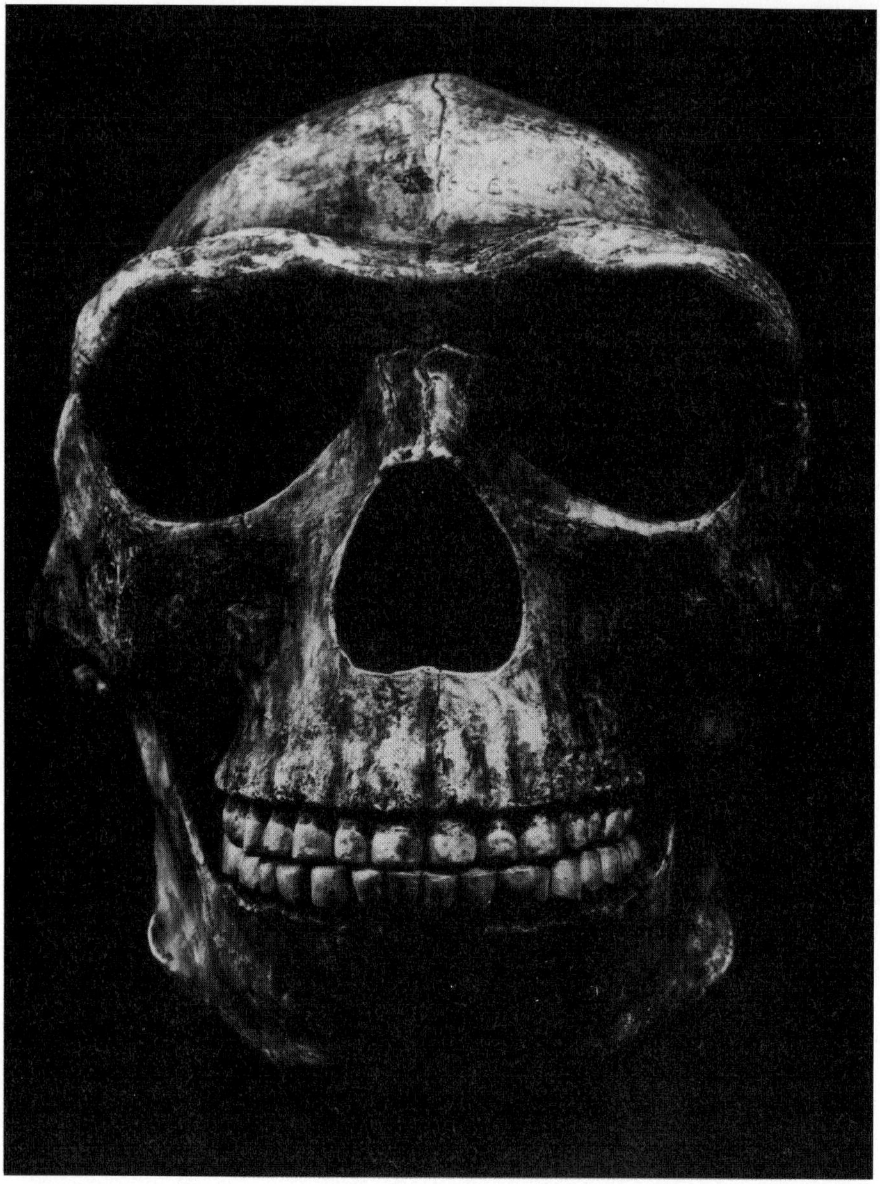

Abbildung 502 (rechts)
Weiblicher Sinanthropus pekinensis, aus dem früheren Pleistozän, China.

gegen Zahnschmerzen und Behandlungsweisen für Abszesse am Zahnfleisch. Außerdem findet man im Papyrusmanuskript *Ebers* eine Methode zur Befestigung eines vom Herausfallen bedrohten Zahnes.

Nicht weniger wichtig für unsere Studien ist das aus dem 17. Jahrhundert v. Chr. stammende Papyrusmanuskript *Edwin Smith.* Es behandelt Verletzungen des Mundes und enthält vierundzwanzig Kapitel, die sich mit Kieferbrüchen und ihrer Wiedereinrichtung sowie mit Ausrenkungen des Kiefers befassen.

Äskulap

In Griechenland entwickelte sich das wissenschaftliche Denken über einen sehr langen Zeitraum hinweg und verbreitete sich nach seiner endgültigen Etablierung in jenen Ländern, die sich zuerst dem geistigen Einfluß Griechenlands unterwerfen mußten, bevor sie im Gegenzug Griechenland ihre Kultur aufzwingen konnten. Äskulap galt als der größte Arzt seiner Zeit, dem auch die

Kompetenz für die Zahnheilkunde zugeschrieben wird. Er gilt zwar nicht als »Spezialist«, wohl aber als ein allgemein praktizierender Arzt, der sich schon für die Zähne interessierte.

Von Homer erfahren wir, daß Podaleirios und Machaon, die Söhne Äskulaps, die griechische Armee auf ihren langen Feldzügen begleiteten. Homer kannte sich übrigens recht gut in der Anatomie aus, und unter den Verletzungen, die er beschreibt, führt er jene des Zahnbogens an, die er »erkos odonton« nennt. Als Odysseus mit einem Fausthieb das Gebiß des Irus zerschlägt, der daraufhin Blut spuckt, in den Staub fällt und seine Zähne ausspuckt, besteht die einzige Maßnahme des Arztes darin, auf die Wunde eine zerriebene bittere Wurzel zu legen, um die schlimmen Schmerzen zu lindern, die Wunde auszutrocknen und die Blutung zu stillen.

Die Zeitspanne, die sich von Homer bis zu Hippokrates erstreckt, liegt für uns im dunkeln; oft vermischen sich Dichtung und Wahrheit. Einigen namhaften Autoren können wir dennoch entnehmen, daß die Zahnheilkunst nicht vernachlässigt wurde.

Solon (640—558) hat den Ersatz der Milchzähne durch die bleibenden Zähne sorgfältig beobachtet. »Mit sieben Jahren«, schreibt er, »wenn das Kind noch unmündig ist, sieht man, daß die Zahnreihe wächst und in Erscheinung tritt«, was auf jeden Fall übertrieben ist.

Epicharmos von Sizilien (540—450) war zugleich Dichter und Arzt. In seinen Werken tauchen zum ersten Mal die Begriffe »gomphios« als Bezeichnung eines Backenzahns und »kynodus« als Bezeichnung eines Eckzahns auf.

Zu Beginn des 5. Jahrhunderts haben die Philosophen, die sich dem Studium medizinischer Probleme widmeten, eine in wachsendem Maße wissenschaftliche Einstellung. Demokrit aus Abdera, von Cicero wegen seiner moralischen Gesinnung und seines Denkvermögens bewundert, beobachtete den Zahnausfall und beschrieb dessen Symptome. Dabei suchte er besonders nach der Ursache, die er hauptsächlich im vorzeitigen Durchbrechen der Zähne sah.

Der weitgereiste Herodot stellte schon 460 v. Chr. eine hohe Spezialisierung des medizinischen Berufs fest. Nach seiner Rückkehr aus Ägypten schrieb er: »Dieses Land ist voller Ärzte, es gibt solche für die Augen, den Kopf, die Zähne, den Mund und für die noch ungeklärten Krankheiten.«

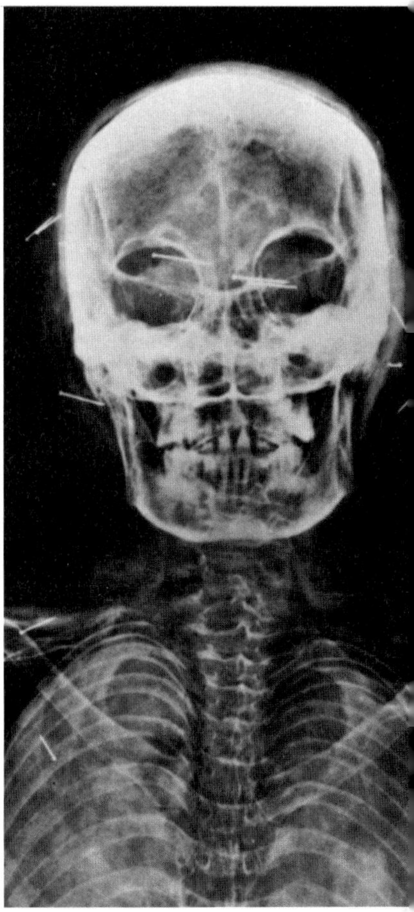

Abbildung 503
Röntgenbild eines Schädels, das auf dem unteren rechten Kinnbacken eine Zahnzyste zeigt.

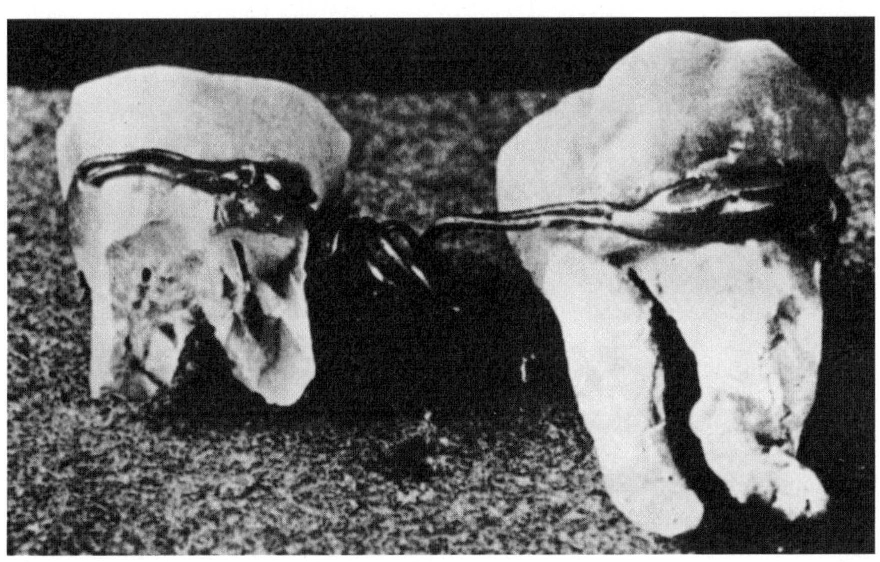

Abbildung 504
Die Zähne wurden mit Goldfäden fest verbunden. Ägypten, Giseh.

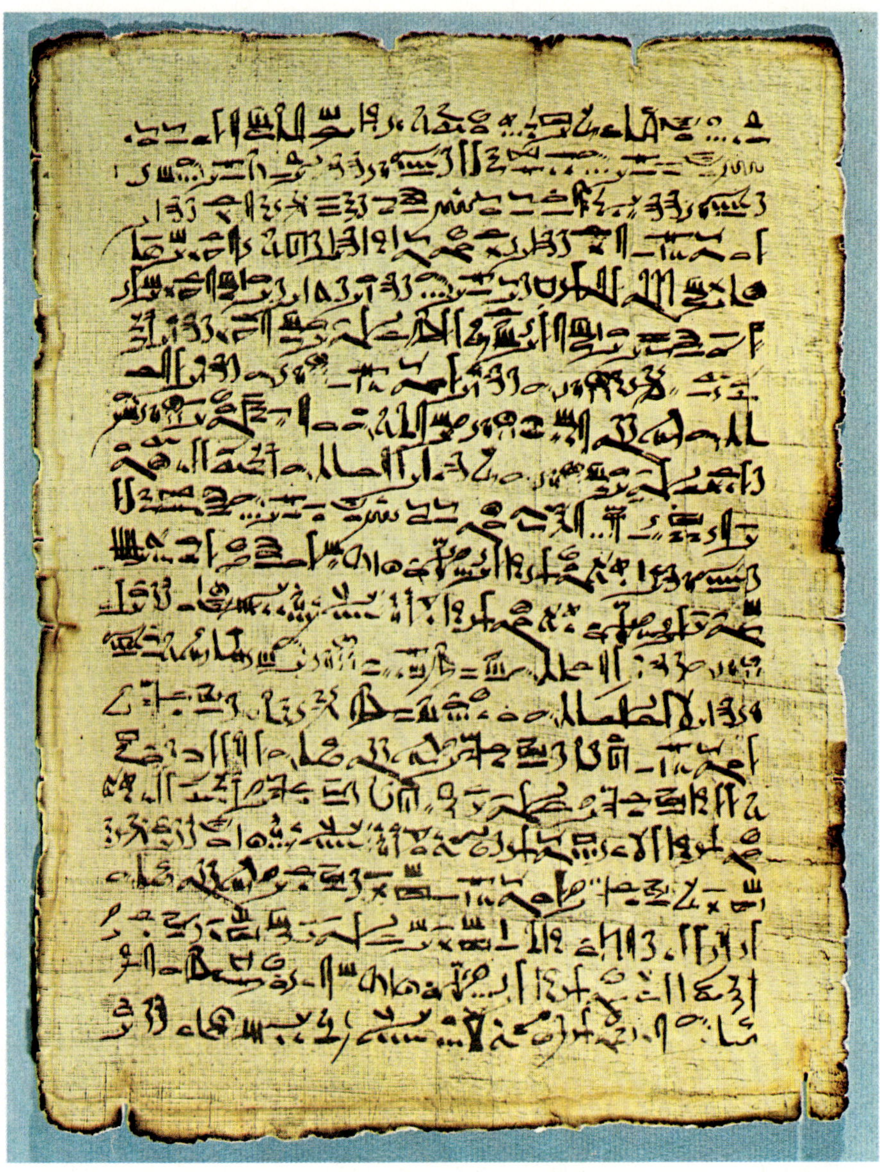

Abbildung 505
Fragment des ägyptischen Papyrus über Chirurgie Edwin Smith, der sich mit Nasenwunden und Kieferbrüchen beschäftigt, um 1500 v. Chr.

Hippokrates

Hippokrates (460—380 v. Chr.) bereicherte unser Gebiet durch methodische und überlegte Beobachtung. Wenn er die Krankheitssymptome auch sehr detailliert beschrieb, so legte er doch den Schwerpunkt darauf, den Ursachen nachzugehen.

Er studierte die Zähne unter dreierlei Gesichtspunkten: dem der Anatomie, der Pathologie und dem der Therapeutik. Die Zähne entwickeln sich laut Hippokrates beim Fötus im siebten Monat und zeigen sich beim Kind im Alter von sieben Monaten. In der folgenden Textstelle erklärt er, wie diese Milchzähne ausfallen und durch die bleibenden Zähne ersetzt werden: »Aus folgendem Grunde entstehen die Zähne als letztes: das Wachstum erfolgt durch die Kopf- und Kiefernknochen. Was diese Knochen an Zähflüssigem und Fettem enthalten, wird durch die Wärme getrocknet und vernichtet, und da die Zähne keine Kälte enthalten, werden sie härter als andere Knochen. Die ersten Zähne bilden sich durch die Ernährung des Fötus in der Gebärmutter und durch das Stillen des Kindes nach der Geburt. Durch Änderungen von Nahrung und Getränken fallen sie aus, und zwar, wenn sieben Jahre der ersten Ernährung vergangen sind. Das Kind wächst vierzehn Jahre bis zur körperlichen Reife heran. In diesem Zeitraum entstehen die größten Zähne und all jene (Schneidezähne, Eckzähne und vordere Backzähne), die die Milchzähne ersetzen. Im dritten Stadium wird das Kind ein junger Mann (zwischen vierzehn und einundzwanzig Jahren). Im vierten entstehen bei den meisten Menschen zwei sogenannte Weisheitszähne ›outoi kaleontai sophronisteres‹.« Man findet hier die Einteilung des menschlichen Lebens in Intervalle zu je sieben Jahren wieder, auf die Hippokrates großen Wert legte.

Hippokrates kannte die Existenz der Kieferblutgefäße. An dem Unterkiefer hat er die kleine Öffnung erkannt, die zu den Blutgefäßen des Unterkiefers führt. Er glaubte jedoch, dieses sei der einzige Knochen, zu dem eine Vene führe. Auf dieser Hypothese baute Hippokrates eine einzigartige Theorie auf, um zu erklären, wie dieser Knochen als einziger von allen anderen Zähne hervorbringe.

Abbildung 506
Statue des Psammetek Seneb, Oberzahnarzt am königlichen Hofe. Ungefähr 8. Jh. v. Chr.

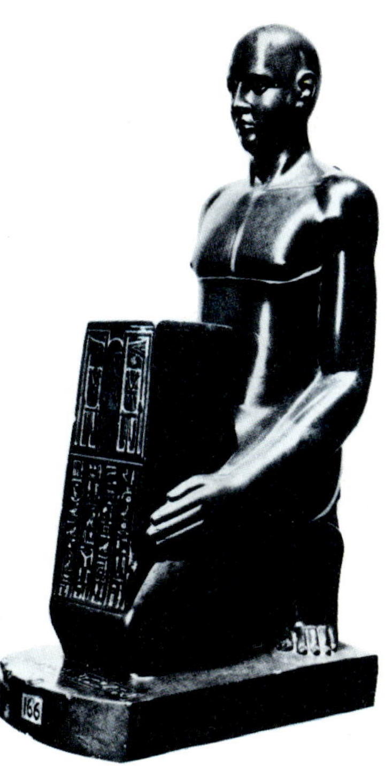

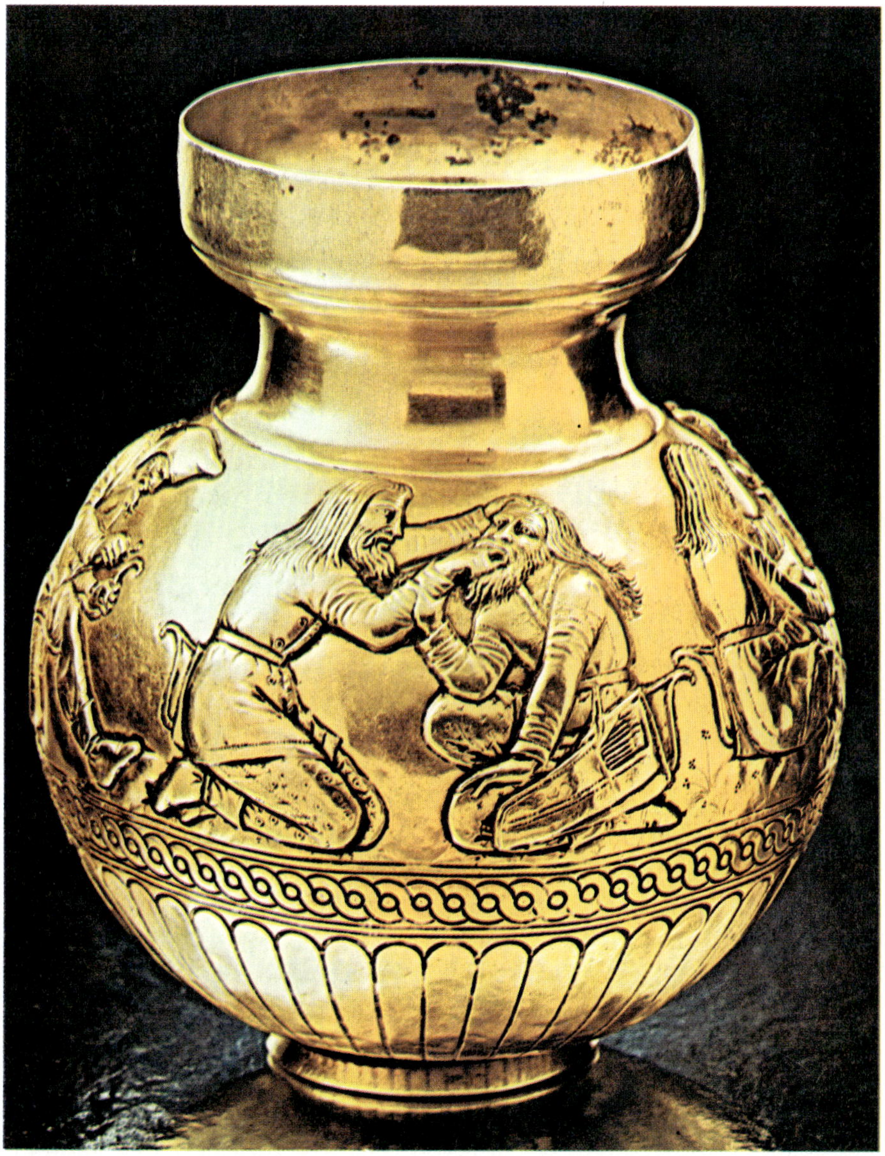

Abbildung 507
Skythische Vase aus Gold. Griechische Arbeit aus dem 4. Jh. vor Christus. Ein kniender Mann führt Daumen und Zeigefinger in den Mund seines Gegenübers ein, als ob er ihm einen gebrochenen Zahn ausreißen wollte.

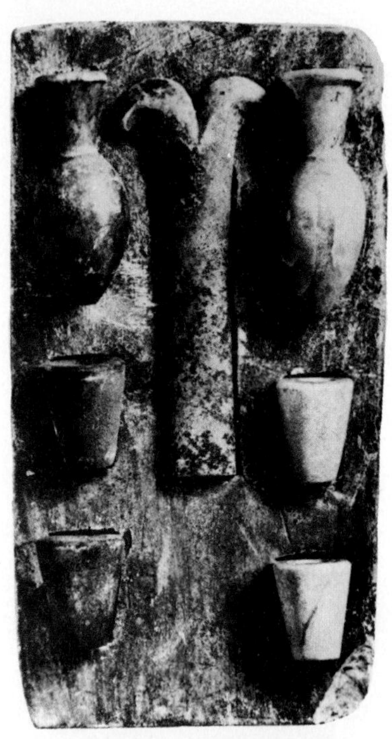

Abbildung 508
Verschiedene Gegenstände für die Zeremonie des Mundspülens. Ägyptische Tafel aus Sandstein, 2000—1785 v. Chr.

Die Zahnpathologie nimmt in den Werken Hippokrates' einen großen Raum ein. Zahnmißbildungen schienen ihn besonders zu interessieren: »Bei Beginn der Zahnbildung«, so sagt er, »treten Entzündungen des Zahnfleisches, Fieber, Krämpfe und Durchfall auf, besonders beim Durchbrechen der Eckzähne. Diejenigen Kinder, die während der Zahnbildung häufig auf dem Bauch rutschen, sind den Krämpfen weniger ausgesetzt als jene, die das selten tun. Außerdem verhindert starkes Fieber während der Zahnbildung beim Kind fast immer eventuelle Krämpfe.«

Die Epidemie von Perinthos gab ihm Gelegenheit, Störungen, die durch die Weisheitszähne hervorgerufen werden, zu studieren: »Einige hatten einen von Karies befallenen Zahn, oft den dritten von oben — dieser Zahn wird häufiger als die anderen von Karies befallen. Dort entstand Schmerz und manchmal kam es auch zu Eiterungen. Hegesistratos hatte in Augennähe einen Eiterherd: es bildete sich Eiter nahe dem letzten Zahn. Ein dicker Eiterfluß lief durch die Nasenlöcher hinunter, kleine, runde Hautfetzen lösten sich. Beim dritten Zahn sind Eiterungen häufiger zu beobachten als bei allen anderen. Der dicke Ausfluß aus den Nasenlöchern sowie die Schmerzen an den Schläfen rühren von diesem Zahn her.«

Er führt des weiteren Zahnhöhlenabszesse, Kiefernekrose und akute Knochenhautgeschwulste auf, die von lebensgefährlichen Fieberanfällen begleitet sein können. Bei hartnäckigen Geschwüren auf der Seite der Zunge rät er, gut nachzusehen, ob sich auf dieser Seite nicht ein Zahn mit einem spitzen Ende befindet. Dies ist ein sehr guter Ratschlag.

Hier ist nun der Grund, den er für Karies angibt: »Die Kälte ist ein Feind der Zähne, die wegen Schleimansammlungen unter den Wurzeln schmerzhaft werden. Karies tritt auf, weil die Zähne durch diesen Schleim und durch Nahrungsüberreste angegriffen werden; dabei werden vor allem die schwächsten und die am wenigsten verwurzelten befallen.«

Seine Therapeutik war sehr abwechslungsreich, jedoch auch eigenartig. Gegen Zahnschmerzen und Zahnfleischanschwellung empfiehlt Hippokrates Gurgeln mit Bibergeil und Pfeffer; gegen Abszesse im Mund den Sud gekochter Linsen. Ein allgemeiner Aderlaß und Umschläge mit der ägyptischen Aloepflanze sollen geschwulstartige Entzündungen des Zahnfleisches heilen. Mit der Zahnextraktion, dieser drastischen Heilmethode, geht Hippokrates sehr vorsichtig um. Er empfiehlt sie nur bei kariösen und wackeligen Zähnen; ansonsten soll der Zahn durch Ausbrennen ausgetrocknet werden. In jener Zeit wurde die Extraktion von Zähnen als eine äußerst gefährliche Operation angesehen, die man nur in sehr dringenden und leicht durchführbaren Fällen anwendete.

Kinnladenbrüche waren für Hippokrates nichts Geheimnisvolles. Seine Beschreibung der Fixierung gebrochener Partien mit Hilfe von Binden ist bemerkenswert. »Wenn die Zähne an der verletzten Stelle gebogen oder versetzt sind, so muß man sie nach der Anpassung der gebrochenen Teile vorzugsweise mit einem Goldfaden solange miteinander verbinden, bis alles verheilt ist. Ist die Anpassung ausgeführt, so bindet man die Zähne zusammen. Dann nimmt man karthagisches Leder, schneidet einen Streifen davon ab, überzieht die Kinnlade mit Gummi und befestigt das Riemenende mit Klebstoff in der Gegend des Bruchs. Der Riemen wird unter der Kinnlade entlanggezogen und mit Hilfe eines Einschnittes um die Kinnspitze geschlungen. Ein weiterer Riemen soll in der oberen Gegend der Kinnlade angeklebt und so aufgeschlitzt werden, daß er das Ohr umfassen kann. Dann möge man die Riemen dehnen, um ein Übereinanderliegen der Bruchstücke zu vermeiden und danach oben auf dem Kopf zusammenschnüren. Schließlich ist ein Band um die Stirn zu wickeln und der Apparat mit einem ›Überzieher‹ zu sichern, so daß der Verband hält. Der Verletzte hat Bettruhe zu bewahren und muß zehn Tage lang auf Diät gehalten werden. Danach soll man ihm unverzüglich zu essen geben, denn wenn während der ersten Tage keine Entzündung auftritt, so heilt die Kinnlade innerhalb von zwanzig Tagen.«

Das Werk des Hippokrates ist ohnehin schon bemerkenswert genug, sein besonderes Verdienst liegt jedoch darin, eine Zusammenfassung der Vergangenheit geleistet und die Zukunft vorbereitet zu haben. Er hatte Thessalus und Drakon als Söhne und Polybos zum Schwiegersohn, der in Kos seine Nachfolge als Lehrer der Medizin antrat.

Abb. 509/510 (unten links) Der Kinnbacken von Mauer, der 1907 entdeckt und mit dem eines Schimpansen (darunter, von der Seite gesehen) verglichen wurde. Deutschland. Frühes Pleistozän.

Abbildung 511/512 (unten) Dieselben Kinnbacken von oben.

Aristoteles und die vergleichende Anatomie

Aristoteles wurde 384 v. Chr. in Stageira geboren und starb 322 in Chalkis. Er gab als erster der vergleichenden Anatomie und der Physiologie eine exakte Form. Auch heute noch staunen wir über seine aus Tiersektionen hervorgegangenen Vergleichsstudien. Das Studium der Zähne, in der Zoologie eine bedeutsame Sache, war für ihn Gegenstand besonderer Aufmerksamkeit. »Bei Kindern beginnen die Zähne erst im siebten Monat zu wachsen. Natürlich kommen zuerst die vorderen Zähne durch; manchmal zuerst die oberen, manchmal die unteren. Jedoch wachsen sie stets bei jenen Kindern schneller, deren Ammen

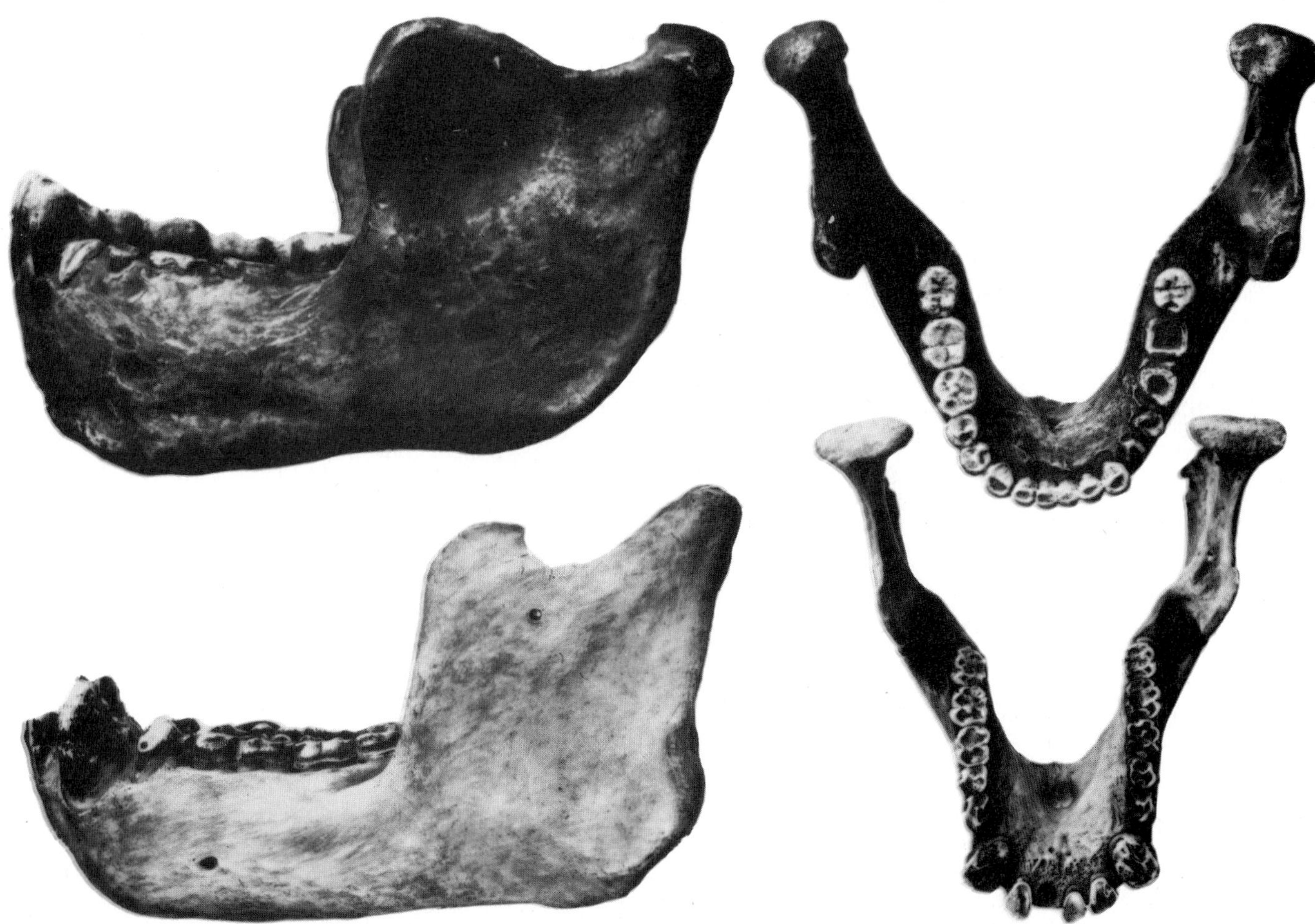

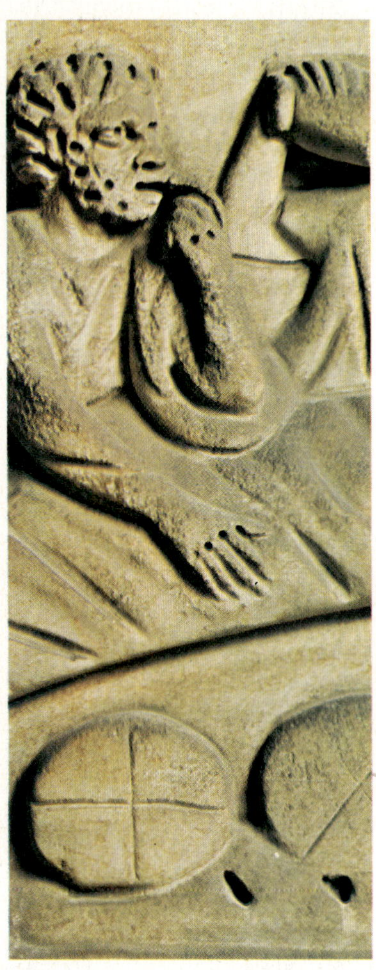

Abbildung 513
Mahlzeit unter Christen. Detail eines Sarkophagdeckels.

eine wärmere Milch haben.« Bezüglich der Weisheitszähne äußert er sich wie folgt: »Die hintersten Backenzähne wachsen bei Menschen erst zum Schluß, bei Mann und Frau normalerweise im zwanzigsten Lebensjahr. Man hat jedoch schon Frauen gesehen, bei denen die Backenzähne erst im Alter von achtzig Jahren gewachsen sind; jedoch wurde dieser Zahndurchbruch von starken Schmerzen begleitet. Dasselbe hat man auch bei Männern erlebt; doch dieses Phänomen tritt nur dann auf, wenn man in der Jugend überhaupt keine Backenzähne hatte.« Anschließend präzisiert er die physiologische Funktion der Zähne: »Die Zähne sitzen im Kieferknochen, einer Knochenart, die auf der einen Seite nicht perforiert ist. Die Zähne zeigen je nach Tierart mehrere Varianten, von denen einige eine bestimmte Struktur und Stellung aufweisen, die sie nur für den Kauvorgang geeignet machen. Andere Zähne wiederum sind Verteidigungsmittel. Beim Menschen dienen sie der Ernährung: die Schneidezähne beißen ab, die Backenzähne zermalmen, die Eckzähne, die zur einen Hälfte bauchig und zur anderen Hälfte spitz sind, besitzen beide Eigenschaften. Die Zähne dienen auch zur Artikulation der Sprache.«

Eine Bemerkung verblüfft uns besonders: »Die Zähne haben die Farbe der Knochen. So besitzen auch farbige Menschen Zähne, die weiß sind wie ihre Knochen, während die Nägel schwarz wie ihre Haut sind.«

Auf den Zustand der Zähne stützt Aristoteles seine Prognose für die Lebensdauer eines Menschen: »Jene, die eine größere Anzahl von Zähnen aufweisen, haben im allgemeinen auch eine höhere Lebenserwartung, während jene, die weniger und weiter auseinanderstehende Zähne besitzen, nicht so lang leben werden. Die männlichen Lebewesen haben mehr Zähne als die weiblichen; dies gilt für die Menschen wie für Schafe, Ziegen und Schweine.«

Ebenso wie Hippokrates hat er Bedenken bei der Zahnextraktion: »Es gibt keinen Grund zu behaupten, man könne die Zähne leichter ziehen, wenn man das Gewicht der Zahnzange hinzufügt, als wenn man allein die Hand dazu gebraucht. Kann man sagen, dies sei so, weil der Zahn leichter aus der Hand als aus dem Instrument rutscht? Es kann jedoch nur das Gegenteil eintreten. Die Zahnzange setzt sich aus zwei Hebeln zusammen, welche dem Zahn Bewegung verschaffen; deshalb ist es einfacher, ihn mit der Hand als mit dem Instrument herauszuziehen.«

Ärzte der Hellenistischen Zeit

Demosthenes und Aristoteles waren Zeitgenossen des Hippokrates. Der Fall des berühmten Redners ist bekannt. Man behauptet, er habe eine Hasenscharte gehabt, dazu noch eine Gaumenspalte, die er mit einem Kieselstein von entsprechender Form und Größe ausfüllte. Dechaume hat kürzlich gezeigt, daß Demosthenes unter Sprachstörungen litt, die nicht für eine Gaumenmißbildung typisch waren, sondern daher rührten, daß er Worte schlecht aussprechen konnte, vermutlich eine Folge des kindlichen Verschluckens von Wörtern. Vom Schauspieler Satirus angeleitet, hat er mit Hilfe eines Spiegels umgelernt und wurde so zu einem Vorläufer der Orthophonie.

Weiter wäre der Fall des Kaisers Tiberius heranzuziehen, der drei Jahrhunderte später von Sprachlehrern wegen seines heftigen Stotterns behandelt wurde. Nach dieser Behandlung konnte er in der Öffentlichkeit angemessen sprechen, während er im Privatleben immer noch Ausdrucksschwierigkeiten hatte.

Kehren wir mit Diokles von Karystos ins dritte Jahrhundert v. Chr. zurück. Er empfahl gegen Zahnschmerzen ein Mundwasser, welches aus Zedernholz-

Abbildung 514 (gegenüber)
Griechische Kunst: Trinkschale »Kadmos und der Drache«. Der Bruder von Europa und Sohn des phönizischen Königs, Kadmos, wurde von einem Drachen angegriffen, den er tötete. Auf den Rat Athenas sähte er die Zähne des Ungeheuers aus. Daraus entstand eine Armee von Riesen, die Kadmos halfen, die Akropolis von Theben aufzubauen.

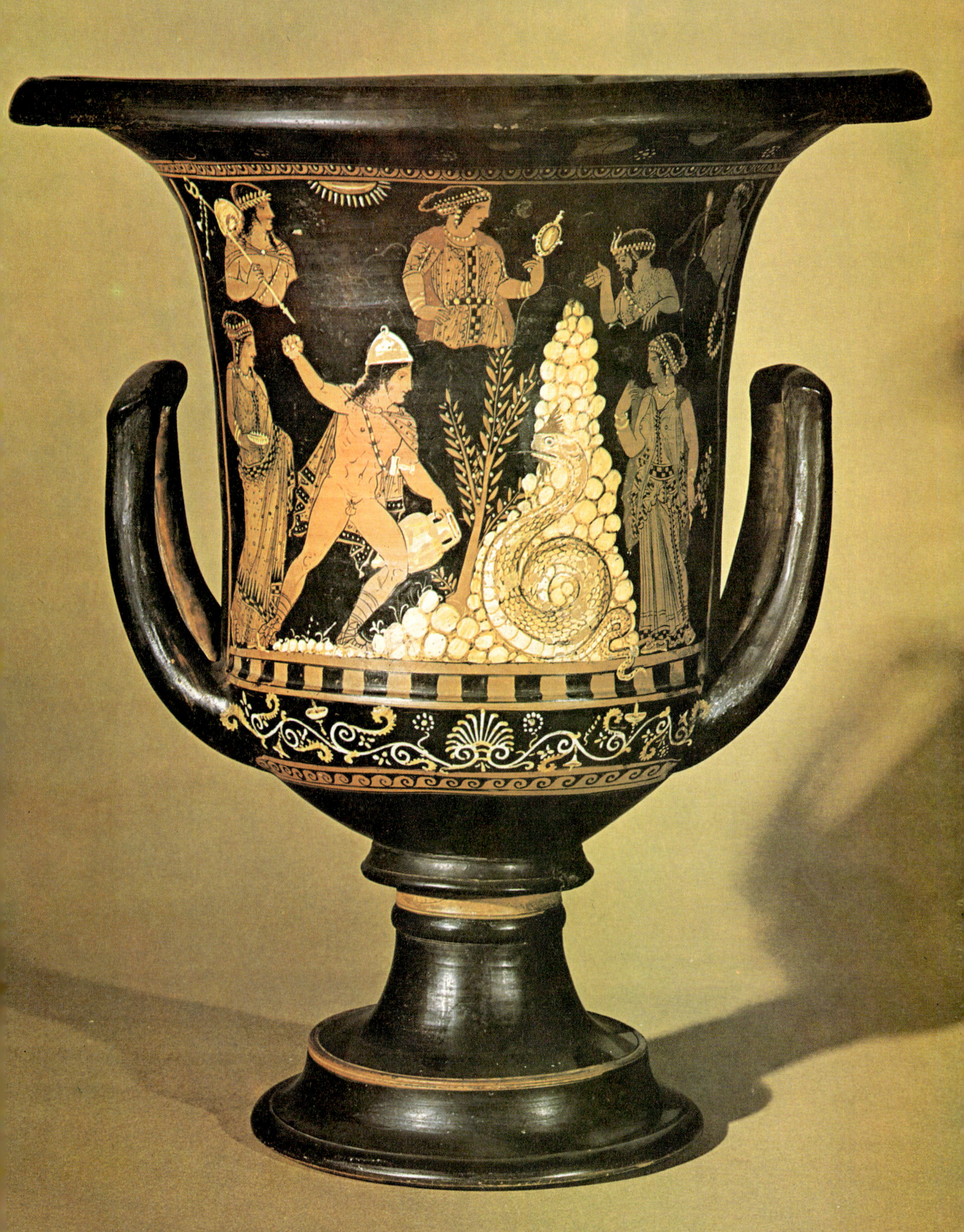

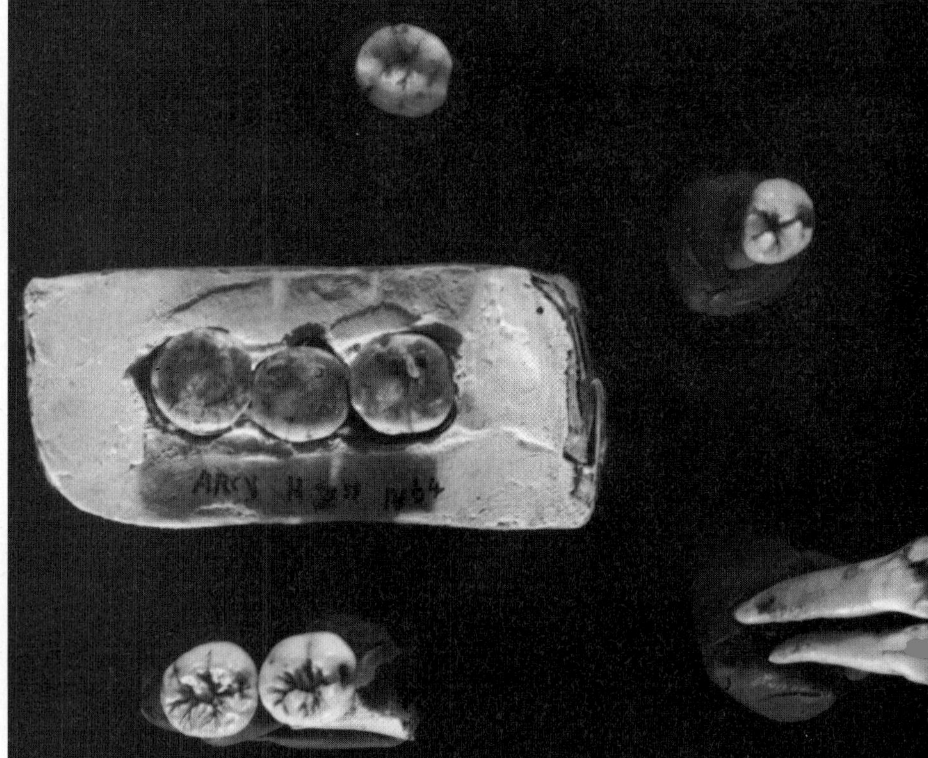

Abbildung 515
Zähne von mehreren verschiedenaltrigen Neandertalern, aus der Höhle bei Hyène. Mittlerer Paläolithikum.

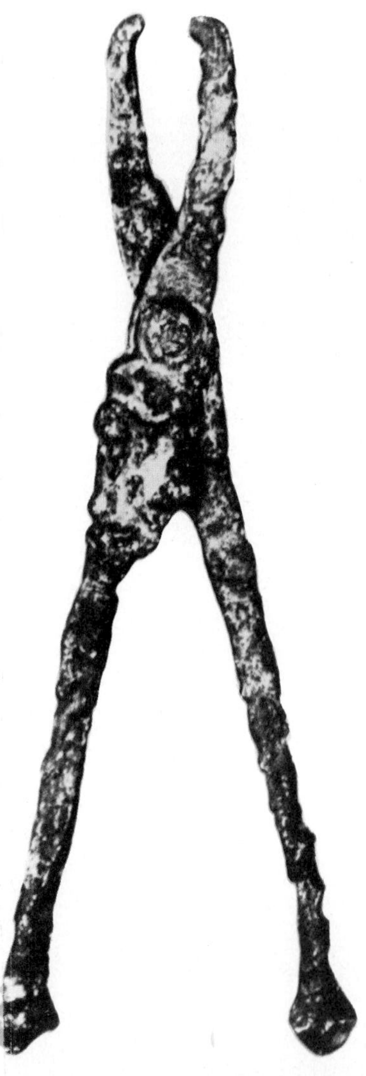

Abbildung 516
Zange eines Dentisten aus dem Jahre 50 v. Chr., die im römischen Lager von Saalburg am Limes (Deutschland) gefunden wurde.

harz und aus Safran bestand. Wie sein Lehrer Hippokrates war er ein Gegner der Zahnextraktionen.

Erasistratos von Elis, der Enkel des Aristoteles und Arzt des syrischen Königs Seleucus Nicator, war ein sehr beherzter Chirurg, der nur Furcht vor Zahnextraktionen zeigte. Man behauptet, daß er es war, der im Tempel des Apoll in Delphi eine bleierne Kneifzange, die zum Zahnziehen benutzt wurde, niederlegen ließ. Dies symbolisiert Vorsicht, die beweist, daß die Alten großen Wert auf ihre Zähne legten, an denen sie nicht zogen, bevor sie nicht von selbst wackelten. Andere Leute sind der Auffassung, dies sei ein Modell, da das echte Odontagogon aus Eisen hätte sein sollen.

Herophilos, der 334 v. Chr. in Chalkedon geboren wurde, ist der letzte große Arzt der griechischen Medizin, die nun eine zweihundertjährige Periode der Mittelmäßigkeit durchmachen sollte. Das römische Reich wuchs und eroberte die Welt. Nachdem Griechenland endgültig unterworfen war, wurde es zu einer römischen Provinz, zur Achaia, herabgewürdigt.

Charakteristisch für das Zeitalter des Augustus war der hygienische und kosmetische Aspekt, auf den in der Medizin besonders Wert gelegt wurde; so war man z. B. peinlich auf Sauberkeit und das strahlende Weiß seiner Zähne bedacht. Dessen nimmt sich Damokrates an, der in einem in Versen abgefaßten Werk die Zusammensetzung einer Zahncreme angibt. Scribonius Largus hat die Mischung von mehreren Zahncremes überliefert, unter denen sich auch diejenigen befinden, die Oktavia, die Schwester des Augustus, und Messalina benutzten. Verbranntes Horn vom Hirschgeweih, Kohle mehrerer Pflanzen, Salz, Alaun und Glas in Puderform bildeten die Grundsubstanz dieser Zahncremes. Einen weiteren wesentlichen Bestandteil bildeten wohlriechende pflanzliche Substanzen, die keinesfalls fehlen durften.

Celsus

Celsus haben wir es zu verdanken, daß Fortschritte in dieser Richtung der Heilkunst gemacht wurden. Er scheint als erster auf die Bedeutung von Vorsorgemaßnahmen aufmerksam gemacht zu haben. Er bezeichnete Zahnschmerzen als die größten aller Qualen und setzte zur Verhütung hygienische und therapeutische Maßnahmen ein. Von Wein und Nahrungsmitteln riet er ab und empfahl Schlankheits- und Abführmittel, fallweise auch Wasserdampf sowie beruhigende und leicht adstringierende Lösungen.

Die Extraktion der Zähne, bisher zurückhaltend eingesetzt, wurde unter seinem Einfluß zu einer neuen Operationsart. Er ließ ihr die Einnahme von Medikamenten, die sich aus Opium, Pfeffer, Bertramwurz und Schwefel zusammensetzten, vorausgehen. Celsus empfahl die Entfernung von Knochensplittern. Falls Wurzeln zurückblieben, waren sie auf der Stelle mit Klammen zu entfernen.

Weiterhin führte er die ersten Reimplantationen durch und befestigte wackelige Zähne, indem er das kranke Zahnfleisch ausbrannte. War das Wackeln die Folge eines Schlages oder eines Sturzes, so benutzte er Gold- oder Seidenfäden.

Er empfahl, einen kariösen Zahn eher zu plombieren, als ihn sofort zu ziehen. Es war damals offensichtlich nichts Neues, die von Karies gebildeten Löcher mit Blei, Gold oder anderen Substanzen zu füllen.

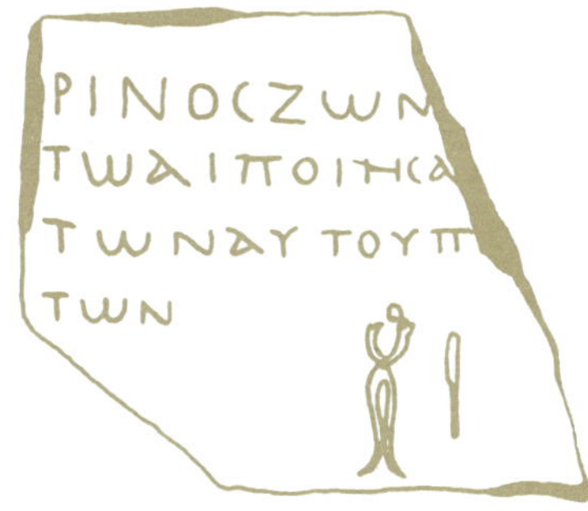

Abbildung 517
Griechische Grabinschrift für den christlichen Chirurgen Chelorino in Rom (4. Jh. n. Chr.). Zeigt einen gezogenen Zahn an einer Backe der Zange.

Galen

Seit dem zweiten Jahrhundert nahm die griechische Medizin, deren Schwerpunkt sich — wie übrigens das gesamte hellenistische Geistesleben — nach Rom verlagert hatte, einen neuen Aufschwung. Zu diesem Ruhm verhalf ihr besonders Claudius Galen. In Alexandria, wo er sich mehrere Jahre aufhielt, nahm er die Lehre von Erasistratos und Herophilos auf. Seine Theorien waren von bemerkenswerter Genauigkeit. Bezüglich der Zähne sagt er: »Warum besitzen wir genau zweiunddreißig Zähne, die auf jedem Kieferknochen in einer Reihe festsitzen? Die vorderen werden Schneidezähne genannt. Sie sind scharf und groß und beim Zubeißen zum Schneiden gedacht. Daran schließen sich die Backenzähne an, die abgeschliffen und breit, hart und lang und genau dazu geschaffen sind, die Nahrungsmittel zu zerkauen, die von den Schneidezähnen abgeschnitten und von den Eckzähnen zerkleinert worden sind.« Er bewies,

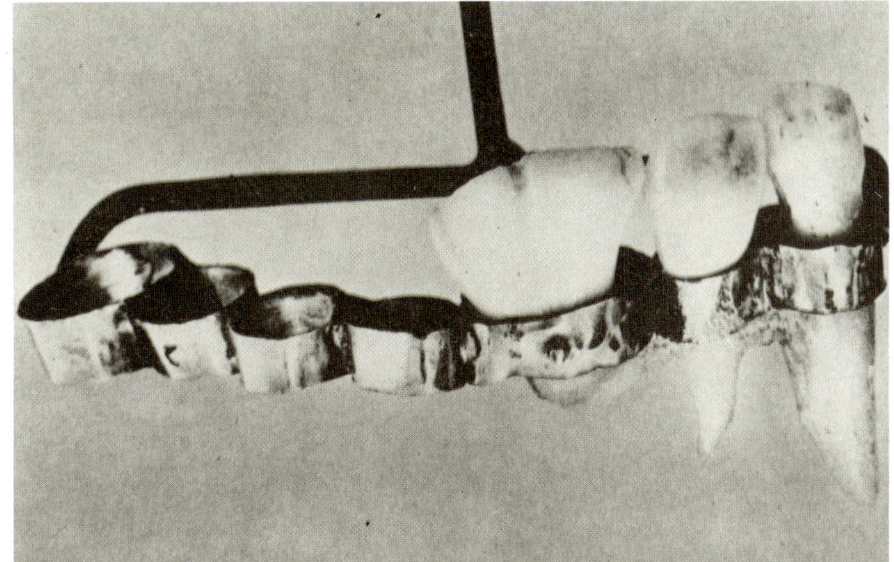

Abbildung 518
Etruskische Prothese auf goldenem Gestell mit einem eingelegten Kalbszahn. Um 400 v. Chr.

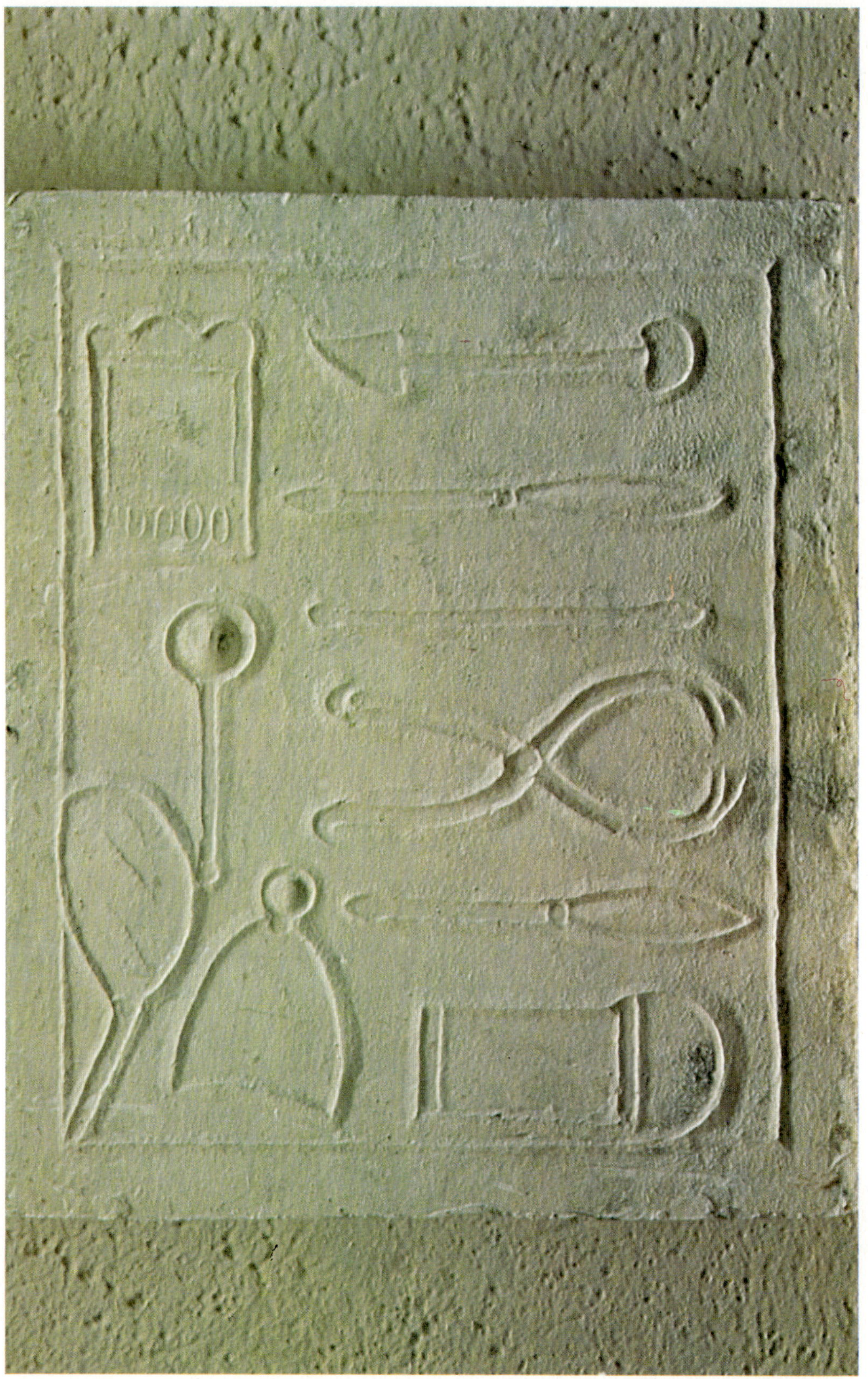

daß die Zähne aus Knochenmaterial bestehen, daß ihre Härte und ihre Struktur es nicht erlauben, sie neben die anderen Organe einzureihen. Er zeigte, daß Adern und vor allem Nerven direkt vom Gehirn zu ihnen führen und ihre große Empfindlichkeit bewirken. Als erster legte er dar, daß das Mark der Nährstoff der Zähne ist.

Abbildung 519 (gegenüber)
Instrumente für die zahnärztliche Behandlung.

Galen äußerte sich ausführlich über die Pathologie des Zahnsystems. Er ist über die falschen Zahnstellungen frappiert, die er seltsamerweise »bei jenen Menschen beobachtet, die eine besondere Gesichtsform und eine ausgeprägte Neigung zur Naseneiterung aufweisen.« Wie Hippokrates ist er der Meinung, daß Kälte ein Feind der Zähne ist. Er bringt die Empfindlichkeit des Zahns in Beziehung mit dem kleinen Nerv, den die Wurzel enthält. Er führt die Entstehung von Karies auf einen verdorbenen Saft zurück, den man austrocknen muß, wenn von ihm nicht zuviel vorhanden ist, und nicht auf unmäßigen Milchgenuß, wie man damals allgemein glaubte. Die Zähne, so Galen, die keinen entgegenwirkenden Zahn hätten, würden sich ausdehnen und beweglich werden.

Galens Therapeutik war äußerst vielseitig. Gegen Zahnschmerzen empfiehlt er vor allem Dampfbäder und Bilsenkrautpräparate. Dauert der Schmerz an, so ist der Zahn mit einem kleinen Bohrer anzubohren; in die so erzeugte Öffnung sind mit einer Sonde die entsprechenden Heilmittel einzuführen. Mißlingt das Verfahren und wird eine Extraktion notwendig, dann ist auf den Zahn Mutterkrautpuder mit starkem Essig aufzutragen. Nach einer Stunde werde der Zahn dann so beweglich, daß man ihn leicht mit Zangen oder sogar mit den Fingern herausziehen könne. Gegen Mundgeruch ist seiner Meinung nach Nießwurz oder Ingwer geeignet. Zur Förderung des Zahnwachstums empfiehlt er, ein Mundwasser aus Hundemilch oder aus Hasenhirn anzuwenden; oder aber um den Hals des Kindes die getrocknete Hornsubstanz einer alten Schnecke zu hängen. Galen hinterließ eine große Anzahl von Formeln zur Zubereitung von Zahnpasten.

Außerhalb der Klassiker der Medizin ermöglicht uns auch die blühende Literatur der römischen Epoche die Erschließung neuer Horizonte. Bei Horaz, Ovid, Catull, Petronius und Martialis entdecken wir köstliche Epigramme, von denen wir hier einige Auszüge anführen.

Von Horaz stammt folgendes Zitat, mit dem er sich über alte Frauen lustig machte: »Diese aber liefen sogleich in die Stadt, wo Canidia ihre Zähne und Sagana ihre Haare verlor.« Martialis wendet sich mit den Worten an Lelia: »Schämst Du Dich nicht wegen Deiner gekauften Zähne? Was wirst Du mit Deinem Auge machen, Lelia, ist so etwas nicht auch zu kaufen?«

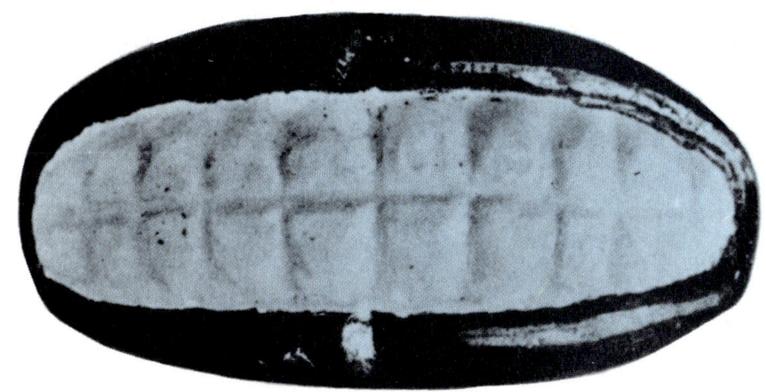

Abbildung 520
Etruskische Gabe, die in einem Grabhügel neben Vetrelonia aufgefunden wurde.

»Thais hat schwarze Zähne, Lekania weiße. Warum? Erstere kauft sie, letztere hat ihre eigenen.« — »Aeglea bildet sich ein, daß ihre Zähne dank des Knochens und des Elfenbeins, das sie kauft, erhalten geblieben sind.« Und schließlich: »Und nachts legst Du Deine Zähne ab wie Dein Seidenkleid.« Also hat man in Rom künstliche Gebisse verkauft. Man findet darüber keinerlei wissenschaftliche Zeugnisse. Wahrscheinlich erklärt sich die ein wenig freizügige Art der Autoren jener Zeit aus ihrer überschwenglichen Phantasie.

Abbildung 521
Etruskische Prothese auf goldenem Gestell, gefunden in Falgri. Ungefähr 5. Jh. v. Chr.

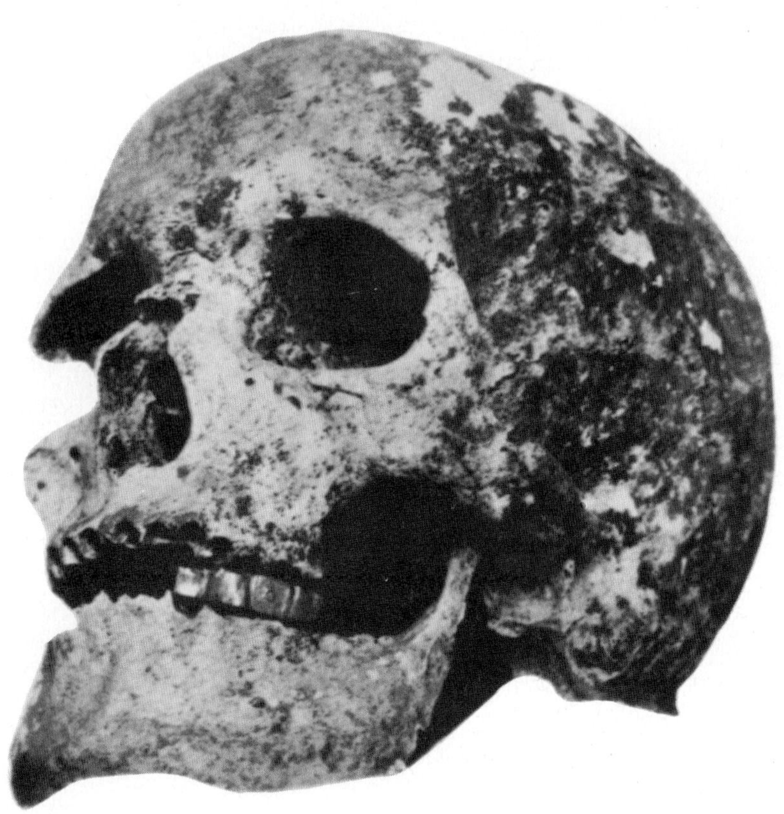

Die Zahnprothesen

Die meisten Ärzte, die wir eben aufgeführt haben, berichten nichts über Zahnprothesen. Die Griechen jedoch kannten sie bereits. Ihre Schönheitsvorstellungen erlaubten es ihnen übrigens nicht, eine Beeinträchtigung durch Zahnausfall ohne weiteres zu akzeptieren. Unsere Dokumente stammen aus Gräbern und aus der Literatur. Lucianus, ein Zeitgenosse Galens, schreibt: »Bald darauf wurde ich der Geliebte einer älteren Dame; ich lebte ziemlich üppig auf ihre Kosten und gab vor, in diese siebzigjährige Schönheit verliebt zu sein, der nur noch vier Zähne, die an einem Goldfaden hingen, übriggeblieben waren.«

Die Etrusker verbrannten ihre Toten, aber mit der Zeit führten sie Beerdigungen ein, so daß man fünfundzwanzig Jahrhunderte später gut erhaltene Skelette finden konnte, von denen einige noch Zahnprothesen tragen.

Ein Grab in Corneto hat uns die primitivsten der Haltevorrichtungen geliefert. Am Oberkiefer umklammern zwei Goldringe den zentralen Schneidezahn und den linken Eckzahn, der seitliche Schneidezahn ist durch einen einfachen

Goldstift ersetzt, der an die zwei Ringe gelötet ist. Mit diesem Apparat sollten die Zähne in korrekter Stellung gehalten werden.

Komplizierter gebaut ist eine Prothese, die aus einem weiteren Grab geholt wurde. Sie besteht aus vier gelöteten Goldringen, von denen drei den Eckzahn, den seitlichen Schneidezahn der rechten Seite und den zentralen Schneidezahn der linken Seite umfassen. Der rechte zentrale Schneidezahn ist durch einen künstlichen Zahn ersetzt, den ein querliegender Stift, der an den entsprechenden Goldring gelötet ist, festhält.

Die Konstruktion aus dem Bürgermuseum in Corneto ist ein echtes Kunstwerk und so geschickt angefertigt, daß der Eindruck der Echtheit entstehen könnte. Die verlorenen Schneidezähne wurden durch einen einzigen Ochsenschneidezahn ersetzt, der mit einer Säge halb durchgeschnitten wurde.

In Vitulonia entdeckte man fünf Kronen aus Menschenzähnen, von denen man mittels Hohlmeißel und Kratzeisen sorgfältig das Elfenbein abgekratzt hatte, um nur die dünne Schicht aus Zahnschmelz einzusetzen. Dies ist sicherlich ein Vorläufer unserer heutigen Jacketkronen, die aus gebranntem Porzellan angefertigt werden.

Die ersten Zahnärzte

Diese Entdeckungen, zu denen man in den Texten keine Beschreibung findet, legen den Schluß nahe, daß fünf Jahrhunderte vor unserer Zeitrechnung Handwerker und nicht Ärzte sich mit Zahnersatz befaßten und in unglaublicher Kunstfertigkeit Teilprothesen, Zahnhauben aus Gold, Zahnschmelz oder Keramik und Brücken anfertigen. Trotz des Schweigens seitens der Ärzte neigen wir zu der Annahme, daß in Rom Zahnheilkunst und Zahnärzte existierten. Der Name eines von ihnen ist uns sogar bekannt: er hieß Cascellius und besaß zu Zeiten Domitians eine kleine Werkstatt am Aventicum.

Der Zahnarzt war normalerweise ein griechischer Sklave, der sein Kunsthandwerk entweder für seinen Herrn und dessen *gens* oder teils für seinen Herrn, teils für sich selbst ausübte. Wenn er Erfolg hatte, konnte er sich seine Freiheit erkaufen und auf der sozialen Leiter emporsteigen. Zur Ausübung seiner Kunst kam noch der lukrative Verkauf von Zahnpasten, Medikamenten und spanischem Urin hinzu, den er sich zu hohen Kosten übers Meer aus Barcelona und Tarragona kommen ließ. Dieser in Alabastervasen aufbewahrte Urin wurde von den eleganten Frauen sehr geschätzt, die davon heftigen Gebrauch machten, denn ihm wurde die einzigartige Eigenschaft zugeschrieben, die Zähne wesentlich weißer zu machen, als es der Urin der Italiener vermocht hätte.

Der Abstieg des römischen Reiches brachte auch einen Niedergang im Bereich von Wissenschaften und Kunst mit sich. Das Zeitalter der Antike ging zu Ende. Die Araber setzten später dort an, wo die Römer aufgehört hatten. Sie benötigten Jahrhunderte, um das Erbe der Errungenschaften, dem sie sich gegenübersahen, umsetzen zu können. Es gelang ihnen erst im Mittelalter vollständig.

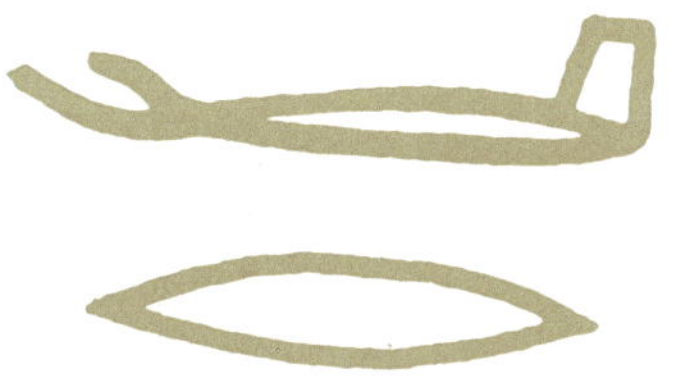

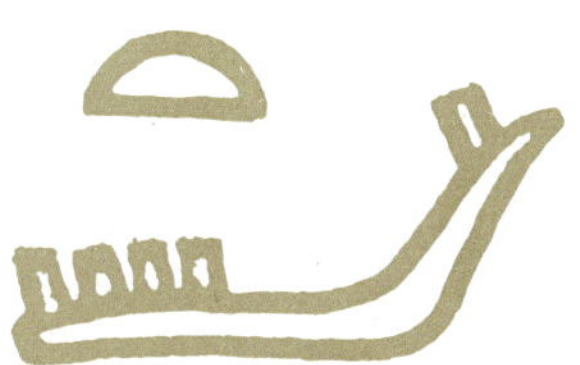

Abbildung 522
Aret Hieroglyphe, die den Unterkiefer darstellt. Das letzte Zeichen stellt eine Ochsenkinnlade dar.

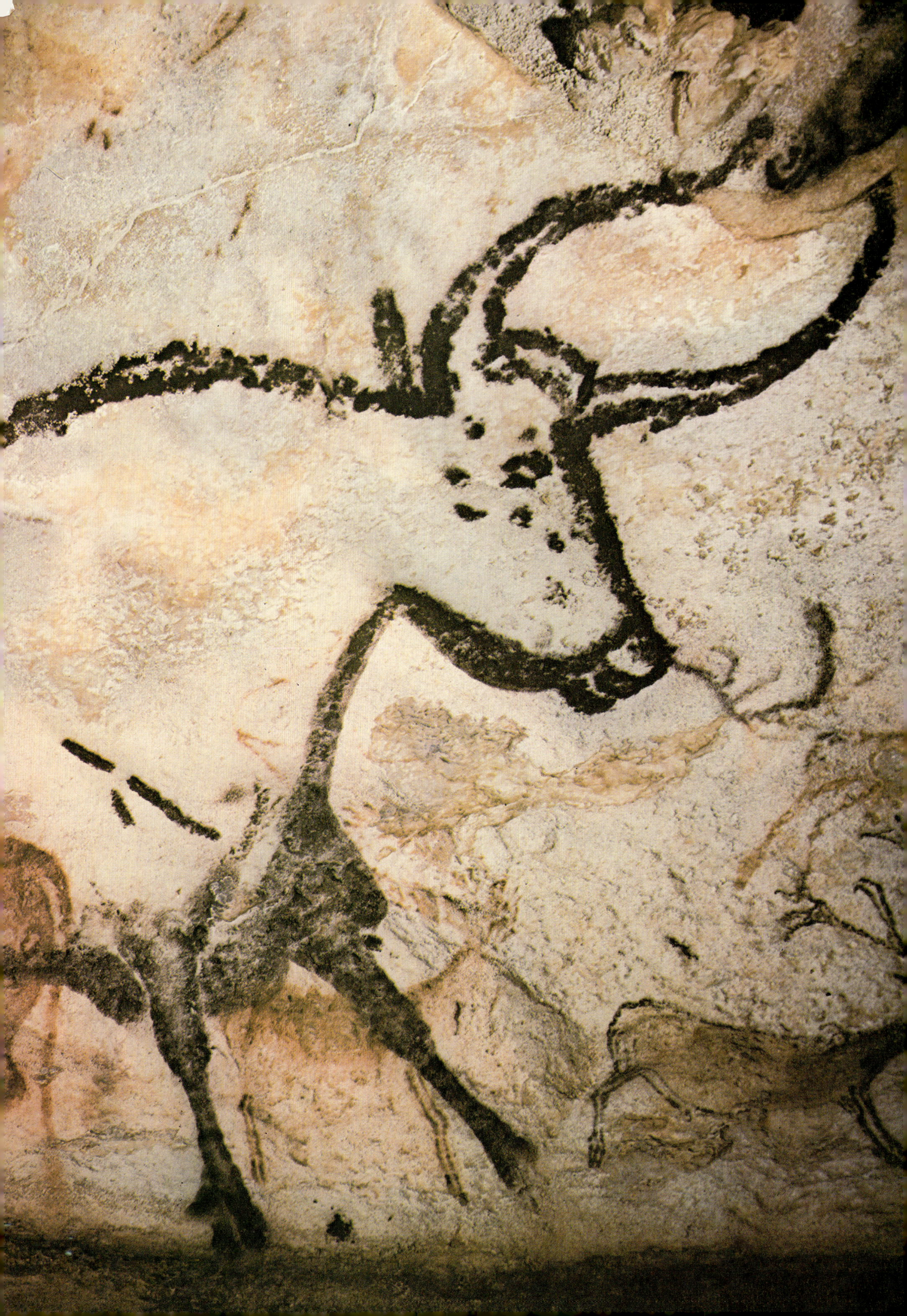

Die Tierheilkunde in der Antike

von Emmanuel Leclainche

Die Tierheilkunde entstand mit der Domestizierung der ersten Säugetiere durch den Menschen. Seit dem Neolithikum verstanden es die Menschen, die Erde zu bebauen und das Korn zu mahlen; sie züchteten das Rentier, das Pferd, den »Moorochsen«, die Ziege, das gehörnte Schaf und den Hund. Sie lebten als Stämme in umfriedeten Siedlungen, um das Vieh zu hüten und zu schützen. Hab und Gut mußten sie gegen Nachbarstämme verteidigen — eine ständige Bedrohung, die schließlich für die Errichtung von Pfahldörfern ausschlaggebend war. Die Tiere dienten fortan nicht mehr nur als Nahrungsreserve, sondern wurden auch für die Herstellung von Wolle und Milch genützt. Die Abwanderung des Rentieres stellte ein sehr bedeutendes Ereignis für die Bevölkerung Mitteleuropas dar, und man kann sich vorstellen, daß die Stämme diesem für sie wichtigen Tier auf seiner Wanderung gefolgt sind.

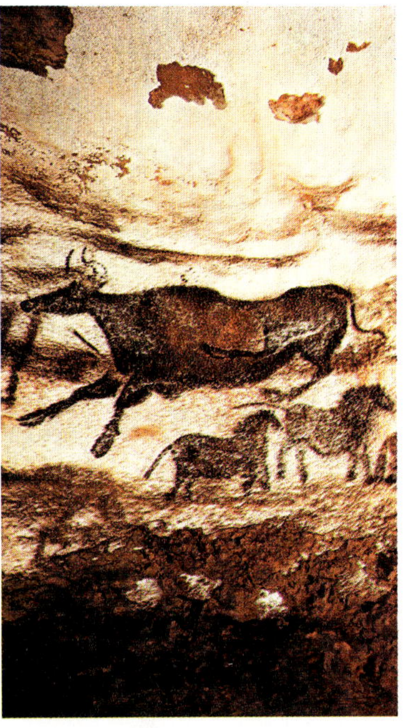

Abbildung 524
Grotten von Lascaux: rechte Wand des Seitenweges.

Wir können uns schwerlich einen Begriff vom Leben der gefangenen oder domestizierten Tiere machen, noch viel weniger von medizinischen Eingriffen an diesen Tieren. Es ist wahrscheinlich, daß den wertvollsten Tieren die prähistorische Chirurgie zugute kam, die von den Archäologen erforscht wurde. Es ist auch möglich, daß bei den mysteriösen Zeremonien in den Höhlen Magier und Hexenmeister sich um die Gesundheit der Tiere bemühten, deren gemalte und eingravierte Abbilder die Felsen schmücken. Dann wären sie die Begründer jener religiösen Tierheilkunde, die sich später über Jahrhunderte fortsetzen sollte.

Von der Bronzezeit an, ab der Mitte des dritten Jahrtausends v. Chr., beginnt sich das soziale Zusammenleben zu entfalten. Für einige Völker hat bereits jetzt schon das »geschichtliche« Zeitalter begonnen. Die Denkmäler aus Ägypten und Mesopotamien, die Inschriften auf den Stelen, die in den Gräbern eingeschlossen oder unter den Ruinen der antiken Städte begrabenen Schreibtafeln und die Papyri können uns die ersten geschichtlichen Zeugnisse erschließen.

Westasien

Seit dem Neolithikum sind die Täler des Nils, des Euphrats und des Indus dicht besiedelt. Es herrscht ein gemäßigtes Klima und das Schwemmland ist von einer außerordentlichen Fruchtbarkeit. Ausgrabungen an den Ufern des Indus in Harappa und Mohendjo-Daro bestätigen, daß dort im vierten Jahrtausend v. Chr. eine fortgeschrittene Zivilisation existierte. Ochsen, Kamel und Zebu dienten sowohl als Arbeitstiere als auch als Nahrungsquelle. Schaf und Geflügel stellten das bevorzugte Nahrungsmittel dieser Völker dar. Das Pferd war unbekannt; im Gegensatz dazu war der Hund schon ein Haustier.

Ab Ende des vierten Jahrtausends taucht in Elam eine neue Zivilisation auf. Die Sumerer lebten an den Ufern des Kerkhas und gründeten eine Hauptstadt,

Abbildung 523 (gegenüber)
Stier und Rinder: Grotte von Lascaux, linke Wand des großen Saals.

Susa. Um das Jahr 2500 v. Chr. besaßen sie bereits politische und administrative Organisationsformen und verfügten über medizinische Literatur. Die medizinische Praxis umfaßte verschiedene Heilverfahren, die von magischen Praktiken begleitet wurden. Nach Auffassung Oefeles sind in den zahlreichen, von ihm interpretierten Texten Kenntnisse wiedergegeben, die schon in früheren Zeiten verbreitet waren.

Der König von Ur eroberte das Land, ohne die Kultur zu zerstören, und seine Nachfolger verwalteten auf bemerkenswerte Weise das Land, das sie geerbt hatten. Die Kultur des Volkes von Ur entwickelt sich etwa im gleichen Zeitraum wie die der Sumerer. Im Britischen Museum findet sich ein Mosaik, das aus dem Tempel von Tel-el-Obied stammt und unter einem König von Ur zwischen 4000 und 3000 vor Christus entstanden ist: es stellt eine Szene aus einer Molkerei dar. Zwei Kühe werden im Beisein eines Kalbs gemolken. Die Milch wird in einem Gefäß mit enger Öffnung aufgefangen. Eine zweite Person gießt sie in einen Trichter, der in einem anderen Gefäß steckt, dessen Hals eng ist wie der einer Flasche. Man sieht, daß alle Vorsichtsmaßnahmen getroffen worden sind, um die Verschmutzung der Flüssigkeit auf ein Mindestmaß zu beschränken.

Um das Jahr 2400 v. Chr. erlebte das Reich von Ur seinen Niedergang, und die Semiten aus Amurry drangen in das Reich der Sumerer und das Land von Elam ein. Abermals befand sich ganz Mesopotamien unter der Herrschaft eines großen Königs. Hammurabi regierte um das Jahr 2000 in Babylon. Bei den Ausgrabungen in Susa entdeckte der französische Archäologe Morgan im Dezember 1901 einen Block aus Grünstein, in den der Text des *Corpus juris,* das von König Hammurabi erlassen worden war, eingraviert ist. Die Stele aus dem Tempel von Sippar bei Bagdad ließ der elamische König Sutruk-Nakhunte als Trophäe entfernen und in seine Hauptstadt Susa transportieren. Ihre Inschriften, die von Pater Scheil entziffert worden sind, wurden 1902 veröffentlicht und dann von vielen Autoren kommentiert.

Der Text zeigt uns eine fortgeschrittene Zivilisation und eine gesellschaftliche Ordnung, die mit der unsrigen verglichen werden kann. »Dies ist ein Meister-

Abbildung 525
Assurbanipal tötet einen Löwen.
7. Jh. v. Chr.

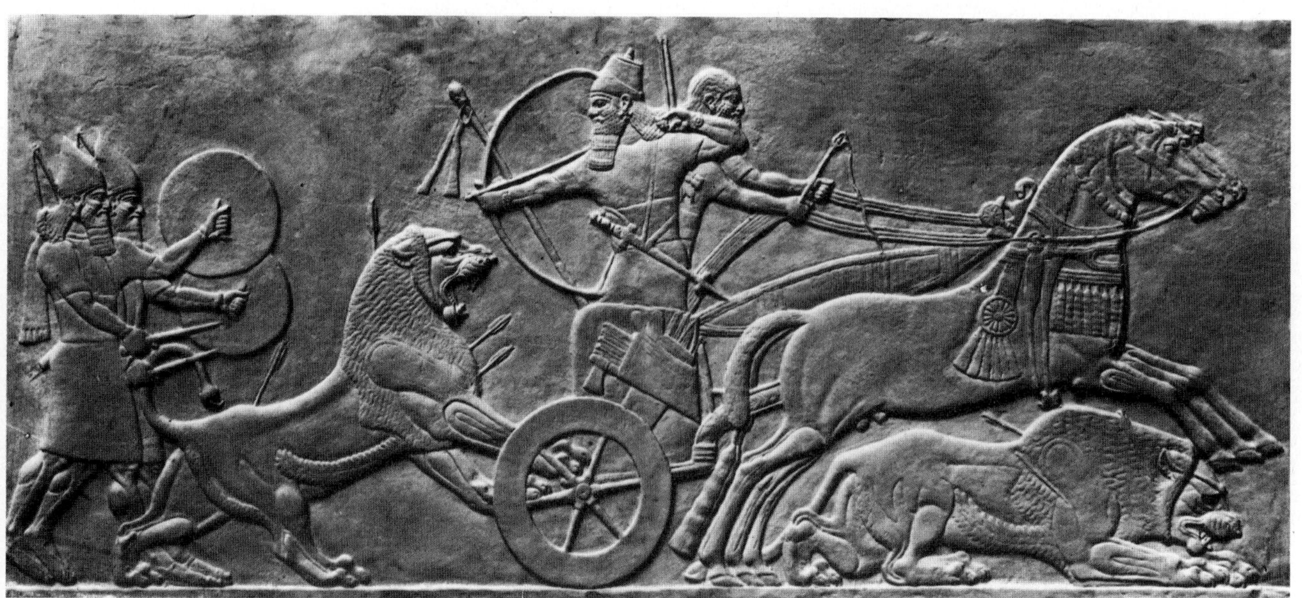

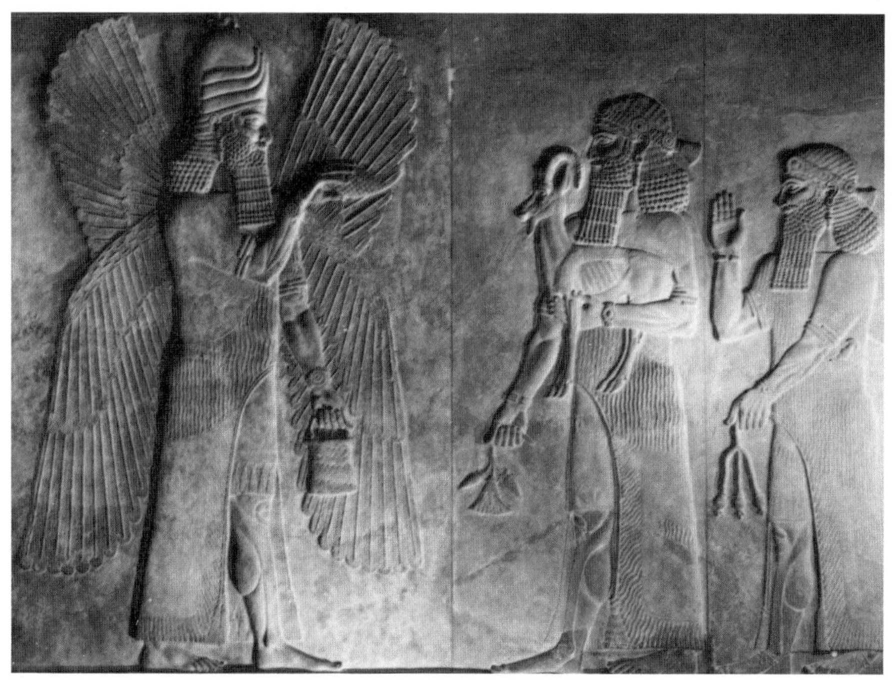

Abbildung 526
Assyrische Kunst: Sargo II., gefolgt von einem Diener, steht vor einem Priester, Khorsabad, 8. Jh. v. Chr.

werk menschlichen Denkens«, sagt Pater Scheil. Wie ein wirkliches Gesetzbuch behandelt die Stele in allen Einzelheiten alles, was Person und Güter, aber auch die Ausübung des Zivil- und des Strafrechts betrifft: die Landwirtschaft und die Zucht sind geschützt; von den Haustieren werden Esel, Zugochse, Rind, Schaf, Schwein und Ziege genannt. Katze und Hund werden nicht erwähnt, wenn auch ihr Vorkommen in Mesopotamien durch die geschriebenen oder gestalteten Denkmäler erwiesen ist. Diese Lücke erklärt sich aus dem wirtschaftlichen Charakter des Gesetzes: Pferd und Hund wurden nur zur Jagd und im Kriege benützt. Der Text der Stele beschreibt auch die Verantwortung des Pächters für die Tiere und bestimmt die Höhe des Schadenersatzes bei völligem Verlust oder Verletzungen eines Tieres: Ersetzung des Gesamtwertes im Falle eines Knochenbruches oder einer Halsverrenkung, des halben Wertes für den Verlust eines Auges, eines Viertels für den Bruch eines Hornes . . .

Beim Kauf von Sklaven wurde das Recht eingeräumt, den Kauf rückgängig zu machen, außerdem gab es eine »Garantiezeit«: »Wenn ein Mann einen Sklaven gekauft hat, er sei männlichen oder weiblichen Geschlechtes, und wenn vor Ablauf von einem Monat diesen eine Krankheit befällt, so gebe er ihn an seinen Verkäufer zurück und der Käufer wird das Geld, das er bezahlt hat, wieder zurücknehmen.«

Die Bestimmungen über die Ausübung der Medizin sind in Artikel 215 bis 223 niedergelegt. Sie sind für Humanmedizin *(A-Su)* und die Veterinärmedizin *(Munai-Su)* in analogen Begriffen abgefaßt. Die zwei Artikel über die *Munai-Su* sollen hier wiedergegeben werden:

§ 224: »Wenn ein Arzt für Rinder oder für Esel an einem Ochsen oder Esel eine schwere Wunde behandelt und geheilt hat, gebe der Herr des Ochsen oder Esels dem Arzt als Lohn ein Sechstel (eines Seckels).«

§ 225: »Wenn er einen Ochsen oder Esel wegen einer großen Wunde behandelt und seinen Tod verschuldet hat, gebe er ein Viertel vom Wert des Tieres dem Herrn des Ochsen oder Esels.«

Die Humanmedizin nimmt im Gesetzbuch des Hammurabi nur einen geringen Raum ein. Als einzige Behandlungsmethoden werden äußerliche Eingriffe wie die Behandlung von Brüchen oder Wunden und Augenoperationen erwähnt. Die anderen Eingriffe waren sicherlich Teil der Befugnisse der Geistlichkeit, und die Priester fielen nicht unter die Gesetzgebung durch das allgemeine Recht. Die medizinischen Kenntnisse der Sumerer und der Semiten haben sich in Byblos mit denen der Ägypter vermischt, um in einer neuen Welt Verbreitung zu finden. Diese sollte im zweiten Jahrtausend entstehen, das Resultat der großen indogermanischen Wanderungen.

Ägypten

Die ältesten Zeugnisse aus dem ägyptischen Raum führen uns bis ins fünfte Jahrtausend v. Chr. zurück. Die hamitischen Eingeborenen hatten den Büffel, die Antilope, die Gazelle und wohl auch den Esel domestiziert. Sie züchteten außerdem Gänse, Enten, Kraniche und Tauben. Am Ende des vierten Jahrtausends verschwanden die Statthalter, und der Staat bildete sich, zumindest theoretisch, unter der Autorität eines Pharao. Mit der Dynastie von Memphis erreichte Ägypten den Höhepunkt seiner glanzvollen Kultur.

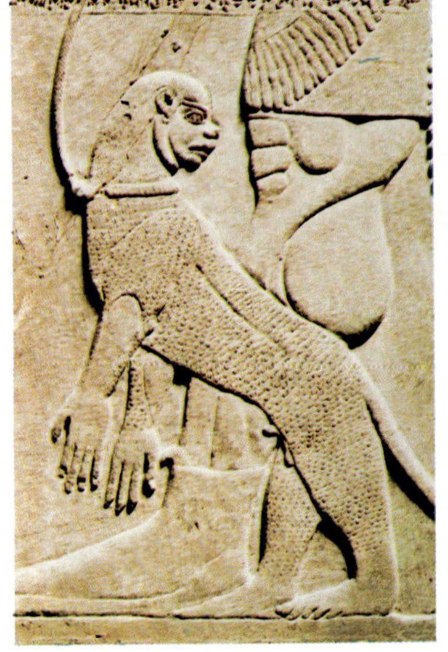

Abbildung 527
Gezähmter Affe. Detail eines Reliefs im Palast des Assurbanipals, Assyrien, 7. Jh. v. Chr.

Eine Vielzahl von Tierarten wurde gehalten und genutzt. Mit einer von zwei Ochsen gezogenen Pflugschar gab es beim Pflügen im Nilschlamm keine Probleme. Herden von Eseln, Ziegen und Schafen wurden in Gattern in der Nähe von Ansiedlungen gehalten oder lebten in der Obhut von Hirten. Als Lasttiere benutzte man Esel, manchmal auch Kamele. Es gab Gehege für Geflügel. Die Fürsten ließen gewaltige Herden halten.

Die Reliefs geben vielgestaltige Aspekte der Verwendung von Tieren wieder und zeigen die Tierärzte bei ihrer Arbeit. Auf einer Skulptur kann man einen Geburtshelfer erkennen, der ein Kalb an Vorderpfoten und Nase aus dem Geburtskanal zieht. Die Kastration von Stieren wurde häufig durchgeführt, es gibt aber davon keine bildlichen Darstellungen. Die Tiere, die für heilige Handlungen bestimmt waren, wurden einer medizinischen Untersuchung unterzogen; viele gesundheitliche Schäden führten zum Ausschluß.

Maspero schreibt: »Ägypten ist ein Land der Ärzte und Knocheneinrichter, halb Praktiker, halb Zauberer. Thot soll seine Getreuen in der Kunst des Heilens unterrichtet haben, und er hatte Vorschriften in mehreren Sprachen nie-

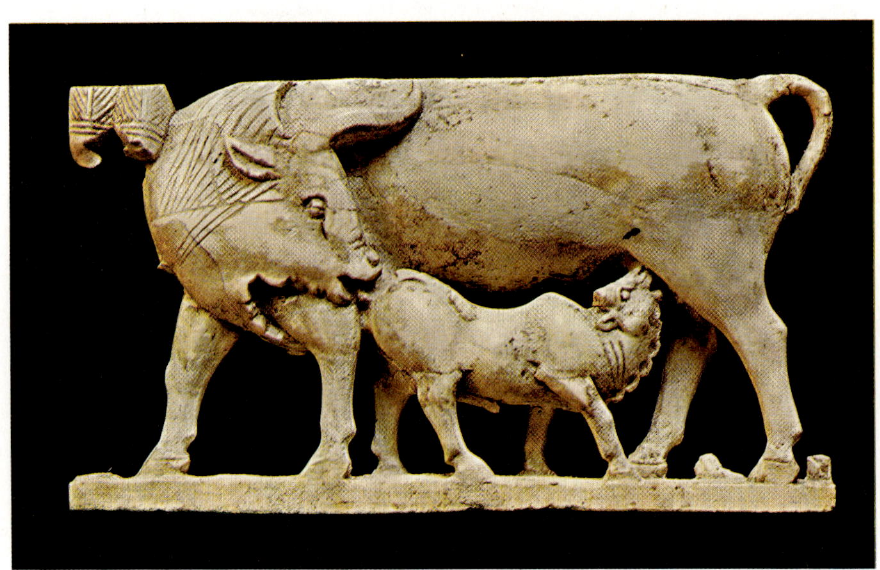

Abbildung 528
Ein Kalb saugt an seiner Mutter. Elfenbein, um 840 v. Chr., in Arslan-Tash in Assyrien gefunden.

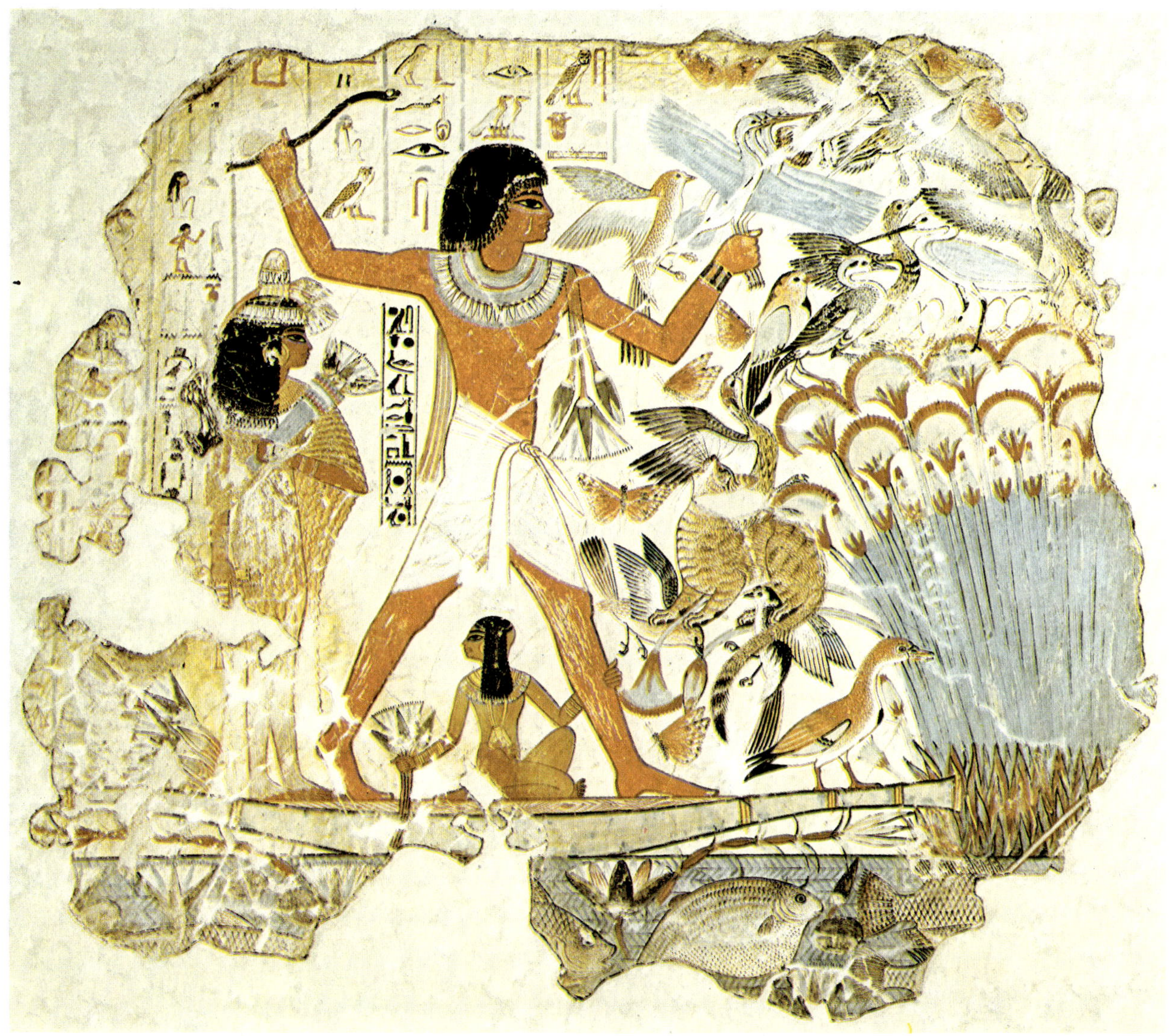

Abbildung 529
Sumpfjagd: Freske auf dem Grab des Nebamun, Theben.

dergelegt, die von Generation zu Generation sorgfältig abgeschrieben wurden.« Die Abhandlungen, die wir heute besitzen, gehen kaum bis auf das Kaiserreich von Theben zurück, aber sie schließen Kapitel ein, die man den Herrschern der zweiten Dynastie zuschreibt.

Eine andere Aussage Masperos lautet: »Die Tierheilkunde war nicht weniger weit entwickelt wie die Humanmedizin, wenn man nach den Bildern aus den Totengruften urteilt, auf denen die Hirten ihre Ochsen und Ziegen pflegen und mit Medikamenten behandeln.«

Im Grunde geben uns weder Statuetten und Reliefs noch Gemälde ein genaues Zeugnis von der Medizin, und unter diesen Umständen wird eine Entdeckung, die uns die Existenz einer Tierheilkunde im Laufe des dritten Jahrtausends bestätigt, umso wertvoller. Es handelt sich um einen Papyrus, der im November 1895 von dem englischen Archäologen Flinders Petrie bei Kahun entdeckt wurde.* Dieses Dokument besteht aus einer Ansammlung von kleineren Papyrusfragmenten, die überladen sind mit Aufzeichnungen und allem Anschein nach zerrissen und weggeworfen wurden, nachdem man auf ihnen Rechnungen und Kleinigkeiten aus dem täglichen Leben notiert hatte. Die

* Kahun war keine große Stadt, aber sie diente dem Pharao Usirtasen II. aus Theben als Residenz. Sie nannte sich daher Haït-Usirtasenhaptu (Ruheschloß von Usirtasen). Gemäß dem Brauch wurde die Stadt nach dem Tod des Herrschers verlassen; zur Zeit der III. Dynastie lag sie schon in Ruinen.

Texte betreffen verschiedenste Themen und besonders auch die Medizin. Einer behandelt die Frauenkrankheiten, die in Ägypten sehr häufig waren, ein anderer die Tierheilkunde. Dieser letzte Text wurde im Jahre 1898 von Griffith abfotografiert, abgeschrieben und übersetzt. Im selben Jahr noch untersuchte ihn Maspero, eine Übersetzung und Analyse lieferte der Deutsche Oefele in den Jahren 1898 und 1899, die Veterinärmediziner Neffgen (1904), Jaeger (1922) und Wreszinski (1926) verfaßten Kommentare dazu.

Von den vorliegenden Übersetzungen greifen wir die von Maspero heraus, nicht nur, weil sie von einem hervorragenden Ägyptologen stammt, sondern insbesondere, weil sie so wortgetreu wie möglich ist. Man wird in ihr nicht so viele gewagte Interpretationen finden wie bei anderen Übersetzern. »Der Papyrus von Kahun«, schreibt Maspero, »ist das erste Zeugnis, das wir besitzen, und so alt die Aufzeichnung auch sein mag, so ist sie doch nur die Abschrift eines noch älteren Werkes, wohl eines jener Zeugnisse der Könige von Memphis, in denen sie ihre Vorschriften empfehlen. Er ist sehr lang und die Teile, die davon überliefert sind, ergeben einen fast zusammenhängenden Text von 48 senkrechten Kolonnen. Er ist sorgfältig in einer Art Kursivhieroglyphen geschrieben; die Kolonnen werden durch schwarze Linien getrennt und die Titel sind von langen Rechtecken umschlossen und befinden sich über den Kolonnen, die Lehrsprüche enthalten. Wie die Krankheiten der Menschen, so werden auch die der Tiere durch das Eindringen von bösen Geistern oder durch die Auswirkungen unheilvoller Einflüsse hervorgerufen, die man beschwören mußte; daher wurde jede Behandlung von magischen Handlungen und einer Beschwörung begleitet, die das Böse vertrieb und die den Behandelnden in die Lage versetzte, wirksam die Schäden zu bekämpfen, die es in den Organen angerichtet hatte. Es scheint, daß eine der Beschwörungsformeln zur Heilung einer Erkrankung von Hunden, die man das ›Wurmzittern‹* nannte, angewandt wurde, weil man wohl dem Vorhandensein von Würmern die Erregungszustände und die unkoordinierten Bewegungen, die diese Krankheit kennzeichneten, zuschrieb: ›Wenn das Tier, nachdem es sich jaulend auf den Boden ausgestreckt hat, auf diesen fällt, sage dazu: *Das ist die geheimnisvolle Erschöpfung;* und sage den Zauberspruch: *Ich fahre mit meiner Hand zwischen seine Vorderpfoten, ein Gefäß mit Wasser neben mir.* Und danach mußt Du die

* »*Ich lese im Titel*«, sagt Maspero, »*nashu ni fondu* = Wurmzittern, wo Griffith liest *shashu ni fondu* = das Nest des Wurmes«.

Abbildung 530
Esel an der Tränke. Wandrelief auf der Mastaba des Akhuthoteps, Ägypten.

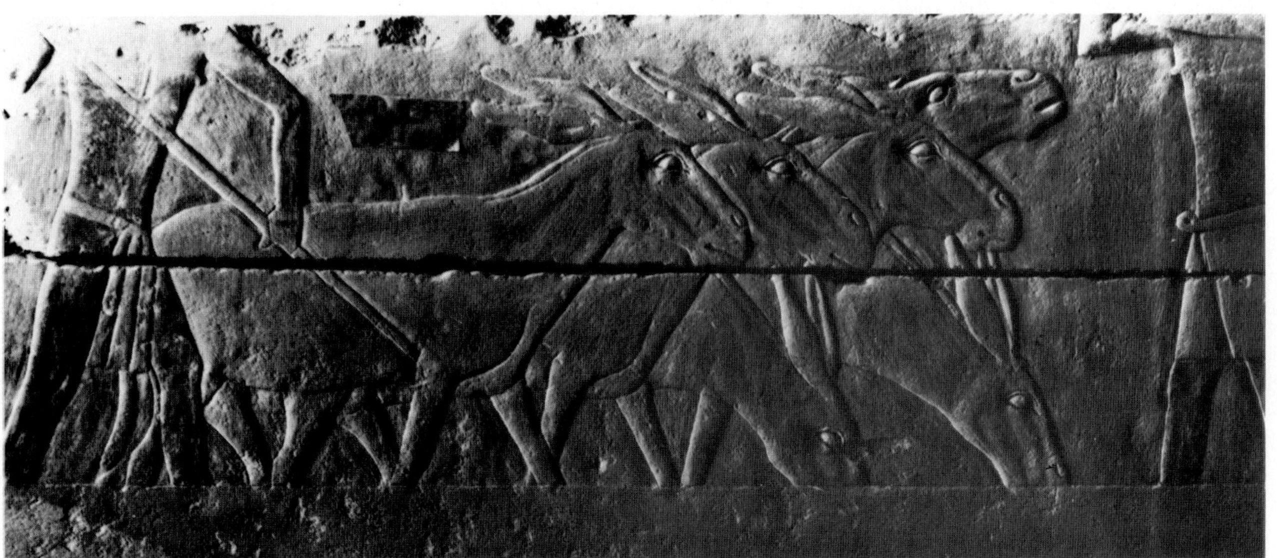

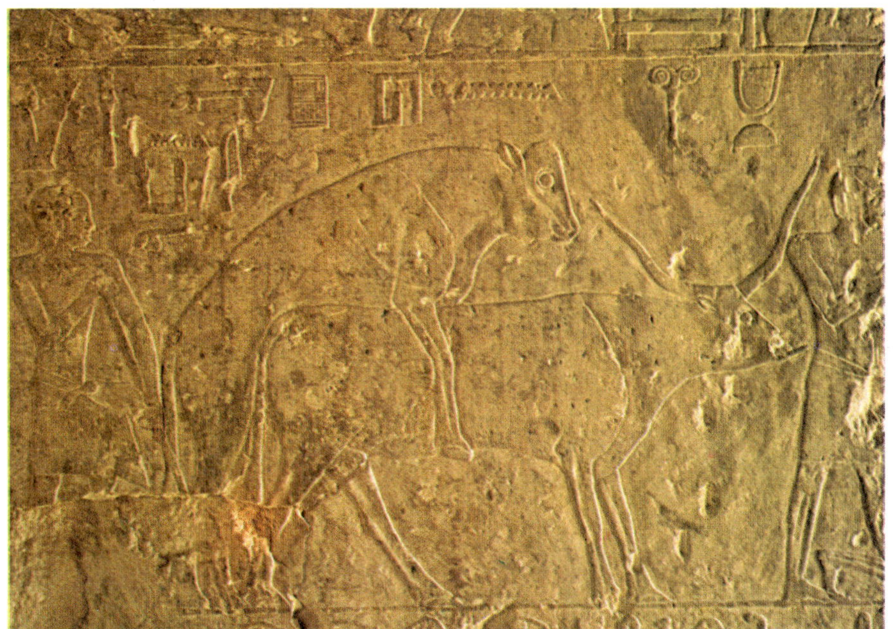

Abbildung 531
Begattung von Rindern. Relief in Saqqara, Ägypten.

Wirbelsäule reiben und nach jedem Reiben mußt Du Dir Deine Hände in dem Wassergefäß reiben. Wenn Du das Gebiet mit der Hand betastest, so ziehst Du geronnenes Blut* heraus und anderes, oder aber auch Eiter; Du wirst wissen, daß er geheilt werden wird, wenn Eiter erscheint.‹

* *Snofu gafnion* = beim Kochen geronnenes Blut, Kochblut.

Folgende Vorschrift wird angewandt bei Rindern, die an *Atemnot* leiden, nicht an ›Trommelbauch‹, wie es nach dem Namen der Krankheit erscheinen könnte, sondern an einer Abart der Rinderpest: *›Eile ist geboten, wenn Du einen Stier siehst, der an Atemnot leidet:* Wenn Du einen Stier in Atemnot siehst, dessen Augen tränen, dessen Backen schwer sind, dessen Zahnfleisch rot ist, so halte ihm den Kopf hoch und sage ihm die Zauberformeln. Sobald er sich auf die Seite gelegt hat, soll der Hirt ihn mit kaltem Wasser übergießen. Er benetze auch Augen und Oberbauch und bringe auf allen Gliedmaßen Umschläge mit Gurken oder Zyperngras an. Danach soll der Hirte ihn unbedingt baden. Wenn das Tier ins Wasser geht, soll er es untertauchen. Dann mache er Einschnitte in Nase und Schwanz und spreche zu ihm: *Der, bei dem der Schnitt gemacht wurde, er wird daran sterben, er wird dadurch leben.* Wenn er sich nicht erholt, sondern unter Deinen Fingern regungslos bleibt, und wenn sich die Augen schließen, so binde die Augen mit einem Tuch und entzünde es, um die eitrige Absonderung zu zerstören.‹«

»Soweit wir sehen können«, fügte Maspero hinzu, »versuchte man zuallererst die Temperatur des Tieres durch die Anwendung von kaltem Wasser und von Pflanzen oder Früchten mit eiskaltem Saft an der Körperoberfläche zu senken. Darauf steigerte man diese Wirkung noch durch ein kaltes Bad. Weigerte sich das Tier, ins Wasser zu gehen, so wiederholte man die obigen Behandlungen. Schließlich wurde ein Einschnitt in Nase und Schwanz vorgenommen, was ein besonderes Opfer darstellte, um den Dämon zu besänftigen. Dies verschaffte dem Tier sogar noch die Vorzüge des Aderlasses. Noch heute legen die Fellachen im ganzen Tal Schnitte an den Wangen und der Stirn ihrer Kinder an, um sie von den Pocken oder vom Typhus zu heilen oder sie davor zu schützen.«

»Das Fragment von Kahun, so unvollständig es auch sein mag, erlaubt uns dennoch einen guten Einblick in die Tiermedizin Ägyptens. Sie war von den-

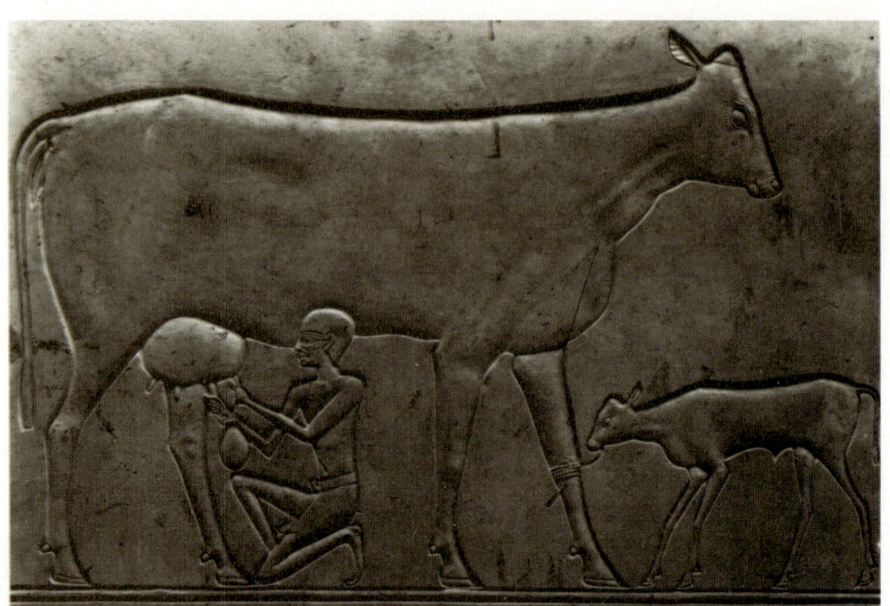

Abbildung 532
Detail aus dem Kauit-Sarkophag in Theben.

selben Vorstellungen geprägt wie die Humanmedizin, und man wandte ähnliche Mittel an. Wurde sie aber von Spezialisten wie unseren Veterinärmedizinern ausgeübt, oder glaubte jeder in der Lage zu sein, sie ausüben zu können? Und standen die Bücher, die man besaß, den Großbauern und den Grundbesitzern zur Verfügung? Die Bildnisse in den Gräbern stellen Rinderhirten dar, die Sprüche gegen die Krokodile zitieren, um sie zu blenden, wenn ihre Herden einen Kanal überquerten. Sie kannten wirksame Gebete gegen die Raubtiere. Sie stellten Amulette her, um die Wachsamkeit ihrer Hunde anzustacheln, und an diese dachte der Autor, als er das Rezept verfaßte, das ich gerade übersetzt habe. Der Oberhirte eines Gutes war der oberste Arzt der ihm anvertrauten Tiere. Man kann sich ihn ohne weiteres so vorstellen wie den alten Schäfer auf dem Land, halb Weiser, halb Zauberer, reich an mächtigen und an furchtbaren Zaubersprüchen.«

Ein interessanter Fund wurde in Syrien bei den fünften großen Ausgrabungen des Ras eš-Šamra gemacht, der ehemaligen Hauptstadt des Reiches von Ugarit, das die Pharaonen im Laufe des zweiten Jahrtausends v. Chr. gegründet hatten. Unter den in der Bibliothek der Stadt gefundenen Fragmenten befindet sich eines, das die Krankheiten der Pferde und deren Behandlungsmethoden beschreibt. Eine schon übersetzte Stelle betrifft die Wunden an der Haut; man spricht darin von einem Kuchen von Feigen *(debelat)*. Einige Jahrhunderte später sollte der Prophet Jesaia das gleiche Heilmittel dem König Hiskias, der an einem Geschwür litt, empfehlen.

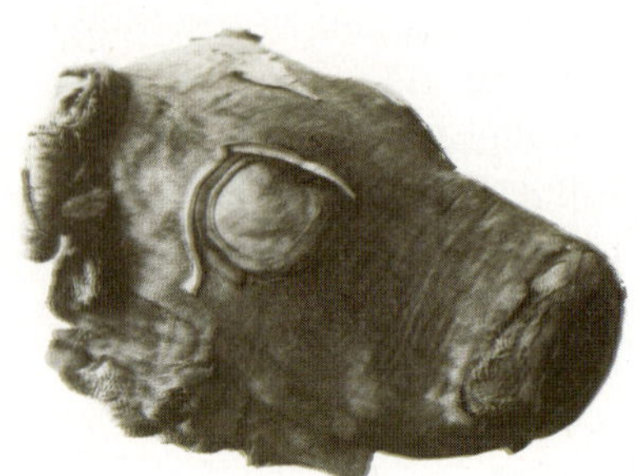

Abbildung 533
Mumifizierter Rinderkopf, mit Tüchern umwickelt.

Die Bibel stellt eine mehr umfangreiche als verläßliche Quelle dar. Für das Volk Israel hat die Krankheit übernatürliche Gründe und die Medizin ist daher im wesentlichen Geisterbeschwörung. Man schreibt die Krankheiten Dämonen zu, wenn Gläubige befallen sind; aber Jehova soll sein Volk rächen, wenn es von den Feinden geschlagen wird. Die ganze Therapie besteht darin, den göttlichen Eingriff zu bewirken, falls man nicht den Teufel mit magischen Handlungen anruft.

Die Hebräer

Allein auf Jehovas Eingreifen werden die zehn Plagen, die nacheinander die Ägypter heimsuchten, zurückgeführt. Diese hätten sich nämlich am Volk Israel versündigt und es unterjocht. Vier dieser Plagen treffen gleichermaßen Mensch und Tier. Bei der dritten, der furchtbar schnellen Vermehrung der Läuse, wurden Menschen wie Tiere in Mitleidenschaft gezogen. Die fünfte Plage war eine Seuche, die erbarmungslos den gesamten Tierbestand niederstreckte. Die sechste suchte Menschen und Tiere mit einem Ausschlag heim, die zehnte schließlich, die ebenfalls Mensch und Tier schlug, bestand im Tod aller männlichen Erstgeborenen.

Die Versuche der Kommentatoren, die beschriebenen Krankheiten zu identifizieren, erscheinen uns auch diesmal ohne Interesse. Man braucht viel Phantasie, um in der sechsten Plage den Milzbrand und in der vierten die afrikanische Viehseuche zu erkennen.

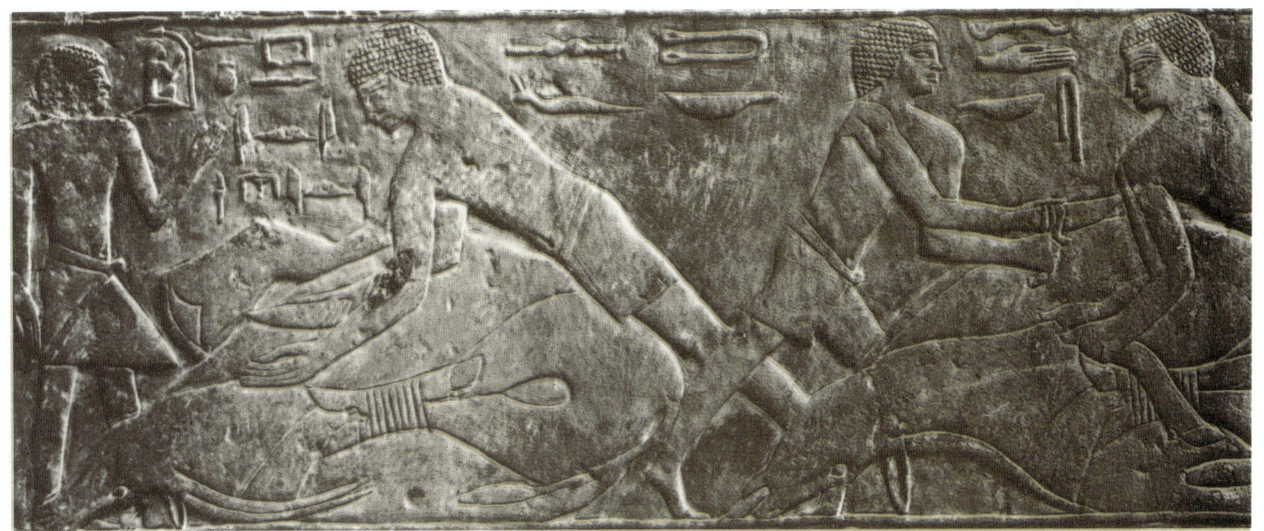

Abbildung 534
Ein Metzger hat gerade einem Spießbock die Kehle durchgeschnitten. Die Vorderbeine des Tieres sind schon abgetrennt. Ein Tierarzt, der vor ihm steht, hebt seine linke Hand und gibt ihm einen Befehl, den die eingeritzte Legende wiedergibt: »Mach«, und der Mann antwortet: »Ich mache«; Mastaba des Gem-Nikai, Ägypten.

Der Talmud beinhaltet unzusammenhängende Angaben — zumeist in naiver oder kindlicher Art und Weise abgefaßt — über die Krankheiten der Tiere und über ihre Behandlungsmethoden.

Als die gefährlichsten Krankheiten werden angesehen: Angina pectoris, zerebrale und spinale Meningitis, Cholecystitis. Jedoch entwickeln sich die Krankheiten beim Tier weniger folgenschwer als beim Menschen. Die Behandlung besteht besonders in der Verwendung von tierischen Organen. Der Uterus einer Kuh und rohes Rindfleisch wurden bei allen Krankheiten empfohlen. Nierenmark des geschorenen Schafes wurde zur Linderung von Ohrenschmerzen verschrieben, während Pferdefett zum Einreiben bei Magenerkrankungen diente.

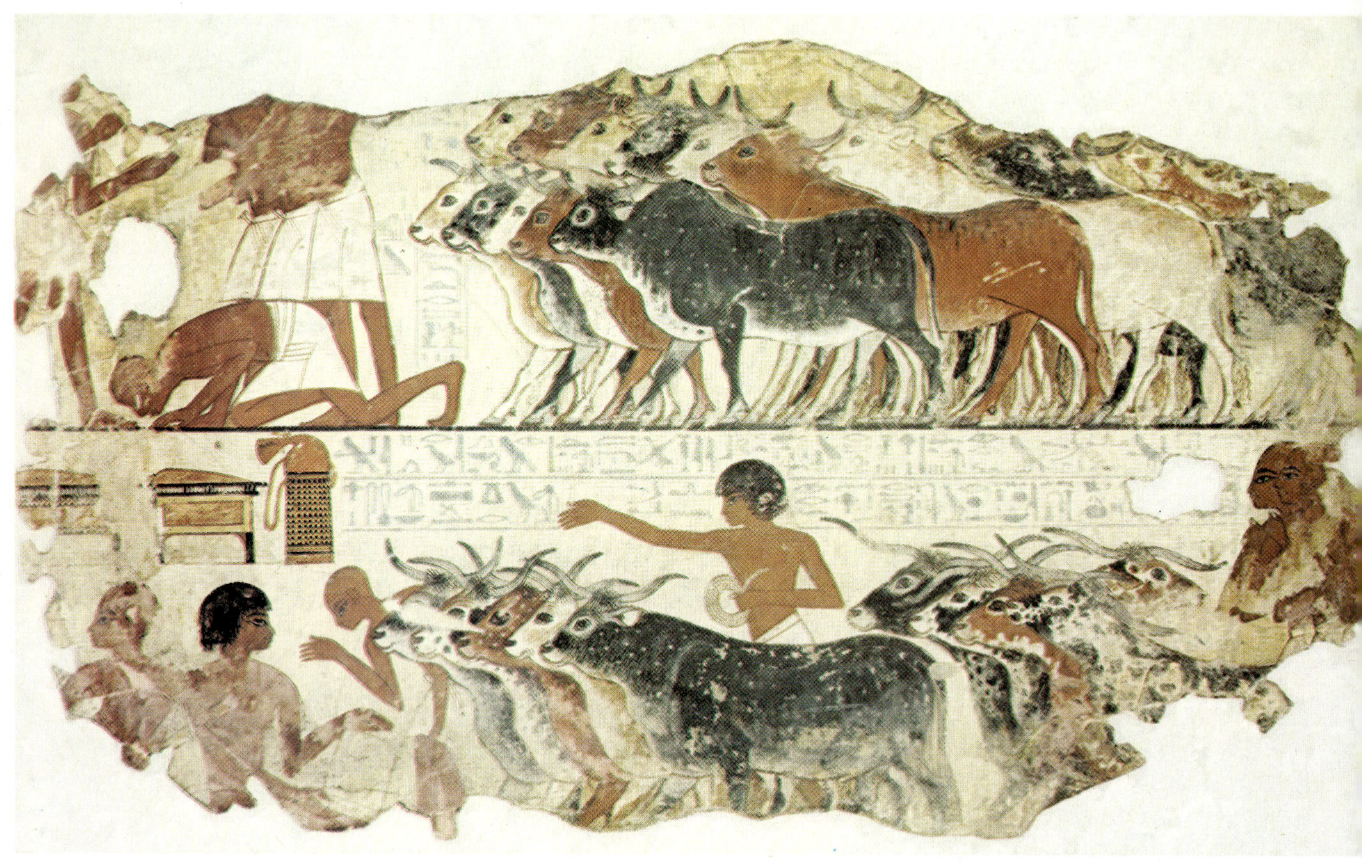

Abbildung 535
Inspektion des Viehs. Grab des Nebamun, Theben, Ägypten.

Man glaubte, das Fleisch von Schnecken würde Geschwüre heilen und das von Schlangen sei gegen die Krätze wirksam. Hundetollwut, aber auch Diphtherie bei Kindern und eine ganze Anzahl anderer Krankheiten wurden auf den Einfluß böser Geister zurückgeführt. Fünf Symptome der Tollwut führte man an: offenes Maul, dauernder Speichelfluß, hängende Ohren, am Körper klebender Schwanz, der Hund sucht abgelegene Schlupfwinkel auf und bellt nicht mehr. Der Biß eines von Tollwut befallenen Hundes galt als tödlich. »Man sollte keinem glauben, der behauptet, von einem tollwütigen Hund gebissen worden zu sein und der noch lebt.« So hoch schätzt man die Gefahr ein, daß in diesem Fall sogar die Gebote gebrochen werden können, denn »ein tollwütiger Hund kann selbst am Tag des Sabbats getötet werden«.

Es gab drei Methoden, die bei der Kastration von Stieren angewendet wurden: Zerschlagen der Hoden mit einem Hammer, Zermalmen zwischen zwei Steinen und Herausreißen der Hoden. »Du sollst dem Herrn«, spricht Moses, »kein Tier opfern, dessen Hoden zerschlagen, zermalmt oder herausgerissen wurden.« Bullen hielt man ausschließlich als Decktiere zur Vermehrung des Herdenbestands. Ochsen benützte man bei der Feldarbeit. Die Hebräer schickten oft Kühe nach Alexandria. Die Behörden wollten durch Entfernung des Uterus eine Vermehrung der Rasse verhindern.

Die einzige genaue Feststellung über Krankhaftes bezieht sich auf rituelle Untersuchungen. Sie betreffen Veränderungen der Haut, Farbveränderungen* der Haare, Augenkrankheiten**, parasitäre Infektionen der Leber, der Eingeweide und der Lunge. In der Heiligen Schrift findet man noch Anmerkungen anderer Art: einige Hunderassen werden als das Ergebnis einer Kreuzung von

* Die gleiche Meinung existierte auch bei den Ägyptern. Diodoros von Sizilien berichtet, daß man der Osiris nur rote Stiere opfern könnte, weil ihr Gegner Typhoeus von derselben Farbe war. Herodot fügt hinzu, daß ein schwarzes Haar, das während der rituellen Untersuchung gefunden wurde, ausreichte, um das erwählte Opfer als unrein zu verwerfen.

** Die Unversehrtheit der Augen wird ebenfalls für die religiösen Opfer bei Ägyptern und Hindus gefordert.

Wolf und Fuchs angesehen; den Schafen, deren Lämmer geopfert werden sollten, wurden die Zitzen fest umbunden, damit die Milchsekretion gestoppt würde; nach dem Tod eines Königs wurde seinem Schlachtroß die Beinsehne durchgeschnitten, damit es nicht mehr bestiegen werden konnte.*

Man hat lange über die Herkunft der »Reinheitsvorschriften« gerätselt, die von der Priesterschaft so eindringlich verlangt wurden. Man begründete normalerweise die Verpflichtung zu rituellen Bädern und Waschungen und auch das Verbot bestimmter Fleischsorten mit hygienischen Vorsichtsmaßnahmen. Renan glaubt, daß die Furcht vor Trichinenbefall und Lepra die Hebräer veranlaßte, den Genuß von Schweinefleisch zu verbieten. Diese Theorie vertritt auch Amin Gemayel, ohne daß er sie mit neuen Beweisen stützen kann. Sein Buch enthält nur Auszüge aus hebräischen Schriften mit Kommentaren, in denen sich der Autor systematisch und oftmals entgegen aller Wahrscheinlichkeit darum bemüht, in den Texten die heute in dieser Wissenschaft gängigen Theorien zu entdecken.

Im Gegensatz dazu sprechen eine Anzahl von Kritikern, wie etwa Salomon Reinach, den Hebräern derartige Theorien vollständig ab: »Die Deutung des Verbotes des Genusses von bestimmten Nahrungsmitteln aus hygienischen Gründen«, schreibt Reinach, »muß heute als ein Zeichen von Ignoranz angesehen werden. Schon vor über 25 Jahren wurde die Wahrheit, wie ich sie hier darstellte, von einem berühmten englischen Orientalisten, Robertson Smith, erkannt. Allgemein ist nichts absurder als der Versuch, die Gesetze und die religiösen Praktiken aus langer Vergangenheit mit Ansichten der heutigen Wissenschaft zu erklären ... Die frommen Juden essen kein Schweinefleisch, weil ihre Urahnen, fünf- oder sechstausend Jahre vor unserer Zeit das Wildschwein als Totem hielten.« Tatsächlich findet man Verbote derselben Art bei allen Völkern der Antike. Herodot führt mehrere Beispiele** dieser Art auf, die die Gebräuche der verschiedenen Gegenden widerspiegeln, und diese Verbote existierten eben nicht nur bei den Muselmanen, sondern auch in den Ländern Europas***.

Die oft sehr kleinlichen und oft phantasievollen Vorschriften für die Untersuchung von Fleisch sind sehr verwirrend. Diese Regeln aus dem Talmud finden sich in der Tora wieder. Sie werden in den Kommentaren der Rabbis erläutert oder aber sogar entstellt. Die Schechitah regelt die Schlachtung der Tiere, die Bedikah behandelt die Untersuchung des Körpers und der Organe. Auch in diesem Falle bestreiten die Forscher, daß diese so oft unerklärbaren Handlungen aus hygienischen Gründen vorgenommen worden wären. Vielmehr würden sie Riten darstellen, die im Laufe der Zeit durch den Eifer der Kopisten und der Rabbis eine strengere Auslegung erfahren hätten. Aus guten Gründen, so glauben wir, streitet Bruno Lauff ab, daß hinter den Regeln zur Fleischbeschau eine hygienische Motivation gestanden habe. Garnault war bereits bei der Tuberkulose zum selben Schluß gekommen.

Seiner Meinung nach scheinen die den Talmud befolgenden Juden, oder besser ausgedrückt, dessen gelehrte Interpretatoren, die Lungentuberkulose schon gekannt zu haben, besonders die in der Lunge des Viehs eingeschlossenen, verkalkten Knoten und eher noch die sich an den Schleimhäuten befindenden Schwindbeulen: Knoten, die immerhin so groß und zahlreich sind, daß man sie bei der Untersuchung der vielen Schlachttiere nicht übersehen konnte. Nirgends aber wird deutlich, daß man ihnen die geringste Bedeutung beigemessen hätte, ebensowenig wie den nicht geschwürigen Tumoren verschiedenster

* Siehe Shoshan (A.), *Ancient Veterinary*... S. 345, und besonders Belitz (W.), *Wiederkäuer*... S. 34—38.

** Die Thebaner aßen kein Hammelfleisch und hielten die Schafe für heilig, weil Jupiter sich beim Besuch von Herkules mit einem Schaffell bekleidet haben soll. Ebenso legten die Ägypter, die den Jupitertempel in Theben besuchten, nicht Hand an Schafe, aber sie opferten Ziegen. Die Einwohner von Mendes opferten weder Ziegenböcke noch Ziegen, weil Pan, einer der acht alten Götter, als Ziege mit Bockschenkeln dargestellt wurde. Jedem Ägypter ist es verboten, Kühe zu opfern, weil sie Isis geweiht sind; Ochsen und Kälber sind aber zugelassen. Die Ägypter glauben, daß das Schwein ein ekelhaftes Tier sei. Ebenso haben Schweinehirten zu keinem Tempel Zugang und sind gezwungen, untereinander zu heiraten... Man kann Schweinefleisch nur bei Vollmond essen und man opfert die Schweine bei Mondschein... (Herodot).

*** Der Genuß von Pferdefleisch wurde lange Zeit von den Päpsten untersagt. Die Verwendung von Hundefleisch beschränkte sich nur auf wenige Gegenden. Schweinefleisch wird immer noch, außerhalb jeglicher religiösen Vorschriften, von gewissen Völkern gemieden: »Schweinefleisch, wie man es auch immer zubereiten mochte, rief lange Zeit bei den Schotten nur Abscheu hervor. Sie essen es erst seit kurzer Zeit, aber es ist bei ihnen noch lange keine bevorzugte Speise. König Jakob hat dieses Vorurteil nach England gebracht, und man weiß, daß er das Schwein beinahe so sehr verabscheute wie den Tabak.« A. Montemont in der Übersetzung von *Waverley,* von Walter Scott, Bd. I, S. 81, Verlag Firmin-Didot).

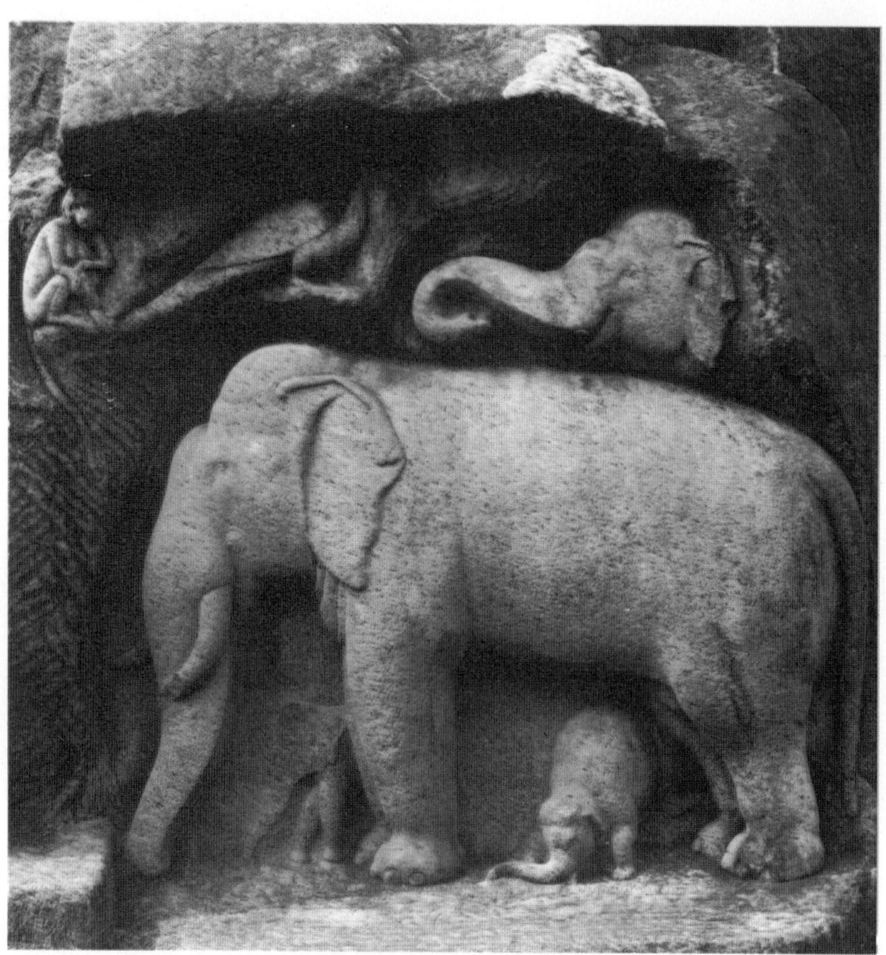

Abbildung 536 Elefanten. Archäologischer Fundort von Mahabalipuram, Indien. Pallova-Zeit, 7. Jh. v. Chr. Elefanten waren das Symbol für die unterirdische Welt.

Organe, da das Fleisch trotzdem für *koscher* (erlaubt) erklärt wurde. Im Gegensatz dazu führten geschwürige Veränderungen der Lungen sofort zum Verbot des Fleischgenusses, und ... es ist absolut sicher, daß für die Talmudverfasser, die Rabbis oder die jüdischen Ärzte, in einem Wort, für keinen Juden die mindeste Beziehung zwischen der Lungentuberkulose und diesen Tuberkeln beim Menschen, noch zwischen der Rinderschwindsucht und der des Menschen bestand.

Indien

Die Arier bewohnten ungefähr in einem Zeitraum von 1900 vor bis etwa 800 nach Christus die zwischen dem Punjab und dem Ganges eingeschlossenen Hochebenen. Sie besaßen noch keine Tempel. Ihre Religion hat jedoch einen Niederschlag gefunden in unzähligen heiligen Hymnen, Gebeten, Zaubersprüchen und magischen Formeln, den Weden, die alle durch den Lauf der Jahrhunderte von Priestergeneration zu Priestergeneration mündlich überliefert wurden.

Das Grundkonzept in der Behandlung von Menschen und Tieren, bei denen dieselben Methoden angewandt wurden, bilden Beschwörungen und Pflanzen. So heilte die Pflanze »*kustha*« das Fieber und »*apamarga*« Beschwerden, die durch den Genuß von rohem Fleisch verursacht worden waren oder durch boshafte, bissige Tiere. »*Arundhati*« sollte Stiere und Milchkühe beschützen und die Milchproduktion wieder in Gang bringen.

Zur Zeit der Weden kastrierte man Rinder und Schafe. Der Tait-tiriya-Samhita verbot, Indra oder Agni kastrierte Tiere zu opfern. Wahrscheinlich wurden in der Regel Tiere kastriert, die zur Arbeit bestimmt waren. Es gab drei Arten der Durchführung: das Zerdrücken der Hoden zwischen zwei Steinen, das Zerdrücken der Samenstränge zwischen zwei hölzernen Zwickstangen und das Spalten des Gliedes mit einem Steinmesser.* Das Molkereiwesen war schon sehr weit fortgeschritten und man kannte bereits verschiedene Pflanzen für die Milchgerinnung.

* Wilhelm Sprater, *Beitrag zur Geschichte der Tierheilkunde in Indien.* Dissertation, München, 1931 (zitiert bei Belitz). — Der Text sagt, daß man den Penis aufschlitzt »wie die Frauen das Rohr aufspalten, um Rohrmatten zu machen«.

Das Zeitalter der Brahmanen beginnt um 800 vor Christus. Das Volk ist seßhaft geworden und Manu übermittelt ihnen die von Brahma diktierten Gesetze. Tiere werden genauso wie die Menschen vom Gesetz geschützt; die Rinder werden aber ganz besonders verehrt. Die Kuh ist die »Mutter der Götter«. Indra ist der starke und stolze Stier. Nach dem Mord an Vrtra war seine größte Heldentat die Befreiung der Kuh, die im Versteck von Wata festgehalten wurde. In zahlreichen Gebeten werden die Tiere vor dem Menschen erwähnt: »Du bist das Heil für Rind und Pferd, das Heil für Mensch, die Gesundheit für Widder und Mutterschaft« (Vajasanneya-Samhita). Das Wort *»paçu« (pecus,* Vieh) wird auch auf den Menschen angewandt, der als *»dvipad paçu«* (Vieh mit zwei Füßen) bezeichnet wird. »Fünf Tiere *(paçavadh)* können geopfert werden: Rinder, Pferde, Menschen, Schafe, Ziegen.«

Den Buddhisten, deren Religion bestimmten Tieren Schutz gewährt und hohe Verehrung entgegenbringt, konnte das Schicksal dieser Tiere nicht gleichgültig sein, und tatsächlich äußerte sich die Fürsorge der Prinzen gegenüber

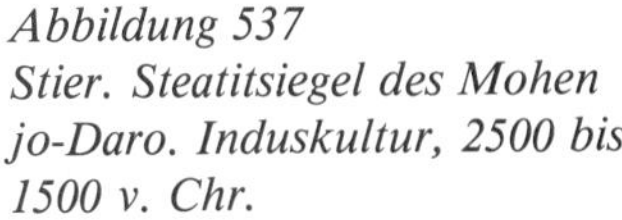

Abbildung 537
Stier. Steatitsiegel des Mohen jo-Daro. Induskultur, 2500 bis 1500 v. Chr.

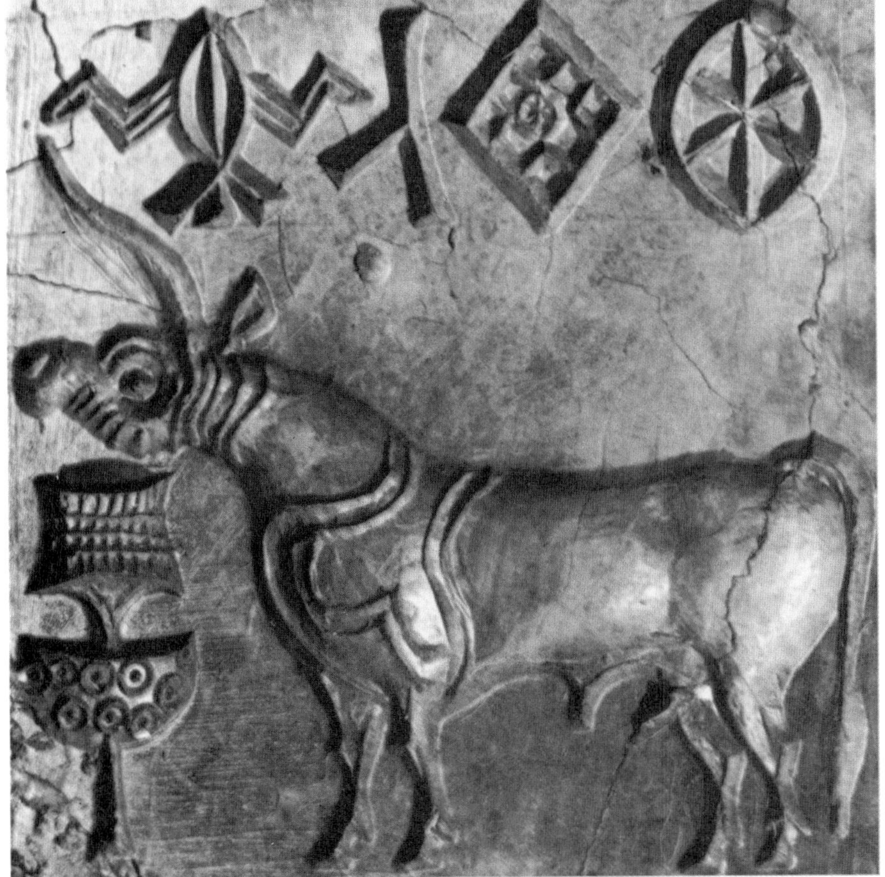

Abbildung 538
Indussiegel.

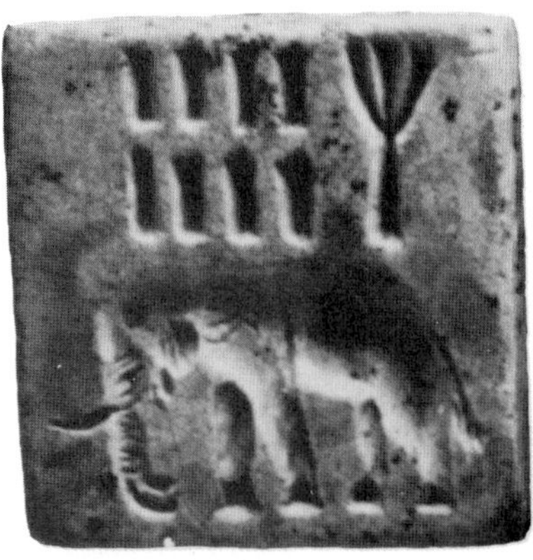

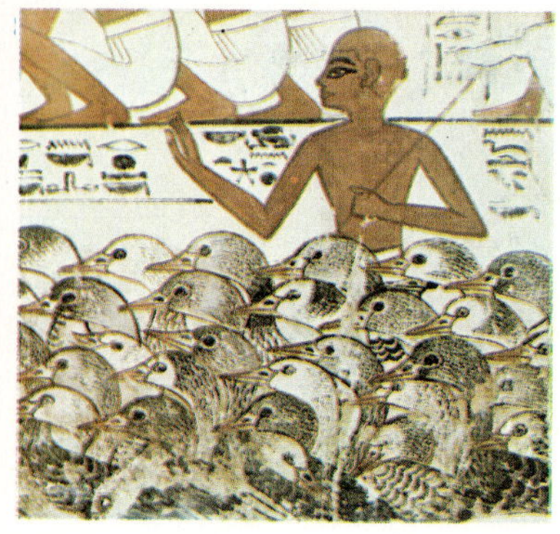

Abbildung 539
Gänsehirt: Fresko in einem thebanischen Grab, Ägypten.

Tieren bei zahlreichen Gelegenheiten. In den Schriften des Suçruta, des berühmtesten Arztes von Indien, steht geschrieben, daß man Jägern und allen, die Tiere töteten oder in Fallen fingen, jegliche ärztliche Fürsorge verweigern müsse.

Der König Asoka, der von 270 bis 233 vor Christus regierte, nahm im Jahre 250 den Buddhismus an und führte ihn in sein Reich ein. In seiner ersten Proklamation erklärte er, daß kein Mann mit guter Seele, der den Buddha liebt, jemals ein Tier töten könne. In seiner zweiten Bekanntmachung verkündete er die Errichtung zweier Hospitäler: eines für Menschen, das andere für Tiere. Diese Tierkliniken *(paçoukicisa)* wurden im ganzen Reich eingerichtet und bei den Jainas bestehen sie heute noch.

Das *Mahavansa* oder die ceylonesische Chronik berichtet, daß der im Jahre 161 vor Jesus Christus gestorbene König befahl, daß auf zehn Dörfer ein Arzt kommen sollte. Er ließ Hospitäler an den Hauptdurchgangsstraßen des Landes errichten, um die Versorgung Blinder und Gebrechlicher sicherzustellen, und er ernannte andere Ärzte für die Pflege der Elefanten, der Pferde und des Heeres. Diese Fürsorge ist vielleicht nicht ganz uneigennützig, da der Verkauf von Pferden und Elefanten eine der zahlreichen Einkommensquellen der alten Könige darstellte.

Diese Tradition blieb erhalten. So haben auch die Ärzte von Buddhadasa, König von Ceylon (4. Jahrhundert nach Christus), Soldaten, Pferde und Elefanten* des Königs behandelt, dabei ging man mit den Tieren nicht schlechter um als mit Menschen. Dietz berichtet uns, daß der Arzt Charaka eine Abhandlung über Tiermedizin geschrieben habe, und gibt den Titel einer Handschrift über die Krankheiten der Pferde an, die ohne Angabe des Autors veröffentlicht wurde. Er nennt die Titel zweier weiterer Werke über die Behandlung von Tieren. Vermutlich besaßen die alten Brahmanen eine richtige veterinärmedizinische Literatur; vielleicht wird man davon eine Spur in jenen geheimnisvollen Klöstern finden, die von beherzten Reisenden nur flüchtig wahrgenommen wurden.

* Siehe Mitra (K.), *Ancient... Art,* S. 91—95, und Rashke (O.), *Beiträge...*, S. 19.

Die Chronologie der medizinischen Schriften ist ganz ungewiß; dennoch wird das Studium der alten Heilkunde, wie Jolly sagt, dadurch erleichtert, daß die Urtexte wortgetreu über die folgenden Jahrhunderte überliefert wurden, so daß man die späteren Bücher sehr wohl auf ein Jahrtausend früher datieren könnte. Das Buch von Sucruta, das 1897 von Hörnle in Englisch veröffentlicht wurde, reicht wohl auf die vorchristliche Epoche zurück; das von Charaka dürfte wohl um das Jahr 100 nach Christus von einem Arzt des Königs Kaniska verfaßt worden sein. Beide aber umfassen die Summe der Kenntnisse, die während Tausenden von Jahren angesammelt worden waren. Der hohe Wert, den man den Hygienevorschriften zuordnete einerseits, und die beachtliche Entwicklung der praktischen Chirurgie andererseits sind charakteristisch für die hinduistische Medizin.

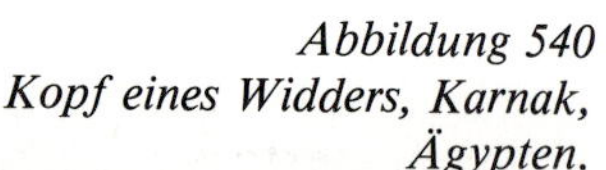

Abbildung 540
Kopf eines Widders, Karnak, Ägypten.

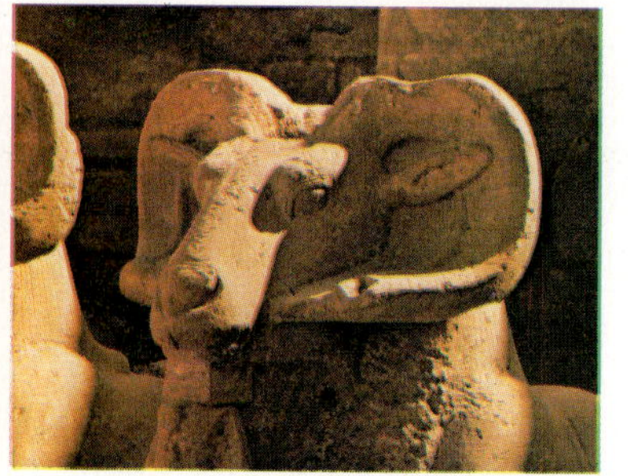

Aus der Periode, die parallel zu unserem christlichen Mittelalter verlief, besitzen wir nur wenige Handschriften. Die Pandits oder Schriftkundigen, ebenso die Priester, die sich nur mit rituellen Fragen beschäftigten, schienen für die Viehzucht und die Medizin kein Interesse zu hegen. Eines der wenigen Werke, das zu dieser Zeit entstand, ist die *Hastyayurveda* von Palakapya. Er beschreibt darin die »leichten, schweren und chirurgischen« Krankheiten der Elefanten und gibt Auskunft über die Behandlungsmöglichkeiten. Ein zweites Werk von Câlihotra behandelt die Krankheiten von Elefanten und Pferden. In

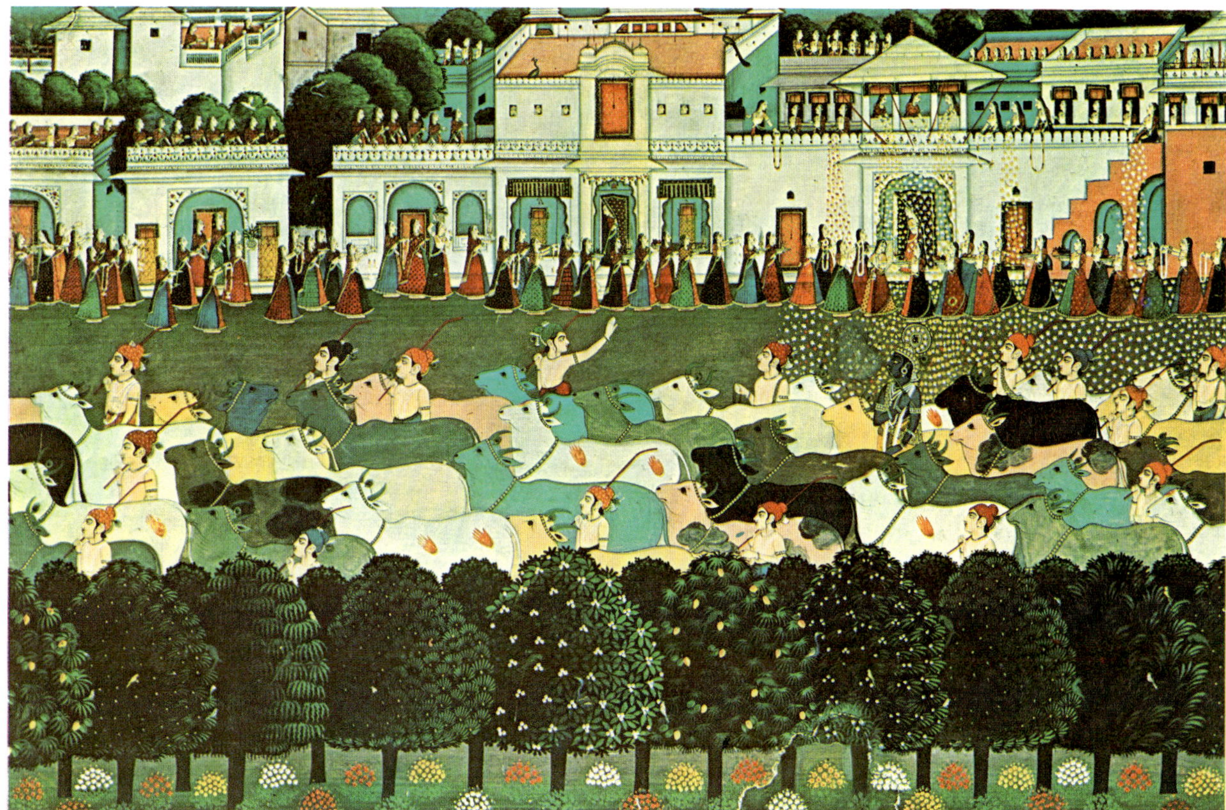

Abbildung 541
Rückkehr zum Stall, Ende des 18. Jh.

persischer Sprache im 14. Jahrhundert veröffentlicht, wurde es von Earles 1878 ins Englische übersetzt.

Açva-v-idyaka oder *Salibotrasastra* geht wohl auf die Zeit nach dem Mittelalter zurück, da in ihnen schon das Opium erwähnt wird. Es behandelt die Anatomie, das Aussehen und die Erkrankungen der Pferde. Das Alter der Pferde wurde besonders aufgrund der Beschaffenheit der Zähne geschätzt, und der Autor beschreibt auch die Techniken zur Täuschung. Er greift auf Aderlaß, harntreibende Mittel, Ausbrennen, Senfpflaster und auf zahlreiche Medikamente als Heilmittel zurück.

Neben dieser rational begründeten Medizin gab es eine Heilkunde, die von Mönchen, Zauberern, von Heiligen oder Dilettanten jeglicher Art ausgeübt wurde. Auch heutzutage werden diese beiden Arten von Heilkunde in Indien von denselben Personen und mit denselben Formeln, die sich seit Jahrhunderten kaum verändert haben, ausgeübt. Genauso ist die Medizin in China seit fünftausend Jahren praktisch unverändert geblieben, ebensowenig hat sich die Therapeutik gewandelt.

Persien

Über die medizinische Literatur Persiens gibt uns nur die *Awesta* Auskunft. Ziemlich sicher reicht dieses Buch in eine mehrere tausend Jahre vor unserer Ära liegende Epoche zurück. Der Legende nach sollen in ihm die Gedanken Zarathustras ihren Ausdruck gefunden haben, der nach Platon siebentausend Jahre vor seinen Lebzeiten gelebt haben soll, tatsächlich aber zwischen dem 7. und 6. Jahrhundert v. Chr. gelebt hat.

Vom heiligen Buch Mazdas, das angeblich aus nicht weniger als zwei Millionen Versen bestand und das auf 1200 Kuhhäuten niedergeschrieben worden sein soll, besitzen wir nur den *Vendidad* oder die Reinigungsvorschrift, dessen 12. Buch, der *Boan-Dehesch,* die Erkrankungen von Mensch und Tier in einem abhandelt.

Die praktische Medizin scheint auf eine sehr eklektische Art gehandhabt worden zu sein. Man schätzt den Thrita, das Arzt-Messer, glaubt aber auch an die Wirkung von Kräutern und verehrt wunderheilende Priester. Von Zarathustra befragt, rät Ormuzd ihm weise, sowohl die Messerärzte als auch die Kräuterheilkundigen zu meiden und sich an die zu halten, die mit heiligen Worten heilen. Der *Vendidad* legt die Höhe der Honorare fest. Der Priester ist nur eine Segnung schuldig, ein Ortsvorsteher einen kleinen Ochsen, ein Bürgermeister einer Stadt einen großen Ochsen, ein Provinzchef einen Karren mit Pferden. Die Ärzte heilen auch Tiere, und für diesen Dienst sind als Entlohnung vorgesehen: für einen Hund der Wert des Tieres, das unmittelbar nach dem Hund auf der Liste der Werte aufgeführt ist; für ein Schaf der Preis eines Essens. Man muß dem Hund die gleichen Heilmittel geben wie den Reichen. Auf die Frage von Zarathustra, was man machen solle, wenn der Hund sich weigere, die Medizin zu nehmen, antwortet ihm Ormuzd: »In diesem Fall ist es erlaubt, den Hund anzubinden und ihm das Maul mit einem Stock zu öffenen.«

Sicher gibt es eine medizinische Literatur, und sie wird eines Tages vielleicht auch entdeckt. Im Jahre 1893 hat der ehemalige Direktor des College von Bombay, James Mill, eine sehr alte Abhandlung über die Heilkunde der Rinder bekannt gemacht, die bei den Tamilen aus Süddekhan gefunden wurde. Die Handschrift auf Palmenblättern ist das Werk eines »*Rishi*« oder weißen Hindu. Dies beweist, daß seit langer Zeit die Erkrankungen der Rinder klassifiziert und behandelt wurden. Zu Beginn dieser Handschrift ist eine Liste von Medikamenten aufgeführt, darunter sechzig pflanzliche Arten, tierische Produkte (Hirn und Schädelknochen des Mannes, Frauenmilch, Urin, Molke, Ziegenmilch, Schaf- und Rindexkremente, Wachtelfedern, Blutegel) und einige Mineralien (Salzkristall, roter Schwefel, Ammoniaksalze, Kochsalz). Jedes Medikament besitzt eine Nummer, die dann in den Rezepten zur Behandlung wieder aufgeführt wird. Die Erkrankungen werden durch einige wesentliche Symptome gekennzeichnet und darauf folgt eine Darstellung der Behandlungsmethode. Mit einiger Sicherheit kann man Rinderpest, Milzbrand, eine schwere Form der Angina, Trommelfellentzündung, Meningoenzephalitiden, Drehkrankheit, Dysenterien und Piroplasmose (eine parasitäre Tierinfektion) erkennen. Die Heilverfahren weisen derartige Ähnlichkeiten mit der arabischen Medizin auf, daß sich die Annahme aufdrängt, sie gingen auf gemeinsame Quellen zurück.

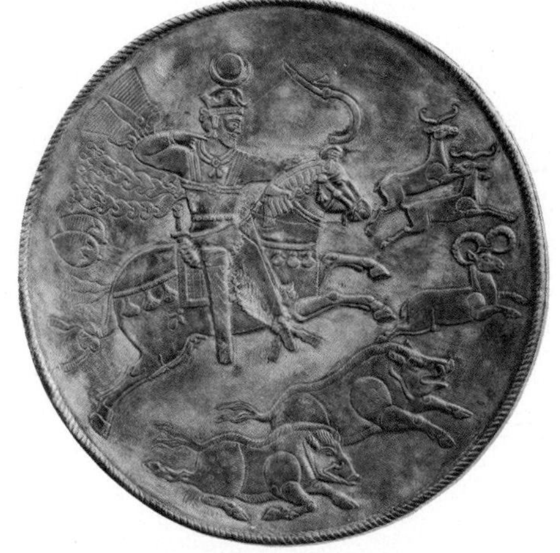

Abbildung 542
Königliche Jagd. Silberschale aus der Zeit der Sassaniden. 5.—6. Jh.

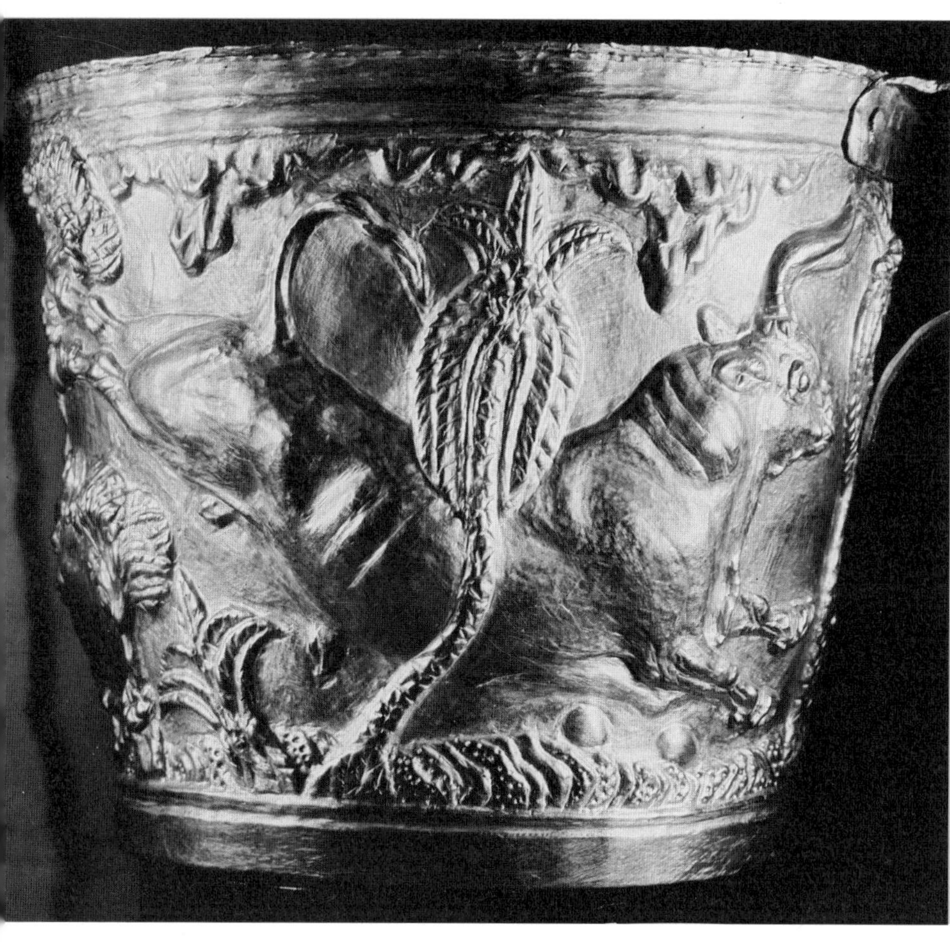

Abbildung 543
Stier auf einem Goldgefäß aus Vaphio, jüngere minoische Kunst.

Die Indoeuropäer

Die Entstehung der indoeuropäischen Völkergemeinschaft spielte sich im Neolithikum ab, das heißt um das Jahr 3000, und die Herausbildung von Stämmen erfolgte etwa zwischen 2500 und 2000 v. Chr. Vergleichende Sprachstudien über diese verbreiteten Völkerschaften zeigen gemeinsame Wurzeln und geben gleichzeitig Auskunft über die Sitten des Urstamms. Die gemeinsamen Wurzeln der Benennung des Viehs beweisen ihre vom Hirtenleben geprägten Gebräuche. Die Rinder, Pferde und Schafe umfassende Herde stellt die Grundlage des Reichtums dar. Rinder und Pferde spannte man gleichermaßen vor das Joch oder vor einen Pflug auf Rädern. Milch und Wolle wurden verarbeitet. Diese Völker waren praktisch schon im Aufbruch, um auf der Suche nach einem milderen Klima und besseren Weiden langsam in Richtung West- oder Südeuropa zu wandern. Zugkarren ermöglichten es ihnen, ihre gesamte Habe mitzunehmen und jene ausgedehnten Wanderungen in ferne Länder durchzuführen. Das Pferd verschaffte ihnen noch andere Möglichkeiten: die bewaffneten Reiter wurden zu furchtbaren Kriegern, und die Völker, denen sie auf ihrem Weg begegnen sollten, konnten ihrem Angriff nicht widerstehen.

Über die indoeuropäische Heilkunde wissen wir nichts und von den von ihren Nachfahren in Europa weitergeführten Traditionen können wir uns kaum eine Vorstellung machen. Trotzdem ist ihre Geschichte für uns von Interesse, weil sie mit einem grundlegenden Ereignis verknüpft ist: die Verwendung des Pferdes als Arbeitstier im Frieden und ganz besonders seine militärische Verwendung.* Die ganze Antike hindurch sah man die Domestizierung des Pfer-

* Die persischen Armeen besaßen eine sehr starke Kavallerie. Das *Buch Esther* erwähnt das Postsystem von Darius, das von einem berittenen Kuriersystem gesichert wurde und die entferntesten Satrapien mit erstaunlicher Geschwindigkeit erreichte. (G. Le Bon, *Die ersten Zivilisationen,* Paris, 1882).

des als eine der herausragenden Taten der Menschheitsgeschichte an. Die Alten haben sie im Mythos der Zentauren nachgezeichnet und ein Sternbild danach benannt. Die Germanen hätten zahlreiche Truppen besessen, meint Tacitus, und ihre Pferde wären klein, schnell und widerstandsfähig gewesen. Ein Pferd wurde zwölfmal so hoch eingeschätzt wie eine Kuh — so steht es in einem germanischen Volksrecht: Wenn also eine Kuh einen Sold (solidus = spätantike Goldmünze) wert war, so wurde ein Hengst oder ein Kriegspferd auf zehn bis zwanzig Sold geschätzt. Eine sehr lange Zeit hindurch wurden Pferde überhaupt nicht in der Feldarbeit verwendet, sondern dienten ausschließlich militärischen und religiösen Zwecken.

Sehr geschätzt für die Herstellung der schweren Römermäntel war die germanische Schafwolle. In Belgien weideten große Herden, und Strabon sagt, daß die Sueben ein Nomadenleben führten, weil sie so große Schafherden besaßen. Dagegen legte man keinen besonderen Wert auf die Aufzucht von Ziegen, während die Schweinezucht in den riesigen Eichenwäldern Mittel- und Nordeuropas weit verbreitet war, so daß in Rom der westfälische Schinken mit Importen aus Gallien konkurrierte.

Über die Heilkunde der Germanen weiß man nichts. Auch sie glaubten an den göttlichen Ursprung von Krankheit und Heilung. Daher stellten für sie

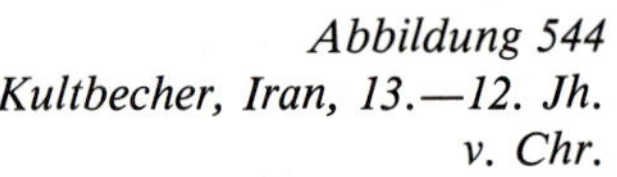

Abbildung 544
Kultbecher, Iran, 13.—12. Jh. v. Chr.

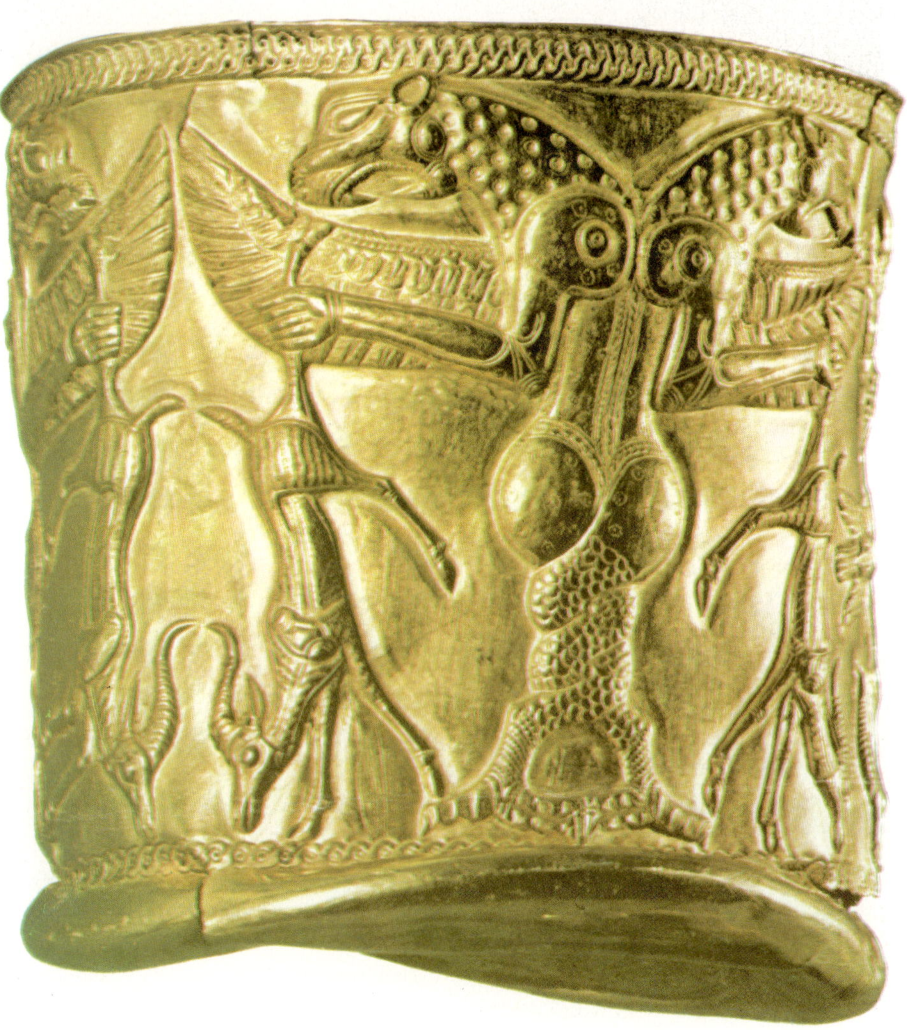

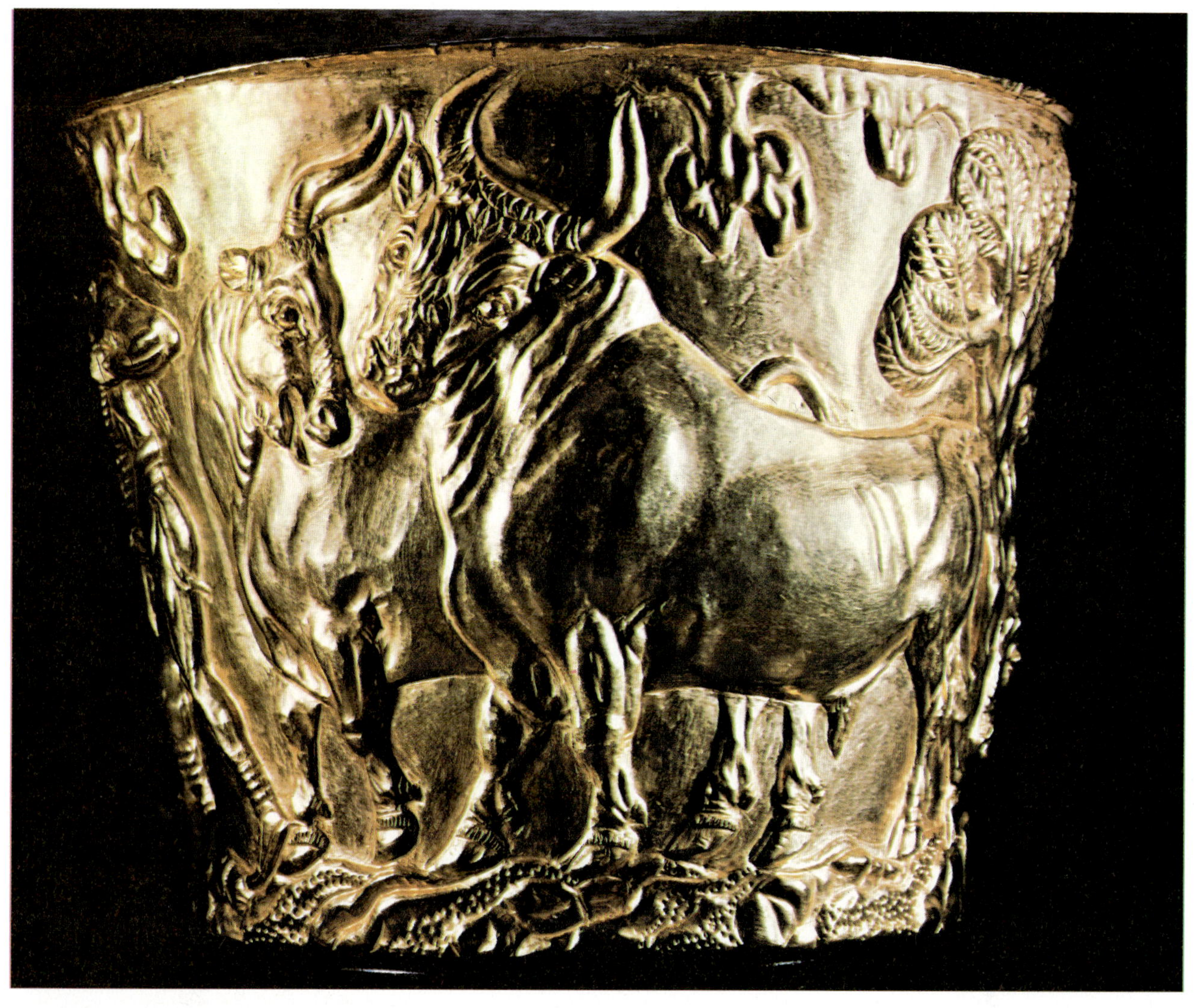

Abbildung 545
Domestizierte Stiere, zweites Goldgefäß aus Vaphio.

Opfergaben und Gebete das sicherste Mittel dar, mit dem sie sich den Schutz der Götter erhalten wollten. Die Sagen der Germanen werden von Tieren bevölkert, die außerdem noch in ihrem Himmel zu Hause sind. Ymir, der Vater der Riesen, ist für die Verbindung der Königreiche der Kälte und der Hitze zuständig, genauso wie die Kuh Andumla, die ihn mit ihrer Milch ernährt. In der jahrhundertelang von Generation zu Generation mündlich überlieferten Edda findet sich sehr häufig die Anrufung des Rindes und der Ziege. Heimdrum, die Ziege, thront in der Walhalla, und der Karren des Gottes Thor wird von Ziegenböcken gezogen. Bei den Nordgermanen wurde die Kuh Sybylia wie eine Göttin verehrt.

Die vergleichende Sprachforschung hat gezeigt, daß die alten Germanen die Kastration des Schafbockes noch nach der alten Methode praktizierten, das heißt, indem sie die Hoden mit einem Steinhammer zerschlugen, und daß die blutige Kastration, bei der die Hoden eingeschnitten wurden, ihnen von den Walachen später beigebracht wurde. Folgendermaßen praktizierten die germanischen Hirten die Schädeloperation bei Schafen, die unter der Drehkrankheit litten: Sie schnitten mit einem scharfen Kieselstein die Haut an der Stelle, wo der Schädel weich ist, auf, dann ließen sie das Gehirn offen.

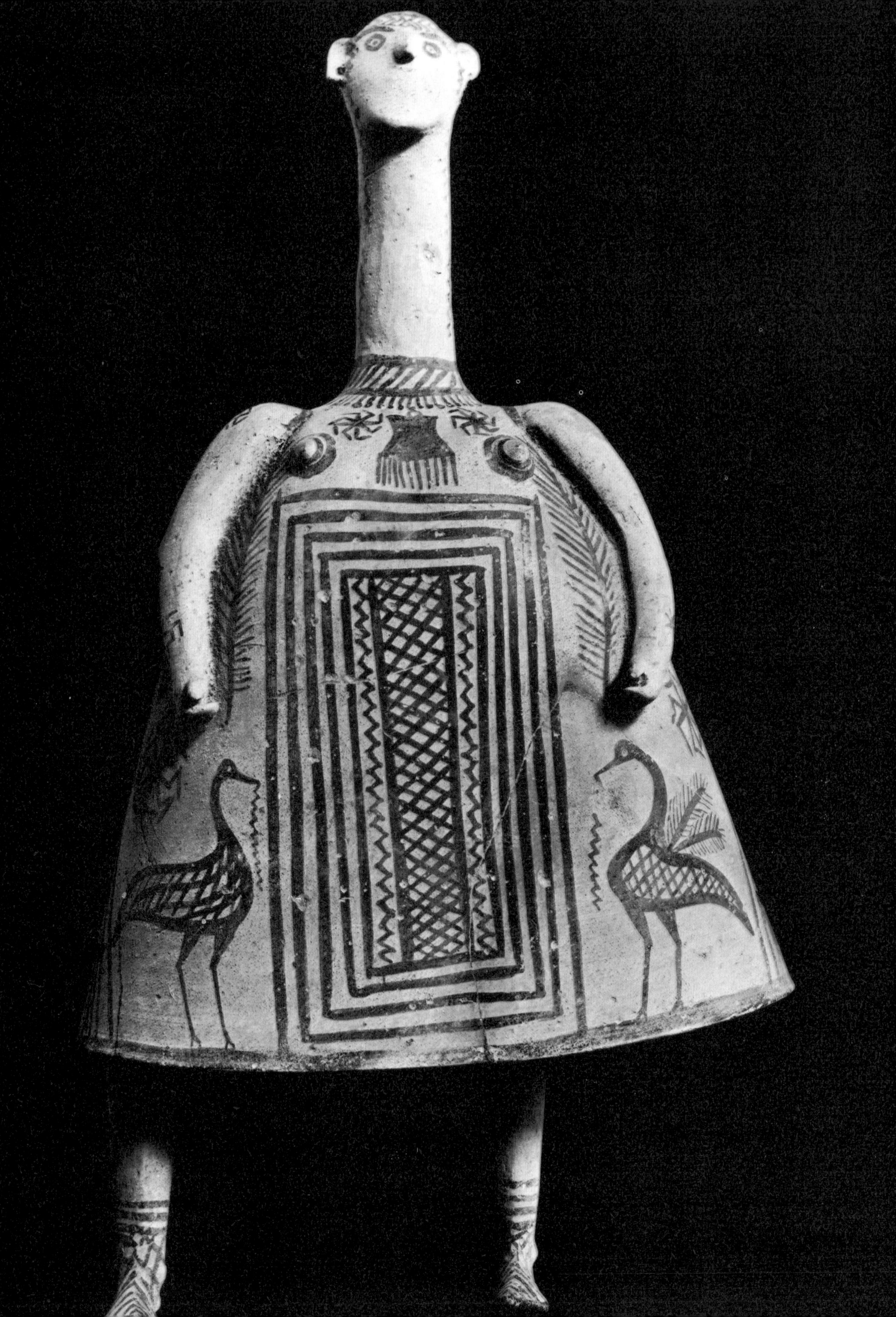

Die ersten Schriften über Tierkrankheiten finden sich in der hippokratischen Sammlung. Allerdings darf man diese nicht ohne weiteres dem Meister von Kos zuschreiben. Man kann nicht einmal ihr Entstehungsdatum exakt festlegen.

Offensichtlich haben Hippokrates und seine Schüler sich stark davor gescheut, die über Tiere gemachten Beobachtungen auf den Menschen zu übertragen. Außerdem haben sie sehr wahrscheinlich aus der Sektion von Tieren keine besonders fruchtbaren Lehren gezogen. Die Tierpathologie wurde systematisch ignoriert, wobei sich diese Zurückhaltung vielleicht aus der Philosophie jener Zeit erklären läßt. Die Historiker der Tiermedizin erzählen sich mit einem gewissen bitteren Unterton folgende Anekdote über den Meister von Kos, den man nach dem Vergleich zwischen den Verrenkungen des Menschen und denen des Rindes fragte, und der dann darauf die Gegenfrage stellte, ob »es überhaupt erlaubt sei, derartige Dinge in der Medizin zu behandeln«. Der Arzt übe nämlich keine Kunst mehr aus, sondern vollziehe eine heilige Handlung, und gerade, wenn er die Götter anrufe, leiste er den heiligen Eid des Ritus. Hier spricht Hippokrates von einem Priester und nicht von einem Gelehrten.*

Nur durch den Vergleich von mehreren Abschriften eines Textes und durch historische und grammatikalische Sprachstudien konnte die moderne Philologie mit einer gewissen Exaktheit das verfälschte Werk der Klassiker wiederherstellen. Dies führte, kaum daß diese Revision im veterinärischen Bereich begonnen hatte, schon zu wichtigen Berichtigungen. Es ist also unerläßlich, daß sämtliche Übersetzungen mit Hilfe von Spezialisten auf die Originale überprüft werden. Die Philologen wissen nichts von unserer Terminologie, wobei ihre Arbeit ohnehin schon schwierig genug ist; die von ihnen zu übersetzenden Beschreibungen sind nämlich oft unvollständig und praktisch immer ungenau.

Wir wissen überhaupt sehr wenig über die Tierheilkunde zur Zeit des Hippokrates. Der Philosoph Demokrit von Abdera (470—402 vor Christus) hat ein Werk über die Agrikultur verfaßt. Die ihm bisher zugeschriebenen Werke über die Anatomie der Tiere müssen aber einem anderen Demokrit zuerkannt werden und sind bei weitem jüngeren Datums als die des Demokrits von Abdera.

Die ersten uns überlieferten Werke betreffen die Pferdekunde, aber noch nicht die Roßarzneikunde. Dabei ist im übrigen bekannt, daß die Griechen ausgeprägte Pferdenarren und Rennsportliebhaber waren.**

Ein Fragment, das Simon der Athener (430 v. Chr.) dem Lob des Pferdes gewidmet hatte, ist die einzige uns auf den ersten Blick interessierende Schrift. Der Text, der von Daremberg erwähnt wird, steht in dem in Cambridge aufbewahrten Manuskript *Hippiatrica* und wurde von Oder in seiner originalen Version rekonstruiert.

Xenophon (445—354) beschreibt in seiner Abhandlung »Über die Wirtschaft« die Aufzucht von Tieren, insbesondere die Pferde- und Hundezucht. Er geht dabei vor allem auf Fragen zu ihrer Hygiene ein und zählt ihre Krankheiten auf. Dabei bedauert er das blitzartige und unvermutete Auftreten von Seuchen, die auch die am besten gehaltenen Herden zerstören. Moulé meint, daß die Abhandlung *Über die Kunst des Reitens,* »als erste dieser Art ein Meisterwerk der Hippologie ist, das man auch heute noch mit Gewinn zu Rate ziehen kann. Verschleimung des Mundes und Müdigkeit werden darin als die ersten Anzeichen von beginnender Lahmheit betrachtet. Außerdem empfiehlt der Autor, die Pferde in ein mit runden und rollenden Kieselsteinen bedecktes Grundstück einzuschließen, damit dadurch die Pferdehufe, »von allem das

Die Griechen und Römer

* Paulet gibt eine andere, mich weniger befriedigende Erklärung: »Die Ärzte haben in der Antike besonders auf menschliche Krankheiten geachtet und nicht so sehr auf Tierkrankheiten. Von diesen haben sie nur gesprochen, wenn ihre Seuchen außerordentlich auffielen oder sonst bemerkenswert waren oder auch die Menschen betrafen. Aus diesem Grund hat Hippokrates, der alles vor seiner Zeit über die Medizin geschriebene sammelte und oft Tiere sezierte, sicherlich nur selten die Tierkrankheiten erwähnt, denn ausgenommen von zwei oder drei Stellen in seinem Werk findet man darüber nichts. Einmal stellt er fest, daß Ziegen und Mutterschafe für die Fallsucht (Epilepsie) sehr anfällig wären, an einer anderen Stelle meint er, daß bei Ochsen Verrenkungen der Schenkel besonders häufig vorkämen. Die erwähnenswerteste Stelle jedoch, die sich auf Tiere bezieht, ist jene, wo er sich auf das Beispiel der Rinder, Mutterschafe und Schweine bezieht, um zu beweisen, daß die Wassersucht des Menschen oft von Wasserblasen abhängt, die sich in der Brust bilden.« (Paulet, *Recherches sur les maladies épizootiques,* Bd. I, S. 29).

** In den »*Wolken*« von Aristophanes, erklärt Strepsiades, der von seinem Sohn Philippides durch dessen Leidenschaft zu Pferden und Rennen ruiniert wird, daß Poseidon der Grund all seines Übels wäre, in dem Moment, wo Philippides den Gott unter dem Namen Poseidon Hippios anruft.

Abbildung 546 (gegenüber) »Die Herrin der Tiere«. Glockenförmiges Götzenbild aus Terrakotta. Boetien, Griechenland.

Wichtigste«, gehärtet werden. Er befürwortet die Kastration von Armeepferden und widerlegt zweifelsohne einen Einwand seiner Zeitgenossen, wenn er schreibt: »Wilde Pferde, die man kastriert hat, hören auf zu beißen und auszuschlagen und sind dabei immer noch genauso für militärische Dienste geeignet.«

Aristoteles (384—322 v. Chr.) war Philosoph und Enzyklopädist. Die Veterinärmedizin nimmt in seinem Verzeichnis der menschlichen Wissenschaften schon einen bedeutenden Platz ein. Obwohl er Arzt und Sohn eines Arztes war, berücksichtigt er nichts, was sich mit der medizinischen Praxis beschäftigt, sondern beschränkt sich auf eine Klassifikation der von zeitgenössischen Professionellen geschriebenen Abhandlungen. Zum größten Teil können wir die von ihm benützten Quellen nicht ausfindig machen. Ganz bestimmt kannte er die Werke der hippokratischen Schule, die von Rinderkrankheiten (Verrenkungen, Wassersucht etc.), Hunde- (Epilepsie) und Schafskrankheiten (Drehkrankheit etc.), vom Fieber und der Wasserblase handeln. Die Schriften Xenophons über die Kavallerie kannte er auch. Zu Recht betrachtet man Aristoteles als den Va-

Abbildung 547
Verletztes Pferd, das im Kampf stürzt. Griechische Amphore.

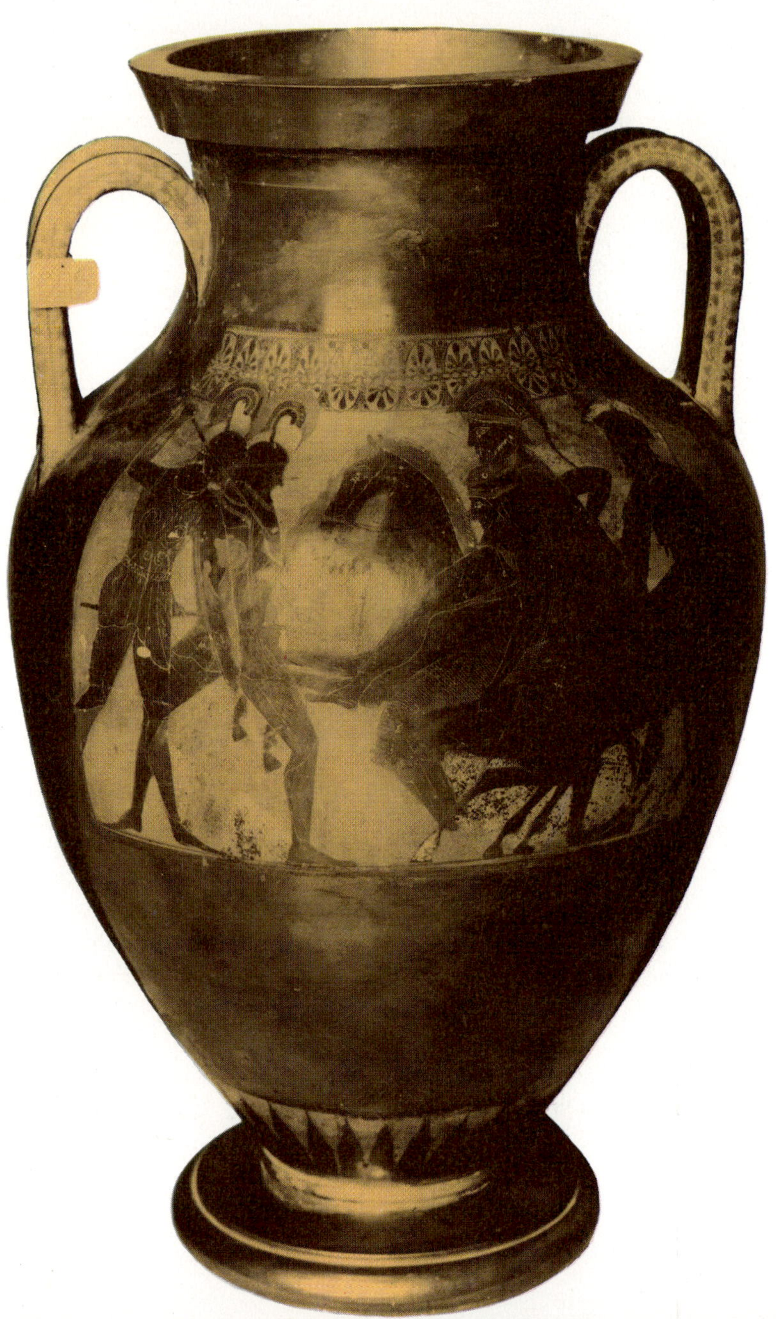

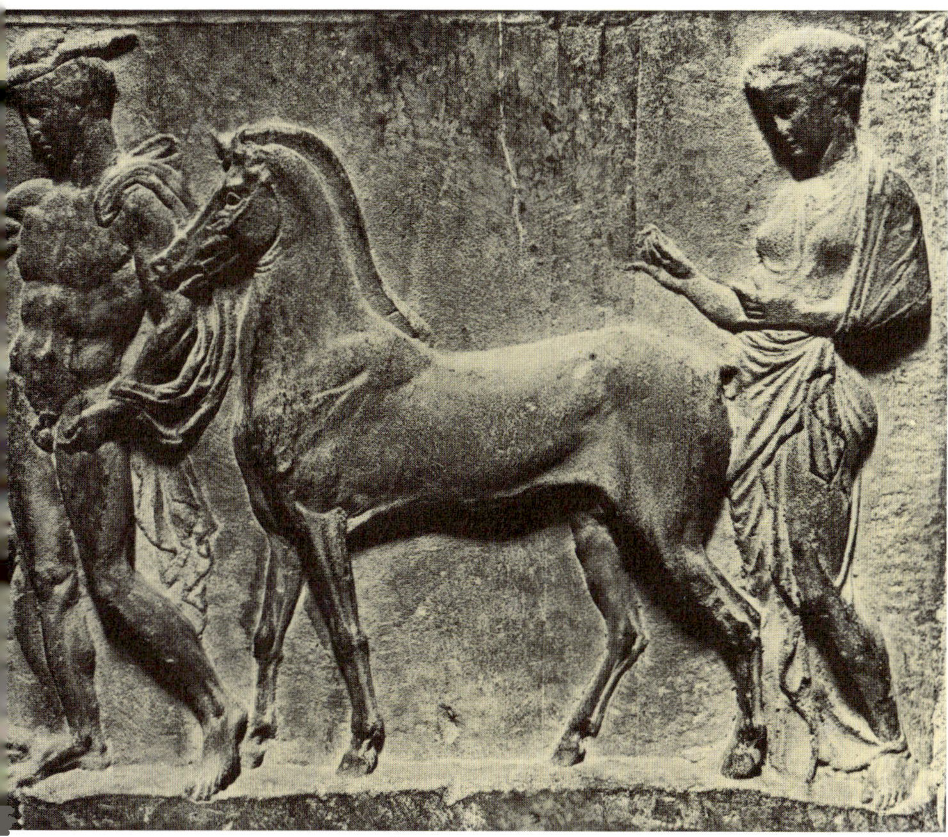

Abbildung 548
Griechische Kunst: Pferd und Reiter, Grabrelief.

ter der Zoologie und der vergleichenden Anatomie.* Seine sehr stark von Platon beeinflußten physiologischen Vorstellungen sind nicht zutreffender als die des Hippokrates. Er besitzt hingegen anatomische Kenntnisse, die er durch Sektion von verschiedenen Tierarten gewonnen hat. Er bemerkt das Fehlen der Gallenblase beim Pferd und kann das Alter nach der Untersuchung der Zähne bestimmen.

Das achte Kapitel seiner *Historia animalium* behandelt die Tiermedizin. So würde das Pferd auf der Weide nicht krank: einzig sein Fuß benötige beständige Pflege. Als erste der Krankheiten, die das Pferd im Stall befallen könnte, beschreibt er *»eileus«,* eine schwere Kolik, die neben Darmverschlingung und Einstülpung des Darms mit einem Leistenbruch einhergeht, und als einziges Heilmittel wird die Kastration empfohlen. Akut verlaufende Lähmung und Starrkrampf werden neben manchen anderen, nur schwer zu identifizierenden Krankheiten aufgezählt. Beim Esel beurteilte man nach dem heftig ausfließenden Nasenschleim *(melis)* und dem Ausstoß von darin enthaltenem Blut die Lungenkrankheiten und prognostizierte danach den unvermeidlichen Tod. Man wußte, daß Hundetollwut auf alle Tierarten übertragbar war, während man glaubte, daß der Mensch folgenlos gebissen werden könne. Unter den aufgezählten Rinderkrankheiten stößt man auf Lungenentzündung und Gicht; unter denen des Schweins auf Angina, Finnen und Durchfall. Den Krankheiten von Elefanten, Kamelen, Vögeln, Fischen und Insekten werden dazu noch einige Seiten gewidmet.

Chirurgische Eingriffe bestehen aus: Blutstillen durch Ausbrennen (genauso wurden Wunden behandelt); Anwendung von Wattebäuschen, Bädern und Puder; das Verätzen der Sehnen, Kastration des Hahnes, Ausführung von

* Er bemerkt die somatische Verschiedenheit der Geschlechter, die von allen Morphologen, Anthropologen und Tierzüchtern übernommen wird. »Hier eine Differenzierung, die die zwei Geschlechter bei allen Tierarten unterscheidet: die größten, stärksten und kräftigsten Teile sind beim Männchen die oberen und vorderen, dagegen beim Weibchen die hinteren und unteren.« (Maurice Manquat, *Aristote naturaliste.* Cahiers de philosophie de la nature, Paris, 1932).

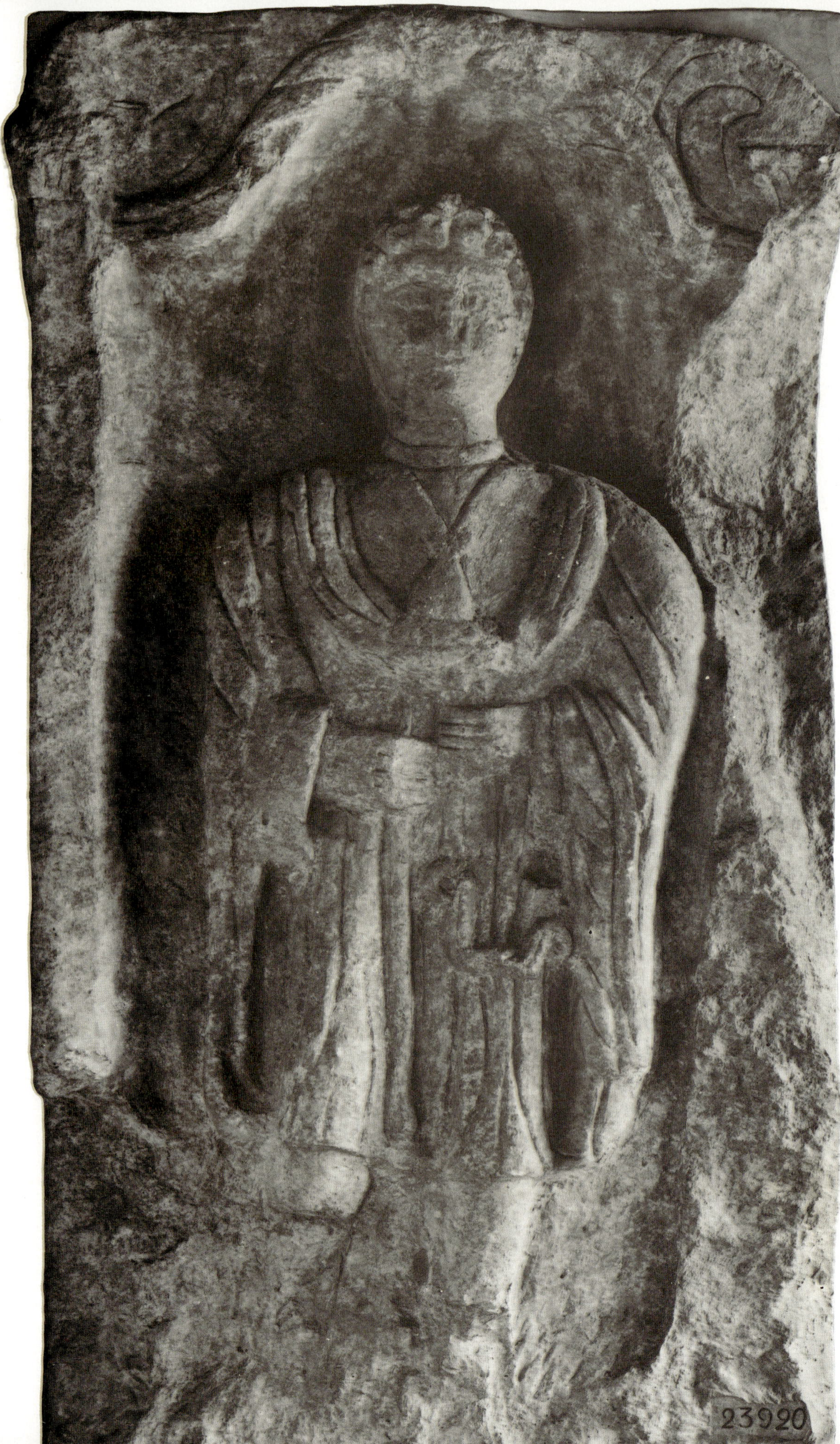
23920

Nähten, die operative Behandlung des Nabelbruchs, der Analatresie, rectovaginaler Fisteln und der Bauchwassersucht. Erreicht wird die Kastration von männlichen Tieren durch Zermalmen und Abtrennung der Hoden... Die Kastration von weiblichen Schweinen und Kamelen wird beim nüchternen Tier durch einen Einschnitt vor dem Schambein praktiziert.

Man weiß, daß sich Aristoteles auf die Sammlung und Einteilung der zeitgenössischen Werke über die Tiermedizin beschränkt hat. Außerdem gilt als sicher, daß er noch über andere Dokumente als das *corpus hippocraticum* verfügt haben muß, Dokumente, von denen wir bestimmt nie mehr kennen werden, als das, was er aus ihnen exzerpiert hat, denn die gesamte griechische veterinär-medizinische Literatur von zwei oder drei Jahrhunderten, die der christlichen Ära vorangehen oder ihr folgen, ist praktisch vollständig verschwunden.

Der verlorengegangene Faden könnte vielleicht in Karthago oder Rom wiedergefunden werden. In phönizischer Sprache hat Mago von Karthago ein auf Anordnung des römischen Senats von Decimus Silanus ins Lateinische übersetztes Werk über die Landwirtschaft geschrieben. Später wurde es von Cassius Dionysios aus Utika ins Griechische übertragen. Das Werk befaßt sich in mehreren Kapiteln mit der Kastration des Pferdes und des Rindes sowie mit Tierkrankheiten. Die Echtheit dieses Werkes wird allerdings heftig bestritten.

Cato, der Zensor (232—147 v. Chr.), erörtert in seinem Werk *De re rustica* Krankheiten von Tieren und Menschen. Aber er sammelt nur Beschwörungs- und Zaubersprüche und volkstümliche Rezepte, die hier nicht von Interesse sind.

Ein Offizier des Pompeius in Spanien und Asien namens Varro (116—27 v. Chr.), den eine offene und gewissenhafte Geisteshaltung auszeichnete, hat eine beachtliche Anzahl von Werken verfaßt, darunter eines *Über die Landwirtschaft,* dessen zweites Buch einige Kapitel über die Aufzucht und die Krankheiten des Viehs enthält. Außerdem erstellte er hygienische Vorschriften für den Städtebau und beschrieb Methoden, wie man als ansteckend angesehene Kranke von ihrer Umwelt isolieren könne. Gerade in dieser *Abhandlung über die Landwirtschaft* hat er folgende, zweifelsohne vom römischen Sumpffieber inspirierte prophetische Hypothese formuliert: »Vielleicht gibt es in den Sumpfgegenden kleine Tiere, die man mit bloßem Auge nicht sehen kann, und die schwere Krankheiten verursachen, indem sie durch Mund oder Nase in den Körper eindringen.« Varro erwähnt die Existenz von griechischen Pferdeärzten, die mit der Tierheilkunde beauftragt waren, und erbringt so den Beweis, daß Roßärzte schon in vorchristlicher Zeit praktizierten.

Was Celsus betrifft, so ist auch er ein Enzyklopädist, der es sich zur Aufgabe gemacht hatte, die gesamten Erkenntnisse seiner Zeit zusammenzutragen. In seinem Werk ist jedoch nur eine meisterhafte Beschreibung der Tollwut (Buch V, Kapitel VIII) an dieser Stelle bemerkenswert.

Nur ausnahmsweise, und dann auch wieder nur als Dichter, spricht Vergil (71—19 v. Chr.) von Tierkrankheiten. Erwähnt werden von ihm Schafkrätze, Magenbremse (Pferd) und Aderlaß; ferner können Rinderpest, Lungenseuche der Rinder, das Nervenfieber des Pferdes, Schafpocken, die Blutkrankheiten des Schweines und die Hundetollwut anhand seiner Beschreibungen des *ignis sacer* idenfiziert werden. Daß er aber, wie oft gesagt wird, unter Augustus Stallmeister gewesen sein soll, wird durch sein Werk auf keinen Fall bewiesen. Jedoch offenbart uns eine dem Gelehrten Claudius Donatus zugeschriebene

Abbildung 549 (gegenüber) Gallo-römische Stele, die einen gallischen Tierarzt darstellt, der in einer Nische steht. Dieser Tierarzt trägt den Griff einer Hauklinge in seiner rechten Hand, an seinem linken Arm hängt eine »Hipposandale«, das heißt, ein natürliches Hufeisen.

Biographie *Leben des Vergils,* daß der Dichter der *Äneis* sich nicht geekelt haben soll, Tiere zu behandeln.*

Sehr ausführlich erörtert Columella (40 n. Chr.) in seiner *De re rustica* Tierkrankheiten. Er spricht von Tierärzten und der Rolle medizinischer Kenntnisse für die Landwirtschaft: »Ein guter *villicus* (Pächter) sollte ein Experte der Veterinärmedizin sein: *Veterinaria medicina prudens esse debet.* Täglich sollte er sein Vieh untersuchen und die kranken Tiere ins Tierlazarett *(valetudinarium)* transportieren lassen. Der Aufseher der Schafhirten sollte in der Lage sein, die Herde zu pflegen und (bei der Geburt eines Schafes) den Fötus herausziehen zu können, ohne dabei das Muttertier in Lebensgefahr zu bringen.« Auch eine »Arbeitsmaschine« wird beschrieben, mit deren Hilfe man die Tiere so festbinden konnte, daß sie gefahrlos zu pflegen waren. Columella war ebensowenig wie die anderen von uns erwähnten lateinischen Autoren ein Praktiker. Als belesener Gelehrter kritisierte er die von ihm benützten Texte recht gewissenhaft und verfaßte sein Werk in einem sauberen und eleganten Stil.**

Die unter dem Titel *Historia naturalis* bekannte Enzyklopädie wurde von Plinius dem Älteren geschrieben und enthält die Kenntnisse seiner Zeit. Ohne seine philosophische Geisteshaltung wäre sein Buch sehr unvollständig. Plinius beschreibt die Hundetollwut sehr ausführlich und führt sie wie seine Vorläufer auf einen unter der Zunge verborgenen Wurm zurück.

Ein Ruhmesblatt in der Geschichte der Medizin wurde von Galen, ähnlich wie schon von Hippokrates, verfaßt. Dabei unterscheidet sich seine Methode nur sehr geringfügig von der des Gelehrten von Kos, jedoch bringt Galen in seine Forschungen eine mehr wissenschaftlich orientierte Geisteshaltung ein. Er sezierte Affen, Schweine und Rinder und hinterließ ein beträchtliches anatomisches Werk. Nicht zuletzt führte er durch seine Vivisektionsversuche über das Nervensystem die experimentelle Medizin ein. Zur Pathologie der Tiere hat er aber nichts beigetragen, sondern sich nur darauf beschränkt, einige Krankheiten zu erwähnen, und seine der Tollwut gewidmete Untersuchung bringt uns überhaupt nichts Neues.

Aus dem 4. Jahrhundert n. Chr. datiert das Werk des Palladius über die Landwirtschaft. Seit der schwedische Philologe J. Svennung 1924 in Mailand in einem Manuskript der Bibliothek von Ambrosia ein Palladius zugeschriebenes Buch über die Veterinärmedizin entdeckt hat, wird sein Werk mit 14 Büchern als vollständig angesehen. Es bringt praktisch nichts Neues, und die 64 Kapiteln, die von viehseuchenartigen Krankheiten des Rindes, des Schafes, des Pferdes und des Maulesels handeln, stellen — von ganz wenigen Ausnahmen abgesehen — den Text des Columella dar.***

Nur noch im Byzantinischen Kaiserreich sollte die gräko-romanische Tradition wiederaufleben. Die Arbeiten von Agronomen und Veterinären sind uns in den zwei kostbaren Sammlungen *Geoponica* und *Hippiatrica* in Ausschnitten erhalten geblieben. Cassianus Bassus habe, wie man lange Zeit glaubte, die *Geoponica* im 6. Jahrhundert wiederhergestellt, und man hätte zur Zeit des Konstantin Porphyrogenetos (erste Hälfte des 10. Jahrhunderts) eine schlechte Kopie des Manuskriptes abgeschrieben. Später gab die Forschung zu, daß der Name des Kopisten noch nicht bekannt ist und daß man den Zeitpunkt, zu dem die Sammlung wiederhergestellt worden sein soll, noch nicht genau festlegen könne (Krumbacher, 1892).

Ebenso ist es möglich, daß die *Hippiatrica* vor der Regierungszeit des Porphyrogenetos wieder zusammengetragen worden war. Die drei wichtigsten

* Magistri stabuli equorum Augusti amicitiam nactus, multos variosque morbos incidentes equis curavit. At Augustus in mercedem singulis diebus panes Virgilio, ut uni ex stabulariis, dari jussit. Interea a Crotoniatis pullus equi mirae pulchritudinis Caesari dono fuit missus, qui omnium judicio spem portendebat virtutis et celeritatis immensae. Hunc quum adspexisset Maro, magistro stabuli dixit natum esse ex morbosa equa, et nec viribus valiturum nec celeritate; idque verum fuisse inventum est. Quod quum magister stabuli Augusto recitasset, duplicari ipsi in mercedem panem jussit. Quum item es Hispania Augusto canes dono mitterentur, et parentes eorum dixit Virgilius, et animum celeritatemque futuram. Quo cognito, mandat iterum aumentari Virgilio panes.

Eichbaum, *loc. cit.* S. 53

** Das Werk von Columella wurde ins Französische, Deutsche, Englische und Italienische übersetzt. (V. Grotefend, *Beiträge zur Lebensgeschichte des Columella.* Zeitschrift für die Alterthumswissenschaft, 1835, n° 22, S. 179)

*** Svennung (J), *Paladii... De veterinaria medicina;* Riack (W), *Berliner... wochenschrift,* 18. Februar 1927, S. 27; Grevander, *Ein... Buels des Palldines,* Bd. II!

Abbildung 550 (gegenüber) Frontispiz des De compositione medicamentorum *von Nikolaus Myrepsos, L. XXIV. Es handelt sich um ein reichhaltiges Arzneimittelbuch mit 2656 verschiedenen Formeln, die sich auf alle Gebiete der Medizin beziehen. Man benützte es bis ins 17. Jh. hinein. Nikolaus Myrepsos, dessen Beiname »Apotheker« bedeutet, war ein byzantinischer Arzt und Pharmakologe, der im 13. Jh. in Alexandria lebte.*

Νικολάου, μοναχοῦ·
Ἀρχὴ σὺν θεῷ τῶν ἁπάντων τοῦ ῥή(ματος) τοῦ περὶ χρ(είας)·

ΓΑΒΡΙΗΛ ΧΑΙΡΕ ΚΑΙ ΧΑΡΙΣ ΤΟ ΠΝΕΥ(ΜΑ) ΤΟ ΑΓΙΟΝ·
Μ(ΗΤ)ΗΡ Θ(ΕΟ)Υ
ΙΑ ΥΙΗ ΛΑ Ι ΚΥΡΙ ΕΝΟΙ ΤΟΠΙ ΚΑΤΑ ΡΗΙΑΣ·

ΑΡΧΗ ΣΝ Θ(Ε)Ω ΤΩ(Ν) ΤΥ ΑΝ(ΘΡΩ)ΠΥ ΣΤΡΑΤ(Ι) ΣΤΟΙΧΕΙΩ(Ν) ΑΛΦΑ ΠΟΙΗΜΑ ΝΙΚ(ΟΛΑΟΥ) ΙΕΡΕ(ΩΣ)

† Ἀμυγδάλος ὡραία ἀλεξανδρινα
μυγδάλος, ὡραῖα ἀλεξανδρί(ν)ι·
ποιεῖ δὲ ὁραμα κεφαλ(ῆς)· πραυμ-
εῖ γὰρ τοῦ πτερομαιτοῦ αδο· ὀφθαλ-
μοῦ, δακρύα ἱστᾶ· οὐρῶν τὸ πυ-
ρογίαστε· οὐ μόρον πτερομυχ·
αἱ χαι τοῦ στι δερμή· ἐπι λαξίαις
τας ὀξει ἡ ρομεμβραις· παρο
μοχθε· μαριαχοιω χαλυσ()τε·
ἀπακτοῦ ὀρμηζ· καὶ σοῦ πα πτο
μοῦ κεφαλ(ῆς)· παρυιετη μοσφε
χμος· ὁμοίως ἀχιλεοια·

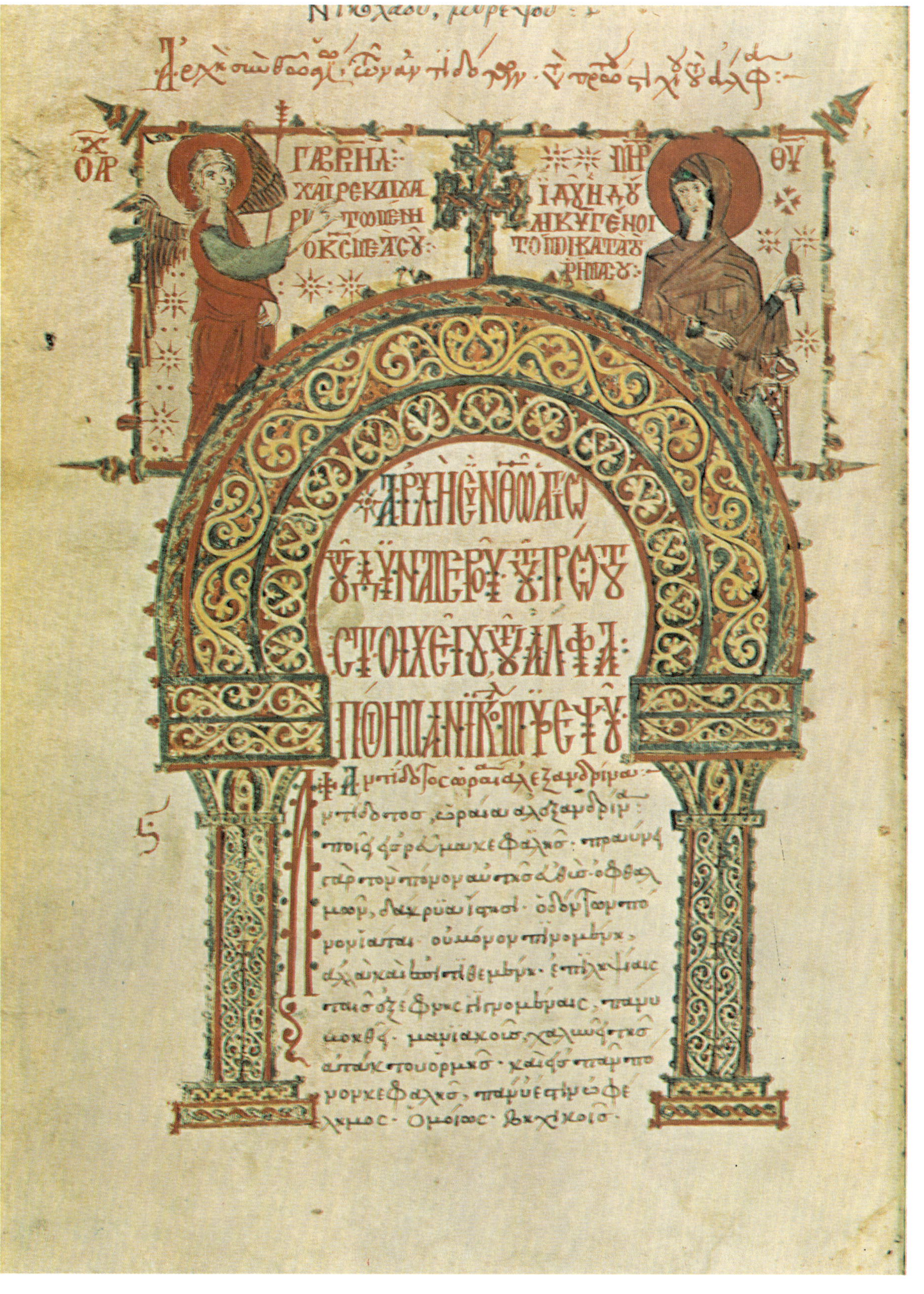

Abbildung 551
Schafbock, Mutterschaf und Lamm. Mosaik aus Rusgunial (Algerien).

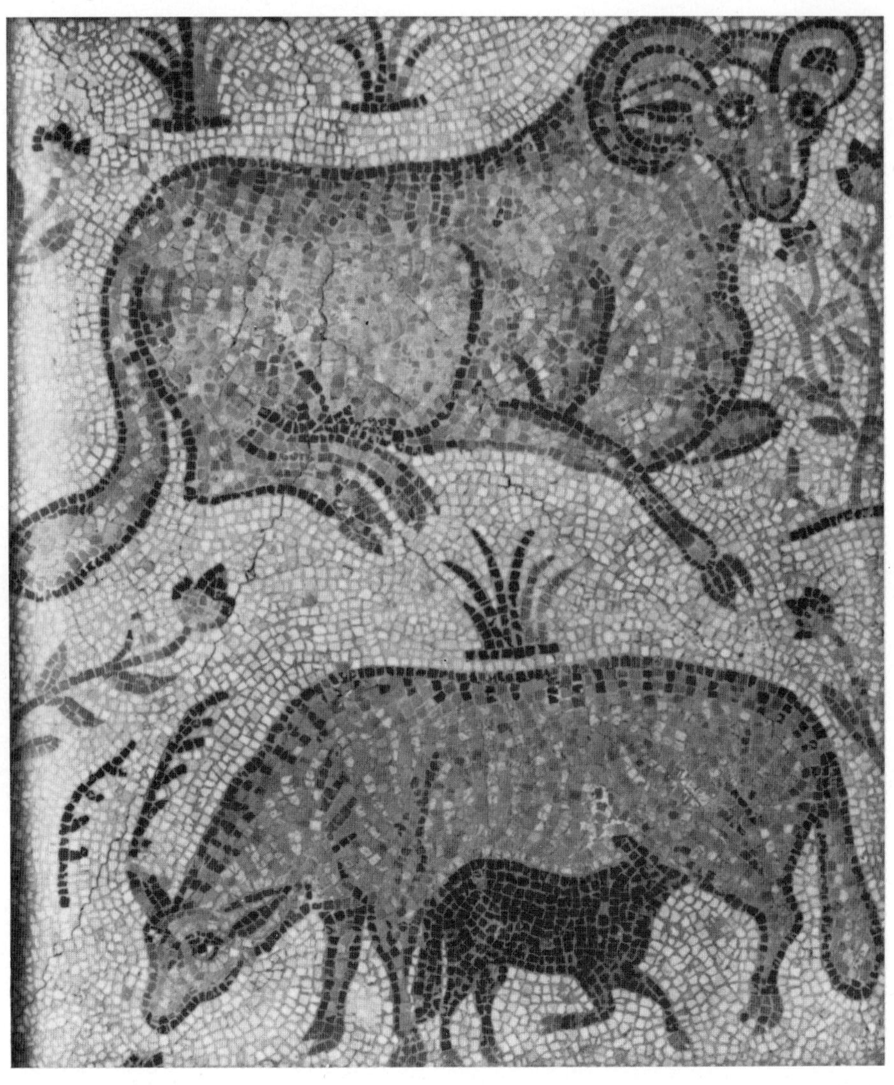

* Deutschland bewahrt in Berlin den Codex von Philipp auf, der aus dem neunten Jahrhundert stammt, und einen aus dem 15. Jahrhundert, der wahrscheinlich von Ruellius übersetzt wurde. Italien hat Abschriften in Rom, Florenz und Pisa. Holland besitzt die berühmte Handschrift, die im 17. Jahrhundert von England nach Holland gebracht wurde. England verfügt über eine Kopie in der Bodleian Library, und das Emmanuel College hat den Codex 250 vom 12. und 14. Jahrhundert, der die erwähnte Textstelle von Simon von Athen enthält. Und eine letzte Handschrift aus dem 14. Jahrhundert befindet sich im Britischen Museum.

Codices, die aus dem *Berolinensis, Parisinus* und dem *Cantabrigiensis* bestehen, umfassen dieselben wesentlichen Teile. Ihre Zusammensetzung ist aber umstritten und sie weisen zahlreiche Textvarianten auf.*

Seit Beginn des 20. Jahrhunderts und über den Zeitraum von 25 Jahren wurde das *Corpus medicorum graecorum* von vier deutschen Akademien und zahlreichen Wissenschaftlern untersucht; dagegen hat man die *Hippiatrica* lange vernachlässigt. Zum ersten Mal wurde sie 1573 von Grynaeus in Basel im griechischen Urtext nach der Berliner Handschrift veröffentlicht. Durch die Edition von Miller im Jahre 1865 wurden in der Nationalbibliothek von Paris aufbewahrte Texte endlich der Forschung zugänglich gemacht. 1895 entdeckte der Berliner Eugen Oder in der Cambridge-Handschrift ein Fragment von Simon dem Athener, das viel älter als die bisherigen veröffentlichten Texte war und in griechischer Sprache die drei Hauptmanuskripte enthielt: die *Hippiatrica Berolinensia, Parisina und Cantabrigiensia.*

Auf Anordnung König Franz I. hatte der französische Arzt Jean Ruel von Soissons 1530 eine lateinische Übersetzung der *Hippiatrica* verfaßt und veröffentlicht. Ihr Titel lautet folgendermaßen: *Veterinariae medicinae libri duo Johanne Ruellio suessionensi interprete.*

Die *Hippiatrica* stellt sozusagen eine Anthologie von byzantinischen Pferdedoktoren verfaßten Texten dar. Wie durch ein Wunder wurden diese in Handschriften gesammelten Fragmente von Bränden und Plünderungen verschont. Sie geben auf keinen Fall eine klare Vorstellung vom Gesamtwerk dieser Epoche und sind wirklich nicht mehr als ein persönlicher Beitrag von allen Autoren, von denen uns die Namen wenigstens erhalten geblieben sind. Auf jeden Fall stellen sie den Beweis dar, daß die Veterinärmedizin und dabei besonders die Pferdeheilkunde ein in dieser Epoche weitverbreitetes Handwerk war.

Vom dritten bis zum fünften Jahrhundert nach Christus erstreckt sich die große Zeit der Roßärzte und scheint dabei diejenige der römischen Autoren fortzuführen. Aber auf gar keinen Fall darf dieses Erbe mit einem wirklichen Anknüpfen an die römische Zeit verwechselt werden, denn man kann wirklich nirgends erkennen, daß die Byzantiner in irgendeinem Maße von der Arbeit der Römer profitiert hätten. Tatsächlich scheinen sie eher das Erbe einer viel weiter zurückliegenden hellenistischen Tradition angetreten zu haben, und die Verdienste, die sie ihren Vorläufern zugestehen, richten sich ohne jeden Zweifel auf eine ganze Nachkommenschaft von Praktikern, die seit der Zeit Hippokrates ununterbrochen ihr Handwerk ausgeübt haben.

In einer sehr fundierten und gelehrten Textanalyse hat Sevilla dargelegt, daß die Pferdedoktoren nicht nur griechische Handschriften der großen griechischen Zeit, sondern auch ägyptische und babylonische Quellen herangezogen hatten. Er schreibt, daß »unter der Feder des Apsyrtos die therapeutischen Ver-

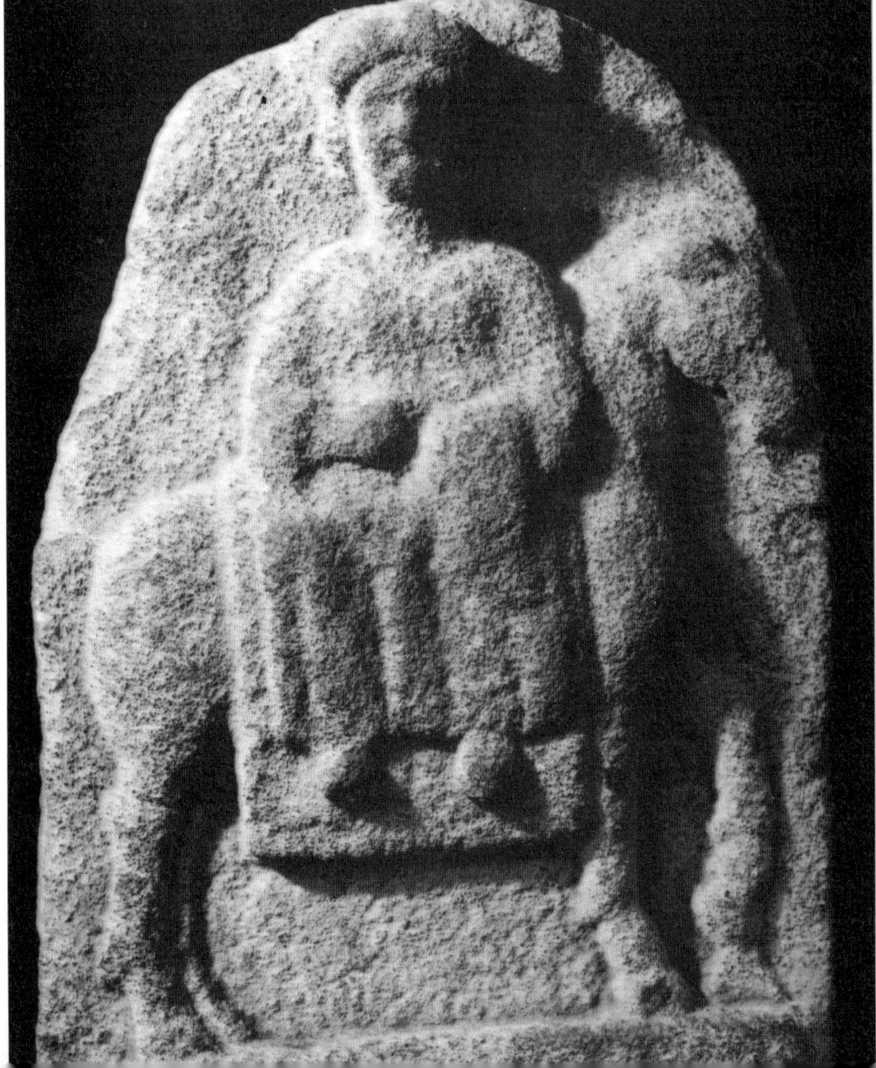

Abbildung 552
Epona, in ein Gewand gehüllt, auf einer Stute. Votivstele, 3. Jh. n. Chr. Epona war eine gallische Göttin, die Beschützerin der Pferde.

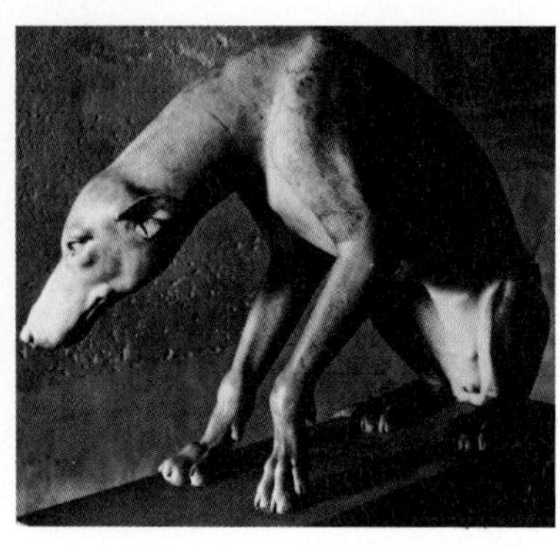

Abbildung 553
Windhündin. Marmor aus römischer Zeit.

fahren der Sarmater genauso wie die Sitten der Kappadokier und der Einwohner von Syrien wiederauflebten; und unter der Feder des Theomnestes die Erfindungen der Armenier. In den Schriften des 4. Jahrhunderts feiern die antiken medizinischen Kenntnisse wie das Verfassen von Rezepten, die Numerierung von Formeln, archaische Bleigewichte ihre Wiederauferstehung; denn die verschiedenen, in Athen zirkulierenden Gewichte datieren alle aus dem 7. vorchristlichen Jahrhundert, und der Gebrauch von Goldmünzen kommt aus Asien.

Die *Hippiatrica* enthält Fragmente von 17 Autoren, von denen einige sehr ausführlich vertreten sind, während andere dagegen nur durch ihren Namen der Vergessenheit entrissen worden sind: Apsyrtos ist dem Inhaltsverzeichnis nach der Verfasser von 121 Artikeln; Hierokles liefert 107, Theomnestos trägt 31 bei, Pelagonios 48, Anatolius und Tiberius 10, Eumelos 31, Archedemos zwei, Hippokrates 36, Aemilius Hispanus, Litorius Beneventus, Himerius und Africanus je einen Beitrag; Didymos fünf, Diophanes, Pamphilos und Mago von Karthago sind wieder mit je einem Beitrag vertreten.*

Die Inhaltsanalyse der *Hippiatrica* wird durch die Verschiedenheit der Textdarstellungen, die entweder nach Autoren oder nach Gebieten gruppiert werden, nur noch schwieriger gemacht.

Das Beispiel einer Gliederung nach dem »Thema« bietet die Übersetzung von Ruel. Mit einem Brief Apsyrtos an seinen Freund Orio Marcellus über den Nutzen des »Breis« bei der Pferdenahrung beginnt das die Diätetik behandelnde Kapitel 97. Im Anschluß an dieses findet sich ein Fragment des Hierokles über dasselbe Thema. Darauf folgt wieder ein neues Kapitel von Theomnestes über die abführende Wirkung des »Breis« und seines jedes Frühjahr notwendigen Gebrauchs, endlich ein dem Eumelos zugeschriebener Abschnitt, der denselben Abschluß enthält.

Eine kurze Übersicht über die *Hippiatrica* hat Sir F. Smith versucht.** Er gibt zu, daß sie unvollständig ist, glaubt aber, daß sie eine Vorstellung von der Breite dieses Werkes geben könne:

Fieber, Rotzkrankheit, Wurm, Milchschorf, Pest und Faulfieber; Schleimfluß, Lungenentzündung, Asthma (Emphysem), Angina, Drüsenentzündung, Polypen, Husten, Augenkrankheiten, Aderlaß, Phlebitis, Ödeme; Verdauungsschwierigkeiten, Magenkrankheiten, Koliken, Magenverstimmung, Überernährung, Durchfall, Darmverschlingung und Eingeweidebruch; Windsucht, Darmverschlüsse und Brüche; Kastration, Tetanus, Epilepsie und Wahnsinn; Leberkrankheiten und solche der Milz; Nierenentzündungen und Blasenkrankheiten; Krätze und andere Hautkrankheiten, Krankheiten der Gelenke, Schultertumore, Verletzungen der Sehnen, Verletzungen durch das Geschirr, Ausbrennung; Verletzungen und Krankheiten am Fuß oder Huf; Knochenbrüche, Verrenkungen, Geschwüre, Wunden, Abszesse, Fisteln und Verbrennungen. Schließlich lassen sich noch aus der Sammlung anführen: Beschreibungen von Krebs, Bisse und Stiche von Fliegen, Schlangen, Skorpionen, Spinnen, Blutegeln, giftigen Fischen, Fledermäusen. Vergiftungserscheinungen durch Pflanzen, Kälte- und Erschöpfungssymptome. Beschrieben wird auch der Geburtsverlauf, Zucht und Dressur des Pferdes für den Militärdienst und Fohlenhygiene.

Den wichtigsten Beitrag in der Sammlung *Hippiatrica* hat zweifellos der um 300 in Clazomenai, einer kleinen, an der Westküste von Kleinasien gelegenen Stadt geborene Apsyrtos geleistet. Sein Leben hat Apsyrtos hauptsächlich in

* Simon von Athen, der auf dieser Liste nicht aufgeführt wird, lebte mehrere Jahrhunderte vor den meisten der zitierten Roßärzte. Mago von Karthago, Africanus und Diokles, die in der Übersetzung von Ruel zitiert werden, sind ebenfalls viel älter.

** Smith (F.), *The early History of veterinary Literature,* Bd. I, S. 49.

Prusia, dem türkischen Brussa, und in Nikomedeia, wo der Kaiser Diokletian residierte, verbracht.

Während des erfolgreichen Feldzugs gegen die Sarmaten und die Goten (von 332 bis 334) nahm Apsyrtos die Stellung des Hauptveterinärs in der Armee Konstantins des Großen ein. Ein Posten immerhin, durch den er im Generalstab des Kaisers den großen Feldherren gleichgestellt war. Nach diesem Feldzug praktizierte er in Prusia und Nikomedeia als Veterinär und wurde Rektor einer entsprechenden Schule, wo er Schüler heranzog. Trotzdem verfaßte Apsyrtos kein didaktisches Werk. Dem Zeitgebrauch gemäß bestand sein Werk aus Briefen, die an Offiziere aller Grade, an siebzehn Roßärzte, an seine Schüler und Züchter sowie an Freunde gerichtet sind. Sie befassen sich alle mit Aufzucht und Heilkunde des Pferdes. Man muß anfügen, daß Apsyrtos ganz genau über die Humanmedizin, die er wahrscheinlich in Alexandria studiert hat, Bescheid wußte. Es blieb ihm nicht einmal erspart, Eingriffe zu beschreiben, obwohl er Pferdedoktor war und auch bleiben wollte. 65 Empfänger, darunter übrigens einige, die mehrere Briefe erhalten haben, sind uns durch die von Apsyrtos adressierten Briefe bekannt.

Wir stellen in Anlehnung an die Handschrift von Berlin folgende Tabelle der von Apsyrtos behandelten Themen auf: die Allgemeinkrankheiten (Fieber, Rotzkrankheiten, Lungenseuche, Lahmheit); dann Aderlaß und seine Indikationen; die verschiedenen Krankheiten, besonders die des Kopfes und der Füße; schließlich noch zwei lange Aufsätze über Getränke und Salben. Alle Arten des Aderlasses werden mit ihrer jeweiligen Indikation behandelt: Aderlaß am Gaumen, am Schläfenbein und am Gesicht bei Fieber, an der Fessel bei Starrkrampf und bei Gelenkentzündungen; an der Krone des Pferdefußes bei Fußkrankheiten, an den Schulterfalten und am Vorderarm, bei der Rehe; im Augenwinkel bei Augenkrankheiten, aber nicht beim Grünen Star, der unheilbar ist. Vier Formen der Rotzkrankheiten waren Apsyrtos bekannt: die leicht heilbaren, nämlich die trockenen und die unter der Haut liegenden; und zwei unheilbare, die feuchte und die am Gelenk sitzende. Unheilbar seien auch Brüche an den Halswirbeln und an den Schulterknochen, während sonstige

Abbildung 554
Griff des Instruments eines gallo-römischen Tierarztes. Ein Tierarzt führt das Pferd Stratilates am Zügel, das er am Schenkel verbunden hat. 1. oder 2. Jh. n. Chr.

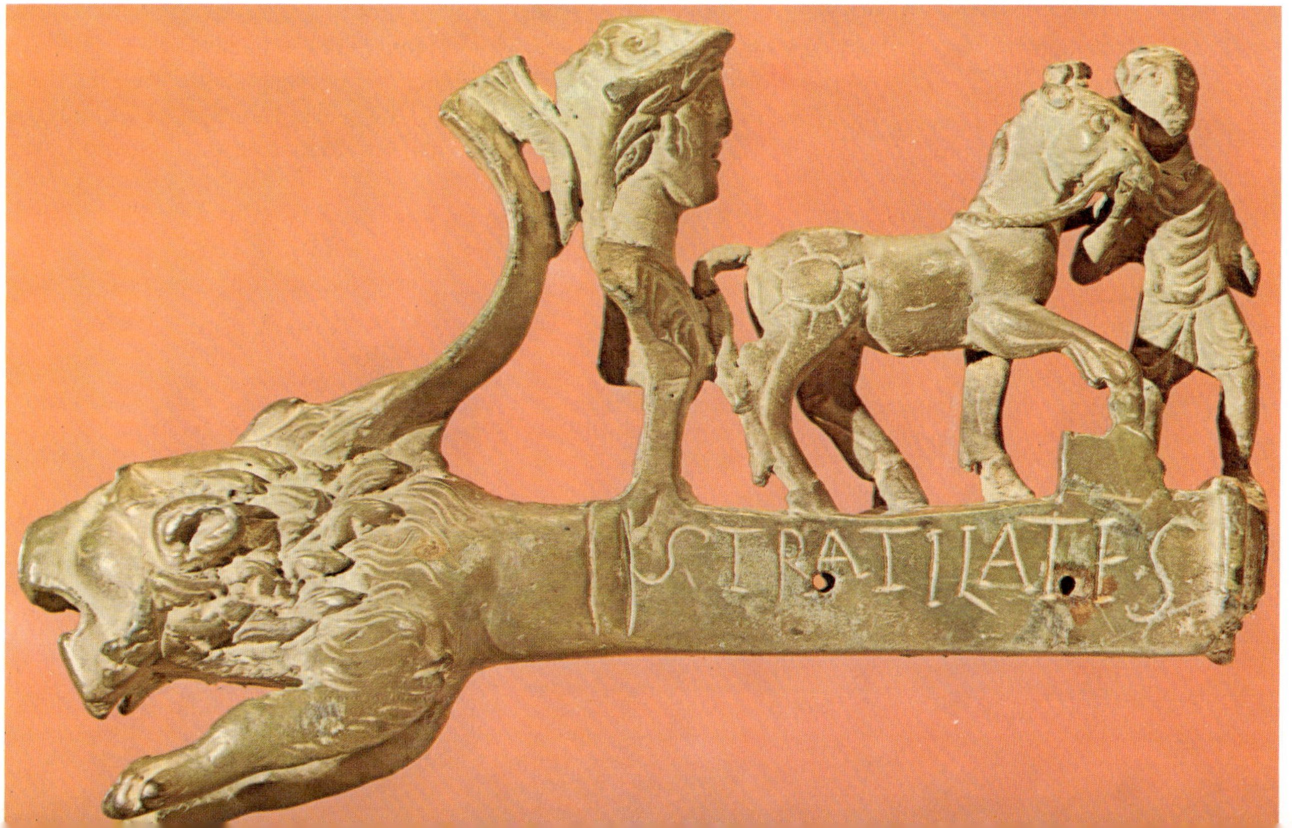

Brüche mit Bandagen geheilt werden könnten. Man müsse Beinschienen vom Holz der Tamariske auf die Haut anlegen und sie dann mit einem Verband und Binden gründlich festmachen. Dabei solle die kranke Stelle zweimal täglich in einer Mixtur aus Öl und Essig gebadet werden. Auftretende oder vorhandene Wunden werden mit heißem Wasser gereinigt und anschließend mit Fett bestrichen. Verrenkungen der Schulter müsse man vermittels Einblasen von Luft unter die Haut behandeln. Über den Milchschorf, die Rehe, das Keuchen und die Ansammlung von Wasser in den Beinen hat Apsyrtos zahlreiche Beobachtungen gemacht und zusammengestellt. Er weiß schon, daß Augenkrankheiten, wie zum Beispiel zeitweiliges Anschwellen und Hervorquellen, erblich sind. Die meisten der sinnlosen Therapien, die seine Vorläufer noch angewendet hatten, schließt er in seiner Heilmethode aus, doch bleiben seine Rezepte oft noch recht kompliziert und erscheinen nicht immer anwendbar.

Sein Gesamtwerk ist beeindruckend und überragt bei weitem ähnliche Werke seiner Zeitgenossen; außerdem ist es uns glücklicherweise mehr oder weniger erhalten überliefert worden. F. Smith hält ihn »für einen sehr weisen Beobachter, der mit einem scharfen, kritischen Verstand ausgestattet ist, und den man als Vater der heutigen Veterinärmedizin ansehen kann«. Siebzehn Roßärzte und zwei Kastrierer sind uns unter seinen Zeitgenossen bekannt. Damit hätten wir den direkten Beweis für die Existenz zahlreicher praktizierender Tierärzte, die Apsyrtos wahrscheinlich als ihren Meister und Führer ansahen.

Einer der Autoren der *Hippiatrica* ist Hippokrates, wie oben schon erwähnt wurde. Diesen Arzt muß man der Schule von Byzanz zurechnen. Allerdings ist sein Werk, das 1814 von Valentini veröffentlicht wurde, nicht besonders interessant. Heusinger berichtet, daß er den Guineawurm wie eine Hautkrankheit beschrieb und daß er die Tränendrüsen gekannt habe.*

In Wien wurde 1824 ein Werk über Pferdekrankheiten aufgefunden, das Civri 1826 in Florenz unter dem Titel: *Pelagonii Veterinaria ex Richardiano codice exscripta*... publizierte. Es besteht aus Briefen an verschiedene römische Persönlichkeiten, darunter auch an Astirius, der 363 Präfekt von Rom war. Nachdem diese in Büchern gesammelt worden waren, widmete man sie dem Arzygius, der wahrscheinlich Konsul der Toskana und von Umbria war und dem die Bevölkerung im Jahre 366 eine Statue errichtete. 48 Kapitel der *Hippiatrica* schreibt man diesem oben erwähnten Pelagonius zu. Seit sein Werk von Forschern untersucht worden ist, fällt auf seinen Namen kein sehr günstiges Licht. Aber schon Hecker (1834) hat gewissermaßen das aktuelle Urteil

* Im sechsten Jahrhundert wurde eine veterinärmedizinische Abhandlung von einem gewissen Hippokrates (Ippocras) publiziert. Anscheinend war der Autor ein Hindu, der sich des Erfolgs seiner Sammlung versichern wollte, indem er vorgab, daß sie von Hippokrates wäre. Die für diese Epoche normale Täuschung wurde zur Quelle von unentwirrbaren Mißverständnissen. Zwei Manuskripte der *Geoponica* werden Sostratus und Hippokrates zugeschrieben. In einer Handschrift der *Hippiatrica* finden sich die Namen eines Osandrus und Hippokrates. Nun ist weder ein Sostratus noch ein Osandrus unter den byzantinischen Autoren bekannt. Die Erwähnung, in den von G. Gedrenus 1566 publizierten *Annalen,* die Sosander als den eigentlichen Bruder des Meisters von Kos hinstellt, geht sicherlich auf die Phantasie der Scholastiker zurück, die sich ein Wortspiel über die Verwirrung von zwei Ärzten erlaubt haben.

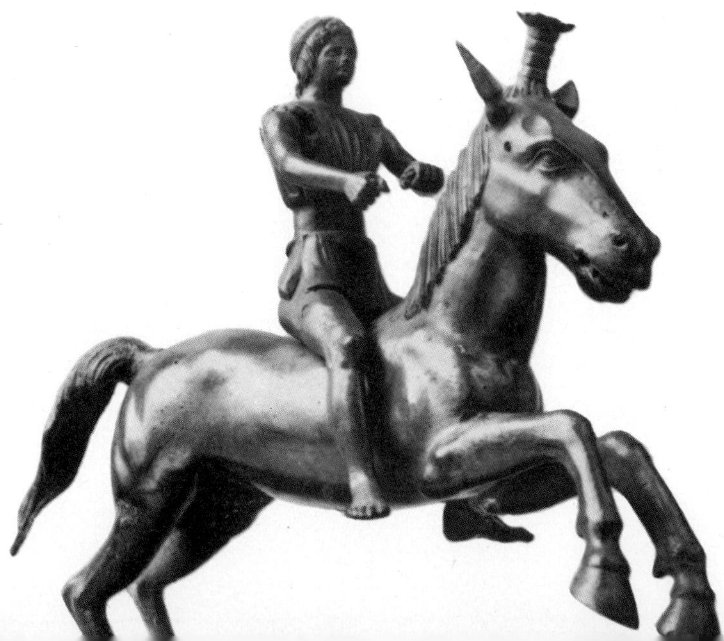

Abbildung 555
Griechische Kunst: Reiter, 5. Jh. v. Chr.

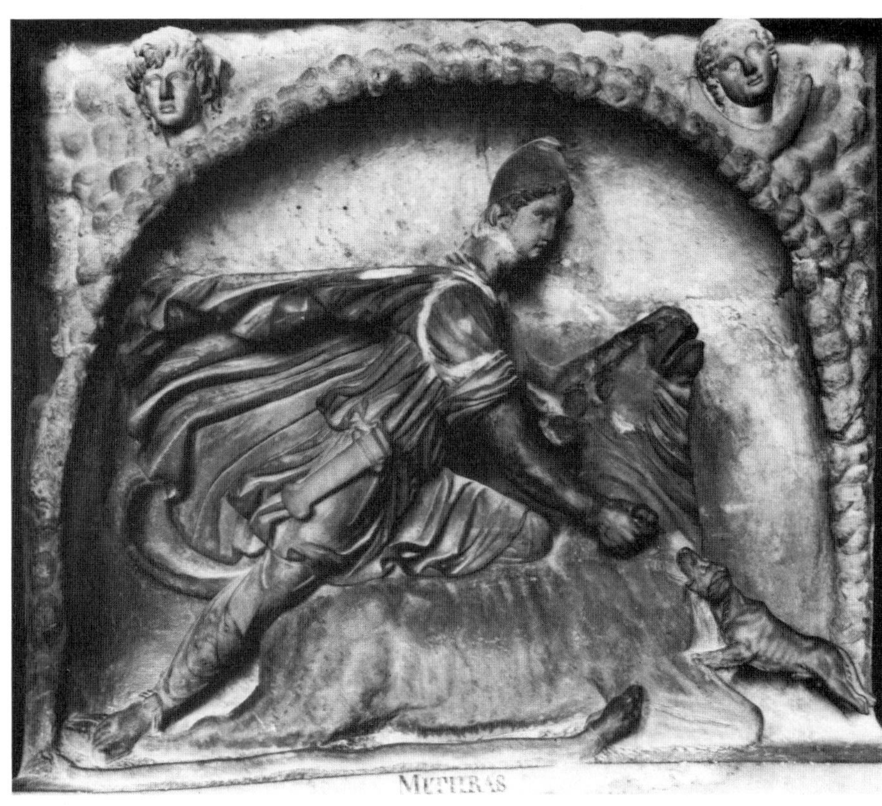

Abbildung 556
Mithra opfert einen Stier.

vorweggenommen und auf die naive Behandlungsmethode dieses Autors hingewiesen. In seinem langen Kommentar der Texte betonte er immer wieder die abergläubische Einstellung des Pelagonius und meint, daß die sinnlose Therapie von seiner Verbindung zu Zauberpraktiken herrühre.*

Hierokles (um 400) ist mit 107 Artikeln in der Hippiatrica vertreten. Er habe voller Leidenschaft die Behandlung der Pferdekrankheiten studiert, verrät er uns in seinem Brief an Bassus, was auch aus seinem Werk hervorgeht, da es seine Kenntnisse über Aufzucht, Hygiene, Wahl und Dressur unter Beweis stellt. An das Studium der Medizin geht er mit einer philosophischen Einstellung heran: »Wir sehen die berühmtesten und die aufrichtigsten Ärzte nach bestimmten Symptomen suchen, dank welcher jede Krankheit wiedererkannt werden kann; und, was die Hippiatrie betrifft, denke ich, daß wir denselben Forschungsmodus übernehmen sollten. Der Mensch besitzt die ihm angeborene Fähigkeit der Sprache; dank ihr kann er seine Empfindungen ausdrücken, und trotzdem halten die Heilkünstler die Beobachtung von Symptomen für unerläßlich. In der hippiatrischen Praxis ist gerade das Studium der Krankheitssymptome bei weitem wichtiger, damit bei den von Natur aus stummen Tieren Krankheiten *durch unsere traditionelle Methode* erkannt werden.« Mit gewissem Recht sieht Smith in dem kursiv gedruckten Ausdruck einen Beweis dafür, daß Hierokles ein professioneller Veterinär war.**

Der Beitrag Theomnestes' zur *Hippiatrica* umfaßt 31 Artikel. Über ihn und sein Leben ist nur sehr wenig bekannt. Die von Heusinger verfaßte Biographie und die Heusingers Ansatz folgenden Hypothesen sind falsch. Nach Heusinger, der sich auf die zu seiner Zeit bekannten Texte der *Hippiatrica* stützt, habe Theomnestes im 5. Jahrhundert gelebt und wäre am Hofe Theoderichs des Großen, des Königs der Ostgoten (454—526), als Veterinär angestellt gewesen.

* Anhand der folgenden Beispiele kann man die Therapeutik des Pelagonius schätzenlernen: »...Si equi intestina doluerit (et) fuerit tortionatus, remedium incredibile quod per se ostendere nomen domini ejusdem animalis in corona pedis dextro graphis perscribito.« »...Manu uncta oleo, ventrem perfricato cum hac praecantatione: tres scrofae de caelo ceciderunt, invenit eas pastor, occidit cas sine ferro, coxit eas sine dentibus; bene coxisti, bene coxisti, bene coxisti«.

** F. Smith, *loc. cit.*, Bd. I., S. 35.

Abbildung 557
Römisches Mosaik.

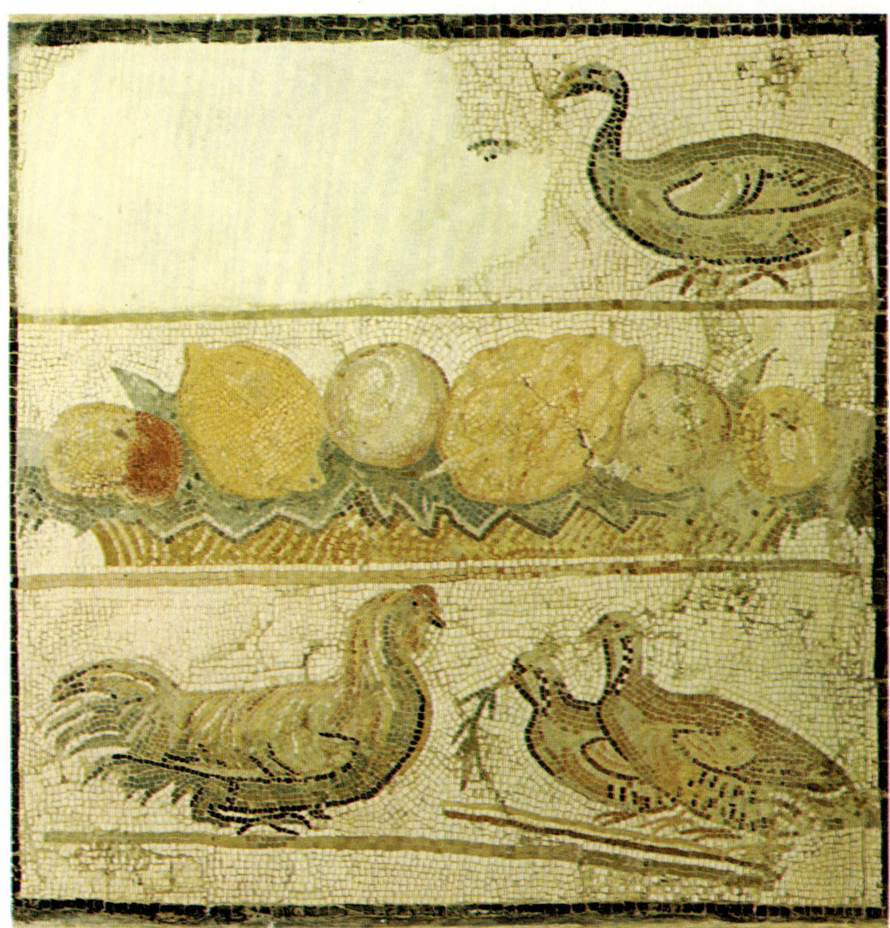

Abbildung 558 (Seite gegenüber)
Melken der Mutterschafe, Detail eines Sarkophags (Rom, Nationalmuseum).

Außerdem hätte der den König auf dessen Feldzügen nach Pannonien und in Italien begleitet (488—489). Das von Eugen Oder 1924 in Leipzig veröffentlichte *Corpus* beweist aber, daß Theomnestes in Wirklichkeit im 4. Jahrhundert lebte und der Tierarzt des Licinius war, des Kaisers des Ostreiches und des Siegers von Maximin Daia. Tatsächlich gehörte er zu Licinius' hohen Offizieren, war Hofbeamter und des Kaisers Freund, den er auch nach Rom begleitete, als dieser die Schwester Konstantins des Großen heiratete, um ein Bündnis mit dem römischen Kaiser zu schließen. Theomnestes behandelt besonders die Dysurie, geschwürige Wunden am Rücken (durch den Sattel hervorgerufen) und Hundekrankheiten.

Abschließend wäre noch der in Theben praktizierende Eumelos zu erwähnen, dem ebenfalls 31 Artikel der *Hippiatrica* zugeschrieben werden.

Die anderen Mitarbeiter dieses Werks trugen nur recht kleine Artikel bei und können hier vernachlässigt werden. Es fällt schwer, in dieses Register die von M. W. Meyer 1885 in der Bibliothek von München entdeckte *Mulomedicina Chironis (Codex Monacensis latinus 243)* einzuordnen. Dieses Werk — es wurde 1901 von Eugen Oder veröffentlicht — ist jüngeren Datums als die Werke von Apsyrtos und von Pelagonius. Wahrscheinlich handelt es sich bei ihm um eine Sammlung verschiedener Exzerpte einiger wesentlicher Werke, so daß das Ganze eine Art Handbuch für den Unterricht *(libri hermeri)* ergab.* Was den auf dem Titelblatt der Handschrift erscheinenden Namen Chiron** betrifft, so scheint dieser nicht unbedingt den »Exzerptenverfasser« zu bezeich-

* Wir haben hier die Meinung der deutschen Kritiker übernommen. Th. Smith glaubt, daß die Sammlung Chirons ein sehr bemerkenswertes Buch sei und den Wert der byzantinischen Schule bezeuge. Er gibt eine Übersicht ihres Inhaltsverzeichnisses an. Man kann sich hier der Bemerkung nicht enthalten, daß dieser Abriß genau den Aufbau der *Hippiatrica* wiederaufnimmt, was die These der Deutschen über das absolute Fehlen von Originalitäten in der Publikation belegt.

** Der zur griechischen Mythologie gehörende Kentaur Chiron soll der Ahne von Achilleus, Äskulap und Jason gewesen sein. Arzt und Veterinär in einem, hätte dieser Chiron eine *Abhandlung über die Krankheiten des Pferdes* geschrieben. Diese ist heute verloren.

nen, sondern eher den berühmten Kentaur, unter dessen Schutz der anonyme Autor sein Werk stellen wollte. Die in einer recht groben Sprache geschriebene *Mulomedicina* scheint uns nicht sehr ergiebig zu sein, außerdem stammen viele Abschnitte von Apsyrtos und Pelagonius, die man auch bei Vegetius Renatus wiederfinden sollte.

Mit dem Werk eines Römers geht die Geschichte der Tiermedizin in der Antike zu Ende. Ungefähr um 500 hat Publius Vegetius Renatus (450—510?) eine klassische Arbeit geschrieben: *Artis veterinariae sive digestorum mulomedicinae libri.* Über das Leben des Autors wissen wir praktisch nichts.* Graf Neuenar hat die Handschrift des Vegetius 1528 in Ungarn gefunden und aus ihr eine unvollständige und schlechte Edition erstellt, die er Ferdinand, dem König von Ungarn und Böhmen, widmete. J. M. Gesner, der sich dabei von dem großen Anatomen Morgagni in technischen Details beraten ließ, stellte 1735 den Text wieder vollständig her.**

Der Text des Vegetius ist stellenweise sehr korrekt, während andere Partien wiederum fast barbarisch verfaßt sind, woraus man den Schluß ziehen könnte, daß an diesem Buch nicht nur ein Autor geschrieben hat. Auf jeden Fall aber ist es eine sehr vollständige und relativ geordnete Sammlung, die das Wissen jener Zeit repräsentiert. Einen glücklichen Umstand für den dokumentarischen Wert des Werkes stellt Vegetius etwas unkritische Haltung dar, denn dieser hat sozusagen unsortiert alles übernommen, was ihm in den Werken seiner Vorgänger interessant vorkam. Die Grundlage seiner Wissenschaft fand er bei Hippokrates und Galen, während er alles übrige den Schriften der griechischen Roßärzte und besonders Apsyrtos' Werken entnahm. Also sollte man sein Buch eigentlich als eine Summa, die die Bilanz einer Epoche zieht, betrachten.*** Denn Vegetius war kein Gelehrter, Hippokrates und Galen hat er nicht immer verstanden, genausowenig die griechischen Philosophen. Er schmeichelt sich zwar, persönliche Erfahrung erworben zu haben, jedoch bleibt diese in seinen

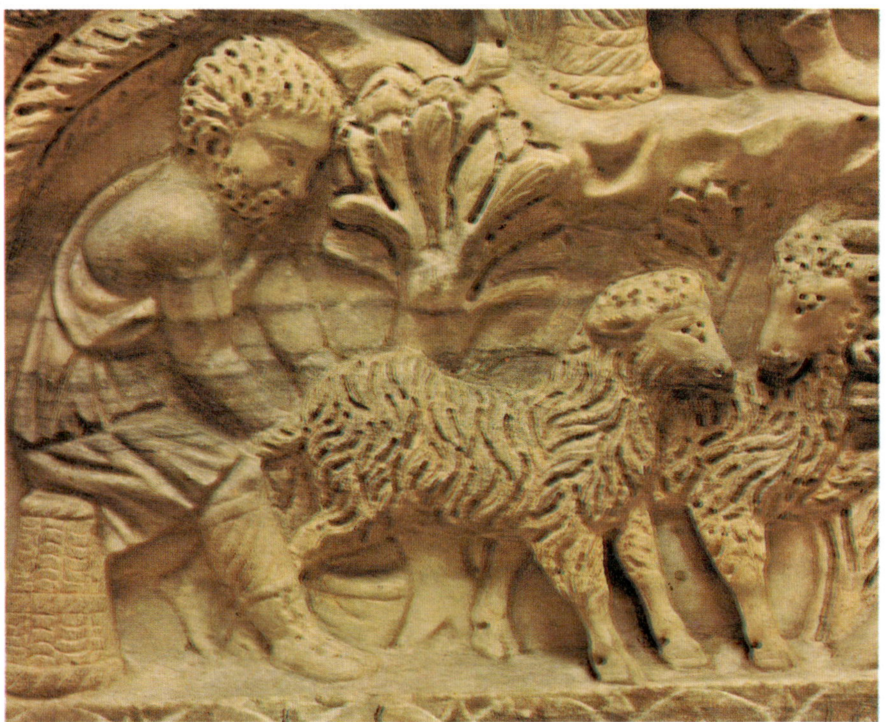

* Eichbaum behauptet, daß er in Volterra geboren sei und *Comes archiatrorum* unter Valentinian II. gewesen sei. Vegetius wußte aber bestimmt nichts über die Medizin. Er war nur ein Abschreiber, der niemals von seinen Zeitgenossen oder unmittelbaren Nachfolgern zitiert wird. Obwohl man im allgemeinen annimmt, daß er im 4. Jahrhundert gelebt hat, besteht Eichenfeld auf dem 2. Jahrhundert. In seinem *Versuch einer pragmatischen Geschichte der Arzneikunde* gibt Sprengel zu, daß das Werk im 12. Jahrhundert geschrieben worden ist. Fraas drückt die gleiche Meinung aus: die *Mulomedicina* wäre im 12. oder im 13. Jahrhundert nach der *Hippiatrica* von einem übrigens wenig gebildeten italienischen Mönch abgeschrieben worden. Der Name von Vegetius wäre von dem Autor der *Institutiones rei militaris,* Flavius Vegetius Renatius, entlehnt worden. Die zeitgenössische Forschung hat diese Interpretation nicht übernommen.

** Die wichtigste Edition trägt folgenden Titel: *Vegeti Renati artis veterinariae, sive mulomedicinyae libri quatuor jam primum typis in lucem aediti,* Basileae, 1528, excudebat Joan Faber Emmeus Juliacensis. Andere lateinische Editionen wurden in Basel (Sambucus, 1574) und in Mannheim (1781) publiziert. Von Bernard du Puy-Montclar stammt eine französische Edition (Paris, 1563). In Venedig wurde eine italienische Ausgabe gedruckt (1544). Deutsche Editionen in Frankfurt (1532, 1565) und eine englische in London (1748).

** Vegetius hat literarische Ansprüche und kritisiert andere Autoren: »Ex diversis auctoribus enucleata collegi, pedestrique sermone in libellum contuli; cujus erit pracipua felicitas, si eum nec scholasticus fastidiat, et bulbucus intelligat.«

Werken hinter den Meinungen der Roßärzte zurück oder verblaßt sogar vollständig. In den zwei ersten Teilen seines Buches behandelt er Pferdekrankheiten; darauf erörtert er im dritten Teil Krankheiten des Rindes, während der vierte Teil anatomische Beschreibungen und eine Reihe von therapeutischen Rezepten enthält. Es scheint so, als ob Vegetius die Absicht gehabt hätte, die gesammelten Erkenntnisse der Roßärzte in den von Hippokrates und Galen festgelegten Rahmen zu zwängen. So gibt er sich zum Beispiel wiederholt große Mühe, auf die Übereinstimmung oder Analogie von Krankheiten der Menschen und der Tiere hinzuweisen: *Non minus multae et obscurae valetudines in internis animalium, quam hominum existere consueverunt; imo si verum quaerimus, propre pares atque consimiles sumus. Nam animalibus, quia rationales sumus, sola mente praestamus: corporis vero natura communis est, maxime in doloribus.* Er lehnt die Methoden der Hexerei und alle Heilmittel »von dummen alten Frauen«, auf die solche Praktiken auch zurückgeführt werden könnten, ab: »Weder Tiere noch Menschen können mit unnützen Sprüchen geheilt werden, sondern nur durch die Hilfsmittel der Wissenschaft.«

Anatomische Kenntnisse besaß Vegetius nicht. Galen hatte jedoch die Anatomie von bestimmten tierischen Organen beschrieben, und es war ziemlich leicht, diese Elemente zu einer vergleichender Anatomie zu verbinden. »Vegetius behauptet, daß die Anatomie der Grundstock der Wissenschaft sei«, schreibt Heusinger, »was er aber von ihr zeigt ist schlecht.« Und der Italiener Ercolani beendet seine Untersuchung über Vegetius wie folgt: »Dieser armselige Versuch wäre überhaupt nicht der Rede wert, wenn er nicht der einzige in der Wissenschaft dieser Epoche geblieben wäre.«

Seuchen und Ansteckung in der Antike

Im Leben aller Völker haben Epidemien und Viehseuchen eine Rolle gespielt, die von den Dichtern vielleicht manchmal übertrieben wurde, während die Historiker daraus anscheinend nicht immer alle Konsequenzen gezogen haben. Epidemien werden schon in den allerersten prähistorischen Dokumenten erwähnt, und bis in die Neuzeit ist die Anzahl von auftretenden Epidemien ununterbrochen gestiegen. Fürchterliche Störungen in allen Teilen der Welt waren ihre Folge, und manchmal haben sie über die Existenz oder das Schicksal von Völkern entschieden. Die ersten, noch sehr ungenauen Quellen über das Auftreten von Viehseuchen findet man in der Bibel. Diese Dokumente gehen bis etwa 1750 vor Christus zurück. Jehova hatte den Ägyptern, die das Volk Israel in Knechtschaft hielten, zehn Plagen geschickt, darunter befielen mehrere auch den Viehbestand.

Die fünfte »Plage« wird im 2. Buch Mose kurz erwähnt (2. *Mose* IX, V. 3): »*Ecce manus mea erit super agros tuos, et super equos, et asinos, et camelos, et boves, et oves pestis valde gravis.*« Der Drohung folgte die Tat, und »alle Tiere in Ägypten starben«.

Die sechste Plage war eine Seuche, die sich nur auf Menschen und Pferde erstreckte: »*Erunt enim in hominibus et jaementis ulcera et vesicae turgentes; factaque sunt ulcera vesicarum turgentium in hominibus et jumentis.« (Mose, Kap. IX, V, 9).*

Im siebten Buch der *Metamorphosen* (Zeile 536 und folgende) beschreibt Ovid die Pest, die die Insel von Ägina zur Zeit des Kriegs zwischen Minos und den Athenern (1295 vor Christus) entvölkerte. Zuerst wurden Hunde, Vögel, Rinder und die wilden Tiere von der Krankheit befallen, darauf das gesamte Vieh und die Landbewohner, schließlich erreichte die Seuche auch die Stadt:

Abbildung 559
Herkules und der Stier von Kreta. Metope des Jupitertempels in Olympia. Griechische Kunst, 5. Jh. v. Chr.

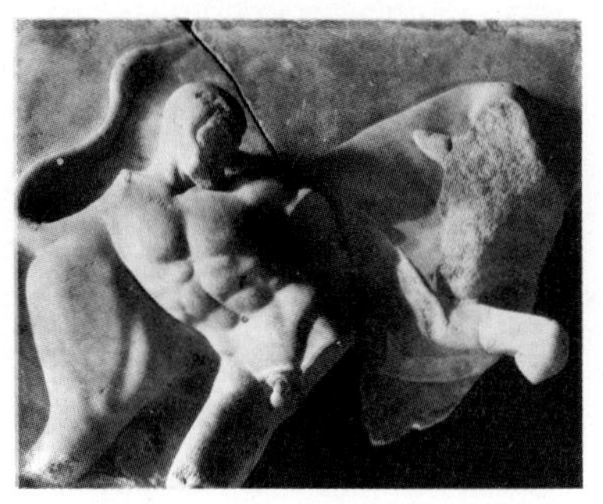

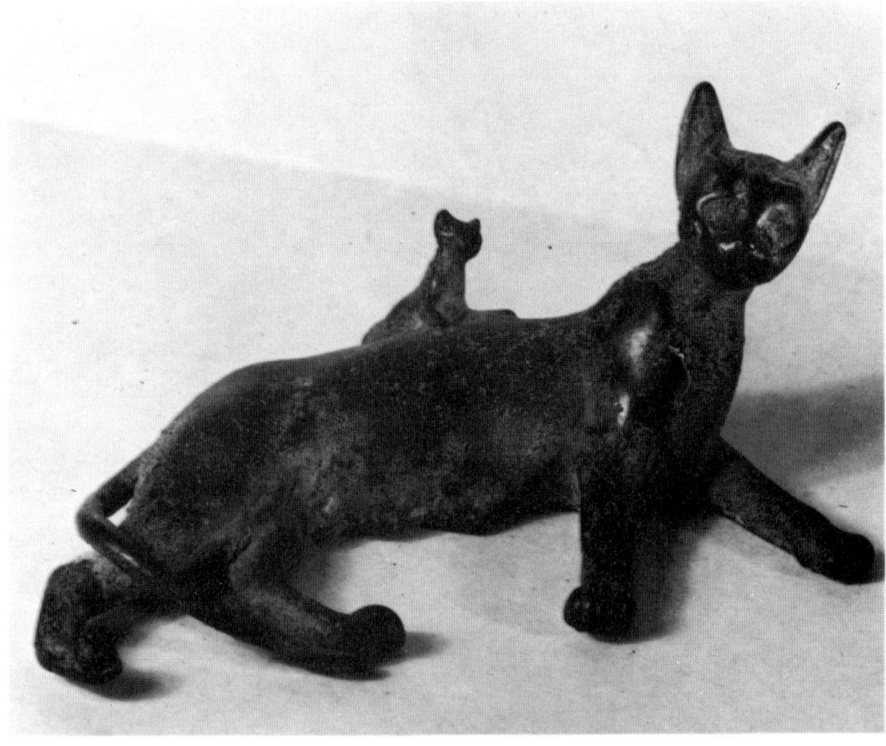

Abbildung 560
Katze, die mit ihrem Jungen spielt. Ägyptische Bronze.

Stage canum primo volucrumque, oviumque, boumque, / Inque feris subiti deprensa potentia morbi. / Concidere infelix validos miratur arator / Inter opus tauros, medioque recumbere sulco...

Homer erwähnt im ersten Gesang der *Illias* eine Pest, die das Lager, das die Griechen vor Troja errichtet hatten, verwüstete. Auch dieses Mal befiel die Seuche zuerst Hunde, dann Pferde und Maulesel und schließlich die Menschen.

Von einer hohen, Menschen und Tiere gleichermaßen betreffenden Sterblichkeit zur Zeit des Romulus (um 753 vor Christus) spricht Plutarch: »Man starb, kurz nachdem einen die Krankheit befallen hatte.«

Immer handelt es sich um eine Tiere und Menschen gleichermaßen betreffende Krankheit, die von den lateinischen Autoren, und besonders von Titus Livius, erwähnt und im Laufe von fünf Jahrhunderten, die der ersten christlichen Ära vorangingen, mit einer keinen Zweifel mehr hinterlassenden Beharrlichkeit und Genauigkeit beschrieben wurde. Denys von Halicarnasse machte sie im Jahre 488 ausfindig. 461 vor Christus wurde sie von Bauern, die vor der Invasion der Volsker mit ihren Tieren in die Stadt flohen, nach Rom geschleppt. 451, 430, 423 und 397 erschien die Seuche in Rom und den benachbarten Ländern aufs Neue. 212 wurden die sich im Kampf befindenden römischen und karthagischen Heere auf Sizilien von einer Krankheit ausgerottet, die der Dichter Silius Italicus sehr genau beschreibt (Buch XIV, Zeile 594 und folgend). Auch dieses Mal wurden zuerst Hunde, dann Vögel, darauf wilde Tiere und schließlich die Menschen angesteckt:

Vim primi sensere canes: mox nubibus atris / Fluxit deficiens penna labente volucris: / Inde ferae silvis sterni: tum serpere labes / Tartarea, atque haustis populari castra maniplis.

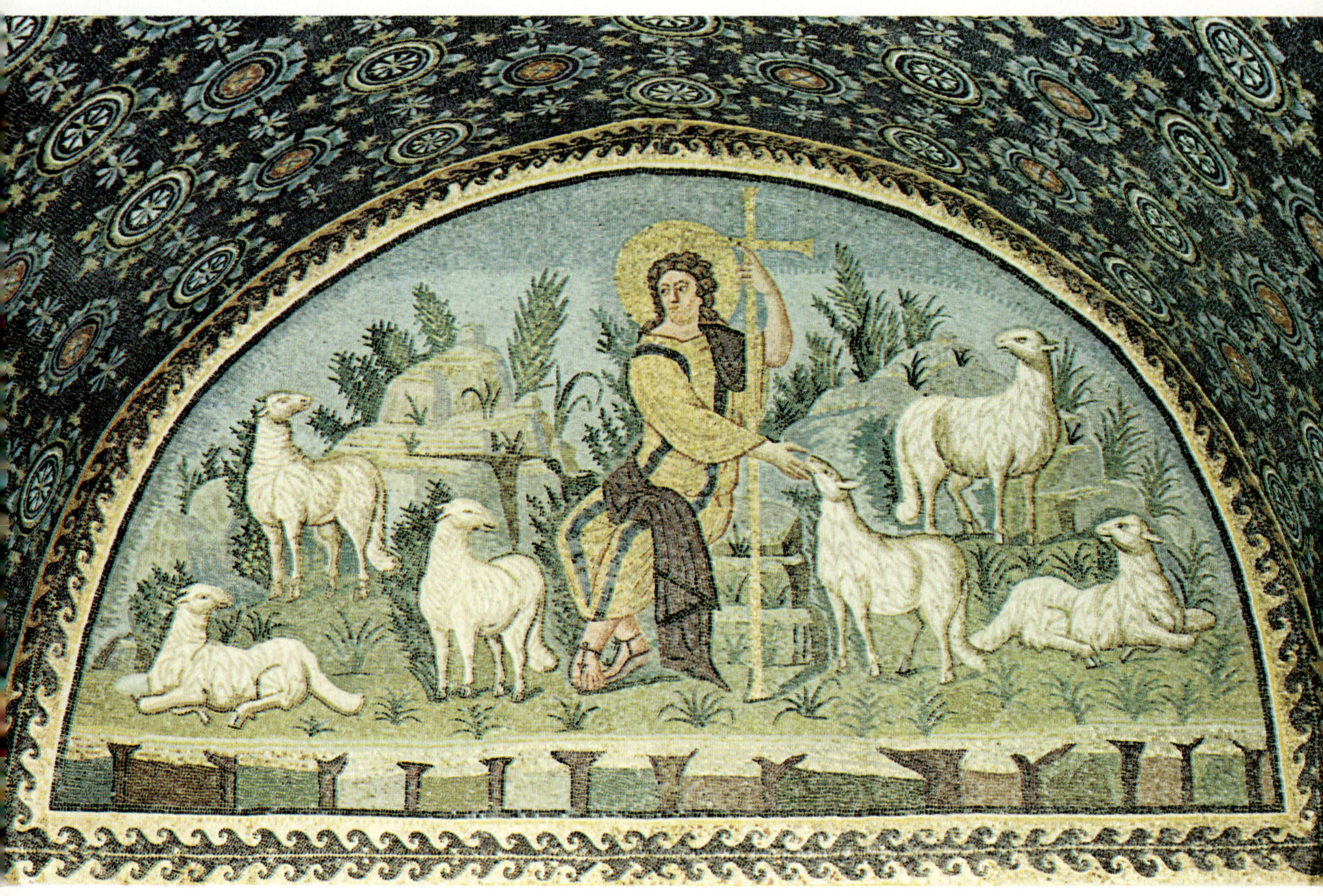

Abbildung 561
Der gute Hirt, Mausoleum von Gallia Placida, 5. Jh. n. Chr. (Ravenna, Italien).

Die Symptome entsprechen denen einer plötzlich auftretenden Blutvergiftung. Die Krankheit begann schlagartig mit Schüttelfrost und intensivem Fieber mit Austrocknen der Schleimhäute und heißem Atem. Darauf griff sie die Lungen an, Husten und jaucheartiger Auswurf waren die Folge. Die Krankheit endete mit Auszehrung und dem Tod:

> *Arebat lingua, et gelidus per viscera sudor / Corpore manabat tremulo: descendere fauces / Abnuerant siccae jussorum alimenta ciborum. / Aspera pulmonem tussis quatit, et par anhela / Igneus efflatur sitientum spiritus ora. / Lumina, ferre gravem vix subficientia lucem, / Unca nare jecet saniesque inmixta cruore / Exspuitur, membrisque cutis tegit ossa peresis.*

Genau die gleiche Krankheit beschreibt schon ganz ähnlich Thukidides: »Während einer Pest mußte eine sehr große Anzahl von Menschen und Tieren sterben. Zuerst wurden die Hunde von der Krankheit befallen. Der immer schwächer werdende Vogel konnte sich nicht mehr in den Lüften halten. Kadaver von wilden Tieren lagen in den Wäldern. Die schreckliche Plage griff auch auf das Heer über und säte überall den Tod . . .«

Man kann sich vorstellen, was diese Katastrophen für eine Klimahärten und Unwettern fast hilflos ausgelieferte, primitiv lebende Gesellschaft bedeuteten. Doch die höherstehenden Gesellschaftsformen wurden durch auf Seuchen zurückgehende Katastrophen nicht minder getroffen. Vergil übertreibt nicht, wenn er den Zustand der im Norden gelegenen Länder nach dem Ausbruch einer Rinderpest beschreibt: »Man suchte in diesen traurigen Gegenden also vergeblich nach zwei Ochsen, um sie vor den mit den für Jupiters Tempel bestimmten Opfern beladenen Karren zu spannen. Überall sind die Menschen gezwungen, den Boden mit Erdhauen aufzukratzen, um die Saat mit ihren Nägeln einzugraben. Und sie ziehen selbst die schweren Karren bis zum Gipfel der Hügel.«

Obwohl das Bild, das uns Vergil von den Gefahren der Ansteckung hinterlassen hat, von einem Dichter entworfen wurde, enthält es doch wesentliche Tatsachen: »Man konnte die toten Tiere weder abbalgen noch ihr Fell benützen, denn weder in der Luft noch durch Feuer war es möglich, dieses zu reinigen. Auch durfte man die kranken Mutterschafe nicht scheren und ihr von nagendem Gift durchtränktes Fell entfernen, noch durfte man ihre beschmutzte Wolle überhaupt berühren.«

> *Verum etiam, invisos si quis tentarat amictus, / Ardentes papulae, atque immundus olentia sudor / Membra sequebatur; nec longo deinde moranti / Tempore, contactos artus sacer ignis edebat. / (Georg.,* Buch III, Zeilen 563—566).

Weder die Macht der Götter noch das Wissen der Menschen konnte der Krankheit Einhalt gebieten: »Sie hat die Wissenschaft der Meister besiegt, die von Chiron, von Melampus. Aus dem Grab der Styx ausgebrochen, zeigt die bleiche Tisiphone ihre schreckliche Wut . . .«

Die den Tieren eigenen Krankheiten werden in der Antike oft erwähnt oder beschrieben. Bei Lukrez können wir erfahren, daß sie in seiner Zeit sehr häufig auftraten:

> *Consimili ratione venit bubus quoque saepe / Pestilitas, et jam pigris balantibus aegror. (De natura rerum,* Buch VI, Zeile 1131—1132).

Er beschreibt das »heilige Feuer« *(ignis sacer),* das später noch öfter erwähnt wird:

> *Existit sacer ignis, et urit corpore serpens / Quamcumque arripuit partem, repitique per artus . . . / Et simul ulceribus quasi inustis omne rubere / Corpus, ut est, per membra sacer dum diditur ignis. (De natura rerum,* Buch VI, Zeile 600 und 1166.)

Von Vergil besitzen wir eine Beschreibung des »heiligen Feuers« bei den verschiedenen Tierarten. In seinem Text finden sich zahlreiche Einzelheiten, anhand derer wir ziemlich genau die Lungenseuche des Rindes, das Nervenfieber des Pferdes, die Schafpocken, die Blutkrankheiten des Schweines und die Hundetollwut erkennen können. Was Columella wie folgt beschreibt, ist eine Lungenseuche und keine Tuberkulose: *»Est etiam illa gravis pernicies cum pulmo exulceratur, inde tussis et macies et ad ultimum phtisis invadit.«* Das *mentigo* oder *ostigo* der Hirten besteht aus schlimmen Geschwulsten an den Lippen oder am Maul der Lämmer und Zicklein und ist anscheinend eine schlimme Form von Ecthyma.

Abbildung 562
Jäger mit seinem Wild. Mosaik in der kaiserlichen Villa auf dem Armereva-Platz (Italien, Sizilien).

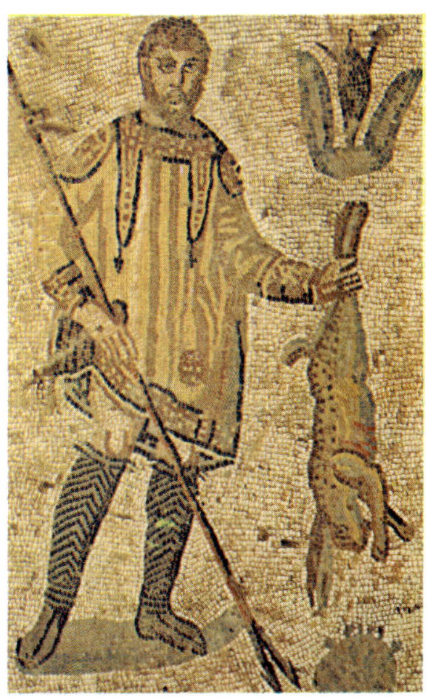

Andere Beschreibungen wiederum stimmen mit keiner der heute bekannten Krankheiten überein. Die Ziegenpest, die *caprarum pestilentia* von Columella, trifft weder auf die Schafpocken noch auf den Milzbrand zu. Sie würde die Herde verheeren und man müsse die kranken Tiere töten, um die Ansteckung und Ausbreitung der Seuche zu verhindern. Mit keiner der heute auftretenden Arten stimmt die von Columella beschriebene Lungenentzündung der Schafe überein, die bei den Schweinen in ähnlicher Form auftrete und auch so behandelt werden müsse.

In den ersten Jahrhunderten der christlichen Zeit wütete die von Ovid und Homer beschriebene Pest noch. Um 130 n. Chr. trat sie in ganz Italien auf, wobei eine Unzahl von Menschen und Tieren starb (Herodian). Eine neue Invasion erreichte 216 die ganze Halbinsel. Ganz sicher kann man die Rinderpest zum ersten Mal in der Viehseuche von 376 bis 386 identifizieren. In dieser Beziehung bedeutet das in Gesprächsform eingekleidete Gedicht von Severus Sanctus ein äußerst interessantes Dokument. Die aus dem Orient kommende Krankheit verwüstete Belgien, Flandern, Pannonien und Illyrien, bevor sie die römischen Länder erreichte. Im Verlauf des 5. Jahrhunderts wütet die Rinderpest von neuem in Zentral- und Mitteleuropa. Noch einige Jahrhunderte lang sollte die Menschheit mit derselben Schicksalsergebenheit dieselben Plagen ertragen müssen.

Die Veterinärmedizin in der Antike

Die Werke des Hippokrates stellen sicherlich den Höhepunkt der antiken Humanmedizin dar. 800 Jahre später leiten die Pferdedoktoren mit ihren Schriften die glänzendste Epoche der spätantiken Veterinärmedizin ein. Die Pferdedoktoren sind Mediziner, und es scheint, daß viele von ihnen beide Richtungen der Medizin gleichzeitig ausgeübt haben. Allen war die Wissenschaft des Hippokrates geläufig, und ihre Therapie haben sie nach der Humanmedizin entwickelt. In ihrer Chirurgie benützten sie die gleichen Methoden und dieselben Instrumente.

Die von den römischen Annalisten gesammelte Lehre wurde vergessen und tauchte für Jahrhunderte im Dunkel der Geschichte unter. Dann gruben sie die Araber teilweise wieder aus und erweckten sie — praktisch unverändert — bis zur Gründung der Schulen wieder zu neuem Leben. Das in alle Sprachen übersetzte, jedoch mittelmäßige Buch von Vegetius sollte den Urhebern der künstlerischen Renaissance als Führer dienen. Wie wir aber schon betont haben, kommt ihm nur Wert zu dank des zugrunde liegenden griechischen Gedankengutes. Dieses allein kann nur unsere Würdigung verdienen.

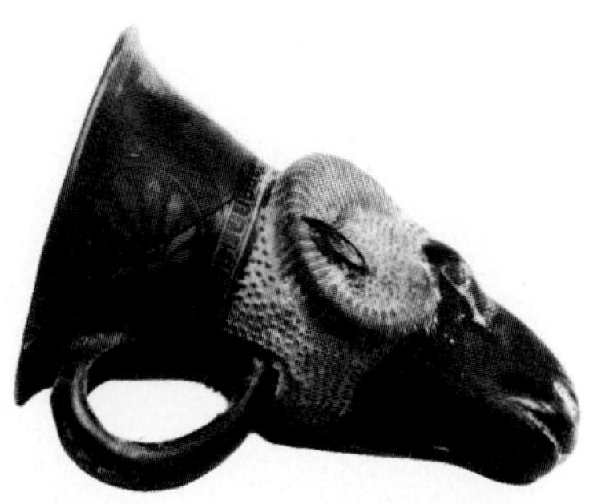

Abbildung 563
Kopf eines Widders, Rhyton im attischen Stil.

1. *Ansteckende Krankheiten.* Klassisch für die gesamte Antike ist der Begriff der Ansteckung: Varro hat darüber einen Lehrsatz geschrieben. Trat eine Seuche auf, riet er, die Herde in kleine Gruppen aufzuteilen. Man sollte die kranken Tiere isolieren, die Weiden und besonders die infizierten Gebiete meiden: *»Namque inficiunt bibendo fontes, pascendo herbas, stabula, praesepia.«* Die Ergebnisse dieser hygienischen Maßnahmen erfüllten aber bestimmt nicht die in sie gesetzten Erwartungen. Außerdem konnten diese Vorschriften nicht bei allen ansteckenden Krankheiten angewendet werden. Keinen anderen Schutz konnte man sich vorstellen und erflehen als das Einschreiten der Götter, wenn die sich schnell ausbreitenden Seuchen auftraten. So ließ man diese Plagen wie ein Zeugnis der göttlichen Macht und wie den Ausdruck der Wut der Götter über sich ergehen.

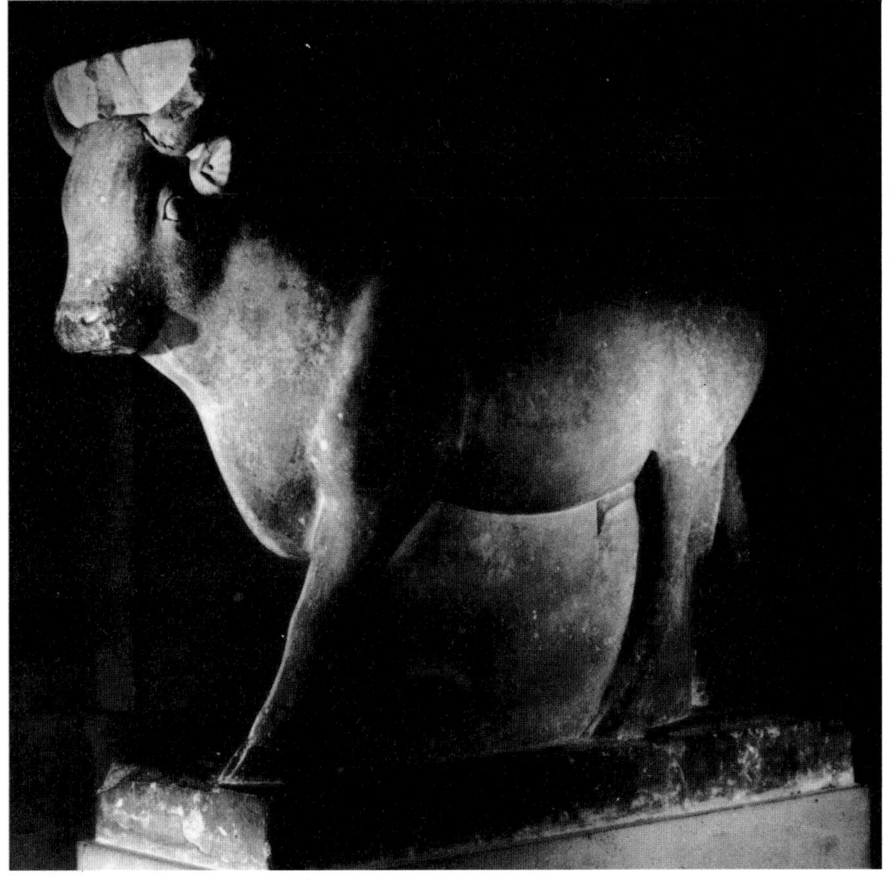

Abbildung 564
Der Stier Apis, den man in der Kapelle des Dromos des Serapeums von Memphis gefunden hatte. Der Dromos war der Zugangsweg zu den Tempeln in Ägypten. Er war im allgemeinen von Sphinxen gesäumt. Das Serapeum war die Nekropolis der toten Stiere Apis, die sich in Osiris verwandelt hatten. Der wichtigste von ihnen befand sich in Memphis.

Wenn zahlreiche Viehseuchen nicht auf heutzutage auftretende Affektionen zurückgeführt werden können, so können andere dagegen mühelos identifiziert werden. In der antiken Welt ist die Tollwut bekannt, aber auch ihre Übertragung auf den Menschen durch einen Hundebiß wird im allgemeinen nicht mehr bestritten. Hippokrates erwähnt sie nicht, jedoch beschreibt Aristoteles sie sechzig Jahre später wie eine schon lange bekannte Krankheit. Er kennt ihre Übertragung vom Hund auf andere Tiere, verneint aber eine Übertragung auf den Menschen. Im ersten Jahrhundert nach Christus beschreibt Plinius die Tollwut recht ausführlich, und laut Plutarch hätte Aristobulos das Folgende gesagt:

»... Ihr habt ganz bestimmt schon tollwütige Hunde gesehen, ich aber habe auch schon von der Tollwut befallene Pferde gesehen. Manchmal wird behauptet, daß die Tollwut auch auf Rinder und Füchse übergreift; aber die der Hunde genügt uns und man sollte ihre Existenz auf keinen Fall bezweifeln.«

Apuleius erzählt in seinem auch heute noch bekannten Roman *Der Goldene Esel* vom plötzlichen Erscheinen eines tollwütigen Hundes, der Tiere und Menschen wie wild beißen würde, und dessen vergiftete Bissen auf andere (Tiere und Menschen) dieselbe Krankheit übertragen haben. Darauf wollte man alle Gebissenen töten, und der von einer Hexe in einen Esel verwandelte Lucius kann dem Tod nur entgehen, indem er einen Eimer Wasser aussäuft und so zeigt, daß er nicht wasserscheu ist.

Philomenos — er schrieb im 3. Jahrhundert — beschreibt die Symptome der Hundetollwut. Nach ihm sei das beste Mittel, die Wunden auszubrennen, weil das Feuer nämlich stärker als alles andere wäre und das Gift töten könne. Darauf sollte man mindestens vierzig Tage lang den Eiterfluß der Bißwunde unterhalten, damit so das Gift abgeführt werde.

Die Griechen definieren ganz klar bestimmte Affektionen, zum Beispiel die Rotzkrankheit und die Lungenseuche, dagegen weigern sich anscheinend die lateinischen Agronomen und Veterinäre, überhaupt einen Unterschied zu machen. So beschreibt Columella alle Herdenkrankheiten unter dem Überbegriff Pest *(pestilentia)*. Vegetius erklärt, daß man unter dem Namen *maleus* alle ansteckenden Krankheiten, die zum Tode führen, zusammenfassen müsse. Ihm sind acht Arten bekannt, die alle bekannten Ansteckungen zu umfassen scheinen. Außer der Tollwut wäre es aber unmöglich, diese zu identifizieren. Die *Mulomedicina Chironis* weiß sehr wohl, daß bei allen Einhufern eine »*maleos*« genannte Krankheit auftritt (die Rotzkrankheit von Apsytos). Diese wird aber der Pest beim Menschen, der *verago* bei den Rindern, der *circius* (Schafpocken) bei den Schafen, dem *acceus* (?) bei den Schweinen und der Hundetollwut gleichgesetzt.

Man kann die Bestrebungen von Autoren, die die Seuchen von früher den heutigen gleichsetzen wollen, nur sehr schlecht verstehen. Es ist doch viel wahrscheinlicher, daß einige alte Formen im Lauf der Jahre verschwunden sind oder daß sie sich geändert haben und mit nicht mehr erkennbaren Symptomen weiterbestehen. Ungefähr 2000 Jahre lang hat in den ans östliche Mittelmeerbecken angrenzenden Ländern immer wieder eine äußerst schwere Seuche gewütet und sich langsam nach Westen und Zentraleuropa ausgebreitet. Anhand der Genauigkeit und der Übereinstimmung der Beschreibungen läßt sich ohne jeden Zweifel sagen, daß sie den Menschen und alle Tierarten gleichermaßen befiel. In abgeschwächter Form hat diese gefürchtete Pandemie das ganze Mittelalter hindurch gewütet. Eine derartige Seuche stimmt mit keiner der uns heute bekannten überein, und jeglicher Versuch, eine Verbindung herzustellen, wird von der Forschung widerlegt. Scheint die Behauptung, daß es sich um eine Krankheit handelt, die glücklicherweise und hoffentlich für immer ausgestorben ist, wirklich so unvernünftig?

2. *Pferdekrankheiten.* In der Antike waren fast alle inneren Krankheiten des Pferdes, die bis heute klassifiziert werden konnten, bekannt. An Erkrankungen der Verdauungsorgane sind folgende zu nennen: Gaumenentzündung, Speichelstein und Fisteln, Ziegenpeter, Erbrechen, Steine, Koliken, Blutstau im Darm, Kotballen, Darmverschlingung, Würmer, Ruhr, Leistenbruch, Bauchwassersucht (die durch Punktion behandelt wird), Leberentzündung, Gelbsucht... Bei Erkrankung der Atemwege untersuchte man die spezifischen Auswürfe zur Diagnostik der Krankheiten. Bekannt waren Angina, Bronchitis, die verschiedenen Lungenentzündungen mit ihren häufig auftretenden Komplikationen... Oder beim Harnsystem: Hämaturie, Nierensteine... Beim Zeugungsapparat: Orchitis, Lähmungen des Penis... Beim Nervensystem: Wundstarrkrampf (Tetanus), Epilepsie, Schwindel und Querschnittslähmung... Besonders die von den Ärzten genauestens untersuchten Augenkrankheiten wurden mit vielen Details beschrieben: ohne Schwierigkeiten erkannte man den Schwarzen Star und die periodisch auftretende Augenentzündung (lunaticus oculus), die mit heißen Umschlägen, Tropfen und Ausbrennen der Schläfe behandelt wurden, ebenso das Entropium und Pterygium... Nichts Außergewöhnliches stellte die Operation des Grauen Stars in der Antike dar...

Abbildung 565 (gegenüber) Bildnis des griechischen Tierarztes Hierokles, der um 400 n. Chr. lebte.

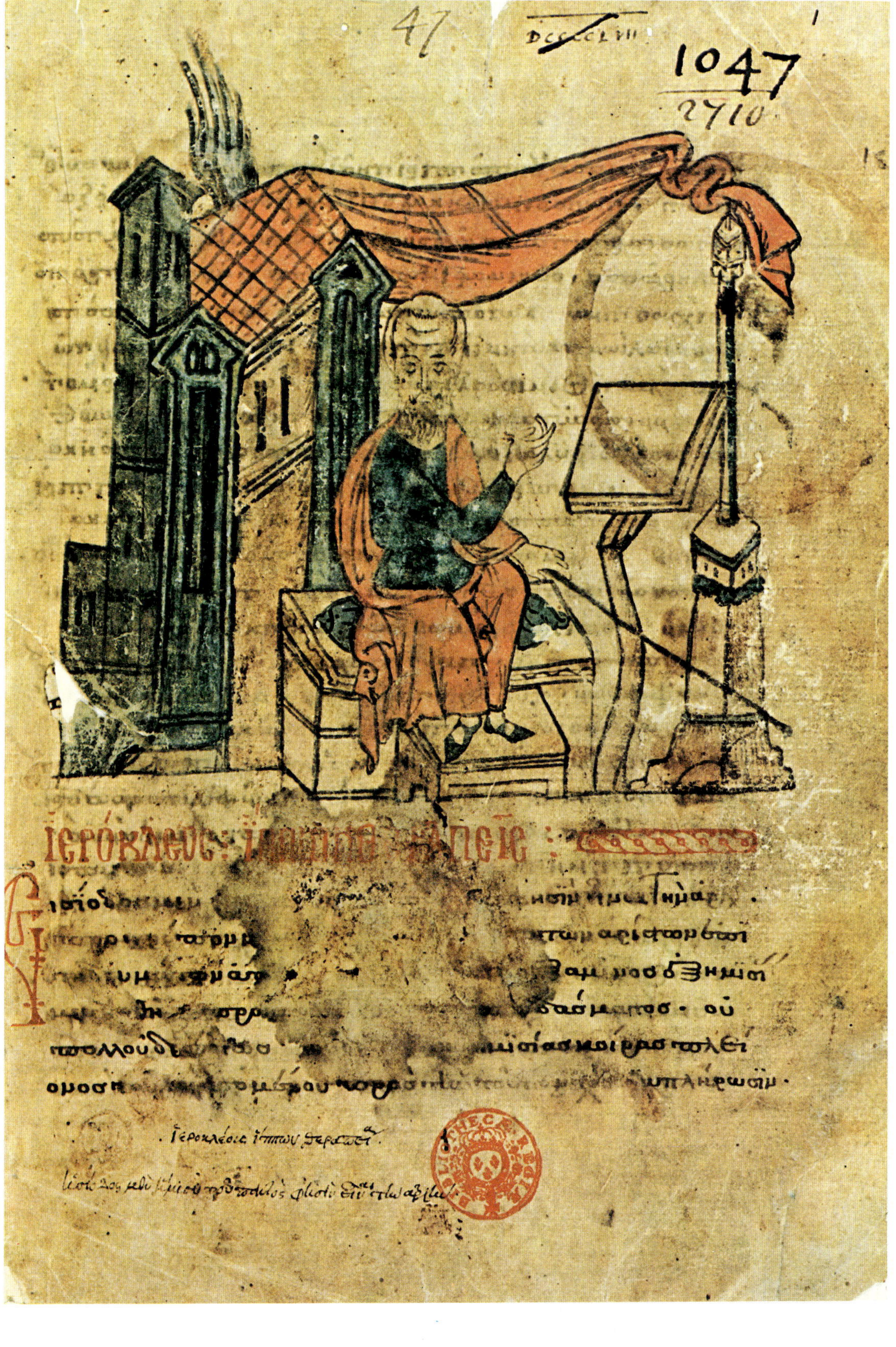

Leicht erkennbare Krankheiten wurden ähnlich wie heute klassifiziert und behandelt. Über dem Knie und der Kniekehle liegende Knochenbrüche hielt man damals für unheilbar. Bei den übrigen Brüchen legte man Schienenverbände an, um die kranke Stelle ruhigzustellen. Diese sollten 40 Tage lang nicht entfernt werden. Bei offenen Wunden verband man mit abnehmbaren Verbänden, um ein Festkleben und Zerrungen zu verhindern. Bestimmte Verrenkungen konnte man wieder einrenken: zum Beispiel geht eine Kniescheibenverren-

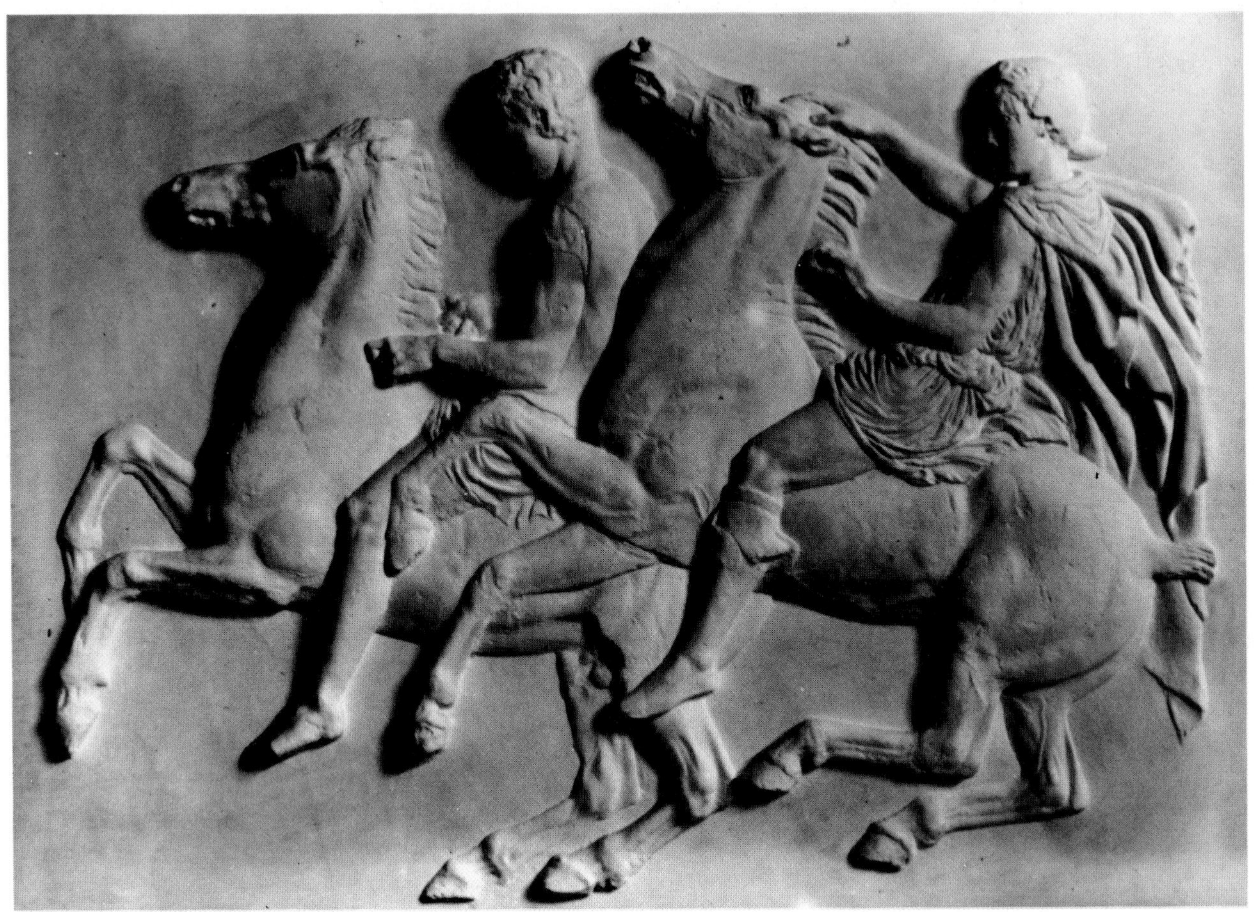

Abbildung 566
Griechische Kunst: Zwei Reiter, Relief vom Parthenon.

kung oft durch Gehen zurück. Gelenkwassersucht wurde mit kaltem Wasser und heftig ableitenden Mitteln behandelt und, wenn dies nicht half, auch mit Ausbrennen. Ein chirurgischer Eingriff galt als zu gefährlich.

3. *Viehkrankheiten.* Varro schreibt, »daß der Ochse der Gefährte des Bauern und der Diener von Ceres ist. Alles Große vergleicht man mit dem Ochsen.« Noch begeisterter zeigt sich Columella: »Unsere Stadt [Rom] ehrt den Ochsen ganz besonders, denn die Fundamente der Stadtmauer und deren Tore wurden von einem Ochsen und einer Kuh in den Boden gepflügt. Außerdem trägt ein wunderbares Sternbild seinen Namen.« Weiterhin erinnern uns die beiden lateinischen Agronomen daran, daß die Alten den Totschlag an einem Ochsen genauso hart bestraften wie den Mord an einem Menschen.

In seiner bemerkenswerten Untersuchung weist Wilhelm Belitz darauf hin, daß das monumentale Werk der Roßärzte des 4. Jahrhunderts leicht den Eindruck hinterläßt, die Pferdemedizin wäre in der Antike allein in Betracht gekommen. Außerdem hätte man lange für sicher gehalten, daß sich die Griechen für die Tiermedizin nicht interessierten. Im Gegenteil haben die Griechen alles, was ihre Vorfahren über Hygiene und Pflege der Wiederkäuer gelernt hatten, treu gesammelt; und wenn uns heute so wenig Dokumente darüber zur Verfügung stehen, so liegt es daran, daß ein ganzes Buch von Aristoteles über die Krankheiten der Wiederkäuer verlorengegangen sein soll, wie Stümpfler behauptet.

Seit dem 2. Jahrhundert v. Chr. haben die Neu-Pythagoräer in Ägypten und die Essäer in Palästina die Aufzucht von Vieh betrieben. Unter ihnen lebte auch der Veterinärmediziner Epicharmos, »der mit geradezu extremer Sorgfalt die für das Vieh zu verwendenden Heilmittel gesammelt hat«. Unserer Auffassung nach ist kaum daran zu zweifeln, daß dieser sogenannte Epicharmos bei den Kapiteln über die Viehheilkunde von Columella und vor allem von Plinius Pate gestanden hat.

Der Neu-Pythagoräer Demokritos könnte hier als ein weiterer Vorläufer angesehen werden. Er stellte eine der seltsamsten Persönlichkeiten in der Antike dar: gelebt hat er um 200 v. Chr. in Alexandria. Er war alles in allem Arzt, Veterinär, Agronom, Alchimist, Astrologe und Zauberer. In der Bibliothek von Alexandria fand er alle Bücher, die er sich nur über die persische Magie wünschen konnte sowie über die phönizischen und jüdischen Mystiken, die ägyptische Hexerei, die chaldäische Astrologie, die Schriften von Zarathustra, Ostanes und den Priester Mazdas. Er schrieb seine *Georgica,* in der er seine vollständigen rationalen Erkenntnisse über Agrikultur, Baum- und Gemüsekulturen, Weinherstellung, Bienenzucht, Rinder- und Schweinepflege enthüllte.

Im Laufe des ersten vorchristlichen Jahrhunderts schrieb Paxamos über Schlagfluß, Durchfall, Darmstörungen und Koliken der Rinder. Später wurde sein Buch und ebenso das des Anatolios und die *Georgica* des Arztes Didymos von Alexandria mit ein paar anderen Abhandlungen vereinigt; diese bildeten dann zusammen die sogenannte *Geoponica.*

Ist die Pferdemedizin griechischer Herkunft, dann kann die der Rinder als gräko-romanisch angesehen werden. Während die Römer erstere nicht weiter modifiziert hatten, so wurde letztere von ihnen derart kompliziert ausgebaut, bis sie ein ganz anderes Gesicht annahm. Die griechischen Autoren waren Praktiker, deren Erfahrung zur Garantie wurde; die lateinischen wiederum waren Literaten, die planlos Rezepte sammelten und sie ohne irgendeine kritische Geisteshaltung verglichen.

Eine ganze Reihe von Formeln wurde der »Erhaltung der Gesundheit« gewidmet. Zu diesem Zweck empfiehlt Cato folgende Mischung: Schuppen einer Schlangenhaut, Mehl, Salz, Feldthymian und Wein. Die *Mulomedicina Chironis* verschreibt für den Morgen und den Abend eine Hemina Wein. Nach der Arbeit sollte man die Zunge des Tieres mit Essig und Salz einreiben. Empfohlen werden: Kassia, Honig und Zypresse... Allein bei einfachen »Anzeichen einer ausbrechenden Krankheit« gebe man drei Tage lang eine Mixtur von zehn Substanzen, die in Wein vermischt sein und in einem Holzgefäß gereicht werden sollen. Der Tierarzt müsse nüchtern sein und dürfe sich bei Verabreichung der Medizin nicht setzen.

Demokritos gibt in der *Geoponica* zu, daß »die Ursachen von fast allen Rinderkrankheiten noch unbekannt sind«. Deswegen hatte man für zahlreiche

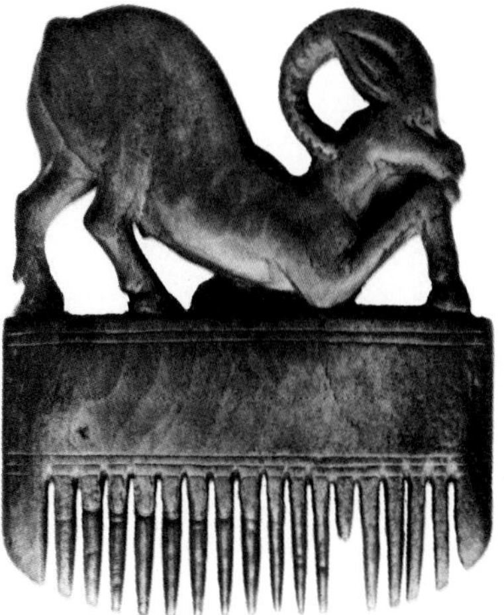

Abbildung 567
Kamm mit Steinbock. Ägypten, Neues Reich.

Formeln vorgesorgt, mit deren Hilfe man das Ausbrechen der Krankheit verhindern oder sie schon in ihrem Status nascendi heilen oder auch das kranke Tier in verzweifelten Fällen retten wollte. Deswegen auch wurden die Hygienevorschriften sehr genau formuliert. Wie wir weiter oben schon erwähnt haben, empfiehlt Columella, die kranken Tiere so früh wie möglich von den gesunden zu trennen. Varro schreibt: »Allein ein krankes Tier kann in einer Herde eine Katastrophe auslösen.« Als Hauptursachen der Krankheiten sah man zu starke Hitze- oder Kälteeinwirkung und Überarbeitung der Tiere an, was natürlich nicht vollständig ist. In allen Rezepten findet man den Einfluß der hippokratischen Tradition. Übrigens hat man die Wichtigkeit der Hygiene in der Antike sehr wohl begriffen, wenigstens was die Theorie angeht.* Dagegen war die Therapeutik weit weniger zufriedenstellend.

* Die heutige Forschung beweist uns, daß die Vorschriften der alten Meister weit davon entfernt waren, in der Praxis angewendet werden zu können. Hygiene war in den Städten unbekannt; die engen, schmutzigen Straßen bekamen wenig Sonnenlicht. Genauso verhielt es sich mit der Hygiene der Wohnungen. Man kann getrost vermuten, daß das Vieh nicht viel besser unterhalten und untergebracht war.

Bei allen inneren Krankheiten wendete man eine »Medizin der Symptome« oder wenigstens der Syndrome an. Eine Diagnose der Verletzung unterblieb, und das ganz besonders, wenn es sich nicht um ein verletztes Pferd handelte. Man behandelte Fieber, Schwächeanfälle, Husten, Verdauungsschwächen *(fastidium),* Windsucht, Erbrechen, Koliken und Durchfall... Dagegen hatte man äußere Krankheiten besser studiert. Die von den Pferdedoktoren so gut beobachteten Augenkrankheiten hatte man bei den Rindern summarisch beschrieben. Columella und Vegetius unterscheiden Augengeschwulst *(si intumescunt),* Grauen Star *(si album in oculo est),* Tränen *(epiphora)* und vielleicht auch noch infektiöse Hornhautentzündung (Koller). Beim Ochsen würde der Bauchbruch durch den Sturz über einen Stein oder durch einen Deichselschlag in die Weichen verursacht. Wenn dann die Haut nicht aufgerissen sei, könne man den durchbrechenden Darm an der Bauchwand spüren. Hier setzte sich die Behandlung aus einer Mischung von Essig und Kreide oder aus Aufstreichen von starkem Essig mit Hilfe eines Schwammes zusammen. Sobald aber die Hautdecke durchbrochen und der Darm verletzt wäre, hielt man eine Heilung für unmöglich. Wäre das Gedärm aber unverletzt geblieben, sollte man es mit einem neuen Schwamm in heißem Wasser waschen und wieder in den

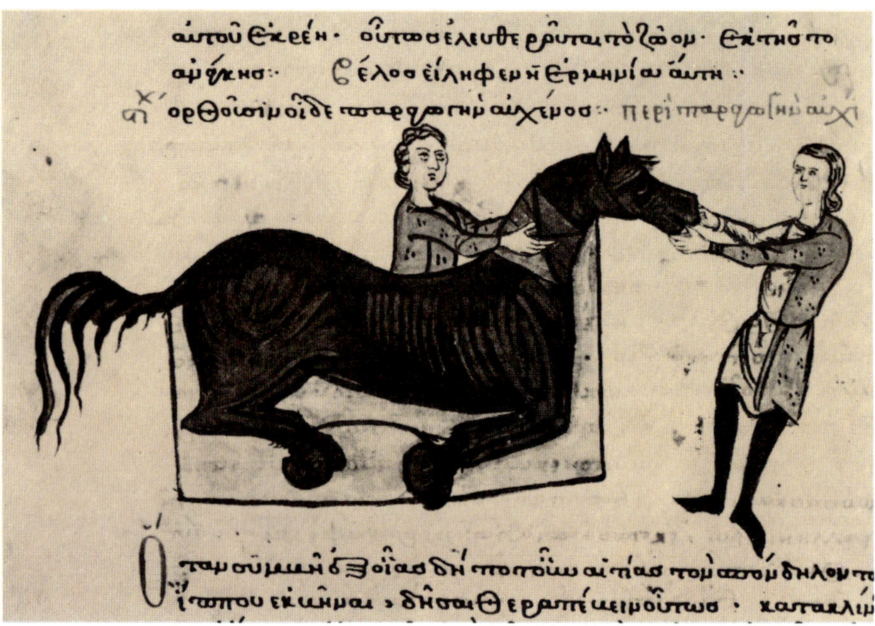

Abbildung 568
Griechische tierärztliche Handschrift. Kopie des Werkes De curandis equorum mortis *von Hierokles.*

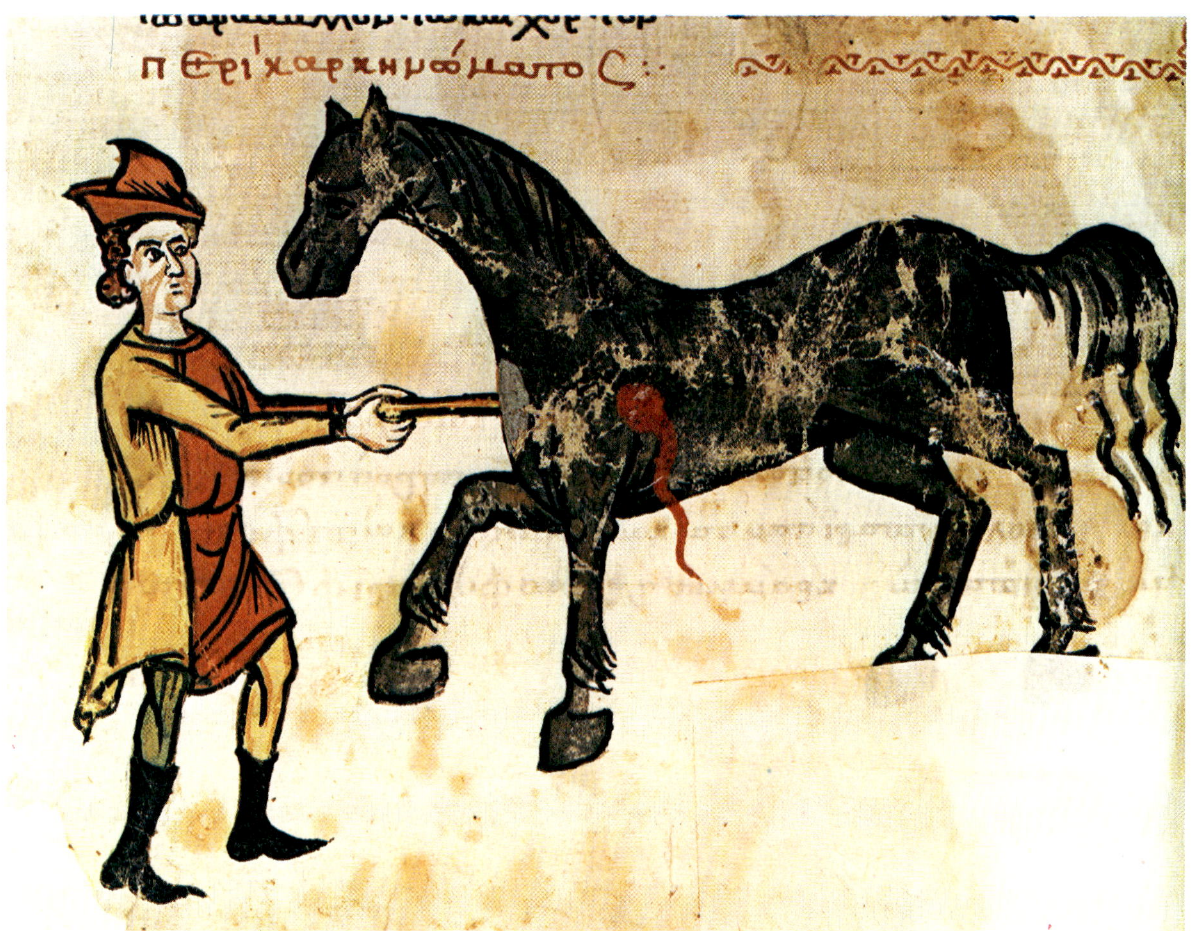

Bauch zurückschieben, *ohne es mit der Hand zu berühren.* Darauf sei die Wunde zu nähen und mit einem dicken Pflaster zu bedecken. Der Verband sollte aus weißer Wolle bestehen. Diät und weiches Fressen sowie Eingabe von Öl wäre angebracht.

Abbildung 569
Illustration aus derselben Handschrift.

Häufig mußten Verrenkungen, besonders am Hals, behandelt werden, wenn uns die diesem Problem gewidmeten zahlreichen Kapitel nicht täuschen. Wahrscheinlich kann man sie aus der Art, wie die Tiere angeschirrt wurden, erklären. Hier schien die chirurgische Behandlung nicht sehr fortgeschritten zu sein, denn Vegetius beschränkt sich darauf, das Vorsingen dieses Spruches zu empfehlen: »Betat relta, acum sinapi non sapit nec frictam.«

Von den Schmarotzerkrankheiten mußten die Echinokokken (Blasenwurm) die Aufmerksamkeit erregen. Hippokrates, »der sich (eigentlich) weigert, von Tierkrankheiten zu sprechen«, erwähnt immerhin die Wasserblase von Rindern, Schafen und Schweinen, um ihre Rolle innerhalb der Genese der Wassersucht beim Menschen zu rechtfertigen. Es handelt sich schließlich um nichts anderes als eine Distomatose, auf die man die hohen Verluste, die im Verlauf von feuchten Jahren bei den Herden gemeldet werden, beziehen kann.

Die Praxis der Veterinärmedizin

Schon 2000 Jahre vor unserer Zeitrechnung kann die Existenz von berufsmäßigen Spezialisten bei der Behandlung von Tieren nachgewiesen werden; jedoch schien sie sich sowohl bei den Sumerern als auch bei den Ägyptern nur durch chirurgische Eingriffe geäußert zu haben. Im wesentlichen trug die Medizin der antiken Völker noch sehr mythische und dämonische Züge. Ausgeübt wurde sie von Priestern im Namen der Götter. Gebete, Beschwörungen, Opfer oder auch — wie noch bei den Chaldäern — geheimnisvolle Zauberpraktiken waren ihre Hilfsmittel.

Auf diese Weise setzte sich im Verlauf von Jahrhunderten ein noch heute von uns beobachteter Dualismus ständig fort: einerseits eine zugleich rationale, wissenschaftliche und empirische Medizin, die auf dem Studium des lebenden Wesens und der drei sich ändernden Einflüsse aufbaute; andererseits eine religiöse, göttliche oder diabolische Medizin, die sich gleichzeitig dem der menschlichen Seele innewohnenden Drang zur Mystik und dem Unbehagen an lückenhafter naturwissenschaftlicher Erkenntnis bediente. Also suchten die Menschen ihre Heilung in den Tempeln, in denen auch Äskulap für die Tiere angerufen wurde, da dieser auch ihr Schutzgott war. Aus diesem Grund übten Veterinäre und Humanmediziner ihr Handwerk gleichzeitig ganz in der Nähe der dem Äskulap geweihter Tempel aus, was uns Tierskelette bezeugen, die auf der Tiberinsel* gefunden wurden.

* *Die Tiberinsel* (zitiert von R. Fröhner: *Heilgötter und Tiere.* Veterinärhistorische Mitteilungen, 1927, n° 8, S. 29).

Auf einer Kupfermünze von Parion sieht man auf der Vorderseite den Kopf des Kaisers Commodus und auf der Rückseite einen sitzenden Asklepios, der in seiner Hand die rechte Vorderpfote eines Hundes hält. Hier die Inschrift: Deo Aesc. S.V.B. Eine Münze der Otacilla, der ersten Frau von Philipp (3. Jh. n. Chr.), trägt das Bildnis der Königin und auf der Rückseite wieder den Äskulap, der in seiner Hand die linke Vorderpfote eines Hundes hält.

Der Sophist Elian, der ein Buch *Über die Natur der Tiere* (3. Jh. n. Chr.) geschrieben hat, erzählt, daß ein Reiter namens Lenaios, dessen Pferd sich am Auge verletzt hatte, in den Tempel von Serapis kam und Gott anrief, als ob es sich um seinen Bruder oder seinen Sohn handele. Der Gott hätte sein Gebet nicht zurückgewiesen, sondern ihn angewiesen, für die Behandlung nur warmes Wasser, auf keinen Fall aber kaltes zu verwenden. Das Pferd wäre gesund geworden, und Lenaios hätte dem Gott ein Opfer gebracht. Außerdem erzählt Elian noch, wie ein Hahn aus Tanagra, der sich in einem Kampf verletzt hatte, im Asklepeion wieder gesund wurde und wie der tapfere Gockel dem Gott ein Dankeslied sang.

Sowohl für Veterinärmediziner als auch für Ärzte mußten sich die Berufsfreiheit und das Fehlen von jeder ausbildenden Schule negativ auswirken. Die Wissenschaft konnte eigentlich nur erworben werden, wenn man bei einem Arzt in die Lehre ging, da Handschriften in der Antike natürlich sehr selten waren. Schon damals wurde den Ärzten ihre Habgier vorgeworfen, durch die sie der Sympathie der Menge verlustig gingen, wie zum Beispiel Vegetius in seinem *mulomedici* erzählt. Wenn man in diesem Vorwurf eine bedauerliche Haltung der Praktiker sehen will, so findet man darin doch auch den Beweis dafür, daß ihre Dienste außerordentlich gefragt waren.

Immerhin verfügen wir über eine ganze Reihe von Quellen, die von der Tierheilkunde im antiken Rom sprechen. Auch das Edikt Diokletians von 301 erwähnt ausdrücklich den *mulomedicus.* Das gleichzeitig in Latein und Griechisch abgefaßte Edikt legte die Maximalpreise für Nahrungsmittel und für die von verschiedenen Spezialisten verlangten Dienste fest. Die siebte Sektion taxiert die Arbeitsleistungen von Bauern, Händlern, Lehrern etc. Die folgenden Abschnitte beziehen sich auf den Tierarzt:

20. *Mulomedico tonsurae et aptaturae pedum in capite, uno den. sex.*
21. *Depleturae et purgaturae capitis per singula capita, den. viginti.*

Fröhner schlägt folgende Übersetzung vor:

»20. Dem Veterinär stehen für das Schneiden der Mähne und für das Abschichten des Fußes (gemeint ist wahrscheinlich das Abkratzen des Pferdehufes) sechs Dinare zu.

21. Demselben auch für einen Aderlaß und für eine Kopfbehandlung zwanzig Dinare.«

Wie die Ärzte kamen die Tierärzte aus der Schicht der Freigelassenen, wobei aber nur hervorragende Männer unter ihnen die römische Bürgerschaft erwerben und in höchste Positionen aufsteigen konnten. Ob sie nun Bürger oder Freigelassene waren, sie gaben, wie es das spätantike Dominat verlangte, ihren Beruf und ihre Stellung an ihre Söhne weiter.

Gebraucht wurde der Veterinär für zivile und militärische Dienste gleichermaßen. Fröhner hat im Codex theodosianus einen Text gefunden, der bestimmte, daß die *mulomedici* zum Dienst in der kaiserlichen Post angestellt wurden: sie sollten die Maultiere und Pferde pflegen, die Päckchen und Briefe transportieren. In den Legionen angestellte Veterinäre erhielten Sold und waren wie die Offiziere einer Altersgrenze unterworfen. Der Standort einer Tierklinik *(veterinarium),* in der man die kranken oder verwundeten Tiere pflegte, wurde durch Statut bestimmt. Durch die Abhandlung von Taruntenius Paternus, der Sekretär bei Mark Aurel war, wissen wir auch von der Existenz von »kaiserlichen Tierärzten«, die seit dem 2. Jahrhundert zum kaiserlichen Gefolge gehörten.

Schließlich berichtet uns eine Votivinschrift, die Reinhard Fröhner aus dem *Corpus inscriptionum latinarum* (XIII) unter der Nummer 7965 ausgegraben hat*, daß die stationierten Heere über Tierärzte verfügten, die beauftragt waren, das Vieh in den Kolonien zu versorgen: aufgeführt werden diese unter dem Namen *medici pecuarii,* eine Bezeichnung, die mit dem griechischen *bou-iatros* übereinstimmt. Die betreffende Inschrift wurde von Gruter auf der Hardt in der Nähe von Köln gefunden:

D M / IOCTAVNO / MEDICO PEQ / ET INANNA.

Obwohl der Text unvollständig ist, ist er doch äußerst klar: »Der Arzt des Viehs, Joctannus, und seine Frau (oder seine Mutter) widmen ihr Haus dem Mars (oder Merkur).« Also besaßen die Legionen einen *medicus pecuarius,* der das zum Schlachten bestimmte Vieh im *vivarium* pflegen mußte, und dieser Spezialist wurde nicht mit dem *mulomedicus* verwechselt, der in den Legionen zur Kavallerie gehörte.**

Abbildung 570 (unten) Muselmanische Kunst: Holzfries, Ägypten, 9.—10. Jh. n. Chr.

* R. Fröhner, Medicus pecuarius (Veterinärhistorische Mitteilungen, 1932, nos 10—11, S. 86).

** R. Fröhner beobachtet, daß die Inschriften *milites pecuarii* der Legionen erwähnen. Sie wären mit dem Unterhalt des Viehs beauftragt gewesen. Die Form *pequarius* für *pecuarius* wird ziemlich oft benützt. Man schrieb ja auch *quum* und *cum, quotidie* und *cotidie.*

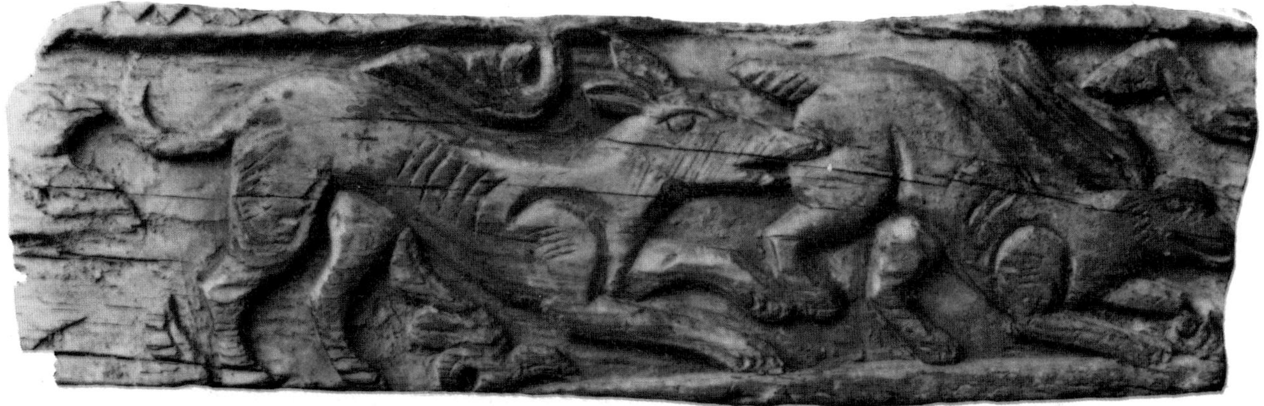

Bibliographie

Allgemeine Werke

ACKERKNECHT, E. H., *Geschichte und Geographie der wichtigsten Krankheiten,* Stuttgart 1963.
BAAS, J. H., *Grundriß der Geschichte der Medizin und des heilenden Standes,* Stuttgart 1876.
CASTIGLIONI, A., *Storia della medicina; nuova ed. ampliata e aggiornata. I: Dalle origini alla fine del Seicento. II: Dal Settecento ai nostri giorni,* Mailand / Verona 1948.
GURLT, E., *Geschichte der Chirurgie und ihrer Ausübung,* Berlin 1898.
DAREMBERG, Ch., *Histoire des Sciences Médicales,* 2 Bde., Paris 1870.
DECHAMBRE, A., *Dictionnaire encyclopédique des Sciences Médicales,* Paris 1864—69.
DIEPGEN, P., *Geschichte der Medizin,* 3 Bde., Berlin 1949—55.
GARRISON, F. H., *An Introduction to the History of Medicine.* 4. Aufl. Philadelphia 1929.
HAESER, H., *Lehrbuch der Geschichte der Medizin. I.* 3. Aufl. Jena 1875. — *Grundriß der Geschichte der Medizin,* Breslau 1884.
HALDANE, J., *Die philosophischen Grundlagen der Biologie,* Berlin 1932.
HIRSCH, A., GURLT, E., WERNICH, A., Hrsg., *Biographisches Lexikon der hervorragenden Ärzte aller Zeiten und Völker.* 2. Aufl. bearbeitet von V. Haberling, F. Hübotter, K. Vierordt. 6 Bände, Berlin-Wien 1929—35.
LAIN ENTRALGO, P., *Historia universal de la medicina.* Salvat, Barcelona 1972—75.
NEUBURGER, M., *Geschichte der Medizin,* Bd. 1 und 2, Stuttgart 1906—11.
PUSCHMANN, L., *Geschichte des medizinischen Unterrichts von den ältesten Zeiten bis zur Gegenwart,* Leipzig 1889.
SIGERIST, H. E., *Große Ärzte.* 3. Aufl., München 1954.
SPRENGEL, K., *Versuch einer pragmatischen Geschichte der Arzneikunde,* Halle 1792—99; 4. Aufl., Leipzig 1846.
SUDHOFF, K., *Illustrierte Geschichte der Medizin,* herausgegeben von R. Herrlinger und F. Kudlien, Stuttgart 1965.

Altindische Medizin

BROWN, G. W., »Prana and apana«. *Journal of the American Oriental Society,* XXXIX, 1919.
CALAND, W., *Altindisches Zauberritual.* Probe einer Übersetzung der wichtigsten Theile des Kausika Sutra, Amsterdam 1900.
COLELLA, D., »L'igiene nell'India preistorica«. *Rivista di Storia della Medicina,* XII, 1968.
DOREAU, J.-L., *Les bains dans l'Inde antique.* Monuments et textes médicaux. Maisonneuve, Paris 1936.
FILLIOZAT, J., *La doctrine classique de la médecine indienne. Ses origines et ses parallèles grecs.* Imprimerie nationale, Paris 1949. Ecole française d'Extrême-Orient, 2. Aufl. Paris 1975.
— *Id.,* »La Médecine védique«. *Histoire générale des sciences,* I, P.U.F., Paris 1966.
GELDNER, K. F., *Der Rig-Veda* aus dem Sanskrit ins Deutsche übersetzt. Harvard University Press, Cambridge 1951—57.
HAMMETT, F. S., »The anatomical knowledge of the ancient Hindus«. *Annals of Medical history,* 1, 1929.
HOERNLE, A. F. R., *Studies in the Medecine of Ancient India.* Bd. 1, *Osteology.* Oxford University Press, Oxford 1907.
KUTUMBIAH, P., »Cardiology in ancient Indian medicine«. *Indian Journal of the History of Medicine,* 1966.
MAJUMDAR, R. C., *Indian Medicine in the Vedic Period — A Concise History of Science in India,* Indian National Science Academy, Neu-Delhi 1971.
MITRA, J., *History of Indian medicine from pre-Mauryan to kusana period.* Jyotiralok Prakashan, Varanasi 1974.
MUKHOPADHYAYA, G., *History of Indian Medicine,* I. University of Calcutta 1922.
MÜLLER, R. F. G., »Die Medizin im Rig-Veda«. *Asia Major,* VI, 1930.
— *Id.* »Zur anatomischen Systematik im Yajus«. *Sudhoffs Archiv für Geschichte der Medizin,* XXVII, 1934.
— *Id. Grundsätze altindischer Medizin,* Kopenhagen 1951.
MURTHY, R. S. S., »The Brahmanas on medicine and biological sciences«. *Indian Journal of History of Science,* V, 1970.
PAL, R. K., CHAKRAVARTY, R., »The concept of health and disease in the Rigveda«. *Proc. 10th Int. Cong. Hist. Sci., 1962* (erschienen 1964).
PAL, R. K., »The concept of health and disease in the Atharva Veda«. *Actes du XIe Congrès International d'histoire des Sciences, 1965* (erschienen 1968).
PIGGOTT, S., *Prehistoric India to 1000 BC.* Cassel, London 1962.
ROY, M., »Anatomy in the Vedic literature«. *Indian Journal of History of Science,* II, 1967.
WHITNEY, W. D., *Atharva-Veda samhitā translated.* Harvard University Press, Cambridge 1905.

Altiranische Medizin

BENVENISTE, E., »La doctrine médicale des Indo-Européens«. *Revue de l'Histoire des Religions,* CXXX, 1945.
BRANDENBURG, D., »Medizinisches im Avesta, der heiligen Schrift der Parsen«. *Medizinischer Monatsspiegel,* Heft VI, 1968, E. Merck AG, Darmstadt.
BRANDENBURG, D., *Priesterärzte und Heilkunst im alten Persien. Medizinisches bei Zarathustra und im Königsbuch des Firdausi.* J. Fink Verlag, Stuttgart 1969.
DARMESTETER, J., *Le Zend-Avesta.* Traduction nouvelle avec commentaire historique et philologique. Adrien-Maisonneuve, Paris 1960, 1. Aufl. E. Leroux, Paris 1892/93 (Annales du Musée Guimet, Band XXI, XXII und XXIV).
ELGOOD, C., *A Medical History of Persia and the Eastern Caliphate, from the earliest times until the year A.D. 1932.* University Press, Cambridge 1951.
FICHTNER, H., *Die Medizin im Avesta untersucht auf Grund der von Fr. Wolff besorgten Übersetzung der heiligen Bücher der Parsen.* Leipzig 1924.
FILLIOZAT, J., *La doctrine classique de la médecine indienne.* Imprimerie nationale, Paris 1949.
FONAHN, A., *Zur Quellenkunde der persischen Medizin.* Leipzig 1910.
GEIGER, B., *Die Amesa Spentas.* Ihr Wesen und ihre ursprüngliche Bedeutung. Kais. Akademie der Wissenschaften, Wien 1916.
GEIGER, W., *Ostiranische Kultur im Altertum,* Erlangen 1882.
SANJANA PESHOTAN: *The Dînkard.* Der Originaltext in Pehlewi; umgeschrieben in Zend-Awesta, Übersetzungen des Textes in Gudscharati und Englisch, Jamshedji Jijibhoy Translation Fund, Bombay, IV. 1883.

Babylonisch-Assyrische Medizin

CONTENEAU, G., *La médecine en Assyrie et en Babylonie,* Paris 1938.
FOSSEY, Ch., *La magie assyrienne,* Paris 1902.
JASTROW, M., »The Medicine of the Babylonians and Assyrians«. *Proc. Roy. Soc. Med.,* sect. Hist. Méd, 1914.
— *Id.,* »The Signs and Names for the Liver in Babylonian«. *Zeitschrift für Assyriologie,* 20, 1906.
KOECHER, F., *Keilschrifttexte zur assyrisch-babylonischen Drogen- und Pflanzenkunde,* Berlin 1955.
— *Id., Die Babylonisch-Assyrische Medizin in Texten und Untersuchungen,* Berlin 1963.
KRAMER, S. N., *From the tablets of Sumer.* 1956.
KUECHLER, F., *Beiträge zur Kenntnis der Assyrisch-Babylonischen Medizin,* Leipzig 1904.
LABAT, R., *Traité akkadien de diagnostics et pronostics médicaux,* Paris 1951.
LUTZ, H. F., »A contribution to the knowledge of Assyro-Babylonian Medicine«. *Am. J. Sem. Lang. Lit.* 36, 1910.
MARTIN, F., *Textes religieux assyriens et babyloniens,* Paris 1900.
SIGERIST, H. S., *Primitive and Archaic Medicine.* New York 1967.
THOMPSON, R. C., *Assyrian Medical Text from the original in the British Museum,* London 1923.
ZARAGOZA, J. R., »La medicina de los pueblos mesopotamicos«. *Historia Universal de la Medicina* (Hrsg. Lain Entralgo), I, Barcelona 1972.

Altägyptische Medizin

GRAPOW, H., Von DEINES, N., WESTENDORF, W., *Grundriß der Medizin der alten Ägypter.* Akademie Verlag, Berlin 1954—62.
LECA, A. P., *La médecine égyptienne au temps des Pharaons,* Dacosta, Paris 1971.
LEFEBVRE, G., *Essay sur la médecine égyptienne à l'époque pharaonique.* P.U.F., Paris 1956.
SIGERIST, H. E., *A history of Medicine, I: Primitive and archaic Medicine.* Oxford Univ. Press, New York 1951.
BREASTED, J. H.: *The Edwin Smith surgical papyrus.* Chicago 1930.
BROTHWELL, Don R., SANDISON, A. T., *Diseases in Antiquity.* Thomas, Springfield 1967.
BRUNSCHWIG, G., *L'odontostomatologie dans l'ancienne Egypte.* Thèse de chirurgie dentaire, Paris 1973.
DOLLFUS, M. A., »L'ophtalmologie dans l'ancienne Egypte«. *Bulletin de la Soc. Franç. Egypt.,* 49, 1957.
EBBELL, P., *The papyrus Ebers.* Kopenhagen-London 1937.
IVERSEN, E., *Papyrus Carlsberg N° VIII with some remarks on the egyptian origin of some popular birth prognosis.* Kopenhagen 1939.
JONCKHEERE, F., *Le papyrus médical Chester Beatty.* Fond. Egypt. Reine-Elisabeth, Brüssel 1947.
— *Id.,* »La circoncision des anciens Egyptiens«. *Centaurus,* I, 1951.
LACAU, »Les statues guérisseuses dans l'ancienne Egypte«. Fond. E.-Piot., *Monuments et Mémoires,* XXV, 1921—22.
LEEK, L. F., »The practice of dentistry in Ancient Egypt«. *J. Egypt. Arch.,* LIII, 1967.
LEFEBVRE, G., »La statue guérisseuse du Musée du Louvre«. *B.I.F.A.O.,* XXX, 1930.
MASSART, A., *The Leiden magical Papyrus.* 1343—45. Brill. E. J., Leyde 1954.
MONTET, P., *L'Egypte et la Bible.* Delachaux et Niestlé, Neuchâtel 1959.
POSENER, G., SAUNERON, S., et YOYOTTE, J., *Dictionnaire de la civilisation égyptienne.* I vol. F. Hazan, Paris 1959.
SANDISON, A. T., »The histological examination of mummified material«. *Stain technology,* XXX, 1955.
SAUNERON, S., »A propos d'un pronostic de naissance. Papyrus de Berlin«. *B.I.F.A.O.,* 1960.
STEUER, R. O., SAUNDERS, J. B., *Ancient Egyptian and Cnidian Medicine.* Univ. of California Press, Los Angeles 1959.
VANDIER, J., *La famine dans l'Egypte ancienne.* Imprimerie de l'I.F.A.O., Kairo 1936.
YAHUDA, A. S., »Medical and anatomical terms in the Pentateuch in the light of egyptian medical papyri«. *J. Hist. Med. and All. Sc.,* II, 1947.

Griechische Medizin

ARTELT, W., Studien zur Geschichte der Begriffe Heilmittel und Gift. Corpus Hippocraticum, Leipzig 1937.
BACCOU, R., »Hippocrate«. (Coll. *Savants du monde entier),* Paris 1969.
BAISSETTE, G., *Hippocrate,* Plon, Paris 1931.
BERNARD, A., *Alexandria la Grande,* Paris 1966.
BISHOP, W. J., *The Early History of Surgery,* London 1960.
BOURGEY, L., *Observation et expérience chez les médecins de la «Collection hippocratique».* Paris 1953.
DAREMBERG, Ch., *La médecine dans Homère,* Paris 1865.
— *Id., Etat de la médecine entre Homère et Hippocrate,* Paris 1869.
DEICHGRÄBER, K., *Die griechische Empirikerschule,* Berlin 1930.
DELAUNE, M.-J.-H., *Aperçu historique sur la médecine et sur la religion à Rome,* Bordeaux 1938.
DILLER, H., *Kleine Schriften zur antiken Medizin,* Berlin 1973.
DUMESNIL, P., *Histoire illustrée de la médecine,* Plon 1935.
DUSSITAILLON, *La politique dans quelques traités de la »Collection hippocratique«,* Paris, thèse Sorbonne, 1976.
EDELSTEIN, L., *Ancient Medicine,* Baltimore 1967.
FINLAYSON, J., »Herophilus and Erasistratus«, Bibliographical demonstration in the library of the Faculty of physicians and surgeons of Glasgow, 16. März 1893. Glasgow M. J. 13. und 20. Mai 1893.
FLASHAR, H., *Melancholie und Melancholiker in den medizinischen Theorien der Antike,* Berlin 1966.
FLASHAR, H., (Hrsg.): *Antike Medizin,* Darmstadt 1971.
FORSTIER, E. M., *Alexandria, a history and a guide.* Alexandria 1938.
GIL, L., *Therapeia. La medicina popular en el mundo clásico,* Madrid 1969.
GOLTZ, D., *Studien zur altorientalischen und griechischen Heilkunde. Therapie, Arzneibereitung, Rezeptstruktur,* Wiesbaden 1974.
GOUREVITCH, D., »Déontologie médicale: quelques problèmes«, in *Mélanges d'Archéologie et d'Histoire,* publiés par l'Ecole française de Rome, LXXXI (1969) und LXXXII (1970).
GREEN, R., *Montraville, Asclepiades. His life and writings.* A translation of Cocchi's Life of Asclepiades and Gumpert's Fragments of Asclepiades, New Haven 1955.
GRENSEMANN, H., *Die hippokratische Schrift Über die heilige Krankheit,* Berlin 1968.
— *Id., Knidische Medizin,* Teil I, Berlin-New York 1975.
HARRIS, C. R. S., *The Heart and the vascular system in ancient Greek medicine from Alcmeon to Galen,* Oxford 1973.
HEIDEL, W. A., *Hippokratic Medicine, its Spirit and Method,* New York 1941.
JAEGER, W., *Diokles von Karystos. Die griechische Medizin und die Schule des Aristoteles,* Berlin 1938.
JOLY, R., »Hippocrate, médecine grecque« (Collection *Idées),* Paris 1964.
— *Id., Le niveau de la science hippocratique, Contribution à la psychologie de l'Histoire des Sciences.* Les Belles-Lettres, Paris 1966.
JONES, W. H. S., *The Medical Writings of Anonymus Londinensis.* With a transl. by W. H. S. Jones, Cambridge 1947.
KELLY, E. C., *Encyclopedia of Medical Sources,* Baltimore 1948.
KING, L. S., *The Growth of Medical Thought,* Chicago 1963.
KUDLIEN, F., *Der Beginn des medizinischen Denkens bei den Griechen von Homer bis Hippokrates,* Zürich 1967.

KUEHLEWEIN, H., *Hippocratis opera quae feruntur omnia,* Bd. 1 und 2, Leipzig 1894—1902.
LAIN ENTRALGO, P., *La medicina hipocrática,* Madrid 1970.
LANATA, G., *Medicina magica e religione popolare in Grecia,* Rom 1967.
LEITNER, H., *Bibliography to the ancient medical Authors,* Bern-Stuttgart-Wien 1973.
LESKY, E., *Die Zeugungs- und Vererbungslehre der Antike und ihr Nachwirken,* Wiesbaden 1950. (Abh. Akad. Wiss. Lit. Mainz, geistes- u. sozialwiss. Kl. 1950, 19)
LICHTENTHAELER, Ch., *La médecine hippocratique I—V,* I: Lausanne 1948, II—V: Neuchâtel 1957.
—, *Études hippocratiques* VI—X, VI: Genf 1960, VII—X: ibid. 1963.
—, *La critique hippocratique d'aujourd'hui,* Genf 1959.
LITTRÉ, E., Œuvres complètes d'Hippocrate, 10 vol., Paris 1839 bis 1861.
MARTINY, M., *Hippocrate et la médecine,* Paris 1964.
MISCHLER, M., »Die Hand als Werkzeug des Arztes«. *Kurze Geschichte der Palpation,* Wiesbaden 1972.
MOON, R. O., »The post-hippocratic school of Medicine« *Brit. M. J.,* London 1923.
NEVEU, *Notes sur la médecine grecque dans l'Antiquité depuis les origines jusqu'à l'école d'Alexandrie,* Paris 1906.
POHLENZ, M., *Hippokrates und die Begründung der Wissenschaftlichen Medizin,* Berlin 1938.
RAVON, »Histoire de la médecine chez les Romains« *France Médicale,* Paris 1901.
— *Id.,* »Histoire de la médecine chez les Grecs«, Lyon Médical, 1901.
SCHOENER, E., *Das Viererschema in der antiken Humoralpathologie,* Wiesbaden 1964.
SCHUMACHER, J., *Antike Medizin, Die naturphilosophischen Grundlagen der Medizin in der griechischen Antike* (1940); 2. Auflage Berlin 1963.
SIGERIST, H. E., *Antike Heilkunde,* München 1927.
— *Id.,* Anfänge der Medizin. Von der primitiven und archaischen Medizin bis zum goldenen Zeitalter in Griechenland, Zürich 1963.
STEUER, R. O., u. SAUNDERS, J. B. de C. M., *Ancient Egyptian and Cnidian Medicine. The relationship of their aetiological concepts of disease,* Berkeley 1959.
TSINTSIROPOULOS, *La médecine grecque depuis Asclépiade jusqu'à Galien,* Paris 1891.
WRIGHT, J., »Herodicus and his hygiene as viewed by Hippocrate and Platon«. *Med. J. R. Rec.,* N. Y. 1925.
WELLMANN, M., *Die pneumatische Schule bis auf Archigenes. In ihrer Entwicklung dargestellt,* Berlin 1895. (Philol. Unters. 14)
— *Id.* (Hrgb.), *Die Fragmente der sikelischen Ärzte Akron, Philistion und des Diokles von Karystos,* Berlin 1901. (Fragmentsammlung der griechischen Ärzte. Hrsg. von M. Wellmann. Bd. 1)

Paläopathologie

BLOCH, M. — *Apologie pour l'Histoire ou le métier d'historien,* Armand Colin, Paris 1952.
BROTHWELL, D., SANDISON, A. T. — *Diseases in Antiquity,* Thomas, Springfield 1967.
COMODE, P. — *Paléopathologie: L'Hypogée de Loisy-en-Brie.* Thèse médecine, Dijon 1975.
DASTUGUE, J. — *a)* »Luxations invétérées du coude sur des squelettes mésolithiques«. *Bull. Soc. Anth. Paris,* Bd. 9, 1958 — *b)* »Arthroses du genou avec polissage articulaire sur des squelettes mésolithiques«. — *Id.,* Bd. 10, 1959 — *c)* »Un orifice crânien préhistorique«. — *Id.* Bd. 10 1960 — *d)* »Pathologie de quelques Néanderthaliens«. VIe Cong. Int. Sc. Anth. Ethn. Paris, *Actes du Congrès,* Bd. 1, 1960 — *e)* »Pathologie des Hommes de Taforalt«, in *La Nécropole épipaléolithique de Taforalt.* C.N.R.S. et Mission cult. univ. fr. au Maroc, 1962 — *f)* »Tumeur maxillaire sur un crâne du Moyen Age«. *Bull. Cancer,* Bd. 52, 1, 1965 — *g)* »Pathologie des Hommes de Cro-Magnon«. *L'Anthropologie,* Bd. 71, 1967 — *h)* »Pathologie de l'Homme de Chancelade«. *L'Anthropologie,* Bd. 73, 1969 — *i)* »Pathologie des Hommes de Columnata«, in *Les Hommes épipaléolithiques de Columnata, Mém. du C.R.A.P.E.,* Bd. XV, 1970 — *j)* »Fiches de pathologie sur les squelettes de Soleb«, in *SOLEB II. Les Nécropoles,* Sansoni, Florence 1972 — *k)* »Les crânes trépanés de la vallée du Petit Morin«. *Bull. Soc. Anth. Paris,* Bd. 10, 1973 — *l)* »Pathologie des Hommes épipaléolithiques d'Afalou-bou-Rhummel (Algérie)«. *L'Anthropologie,* Bd. 79, 1975.
DUDAY, H. — *Le sujet de la sépulture prénéolithique de Bonifacio.* Thèse Médecine, Montpellier 1975.
HACKETT, C. J. — »The human trepanomatoses«, in *Diseases in Antiquity.* Thomas, Springfield 1967.
MOODY, R. L. — *Paleopathology,* Chicago 1923.
LEGOUX, P. — »Etude odontologique des restes humains périgordiens et protomagdaléniens de l'abri Pataud« (2e partie). *Bull. Soc. Anth. Paris,* Bd. 1, XIII. Folge, 1974.
RUFFER, A., FERGUSSON, A. R. — »An eruption resembling that of variola in the skin of a mummy of the twentieth dynasty«, in *Diseases in Antiquity.* Thomas, Springfield 1967.
SIGERIST, H. E. — *Anfänge der Medizin,* Zürich 1963.
TORRE, S., DASTUGUE, J. — »Néolithiques de Basse-Normandie, le deuxième tumulus de Fontenay-le-Mamion, Pathologie«. *L'Anthropologie,* Bd. 80, 1976.
VALLOIS, H. V., BILLY, G. — »Nouvelles recherches sur les Hommes fossiles de l'abri de Cro-Magnon«. *L'Anthropologie,* Bd. 69, 1965.
WELLS, C. — »Pseudopathology«, in *Diseases in Antiquity.* Thomas, Springfield 1967.

Chinesische Medizin

BORSARELLO, J., *L'Acupuncture et l'Occident.* Paris, Fayard, 1974.
— *Id., Bioénergétique et Médecine chinoise.* Maisonneuve, Paris 1976.
BRIOT, A., WONG, M., »Histoire de l'acupuncture sinojaponaise«. *Méridiens,* XXIII-XXIV, 1973.
CHEN C. Y., *History of Chinese medical science.* Presses de Changhai, Hong Kong 1968.
GUILLAUME, M.-J., TYMOWSKI, J.-C. de, FIEVET-IZARD, M., *L'Acupuncture.* Presses universitaires de France, Paris 1975.
HUEBOTTER, F., *Die chinesische Medizin zu Beginn des 20. Jahrhunderts und ihre historische Entwicklung,* Leipzig 1909.
PALOS, St., *Chinesische Heilkunst.* München, Delp, 1963.
PI Mua-teh, »History of Glaucoma in traditional Chinese medecine«, *Chinese medical journal,* 1962, Bd. LXXXI, 6.
RUBIN, M., *Manuel d'acupuncture fondamentale.* Mercure de France, Paris 1974.

Die lateinische Medizin

ALBERT, *Les Médecins grecs à Rome,* Paris, Hachette, 1894.
BURET, *La Médecine chez les Romains,* Janus I, 1897.
CARCOPINO, J., *La Vie quotidienne à Rome à l'apogée de l'Empire,* Paris, Hachette, 1939.
CASTIGLIONI, A., *Aulus Cornelius Celsus as a Historian of Medicine,* Bull. Hist. Med. 8, 1940, S. 857 bis 873.
DUPOUY, E., *Médecine et mœurs de l'ancienne Rome d'après les poètes latins,* Paris 1891.
ILBERG, *Celsus und die Medizin in Rom,* Jahrb. f. d. Klass. Altertum XIX—XX, 1907.
KAPPELMACHER, A., *Untersuchungen zur Enzyklopädie des A. Cornelius Celsus,* Wien 1918.
KOBERT, R., *Aulus Cornelius Celsus,* Braunschweig 1906.
KRENKEL, W., *Celsus,* Altertum 4, 1958, S. 111—122.
KUDLIEN, F., *Untersuchungen zu Aretaios von Kappadokien,* Wiesbaden 1964.
MOINET, *Médecine et chirurgie au temps des Césars,* Paris 1927.

Galen

BEINTKE, E., u. KAHLENBERG, W., *Die Werke des Galen, übersetzt und erläutert,* Bde. I—V, Stuttgart 1939—54.
BLOCH, I., *Einführung in das Studium des Galen mit einer Galen-Bibliographie,* Berlin 1908.
CHAUVET, E., *La Psychologie de Galien,* Caen, Hardel, 1860.
— *Id., Logique de Galien,* Paris, Pedone-Lauriel, 1882.
DAREMBERG, Ch., *Exposition des connaissances de Galien sur l'anatomie, la physiologie et la pathologie du système nerveux,* Diss., Paris 1841.
— *Id., Œuvres anatomiques, physiologiques et médicales de Galien,* Paris, Baillière, 1854—56.
GESTIRNER, R., *Handbuch der Galenischen Pharmazie,* Berlin 1936.
KOLLESCH, J., *Galen und seine ärztlichen Kollegen.* Das Altertum 11, 1965, S. 47—53.
KÜHN, C. G., *Claudii Galeni opera omnia,* 22 Bde., Leipzig 1821—33 (Nachdruck Olms, Hildesheim 1965).
MANNHEIM, W., *Die Aetiologie Galens,* Diss. med., Bonn 1959.
MUELLER, I., *C. Galeni Pergameni scripta minora,* 2 Bde., 1891 (Nachdruck Amsterdam 1967).
RIST, E., *Histoire critique de la médecine dans l'Antiquité,* Paris, Les Amis d'Edouard Rist, 1966.
SARTON, G., *Galen of Pergamon,* Laurens, Kansas, 1954.
SOUQUES, A., *Etapes de la neurologie dans l'Antiquité grecque,* Paris, Masson, 1936.

Die griechische Medizin der Spätantike und der byzantinischen Zeit

ALEXANDRIDES, K., »Über die Krankheiten des Kaisers Alexios I. Komnenos«, *Byz. Zeitschr.* 55, 1962, S. 68—75.
AVELINE, H., *Actuarius et les mireurs d'urine,* Diss. med., Paris 1946.
BADINIER-CONRADS, N., *La Médecine d'enfants d'Hippocrate à Paul d'Egine,* Diss. med., Paris 1956.
BARBILLON, H., »Alexandre De Tralles et sa lettre sur les helminthes, VIe siècle ap. J.—C.«, *Etudes critiques d'histoire de la Médecine,* Paris, Baillière, Bd. 1, 1930, S. 70—79.
BARIÉTY, M., *La Médecine byzantine dans l'»Alexiade« d'Anne Comnène,* Mém. Soc. Fr. Hist. Méd., 3, 1947, S. 17—21.
BIRABIEN, J. N., *Les Hommes et la peste en France et dans les pays européens et méditerranéens,* Paris et La Haye, 2 Bde., 1976.
BLOCH, I., »Byzantinische Medizin« und Übersicht über die ärztlichen Standesverhältnisse in der west- und oströmischen Kaiserzeit, *Handb. Gesch. Med.,* gegründet von Th. Puschmann, Bd. I, 1902, S. 492 bis 588.
BRIAU, R., *Chirurgie de Paul d'Egine,* Bd. 1, Paris 1855.
BRUNET, F., *Œuvres médicales d'Alexandre de Tralles,* 4 Bde., Paris 1933—37.
CODELLAS, P. S., »The Pantocrator, the Imperial Byzantine Medical Center of XIIth Century A. D. in Constantinople«, *Bull. Hist. Med.* 12, 1942, S. 392—410.
CORLIEU, A., *Les Médecins grecs depuis la mort de Galien jusqu'à la chute de l'Empire d'Orient (210—1453),* Bd. 1, Paris 1885.
COSTOMIRIS, G. A., »Etudes sur les écrits inédits des anciens médecins grecs«, *Rev. Et. Gr.,* Bd. 2, S. 343 bis 383, Bd. 3, S. 145—179, Bd. 4, S. 97—110, Bd. 5, S. 61—72, Bd. 10, S. 405—445, 1889—1897.
COTURRI, E., »Considerazioni Intorno al Dottrinato chirurgico di Paolo d'Egina«, *Minerva Med.,* 50, 1959.
DEL MEDICO, H. E., »Ein Ödipuskomplex im elften Jahrhundert, Michael Psellos«, *Imago,* 18,2, 1932, S. 214—244.
DIEPGEN, P., »Zur Frauenheilkunde im Byzantinischen Kulturkreis des Mittelalters«, *Abh. Akad. Mainz,* No. 1, 14 S., 1950.
DIMITRIADIS, K., *Byzantinische Uroskopie,* Diss. Med., Bonn, 1971.
DÖLGER, F. J., »Einfluß des Origenes auf die Beurteilung der Epilepsie und Mondsucht im christlichen Altertum«, *Antike und Christentum,* 1933, S. 95—109.
EYICE, S., »The practice of medicine, physicians and institutions of health in Byzantium during the Byzantine period« (türkisch, in englischer Zusammenfassung), *Istanbul Univ. Tip. Fak. Mec. 21,* 1958, S. 657—691.
FUCHS, R., »Byzantinisches von der 70. Versammlung deutscher Naturforscher und Ärzte in Düsseldorf«, *Byz. Zeitschr.,* 1898, S. 257—260.
GALLOIS, P., »La Ligature des artères d'après Paul d'Egine«, *Mém. Soc. Fr. Hist. Méd. I,* 1945, S. 45—51.
GLESINGER, L., »Le Rôle de la Yougoslavie en tant qu'intermédiaire de la médecine de l'Orient et de celle de l'Occident«, *Le Scalpel,* 110. 1957, S. 703—710.
GRMEK, M. D., *La Médecine byzantine et les peuples slaves,* 17e Congrès Int. Hist. Méd. (Athen-Cos), I, 1960, S. 344—348.
— *Id.,* »Considérations d'un médecin sur les fresques médiévales de Serbie et de Macédoine«, *Symposium Ciba 11,* 1963, S. 84—90.
GRUMEL, V., »La Profession médicale à Byzance à l'époque des Comnènes«, *Rev. Et. Byz. 7,* 1949, S. 42—46.
HUARD, P., und THEODORIDES, J., »La Médecine byzantine 330 bis 1453«, *Concours méd. 81,* S. 4315 bis 19, 4465—75, 1959.
IDELER, *Physici et medici graeci minores,* Reimeri, Berlin, 1842.
IRMER, D., »Bearbeitungen von Schriften des Iatrosophisten Palladius unter den Namen des Johannes, Stephanus und Theophilus«, *Med. hist. J.,* 8, 1973, S. 179—181.
JAHIER, H., »Les Textes obstétricaux de Paul d'Egine (VIIe siècle)«, *Hist. Méd.* 5, 1952, S. 3—10.
JEANSELME, E. J., »La Goutte à Byzance«, *Bull. Soc. Fr. Hist. Méd.,* 14, 1920, S. 137—164.
JOANNIDES, D., *La Gynécologie et l'obstétrique de Paul d'Egine et son influence sur la médecine arabe,* Bd. 1, Kairo 1940.
KEENAN, M. E., »Saint-Gregory Nazianzus and early Byzantine medicine«, *Bull. Hist. Med. 9,* 1941, S. 8—31.
— *Id.,* »Saint-Gregory Nyssa and the medical profession«, *Ibid.,* 1941, S. 150—162.
KORBLER, J., »Die Krebserkrankung der byzantinischen Kaiserin Theodora: Ein Beitrag zur Geschichte der Syphilis«, *Janus,* 61, 1974, S. 15—22.
KOUSIS, A., »Contribution à l'étude de la médecine des Xénons pendant le XVe siècle basée sur deux manuscrits inédits«, *Byz. Neugr. Jahrb. 6,* 1928, S. 77—90.
KUDLIEN, F., »Empirie und Theorie in der Harnlehre des Johannes Aktuarios«, *Clio med.,* 8, 1973, S. 19—30.
KUDLIEN, F., und HERRLINGER, R., »Der Niketas Codex. Ein Quellenbuch der abendländischen Chirurgie«, *Ärztl. Mitt.* (Köln), 60, 1963, S. 2371—2372.
LAIGNEL-LAVASTINE, M., und DEMEURE, F., »Les Arts plastiques et la médecine (les Gallo-romains — la Civilisation byzantine — le Moyen Age)«, *Hippocrate,* 6, 4, S. 214—234, 1938 (Byzance 217—220).
LAMPSIDES, V., »Georges Chrysococcis, le médecin et son œuvre«, *Byz. Zeitschr.,* 38, 2, 1938, S. 312 bis 321.
LATRONICO, N., »La Medicina infantile nell'alto medioevo bizantino«, *Castalia,* 14 (1), 1958, S. 15 bis 22.
LEHMANN, H., »Zu Nicolaus Myrepsus«, *Arch. Gesch. Med.,* 17, 1962, S. 279—306.
MAGOULIAS, H. J., »The Lives of the Saints as Sources of Data for the History of Byzantine Medicine in the Sixth and Seventh Century«, *Byz. Zeitschr.,* 57, 1964, S. 127—150.
MALATO, M. T., und FELICIANGELI, F. M., »Decadenza della medicina bizantina nel XII sec. secondo Teodoro Prodromo«, *Pag. Stor. Med. (6),* 1962, S. 49—60.
MARTI-IBANEZ, F., »La Epica de la medicina; V. A. travès del vitral (medicina bizantina) 395—1453«, *Rev. Confed. Med. Panamer,* 7, 1960, S. 217—218.

MONZLINGER, E., *Zahnheilkundliches bei Alexander von Tralles und späteren Ärzten der Byzantinerzeit,* Diss., Leipzig 1922.

OLIVIERI, A., *L'Oftalmologia di Aetios nel Cod. Laur.* 75, 5, Studi Ital. Filol, class. 12, 1904, S. 261—277.

ONGARO, G., »La Patologia epatica nel pensiero di Alessandro di Tralles«, *Atti XXI Congresso Naz. Storia Med.,* S. 58—73 (Perugia), 1965.

PARASKEVI, P., *Paulos Aegineta über Hygiene und Arzneimittel,* Diss. Med., München 1955.

PEZZI, G., »Alessandro di Tralles visto da un medico militare«, *Ann. Med. Nav. coll.* (1—2), 1949, S. 154 bis 163.

PHILIPSBORN, A., »Der Fortschritt in der Entwicklung des byzantinischen Krankenhauswesens«, *Byz. Zeitschr.,* 54, 1962, S. 338—365.

POURNAROPOULOS, G. K., *Contribution à l'histoire de la Médecine byzantine* (griechisch), Athen 1942.

— *Id.,* »The Real Value of Medieval Greek Medicine (Byzantium)«, *17. Congr. Int. Med.* (Athen-Cos) I, 1960, S. 357—366.

RICCI, J. V., *Aetios of Amida, the Gynecology and Obstetrics of the 6th Century* A. D., Philadelphia 1950.

RUBENS-DUVAL, A., und GUILLEMIN, J., »La dernière Maladie et la Mort d'Alexis Ier Comnène«, *Semaine des Hôpitaux,* 46, Nr. 52, 1970, S. 3477—3482.

SALINAS, F. O., »Precetti di salute. Poemetto didascalico grecobizantino del V secolo. Traduzione metrica e commento«, *Pag. Storia Med.,* 17 (3), 1973, S. 5—22.

SCHMALZBAUER, G., »Medizinisch-diätetisches über die Podagra aus spätbyzantinischer Zeit«, *Jahrb. Österr. Byzantinistik,* 23, 1974, S. 229—243.

SCHREIBER, G., *Gemeinschaften des Mittelalters,* Münster, S. 3—80 (Hospitäler in Byzanz), 1948.

SCHRÖDER, H., »Das Klinische Bild der Pest bei Procopius«, *Wien — Klin. Wochenschr.* 26, 1913, S. 581 bis 582.

SIMONIDES, B., und THEODORIDES, J., »Réflexions sur la science byzantine«, *Rev. Gén. Scien.* 62, 1955, S. 355—363.

SINGER, C., »Byzantine Medical Fragments«, *Ann. Med. Hist. I,* 1917, S. 333—334.

STEINHAGEN, H., *Das vierte Buch des Tetrabiblon des byzantinischen Arztes Aetios von Amida, Diss. med.,* Düsseldorf 1938.

STUR, J., »Zur Geschichte des Zeugungsproblems«, *Sudhoffs Arch. f. Gesch. Med.* 24, 1931, S. 312—328.

SUDHOFF, K., »Der Micrologus-Text der Anatomia Richards des Engländers«, *Sudhoffs Arch. f. Gesch. Med.,* 19, 1931, S. 209—239.

SÜHEYL UNVER, A., »Un coup d'oeil sur les relations de l'Orient avec l'Occident dans l'histoire de la Médecine«, *Le Scalpel,* 110, 1957, S. 882—890.

TEMKIN, O., »The Byzantine Origin of the Names for the Basilic and Cephalic Veins«, *17. Congr. Hist. Med.,* Bd. 1, 1960, S. 336—340.

— *Id.,* »Byzantine Medicine: Tradition and Empiricism«, *Dumbarton Oaks Papers,* No. 16, 1962, S. 97 bis 115.

TERRACINA, S., »Un Poligrafo bizantino dell'XI secolo: Michele Psello«, *Pag. Stor. Med.,* 4 (2), 1960, S. 23—45.

THEODORIDES, J., »La Science byzantine«, *Hist. Gén. Sciences,* Bd. I., Paris P.U.F., 1957.

— *Id.,* »La Zoologie dans l'œuvre de quelques médecins orientaux du Moyen Age«, *Actes 8, Congr. Inter. Hist. Scien.,* Florenz-Mailand 1956.

— *Id.,* »La Zoologie au Moyen Age«, *Conf. Palais Découverte,* série D, Nr. 55 (»Byzance«: S. 26—28), 1958.

— *Id.,* »La Parasitologie chez les Byzantins. Essâi de comparaison avec les Arabes«, *Actes 15e Congr. Inter. Hist. Méd.* (Madrid—Alcala 1956), Bd. 1, 1958, S. 207—221.

— *Id.,* »Sur le XIIIe livre du Traité d'Aétios d'Amida, médecin byzantin du VIe siècle«, *Janus,* 47, 1958, S. 221—237.

— *Id.,* L'Iconographie zoologique dans les manuscrits médicaux byzantins«, *17. Congr. Inter. Hist. Med.,* 1, 1960, S. 331—334.

THORNDIKE, L., »Relations between Byzantine and Western Science and Pseudo-Science before 1350«, *Janus,* 51, 1964, S. 1—48.

TRAPP, E., »Die Stellung der Ärzte in der Gesellschaft der Palaiologenzeit«, *Byzantinoslavica,* 33, 1972, S. 230—234.

VATAMANU, N., »L'Influence de la médecine byzantine dans les pays roumains«, *17e Congrès Inter. Hist. Méd.* (Athen — Cos 1960), I, S. 349 bis 356.

WELLMANN, M., »Eine neue Schrift des Alexander von Tralles«, *Hermes,* 42, 1907, S. 533—541.

Die Pharmazeutik in der Antike

ARTELT, W., *Studien zur Geschichte der Begriffe Heilmittel und Gifte,* Corpus Hippocraticum, Leipzig 1937.

CARNOY, A., *Dictionnaire étymologique des noms grecs de plantes,* Universität von Löwen, Bibliothek du Muséon, 1959.

CONTENAU, G., *La Médecine en Assyrie et en Babylonie,* Paris, Maloine, 1938.

FABRE, R., und DILLEMANN, G., *Histoire de la pharmacie,* Paris, P.U.F., coll. »Que sais je?«, 2. Aufl., 1971.

FILLIOZAT, J., *Magie et médecine,* Paris, P.U.F., 1943.

GESTIRNER, F., *Handbuch der griechischen Pharmazie,* Berlin 1936.

JASTROW, M. Jr, *The Medicine of the Babylonians and Assyrians,* Proc. Roy. Soc. Med., Sect. Hist. Med. VII, Teil 2, 109, 1913/14.

JONCKERLE, F., *Les Médecins de l'ancienne Egypte — Essai de prosopographie,* Brüssel 1938.

LABAT, R., *Traité akkadien de diagnostics et de prognostics médicaux,* Paris 1951.

LEFEBRE, G., *Essai sur la médecine égyptienne de l'époque pharaonique,* Paris, P.U.F., 1956.

LORET, V., »Le Ricin et ses emplois médicinaux dans l'ancienne Egypte«, *Revue de Médecine 10/8,* 09, 1902, S. 689—698.

LUCAS HARRIS, J. R., *Ancient Egyptian Materials and Industries,* London, Edwin Arnold, 1962.

MAJNO, G., *The Healing Hand. Man and Wound in the Ancient World,* Harvard University Press, 1975.

MOCK, R., *Pflanzliche Arzneimittel bei Dioskurides, die schon im Corpus Hippocraticum vorkommen,* Diss. Tübingen 1919.

PARROT, A., *Sumer,* Paris, Gallimard, 1960.

SAUNDERS, J. B., *The Transitions from Ancient Egyptian to Greek Medicine,* USA, Lawrence 1963.

SCHONACK, W., *Die Rezeptsammlung des Scribonius Largus.* Eine kritische Studie, Jena 1912.

SCRIBONIUS LARGUS, *Die Rezepte des Scribonius Largus.* Ins Deutsche übersetzt und mit Arzneimittelregister versehen von W. Schonack, Jena 1913.

THOMPSON, R. C., *Assyrian Herbal,* London 1924.

— *Id., Assyrian Medical Texts from the Originals in the British Museum,* Proc. Roy. Soc. Med. Sect. Hist. XVII, 1, 1923/24 und XIX, 29, 1925/26.

WELLMANN, M. (Hrsg.), *Pedanii Dioskuridis Anazarbei, De materia medica libri quinque,* Bd. 1—3, Berlin, 2. Aufl., 1958.

Die Tierheilkunde in der Antike

ALBRECHT, O., *Forensische Thiermedizin der Babylonier,* Berliner tierärztliche Wochenschrift, 1902.

BAILEY, A. E., »Recent discoveries in Mesopotamia«, *The Veterinary Journal,* 1924, S. 488—491.

BELITZ, W., *Wiederkäuer und ihre Krankheiten im Altertum,* Diss., Veterinärhistorisches Jahrbuch, S. 1 bis 28, Berlin 1927.

BUECHELER, *Equorum curas et medicinas Gratiano aut Theodosio regnante amicis illustribus conscriptas tradidit Pelagonius,* Rheinisches Museum, 45, 1890, S. 331.

EICHBAUM, Grundriß der Geschichte der Thierheilkunde, 1885.

FROHNER, R., Der Veterinärpapyrus von Kahun, Deutsche tierärztliche Wochenschrift, 1934, S. 704 bis 709.

— *Id.,* Pelagonius, Veterinärhistorische Mitteilungen No. 2, 1925, S. 7.

— *Id.,* Philomenos über die Tollwut, Archiv für wissenschaftliche und praktische Tierheilkunde, 1926, S. 512—518.

GEMAYEL, A., L'Hygiene et la médecine à travers la Bible, Paris 1932.

HEUSINGER, *Theomnestus Leibthierarzt Theodorichs des Großen, König der Ostgothen,* Jubelfeier des Prof. Nebel in Gießen, 1843.

JAEGER, A., *Der Veterinärpapyrus von Kahun in seiner Bedeutung für die Veterinärmedizin,* Diss., München 1922.

KAGAN, S., »Medicine according to the Talmud«, *Medical Journal,* 7, 1926, S. 459, und 8, S. 536.

LAUFF, B., *Schechitah und Bedikah,* Berlin 1919.

MASPERO, »The Petrie Papyri«, *Journal des Savants,* 1897, S. 212.

MITRA, K., *Ancient Hindu veterinary Art, proceedings of the Asiatic Society of Bengal,* 1885.

MOLINI, *Sopra la veterinaria di Pelagonio,* Padua 1824.

NEFFGEN, H., *Der Veterinär-Papyrus von Kahun,* Ein Beitrag zur Geschichte der Tierheilkunde der alten Ägypter, Berlin, Calwary, 1905.

ODER, E., *Claudii Hermeri Mulomedicina Chironis,* Leipzig 1901.

— *Id., De Hippiatricorum Codice cantabrigiensi,* Rheinisches Museum für Philologie, 51, 1895.

ODER und HOPPE, C., *Corpus Hippiatricorum Graecorum,* Bd. I.: *Hippiatrica Berolinensia,* Bd. II: *Hippiatrica Parisina und Cantabrigiensia,* Leipzig, Teubner, 1924 und 1926.

PREUSS, J., *Biblischtalmudische Medizin,* Beiträge zur Geschichte der Heilkunde und der Kultur, Berlin 1911.

RASCHKE, O., »Beiträge zur Geschichte der Tiermedizin in Indien«, *Veterinärhistorische Mitteilungen* 5, S. 19, 1922.

SEVILLA, H. J., *L'Hippiatrique byzantine au quatrième siècle: ses sources orientales,* Recueil de Médecine vétérinaire, Bd. 103, 1927, S. 154—166.

SHOSHAN, A., *Ancient veterinary Practice,* The Veterinary Record, 1927, S. 345.

STÜMPFLER, H., *Die Kenntnisse des tierischen Körpers bei Aristoteles unter besonderer Berücksichtigung der Veterinärchirurgie,* Diss. München, 1926, und in: *Münchener tierärztliche Wochenschrift,* Bd. 77, 1926, S. 226.

SVENNUNG, J., *Palladii Rutilii Tauri Aemiliani... Liber quartus et decimus: De veterinaria medicina* Gotoburgi, Eranos, 1926.

BIBLIOGRAPHIE ZU Bd. 2

Die arabische Medizin

BROCKELMANN, *Geschichte der arabischen Literatur,* Leyden, Supplementband II, 1943, S. 710.

BROWNE, E. G., *Arabian Medicine,* Cambridge 1921.

ELGOOD, C., *A Medical History of Persia and the Eastern Caliphate,* Cambridge 1951.

HUARD, P., und GRMEK, M. D., *Le Premier Manuscrit chirurgical turc, rédigé par Charaf-ed-Din (1465),* Paris 1960.

LECLERC, *Histoire de la médecine arabe,* 2 Bde., Paris 1876.

MEYERHOF, M., *Science and Medicine: the Legacy of Islam,* London 1931.

SCHIPPERGES, H., *Die Assimilation der arabischen Medizin durch das lateinische Mittelalter,* Sudhoff Arch. Gesch. Med. Beiheft 3, Wiesbaden 1964.

SPINK, M. S., und LEWIS, G. L., *Abulcassis: on Surgery and Instruments,* Berkeley, Univ. of Calif. Press, 1968.

WUSTENFELD, F., *Geschichte der arabischen »Ärzte«,* Göttingen 1840.

Die klassische indische Medizin

ALMAST, S. C., »Plastic Surgery in Ancient India«, *Indian Journal of the History of Medicine,* 12 (2), 1967, S. 9—13.

CHAKRAVORTY, R. C., »Surgical Principles in the *Sutrasthanam* of the *Sushruta Samhita:* Management of Retained Foreign Bodies«, *Indian Journal of History of Science,* 5, 1970, S. 113—118.

FILLIOZAT, J., »La Médecine indienne et l'expansion bouddhique en Extrême-Orient, *Journal asiatique,* 1934, S. 301—307.

— *Id., La Doctrine classique de la médecine indienne — Ses origines et ses parallèles grecs,* Paris, 2. Aufl., 1949, und Paris, Ecole française d'Extrême-Orient, 1975.

JAGGI, O. P., »Indian System of Medicine«, *History of Science and Technology in India,* Bd. 4, Delhi, Atma Ram & Sons, 1973.

JOLLY, J., »Medizin«, *Grundriß der Indo-Arischen Philologie,* III, 10, Straßburg, J. Trübner, 1901.

KUTUMBIAH, P., »The Concept of Heart and Blood Vessels in Ancient Hindu Medicine«, *Indian Journal of the History of Medicine,* I (I), 1956, S. 11—20.

MAJUMDAR, R. C., »Medicine«, *A Concise History of Science in India,* New Delhi, Indian National Science Academy, 1971, S. 213—268.

MULLER, R. F. G., *Medizin der Inder in kritischer Übersicht,* New Delhi, International Academy of Indian Culture, 1965.

RECHUNG RINPOCHE, J. K., *Tibetan Medicine,* illustrated in original texts..., London 1973 — Wellcome Institute of the History of Medicine Publications, 24.

SHARMA, P. V., *Indian Medicine in the Classical Age,* Varanasi, Chowkhamba Sanskrit Series Office, 1972 — Chowkhamba Sanskrit Studies, 85.

SIDDIQUI, M. Z., »The Unani tibb (Greek Medicine) in India«, *Islamic Culture,* 42, 1968, S. 161—172.

SINGHAL, G. D., und GAUR, D. S., *Surgical Ethics in Ayurveda,* Varanasi, Chowkhamba Sanskrit Series Office, 1963 — Chowkhamba Studies, 60.

SRIVASTAVA, G. P., *History of Indian Pharmacy,* Bd. 1, Calcutta, Pindars Ltd., 2. Aufl., 1954.

ZIMMER, H. R., *Hindu medicine,* Baltimore, John Hopkins Press, 1948.

Die japanische Medizin

BOWERS, J. Z., *Medical Education in Japan, from Chinese Medicine to Western Medicine,* Hoeber Medical Division, New York, Harper Row publishers, 1965.

BRIOT, A., *Histoire de la Médecine japonaise moderne (de 1868 à nos jours),* Diss. med., Paris, Sorbonne, 1971.

— *Id.,* »Panorama de la Médecine«, *Encyclopédie permanente du Japon,* Paris, Publications orientalistes de France, 1976.

BRIOT, A., und WONG, M., »Histoire de l'acupuncture sino-japonaise«, *Méridiens,* 1973, 23—24, S. 39—82 (1. Teil: Des origines à 1868); *Méridiens,* 1974, 25—26, S. 15—55 (2. Teil: De 1868 à nos jours).

GOODMAN, G. K., »The Dutch Impact on Japan (1640—1853)«, *Toung Pao,* Monographie V, Leiden, E. J. Brill, 1967.

HUARD, P., OHYA, Z., WONG, M., *la Médecine japonaise des origines à nos jours,* Paris, les Editions Roger Dacosta, 1974.

— *Id., Panorama de la Médecine traditionelle japonaise,* Paris, Bibliographie médicale, 1963.

MA, E., »The Impact of Western Medicine in Japan. Memoirs of a Pioneer: Sugita Genpaku«, *Arch. Int. Hist. Sciences,* 1961, Nr. 54 bis 55.

OGAWA, T., *History of Dissection and Post Mortem Examination in Japan,* Proceeding of the 16th General Assembly of the Japan Medical Congress, Osaka 1963.

OHTORI, R., *The Acceptance of Western Medicine in Japan,* Monumenta Japonica, Bd. 19, 1964, S. 20 bis 40.

OHYA, Z., »Histoire de la dermatologie au Japon«, *Annales de dermatologie et de syphiligraphie,* 1961, Bd. 88, S. 150—160.
SIMON, J.-M., *Bibliographie de la Médecine japonaise,* Diss. med., Rennes 1968.
SUGITA, G., *Dawn of Western Sciences in Japan* (Rangaku kotojajime), übers. von Ryôzô Matsumoto und Eiichi Kiyooka, Tôkyô, Hokuseidô press, 1969.
— *Id.,* »Tropical medicine in Japan«, *Technical Cooperation Bulletin,* 1968, Tôkyô, *Nihon hôsô shuppan kyôkai.*
WITTERMANS, E. P., und BOWERS, J. Z., *Doctor on Desima selected chapters from J. L. C. Pompe van Meerdevoot's »Vijf Jaren in Japan« (Five years in Japan), 1857—1863,* Tôkyô, Sophia univ., 1970.
YOSHIDA, T., »A History of Cancer Research in Japan«, *Profiles of Japanese Science and Scientists,* S. 43—45, Hrsg.: Hideki Yukawa, Tôkyô Kôdansha, 1970.

Die präkolumbische Medizin

AGUIRRE BELTRAN, G., *Medicina y magia,* Mexiko, Instituto nacional indigenista, 1973.
COE, R. M., *Sociologie de la medicina,* Madrid. Alianza Universitaria, 1973.
COURY, C., *La Médecine de l'Amérique précolombienne,* Paris, Roger Dacosta, 1969.
FASTLICHT, S., *La Odontologia en el Mexico prehispanico,* Mexiko 1971.
FURST, P. T., »Shamanistic Survivals in Meso-American Religion«, Mexico, *Actas del XLI Congreso Internacional de Americanistas,* 1976, Bd. III, S. 149—157.
GESSAIN, R., »Essai sur l'ethnonosologie des Ammassaliment au XIXe siècle«, *Objets et monde, la revue du musée de l'Homme,* Bd. 15, 1975.
GIRAULT, L., »Classification vernaculaire des plantes médicinales chez les Callawaya; médecines empiriques (Bolivie)«, *Journal de la Société des Americanistes,* Bd. 55/I, 1966, S. 155—200.
HARCOURT, R. d', *La Médecine dans l'ancien Pérou,* Paris, Maloine, 1939.
LAUGHLIN, W. S., *Primitive Theory of Medicine Empirical Knowledge,* New York, Academy of Medicine II, 1963.
LEON PORTILLA, M., *Los Antiguos Mexicanos,* Mexiko, Fondo de Cultura economica, 1961.
LEVI-STRAUSS, C., *Anthropologie structurale,* Paris, Plon, 1958.
OLWER, L.-N. d', *Cronistas de las culturas precolombinas,* Mexiko— Buenos Aires, Fondo de Cultura economica, 1963.
PLENOT, H. R., *Les Mutilations dentaires en Méso-Amérique,* Diss. med., université Paris V — René Descartes.
PONCETTON, F., »Médecine précolombienne«, *Histoire générale de la Médecine,* Paris, Albin Michel, 1936.
REINBURG, P., »Contribution à l'étude des boissons toxiques des Indiens du nord-ouest de l'Amazone: l'ayahuasca, le yaje, le huanto«, *Journal de la Société des Américanistes de Paris,* Bd. 13/1921, S. 25—54, 197—216.
ROMERO, J., *Mutilaciones dentarias prehispanicas de Mexico y América en general,* Mexiko, Instituto nacional de Antropologia e Historia, 1958.

Die Schule von Salerno, die Universitäten von Bologna und Padua

BIOT, R., *Vocation de la Médecine française,* Paris, Plon, 1955.
CAPPARONI, A., *Istituzioni mediche al tempo di Salerno,* Rom, Annali Med. Nav. e Tropicale, 1957.
FERENZI, S., *Storia della Medicina italiana,* Forni, Ed. Bologna, 1966.
FORNI, G. G., *la Chirurgia nello studio di Bologna dalle origini a tutto il secolo XIX,* Bologna, Cappelli Ed., 1948.
PAZZINI, A., *l'Ospedale nei secoli,* Ed Orizzonte medico, 1958.
PREMUDA, L., »la Scuola di Medicina di Padova«, Padua, *Boll. Ord. dei Medici,* Bd. 2—3, 1961.
PREMUDA, L., und ONGARO, G., »I Primordi della Dissezione Anatomica in Padova«, *Acta Med. Historiae Patavinae,* Bd. XII, 1965 bis 1966.
SINNO, A., »Vicende della Scuola e dell'almo Collegio Salernitano«, *Collana Monogr., Igiene e Sanità publica,* 1950.
TURCHINI, J., »Salerne et Montpellier«, *Salerno A.I.,* Nr. 3, 1967.

Die französischen Schulen im Mittelalter

ASTRUC, J., *Mémoires pour servir l'histoire de la faculté de la médecine de Montpellier,* Paris 1767.
BEHLER, E., *Die Entstehung der mittelalterlichen Universität von Paris,* Perennitas, Festschrift Thomas Michels OSB, Münster 1963, S. 294 bis 321.
DULIEU, L., *La Médecine à Montpellier:* le Moyen Age Bd. 1, Avignon, Presses universelles, 1975.
GIRAUD, G., »La Faculté de médecine de Montpellier à travers les âges — Vue panoramique« *Montpellier médical,* Bd. 54, Nr. 1, 1958.
SEIDLER, E., *Die Heilkunde des ausgehenden Mittelalters in Paris.* Sudhoff Arch. Gesch. Med. Beiheft 8, Wiesbaden, 1967.
SUDHOFF, K., *Salerno, Montpellier und Paris um 1200.* Arch. Gesch. Med. 20, 1928, S. 51—62.
SCHIPPERGES, H., *Die Medizinschule von Montpellier.* Die Grünenthal-Waage 1/1959, S. 34—40.
TURCHINI, J., »La Faculté de médecine de Montpellier — Aperçu historique«, *Médecine de France* Nr. 60/1955.

Die hebräische Medizin bis zum Mittelalter

BARUK, H., *Essais sur la médecine hébraique dans le cadre de l'histoire juive,* Paris 1973.
DARMESTETER, A., und BLONDHEIM, D. S., *Les Gloses françaises de Raschi,* Paris 1929.
EBIED, R. Y., *Bibliography of Mediaeval Arabic and Jewish Medicine and Allied Sciences,* London, Wellcome Institute, 1971.
EBSTEIN, W., *Die Medizin im Alten Testament,* Stuttgart 1901; München 1965.
— *Id., Die Medizin im Neuen Testament und im Talmud,* Stuttgart 1903; München 1965.
FRIEDENWALD, H., *The Jews and Medicine Essays,* Baltimore, 1944; New York 1967.
GOLDSCHMIDT, L., *Der Babylonische Talmud* (12 Bände), Berlin 1930—36.
KATZENELSOHN, Y. Léb., *Hatalmoud Vehokmath Harefoua,* Berlin 1923.
KOREN, N., *Jewish Physicians, A Biographical Index,* Jerusalem 1973.
LEIBOWITZ, J. O., *Letoldoth Harefuah Beyissraël,* Jerusalem, Hebräische Univ., 1949.
— *Id., Haleksikon ha miqrai,* Tel Aviv 1964.
MARGALITH, D., *Hokmé Yisraël Kerofime,* Jerusalem 1962.
— *Id., Dérekh Israël Berefoua,* Jerusalem 1969.
MUNTNER, S., *Mawo lesséphère Assaph. Hasséfèr harefoui haqadome beyotèr,* Jerusalem 1957.
— *Id., Lekoroth hassaffa haïvrith Kassefath halimoude behokmath harefoua,* Jerusalem, 1940.
MUNZ, I., *Die Jüdischen Ärzte im Mittelalter, Ein Beitrag zur Kulturgeschichte des Mittelalters,* Frankfurt 1922.
PREUSS, J., *Biblisch Talmudische Medizin,* Berlin 1911; New York 1971.
RABBINOWICZ, I., *La Médecine du Talmud ou tous les passages concernant la médecine,* Paris 1880.
ROSNER, F., und MUNTNER, S., *Les Traités médicaux de Maimonide,* New York.
SCHAPIO, D., *L'Hygiène alimentaire des Juifs devant la science moderne,* Paris 1930.
SCHWAB, M., *Le Talmud de Jérusalem,* 11 Bde., Paris 1931—32.
SIMON, I., *Assaph Ha-yehoudi, médecin et astrologue au Moyen Age. Avec une étude sur la médecine dans la Bible et le Talmud,* Diss., Paris 1933.
— *Id., La Science antique et medievale, des origines à 1450,* Paris, P.U.F., T.I., 1966, S. 568—581.
STEINSCHNEIDER, M., *Hebräische Uebersetzungen des Mittelalters,* Berlin 1893.
TOSSEPHTA; *basierend auf dem Kodex von Erfurt und Wien,* hrsg. v. Zuckermandel M. S., Jerusalem 1963.
Zeitschriften:
The Hevrew Medical Journal (Harofe Haïvri), halbjährl. Zeitschrift (hebr.-engl.), gegr. v. Dr. Moshé Einhorn, New York.
Koroth, a Quarterly Journal Devoted to the History of Medicine and Science, Jérusalem, Tel Aviv, Redakteure: Dr. D. Margalith, Pr. J. O. Leibowitz, Pr. Brand-Aurahan (hebr.-engl., teilw. frz.) gegr. 1950.
Revue d'histoire de la médecine hébraïque (R.H.M.H.), vierteljährl. Zeitschr., gegr. Paris 1948.

Geschichte der Anatomie

ARBEITSGRUPPE für die Entwicklung neuer Methoden zur Verbesserung der Lehre der Anatomie. Bericht einer Arbeitsgruppe im Regionalbüro Europa der Weltgesundheitsorganisation. Uppsala, 12.—14. Okt. 1964.
BARIETY, L., COURY, C., *Histoire de la médecine,* Paris 1963.
BARRITAULT, G., *L'Anatomie en France au XVIIIe siècle. Les anatomistes du Jardin du Roi, Diss. med.,* Paris 1940.
BONIN, C. von, Essai sur le cortex cérébral, Paris 1955.
CHARRIERE, G., *La Signification des représentations érotiques dans les arts sauvages et préhistoriques,* Paris 1970.
CLARKE, E., O'MALLEY, C. D., *The Human Brain and Spinal Cord, A Historical Study* Berkeley-Los Angeles 1968.
CORDIER, G., *Paris et les anatomistes au cours de l'histoire,* Paris 1955.
DECHAMBRE, A., *Dictionnaire encyclopédique des sciences médicales,* Paris 1870.
DELMAS, A., *Le Don du corps et des organes. Solution contemporaine au problème du matériel anatomique,* C. R. Assoc. anat., 52, 1967.
DESGREZ, G., LEDOUX-LEBARD, *Manuel d'anatomie radiologique,* Paris 1962.
FISCHGOLD, H., *Traité de radiodiagnostic,* 20 Bde., Paris 1969—77.
— *Id., The History and Philosophy of Knowledge of the Brain and its Functions,* Amsterdam 1973.
GARRISON, MORTON, *Medical Bibliography,* London 1961.
HAHN, A., DUMAITRE, P., *Histoire de la médecine et du livre médical,* Paris 1962.
— *Id., Histoire générale des sciences,* Bd. 1: »Science antique et médiévale« — Bd. 2: »Science moderne« — Bd. 3: »Science contemporaine«, Paris 1957, 1958, 1961.
HALLER, H. v., *Elementa physiologia corporis humani,* Lausanne 1782.
HERRLINGER, R., KUDLIN, F., Frühe Anatomie. Eine Anthologie, Stuttgart 1967.
IRSAY, S. d', *Histoire des universités françaises et étrangères, des origines à nos jours,* Bd. 1: »Moyen Age et Renaissance« — Bd. 2: »Du XVIe siècle à 1860«, Paris 1933—35.
LAMBERTINI, G., »Léonard de Vinci et l'anatomie«, *Rev. méd. de Liège,* 13, Nr. 1, 1958, S. 18—23.
LOTH, E., *Histoire de l'anatomie en Pologne,* Warschau 1931, S. 71 bis 106.
MASON, S. I., *Histoire des sciences,* Paris 1956.
O'MALLEY, C.D., *Andreas Vesalius of Brussells, 1514—64,* Berkeley-Los Angeles 1965.
PORTAL, A., *Histoire de l'anatomie et de la chirurgie,* Paris 1820.
SINCLAIR, H.M., ROBB-SMITH, A.H.T., *A Short History of Anatomical Teaching of Oxford,* Oxford 1950.
SONNEVILLE-BORDES, D., *La Préhistoire moderne,* Périgueux 1972.
VALLERY-RADOT, L., »L'Enseignement de l'anatomie au XVIIIe siècle dans les écoles de chirurgie de Paris«, *Press méd.,* 37, 1938, S. 745 bis 747.
— *Id.,* »Organisation de la dissection: quatre siècles d'histoire«, *Presse méd.,* 18—19, 1942, S. 235—237.
— *Id.,* »Le Musée Ortila«, *Histoire de la médecine,* Paris 1958, S. 67—79.
WICKERSHEIMER, E., *Commentaires de la Faculté de médecine de Paris,* I, 18, 163, 213, 215, 216, 1955.
— *Id., Les Origines de la Faculté de médecine de Paris,* I, 62, 1914.
— *Id., Les Premières dissections à la Faculté de médecine de Paris,* I, 215, 1910.
WOLF-HEIDEGGER, G., CETTO, A. M., *Die Anatomische Sektion in Bildlicher Darstellung,* Basel-New York 1967.

Die Chirurgie bis zum Ende des 18. Jahrhunderts

BOUCHET, A., »Un Chirurgien lyonnais de l'époque révolutionnaire et ses instruments de neurochirurgie«, *Rev. Lyon. méd.,* Bd. 14, 20, 1965, S. 869—880.
— *Id.,* »De l'amputation des membres et des instruments qui lui sont nécessaires«, *Rev. Lyon. méd.,* Bd. 15, 20, 1966, S. 927—936.
— *Id.,* »De la trépanation cranienne et des instruments qui lui sont nécessaires«, *Rev. Lyon. méd.,* Bd. 17, 1968, S. 65—78.
BOUSSEL, P., *Présence de Galien,* Paris 1961.
BRABANT, H., *Médecins, malades et maladies de la Renaissance,* Belgien 1966.
CORLIEU, A., *L'Enseignement au Collège de chirurgie depuis son origine jusqu'à la Révolution française,* Paris 1890.
DULIEU, L., *La Chirurgie à Montpellier, de ses origines au début du XIXe siècle,* 1975.
FRANCO, P., *Traité des hernies contenant une ample déclaration de toutes leurs espèces, et autres excellentes parties de la chirurgie,* Lyon 1561.
GALEN, *Epitome en quatre parties,* 4 Bde., Paris 1961.
Croissant de GARENGEOT, R. J., *Nouveau Traité des instrumens de chirurgie les plus utiles,* La Haye 1725.
GUIART, J., *Histoire de la médecine française,* Paris 1947.
GURLT, E., Geschichte der Chirurgie und ihrer Ausübung, 3 Bde., Berlin 1898, Reprint Hildesheim 1964.
HUARD, P., GRMEK, M. D., *Mille ans de chirurgie en Occident: Ve—XVe siècle,* Paris 1966.
— *Id., La Chirurgie moderne. Ses débuts en Occident: XVIe, XVIIe, XVIIIe siècle,* Paris 1968.
HUART, P., IMBAULT-HUART, M. J., GENTY, *Biographies médicales et scientifiques: XVIIIe siècle. Jean Astruc, Antoine Louis, Pierre Desault, Xavier Bichat,* Paris 1972.
LENORMAND, C., »L'Histoire de l'Académie royale de chirurgie«, *Bull. et Mém. de la Soc. Nat. de Chir.,* Bd. 57, Nr. 35, 1931.
PARE, A., *Œuvres,* 4. Aufl., 1585 — P. De Tartas, 1969.
PATEL, M., WERTHEIMER, P., »Lyon dans l'histoire de la chirurgie«, *in* »Lyon et la médecine, de 43 av. J.-C. à 1958«, *Rev. Lyon, méd.,* 1958, S. 325—336.
POLITZER, A., Geschichte der Ohrenheilkunde, 3 Bde., Einführung von K. E. Rothschuh, Stuttgart 1907, Reprint Hildesheim 1967.
ROUSSET, J., *Les Thèses médicales soutenues à Lyon aux XVIIe et XVIIIe siècles, et le Collège royal de chirurgie, de 1774 à 1792,* Lyon 1950.

Gynäkologie und Geburtshilfe vom Altertum bis zum Anfang des 18. Jahrhunderts

BOUCHET, A., *Une Famillè d'anatomistes danois au XVIIe siècle — Les Bartholin et l'histoire de la glande vulvovaginale,* Cahiers lyonnais d'histoire de la médecine, Bd. 3, 1956.
BRUNET, F., *Œuvres médicales d'Alexandre de Tralles,* Bd. 1: »Alexandre de Tralles et la médecine byzantine«, Paris 1933.
CARRIER, H., *Origine de la maternité de Paris. Les maitresses sages-femmes et l'office des accouchées de l'ancien Hôtel-Dieu, 1378—1798,* Paris 1888.
COTTE, G., *Troubles fonctionnels de l'appareil génital de la femme,* Paris 1931.
CUTTER, I., VIETS, H., *A Short History of Midwifery,* Philadelphia and London 1964.

DENEFFE, *Le Spéculum de la matrice à travers les âges,* Anvers 1902.
DIEPGEN, P., *Frau und Frauenheilkunde in der Kultur des Mittelalters,* Stuttgart 1963.
DOE, J., A Bibliography of the Works of Ambroise Paré, Chicago 1937.
DULIEU, L., *La Médecine à Montpellier,* T. I.: »Le Moyen Age« 1975.
DUMONT, M., MOREL, P., *Histoire de l'obstétrique et de la gynécologie,* Lyon 1968.
DUVAL, J., *Traité des hermaphrodites,* Rouen 1612.
FASBENDER, H., Geschichte der Geburtshilfe, Jena 1906, Reprint Hildesheim 1964.
GENIN, N., *Contribution à l'histoire de l'obstétrique et de la gynécologie du XVIe au XIXe siècle, Diss. med.,* Paris 1970.
HERRGOTT, E. S., »Soranos d'Ephèse, accoucheur. Contributions à l'étude de la version podalique«, *Annales de Gynécologie,* 1882.
HIMES, N. E., *Medical History of Contraception,* New York 1963.
HUARD, P., *Léonard de Vinci, Dessins anatomiques,* Paris 1961.
HUARD, P., WONGM., La Médecine chinoise au cours des siècles, Paris 1959.
JAHIER, H., NOUREDDINE, A., *Arib Ibn Sa'id — Le livre de la génération du fœtus et le traitement des femmes enceintes et des nouveau-nés,* Algier 1956.
KHAYIGUIAN, *La Physiologie, l'hygiène et la Bible,* Paris 1957.
LAVERDET, C., *La Gynécologie et l'obstétrique dans la médecine égyptienne antique, Diss. med.,* Paris 1977.
LECA, *La Médecine égyptienne au temps des pharaons,* Paris 1971.
Le Grand Livre de la femme enceinte, gemeinschaftl. verfaßt v. Debray-Ritzen, P., Le Lorier, G., Vignes, P.-H., Lacomme, M., Pecker, A., Genf 1972.
LEONARD DE VINCI, *Dessins anatomiques,* 80 Tafeln, vorgestellt und kommentiert von Pierre Huard, Paris 1961.
LIPINSKA, M., *Les Femmes et le progrès des sciences médicales,* Paris 1930.
ORIBASIUS, *Œuvres,* collection des médecins grecs et latins par Ch. Daremberg et Bussemaker, Paris 1861.
PANIAGUA, J.-A., Arnoldus de VILA-NOVA, A., *XVe Congrès international d'Histoire de la médecine,* Madrid 1956.
PEILLON, G., *Etude historique sur les organes génitaux de la femme,* Paris 1891.
PECKER, A., *Hygiène et maladies de la femme au cours des siècles,* Paris 1961.
— *Id.,* »François Mauriceau«, *Commentaires sur dix grands livres de la médecine,* Paris 1963.
PECKER, A., ROULLAND, H., *L'Accouchement au cours des siècles,* Paris 1958.
PLACET, *Etude historique sur les traités d'accouchement de Viardel,* Portal et Mauquest de la Motte, Diss. med., Paris 1891.
PUNDEL, P., *Histoire de l'opération césarienne — Etude historique de la césarienne dans la médecine, l'art et la littérature, les religions et la législation,* Brüssel 1969.
RUFUS D'EPHESE, *Œuvres,* collection des médecins grecs et latins par Ch. Daremberg et Ch. Emile Ruelle, Paris 1879.
SCHAPIRO, D., »Obstétrique des anciens Hébreux, d'après la Bible et le Talmud, comparée avec la tocologie gréco-romaine«, *Bull. de la Soc. Franç d'Hist. de la Méd.,* Paris, 1902.
— *Id., Obstétrique des anciens Hébreux,* Paris 1904.
SCHWEIGHAUEUSER, M., *Tablettes chronologiques de l'histoire de la médecine puerpérale,* Straßburg 1806.
DE SIEBOLD, *Essai d'une histoire de l'obstétricie,* übers. v. Pr. Herrgott, Paris 1891.
SIMON, I., *Qui a pratiqué les premières césariennes sur femme vivante? Est-ce les talmudistes?* C. R. XIXe Congrès int. hist. méd., Basel 1964, New York 1966.
SINGER, C., *Histoire de la biologie,* Paris 1964.
SORANOS von Ephesus, *Traité des Maladies des femmes (Fin du Ier siècle, commencement du IIe siècle, et Moschion son abréviateur et traducteur au VIe siècle),* übers. v. Dr. Fr. Jos. Herrgott, Nancy 1895.
SPEERT, H., *Histoire illustrée de la gynécologie et de l'obstétrique,* Paris 1976.
TAGEREAU, V., *Discours sur l'impuissance de l'homme et de la femme,* Paris, 2. Aufl., 1612.
THEIL, P., *L'Esprit éternel de la médecine — l'Antiquité occidentale,* Paris 1965.
USANDIZAGA, M., *Historia de la obstetricia y de la gynecologia en Espana,* Santander 1944.
WIJKOWSKI, G. J., *Accoucheurs et sages-femmes célèbres,* Paris, o. J.

Die Kardiologie bis zum Ende des 18. Jahrhunderts

AMMAR, S., *En souvenir de la médecine arabe,* Tunis 1965.
ARCY-POWER, D., *William Harvey,* London 1897.
AUENBRUGGER, L., *Inventum novum ex percussione thoracis humani ut signo abstrusos interni pectoris morbos detegendi,* Wien 1761.
AVENZOAR, *Altheizir,* Venedig 1496.
AVICENNA, *Poème da la médecine,* Paris 1956.
BARIETY, M., COURY, Ch., *Histoire de la médecine,* Paris 1963.
BARTOLETTI, F., *Methodus in dyspnoeam,* Bologna 1633.
BEAU, G., *La Médecine chinoise,* Paris 1965.
BELLINI, L., *De urinis et pulsibus,* Bologna 1683.
BINET, L., HERPIN, A., »Sur la découverte de la circulation pulmonaire«, *Bull. Acad. nat. méd.,* 542, 1948.
BONET, T., *Sepulchretum sive anatomica practica,* Genève, Chouet, 1679, Lyon u. Genf 1700.
BROCAS, J., *Contribution à l'étude de la vie et de l'œuvre d'André Vésale, Diss.,* Paris 1958.
BUJARD, E., »Fabrice d'Acquapendente«, *les Médecins célèbres,* Paris-Genf 1947.
CELSUS, *Traité de la médecine,* übers. Des Etangs 1859.
CESALPINO, A., *Quaestionum peripateticarum libri quinque,* Venedig 1571.
CHAUVOIS, L., »Les Deux lettres de William Harvey à Jean Riolan«, *Biol. méd.,* 42, 1953.
CHAUVOIS, L., *William Harvey,* Paris 1957.
CHEREAU, A., *Histoire d'un livre: Michel Servet et la circulation pulmonaire,* Paris 1879.
CHIRAC, P., *De motu cordis adversaria analytica,* Montpellier 1698.
COLOMBO, R., *De re anatomica libri XV,* Venedig 1559.
CONTENAU, G., *La Médecine en Assyrie et en Babylonie* 1938.
COURY, Ch., »Vésale à Paris«, *Presse méd.,* 1964, S. 56—72 u. 3463 bis 3466.
COURY, Ch., RULLIERE, R., »Il y a trois cents ans mourait Gui Patin«, *Médecine et Hygiène, Nr. 1004, 1972, S. 501—504.*
DAREMBERG, Ch., *Histoire des sciences médicales,* 2 Bde., Paris 1870.
— *Id., Galien, Œuvres anatomiques, physiologiques et médicales,* 2 Bde., Paris, 1854.
DESCARTES, R., *L'Homme et traité de la formation du fœtus,* Paris 1664.
EDELSTEIN, L., *Ancient Medecine (Selected Papers),* Baltimore 1967.
FABRE, P., *Essai biographique sur l'anatomiste J.-B. Canano,* Centre médical Montluçon 1898.
FAVARO, G., *Gabrielle Falloppia,* Modena 1928.
FLOURENS, P. M. J., *Histoire de la découverte de la circulation du sang,* Paris 1854 u. 1857.
FRANKLIN, K.-J., *Movement of the Heart and Blood in Animals by W. Harvey,* Oxford 1957.
FULTON, J.-F., *Michael Servetus, Humanist and Martyr,* New York 1953.
GHALIOUNGUI, P., *Magic and Medical Science in Ancient Egypt,* 1963.
GILBERT, A., CORNET, P., »Les Deux Riolan«, *Paris médical,* 56, 481, 1925.
GORBON, B.-L., *Medicine Through Antiquity,* Philadelphia 1949.
GOYANES, J., *Miguel Serveto, Su vida y sus obras Sus amigos y enemigos,* Madrid 1933.
GRMEK, M. D., »Les Reflets de la sphygmologie chinoise dans la médecine occidentale«, *Biologie médicale,* LI 1962, S. 1—120.
GUNER, O.-C., *A treatise on the Canon on Medicine of Avicenna,* London 1930.
HALES, S., *An Account of Some Hydraulic and Hydrostatical Experiments made on the Blood and Blood Vessels of Animals,* London 1733.
HARVEY, W., *Exercitationes duae anatomicae de circulatione sanguinis,* Rotterdam 1649.
— *Id., Etude anatomique du mouvement du cœur et du sang,* Paris 1950.
HEBERDEN, W., »Some Account of a Disorder of the Breast«, *Medical Transations,* Royal College of Physicians, London, 2, 59, 1772.
HIPPOCRATES, *Œuvres complètes,* trad. E. Littre, 10 Bde., 1839.
HUARD, P., »Quelques aspects de la doctrine classique de la médecine chinoise«, *Biologie médicale,* XLVI, 1957, S. 1—119.
— *Id., Léonardo da Vinci, Dessins anatomiques,* Paris 1961.
HUARD, P., WONG, M., *La Médecine chinoise au cours des siècles,* Paris, Dacosta 1959.
— *Id., La Médecine des Chinois,* Paris 1967.
IZQUIERDO, J., *Harvey, iniciador del metodo experimental,* Mexico 1936.
KARCHER, J., »Paracelse«, *les Médecins célèbres,* Paris-Genf 1947.
KEYNES, G., *A Bibliography on the Writings of Dr William Harvey,* Cambridge 1953.
LABAT, R., *Traité akkadien de diagnostics et pronostics médicaux. Transcription. Traduction. Facsimilés des tablettes,* Académie internationale des sciences, 1951.
— *Id.,* »*La Médecine assyro-babylonienne*«, *Rev. his. méd. hébraïque,* 61, 101—117, 1963.
— *Id., La Médecine babylonienne,* conférence du Palais de la Découverte, D 22, 1953.
LAUBRY, Ch., *Guillaume Harvey. Etude anatomique du mouvement du cœur et du sang chez les animaux,* Paris 1950.
LAULAN, R., »Un Traité akkadien de diagnostics et de pronostics médicaux«, *Presse médicale,* 62, 67, 1399, 1954.
LECA, A.-P., *La Médecine égyptienne au temps des pharaons,* 1971.
LEFEBVRE, G., *Essai sur la médecine égyptienne de l'époque pharaonique,* P. U. F., 1956.
LEIBOWITZ, J.-O., *The History of Coronary Heart Disease,* Berkeley and Los Angeles 1970.
LEROI-GOURHAN, A., *Préhistoire de l'art occidental,* 1 Bd., 1965.
LEWINSOHN, R., *Histoire entière du cœur,* 1959.
LOWER, R., *Tractatus de corde, item de motu et colore sanguinis,* London, Redmayne, 1669.
— *Id., Traité du cœur, du mouvement et de la couleur du sang,* Paris 1679.
McMICHAEL, J., *Circulation,* Harvey tercentenary Congress, Oxford 1958.
MALPIGHI, M., *De pulmonibus observationes anatomicae,* Bologna, 1661.
— *Id., De polypo cordis dissertatio... in De Viscerum structura,* Bologna 1666.
MARTINY, M., *Hippocrate et la médecine,* 1964.
MEYERHOF, M., »Ibn an Nafis und seine Theorie des Lungenkreislaufs«, *Quel. Stud. Gesch. Natur. Med.* 4, 37, 1933.
MONDOR, H., »Ambroise Paré«, *les Médecins célèbres,* Paris-Genf 1947.
MORGAGNI, G. B., *De sedibus et causis morborum per anatomen indagatis,* Venedig 1761.
O'MALLEY, C.-D., *Andreas Vesalius of Brussels, 1514—1564,* Berkeley-Los Angeles 1964.
ONGARO, G., »La Scoperta della circolazione polmonare e la diffusione della Christianismi restitutio di Michele Serveto nel XVI secolo in Italia et nel Veneto«, *Episteme 1,* 3—44, 1971.
PAGEL, W., *William Harvey's Biological Ideas, Basel-New York 1967.*
PAGES, P., »*Avicenne*«, *les Médecins célèbres,* Paris-Genf 1947.
PATIN, G., *Correspondance,* A. Colin, 1901.
PLATTER, F., *Observationum in hominis affectibus plerisque libri tres,* Basel: Waldkirch 1614.
POLLACK, K., *Les Disciples d'Hippocrate (Die Jünger des Hippokrates),* Bd. 1, 1965.
POULET, J., »Les Débuts de la cardiologie«, *Sem. Hôp.,* 46/28, 1970, S. 1991—1996.
RIAD, N., *La Médecine au temps des pharaons,* 1955.
RICHET, Ch., *William Harvey. La circulation du sang,* Genf-Paris-Brüssel 1962.
RIOLAN, J., *Opuscula anatomica nova,* London 1649.
— *Id., Encheiridium anatomicum et pathologicum,* Paris 1648.
RIST, E., *Histoire critique de la médecine dans l'Antiquité,* Paris 1966.
ROLLESTON, Sir H. D., *The Harveian Oration,* Cambridge 1928.
RULLIERE, R., »L'Hémodynamique cardio-vasculaire sous Louis XIV«, *Gazette des hôpitaux,* 142/15, 1970, S. 497—501.
— *Id.,* »*Le Cœur et la cardiologie dans a préhistoire et cherz les Akkadiens et les Egyptiens*«, *Gazette des hôpitaux,* 144/1, 1972, S. 7—11.
— *Id.,* »Le Cœur, la circulation et la cardiologie dans la Grèce antique, à Alexandrie et à Rome jusqu'à Galien«, *Gazette des hôpitaux,* 144/4, 1972, S. 121—124.
— *Id.,* »Le cœur et les vaisseaux dans la médecine traditionelle chinoise«, *Gazette des hôpitaux,* 144/7, 1972, S. 219—222.
— *Id.,* »L'Anatomie, la physiologie et la pathologie cardio-vasculaire dans l'œuvre de Galien«, *Gazette des hôpitaux,* 144/10, 1972, S. 315—321.
— *Id.,* »La Cardiologie dans les civilisations du pourtour méditerranéen du IIIe au XVIe siècle«, *Gazette des hôpitaux,* 144/13, 1972, S. 429—434.
— *Id.,* »L'Anatomie et la clinique cardio-vasculaire au XVIe siècle, *Gazette des hôpitaux,* 144/16-19, 1972, S. 501—508.
— *Id.,* »Les Précurseurs d'Harvey et la notion de circulation sanguine«, *Gazette des hôpitaux,* 22-28, 1972, S. 577—585.
— *Id.,* »William Harvey et son *De motu cordis et sanguinis, Gazette des hôpitaux,* 31, 1972, S. 665—673.
— *Id.,* »L'Autre querelle des anciens et des modernes: les *circulateurs* et les *anticirculateurs*«, *Gazette des hôpitaux,* 34, 1972, S. 777—784.
— *Id.,* »La Cardiologie au XVIIe siècle«, *Gazette des hôpitaux,* 1, 1973, S. 891—898.
RUPERT HALL, A., »Studies on the History of the Cardio-vascular System«, *Bull. History Med.,* 34/5, 1960, S. 391—413.
SAADA-BESSIS, D., *Coronaires et médecine psychosomatique, Diss. méd.,* Paris 1969.
SAXONIA, E., *De pulsibus,* Frankfurt 1604.
SCHLEGEL, P.-M., *De sanguinis motu commentatio,* Hamburg 1650.
SENAC, J.-B., *Traité de la structure du cœur, de son action et de ses mala dies,* Paris 1749.
SERVETUS, M., *Christianismi restitutio,* Neudruck, Nürnberg 1790.
SIGERIST, H.-E., *A History of medicine, Primitive and Archaic Medicine,* Oxford 1961.
SIMON, I., *Asaph Ha — Iehoudi,* Paris 1933.
SOUBIRAN, A., *Avicenne, prince des médecins, Diss.,* Paris 1935.
SOULIE DE MORANT, G., »Chine et Japon«, *Histoire générale de la médecine,* Paris 1936.
TEMKIN, O., »Was Servetus influenced by Ibn an Nafis?«, *Bull. hist. med.,* 8, 1940, S. 731.
TERRACOL, J., »La Médecine arabe et la médecine du Moyen Age«, *les Médecins célèbres,* Paris-Genf 1947.
THEIL, P., *L'Esprit éternel de la médecine,* Bd. 1, Paris.
— *Id., L'Esprit éternel de la médecine,* III, Annales de méd. pratique et sociale, 1969.
THORWALD, J., *Histoire de la médecine dans l'Antiquité,* 1962.
TRICOT-ROYER, »Galien«, *les Médecins célèbres,* Paris-Genf 1947.
— *Id.,* »La Médecine à Rome et à Byzance«, *les Médecins célèbres,* Paris-Genf 1947.
— *Id.,* »Vésale«, *les Médecins célèbres,* Paris-Genf 1947.
UNDERWOOD, E.-A., »Harvey«, *les Médecins célèbres,* Paris-Genf 1947.
VALVERDE de HAMUSCO, J., *Anatomia del corpo humano,* Rom 1560.
VETTER, Th., *Un Siècle d'histoire de la circulation du sang, 1564 bis 1664,* Basel 1965.

FORTSETZUNG DER BIBLIOGRAPHIE IN Bd. 3